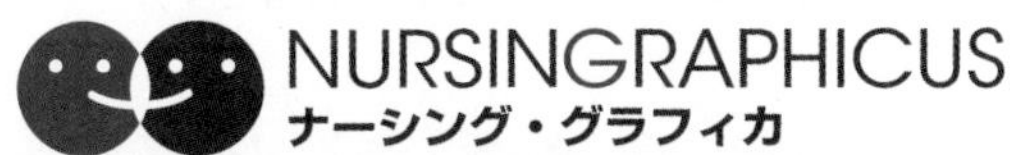

小児看護学③

小児の疾患と看護

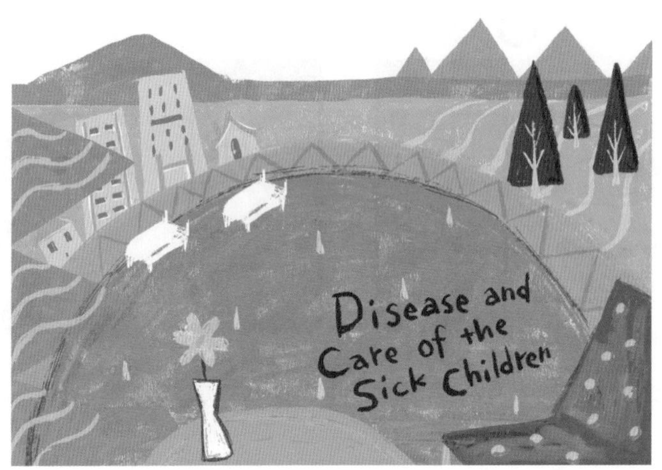

MC メディカ出版

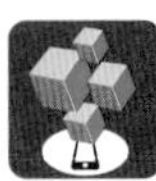

「メディカAR」の使い方

「メディカ AR」アプリを起動し，マークのある図をスマートフォンやタブレット端末で映すと，飛び出す画像や動画，アニメーションを見ることができます．

アプリのインストール方法

メディカ AR で検索

お手元のスマートフォンやタブレットで，App Store（iOS）もしくは Google Play（Android）から，「メディカ AR」を検索し，インストールしてください（アプリは無料です）．

アプリの使い方

①「メディカAR」アプリを起動する

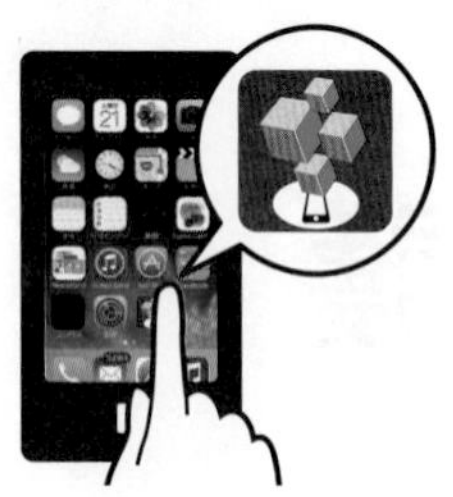

※カメラへのアクセスを求められたら，「許可」または「OK」を選択してください．

②カメラモードで，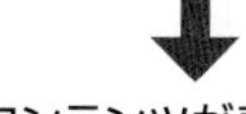マークがついている **図** を映す

↓

コンテンツが表示される

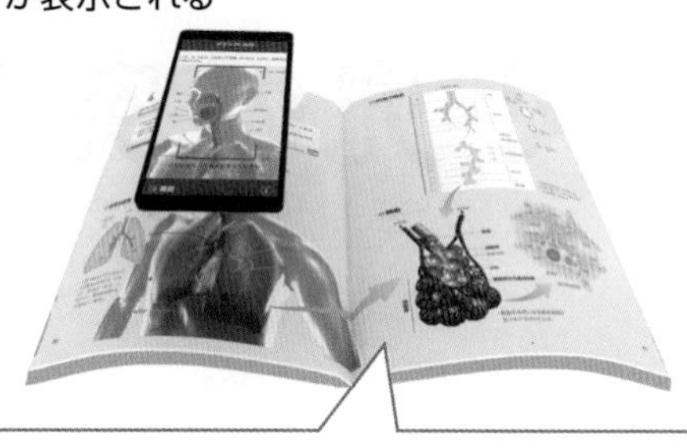

ページが平らになるように本を置き，マークのついた図とカメラが平行になるようにしてください．

○ 正しい例　✕ 誤った例

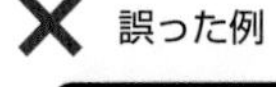

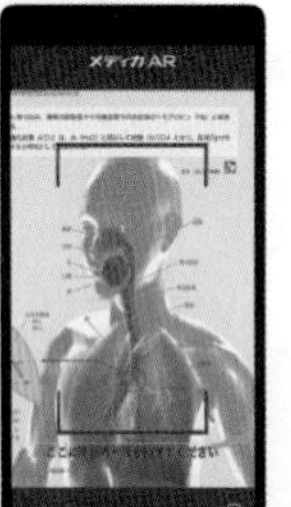

マークのついた図を画面に収めてください．マークだけを映しても正しく再生されません．

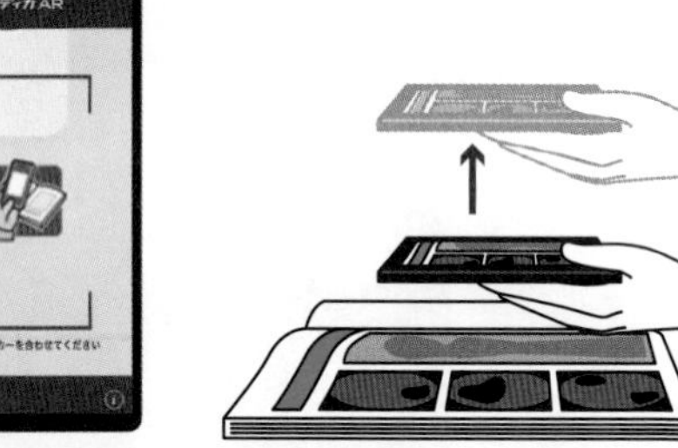

読み取りにくいときは，カメラをマークのついた図に近づけてからゆっくり遠ざけてください．

正しく再生されないときは

・連続してARコンテンツを再生しようとすると，正常に読み取れないことがあります．
・不具合が生じた場合は，一旦アプリを終了してください．
・アプリを終了しても不具合が解消されない場合は，端末を再起動してください．

※アプリを使用する際は，Wi-Fi等，通信環境の整った場所でご利用ください．
※iOS，Android の機種が対象です．動作確認済みのバージョンについては，下記サイトでご確認ください．
※AR コンテンツの提供期間は，奥付にある最新の発行年月日から４年間です．

関連情報やお問い合わせ先等は，以下のサイトをご覧ください．
https://www.medica.co.jp/topcontents/ng_ar/

●AR コンテンツおよび動画の視聴は無料ですが，通信料金はご利用される方のご負担となります．パケット定額サービスに加入されていない方は，高額になる可能性がありますのでご注意ください．●アプリケーションダウンロードに際して，万一お客様に損害が生じたとしても，当社は何ら責任を負うものではありません．●当アプリケーションのコンテンツ等を予告なく変更もしくは削除することがあります．●通信状況，機種，OS のバージョンなどによっては正常に作動しない場合があります．ご了承ください．

はじめに

子どもの病気の予防から診断，治療には，小児科医だけではなくさまざまな診療科の専門医と連携して当たる必要があります．全身を診ることができる小児科医が小児医療の窓口となることで，必要なときにしかるべき専門医に相談するというしくみができてきました．病院の小児医療では，小児科医と小児外科医・小児集中治療医・脳神経外科医・整形外科医・形成外科医・心臓血管外科医・眼科医・耳鼻科医などの多くの診療科との連携があって，初めて質の高い医療を提供することができます．また，最近は遺伝的素因に関わる疾患を診る専門医も必要とされています．今回の版ではこれらの点を意識して，小児内科系のみならず，小児診療に関わる各診療科の項を充実させました．また，最近の小児医療で取り組みが注目されている「医療的ケア児」「移行期医療」についても取り上げました．

小児医療に関わる看護師の仕事は多岐にわたります．問診や処置の際の医師の補助業務は看護師の役割ですが，相手が子どもの場合，スムーズに処置が進まないことも少なくありません．そのような際には子どもの気持ちを落ち着かせるためのサポートも看護師が行います．子どものケアは医療行為にとどまらず，身の回りの世話や安心して治療を受けられるようにするプレパレーションもその一環です．看護師は子どものそばにいることで安心感を与え，治療を一緒に乗り越えていきます．

小児医療では子どもとその家族，双方へのケアが必要です．家族が抱える不安や悩みを読み取って精神的なサポートを行うことや，子どもに必要なケアができるように知識や技術を伝えることは特に重要です．病状によっては家族が神経質になっている場合も少なくありません．親が不安な気持ちを抱えていると子どもも不安を感じてしまうため，家族がきちんと子どもの病状を理解し，受け入れることができるようサポートすることも看護師の役割となります．近年の小児医療では「ファミリーセンタードケア（family centered care）」という言葉がよく使われています．私は「家族と一緒に築くケア」と紹介していますが，今後日本の小児看護の大切な理念となっていくと思います．今回の改訂版では，事例を通して子どもと家族に必要とされるケアを解説し，より実践に役立つ内容となりました．

本書は，主に開設30年を迎えた長野県立子ども病院のスタッフが，その経験と知識を科学的な検証のもとにわかりやすくまとめています．学生だけでなく，現在小児臨床の現場に携わっているスタッフの皆さんにとっても，「病気の子どもとその家族」に総合的ケアを行う上で本書が役立つことを期待しています．

編者を代表して　中村 友彦

本書の特徴

読者の自己学習を促す構成とし，必要最低限の知識を簡潔明瞭に記述しました．全ページカラーで図表を多く配置し，視覚的に理解しやすいよう工夫しました．

学習目標

各章のはじめに学習目標を記載．ここで何を学ぶのか，何を理解すればよいのかを明示し，主体的な学習のきっかけをつくります．

用語解説 *

本文に出てくる*のついた用語について解説し，本文の理解を助けます．

plus α

知っておくとよい関連事項についてまとめています．

事 例

臨床場面に即して考えられるよう，1～20章の看護の節に事例を設けました．

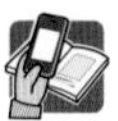

このマークのある図や写真に，「メディカAR」アプリ（無料）をインストールしたスマートフォンやタブレット端末をかざすと，関連する動画や画像を見ることができます．（詳しくはp.2「メディカAR」の使い方をご覧ください）

臨床場面で考えてみよう

学習した知識を実際の看護につなげるため，各章の最後に課題を提示しています．臨床判断能力を養います．

◆ 学習参考文献

本書の内容をさらに詳しく調べたい読者のために，読んでほしい文献や関連ウェブサイトを紹介しました．

看護師国家試験出題基準対照表

看護師国家試験出題基準（令和５年版）と本書の内容の対照表を掲載しました．国家試験に即した学習に活用してください．

::: Contents

小児の疾患と看護

ARコンテンツ

「メディカAR」の使い方はp.2をご覧ください.

16 神経発達症・心身医学的問題と看護

17 眼疾患と看護

18 耳鼻咽喉疾患と看護

19 皮膚疾患と看護

小児看護学①　小児の発達と看護　Contents

小児看護学②　小児看護技術　Contents

編集・執筆

編　集

中村　友彦　なかむら ともひこ　長野県立こども病院病院長

西沢　博子　にしざわ ひろこ　長野県立こども病院副院長兼看護部長

執　筆（掲載順）

小田　　新　おだ あらた　長野県立こども病院新生児科部長……１章１～３節・４節１～９・５節・６節

北澤　憲孝　きたざわ のりたか　長野県立こども病院眼科部長……１章４節10，13章１節４，17章１節，20章１節５

上條恵理香　かみじょう えりか　長野県立こども病院新生児病棟・新生児集中ケア認定看護師……１章７節１・２

岡部　稔枝　おかべ としえ　長野県立こども病院新生児病棟・新生児集中ケア認定看護師……１章７節３・４

武田　良淳　たけだ りょうじゅん　長野県立こども病院遺伝科部長……２章１～３節，15章１節１

矢口貴一郎　やぐち きいちろう　長野県立こども病院形成外科副部長……２章４節，19章１節

近藤　由佳　こんどう ゆか　長野県立こども病院新生児病棟・認定遺伝カウンセラー®……２章５節１・２

小坂　千恵　おさか ちえ　長野県立こども病院第５病棟看護師……２章５節３

竹内　浩一　たけうち こういち　長野県立こども病院内分泌代謝科部長……３章１節，４章１～５節

牧内　成子　まきうち なりこ　長野県立こども病院集中治療病棟看護師……３章２節

小笠原真織　おがさわら まおり　長野県立こども病院外来・小児看護専門看護師……４章６節１，16章３節１

村山　優子　むらやま ゆうこ　長野県立こども病院第１病棟看護師長……４章６節２，12章２節１

伊藤　靖典　いとう やすのり　長野県立こども病院小児アレルギーセンターセンター長……５章１節，６章１・２節

大和　麻未　やまと まみ　長野県立こども病院第１病棟・小児アレルギーエデュケーター……５章２節１

春名　洋子　はるな ようこ　長野県立こども病院第１病棟・小児アレルギーエデュケーター……５章２節２

市川　雅恵　いちかわ まさえ　長野県立こども病院外来・小児看護専門看護師……６章３節

村井　健美　むらい たけみ　長野県立こども病院感染症科副部長……７章１～３節，８章１・２節

横山由香里　よこやま ゆかり　長野県立こども病院感染制御室看護師長・感染管理認定看護師……７章４節

木村ゆみ子　きむら ゆみこ　北里大学病院看護部・小児看護専門看護師……８章３節１，17章２節１

水谷　里香　みずたに りか　長野県立こども病院集中治療病棟看護師……８章３節２

黒沢　和美　くろさわ かずみ　長野県立こども病院集中治療病棟看護師……８章３節３

赤澤　陽平　あかざわ ようへい　長野県立こども病院循環器小児科副部長……９章１・２節

宮川久美子　みやがわ くみこ　長野県立こども病院集中治療病棟看護師 …… 9章3節1

好沢　志保　よしざわ しほ　長野県立こども病院集中治療病棟看護師 …… 9章3節2

高見澤　滋　たかみざわ しげる　長野県立こども病院小児外科部長 …… 10章1節・2節4・3節4・7・5節・7節

好沢　克　よしざわ かつみ　長野県立こども病院小児外科副部長 …… 10章2節1～3・3節1・2・6節2・3

中山　佳子　なかやま よしこ　信州大学医学部保健学科看護学専攻小児・母性看護学領域教授 …… 10章2節5・3節8～12・6節1・4

笠井　智子　かさい ともこ　長野県立こども病院小児外科副部長 …… 10章3節3・5・6・4節，11章3節6

吉川　絵梨　よしかわ えり　長野県立こども病院第5病棟看護師 …… 10章8節1

寺島　憲治　てらしま けんじ　長野県立こども病院第5病棟看護師 …… 10章8節2

桜庭　直人　さくらば なおと　長野県立こども病院第5病棟副看護師長 …… 10章8節3

大森　教雄　おおもり のりお　長野県立こども病院小児集中治療科医長 …… 11章1節

市野みどり　いちの みどり　長野県立こども病院泌尿器科部長 …… 11章2節・3節1～5

北原　梓　きたはら あずさ　すわ内科糖尿病クリニック副院長 …… 11章2節・3節1～5

高木　志帆　たかぎ しほ　東京女子医科大学病院看護部・小児看護専門看護師 …… 11章4節1

金井　太郎　かない たろう　長野県立こども病院第4病棟看護師 …… 11章4節2

坂下　一夫　さかした かずお　長野県立こども病院血液腫瘍科部長 …… 12章1節，13章1節2・3・5～7

塚田　織会　つかだ おりえ　長野県立こども病院第1病棟・がん化学療法看護認定看護師 …… 12章2節2，13章2節

宮入　洋祐　みやいり ようすけ　長野県立こども病院脳神経外科部長 …… 13章1節1，14章2節

本林　光雄　もとばやし みつお　長野県立こども病院神経小児科副部長 …… 14章1節1～4

稲葉　雄二　いなば ゆうじ　長野県立こども病院副院長・神経小児科部長 …… 14章1節5～8・3節，16章1・2節

今井　憲　いまい けん　国立精神・神経医療研究センター病院脳神経小児科レジデント …… 14章1節5～8

白井　真規　しらい まき　長野県立こども病院神経小児科医長 …… 14章3節

藤森　伸江　ふじもり のぶえ　長野県立こども病院手術室看護師長・小児救急看護認定看護師 …… 14章4節1・2

平塚　滉脩　ひらつか こうすけ　長野県立こども病院第4病棟看護師 …… 14章4節3

上條みどり　かみじょう みどり　長野県立こども病院看護部・皮膚排泄ケア認定看護師 …… 14章4節4，19章4節

酒井　典子　さかい のりこ　長野県立こども病院整形外科副部長 …… 15章1節2～4・2節

野口　昌彦　のぐち まさひこ　長野県立こども病院形成外科部長，信州大学形成再建外科学教室特任教授 …… 15章1節5

林　寿美　はやし かずみ　長野県立こども病院第4病棟看護師 …… 15章3節1

前田　真那　まえだ まな　元 長野県立こども病院看護師 …… 15章3節2

那須野　将　なすの まさる　長野県立こども病院神経小児科医師 …… 16章1節

五味　優子　ごみ ゆうこ　長野県立こども病院リハビリテーション科医師 …… 16章2節1～3

竹内史穂子　たけうち しほこ　長野県立こども病院神経小児科医師 …… 16章2節4・5

三澤　由佳　みさわ ゆか　長野県立こども病院リハビリテーション科部長 …… 16章2節6～10

熊谷　照美　くまがい てるみ　長野県立こころの医療センター駒ケ根児童病棟副師長・精神科認定看護師 …… 16章3節2

大仁田志保　おおにた しほ　長野県立こども病院新生児病棟看護師 …… 17章2節2

佐藤梨里子　さとう りりこ　長野県立こども病院耳鼻咽喉科部長 …… 18章1～3節

工　穣　たくみ ゆたか　信州大学医学部耳鼻咽喉科頭頸部外科学教授 …… 18章1～3節

鈴木　伸嘉　すずき のぶよし　なのはな みみ・はな・のどクリニック院長 …… 18章4節

鈴木めぐみ　すずき めぐみ　なのはな みみ・はな・のどクリニック看護師 …… 18章4節

中西　健史　なかにし たけし　明治国際医療大学臨床医学講座皮膚科教授 …… 19章2・3節

北村　真友　きたむら まさとも　長野県立こども病院小児集中治療科部長 …… 20章1節1～4・2節

鈴木さと美　すずき さとみ　聖隷浜松病院看護部C7病棟・小児看護専門看護師 …… 20章3節1

森山　由紀　もりやま ゆき　長野県立こども病院第5病棟副看護師長・小児救急看護認定看護師 …… 20章3節2

山田咲樹子　やまだ さきこ　元 東京女子医科大学病院看護部・小児看護専門看護師 …… 20章3節3

南　希成　みなみ きせい　長野県立こども病院訪問ケア科部長 …… 21章1節1・2節3・4

福島　華子　ふくしま はなこ　長野県立こども病院副看護部長・療育支援部次長 …… 21章1節2・2節2・6

降籏　和美　ふりはた かずみ　長野県立こども病院療育支援部看護師 …… 21章2節1・5

林部　麻美　はやしべ あさみ　長野県立こども病院副看護部長 …… 22章

図 解

成長期別にみる小児の疾患

新生児期，乳児期，幼児期，学童期，思春期で発症・好発する代表的な疾患

新生児期（～ 4 週）

先天性疾患

TORCH 症候群　p.33
レトロウイルス感染症　p.34

ダウン症候群（21 トリソミー）　p.68
18 トリソミー症候群　p.70
13 トリソミー症候群　p.71
口唇口蓋裂　p.76

新生児マススクリーニング対象疾患　p.88
先天性甲状腺機能低下症　p.104
先天性副腎過形成症（CAH）　p.109
性分化疾患（DSD）　p.112

心室中隔欠損症（VSD）　p.198
心房中隔欠損症（ASD）　p.199
房室中隔欠損症（AVSD）　p.201
ファロー四徴症（TOF）　p.203

先天性食道閉鎖症　p.214
先天性十二指腸閉鎖・狭窄症　p.220
先天性小腸閉鎖・狭窄症　p.223
ヒルシュスプルング病　p.228
鎖肛（直腸肛門奇形）　p.239

横隔膜ヘルニア　p.242
臍帯ヘルニア／腹壁破裂　p.252

先天性腎尿路異常（CAKUT）　p.272
尿道下裂　p.283
尿道上裂／膀胱外反　p.284

ミトコンドリア病　p.332
水頭症　p.336
二分脊椎症　p.338
先天性筋強直性ジストロフィー（CDM）　p.344
先天性非進行性ミオパチー　p.344
脊髄性筋萎縮症（SMA）　p.345

先天性難聴　p.428
ウイルス性難聴　p.429

神経線維腫症 1 型（NF1）　p.67

胎便吸引症候群（MAS）　p.26
新生児一過性多呼吸（TTN）　p.28
新生児黄疸　p.29
ビタミン K 欠乏症　p.30
新生児敗血症　p.32

呼吸窮迫症候群（RDS）　p.35
慢性肺疾患（CLD）　p.36
無呼吸発作　p.38
脳室周囲白質軟化症（PVL）　p.39
脳室内出血（IVH）　p.40
脳性麻痺（CP）　p.330
新生児壊死性腸炎（NEC）　p.42
未熟児貧血　p.44
新生児低血糖症　p.45
未熟児骨代謝疾患　p.46
未熟児網膜症（ROP）　p.46

動脈管開存症（PDA）　p.202

肥厚性幽門狭窄症　p.217
新生児胃破裂・胃穿孔　p.219
胃・十二指腸潰瘍　p.221
腸回転異常症　p.226
胆道閉鎖症　p.247

停留精巣　p.282
卵巣嚢腫　p.286

先天性股関節脱臼（DDH）　p.359
先天性内反足　p.361
先天性筋性斜頸　p.362

先天性鼻涙管閉塞　p.414
小児白内障　p.415
小児緑内障　p.417

先天性外耳道閉鎖症　p.431

後鼻孔閉鎖症　p.438
喉頭軟化症　p.189, 443

乳児血管腫　p.454
毛細血管奇形　p.455
正中部母斑　p.456
蒙古斑　p.457

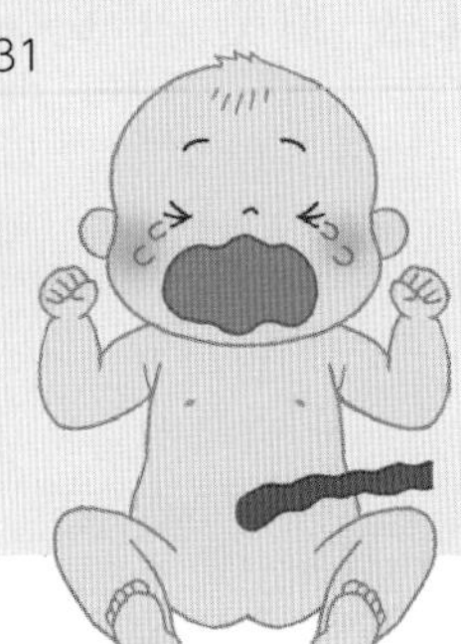

乳児期（～ 12 カ月）

幼児期（1 ～ 6 歳）

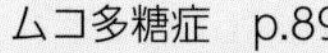

学童期（6 ～ 12 歳）

思春期（11 ～ 18 歳）

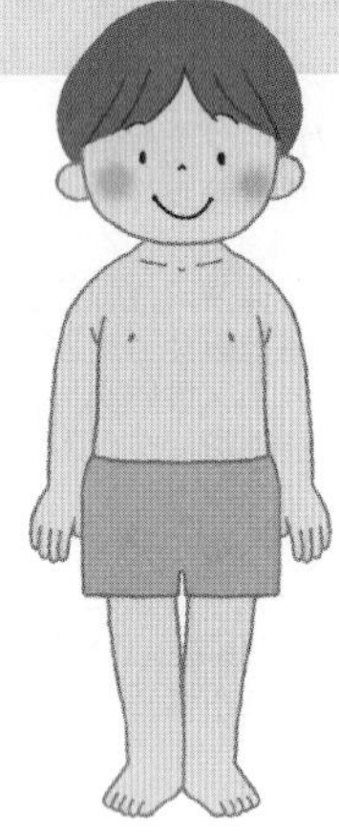

1 新生児疾患と看護

学習目標

- 新生児に発症し得る疾患にはどのようなものがあるかを理解する.
- 各疾患の発症頻度・発症機序・分類・病態変化など，疾病の概念についての知識を得る.
- 各疾患における症状，診断，治療を学ぶことで，疾患の特徴および治療上の注意点を知る.
- 新生児疾患をもつ患児のアセスメントのポイント，また患児とその家族へ看護を展開するにあたって大切な事項を学ぶ.

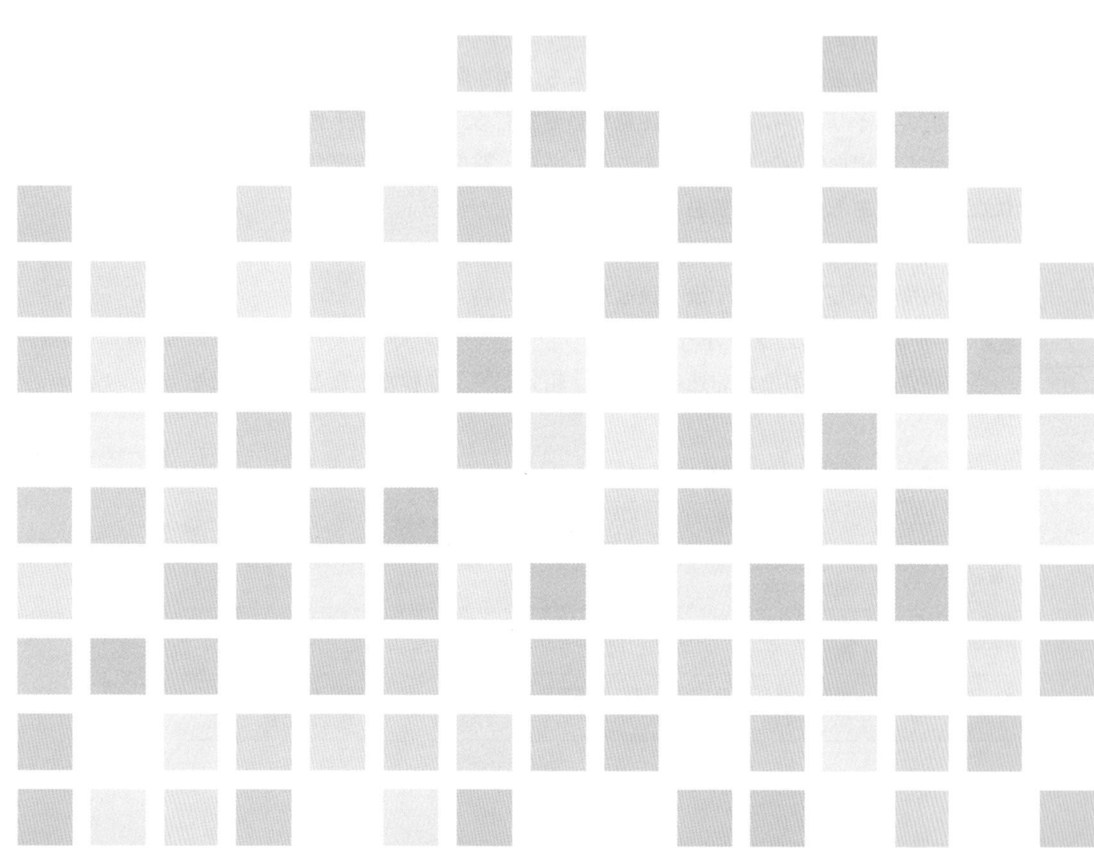

1 分娩外傷

分娩外傷とは分娩時に新生児に生じた外傷のことで，産道通過や娩出時の牽引，手術によって発生するものである．

1 軟部組織の損傷（図1-1）

産瘤（caput succedaneum）は頭部が産道を通過するときに圧迫を受けることで生じる浮腫やうっ血のことである．**頭血腫**（cephal hematoma）は産道通過や吸引分娩で骨膜が骨から剝離し，骨膜の下に限局して生じる血腫である．**帽状腱膜下血腫**（subgaleal hematoma）は頭皮の皮下の帽状腱膜と骨膜の間の血管の破綻によって生じる出血で，吸引分娩に多い．産瘤は全分娩の３％程度に生じるとされる．頭血腫，帽状腱膜下血腫は１％未満程度である．

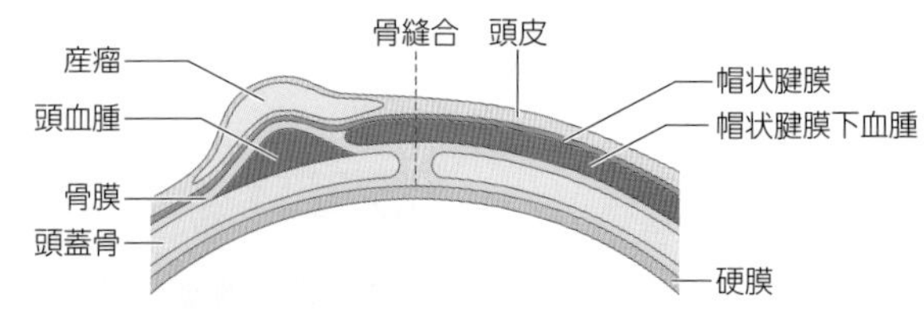

図1-1　産瘤・頭血腫・帽状腱膜下血腫

1 症候・診断

帽状腱膜下血腫は時に大出血となり，出血性ショックを来すことがあり，頭血腫では貧血や黄疸が問題になることがある．

基本的に診断のための画像検索は不要で，臨床所見によって鑑別できる（表1-1）．視診と触診が重要である．

2 治療・予後

産瘤は治療の必要はなく，予後良好である．頭血腫も積極的な治療は不要だが，黄疸のハイリスクになるため注意が必要である．帽状腱膜下血腫は時に出血が拡大し，出血性ショックを来すこともあり，輸血を含めた緊急対応が必要になることもある．穿刺は禁忌である．

頭血腫や帽状腱膜下血腫では重篤な黄疸や出血性ショックに陥ったとしても早期に治療介入していれば予後不良なものではない．

3 ナーシングチェックポイント

当初頭血腫と思われたが急速に拡大し，帽状腱膜下血腫だったということも

表1-1　産瘤・頭血腫・帽状腱膜下血腫

	鑑別点	頻度	必要な検査	予後
産瘤	大きくはない浮腫（押すと痕が残る）	３％	不要	良
頭血腫	骨縫合を越えない腫脹，波動	１％未満	血算 ビリルビン	黄疸のハイリスク
帽状腱膜下血腫	骨縫合を越える腫脹，波動，広範囲	１％未満	血算 ビリルビン	時に出血性ショック（輸血が必要）

あり，繰り返して観察することが重要である．

2 頭蓋内出血（図1-2）

分娩外傷として**頭蓋内出血**（intracranial hemorrhage）を来すこともある．分娩時の頭蓋や硬膜の変形によって硬膜静脈や架橋静脈が損傷することにより出血する．その中でも多いのが**くも膜下出血**（subarachnoid hemorrhage）と**硬膜下血腫**（subdural hematoma）である（表1-2）．硬膜外出血や脳実質の出血はまれである．くも膜下出血は正期産児の１～２％，硬膜下出血は５～25％という報告（無症候性のものを含む）があり，以前から考えられているより頻度は高いと思われる．

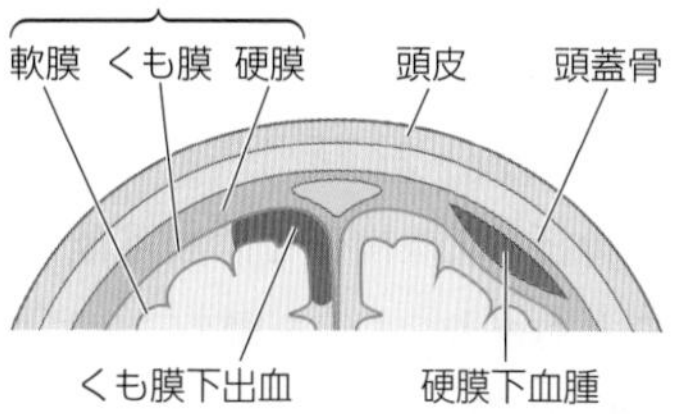

髄膜
軟膜　くも膜　硬膜　頭皮　頭蓋骨
くも膜下出血　硬膜下血腫

図1-2　くも膜下出血・硬膜下血腫

表1-2　くも膜下出血・硬膜下血腫

	頻度	出血部位
くも膜下出血	１～２％	くも膜下の架橋静脈の破綻
硬膜下血腫	５～25％	硬膜下の硬膜静脈，架橋静脈の破綻

1 症候・検査・診断

頭蓋内出血は無呼吸やけいれん，易刺激性，黄疸，発熱の鑑別で発見されることが多いが，無症状であることもある．画像検索は，超音波検査では難しく，多くは頭部CT検査やMRI検査で発見される．

2 治療・予後

基本的には経過観察のみで済むことが多いが，急速に血腫が増大し，**頭蓋内圧亢進***や**脳ヘルニア***症状が出現すると血腫除去などの外科治療が必要になる．基礎疾患としての出血素因，ビタミンK投与の有無などを確認することも重要である．

一般的には予後は良好とされるが，急速に血腫が増大し，頭蓋内圧亢進や脳ヘルニア症状を来すと予後不良な場合もある．

3 ナーシングチェックポイント

正期産児の頭蓋内出血では，くも膜下出血と硬膜下血腫の頻度が高い．出血の程度が重く，急速に進行して脳圧亢進や脳ヘルニアを来すと神経予後に影響するため，瞳孔所見や大泉門を含めた神経所見を繰り返し注意深く観察することが重要である．

用語解説*
頭蓋内圧亢進
脳出血や水頭症などにより，頭蓋内の圧が高まることをいう．新生児では大泉門があり，骨縫合も癒合していないため，触診での大泉門の緊満感や膨隆，頭位拡大や縫合線の離開などを来す．

用語解説*
脳ヘルニア
頭蓋内圧亢進によって脳組織が本来ある場所からはみ出すことをいう．代表的なものは小脳テントという，隔壁にテント上の脳が下方向にはみ出すテント切痕ヘルニアで，脳幹圧迫を来し，意識障害，呼吸障害，対光反射の消失を来す．生命が危ぶまれる緊急事態である．

3 骨　折

骨盤位分娩や**肩甲難産***などで牽引時に外力が加わり骨折を来すことがある．また，鉗子分娩や不正軸進入では**頭蓋骨骨折**（skull fracture）がみられることがある．分娩外傷としての骨折の中で**鎖骨骨折**（fracture of clavicle）が最も多く，0.2～3.5％程度の発生と報告されている．続いて上腕骨骨折，大腿骨骨折が多い．

1 病態・症候

患側を動かさない，**モロー反射**で左右差がある，局所の腫脹などで気付かれ

用語解説*
肩甲難産
分娩時に児の頭だけ出てきたものの，肩がひっかかって出てこられない状態をいう．発症を正確に予知するのは非常に難しい．

ることもあるが，なんらかの理由で入院時に撮った胸部単純X線写真で偶発的に見つかることが最も多い．頭蓋骨骨折はまれであるが，鉗子分娩で生じる頭蓋の陥没で気付かれることもある．特に陥没骨折の場合には硬膜下血腫やくも膜下出血を合併することもあるため，疑った場合には頭部CT検査などでの確認が必要である．

2 検査・診断

骨折はX線検査で診断可能である．頭蓋骨の骨折では骨折線が明瞭ではないこともあり，CTを撮ることもある．

3 治療・予後

鎖骨骨折は無治療で自然治癒することがほとんどである．上腕骨骨折などは患肢安静のため，ギプス固定や牽引が必要になることもある．頭蓋骨骨折も単独では治療を要することは少ない．おおむね予後良好であるが，腕神経損傷や大きな頭蓋内出血を併発すると予後の悪いものもある．

4 ナーシングチェックポイント

患肢を動かさない，四肢の腫脹などで気付くことも多い．観察の中で手足の動きの左右差がみられた場合には，医師に報告する．

4 末梢神経の損傷（分娩麻痺）

分娩麻痺は，骨盤位分娩や肩甲難産など，分娩時の外力によって神経根が損傷を受けることで起こり，0.1～0.4%に生じる．

1 発症機序・原因

肩の娩出が困難なときなどに加わる外力で神経根が損傷を受けて発症するのが，**腕神経叢麻痺**（brachial plexus palsy）である（**図1-3**）．リスク因子には母体糖尿病，巨大児，遷延分娩，骨盤位，肩甲難産が挙げられる．帝王切開で発症することはまれである．

2 症候・診断

上肢の挙上が困難になる上腕型麻痺は**エルブ麻痺**と呼ばれ，手指の動きは保たれる（**図1-4**）．それに対して手指の運動障害，把握反射が消失するものは前腕型麻痺の**クルンプケ麻痺**と呼ばれている（**表1-3**）．それぞれ患側のモロー反射が消失する．またエルブ麻痺には**横隔神経麻痺**（phrenic nerve palsy）を合併することもある．症状によって診断可能である．

3 治療・予後

治療の基本は安静とリハビリテーションである．場合によって神経修復の手術が行われることもある．ほとんどが自然経過で機能を回復するが，生後3カ月までに上腕の挙上ができない症例や**ホルネル症候群**を呈している症例は予後が悪い．

4 ナーシングチェックポイント

骨折と同様，日々の観察の中で手足の動きの左右差，気になる肢位がみられ

plus α

ホルネル症候群

眼と脳をつなぐ神経線維の中には，脳から脊髄を下り胸部で脊髄から出た後，頸動脈の近くを通って頭部に戻り，頭蓋骨の内部を通過して眼に到達するような遠回りの経路をたどるものがある．この経路のどこかで分断が生じることで眼瞼下垂，眼裂狭小，瞳孔縮小を来す症候群という．

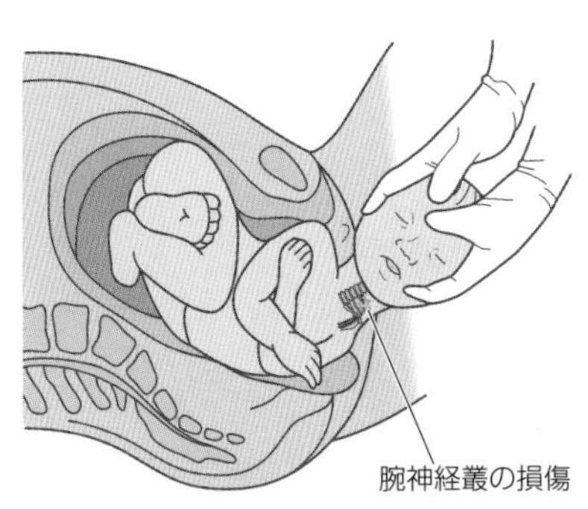

図1-3　分娩による腕神経叢麻痺

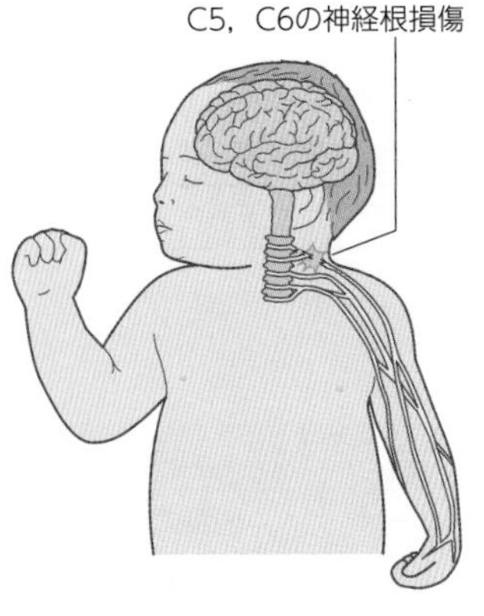

肩や肘の動きが制限される．
手指の動きは保たれる．

図1-4　エルブ麻痺による特徴的な肢位

表1-3　腕神経叢麻痺

	神経根	症状	予後
上腕型麻痺（エルブ麻痺）	C5，C6	上肢の挙上困難，モロー反射消失	良
前腕型麻痺（クルンプケ麻痺）	C7，C8，Th1	手指の運動障害，把握反射消失	悪

た場合には，医師に報告する．

2 適応障害

1 新生児仮死

新生児仮死（birth asphyxia）は，出生直後の呼吸循環が確立せず，各臓器，特に脳への虚血・低酸素による障害を来すものである．重症であれば**低酸素性虚血性脳症**（hypoxic ischemic encephalopathy）を来すだけでなく，多臓器不全に陥り，生命の危険を伴う．全出生の10％は気道確保や吸引，刺激などの医療介入が必要とされ，１％は救命のための人工呼吸や胸骨圧迫などが必要となる．

1 原因・症候

新生児仮死の大部分は分娩中の**胎児機能不全**＊（non reassuring fetal status：**NRFS**）に続発する．その原因は，母体因子としてはショック，妊娠高血圧，麻酔などであり，臍帯胎盤因子としては常位胎盤早期剝離や前置胎盤，臍帯脱出，臍帯巻絡がある．胎児因子としては早産，子宮内発育不全，先天異常，胎児水腫，貧血などがある（**表1-4**）．しかし，原因の明らかにならない新生児仮死もあり，その場合には家族・医療者双方にとってつらい体験となる．

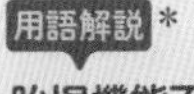

＊

胎児機能不全（NRFS）

胎児が「元気であるとはいえない状態」を指す．かつては胎児ジストレス（胎児仮死）と呼ばれていた．基本的に胎児心拍波形により診断される．

plus α

産科医療補償制度

分娩に関連した重度脳性麻痺の患者と家族の経済的負担を速やかに補償するとともに，原因分析を行い，再発防止に役立つ情報を提供することにより，紛争の防止・早期解決，産科医療の質の向上を図ることを目的として2009年に設立された．

表1-4　新生児仮死の原因

母体因子	ショック，妊娠高血圧，麻酔
胎盤臍帯因子	常位胎盤早期剥離，前置胎盤，臍帯脱出，臍帯巻絡
胎児因子	早産，子宮内発育不全，先天異常，胎児水腫，胎児貧血

表1-5　アプガースコア

項目	0点	1点	2点
Appearance（皮膚色）	全身チアノーゼ	四肢チアノーゼ	全身ピンク
Pulse（心拍数）	なし	＜100/分	≧100/分
Grimace（反射）	なし	顔をしかめる	泣く
Activity（筋緊張）	ぐったり	四肢を曲げる	自発運動，四肢を十分曲げる
Respiration（呼吸）	なし	泣き声が弱い 呼吸不規則	強い泣き声 呼吸良

アプガースコアは生後１分時点の合計点（１分値），５分時点での合計点（５分値）で表記する．

2 検査・診断

診断は**アプガースコア**によってなされる（表1-5）．新生児仮死はアプガースコア５分値で７点以下と定義され，重症新生児仮死は３点以下と定義される．後述する低体温療法の適応にはアプガースコア10分値も重要になる．

血液ガス検査によるアシドーシス，高CO_2血症，乳酸値上昇や，生化学検査による逸脱酵素の上昇は新生児仮死の補助診断になる．また，中枢神経予後を評価する目的で脳波検査や頭部MRI検査を行う．特に頭部MRIは生後７～14日に撮像することが推奨され，大脳基底核，視床の所見が重要である．

3 治療・経過・予後

新生児仮死は蘇生処置の良し悪しが予後を大きく左右するため，新生児医療の従事者は**新生児蘇生法**（neonatal cardiopulmonary resuscitation：**NCPR**）のアルゴリズムに習熟しておく必要がある．遅延なき人工呼吸が重要であり，適切な蘇生が行われたとしても低酸素性虚血性脳症の発症が避けられないこともあり，その場合には速やかに低酸素性虚血性脳症の重症度評価（**Sarnat重症度分類**）を行う（表1-6）．なぜなら中等度以上が低体温療法の適応のため発症から６時間以内にその治療を始める必要があり，高次医療機関に救急搬送しなければならないからである．低体温療法の治療基準を表1-7に，除外基準を表1-8に示す．

低酸素性虚血性脳症の程度により予後はさまざまである．最重症の場合には自発呼吸をすることができず，臨床的には脳死に近い状態となることもあり得る．また，発達遅滞，四肢麻痺，けいれんを伴うこともある．急性期の治療後はリハビリテーションが非常に重要である．

表1-6　低酸素性虚血性脳症の重症度評価（Sarnat重症度分類）

	軽症	中等症	重症
意識	過覚醒	傾眠もしくは鈍麻	混迷
筋緊張	正常	軽度低下	弛緩
姿勢	軽度の遠位屈曲	高度の遠位屈曲	間欠的な除脳姿勢
腱反射	亢進	亢進	低下もしくは消失
ミオクローヌス	あり	あり	なし
吸啜	減弱	減弱か消失	消失
モロー反射	亢進，容易に誘発	減弱，誘発しにくい	消失
人形の眼反射	正常	亢進	減弱か消失
緊張性頸反射	軽度	高度	消失
自律神経系	交感神経が優位	副交感神経が優位	両方とも減弱
瞳孔	散大	縮小	どちらでも
心拍	頻脈	徐脈	どちらでも
気道分泌物	低下	増加	どちらでも
消化管蠕動	正常か低下	増加，下痢	どちらでも
けいれん	なし	あり	まれ
予後	全例正常	高率で死亡または神経学的後遺症を残す	全例で死亡または神経学的後遺症

表1-7　低体温療法の治療基準

A：在胎36週以上で出生し，少なくとも以下のうち一つを満たすもの

・アプガースコア10分値が５以下
・10分以上の持続的な新生児蘇生（気管挿管，陽圧換気など）が必要
・生後60分以内の血液ガスでpHが７未満
・生後60分以内の血液ガスでBEが16 mmol/L以上

B：中等度から重症の脳症（Sarnat分類中等症以上に相当），すなわち意識障害（傾眠，鈍麻，昏睡）および少なくとも以下のうち一つを認めるもの（新生児HIEに詳しい新生児科医，もしくは小児神経科医が診察することが望ましい）

・筋緊張低下
・人形の眼反射の消失もしくは瞳孔反射異常を含む異常反射
・吸啜の低下もしくは消失
・臨床的けいれん

＊A基準を満たしたものは，Bの神経学的診察所見の以上の有無について評価する．

表1-8　低体温療法の除外基準

・冷却開始時点で，生後６時間を超えているもの
・在胎週数36週未満のもの
・出世体重が1,800 g未満のもの
・低体温療法の施行に支障を来す大きな奇形を認めるもの
・現場の医師が，全身状態や合併症から低体温療法によって利益を得られない，あるいは低体温療法によるリスクが利益を上回ると判断した場合
・必要な環境が揃えられない場合

低体温療法

低体温療法は発症から６時間以内に33.5℃に全身を冷却し，それを72時間維持する治療法である．低体温とすることで，細胞性浮腫による脳細胞の破壊を最小限とすることを目的としている．つまり，低体温療法はダメージを受けた脳細胞を回復させるための治療ではなく，さらなるダメージの拡大を抑制する治療である．また，低体温は著しい身体的ストレスとなるため，鎮静・鎮痛が必要である．そのため気道管理，呼吸管理も必然的に必要となり，動脈圧ラインのモニタリングを含めた循環管理も重要である．aEEGを用いた脳波モニタリングも行われる．低体温療法には副作用があり，呼吸循環抑制，易感染性，血液凝固異常などに注意を払う必要がある．

4 ナーシングチェックポイント

新生児仮死となって出生した児の母親は「どうして元気に産んであげられなかったのか」と自責の念にとらわれていることが多い．状況によっては医療に不信感を抱いていることもある．このような状況で，児が重症であればなおさら両親にかかる心理的負荷は大きい．そういった思いに寄り添うことが重要である．

日々のケアに当たる看護師は，哺乳の様子や易刺激性，筋緊張の亢進あるいは低下など，新生児仮死の合併症に最初に気付くことも多い．

重症新生児仮死に対する脳低体温療法では，深い鎮静により体動が減少するため褥瘡にも注意を払う．凝固異常，循環動態の不安定さに起因した頭蓋内出血の可能性も考慮し，瞳孔所見にも注意する．また，感染を起こしている場合，発熱の症状がマスクされるため，体温以外のバイタルサインの変化に注意を払う必要がある．

2 胎便吸引症候群（MAS）

胎児に予定日超過や低酸素，臍帯圧迫などのストレスがかかると，迷走神経反射により胎児は羊水中に胎便を排泄する．出生時にその胎便を吸引することで**胎便吸引症候群**（meconium aspiration syndrome：**MAS**）を発症する．**羊水混濁**は全出生の10％程度に見られ，そのうちMASを発症するのは２～10％とされる．

1 病態・症候

胎便による気道内の閉塞により呼吸障害を引き起こす．気道の閉塞は気胸を来しやすい．また，胎便は，肺サーファクタントを不活化し化学性肺炎を生じるなど，さらなる呼吸障害を起こす．重篤な呼吸障害により低酸素と換気不全を併発すると，肺血管が収縮し**新生児遷延性肺高血圧症**（persistent pulmonary hypertension of newborn：**PPHN**）を来す．

2 検査・診断

羊水や気管内の吸引物に胎便成分がみられ，胸部X線写真で胎便による閉塞

新生児遷延性肺高血圧症（PPHN）

胎児は胎盤から酸素供給を受けているため，肺動脈から肺に血液を流す必要はなく，肺血管は収縮し生理的な肺高血圧状態にある．このため肺動脈に流れる血液は大部分が動脈管を介して大動脈に流れている．これが胎児循環である．生後，胎盤から切り離され，児の呼吸が確立する過程で肺が拡張し肺血管も拡張することで肺高血圧が低下し，肺動脈から肺に血液が流れるようになる．この移行過程で肺が十分に拡張せず，低酸素，高炭酸ガス血症が生じると肺血管は収縮し，胎児期の肺高血圧が残存（遷延）することになる．肺血流が十分でないため，低酸素血症，高炭酸ガス血症がさらに進行するという悪循環に陥る．肺高血圧により動脈管が開いていれば，肺動脈から大動脈側に静脈血が流れる（右左短絡）ため，上肢と下肢の酸素飽和度に乖離が見られるようになる．治療には酸素投与，鎮静，一酸化窒素吸入などが必要になる．

性病変が斑状にみられるなどの特徴的所見で診断される（図1-5）．また，胎便による化学的炎症を反映して炎症反応の上昇もみられる．

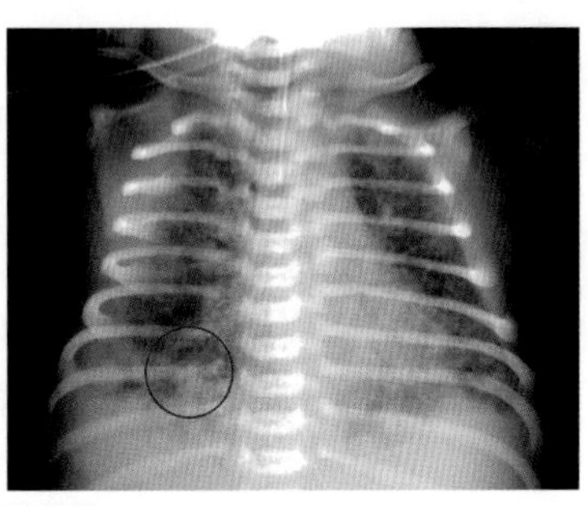

斑状影

図1-5　胎便吸引症候群（MAS）のX線像

3 治療

以前のNCPRガイドラインでは，羊水混濁があり児に活気がない場合には気管吸引をすることを推奨していたが，MASの防止に有効であるという根拠はなく，2020年版ではルーチンでの気管吸引は不要とされた．

軽症例では酸素投与のみ，あるいは**経鼻的持続陽圧療法***（nasal-continuous positive airway pressure：nCPAP）や**ネーザルハイフロー***などによって管理可能である．呼吸障害の程度が重い場合には挿管人工呼吸管理が必要になる．最重症の場合には，**体外式膜型人工肺**（extracorporeal membrane oxygenation：**ECMO**）が必要となるが，分娩管理と呼吸管理法の進歩のため，近年はECMO施行が必要な重症例は減少している．

遷延性肺高血圧症を発症している場合は，十分な酸素投与，一酸化窒素吸入，鎮静などが必要である．

4 経過・予後

周産期管理の向上によりMASによる死亡は大幅に減少している．喘息などの肺障害の後遺症を残すことはまれとされるが，重症呼吸障害による低酸素の程度によっては，中枢神経予後が悪いものもある．

5 ナーシングチェックポイント

MASでは，気胸などの合併症や呼吸障害も遅れて生じる可能性もあることから，呼吸様式の変化に注意を払う．また，重症MASでは遷延性肺高血圧症を呈することがあり，動脈管による右左短絡の増加から下肢の酸素飽和度の低下がみられるなど，上下肢の酸素飽和度のモニタリングも重要である．

用語解説*

経鼻的持続陽圧療法

鼻腔に密着させたプロングと呼ばれる装置に空気を送り込み，気道内に陽圧を発生させて呼吸補助を行う方法で，鼻呼吸が主体の新生児には有用でよく使われる．

用語解説*

ネーザルハイフロー

鼻腔につけた特別なカニューレ（鼻カニュラ）に十分に加温加湿した空気を高流量で送り込むことで，呼吸補助を行う．咽頭腔の炭酸ガスのウオッシュアウト効果やある程度の圧補助が期待できる．侵襲性が少なく，急速に新生児医療にも広まった．

3 新生児一過性多呼吸（TTN）

胎児の肺は肺水（羊水）で満たされており，陣痛によるカテコールアミンの急速な増加などのメカニズムにより肺水の吸収が開始され，さらに出生時に口腔内に排泄され，第一啼泣によって空気に置き換わる．この一連の肺水の吸収過程がうまくいかないと，**新生児一過性多呼吸**（transient tachypnea of the newborn：**TTN**）を発症する．新生児の呼吸障害の原因で最も多い．34週以降の新生児の0.5～４％程度に発症する．

1 発症機序・原因

陣痛前の帝王切開出生児に多いとされている．産道通過による物理的な圧迫が肺水の排泄や吸収に影響するとされていたが，分娩様式によらず，陣痛の有無が大きく影響するとされている．

2 病態・症候

吸収と排泄の遅れた肺水が肺胞内，気道内に残存することで多呼吸や陥没呼吸などの呼吸障害を来す．

3 検査・診断

新生児の生理的な呼吸回数は60回程度であるが，それを上回る呼吸回数を呈することで診断される．胸部X線写真では肺門部を中心とした陰影の増強があるが，特異的とは言い難い（図1-6）．血液検査も同様に特異的なものはない．多くは一過性（72時間以内）に改善する．逆にそれ以上呼吸障害が遷延する場合は，肺炎やMAS，RDS，気胸などほかの呼吸障害，あるいは先天性心疾患の合併の検索が必要である．

4 治療・予後

酸素投与やnCPAP，ネーザルハイフローなどの非侵襲的呼吸補助で，多くは治療可能である．基本的には一過性に改善する良性疾患である．呼吸関連の後遺症を残すものではない．

しかし，努力呼吸があるにもかかわらず漫然とした酸素投与のみで，十分な呼吸補助が行われずにいると，サーファクタントの機能が失活してRDSのような重症な呼吸障害を呈し，挿管人工呼吸やサーファクタント補充が必要になることもある．

5 ナーシングチェックポイント

一過性多呼吸では，次第に呼吸障害が強くなるものもあり，呼吸回数だけでなく呼吸様式の観察が重要である．呼吸様式の悪化を見逃さないように注意する．

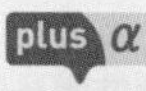

ECMO

COVID-19で一般にも認知されるようになった人工心肺装置で，新生児にも施行可能である．新生児では頸静脈や頸動脈，大動脈に脱血管，送血管を留置し，血液ポンプで体外に血液を出し，人工肺に通すことで，酸素化と換気を行う．体外循環には抗凝固薬が必要であり，頭蓋内出血などの合併症も多く侵襲性が高い治療である．技術的にも難しく，施行できる施設は限られ，まさに最後の手段である．

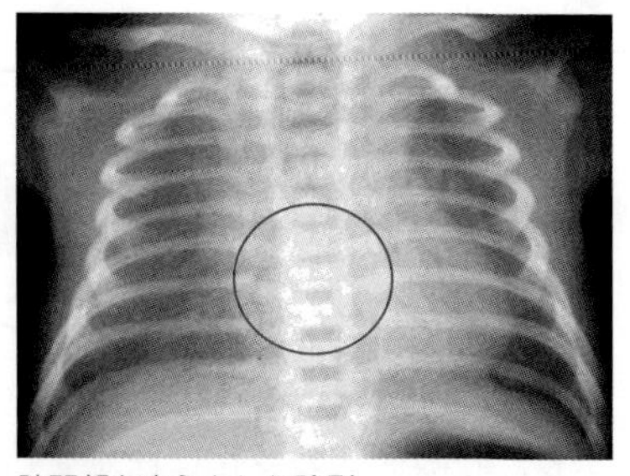
肺門部を中心とした陰影

図1-6　新生児一過性多呼吸（TTN）のX線像

4 新生児黄疸

新生児黄疸（neonatal jaundice）の原因となるビリルビンはヘモグロビン由来のヘムから産生される．新生児は生理的に多血で，赤血球の寿命が短くビリルビンの産生が多い．また，肝臓でのビリルビン代謝機能が不十分なためビリルビンは上昇し，これを**生理的黄疸**という．生理的黄疸の範囲を超える黄疸を**病的黄疸**という（表1-9）．健康な正期産児の約60%，早産児の約80%が生後一週間以内に黄疸を認める．日本人を含む黄色人種の発症頻度は高い．

1 発症機序・原因

早産児やSGA児，多血や閉鎖腔の出血（頭血腫，帽状腱膜下出血），消化管出血，消化管閉鎖（腸管循環が阻害），感染，脱水，血液型不適合などによる溶血，などによって重症化しやすい．

2 病態・症候

軽度のビリルビン上昇では，皮膚色が黄染するのみで無症状であるが，重篤なビリルビン上昇では**ビリルビン脳症**といわれる急性期の神経症状（嗜眠（しみん），筋緊張低下，哺乳力低下）を呈する．これが放置され，さらにビリルビンが上昇すると，昏睡，無呼吸，けいれんを呈することもある．治療不十分な場合の慢性期症状は，アテトーゼ型脳性麻痺や難聴を呈する．こういった慢性期の症状を**核黄疸**と呼ぶ．

胆道閉鎖症に伴う黄疸は直接型ビリルビンが上昇する．胆汁が十二指腸内に分泌されないため，便が白色になる．次第に白色になるので気付くのが困難な場合もある．

3 検査・診断

皮膚の肉眼的な黄染だけでは治療が必要な黄疸を診断することは難しく，血液検査よるビリルビン値の測定が重要である．経皮ビリルビン濃度測定器を使用することもあるが，確実なのは血液検査である．

核黄疸の診断のためには頭部MRI検査と聴力検査（ABR）を行う．

4 治療

在胎週数または修正週数，日齢に応じた治療基準（表1-10）に合わせて，**光線療法**や**交換輸血**などの治療を行う．治療の主体は光線療法と呼ばれる，波長420～460nmの青色光を皮膚面に照射する治療である（図1-7）．この光によってビリルビンは分解され水溶性となり胆汁中へのビリルビン排泄が促進さ

表1-9　病的黄疸のパターン

早発黄疸	生後24時間以内に出現し目に見える黄疸（TB 5～7 mg/dL以上）
重症黄疸	正常の範囲を超えてビリルビン値が高い
遷延黄疸	未熟性や母乳性黄疸（あまり問題にならないが，感染，代謝疾患，肝疾患などが隠れている場合がある）

表1-10　光線療法・交換輸血の適応基準

神戸大学の黄疸治療新基準（森岡の基準）　　＊光線療法Low/光線療法High/交換輸血

在胎週数 or 修正週数	TB値の基準　mg/dL						UB値の基準 μg/dL
	<24時間	<48時間	<72時間	<96時間	<120時間	120時間以上	
22～25週	5/6/8	5/8/10	5/8/12	6/9/13	7/10/13	8/10/13	0.4/0.6/0.8
26～27週	5/6/8	5/9/10	6/10/12	8/11/14	9/12/15	9/12/15	0.4/0.6/0.8
28～29週	6/7/9	7/10/12	8/12/14	10/13/14	11/14/18	12/14/18	0.5/0.7/0.9
30～31週	7/8/10	8/12/14	10/14/16	12/15/18	13/16/20	14/16/20	0.6/0.8/1.0
32～34週	8/9/10	10/14/16	12/16/18	14/18/20	15/19/22	16/19/22	0.7/0.9/1.2
35週～	10/11/12	12/16/18	14/18/20	16/20/22	17/22/25	18/22/25	0.8/1.0/1.5

※修正週数に従って、治療基準が変わることに注意

※TB：総ビリルビン、UB：アンバウンドビリルビン

森岡一朗ほか．早産児の黄疸管理：新しい管理方法と治療基準の考案．日本周産期・新生児医学会雑誌．53（1），2017，p.1-9.

れる．光線療法でもビリルビンが下がらない場合には，血液を入れ替える交換輸血を行う．遷延黄疸で頻度が多いのは母乳性黄疸である．これは母乳中に含まれる女性ホルモンが児の肝臓のビリルビン代謝を抑制するためと言われている．それのみで核黄疸を来すことはなく，母乳の中止の必要はない．

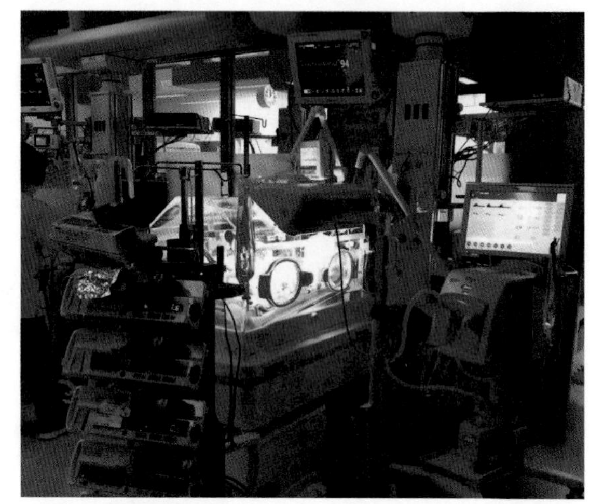

２方向で光線療法を施行している．

図1-7　光線療法

5 ビタミンK欠乏症

ビタミンK欠乏症（vitamin K deficiency）では，ビタミンKが欠乏すると凝固因子が機能しないため，さまざまな出血症状を呈する．かつて，新生児の消化管出血はメレナと呼ばれ，ビタミンK欠乏によるとされていたが，現在では胃粘膜病変をはじめとするさまざまな要因があるとされている．特に出血症状で最も注意すべきなのは頭蓋内出血である．

正確な報告ではないが，小児科学会の調査では2015（平成27）年からの３年間で78症例のビタミンK欠乏による出血性疾患があったと報告されている．

1 発症機序・原因

ビタミンKは各種凝固因子の合成に必要な補酵素として機能している．ビタ

ミンKは脂溶性ビタミンであり，母乳中の含有量が少なく胎盤通過性も低いため，母乳栄養児に欠乏しやすい．母体にワーファリン®，フェノバルビタール，フェニトインなどの薬剤が投与されている場合も児の欠乏を来す．

また，胆道閉鎖症などで胆汁うっ滞があると脂肪の吸収が障害されるため，脂溶性ビタミンであるビタミンKも欠乏する．大腸の腸内細菌でもビタミンKは産生されるため，抗菌薬投与を受けた児も欠乏しやすいとされる．

2 検査・診断

重篤な出血症状がみられた場合には，凝固因子を測定するが，ビタミンK欠乏症の場合には，PT，APTTいずれも延長している．PIVKA-Ⅱの測定も有用である．PIVKA-Ⅱは，ビタミンKが欠乏するときに上昇するタンパクである．半減期が40時間と長く，ビタミンK補充の治療を開始した後の採血検査でもビタミンK欠乏の根拠となる．

3 治療・予後

出血症状がみられた場合には凝固因子を測定すると同時にビタミンKの静注投与を行う．効果発現までに３時間かかるとされているため，重篤な出血がみられたら新鮮凍結血漿の輸血も行う．

予防のためには従来の３回法（出生後，生後１週間，１カ月検診の３回）よりも，３カ月法（３カ月まで毎週１回ビタミンKを内服する方法）の方が出血予防効果が優れるとされ，推奨されている．

頭蓋内出血を来すことがなければ予後良好で，消化管出血も遷延することはない．

4 ナーシングチェックポイント

出血症状が見られた場合には常にビタミンK欠乏症の可能性を念頭に置く．頻度は決して多くはないが，頭蓋内出血をひとたび来すとその後の神経学的後遺症に大きく関わるため，小さな出血症状を見逃してはならない．

コラム　**胆道閉鎖症**

筆者が小児科研修医のころ，生後１カ月で元気のない赤ちゃんが外来受診した．皮膚色は暗い色調の黄疸で，採血すると直接型ビリルビンが高値で，採血部位の止血ができず，凝固検査も測定不可となった．先輩医師は「これはケーケツだろう」と言い，一瞬なんのことかわからなかった（ビタミンK欠乏を略して言っていた）．あまりに活気不良なため頭部CTを撮像すると，すでに頭蓋内出血を来しており，すぐに高次医療機関に搬送となった．この症例では，両親は白色便に気付いておらず，便色は「普通」だと話していた（私たち医療者には白色に見えた）．搬送先で胆道閉鎖症の診断となった．忘れられない症例である．

3 感染症

1 新生児敗血症

敗血症とは細菌が血液中に入り全身に及んだ状態をいう．**新生児敗血症**（neonatal sepsis）は出生1,000人当たり１～1.8人とされている．**早発型**（72時間以内）と**遅発型**（72時間以降）に分類される．早発型は**B群レンサ球菌**（group B *streptococcus*：**GBS**）によるものが多く，GBS陽性妊婦の分娩中に予防的抗菌薬を投与することが広く行われるようになったために，GBS敗血症は激減した．

1 発症機序・原因

早発型は母体からの**垂直感染***が多く，子宮内，産道での感染経路が多い．原因菌はGBSと大腸菌が多い．遅発型は医療関連感染（カテーテル血流感染，人工呼吸器関連肺炎など）として水平感染が多い．原因菌はMRSAやMSSAなどのブドウ球菌，腸内細菌を主としたグラム陰性菌が多い．

2 病態・症候

早発型敗血症では，出生直後の呼吸循環系の不安定さも相まって，ショックを呈し非常に重篤な病態となることが多い．母体に予防的抗菌薬が投与されていても，敗血症を疑った場合には児にも抗菌薬投与が行われることもある．敗血症の症状は，ショックであればむしろわかりやすいが，哺乳力低下など，なんとなく元気がない（**not doing well**）様子や，無呼吸，黄疸の急な進行などを契機に見つかることもある．感染の典型的な症状である発熱も敗血症の約半数の症例にみられるのにとどまる．

3 検査・診断

血算，生化学検査のCRP，プロカルシトニンなどの値のほか，アシドーシスや高血糖，低血糖も参考となる．ただし，こうした検査値の変動がなくても，not doing wellなどで敗血症を疑った場合には，血液培養を提出した上で早期に抗菌薬投与を行うことが重要である．また，真の敗血症の場合は，髄膜炎を合併していることも多く，状況が許せばできる限り腰椎穿刺を行い，髄液所見を確認する．

4 治療・経過・予後

抗菌薬投与とショックに対する治療を同時に行う必要がある．特に早発型の起因菌はGBSや大腸菌が多いため，GBSに対してはアンピシリン（ABPC），大腸菌にはABPCに加えてアミノグリコシドを併用する．遅発型ではMRSAをカバーするためにバンコマイシンを使用する．髄膜炎の合併がある場合には，抗菌薬を長期間投与しなければならない．そのほか呼吸循環管理，DICの合併に対しての輸血を含めた治療などが必要になる．

新生児医療が進歩し，GBSに対する母体の抗菌薬予防投与が広く行われる

plus α

GBS

B群レンサ球菌はペニシリン系に感受性がある．周産期のガイドラインでは，妊娠33週以降にGBSの保菌の有無を培養検査で行うことが推奨されており，GBS保菌の場合には，分娩中に抗菌薬投与を行い，児への感染予防措置が取られる．

用語解説*

垂直感染

母体から胎児への感染をいうが，病原体が胎盤を通過する経胎盤感染，分娩で産道通過時に感染する産道感染，母乳を介して感染する経母乳感染がある．

ようになった現在でも，新生児敗血症は重篤な疾患であり，特にGBS敗血症の死亡率は10％以上と報告されており生命に関わる．

5 ナーシングチェックポイント

not doing wellは，観察力の優れた看護師が最初に気付く所見でもある．日ごろから観察力を磨き，多くの経験を積むことが早期治療につながる．

2 TORCH症候群（表1-11）

Toxoplasma（トキソプラズマ原虫），Others（梅毒やリンゴ病，パルボウイルスB19，B型肝炎ウイルス，EBウイルス，水痘帯状疱疹ウイルス），

表1-11　TORCH症候群

	疫学	母体の感染経路	母子感染	病態・症候	検査・診断	治療薬など	予後
トキソプラズマ	年間1,300人の感染と推定されるが典型例はまれ	猫の糞便，ガーデニング，加熱不十分の食肉	経胎盤感染	水頭症，頭蓋内石灰化，網脈絡膜炎	トキソプラズマIgM，IgGアビディティー，PCR	アセチルスピラマイシン	水頭症や頭蓋石灰化がある場合にはけいれんや麻痺，発達遅滞
梅毒	年間2,000人 増加傾向にある	性行為感染	経胎盤感染	早期先天梅毒，骨病変（骨膜炎），皮疹（水疱，斑状丘疹），肝腫大 時に無症状	梅毒血清反応（RPR，TPHA）	ペニシリン	未治療（まれ）であれば，晩期先天梅毒として不可逆の形態変化，発達遅滞，麻痺，てんかん
パルボウイルスB19	4～6年ごとの流行がある	飛沫感染 接触感染	経胎盤感染	胎児貧血，胎児水腫	パルボウイルスIgG，IgM，PCR	抗ウイルス薬はない ワクチンもない	胎児水腫を来すと予後不良
B型肝炎		輸血 性行為感染	経胎盤感染 産道感染 経母乳感染	肝炎	HBs抗原・抗体，HBe抗原・抗体，HBV-DNA量	予防にはHBVワクチン，HBグロブリン	キャリア化すると肝細胞癌などの発症リスク
風疹	年間0～40例 風疹の流行による	飛沫感染 接触感染	経胎盤感染	白内障 感音性難聴 先天性心疾患（動脈管開存症，肺動脈弁狭窄症）	抗体価 風疹IgM PCR	抗ウイルス薬はない 予防には風疹ワクチン	発症した場合の合併症が多く，予後不良
サイトメガロウイルス	全出生の0.3％ ただし有症状はまれ	不顕性感染	経胎盤感染	感音性難聴 小頭症 網脈絡膜炎 脳内石灰化 肝腫大	PCR	ガンシクロビル	進行性難聴 発達遅滞 てんかん 自閉スペクトラム
単純ヘルペスウイルス	5.2人/10万出生		経胎盤感染（先天性） 産道感染（新生児ヘルペス感染症）	先天性ヘルペス感染症 皮疹 網脈絡膜炎 脳石灰化 新生児ヘルペス感染症	PCR	アシクロビル	発達遅滞 てんかん

Rubella（風疹），Cytomegalovirus（サイトメガロウイルス），Herpes simplex virus（単純ヘルペスウイルス）は，母子感染により胎児の神経発達に影響を及ぼし，症状・症候が共通することも多いことから，頭文字をとって**TORCH症候群**と総称されている．母子感染は基本，垂直感染の形式をとる．

TORCH症候群には原因となる病原体の有効な治療薬がないものも多い．そのため重要なのは啓蒙と予防であり，風疹やB型肝炎にはワクチンがある．

母子感染は発覚すると母親に非常に大きな罪悪感や自責の念を抱かせ，家族を苦しめることになる．そのような家族の思いに寄り添い，正確な疾患の理解と情報提供が大切である．

3 レトロウイルス感染症

ヒト免疫不全ウイルス１型（HIV-1）とヒト細胞白血病ウイルス（HTLV-1）は共にレトロウイルスに属し，母子感染として新生児に重大な問題を引き起こす．日本はHIV-1キャリアが先進国の中で最も少ない国であるが，近年漸増している．一方，HTLV-1では先進国の中で流行国の一つであり，特に西日本（九州・沖縄）でキャリア妊婦が多い．

1 原因・病態・症候

HIV-1もHTLV-1も母子感染，性行為感染，輸血感染を起こし得る．特にHTLV-1の主な感染経路は母乳である．どちらのウイルスもCD4陽性T細胞（ヘルパーT細胞）に感染する．

HIV-1感染は後天性免疫不全症候群（AIDS）を来す．HTLV-1感染細胞は長い年月を経て白血病（ATL）・リンパ腫（ATLL）を起こす．HIVは介入しなければ感染後必ずAIDSを発症し，予後は極めて厳しいが，AIDS発症前に介入し，適切に管理すれば生命予後は著しく改善している．それに対し，HTLV-1感染では，一部に白血病・リンパ腫を来し，生涯発症率は５％とされる．その点でHIV-1とは大きく異なる．

2 検査・診断

母子感染を防ぐために，妊婦におけるスクリーニング検査が行われている．スクリーニングは抗体検査であるが，偽陽性もあり，確認検査としてPCR法などを行う．

3 治療

母子感染予防が重要である．HIV-1の場合には，妊娠中と出生後の新生児に抗ウイルス薬を投与するほか，陣痛開始前に帝王切開を行い，母乳遮断（完全人工乳）とする必要がある．HTLV-1では母乳遮断が予防策である．しかし，HTLV-1は母子感染を起こしても大多数は発症することがなく生涯を終えることもあり，母乳のもつメリットを考えると完全な母乳遮断ではなく，家族と相談の上，凍結母乳や短期母乳栄養などを選択することも許容される．

4 ナーシングチェックポイント

HIV-1感染予防では無治療であればAIDSを発症するため，母乳を禁じることに異論はない．しかし，HTLV-1で白血病・リンパ腫を来すのは一部であるため，母乳のメリットを考慮して完全に禁じず，凍結母乳や短期母乳なども許容される．こうした選択も含め，母親や家族の思いに寄り添い十分な情報を提供することが求められる．

4 低出生体重児にみられる疾患

1 呼吸窮迫症候群（RDS）

呼吸窮迫症候群（respiratory distress syndrome：**RDS**）は肺の未熟性に起因する呼吸障害で，より早産であるほど発症率は高くなる．28週未満では80％がRDSを発症する．

コンテンツが視聴できます（p.2参照）

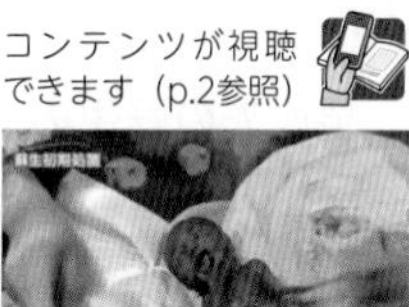

●新生児呼吸窮迫症候群―治療現場から〈動画〉

1 発症機序・原因

未熟肺の虚脱が病態の主である．肺胞内には肺水があり，水は互いに引っ張り合う表面張力があるために肺胞は拡張しづらい．その表面張力を打ち消すのが**肺サーファクタント**で，十分量の肺サーファクタントは在胎34週前後から肺で産生されるようになる，そのため，早産児では肺サーファクタントの欠乏よってRDSを発症する．

2 病態・症候

肺の虚脱により，多呼吸，呻吟，陥没呼吸，鼻翼呼吸，チアノーゼ，無呼吸などの呼吸窮迫症状を呈する．

3 検査・診断

マイクロバブルテスト＊は診断的価値が高い．また，胸部X線写真によりRDSの重症度（Bomsel分類）を評価する（**表1-12**）．評価基準としてair bronchogram（気管支透瞭像）などがある（**図1-8**）．

> **用語解説＊**
> **マイクロバブルテスト**
> 出生直後に採取した胃液を泡立てて，小さい気泡（マイクロバブル）の数によりサーファクタントの量を判断する．顕微鏡下に1 mm^2中の直径15 μm以下の安定した気泡を数える．10個以下でRDSの危険性が高い．

4 治療

軽症であれば人工呼吸管理は不要なこともあるが，基本的には挿管人工呼吸管理が必要で，挿管した上での人工サーファクタント投与が治療の基本となる．また，発症の予防には母体ステロイド投与が有効とされている．RDSから次項の慢性肺疾患（CLD）に移行しないようにさまざまな呼吸管理方法が試みられている．

5 経過・予後

人工サーファクタントが使用できる現在においてはRDSで生命が危ぶまれるという事態はほとんどない．超早産といわれる22～25週出生の児のRDSは，多くがその後，CLDへと進行し，重症なCLDでは在宅酸素療法や気管切

表1-12　呼吸窮迫症候群の重症度（Bomsel分類，1970）

	網・顆粒状陰影	肺野の明るさ	中央陰影の輪郭	air bronchogram
Ⅰ度	かろうじて認められる微細な顆粒状陰影，末梢部に比較的多い．	正常	鮮明	欠如または不鮮明，中央陰影の範囲を出ない．
Ⅱ度	全肺野に網・顆粒状陰影	軽度に明るさ減少	鮮明	鮮明，しばしば中央陰影の外まで伸びる．
Ⅲ度	粗大な顆粒状陰影	著明に明るさ減少	不鮮明 中央陰影拡大	鮮明，気管支の第２，第３分岐まで認められる．
Ⅳ度	全肺野が均等に濃厚影でおおわれる．		消失	鮮明

開，在宅人工呼吸が必要となることもある．また，重症のCLDは発達遅滞と関連する．

6 ナーシングチェックポイント

早産児の蘇生の介助時には，胃管を挿入し胃液を採取し，その胃液を用いてマイクロバブルテストを行うため，破棄せず回収しておく．RDSでは多くが挿管人工呼吸を必要とする．人工サーファクタント気管内投与時には体位変換の介助も重要な役割である．

人工サーファクタント投与後は急速に呼吸循環動態が変化する．気胸や動脈管開存症などの合併が多いため，呼吸音，心音の聴診所見に注意を払う．挿管管理中の観察など，ケアの質の良し悪しがその後の経過を左右するため，挿管管理に習熟するとともに，人工呼吸のしくみなども併せて理解する必要がある．

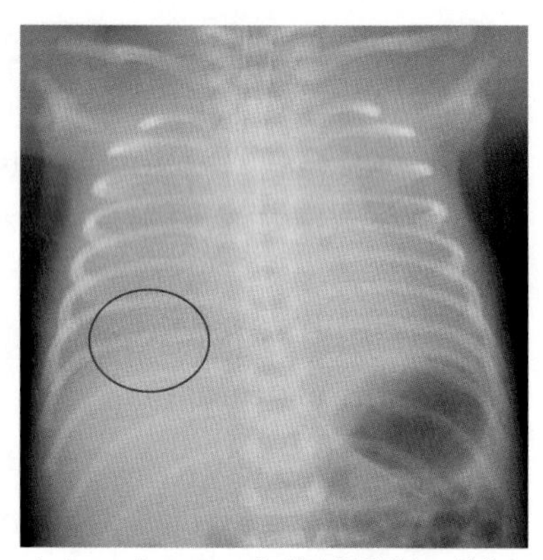

air bronchogram（気管支透瞭像）．枝分かれしている気管支を認める．

図1-8　呼吸窮迫症候群（胸部X線像）

2 慢性肺疾患（CLD）

早産児が新生児期から酸素投与を必要とする呼吸窮迫症状を呈し，日齢28を超えても持続している状態を**慢性肺疾患**（chronic lung disease：**CLD**）という．近年の新生児医療の治療技術の進歩にもかかわらず，発症頻度は減少していない．むしろ救命率の向上に伴い，重症症例が増加していることが指摘されている．

1 発症機序・原因

CLDは，未熟肺に**絨毛膜羊膜炎**（chorioamnionitis：**CAM**）などの子宮内炎症や，人工換気によって引き起こされる**肺損傷**（ventilator induced lung injury：**VILI**），栄養不良，母体喫煙など，複合的な要因で発症する．

2 病態・症候

低酸素血症（酸素依存性），換気不全（人工呼吸器離脱困難）を呈する．身体所見では特に末梢気道の狭窄による呼気性の障害（呼気延長，時に呼気性喘(ぜん)

鳴），慢性的な気腫性変化を反映して胸郭の膨隆を伴うこともある（図1-9）．また，低酸素，低換気は肺血管の収縮を来し，**肺高血圧**（**CLD-PH**）を発症する可能性がある．

3 検査・診断

日本においては，先行する病態（RDSかCAM）と胸部X線所見（泡沫状または気腫状陰影）によりCLDを七つの病型に分類している（表1-13）．しかし世界的には，修正36週時点での酸素投与・呼吸補助の有無だけで診断されている．

4 治療

CLDは発達予後に大きく影響するため，予防および重症化の抑制が重要である．子宮内感染の予防と，肺損傷を最小にするために最小の陽圧換気にすることが試みられている．CLDの治療方法にはさまざまな報告があるが，CLD自体が複合的な病態であるがゆえに，独立して確立したものはないのが現状である．

5 経過・予後

重症であれば，人工呼吸管理から離脱が難しく，気管切開，在宅人工呼吸器が必要となる．また，在宅酸素療法が必要となる児も多い．RSウイルスによる急性細気管支炎も重症化するリスクが高い．重症慢性肺疾患には肺高血圧症や気管軟化症が合併することもあり，こうした病態が感染を契機に一気に悪化し，重症化することがあるので注意が必要である．

6 ナーシングチェックポイント

慢性肺疾患を予防するためには，なるべく肺を痛めない管理が必要になる．挿管しない管理，早期抜管は肺損傷を軽減し得る．人工呼吸管理中は適切な気管吸引によって肺の虚脱を防ぐ必要がある．また，酸素毒性を考慮し，漫然と酸素投与をし続けない管理も重要である．

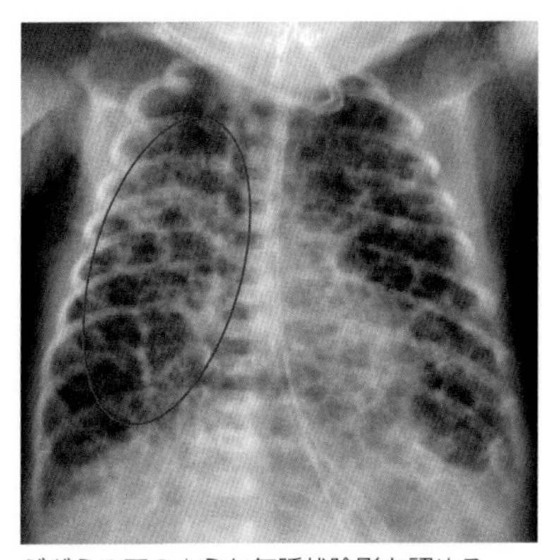

ぶどうの房のような気腫状陰影を認める．

図1-9 慢性肺疾患（胸部X線像）

表1-13 慢性肺疾患の病型分類（日本）

病型	RDS	子宮内感染＊1	X線所見＊2
Ⅰ	＋	－	＋
Ⅱ	＋	－	－
Ⅲ	－	＋	＋
Ⅲ'	－	＋	－
Ⅳ	－	不詳＊3	＋
Ⅴ	－	－	－
Ⅵ	分類不能		

＊1：IgM高値，絨毛膜羊膜炎，臍帯炎
＊2：泡沫状または気腫状影
＊3：子宮内感染を疑うが，胎盤病理検査未施行などの理由で確定できない場合を指す．

3 無呼吸発作

無呼吸発作は20秒以上の呼吸停止，あるいは20秒以下でも徐脈やチアノーゼを伴う呼吸停止と定義される．

1 発症機序・原因

無呼吸の原因は，呼吸中枢が未成熟なことによる中枢性無呼吸であることが多い．その他，なんらかの病態の一症状としてみられる二次性無呼吸に分けられる．

2 病態・症候

無呼吸の病態の分類として，中枢性，閉塞性，混合性に分けられるが，早産児の多くは中枢性に閉塞性の要素が組み合わさった混合性である．

3 検査・診断

未熟性による中枢性無呼吸は，ほかの原因がない場合に診断される．つまり，体温を含めたバイタルサイン，採血（血液ガス，血算，ビリルビン，炎症反応，電解質，血糖），胸部X線，心臓超音波，薬剤の投与状況，胃食道逆流の有無を確認する．もろもろの原因検索で明らかな異常がない場合に，未熟性という診断となる．

4 治療

二次性無呼吸であれば原疾患の治療も同時に行う．無呼吸の重症度に応じて，酸素投与，nCPAP，ネーザルハイフロー，挿管人工呼吸管理を検討する．また，早産児であればカフェイン，ドキサプラムなどの呼吸賦活（ふかつ）薬投与を考慮する．一般的に未熟性の問題がなくなると考えられるのは34～35週程度であり，呼吸賦活薬の治療を開始した場合もこの時期に中止を試みる．

5 経過・予後

無呼吸による低酸素血症が高度に持続する場合には，神経発達に影響するため，無呼吸の重症度に応じた呼吸補助や挿管人工呼吸管理の実施のタイミングを逃してはならない．

6 ナーシングチェックポイント

無呼吸に初期対応するのは看護師であることが多い．刺激を行って呼吸を促し，それでも回復が悪い場合には，速やかにバッグマスク換気を行う必要がある．バッグマスク換気は，特に低出生体重児ではマスクのフィッティングが難しい．日ごろからバッグマスク換気の練習をしておくことも重要である．

コラム **バッグマスク換気の重要性**

新生児に関わる手技のうち，重要だが難しいものの代表格は早産児のバッグマスク換気だと筆者は考えている．誤解を恐れずに言うと，挿管よりも難しいと思う．早産児の小さな口鼻に適切にマスクフィットさせることは難しく，マスクフィットを意識するあまり気道確保の姿勢が崩れていたり，医療者の指でむしろ気道を圧迫してしまっていることも多々経験する．バッグマスク換気が必要な状況は緊急事態であることが多く，ためらわずバッグマスク換気をしなくてはならない上に児のバイタルサインが改善してこないとかなり焦る状況になる．日ごろからマネキンでもよいのでバッグマスク換気の練習をしているとよい．練習できていないことは本番ではできない．

4 脳室周囲白質軟化症（PVL）

脳室周囲白質軟化症（periventricular leukomalacia：**PVL**）は低出生体重児にみられる，脳の虚血によって脳室周囲の白質に生じる壊死性の病変である．

1 発症機序・原因

虚血がPVLの主原因である．特に出生前後に脳血流・酸素が十分供給されていないと，脳血管の解剖学的な関係から脳の白質（特に脳室周囲の白質）は強いダメージを受けやすい．また，不適切な呼吸管理による低炭酸ガス血症によって脳血管が収縮することや，循環不全によって血圧が変動することが発症リスクになるとされる．それらによって白質が萎縮し軟化病巣をつくる．特に嚢胞を形成するものを**嚢胞性PVL**（cystic PVL）といい，重症である．

2 病態・症候

特に急性期の症状は非特異的である．PVLの好発部位である側脳室後角は皮質脊髄路があり，生後６カ月過ぎになると痙性麻痺が目立つようになる．広範囲の嚢胞性PVLでは四肢麻痺や視力障害を来す可能性があり重症である．

3 検査・診断

ベッドサイドで可能な頭蓋内の超音波検査は有用である．嚢胞性PVLは超音波検査で診断し得る（図1-10）．PVLの前駆病変として脳室周囲エコー高輝度（periventricular echogenicity：PVE）があり，脈絡叢との輝度の比較で分類され，PVL発症と相関があり重症度の評価として有効である．ただし，嚢胞性ではないPVLはMRI検査でないと診断できないことが多い．そのためPVLのリスクが高いと思われる児，特に極低出生体重児以下では退院前に必ず脳MRIを撮影する．MRI画像での典型的な所見は，白質容量の減少や脳室拡大などである（図1-11）．

4 治療

PVLは脳の不可逆的な病変のために有効な治療は現時点ではなく，予防とリハビリテーションが重要である．PVLの予防のためには早産を予防すること，

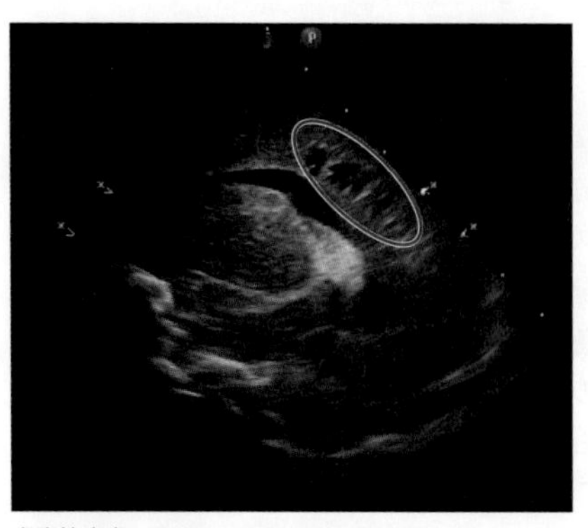

図1-10　囊胞性PVL（超音波像）

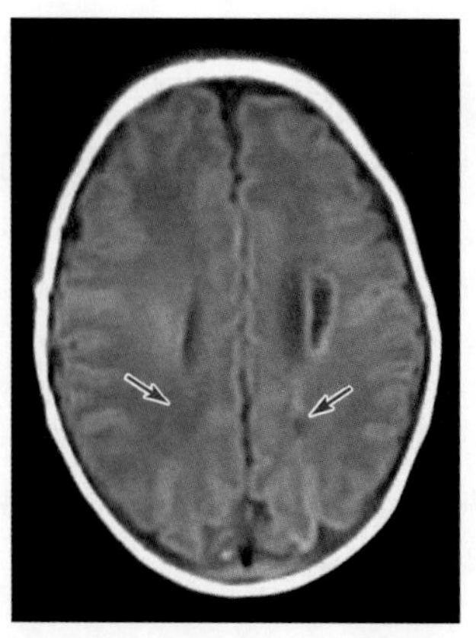

図1-11　囊胞性PVL（MRI像）

循環の変動を極力小さくすること，積極的な栄養管理を行うことが必要である．

5 経過・予後

PVLは脳性麻痺や発達遅滞と大きく関連する．脳MRI画像所見と脳性麻痺との関連がさまざまに示唆されており，囊胞性PVLは痙性麻痺，非囊胞性PVLは認知行動障害が発症しやすい．

➡ 脳性麻痺については，14章1節7項p.330参照．

6 ナーシングチェックポイント

PVLは次項の脳室内出血（IVH）と並んで早産児の神経学的予後を左右するものであり，発症しないための予防が何より重要である．虚血が最大の要因であるため，循環を変動させないケアとして，急性期のミニマルハンドリング，低CO_2を予防するための呼吸管理，循環不全の早期発見など，すべての看護ケアの質を高める努力が必要である．

5 脳室内出血（IVH）

脳室内出血（intraventricular hemorrhage：**IVH**）は，低出生体重児に起こりやすい血管の破綻により生じる．

1 発症機序・原因

脳室の上衣下胚層はさまざまな動脈の終枝であり，血流変化の影響を受けやすい．また，この部分は代謝が活発で低酸素・虚血の影響も受けやすい．さらに，早産児の血管壁は脆弱であり，早産児の生後早期に循環動態に変動があると容易に出血する．この部分を流れる脈絡叢からの静脈還流はうっ滞を来しやすく，容易に側脳室内に穿破（せんぱ）してしまう．

2 病態・症候

早産児の急性期，特に72時間以内に脳室内出血は起こりやすい．特異的な臨床症状はないが，突然の体動増加や減少，突然の脈拍数・血圧の変動，大泉門の膨隆，けいれん，四肢の異常な動き，貧血，高カリウム，高血糖などがあった場合には，脳室内出血の有無を確認する必要がある．

3 検査・診断

脳室内出血には頭部超音波検査が有用であり，特に超早産児の急性期では1日に数回の超音波検査を行い，循環の評価とともに脳室内出血の早期発見に努める．脳室内出血の程度（Volpe分類）により重症度を評価する方法があるが（表1-14），実際には脳室拡大の有無に注目した**Papile分類**のほうが利用されている（表1-15，図1-12a）．

4 治療

PVLと同じく予防が重要である（表1-16）．血圧の変動を避けるために鎮静を行う施設もあるが，鎮静が出血を防ぐという明確な根拠はない．母体ステロイド投与や臍帯ミルキング*，インドメタシンによる動脈管治療が脳室内出血の予防に効果があるとされる．IVHがあった場合には，悪化させないために鎮静を行い，血小板や凝固系に異常があれば積極的に輸血による補正をする．

5 経過・予後

脳室内出血の超音波所見での重症度と発達予後には相関がある．また，脳室内出血後には**水頭症**を発症することも多く（図1-12b），出血が確認された後は超音波検査による脳室拡大や，頭囲拡大に注意を払う必要がある．水頭症の程度によっては髄液貯留槽（オンマヤリザーバー）や脳室－腹腔シャント術（V-Pシャント術）*が必要になる（図1-13）．脳室内出血の重症度は神経学的後遺症の重さと相関する．

6 ナーシングチェックポイント

循環動態の変動が脳室内出血の主原因ではあるため，変動を来さないような優しいケアを行う．出生直後は特に**ミニマルハンドリング**，適切な体位の保持

用語解説*

臍帯ミルキング

臍帯を30cm程度のところで結紮する，臍帯の捻転を解除し，ミルキング（絞り戻す感覚）する．ミルキングをしっかりすると臍帯内に透けて見える血液がなくなることが確認できる．根元までミルキングできたら児に近い部分で逆流しないようにクランプして切断する．28週以下の早産児においてIVHの予防になるとの報告があるが，正期産児ではむしろ多血や黄疸発症のリスクになる．

plus α

オンマヤリザーバー

脳室拡大が進行しているが，体重が小さい場合には髄液貯留槽（オンマヤリザーバー）設置術を施行する．リザーバーから必要に応じて髄液穿刺排液を行い，頭囲拡大や脳室拡大が進行しない程度を目標とする．V-Pシャントまでのつなぎであるが，自然に改善してV-Pシャントが不要になることもある．

表1-14 脳室内出血の重症度（Volpe分類）

Ⅰ	上衣下出血のみ，または脳室内腔の10%以下
Ⅱ	脳室内出血は脳室内腔の10～50%
Ⅲ	出血は脳室内腔の50%以上で多くは脳室拡大を伴う

表1-15 脳室内出血の重症度（Papile分類）

Grade1	脳室上衣下出血
Grade2	脳室拡大のない脳室内出血
Grade3	脳室拡大のある脳室内出血
Grade4	脳実質内出血を伴った脳室内出血

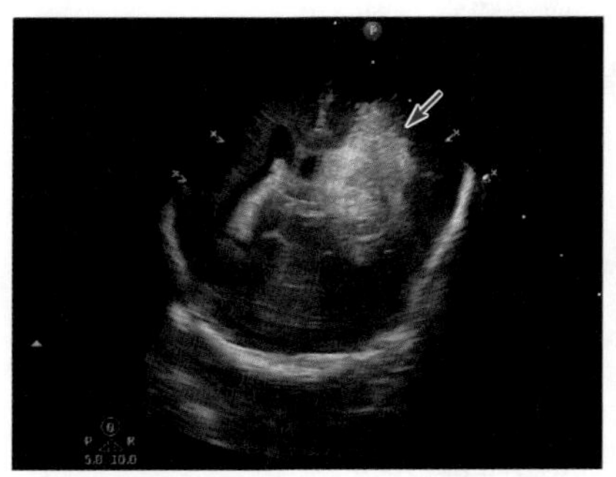

左脳室内出血

a. Papile分類Grade 4

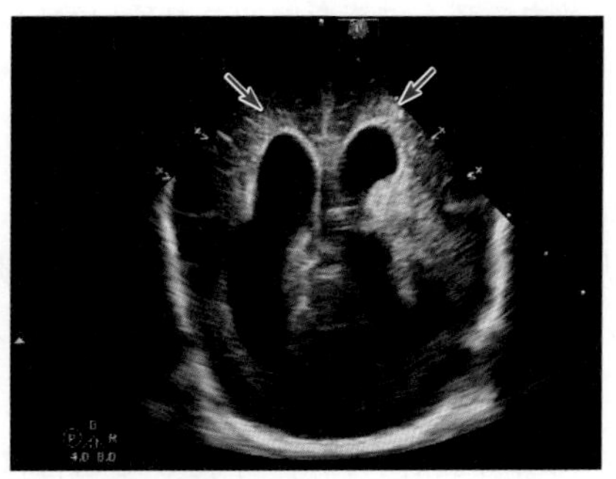

左だけでなく右脳室も拡大.

b．IVH後の水頭症（同一の症例）

図1-12 脳室内出血（超音波像）

用語解説*

V-Pシャント術

脳室と腹腔をシャント管でつなぎ，脳脊髄液を腹腔に排出し，腹膜から脊髄液を吸収させる方法のこと．

表1-16　脳室内出血の予防策

出生前	早産予防，母体ステロイド投与
出生時	適切な蘇生，臍帯ミルキング
出生後	ミニマルハンドリング，安定した呼吸循環管理，動脈管治療（インドメタシン），適切な鎮静管理，適切な体位（上体挙上）

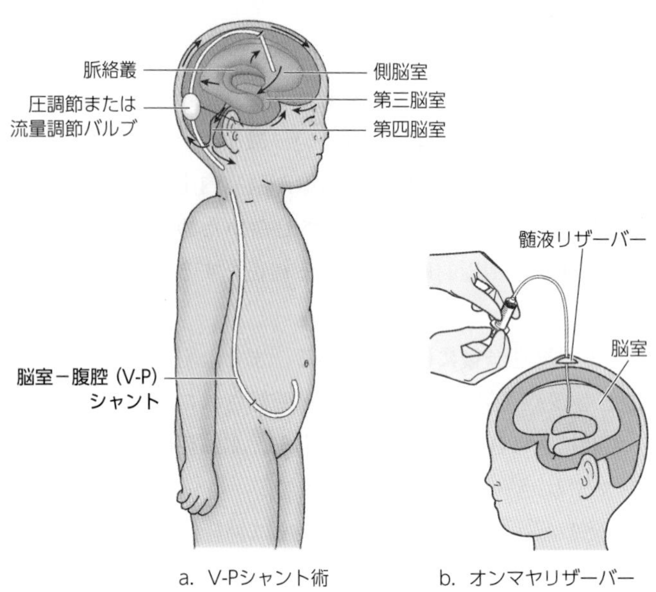

図1-13　V-Pシャント術とオンマヤリザーバー

も重要である．

6 新生児壊死性腸炎（NEC）

新生児壊死性腸炎（necrotizing enterocolitis：**NEC**）は，低出生体重児にみられる腸管の未熟性により腸管に壊死や穿孔を生じる病態である．特に欧米に比べると日本では少ないが，近年わずかに増加に転じている．

1 発症機序・原因

NEC発症の明らかなメカニズムはまだ解明されていないが，血流障害，異常な腸内細菌叢，消化管バリア機能の破綻や炎症などの関連が指摘されている．

2 病態・症候

軽症であれば胃残乳の増加などであるが，重症例では血便，腹部膨満，胆汁胃残などの腸閉塞症状から，腹壁の発赤や圧痛などの腹膜炎症状に進行してショック，アシドーシス，低体温，低血圧，DICなどを呈する．

3 検査・診断

- 腹部X線　腸管壁内ガス，門脈内ガス，穿孔した場合は腹腔内遊離ガス（図1-14）

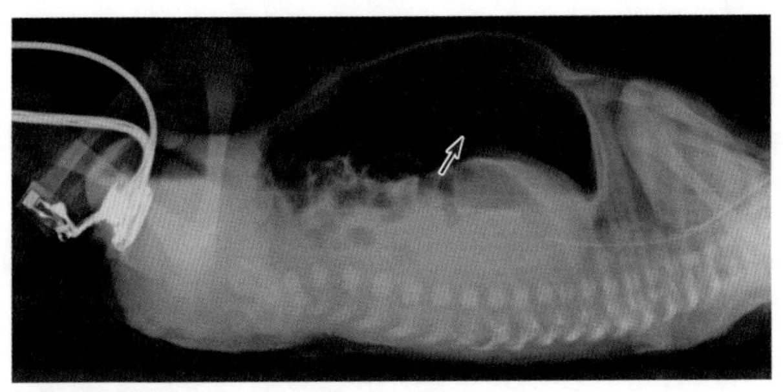

腹腔内遊離ガス

図1-14　新生児壊死性腸炎（腹部X線像）

表1-17　修正Bell基準

病期	分類	臨床症状	消化管症状	腹部単純撮影像
Ⅰ	疑診	無呼吸 徐脈 体温変動	胃残乳の増加，便潜血，軽度の腹満	軽度腸閉塞
Ⅱa	確診 （軽度）	同上	肉眼的血便，著明な腹満，腸音の消失，圧痛（＋）	腸管拡張，腸管局所壁在ガス
Ⅱb	確診 （中程度）	さらに血小板減少（軽度） 代謝性アシドーシス	腸壁浮腫，腸管拡張触知，圧痛（＋）	広範囲腸管壁在ガス，腹水，門脈内ガス
Ⅲa	進行 （重症） 穿孔なし	さらに低血圧，徐脈，乏尿，凝固異常，重症無呼吸 混合性アシドーシス	腸壁浮腫の悪化，発赤，硬結	著明な拡張腸管，腹水増加，気腹像なし
Ⅲb	進行 （重症） 穿孔あり	さらに検査値・バイタルサインの悪化傾向，ショック	腸穿孔	気腹像あり

超音波検査　腸管拡張，門脈壁肥厚

血液検査　特異的ではないが，時に白血球減少，血小板減少，CRP上昇，乳酸値上昇など敗血症様の変化

4 治療

修正Bell基準に基づいた治療が行われる（**表1-17**）．疑い例，軽症例であれば経腸栄養を中止し，抗菌薬投与，胃内減圧などの保存的治療を行う．重症例であれば，呼吸循環補助が加わる．保存的治療で改善しない場合，穿孔が疑われる場合，全身状態が安定しない場合には外科的介入が検討される．

外科的介入では全身状態が不良であれば腹腔ドレナージのみ行うこともある．全身状態が安定し，壊死腸管が同定できれば切除と人工肛門増設が必要になる．しかし，壊死腸管が広範で切除範囲が大きくなってしまう場合には，いったん穿孔部のみを処理して閉腹し，二期的に手術を行うこともある．腸管の長さの維持を目的とするものである．

5 経過・予後

NECは発症すると生命に関わる重篤なものである．発症した場合の死亡率は10～30％と報告されている．それゆえに予防が重要であり，呼吸循環を安定させること，母乳バンクと連携してドナーミルクを使用し人工乳を避けること，プロバイオティクスを投与すること，などが取り組まれている．

6 ナーシングチェックポイント

特に経腸栄養を開始して間もないときには，腹部膨満，胃残乳の性状に注意を払い，少しでも異常があった場合にはNECの可能性を念頭に置いて医師と情報を共有する．

7 未熟児貧血

早産児にみられる貧血を**未熟児貧血**（anemia of prematurity）という．

1 発症機序・原因

早産児は母体からの鉄移行が不十分な段階で出生しており，鉄の備蓄が少ない．また，赤血球増加作用のあるエリスロポエチンの産生能も未熟である．加えて，血液量が少なく採血などによる失血の影響を受けやすい．このような理由で早産児は貧血になりやすい．

2 病態・症候

軽度の貧血はほぼ無症状であるが，程度が進むと，酸素供給の不足により，無呼吸，頻脈，頻呼吸，体重増加不良などが出現する．

3 検査・診断

症状が出にくいために，最低限の頻度で，採血でヘモグロビン（Hb）値を測定する．生後早期（７日以内）は静脈血でHb値は13g/dL以下，それ以降は８g/dL以下を貧血とする．その他の参考所見として，網赤血球数は貧血が増悪すると増加する．また，鉄動態（血清鉄，フェリチン値，トランスフェリン飽和度）も参考とする．

4 治療

- 鉄剤投与　新生児にはシロップ製剤の鉄剤を使用する．『新生児に対する鉄剤投与のガイドライン2017』によると，経口鉄剤投与は早産児に限り，栄養法にかかわらず投与することが推奨されている．
- エリスロポエチン投与　200単位/kgを週に２回，静注または皮下注射する．
- 輸血　輸血の適応は週数や呼吸障害の有無によって異なる（**表1-18**）．特に早産児では輸血によるサイトメガロウイルス感染の懸念があるため，サイトメガロウイルス陰性血を輸血に使用する．また，急性期の尿量が十分でないときの輸血では輸血による高カリウム血症が懸念されるため，カリウム除去フィルターを使用する．

表1-18　新生児・小児に対する輸血使用指針

状態	基準
全身状態が安定している児	Hb７g/dl以下
慢性的な酸素依存症の児	Hb11g/dl以下
生後24時間未満の新生児，もしくは集中治療を受けている新生児	Hb12g/dl以下

5 経過・予後

適切な治療介入が行われれば予後が悪いものではない．ただし，重症な貧血が遷延すると体重増加不良，神経発達に影響する．

6 ナーシングチェックポイント

緩徐に進行する貧血は皮膚色などでは判断が難しく，頻脈や多呼吸が顕著であれば貧血の可能性も考慮して採血結果を確認する必要がある．

8 新生児低血糖症

新生児低血糖症（neonatal hypoglycemia）の厳密な定義はないが，血糖値が50mg/dL未満である場合は低血糖と考えられる．

1 発症機序・原因

胎児には臍帯を介して糖分が供給されているが，出生後は自身で血糖を維持しなくてはならない．新生児は肝臓や筋肉でのグリコーゲンの備蓄が少なく，糖新生，ケトン体の産生が低いため，低血糖に陥りやすい．また，高インスリン血症による場合もある．特に早産児，SGA児，母体糖尿病児，巨大児に低血糖は多い．

2 病態・症候

新生児の低血糖の症状は，けいれんや振戦，易刺激性，無呼吸などがあるが（表1-19），特異的なものではない．また，呼吸障害や仮死，感染，心不全，多血症などでは，エネルギー消費が大きく低血糖になりやすい．

3 検査・診断

血糖測定により診断する．血糖測定には，デキスター（簡易血糖測定器），血液ガス，血液生化学検査による測定方法がある．いずれも大差はないが，少量の血液でベッドサイドで速やかに測定できるデキスターが頻用されている．また，低血糖時の検体を採取することも重要であり，タイミングを逃すと高インスリン性低血糖の診断ができない．

4 治療

満期産で低出生体重児ではない場合には，早期哺乳あるいは哺乳量増量によって血糖上昇を試みることもある．早産児や低出生体重児，その他リスクのある児においては速やかに静脈路を確保し，ブドウ糖の点滴を開始する．70mg/dL以上の血糖値を維持するように努める．なお，ブドウ糖濃度を高くしても低血糖が遷延する場合には，精査の上ステロイド投与などが行われることもある．また，高インスリン性低血糖の場合には，インスリンの拮抗を期待

表1-19　新生児低血糖症の症状

中枢神経の障害	哺乳障害，活動性低下，筋緊張低下，無呼吸，嗜眠傾向，易刺激性，けいれん
交感神経系の症状	皮膚蒼白，多汗，多呼吸，頻脈，チアノーゼ

してジアゾキサイドの投与を行う.

5 経過・予後

脳のエネルギー源のほとんどはブドウ糖であり，重篤で遷延する低血糖に陥ると，脳は不可逆的なダメージを受け神経学的障害の原因になる．そのため，症候性の低血糖では必ず，また無症候性低血糖であっても反復性で遷延した低血糖があった場合には，脳MRI検査を行う．さらに，長期的な発達フォローアップも行う必要がある.

6 ナーシングチェックポイント

特に早産児は低血糖になりやすく，経管栄養の注入などでは予定量が時間通りに入っているか，授乳間隔は確実か，胃残乳が増えていないか，などに注意を払う必要がある．また，糖濃度の高い輸液をしている場合には，点滴ラインの漏れなどにも注意を払う.

9 未熟児骨代謝疾患

未熟児骨代謝疾患とは，骨の成長に必要なミネラル不足により骨が弱くなる疾患である.

1 発症機序・原因・症候

骨の材料となるカルシウム（Ca）やリン（P）は妊娠後期に母体から供給を受けるため，この時期に生まれる早産児ではこうしたミネラルが不足し，**くる病**を合併しやすい．くる病の進行した症状として，易骨折性がある．進行する以前には明らかな症状はない.

2 検査・診断

骨代謝をみるには血液検査でアルカリホスファターゼ（ALP），Ca，Pと，尿中のCa，Pを測定する必要がある．骨形成が盛んな新生児では，基本的にALPは高値となるが，上昇がないからといってくる病が否定できるわけではない．退院前には，手関節X線撮影で橈骨（とうこつ）端，尺骨端の変化があるかどうかも確認する.

3 治療・経過・予後

予後の悪い疾患ではなく，Ca，P，ビタミンDを適切に補充をしていれば予防できる．Ca，Pの欠乏にならないよう，急性期は経静脈的に十分な補充を，慢性期には内服や母乳添加用粉末による補充を行う.

4 ナーシングチェックポイント

くる病に限らず，早産児，新生児は骨が脆弱である．骨折を避けるために無理な体位変換は避け，適切なポジショニングを行うことが重要である.

10 未熟児網膜症（ROP）

未熟児網膜症（retinopathy of prematurity：**ROP**）は，早期産児や低出生体重児による網膜血管の未熟性に起因する血管増殖性疾患である.

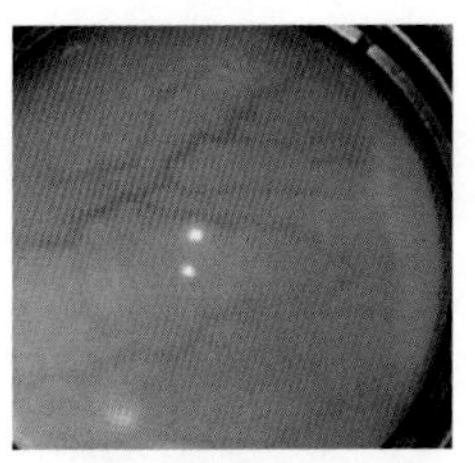

a. 網膜血管の末端と無血管領域との間に白い境界線（demarcation-line）を認める.

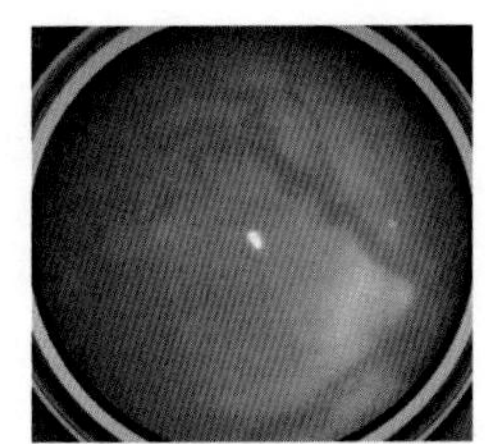

b. 劇症型といわれる重症未熟児網膜症で認めた網膜血管の著しい拡張・蛇行.

図1-15 未熟児網膜症

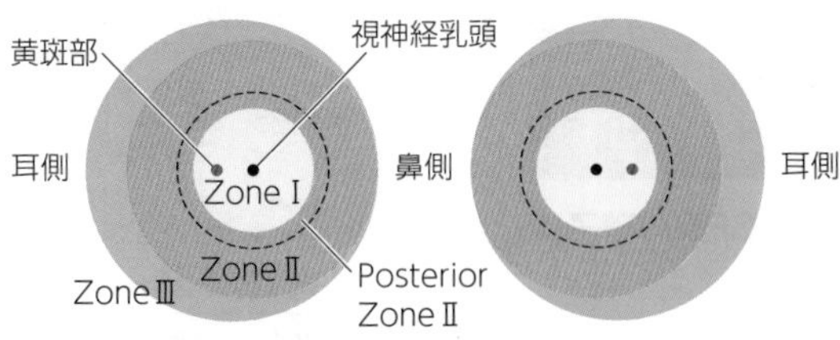

Zone Ⅰ：乳頭と中心窩の距離の2倍を半径にした円内
Posterior Zone Ⅱ：Zone Ⅱのうち，Zone Ⅰに接する2乳頭径幅の領域
Zone Ⅱ：乳頭と鼻側鋸状縁を半径にした円内
Zone Ⅲ：Zone Ⅰ，Zone Ⅱ以外の部分

図1-16 未熟児網膜症（ROP）活動期分類（国際分類）

表1-20 未熟児網膜症の活動期分類（国際分類）

Stage 1	境界線（demarcation-line）の形成	
Stage 2	隆起（ridge）形成	
Stage 3	網膜外繊維血管増殖を伴った隆起	
Stage 4	部分的網膜剝離	4A 黄斑は含まない
		4B 黄斑を含む
Stage 5	網膜全剝離	5A 視神経乳頭透見可能
		5B 視神経乳頭透見不可
		5C 視神経乳頭透見可能，かつ浅前房，角膜・虹彩・水晶体癒着，角膜混濁あり

aggressive ROP（A-ROP*）：新生血管の急速で病的な進展と顕著なplus disease（zone Ⅰ内の網膜血管の拡張・蛇行）を認め，stage通りには進行せず重症化する.

表1-21 網膜光凝固術（レーザー）治療の基準

	Zone Ⅰ		Zone Ⅱ	
	Plus disease (−)	Plus disease (+)	Plus disease (−)	Plus disease (+)
Stage 1	要注意	光凝固		
Stage 2	要注意	光凝固		光凝固
Stage 3	光凝固	光凝固	要注意	光凝固

網膜血管は胎生14週ごろより視神経乳頭部から発生して伸長を開始し，胎生30週に浅層血管が，38週ごろに深層血管が網膜最周辺部に達する．その途中で出生すると，最も未熟な網膜血管の成長先端部で血管の成長は停止し，その外側は無血管領域になる．その後，無血管領域との境界部から異常な方向への病的血管の新生と増殖が起こる（**図1-15a**）．また病勢に併せて網膜血管の拡張・蛇行が生じる（**図1-15b**）．多くは修正40週を超えて活動期が過ぎると自然軽快するが，進行した場合は牽引性の網膜剝離から失明に至る．ROPの発症と進行には児の全身状態，全身管理が強く影響する．

ROPの重症度は無血管領域の面積の広さに影響されることから，網膜血管がどこまで伸長しているかが重要になる．重症度の評価となる国際分類を**表1-20**，**図1-16**に示す．

早期産児や低出生体重児のすべてにROPが発症するわけではなく，また，発症しても多くは修正40週を過ぎると自然軽快する．これには施設ごとの新生児の管理技術のレベルも影響する．そのため眼科の定期診察が重要になる．ROPは無血管領域から放出される血管内皮増殖因子（vascular endothelial growth factor：VEGF）などが活動性に密接に関連するため，VEGFの抑制が治療として有効になる．その一つが無血管領域への**レーザー治療**であり（**表1-21**，**図1-17**），もう一つが国際共同治験を経て認可された**抗VEGF薬**の

plus α
ROPの発症率

未熟児網膜症（ROP）は，2015（平成27）年の全国調査では小児視覚障害の原因の約25％を占め，先天素因（約58％）に次ぐ．2005年の米国の多施設研究によると，ROPの発症率は，在胎週数27週以下で89％，28～31週で約52％，32週以上で約14％であり，出生体重750g以下で約93％，700～999gで約76％，1,000g～1,250gで約44％という報告がある．

plus α
ROPの発症

1990年に当時の優生保護法が改正され，新生児管理の技術の向上によって在胎22週～23週の早期産児の誕生が可能になった．そのことが重症ROPを増やす要因にもなった．

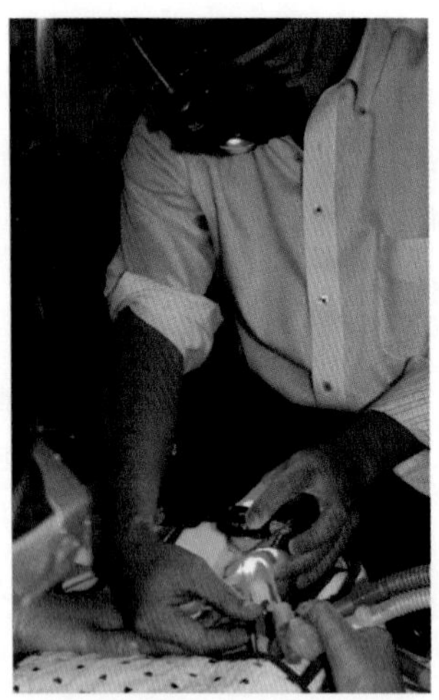

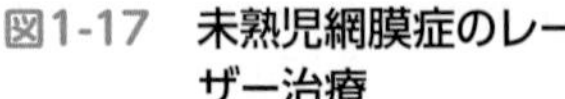

双眼倒像鏡に取り付けられた装置から
レーザー光線が出ている．

図1-17　未熟児網膜症のレーザー治療

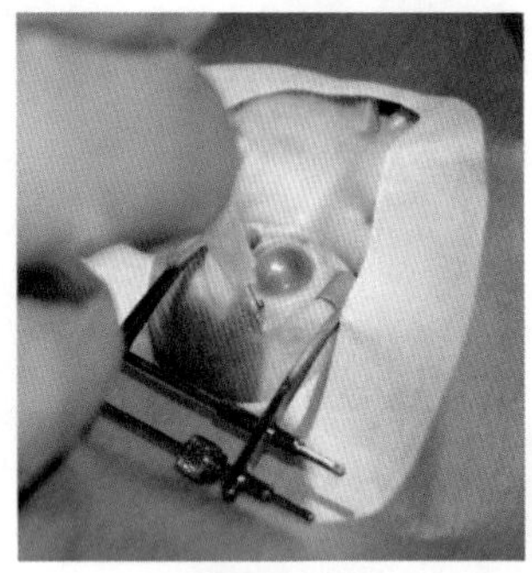

図1-18　抗VEGF薬の硝子体内注射

硝子体内への直接注射である（**図1-18**）．現在はレーザー治療，抗VEGF薬の硝子体内注射をそれぞれ単独，または混合で行う治療が行われている．

用語解説＊

A-ROP

網膜血管が未発達で，全周にわたって増殖性変化が生じ，後極部血管の拡張蛇行も初期より認める．段階的な進行経過をたどることなく，比較的早い経過で網膜剝離を来す予後不良の病型である．

plus α

レーザー治療

1967年に天理よろづ総合病院の永田誠医師によって世界で初めて行われ，長く世界の標準治療だった．

plus α

抗VEGF薬

2019年11月からは抗VEGF薬も日本国内で保険適応となった．

引用・参考文献

1) 中村友彦監修．長野県立こども病院方式：超低出生体重児の管理マニュアル．メジカルビュー社，2019．
2) 藤村正哲監修．新生児慢性肺疾患の診療指針．改訂２版，メディカ出版，2010．https://minds.jcqhc.or.jp/n/med/4/med0156/G0000577/0001，（参照2023-10-19）．
3) 新生児内分泌研究会編．新版 新生児内分泌ハンドブック．メディカ出版，2020．
4) 平岡美依奈ほか．超低出生体重児における未熟児網膜症：東京都多施設研究．日本眼科雑誌．2004，108（10），p.600-605．
5) William, V.G. et al. The incidence and course of retinopathy of prematurity：findings from the early treatment for retinopathy of prematurity study. Pediatrics. 2005，116（1），p.15-23．
6) Mintz-Hittner, H.A. et al. Efficacy of intravitreal bevacizumab for stage 3+ retinopathy of prematurity. N Engl J Med. 2011，364（7），p.603-615．
7) 東範行．"未熟児網膜症とは"．未熟児網膜症．三輪書店，2018，p.1-5．
8) 北澤憲孝，中村友彦．"未熟児網膜症（retinopathy of prematurity；ROP）"．長野県立こども病院方式：超低出生体重児の管理マニュアル．中村友彦監修．メジカルビュー社，2019，p.216-222．
9) 未熟児網膜症眼科管理対策委員会．未熟児網膜症に対する抗VEGF療法の手引き．日本眼科学会雑誌．2020，124（12），p.1013-1019．https://www.nichigan.or.jp/Portals/0/resources/member/guideline/rop.pdf，（参照2023-10-19）．
10) 柿澤敏文．全国視覚特別支援学校及び小・中学校弱視学級児童生徒の視覚障害原因等に関する調査研究2015年度調査報告書．筑波大学人間系障害科学域，2016，p.1-18．
11) 太刀川貴子ほか．臨床研究 超低出生体重児における未熟児網膜症：東京都多施設研究．日本眼科学会雑誌．2018，122（２），p.103-113．
12) Stahl, A. et al. Ranibizumab versus laser therapy for the treatment of very low birthweight infants with retinopathy of prematurity（RAINBOW）：an open-label randomised controlled trial. Lnacet. 2019，394（10208），p.1551-1559．
13) 太刀川貴子．ROPとは：その病態と治療の変遷．日本の眼科．2022，93（10），p.1396-1402．
14) Chiang, M.F. et al. International Classification of Retinopathy of Prematurity, Third Edition. Ophthalmology. 2021，128，e51-68．

5 成熟異常

1 heavy for dates児

胎児発育曲線の出生児体重が90パーセンタイルを超える児を**heavy for dates児**と呼ぶ．奇形などの肉眼的異常がなく，出生体重が4,000g以上の児を**巨大児**という．

1 発症機序・原因

母体側のリスクとして糖尿病，母体肥満，妊娠中の過度な体重増加，過期産などがあり，胎児側では先天性疾患なども原因となる（**表1-22**）．

2 病態・症候

heavy for dates児として**母体糖尿病**があれば，低血糖などの母体糖尿病児としての合併症を来し得る．また，巨大児は肩甲難産や分娩外傷のリスクが高まり，新生児仮死のリスクも高まる．それゆえ，経腟分娩ではなく帝王切開を選択されることもある．

3 検査・診断

産科検診で発育過剰な傾向があれば，母体糖尿病を疑い精査する必要がある．発育を正確に予測することは難しく，heavy for dates児は出生後の体重で決まる．母体因子によらないものもあり，原因検索を行う必要がある．

4 治療・予後

母体糖尿病児であれば低血糖を含めた治療を行う．分娩外傷，新生児仮死などを来したときは，その対応を行う．合併症，原疾患の有無によって予後は異なる．一般的に巨大児の分娩既往があれば，次子もheavy for dates児になるリスクが高い．

5 ナーシングチェックポイント

出生時の正確な計測が重要である．heavy for dates児では，いわゆる難産となる場合が多く，分娩外傷や新生児仮死があった可能性を考慮して観察する．

表1-22　heavy for dates児の原因

母体側	母体糖尿病（耐糖能異常），肥満，過期産，高年，経産婦，両親の体格
胎児側	男児，胎児水腫，ベックウィズ・ヴィーデマン症候群，ソトス症候群

2 light for dates児／small for dates児

胎児発育曲線の身長も体重も10パーセンタイル未満の児を**small for dates児**，もしくは**small for gestational age児（SGA）**という．それに対し，出生児体重だけが10パーセンタイル未満の児を**light for dates児**という．

表1-23　small for dates児の原因

母体	妊娠高血圧症候群，糖尿病，甲状腺機能異常，抗リン脂質抗体症候群，TORCH症候群，高齢，やせ，喫煙，アルコール
胎盤	単一臍帯動脈，臍帯過捻転，臍帯付着部異常，胎盤梗塞
胎児	多胎，食道閉鎖，腹壁破裂，腎無形成，先天性心疾患，染色体疾患，遺伝疾患

表1-24　symmetrical SGA児とasymmetrical SGA児との相違点

	特徴	予後
symmetrical SGA児	胎児自身の異常が多い	不良
asymmetrical SGA児	子宮内環境の悪化や胎盤因子が多い	良

1 発症機序・原因

胎児発育不全（fetal growth restriction：**FGR**）に伴って出生する．FGRは単に体格が小さいだけでなく，その原因となる疾患や脳を含めた臓器の未熟性も問題となり，新生児疾患や神経発達予後に影響する．原因は，母体，胎盤，胎児の因子に分類される（**表1-23**）．

2 病態・症候

SGAは，頭位の発育が保たれる**asymmetrical SGA**と頭位も体幹も小さい**symmetrical SGA**に分類される（**表1-24**）．symmetrical SGAは悪化した子宮内環境によって頭位を含めて小さいため，さまざまな臓器の発育が阻害されており，予後が悪い．

3 検査・診断

出生直後の計測により診断される．SGAのうち，特にsymmetrical SGAでは胎児自身に疾患が潜んでいる可能性があり，心疾患，消化管疾患，染色体異常，TORCH症候群など，積極的に原因検索を行う．また，安易に母体因子や胎盤因子と決め付けず，胎児自身の疾患がないかを疑うことも重要である．

4 治療

原疾患があればその治療を行う．FGRに続発するSGAでは，低栄養が持続しており，低栄養状態はCLDを含めた呼吸予後，神経発達予後に影響するため，積極的な栄養管理を行う．

5 経過・予後

SGAで最も問題となるのは，低身長と発達遅滞である．SGA性低身長は２～３歳時に身長がキャッチアップしていないことをいい，成長ホルモン治療の適応となる．発達に関してもSGAでは長期的なフォローアップが必要である．また，将来の疾病リスクに影響を与えると考えられており（DOHaD学説），具体的には肥満や高血圧，慢性腎臓病などのリスクが高いことが報告されている．

6 ナーシングチェックポイント

正確な計測が重要である．SGA児ではNICUを退院した後も，低身長などの成長発達の問題や将来的な生活習慣病のリスクがあるため，長期的なフォローアップが必要であることを両親と情報共有する必要がある．

6 合併症妊娠母体産児

1 母体糖尿病児

母体糖尿病児は，胎児期に母体の高血糖の影響で高血糖となりインスリン分泌の促進状態となる．そのためにさまざまな合併症を生じるリスクがあり，一見正常であっても注意が必要である．

1 病態・症候

胎盤を介してグルコースが胎児に移行し，それに反応した胎児は**高インスリン状態**となる．インスリンはグリコーゲンの備蓄，脂質やタンパクの合成も促進し，その結果，胎児は**巨大児**となる．巨大児は肩甲難産や分娩外傷のリスクとなる．また母体糖尿病が重症であると，血管障害から腎機能の低下，胎盤機能不全となり，妊娠高血圧症候群を発症するリスクも上がる．これらにより，逆に児の**発育不全**を来すこともある．

胎児の高血糖，高インスリン状態から，出生後に突然血糖の供給が絶たれると**低血糖**を生じ，それによりさまざまな症状を引き起こす（➡p.45 表1-19参照）．母体糖尿病児にみられる主な症状を表1-25に示す．

2 検査・診断

母体糖尿病児では，起こり得る臨床症状に注意して診療に当たる必要がある．特に血糖値のフォローは重要であり，出生直後から６時間程度は定期的に血糖を測定し補正を行う．そのほか，超音波検査で心筋を確認し，血液検査で多血や高ビリルビン血症に注意を払う必要がある．

表1-25　母体糖尿病児にみられる主な症状

低血糖	高インスリン状態から，生後は胎盤からの糖の供給が絶たれるため生じる．
呼吸障害	インスリンが肺サーファクタントの合成を妨げる．早産でなくてもRDS発症のリスクがある．
低カルシウム血症	低血糖はグルカゴンの分泌を促し，カルシトニン分泌が低カルシウムを引き起こす．
多血症	胎児高インスリンによって代謝が亢進し相対的な低酸素血症となることで，胎児エリスロポエチン分泌が促され多血となる．
高ビリルビン血症	多血に伴って発症する．
肥厚性心筋症	心筋細胞へのグリコーゲン蓄積が原因と考えられ，特に心室の肥厚が目立つことが多い．重症では左室流出路狭窄から心不全となる．
先天奇形	多指症，鎖肛，口唇口蓋裂，耳介低位，21トリソミー

3 治療・予後

低血糖であればブドウ糖の輸液が必要である．肥厚性心筋症で流出路障害を認めるときは，水分制限，利尿薬を使用する．一般に強心薬は流出路狭窄を悪化させる可能性がある．母体糖尿病児は将来的な糖尿病や小児期の肥満を来す可能性がある．

4 ナーシングチェックポイント

未受診妊婦など母体の糖尿病の診断がついていない場合には，その可能性を念頭に観察する必要がある．巨大児や低体重児も母体糖尿病の可能性があり，まず血糖の測定は欠かせない．母体糖尿病が判明したら，合併症を念頭に観察する必要がある．

7 疾患をもつ新生児と家族への看護

1 新生児仮死

事 例

Aちゃん，在胎41週０日，推定体重3,600g，分娩進行中に胎児心拍が低下し，胎児機能不全のため吸引分娩で出生した．

出生時の様子：呼吸・啼泣なし，筋緊張なし．新生児蘇生法（NCPR）のアルゴリズムにて蘇生を行い，バッグマスク換気を行った．アプガースコア１分値１点，５分値５点，10分値６点．呼吸が不規則であるため，バッグマスク換気を継続しながら，生後２時間で新生児集中治療室がある病院へ搬送となった．

入院時の様子：バイタルサインは心拍数122回/分，SpO_2：95%，血圧58/30mmHg．皮膚色は末梢性チアノーゼが残るのみ，末梢冷感は顕著，自発呼吸は不規則で，筋緊張は弱かった．痛み刺激に対して顔をしかめ逃避する動きがあった．対光反射は迅速，瞳孔の左右差なし．医師による低酸素性虚血性脳症（HIE）の重症度および低体温療法適応の有無の判定の結果，低体温療法の適応となった．

1 低体温療法導入時の看護

低体温療法が生後６時間以内に安全かつ早急に治療が開始できるようにする．入院時の血圧が低く，重症仮死による低酸素や虚血による心不全の状態が予測される．低体温療法導入に当たり，観血的血圧測定が必要となるが，動脈ライン挿入までは定期的に非観血的血圧測定を行い，異常の早期発見・早期対応を行う．

不規則な自発呼吸や低体温療法の適応により気管挿管による人工呼吸管理が必要なため，気管挿管の準備と介助を行う．また，鎮静薬や昇圧薬投与，高カロリー輸液のための中心静脈カテーテル挿入の準備を行う．

低体温療法開始までにさまざまな点滴ルートの確保が必要である．それまでの体温管理は36℃半ば～36℃後半程度の生理的な体温とし，熱傷に注意しながら点滴挿入部位を温めるなど，点滴ルートが確保しやすいように配慮する．

脳がダメージを受けた結果，意識障害，筋緊張や原始反射・脳幹反射の低下，けいれんなどの神経症状が出現する可能性が高い．新生児の意識レベルの評価やけいれんなどは一見異常に見えないこともあるため，新生児けいれんの特徴を意識的に観察する．また，肉眼的に現れないけいれんも多くあるため，持続的脳波モニターを装着し，モニタリングの観察を行う．

胎児循環から新生児循環への移行がスムーズに行えなかったことにより，肺血管抵抗が高いと予測される．痛みなどの苦痛な刺激は新生児遷延性肺高血圧症（PPHN）を起こす可能性がある．SpO_2の上下肢差を含めた全身のバイタルサインを観察し，痛みなどストレスが最小限となるよう，**ミニマムハンドリング***に努めながら処置を行う．

用語解説*
ミニマムハンドリング
環境を整え，受けるストレスが最小限になるようにできるだけ触れないようにケアをすること．

2 低体温療法実施中の看護

1 経過観察

低体温療法によってさらに肺血管抵抗が上昇し，PPHNのリスクが高まるため，より一層ミニマルハンドリングに努める．人工呼吸管理，観血的血圧測定や体温モニタリングにより，児に触れずにさまざまなバイタルサインの情報が得られるため，モニタリングを最大限活用して観察する．気管吸引など侵襲を伴うケアは医師と相談しながら，実施とタイミングを検討する．医師と協働して起こり得ることを予測しながら，優先順位を立てて処置やケアを行うとともに，侵襲の軽減方法を検討するなど環境を整えることが重要である．

低体温によって組織のエネルギー代謝は強く抑制されるため，呼吸・循環の抑制，血液凝固能の低下，免疫力の低下が起こる．臨床症状の観察，強心薬を含めた点滴管理，バイタルサインのモニタリング観察を注意深く行う．また，継続的な検査データの確認と，冷却パッドによる皮膚損傷がないか接触部位の観察を行い，異常の早期発見に努める．

2 家族への看護

妊娠期を順調に過ごし元気な赤ちゃんの誕生を想像していた家族は，新生児仮死に大きなショックを受けることが多い．状況がめまぐるしく変化し動揺している家族にとって，児の病状や治療内容を理解し，情報整理することは容易ではない．また，悲しみの受容過程であるショックが怒りとなって医療者に向くことや，母親が自責の念をもつことも少なくない．看護師はそのような気持ちも含め，妊娠中の経過から児への気持ちなどを両親が自由に語れる場と雰囲気をつくり，気持ちが表出できる環境を整えることが大切である．

3 異常時の対応

低体温療法に伴う全身の合併症を注意深く観察することが重要であり，重篤な肺高血圧，脳室内出血を起こした場合には低体温療法は中止となる．

開始後，肺高血圧症が出現した場合には，肺血管抵抗を下げる一酸化窒素（NO）吸入療法を開始する．さらに仮死による心機能低下，鎮静薬の副作用などにより血圧が低下した場合には，強心薬の使用を開始する．一酸化窒素吸入療法，強心薬の使用，ミニマムハンドリングなどにより血圧が上昇することで肺高血圧症も改善されることを期待する．

|4| 低体温療法終了後

新生児低体温療法のガイドラインに従い72時間が経過した時点で治療は終了し，プロトコルに沿って復温を行い，持続鎮静薬を中止する．児の状態から治療を漸減し，気管チューブの抜去が可能か見極める．脳波やMRIでの所見や神経学的症状の観察とともに，長期的に発達などの支援，援助を行っていく．

新生児仮死における看護では低酸素性虚血性脳症（HIE）による脳のダメージをできるだけ少なくし，神経学的後遺症を軽減させることが目的である．本症例では異常はなく退院となったが，HIEは予後良好な軽症から予後不良な重症まで幅広い．出生後は問題がなくても遅れてけいれんなどの神経症状が出現する可能性も十分にある．また，新生児特有のけいれんは判断されにくいことも多いため，日々の看護の場面における注意深い神経症状の観察が早期治療につながる．

2 新生児高ビリルビン血症

事 例

Bちゃん，在胎40週１日，出生体重3,500g．妊娠・分娩経過は特に異常なし．

出生時の様子：アプガースコア１分値９点，５分値９点．新生児蘇生法でのルーチンケアのみで蘇生を行った．

現病歴：産科病棟では母児同室にて直接授乳により栄養摂取を行っていた．日齢４，皮膚色や眼球の黄染が強くなり，経皮黄疸計血清総ビリルビン値が18mg/dLで，光線療法の治療基準に達したため，医師の指示の下，光線療法が開始された．日齢６に総ビリルビン値が12mg/dLまで低下したため，光線療法は終了となった．

1 光線療法の看護

新生児**高ビリルビン血症**の治療の目的はビリルビン脳症による後遺症予防である．各施設で使用しているビリルビンの基準値を使用して，光線療法による治療を行い，後遺症を予防する．新生児が生理的黄疸になりやすい理由を知り，児の検査データや臨床症状と照らし合わせながら，神経症状の観察，ビリルビンの排泄の促進，治療に伴う合併症の予防を行うことが重要である．

|1| 環境の調整

光線療法は周囲を遮光し，光線による網膜と性腺保護のため，アイマスクとおむつなどを児に合わせた方法で装着させて行う．

光線療法では，光源の熱による体温上昇，または服を脱がせることによる低体温が起こりやすいため，至適体温が保てるよう体温管理を行う．特に光線療法の開始時と中止時は体温変動を来しやすいため，体温が安定するまで適宜体温測定を行う．閉鎖式保育器の中の児は体温の上昇を認めることが多いが，開放型保育器やコットの中の児は低体温を起こす可能性が高い．後者の場合は，光線療法開始時に体温測定を行い，ヒーター出力を上げる，温枕やホットジェルを使用するなど，予防的介入を行う．

効率よく光エネルギーが当たるように皮膚の照射部位を確保しながら，児が落ち着くことができるポジショニングを行う．また，満遍なく光を照射できるように体位交換を行う．

|2| 観察と合併症の予防

易刺激性，甲高い泣き声，傾眠傾向，筋緊張低下，哺乳力低下，落陽現象などの神経症状は，ビリルビン脳症の初期症状の可能性があるため注意する．また，採血により正確なビリルビン値を測定する．

通常より不感蒸泄が増え水分の喪失が増加する．必要な水分量の維持と水分出納管理を行い，皮膚の乾燥，著明な体重減少，大泉門の陥没の有無・程度などを観察し，脱水症状などの異常の早期発見に努める．

ビリルビンの多くは便から排泄されるため，排便状況を確認しておおむね勤務中１回以上の排便があるように浣腸などの腹部ケアを行うとともに，ビリルビンが排泄されているか，便の性状を確認する．

皮疹や，皮膚・尿・血清の色調が緑褐色を呈する状態のブロンズベビー症候群*に注意する．光線療法中は全身の皮膚色などの観察がしづらく異常に気付きにくいため，ケア時など短時間でも光線外で全身状態を観察する時間をつくる．

> 用語解説*
> **ブロンズベビー症候群**
> 光線療法で分解されたビリルビンが体外に排出されずに蓄積された状態で，皮膚が緑褐色を呈する．

|3| 家族への看護

光線療法は日常的によく行われる治療だが，両親は不安になる．新生児は生理的に黄疸になりやすく後遺症を防ぐための治療であることを伝える．また，さまざまな機器での治療方法があるため，児の状態に合わせた方法を選択し，基本的に直接授乳などは継続することも説明する．

3 低出生体重児

事例

Cちゃん，在胎28週０日で出生．出生体重1,200gで，早産・極低出生体重児のためNICUに入院となった．

現病歴：閉鎖式保育器に収容し，生体モニターの装着と中心静脈カテーテルの留置を行った（**図1-19**）．呼吸窮迫症候群（RDS）のため，気管挿管を行い人工呼吸管理を開始し，人工サーファクタント補充療法を行った．日齢１には動脈管開存症（PDA）を認め，インドメタシンの投与を行った．日齢１から経腸栄養が開始された．

母親の様子：面会時には涙を流し，保育器の前でわが子をみつめているだけであった．また，「母乳がなかなか出ない」との訴えがあった．

1 NICUでの看護

低出生体重児は一つの疾患からさまざまな疾患へ結びついていくため，どんなことが起こり得るのかをアセスメントしながら観察・ケアを行うことが大切である．慢性肺疾患，未熟児網膜症，未熟児貧血，未熟児骨減少症など，今後の経過の中で起こり得る疾患を予測しながら看護を行っていく．

また，同じ週数で出生した児でも体重が在胎不当過少であると，週数相当の児に比べ起こりやすい症状も異なってくるため，児の状況に合わせた観察が必要である．

not doing wellが異常の初期症状であることもあり，児が訴えているサインを見逃さないように注意深く観察する．

|1| 環境の調整

Cちゃんは体重が1,200gと少なく体温調節機能がまだ十分ではないため，閉鎖式保育器に収容し体温管理が必要となる．保育器内の温度・湿度の管理を行いながら体温管理を行う．本来，児はまだ子宮内で成長し，胎内の守られた環境で過ごしている時期である．子宮外環境のストレスは，児の成長発達にも影響する．そのため，光・音・痛みなどの刺激から守り，胎児姿勢に近づけたポジショニングなどの**ディベロップメンタルケア***（**DC**）を行い，子宮内に近い環境を提供することで児の発達を促進させる．

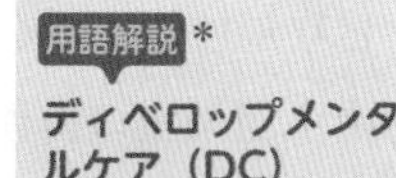

ディベロップメンタルケア（DC）

早産児などハイリスク新生児の神経行動学的発達が進むのを助けるために，外的ストレスから保護したり，発達レベルや反応に合わせてケアを行うこと．

NICUは治療をする場であり，かつ新生児が成長をしていく場でもある．それぞれの児の状態に合わせた個別的なケア，在胎週数に合わせたケアを行っていく．また，ケアを行う際は，児の睡眠覚醒レベル（state）を確認しながら適切な覚醒度での介入が大切である．

|2| 呼吸窮迫症候群（RDS）への対応

呼吸窮迫症候群（**RDS**）に対して呼吸管理が必要となる．人工呼吸器の設定は正しいか，正確に作動しているか，確実な挿管管理が行われているかを確認する．人工サーファクタント補充療法時は，確実かつ安全に投与できるよう介助する．投与後は呼吸状態が急激に改善されるため，胸部の挙上や肺の呼吸

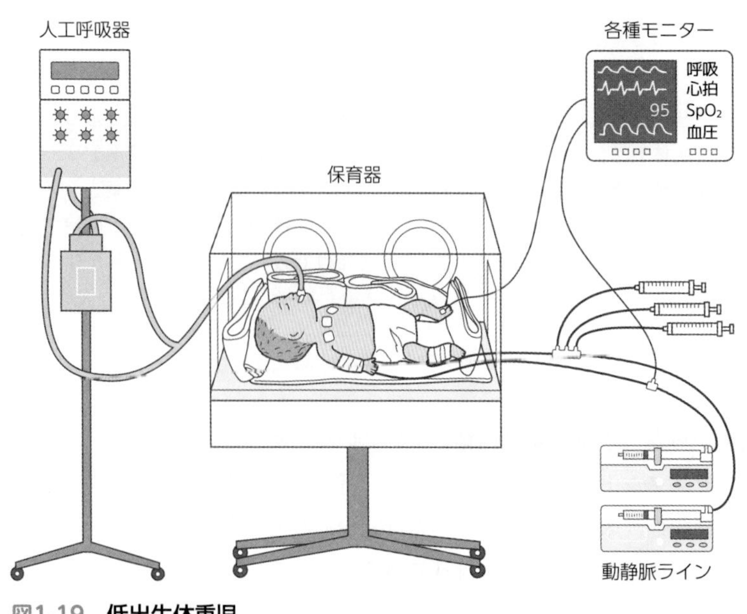

図1-19　**低出生体重児**

音，血液ガス値，生体モニターや人工呼吸器のモニター値などを観察し，適切な呼吸管理を行う．呼吸状態の改善に伴う過換気による低CO_2血症は，脳の虚血を引き起こし脳室周囲白質軟化症（PVL）のリスクになるため，注意が必要である．

サーファクタント投与後は動脈管開存症（PDA）が症候化しやすいため，症状の出現に注意し観察を続けていく．PDAに対してインドメタシンが投与されたため，副作用の観察や動脈管が閉鎖傾向にあるのかといった症状の観察を行っていく．動脈管は器質的閉鎖するまでは再開通することがある．再開通の原因は，感染・低酸素・過剰輸液などであるため，注意深い観察が必要である．

➡ 動脈管開存症については，9章1節4項p.202参照.

3 合併症の予防

28週と早産であるため，生後急性期は脳室内出血（IVH）のリスクもある．ケアは優しく丁寧に行い，急激な血圧変動，呼吸状態の悪化が起こらないようにする．急性期が過ぎ安定期に入ったころに，血圧・尿量低下，浮腫，電解質異常などを伴う晩期循環不全を起こすことがある．晩期循環不全はPVLのリスクにもなるため，急性期を過ぎても注意深い観察や異常の早期発見に努める．PVLに対しては循環動態だけでなく，呼吸状態も安定させることが大切である．

早産児であり新生児壊死性腸炎（NEC）を発症することがある．NEC予防として，プロバイオティクス*の投与のほか，早期母乳栄養が勧められている．そのためにも母親の母乳分泌が促進・維持できるような関わりが大切となる．カンガルーケアは母乳分泌を促すためにも有効なケアであり，児の状態が落ち着けば安全に配慮してカンガルーケアを実施する．また，児のベッドサイドでの搾乳も母乳分泌には効果的である．経腸栄養が開始された場合は，腹部膨満・腹壁色・胃内残渣などの腹部所見や血便の有無などを観察する．

用語解説*
プロバイオティクス
腸内菌叢を整える有益な作用をもたらすビフィズス菌や乳酸菌などを指す.

4 家族への看護

母親は予期せぬ突然の出産となり，わが子を小さく産んでしまったことへの自責の念にかられることがあるため，家族の思いを傾聴することが大切である．家族が児に話し掛けることも大事なケアであることを伝え，さらに家族の反応をみながらタッチングやホールディングなど，児に触れることを勧め，家族の意向に沿ったケアへの参加を促していくことが必要である．

新生児医療・看護では，子どものケアに関わる重要な一員として，家族を治療やケアの方針の意思決定に積極的に参加できるように促す，**ファミリーセンタードケア**（**FCC**；家族を中心としたケア）が重要視されている．

4 無呼吸発作

事例

Dちゃん，在胎34週0日で出生，出生体重2,000gで，早産・低出生体重児のためNICUに入院となった．

現病歴：保育器に収容して生体モニターを装着し全身管理を開始した．日齢2から無呼吸発作が認められ，カフェイン投与を開始した．日齢3には，用手換気を必要とする無呼吸発作が認められたため，経鼻的持続陽圧療法（nCPAP）を開始した（図1-20）．

1 無呼吸発作への看護

無呼吸発作の原因は，未熟性だけでなくさまざまなものがある．特に成熟児の場合は，基礎疾患が隠れていることが多いため，無呼吸発作以外の症状も注意深く観察する必要がある．また，無呼吸発作が増加傾向になったり，回復するのに時間を要したり，用手換気が必要となることがあれば医師への速やかな報告が必要である．

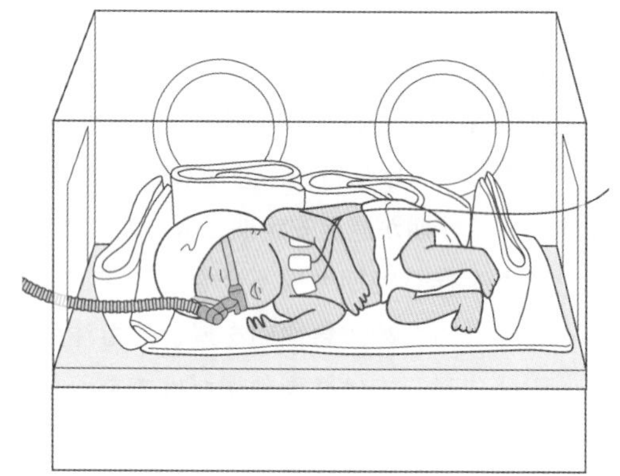

図1-20　経鼻的持続陽圧療法（nCPAP）

|1| 環境の調整

無呼吸発作の対応ができるよう，保育器に収容して全身状態の観察を行い，早期発見・対応に努める．ベッドサイドには，吸引，酸素投与，用手換気が行えるように準備が必要である．無呼吸発作は，体温の上昇や低下によっても起こしやすくなるため，体温管理も重要である．

|2| 発作時の対応

無呼吸発作を認めたら，児の状態（経管栄養中，嘔吐，入眠中，啼泣後など）を観察し，それぞれに対して必要なケアを提供する．中枢性の無呼吸の場合は呼吸の再開ができるように優しく刺激を行い，閉塞性の無呼吸の場合は閉塞の原因の解除を行う．いずれの無呼吸に対しても必要時には口腔内吸引，酸素投与，体位の調整，用手換気を行う．

|3| 投薬治療による看護

Dちゃんはメチルキサンチン製剤の投与が始まったため，副作用に注意しながら観察を続けたが，薬剤投与だけでは無呼吸発作が改善されなかったため，**経鼻的持続陽圧療法（nCPAP）**が開始された．本児の場合は薬剤投与がカフェインのみであったが，ドキサプラムを使用することもある．

|4| 経鼻的持続陽圧療法（nCPAP）の看護

nCPAPが効果的に行えるようにマスクやプロングのフィッテングと呼吸音を確認し，児が安静に過ごせるよう，また気道の確保ができるような体位の工夫を行う．nCPAPでは，鼻周囲の皮膚損傷や腹部膨満が出現しやすくなるため，観察と予防的ケアが重要であり，腹部膨満では体位の調整や減圧などの腹部ケアなどが必要となる.

引用・参考文献

1) 細野茂春. NCPR新生児蘇生法テキスト. 第4版, メジカルビュー社. 2021, p.16-17.
2) 仁志田博司. 新生児学入門. 第3版, 医学書院, 2011, p.350-358.
3) 伊藤加奈子. Q&Aで症状・所見をばっちり理解 新人スタッフも知っておきたい代表的新生児疾患14正期産児編：重症新生児仮死・低酸素性虚血性脳症. ネオネイタルケア. 2013, 26 (4), p.379-385.
4) 野村雅子. NICU疾患別看護計画：新生児遷延性肺高血圧症. ネオネイタルケア. 2004, 秋季増刊, p.111-120.
5) 中村友彦監修. 長野県立こども病院方式 超低出生体重児の管理マニュアル. メジカルビュー社. 2019.
6) 前掲書2), p.290-304.
7) 内山温編. Q&Aで症状・所見をばっちり理解 新人スタッフも知っておきたい代表的新生児疾患14：早産児編. ネオネイタルケア. 2013, 26 (5), p.454-504.
8) 北野裕之ほか. NICU最前線 看護計画に使える！病態関連図で学ぶ新生児の代表的疾患：無呼吸発作. ネオネイタルケア. 2018, 31 (8), p.6-14.

臨床場面で考えてみよう

Q1 正常経腟分娩で出生した児の母親から, 児の頭部に瘤のようなものがあると言われた. どのような対応が考えられるか.

Q2 アプガースコア1分値3点, 5分値4点で出生し, 蘇生に10分以上を要した児の新生児搬送依頼があった. 現場で児を観察したところ, 活気がなく, 吸啜反射もみられない. どのような状態であり, 今後どのような対応が必要であると考えられるか.

Q3 胎便吸引症候群で人工呼吸管理となった児を受け持つことになった. 突然大きく体動し, 酸素飽和度の低下があり, 特に下肢が上肢に比べて10程度低かった. どのような対応が考えられるか.

Q4 在胎37週に予定帝王切開（羊水混濁なし）で出生した児の呼吸が, 生後1時間で60回/分以上となり, 酸素飽和度も少し低迷している. どのような対応が考えられるか.

Q5 満期産で出生し, 問題なく退院した新生児の1カ月検診で, 母親が退院後から黄疸が進行している気がすると心配している. どのような対応が考えられるか.

Q6 胎生24週で出生した超低出生体重児. 修正30週で抜管はできたが, 修正36週時点でもまだ酸素投与を要している. どのような状態であり, 今後どのような対応が必要であると考えられるか.

Q7 正期産で産まれた新生児. 日齢2にチアノーゼが出現し, 生体モニターを装着したところ無呼吸発作が認められた. どのような対応が考えられるか.

考え方の例

1 産道を頭部が通過する際にできる浮腫で産瘤と呼ばれ, 硬く限局しているため血腫とは異なり, 自然に吸収され治療の必要がないことを説明する.

2 重症新生児仮死で脳低体温療法が適応になる. 6時間以内に低体温療法を始める必要があり, 搬送を急ぐ必要がある.

3 胎便吸引症候群での呼吸状態の悪化では気胸を合併することが多い. また, 呼吸状態の悪化から新生児遷延性肺高血圧症を来し, 動脈管での右左短絡の増加により下肢の酸素飽和度が低下したと考えられる. 速やかに人工呼吸器の酸素濃度を上げ, 鎮静や一酸化窒素吸入の準備をしておく.

4 満期の帝王切開での出生では, 多呼吸と酸素飽和度の低迷で考えられるのは, まず新生児一過性多呼吸である. 酸素投与を開始し, 呼吸様式の悪化がないか注意深く観察する.

5 満期産で問題なく退院した児であれば, 生後1カ月に遷延する黄疸は, まず母乳性黄疸が考えられるが，胆道閉鎖症などを鑑別するため，母子手帳に付いている便色カードを参照して必ず便の色調を確認するよう説明する．母乳性黄疸だとしても母乳を中止する必要がないことも伝える．

6　慢性肺疾患であると考えられる．肺高血圧症の合併には注意が必要で，在宅酸素療法などが必要になる可能性もある．

7　正期産児であるため未熟性による無呼吸は考えにくい．感染症の有無，児が生まれるまでの経過（母体の感染症の有無，吸引分娩，鉗子分娩など），無呼吸発作を起こした際の児の状態（嘔吐の有無，頸部が屈曲するような体位であったか）などをアセスメントしながら，医師に報告し，原因検索を行う．無呼吸発作の原因となる疾患には，感染症，頭蓋内出血，胃食道逆流症，代謝疾患などがある．無呼吸発作がみられたら，生体モニターを装着し，全身状態が観察できるよう保育器に収容する．無呼吸発作に対応できるよう蘇生の物品を準備し，児が安静に過ごせるよう環境を整える．

◆ 学習参考文献

❶ 細野茂春監修．新生児蘇生法テキスト．第４版，メジカルビュー社，2021．

❷ 日本周産期・新生児医学会新生児蘇生法普及事業．2020年版NCPRアルゴリズム．https://www.ncpr.jp/guideline_update/pdf/ncpr_algorithm2020.pdf，（参照2023-10-19）．

❸ 田村正徳監修．2015 CoSTRに基づいた新生児低体温療法実践マニュアル．東京医学社，2016．

❹ 日本新生児成育医学会編．新生児学テキスト．メディカ出版，2018．

❺ 仁志田博司編．新生児学入門．第５版，医学書院，2018．

❻ 松井晃．完全版 新生児・小児ME機器サポートブック．メディカ出版，2016．

❼ 先天性トキソプラズマ＆サイトメガロウイルス感染症患者会「トーチの会」．体験談．https://toxo-cmv.org/category/story/mb-cmv/，（参照2023-10-19）．

2 先天異常と看護

学習目標

- 遺伝性疾患および染色体異常にはどのようなものがあるかを理解する.
- 各疾患の発症頻度・発症機序・分類・病態など，疾病の概念についての知識を得る.
- 各疾患における症状，診断，治療を学ぶことで，疾患の特徴および治療上の注意点を知る.
- 遺伝性疾患や染色体異常をもつ患児のアセスメントのポイント，また患児とその家族へ看護を展開するにあたって大切な事項を学ぶ.

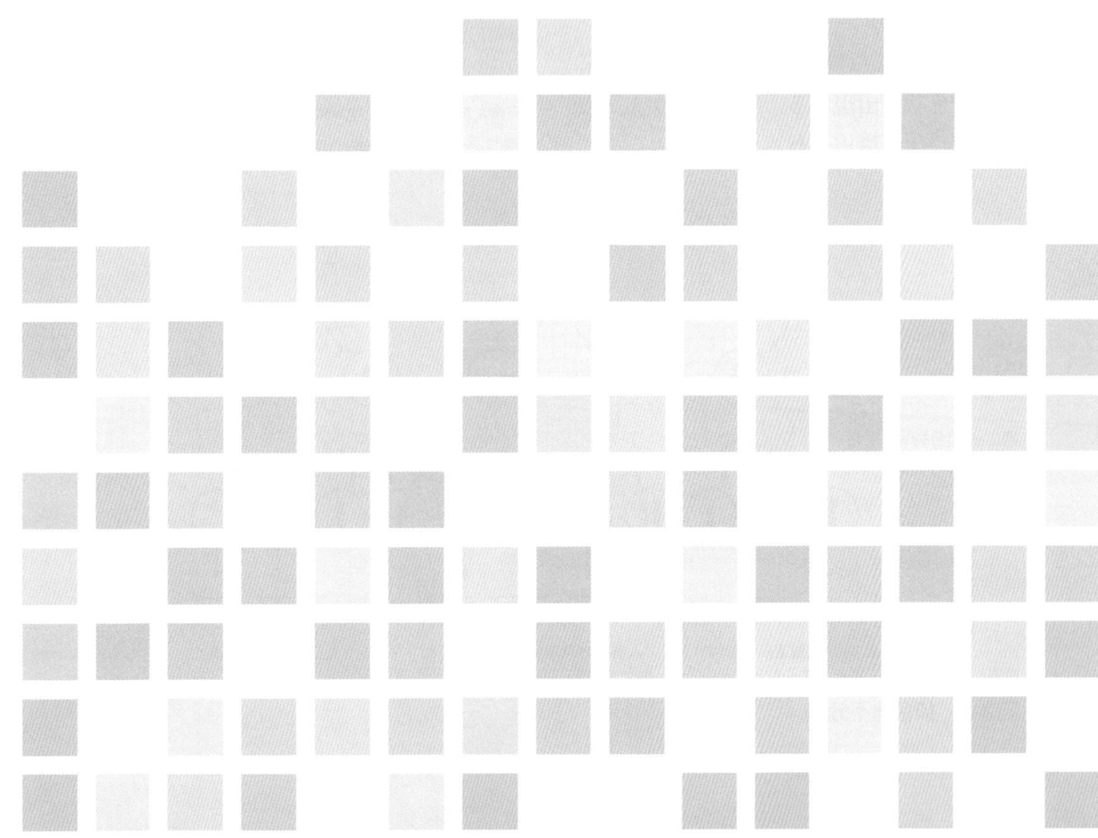

1 先天異常とは

先天異常は，出生前の要因によって生じる**形態異常・機能異常**である．出生した新生児の３～５％（約20～30人に１人）に認められる．

1 原因

先天異常の原因は，主に染色体・遺伝子の変異による遺伝要因と環境要因に大別される（図2-1）．

|1| 遺伝要因が主に関与するもの

染色体異常　**染色体異常**は，染色体の数が増減する**数的異常**と，染色体の構造が変化する**構造異常**に分類される．数的異常は，相同染色体（対となる染色体）の数が１本増えるトリソミーや１本減るモノソミー，染色体全体が増加する３倍体・４倍体などがあり，前者の多くは細胞分裂の過程における**染色体不分離**[*]による（図2-2）．構造異常は，染色体の一部を失う欠失，一部が増加する重複，染色体同士が部分的に入れ替わる転座などがある．染色体転座には，染色体の総量が変化しない**均衡型転座**と変化する**不均衡型転座**があり，均衡型のほとんどは症状を伴わない．

染色体微細構造異常（コピー数バリアント）　染色体の微細な領域におけるコピー数の異常による．体細胞では父由来と母由来の２コピーが存在するところ，１コピーまたは３コピーに増減することで症状が出現する．マイクロアレイ法などにより検出される．

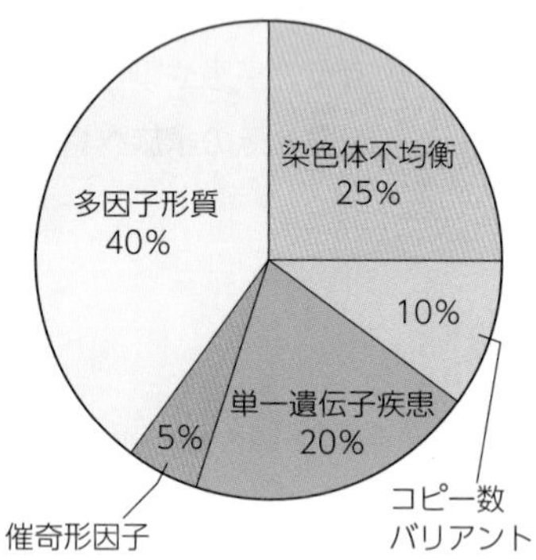

吉橋博史．"小児疾患"．コアカリ準拠 臨床遺伝学テキストノート．日本人類遺伝学会編．診断と治療社，2018，p.130．一部改変．

図2-1　先天異常の原因内訳

plus α　ヒト体細胞の染色体

生殖細胞以外のヒトの体を構成する細胞は44本の常染色体（一対の１～22番までの番号のついた染色体）と２本の性染色体（X・Y染色体）の合計46本からなる．

用語解説*　染色体不分離

配偶子（精子・卵子）が形成される過程で，２本の相同染色体が分離せずに配偶子を形成する現象をいう．不分離の結果生じる配偶子は，染色体数が２本または０本となり，染色体数が１本の正常配偶子と受精することでそれぞれトリソミーまたはモノソミーとなる．

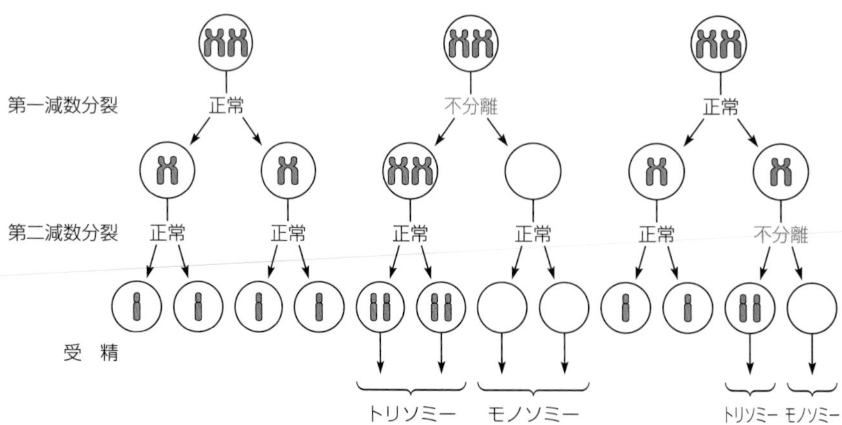

Nussbaum, R.L. et al. "臨床細胞遺伝学的解析とゲノム解析の原理"．トンプソン＆トンプソン遺伝医学．福島義光監訳．第2版，メディカル・サイエンス・インターナショナル，2017，p.83．一部改変．

図2-2　染色体不分離

単一遺伝子疾患 一つの遺伝子の変異によって起こる疾患で，核遺伝子の異常による常染色体遺伝およびX連鎖性遺伝，ミトコンドリア遺伝子の異常によるミトコンドリア遺伝などがある．

2 環境要因が関与するもの

催奇形因子 薬剤，アルコール，感染症，化学物質や放射線の曝露，コントロール不良の母体糖尿病など，環境要因が原因で起こる．染色体や遺伝子などの遺伝要因は関与しない．

多因子疾患 複数の遺伝子が関わる遺伝要因と環境要因の相互作用により発症する．高血圧，糖尿病などの生活習慣病や先天性心疾患，口唇口蓋裂など単発性の形態異常の多くが該当する．

2 症候・診断

形態異常は，単一の部位に存在する場合と，複数の部位に存在する場合がある．後者は先天異常症候群と呼ばれ，成長障害や発達遅滞などを伴う．形態異常の組み合わせから先天異常症候群を疑い遺伝学的検査による正確な診断を行うことで，診断に基づいた予防的な健康管理，特性を考慮した療育や教育への対応，家族内でのリスク推定（再発の可能性など），家族会等の心理社会的支援の提供などにつなげていくことができる．

3 ナーシングチェックポイント

先天異常をもつ小児を授かることは，保護者にとって大きな衝撃となる．保護者が自ら児の疾患を理解し受容する過程において，保護者がもつさまざまな心理社会的状況を考慮しながら関わることが重要である．このような関わりの中で，適切な遺伝カウンセリングの提供が求められる．

引用・参考文献

1) 吉橋博史．"小児疾患"．コアカリ準拠 臨床遺伝学テキストノート．日本人類遺伝学会編．診断と治療社，2018，p.128-137.

2 単一遺伝子疾患

1 単一遺伝子疾患とは

単一遺伝子疾患とは，一つの遺伝子のみの変異によって起こる疾患の総称であり，先天異常をもつ児のおよそ20%を占める．**メンデル遺伝形式***に従う**常染色体顕性遺伝（優性遺伝）**，**常染色体潜性遺伝（劣性遺伝）**，**X連鎖性遺伝**と，メンデル遺伝形式に従わない**ミトコンドリア遺伝**に分類される．

1 発症機序

常染色体および女性のX染色体上に存在する遺伝子は，父由来と母由来のペアで構成される．ペアのうちの一つを**アレル**（allele）と呼び，遺伝子は2アレルからなる．

遺伝子に異常のない場合にみられるアレルを野生型アレル（A），遺伝子に変異のある場合にみられるアレルを変異アレル（a）とした場合，同じアレルを二つもつ場合（野生型：AAまたは変異：aa）をホモ接合性，異なるアレルを一つずつもつ場合（野生型と変異：Aa）をヘテロ接合性と呼ぶ．野生型アレルが存在せず，異なる変異アレルが二つ存在する場合（変異アレルaと変異アレルa'：aa'）を複合ヘテロ接合性と呼ぶ．

これらの形質は，メンデル遺伝形式に従う場合（メンデル遺伝病）と，メンデル遺伝形式に従わない場合（非メンデル遺伝病）がある．

> 用語解説＊
>
> **メンデル遺伝形式**
>
> メンデル遺伝病は，優性の法則，分離の法則，独立の法則の三つの法則に則る．
>
> **優性の法則**：ヘテロ接合性の場合，優性のアレルのみが表現型となって出現する．
>
> **分離の法則**：遺伝子が生殖細胞（精子や卵子）を経て次世代へ伝わるとき，遺伝子を構成する二つのアレルは分離してそれぞれ1アレルのみをもつ生殖細胞となる．
>
> **独立の法則**：遺伝子の変化によって生じる形質が複数存在し，その遺伝子が異なる染色体に存在する場合は，それぞれの遺伝子が相互作用することはなく独立した形質として遺伝する．

2 分類

|1| メンデル遺伝病

❶常染色体顕性遺伝（優性遺伝） 常染色体上に存在する遺伝子で，二つのアレルの一方にのみ変異（Aa）が生じることで発症する（図2-3）．後述するマルファン症候群，神経線維腫症1型のほか，軟骨無形成症（➡p.358参照）などが代表的な疾患である．

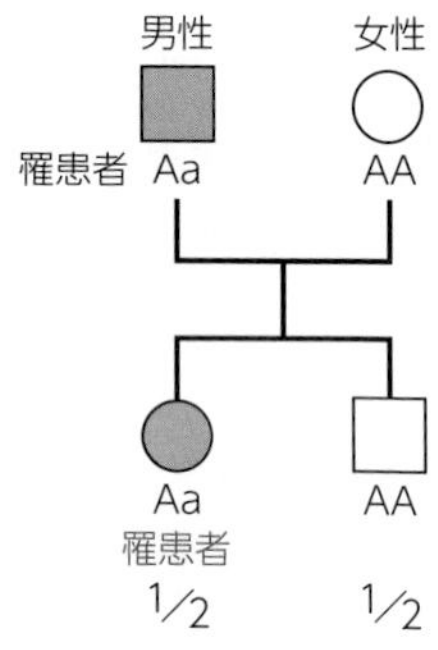

図2-3 常染色体顕性遺伝（優性遺伝）

❷常染色体潜性遺伝（劣性遺伝） 常染色体上に存在する遺伝子で，二つのアレルの両方に変異（aaまたはaa'）が生じることで発症する（図2-4）．ヘテロ接合性の場合（Aa）は保因者と呼ばれ，疾患を発症することはないが，保因者同士から出生した児が疾患を発症する確率は25％である．フェニルケトン尿症に代表される先天代謝異常症などがその代表疾患で，いとこ婚などの近親婚では発症頻度が高くなる．

❸X連鎖性遺伝 性染色体のX染色体上に存在する遺伝子の異常により発症する．男性はXY，女性はXXの核型であることから，X染色体の異常による疾患は多くの場合男性においてのみ発症し，女性は保因者となることが多い．このような遺伝形式をX染色体潜性遺伝（劣性遺伝）と呼ぶ（図2-5）．代表的な疾患として，デュシェンヌ型筋ジストロフィー（➡p.342参照）などがある．一方，遺伝子の機能が大きく障害されるような疾患では，男性罹患者は重篤な機能障害のために出生まで至らず死亡する（胎生致死）．女性は男性と比較して軽症のため，疾患があっても出生まで至り，家系内で女児にのみ発症するような疾患がある．このような疾患をX染色体顕性遺伝（優性遺伝）と呼び，レット症候群などがある．

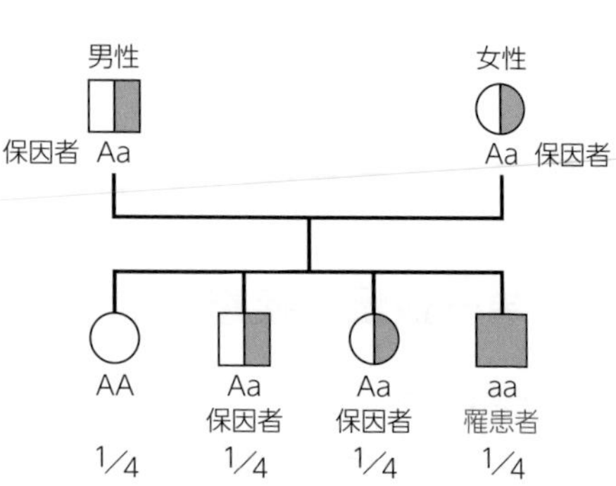

図2-4 常染色体潜性遺伝（劣性遺伝）

|2| 非メンデル遺伝病

ミトコンドリア遺伝　ミトコンドリアは細胞質内に存在する小器官であり，常染色体や性染色体などの核遺伝子とは異なる遺伝形式を示す．受精卵が形成される過程で精子に存在するミトコンドリアは消失するため，受精卵に存在するミトコンドリアはすべて卵子由来（母由来）であり，母親からの遺伝（母系遺伝）である．代表的な疾患にはリー脳症などのミトコンドリア病がある．ミトコンドリア病の一部は，ミトコンドリア遺伝子の異常ではなく核遺伝子の異常が原因で生じることがある．

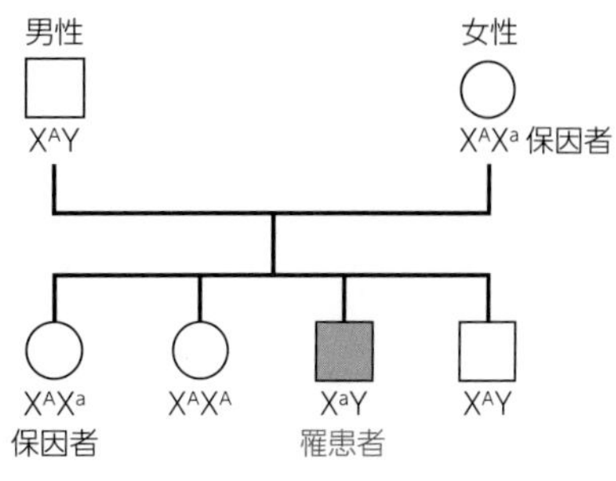

図2-5　X連鎖潜性遺伝（劣性遺伝）

➡ ミトコンドリア病については，14章1節8項p.332参照．

plus α

顕性遺伝と潜性遺伝

「優性遺伝」「劣性遺伝」で使用される「優性」「劣性」の語感が，誤解や偏見につながりかねないなどの理由から，日本遺伝学会が2017年９月に遺伝学用語の改訂を示した．それを受け日本医学会は「遺伝学用語改訂に関するワーキンググループ」を設置して検討を進め，2022年１月24日に優性遺伝と劣性遺伝に代わる推奨用語として「顕性遺伝」「潜性遺伝」とすることが報告された．

3 診断

遺伝形式を推定するためには，家系内の罹患者や有症状者の情報を含めた家族歴を正確に聴取し，家系図を作成することが何よりも重要である．家系図のみで診断が可能な場合もあり，正確な家系図の作成が遺伝学的診断の第一歩となる．

2 マルファン症候群

マルファン症候群（Marfan syndrome）は，全身の結合組織脆弱性により生じる遺伝性結合組織疾患である．5,000～１万人に１人の頻度とされる．

1 発症機序・原因

15番染色体上に存在する**フィブリリン-1**（fibrillin-1：**FBN1**）遺伝子変異を原因とし，常染色体顕性遺伝（優性遺伝）形式をとる．両親のいずれかが罹患している場合，子どもに伝わる確率は50％である．多くは両親のいずれかからの遺伝によるが，新生変異による発症が25％を占める．

2 病態・症候

新生児期から多臓器にわたる症状を発症し急速に進行する重症型から，単一または複数の臓器のみに症状を認める軽症型まで，幅広い臨床像を呈する．幼児期から水晶体偏位による強度近視などの眼症状や，漏斗胸（➡p.364 図15-12参照），長い手指・足趾（図2-6）などの骨格系症状が出現し，成長に伴い骨格系症状が進行し思春期に側弯症や高身長などの特徴を認める．大動脈基部拡張などの心血管系症状は年齢とともに徐々に進行し，無治療の場合には成人期に大動脈解離を発症し，突然死に至る場合がある．

マルファン症候群にみられる主な症状を表2-1に示す．

3 検査・診断

水晶体偏位，大動脈基部拡張，複数の特徴的な臨床症状と家族歴から診断される．小児期，特に学童期以降に診断される場合が多い．家族歴がない，症状が乏しい場合は，FBN1遺伝子解析が診断に有用な場合がある．

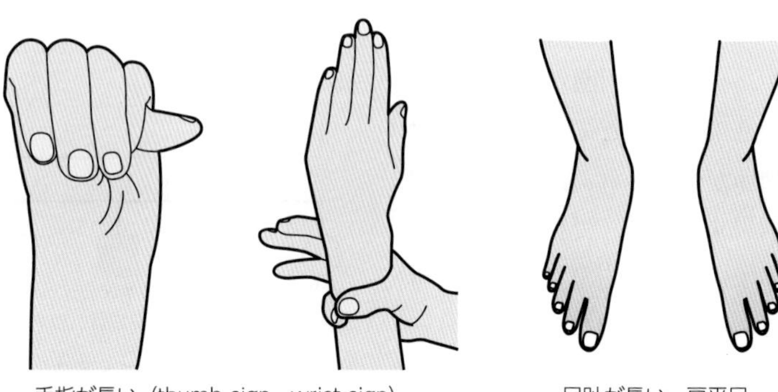

手指が長い（thumb sign，wrist sign）．　　　　　足趾が長い，扁平足．

図2-6　マルファン症候群の骨格系症状

表2-1　マルファン症候群でみられる主な症状・合併症

心血管系	上行大動脈拡張・解離，僧帽弁逸脱・逆流
骨格系	胸郭変形（漏斗胸，鳩胸），側弯症，扁平足，細く長い四肢，長い手指・足趾，肘関節伸展制限
眼	水晶体偏位，強度の近視（屈折異常）
その他	自然気胸，皮膚線条，硬膜拡張

4 治療

複数の臓器にわたり多彩な症状を呈するため，関連する複数の科による診療連携が必要である．眼症状では，近視などの屈折異常に対する眼鏡矯正や水晶体偏位に対する眼科手術が行われる．骨格系では扁平足や側弯症に対する装具矯正，進行例では外科的手術が選択される．生命予後に影響する心臓血管系では，β遮断薬やアンジオテンシン受容体拮抗薬による大動脈拡張の予防的治療や，動脈解離を発症する前の適切な時期での人工血管置換術などの外科的手術が選択される．また，結合組織脆弱性を考慮した生活指導（体がぶつかり合うような激しいスポーツや運動の制限など）が重要である．

5 経過・予後

心血管系症状の進行が予後に大きく影響するため積極的な治療介入が必要であり，小児期だけでなく成人期も含めた，生涯にわたる健康管理が重要である．また，女性では妊娠・分娩により心血管系合併症が進行する可能性があるため，そのことも踏まえた慎重な管理が必要となる．

6 ナーシングチェックポイント

生命予後に関わる心血管系合併症の早期発見・治療のために生涯にわたる管理が必要であること，常染色体顕性遺伝（優性遺伝）形式により次世代や同胞，両親を含めた家系内で受け継がれる可能性があることを伝える．生活を制限することだけでなく，適切な健康管理を継続することで合併症の発症を予防し通常の生活を送ることができることを伝え，本人や保護者の理解を促し支援していく．

複数の診療科による診療が不可欠であり，小児期から成人期にわたる継続的な健康管理を送ることができるよう，遺伝診療部門を中心として本人や保護者への支援を行うことが必要である．

3 神経線維腫症１型（NF1）

神経線維腫症１型（neurofibromatosis type1：**NF1**）は**レックリングハウゼン病**とも呼ばれ，カフェオレ斑や神経線維腫などの皮膚症状を中心に全身のさまざまな合併症を伴う，遺伝性神経皮膚症候群である．およそ3,000人に１人の頻度で発症し，性差，人種差を認めない．

1 発症機序・原因

17番染色体上に存在するNF1遺伝子変異が原因である．常染色体顕性遺伝（優性遺伝）形式をとり，約半数が両親のいずれかからの遺伝による．NF1遺伝子は腫瘍抑制遺伝子の一つであり，神経線維腫などの腫瘍性病変が発生する可能性がある．

2 病態・症候

出生時から乳児期にかけて多発性のカフェオレ斑（➡p.458 図19-9参照）が出現する．乳児期はカフェオレ斑以外の症状はまれであるが，長管骨弯曲などの骨病変や視神経膠腫（こうしゅ），叢（そう）状神経線維腫を認める場合がある．年齢とともに徐々に症状が出現し，小児期では腋窩部の雀卵（じゃくらん）斑様色素斑（フレックリング）や側弯症，虹彩結節，学習の問題などがみられる．思春期以降に皮膚神経線維腫（図2-7）を中心とする腫瘍性病変が出現し，成人年齢では一部悪性腫瘍（乳癌，胃癌など）を発症する場合がある．

臨床症状は極めて多彩であり，同じ家系内でも出現する症状や発症する時期はさまざまである．

3 検査・診断

NF1に特徴的なカフェオレ斑に加え，カフェオレ斑以外の症状または家族歴から診断される．米国国立衛生研究所の臨床診断基準が広く用いられている（表2-2）．NF1遺伝子解析は診断に必須ではないが，診断基準に該当しない例などでは有用な場合がある．

4 治療・経過・予後

年齢に応じた多臓器にわたる症状に対して定期的な検診が重要であり，各診療科との連携と症状に応じた治療が必要となる．外観上の問題など，整容的観点から治療を選択される場合がある．多くの場合は予後良好であるが，小児期だけでなく成人年齢で問題となる悪性腫瘍などの合併症に対して，生涯にわたる健康管理が必要となる．

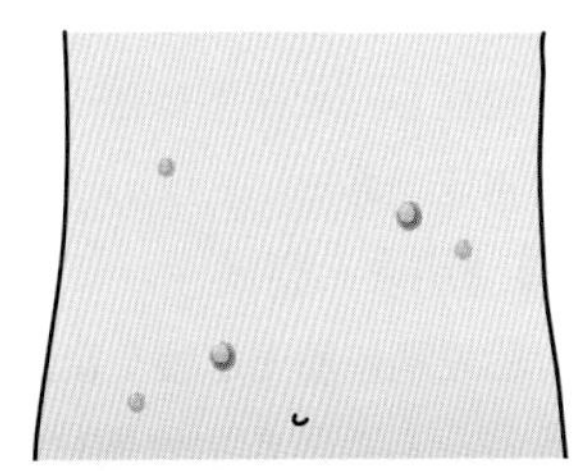

思春期以降に皮膚表面または皮下にみられる良性の腫瘍.

図2-7　皮膚神経線維腫

5 ナーシングチェックポイント

小児期から学童期，成人期と経年的にさまざまな症状が出現するため，生涯にわたる管理が必要であること，常染色体顕性遺伝形式によ

表2-2　米国国立衛生研究所による診断基準

1．６個以上のカフェオレ斑（思春期以前：最大径５mm以上，思春期以降：最大径15mm以上）
2．２個以上の神経線維腫，あるいは１個以上の蔓状神経線維腫
3．腋窩や鼠径部の雀卵斑様色素斑（フレックリング）
4．視神経膠腫
5．２個以上の虹彩過誤腫（Lisch結節）
6．蝶形骨異形成や脛骨の偽関節形成などの特徴的な骨病変
7．両親，きょうだい，子に上記の基準を満たすNF1患者が存在する

二つ以上の所見を有する場合にNF1と診断する．

り次世代へ受け継がれる可能性があることを本人の年齢や理解度にあわせて伝え，理解を促す．また，皮膚症状が主であることから，外観上の問題に対する本人や保護者の心理的負担への配慮と支援が必要である．

引用・参考文献

1) Nussbaum, R.L. et al. "単一遺伝子疾患". トンプソン＆トンプソン遺伝医学. 福島義光監訳. 第２版, エルゼビア・ジャパン, 2017, p.127-155.
2) Francke, U. "Marfan syndrome". Cassidy and Allanson's Management of Genetic Syndromes. Carey, J.C. et al. eds. 4th ed. Wiley, 2021, p.577-596.
3) Dietz, H.C. "FBN1-Related Marfan Syndrome". Gene Reviews® [Internet]. University of Washington, 2001. https://www.ncbi.nlm.nih.gov/books/NBK1335/,（参照 2023-10-19）.

3 染色体異常

1 ダウン症候群（21トリソミー）

ダウン症候群（Down syndrome）は21番目の染色体が１本多い**21トリソミー**（trisomy21）のことで，常染色体における数的異常の中で最も頻度が多い．発症頻度は出生700～1,000人に１人とされ，性差や人種差はみられない．母親の年齢が上がるとともに発症頻度は上昇し，30歳で1,000人に１人，35歳で300人に１人，40歳で100人に１人程度とされる．

1 発症機序・原因

21番染色体の全長または一部の重複を原因とする．トリソミー型（標準型，95%），転座型（３～４%），モザイク型（１～２%）に分類される．トリソミー型は，精子または卵子が形成される過程で偶然に生じる染色体不分離により発症し，転座型は25%が片親の均衡型転座に由来し，75%が新生変異による発症である．

2 病態・症候

胎児期に**胎児水腫**や**後頸部浮腫**，先天性心疾患や消化管疾患の合併を認める場合がある．新生児期に筋緊張低下による哺乳障害や体重増加不良を伴うほか，一部では遷延性肺高血圧症や先天性心疾患，消化管疾患の合併により人工呼吸管理や外科的手術などの集中治療を要する．乳幼児期より低身長や発達の遅れを伴い，独歩や発語の獲得に通常のおよそ２倍の時間を要する．近視などの眼科疾患，中耳炎や難聴などの耳鼻科疾患，頸椎不安定性や側弯症，扁平足などの骨格系症状，甲状腺機能低下症，学童期の肥満や高尿酸血症，成人期での退行様症状など，全身の多臓器にわたる長期間の健康管理が必要となる．

代表的な合併症を表2-3に示す．

3 検査・診断

胎児期からみられる後頸部浮腫などの合併症，出生後の身体的特徴（顔貌の特徴，小指の内弯，足趾の親指と人差し指の間隔が広い，後頸部の皮膚のたるみなど），筋緊張低下などから疑われ，染色体検査（G分染法）により21番染色体の重複を確認することで診断される．

4 治療

合併症に応じた治療法と健康管理が選択される．特に生命予後に大きく関わる先天性心疾患や消化管疾患については，出生直後から評価と治療介入が必要となる．多臓器にわたる合併症のため，各専門診療科と連携して包括的な健康管理を行う．療育やリハビリテーションによる発達支援，学校などの生活指導や医療補助制度などの社会福祉的支援も重要となる．

5 経過・予後

先天性心疾患や白血病などの生命予後に関わる合併症に対する治療成績の向上により，平均寿命は60歳を超えるとされる．小児期だけでなく，成人期の医療管理や社会生活への継続的な支援が重要である．

6 ナーシングチェックポイント

胎児期から新生児・乳児期にかけて，診断を告知された保護者のさまざまな心理的状態に配慮しながら支援を行うことが重要である．出生後の小児に対しては，生後１週間で診断の告知，１カ月以内に染色体検査による確定診断を告げることが多い．

合併症管理などの医療管理とともに心理面に配慮した介入を行う過程において保護者との関係性が深まり，保護者の疾患に対する受容や長期的な健康管理などに関する理解がゆっくりと進んでいく．医療提供だけでなく，家族会など

表2-3 ダウン症候群（21トリソミー）でみられる主な症状・合併症

心血管系	房室中隔欠損症，心室中隔欠損症，動脈管開存症
耳鼻科系	滲出性中耳炎，難聴，アデノイド肥大（睡眠時無呼吸症候群）
眼科系	屈折異常（近視，遠視，乱視），斜視，白内障
内分泌系	甲状腺機能低下症，高尿酸血症，肥満症
骨格系	頸椎不安定性，関節弛緩，扁平足
消化器系	十二指腸狭窄・閉鎖，鎖肛，ヒルシュスプルング病
血液系	一過性骨髄増殖症，白血病
神経系	てんかん（ウエスト症候群）

の地域での支援体制や療育的・福祉的支援の提供，同胞や次子に関する事項などを含め，各部門との協力により長期間にわたる支援を提供することが重要である．

2 18トリソミー症候群

18トリソミー症候群（trisomy18 syndrome）は，常染色体における数的異常の中で21トリソミー症候群に次いで頻度が多い．発症頻度は出生3,500～8,500人に１人とされ，女児に多い．母親の年齢が上がるとともに発症頻度が上昇し，35歳で3,600人に１人，40歳で740人に１人程度とされる．

1 発症機序・原因

18番染色体の全長または一部の重複を原因とする．トリソミー型（標準型，90～95％），転座型（２％），モザイク型（５％）に分類される．トリソミー型は精子または卵子が形成される過程で偶然に生じる染色体不分離により発症し，転座型は18番染色体とほかの染色体または18番染色体の長腕同士による不均衡型相互転座による．

2 病態・症候

胎児期から重度の**子宮内発育遅延**を認める．食道閉鎖症を合併する場合は羊水過多を認めることがある．出生時から手指の重なり（**図2-8**），短い胸骨，揺り椅子状の足底（**図2-9**），関節拘縮，後頭部突出などの身体的特徴のほか，先天性心疾患や肺高血圧症，食道閉鎖症などの消化管疾患，中枢性無呼吸などの呼吸器疾患，中枢神経疾患，腎尿路形態異常などの泌尿器科疾患，側弯症や骨折のリスクなどの骨格系症状，難聴，悪性腫瘍の発生など，全身の多臓器にわたる合併症が認められる．

3 検査・診断・治療

臨床症状から疑われ，染色体検査（G分染法）により診断される．出生後から生命予後に大きく関わる呼吸器合併症（解剖学的異常や感染に伴う上気道・下気道病変，中枢性無呼吸など），循環器合併症（先天性心疾患・肺高血圧によるうっ血性心不全）の管理を中心に，全身のモニタリングと評価，人工呼吸管理や内科的・外科的治療を含めた適切な介入を行う．

4 経過・予後

2003年に行われた海外の大規模調査では，１年生存率は5.6～8.4％，生存期間の中央値は10～14.5日，死亡原因は中枢性無呼吸とされる．13トリソミー症候群とともに深刻な生命・神経学的予後を有する代表的な疾患とされているが，国内ではさまざまな施設から新生児集中治療（１年生存率25％，生存期間中央値約153日）や，食道閉鎖症に対する根治術（１年

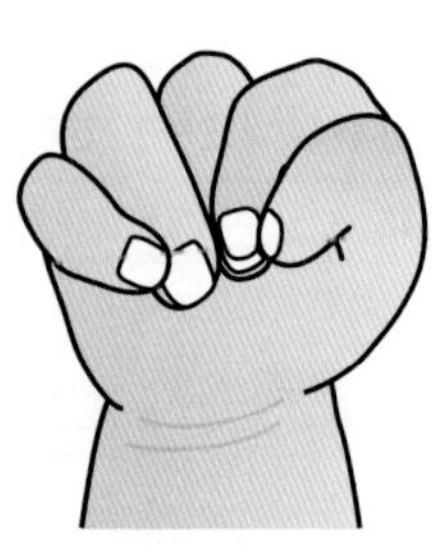

示指が中指の上に，小指が薬指に重なる．

図2-8　手指の重なり

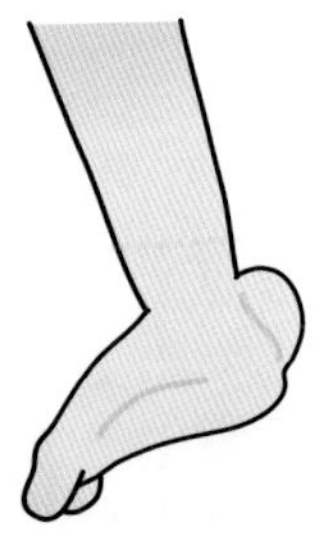

揺り椅子状に弯曲した足底と踵の突出を認める．

図2-9　揺り椅子状の足底

生存率17%），先天性心疾患への積極的治療（1年生存率84%，3年生存率53%）の有効性が示されている．

重度の成長障害，精神運動発達遅滞を伴うが，ゆっくりではあるものの着実に成長や発達が進むことを理解し，健康管理や療育的支援を提供する必要がある．

5 ナーシングチェックポイント

深刻な生命・神経学的予後を有する本疾患において，医療者と保護者が疾患や予後に対する認識を共有することで，子どもにとっての「最善の利益」を得るための適切な医療的ケア，心理社会的・福祉的支援を提供することが重要である．胎児期，出生からの入院，治療の選択，退院と在宅移行などの道程を歩む中で，保護者のさまざまな悩みや不安に寄り添い，医療者と保護者が共に子どもを支えるメンバーの一員としての関係性を築くために，看護スタッフの果たす役割は極めて大きい．

3 13トリソミー症候群

13トリソミー症候群（trisomy13 syndrome）は，21トリソミー症候群や18トリソミー症候群と同様，代表的な常染色体における数的異常である．発症頻度は出生5,000～1万2千人に1人とされる．母親の年齢が上がるとともに発症頻度が上昇し，35歳で5,300人に1人，40歳で1,400人に1人程度とされる．

1 発症機序・原因

13番染色体の全長または一部の重複を原因とする．トリソミー型（標準型，80%），転座型（20%），モザイク型（少数）に分類される．トリソミー型は精子または卵子が形成される過程で偶然に生じる染色体不分離により発症し，転座型は13番染色体と14番染色体の長腕全長が転座する**ロバートソン転座***t（13q；14q）が多い．

2 病態・症候

胎児期から成長障害，羊水過多，全前脳胞症や先天性心疾患を認める場合がある．出生時より口唇口蓋裂（➡p.76参照），頭皮欠損（図2-10），軸後性多指症（図2-11），小眼球症，後頸部の皮膚のたるみ，揺り椅子状の足底などの身体的特徴を認める．先天性心疾患，全前脳胞症やけいれんなどの中枢神経系疾患，腎尿路形態異常などの泌尿器科疾患，喉頭・気管軟化症など全身の多臓器にわたる合併症が認められる．

3 検査・診断・治療

臨床症状から疑われ，染色体検査（G分染法）により診断される．生命予後に大きく関わる呼吸器疾患，循環器疾患，中枢神経系疾患などの合併症管理を中心に，全身のモニタリングと評価，適切な介入を行う．

用語解説*

ロバートソン転座

端部着糸型染色体（13，14，15，21，22番染色体）の長腕同士が結合する転座であり，短腕部には重要な遺伝情報が存在しないため均衡型転座となる．転座型13トリソミー症候群では13番と14番染色体のロバートソン転座を伴う場合が多い．

13番　14番

t（13q；14q）

ロバートソン転座型13トリソミー症候群の核型

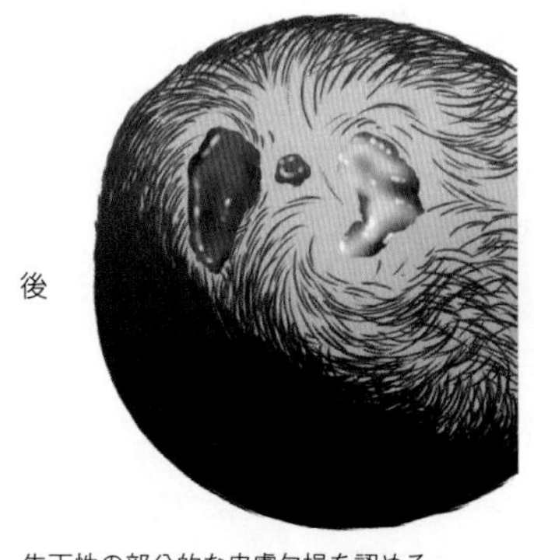

先天性の部分的な皮膚欠損を認める.

図2-10　頭皮欠損

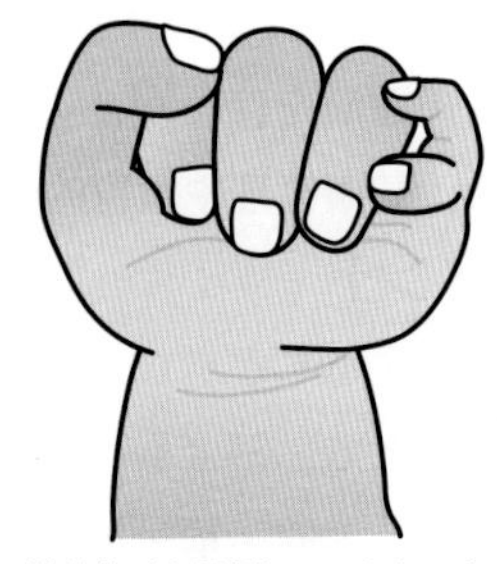

軸後性（小指側）にみられる多指症

図2-11　軸後性多指症

4 経過・予後

18トリソミー症候群とともに深刻な生命・神経学的予後を有する代表的な疾患とされているが，近年，積極的な治療介入の有効性が示されている．2003年の海外大規模調査では，1年生存率は5.6～8.6%，生存期間の中央値は7～10日，死亡原因は中枢性無呼吸とされる．国内では，1年生存率54%，生存期間中央値451日との報告がある．全身状態安定後は療育的支援が必要となる．

5 ナーシングチェックポイント

18トリソミー症候群と同様に，子どもにとっての「最善の利益」を得るための適切な医療的ケアや支援が重要である．

4 染色体微細欠失症候群

染色体微細欠失症候群は，G分染法など通常の染色体分染法では検出できない微細な領域の欠失により生じる症候群である．本稿では，染色体微細欠失症候群の中で最も頻度の多い**22q11.2欠失症候群**について概説する．

22q11.2欠失症候群は，22番染色体長腕部11.2領域の欠失により生じる常染色体異常症である．過去にディ・ジョージ症候群や円錐動脈幹症候群などとも呼ばれていたが，現在は22q11.2欠失症候群の名称に統一されている．発症頻度は4,000～6,000人に1人とされる．

1 発症機序・原因

22番染色体長腕部11.2領域の欠失が原因である．常染色体顕性遺伝（優性遺伝）形式をとり，両親のいずれかが罹患している場合，子どもに伝わる確率は50%である．90%以上は新生変異による発症であり，一部は両親のいずれかからの遺伝による．

2 病態・症候

発達の遅れや先天性心疾患，口蓋の異常，胸腺低形成による免疫不全症，低カルシウム血症など，多臓器にわたる多彩な症状を呈する．22q11.2欠失症候

表2-4　22q11.2欠失症候群でみられる主な症状・合併症

心血管系	ファロー四徴症，大動脈離断症，心室中隔欠損症，総動脈幹症，血管輪
聴力	感音性・伝音性難聴，中耳炎
口蓋・咽頭	口唇口蓋裂，粘膜下口蓋裂，鼻咽腔閉鎖不全，口蓋咽頭機能不全，摂食の問題（哺乳・嚥下障害）
内分泌系	低カルシウム血症（副甲状腺機能低下症），成長ホルモン分泌不全症，甲状腺機能低下症
免疫系	免疫不全，自己免疫疾患
中枢神経系	けいれん，多小脳回，精神運動発達遅滞，自閉症スペクトラム
泌尿器系	馬蹄腎，多嚢胞性異形成腎
その他	椎体異常，統合失調症

群の主な合併症について**表2-4**に示す．

3 検査・診断

先天性心疾患，低カルシウム血症などの臨床症状から疑われ，染色体検査により診断される．G分染法などの染色体分染法では検出できないため，FISH法により微細欠失を検出する．

4 治療

新生児期から合併症に対する評価を行い，先天性心疾患や口蓋の異常に対する外科的治療やカルシウム補充，免疫不全症に対する治療など，症状に応じた治療と健康管理を行う．複数の臓器にわたり多彩な症状を呈するため，関連する複数の科による診療連携が必要である．

5 経過・予後

先天性心疾患の重症度が生命予後に大きく影響する．合併症の治療に加え，発達の定期的な評価や摂食の問題への対応など，適切なリハビリテーション・療育的介入を行うことが重要である．小児期だけでなく，成人期も含めた生涯にわたる健康管理が必要となる．

6 ナーシングチェックポイント

頻度が高く生命予後に大きく関わる心臓血管合併症の存在から，新生児期，乳児期早期に診断される場合が多い．診断を告げられたときの保護者の心理状態はさまざまであるが，入院や外来治療の経過を通じて継続的に医療・発達支援を行い，心理面に配慮した介入を継続することで徐々に受容が進む．成人期に至るまでの長期にわたる合併症や健康管理が必要であること，常染色体顕性遺伝（優性遺伝）形式により次世代に受け継がれる可能性があることを，保護者と共有していくことが重要である．

5 ターナー症候群

ターナー症候群（Turner syndrome）は女性にのみ発症する性染色体異常症であり，頻度は出生女児の約2,000人に１人とされる．

1 発症機序・原因

女性において，性染色体であるX染色体の全長または短腕部を含む部分的な欠失を原因とする．染色体核型は２本のX染色体のうち片方のX染色体全長が欠失する45,Xのほか，45,X/46,XXなどに代表される正常女性とターナー症候群の核型をもつ細胞が混在するX染色体モザイクなどがある．精子または卵子が形成される過程で偶然に生じる染色体不分離により発症する．

2 病態・症候

胎児期に胎児水腫や後頸部浮腫，先天性心疾患の合併を認める場合がある．主な症状として，**低身長**などの骨格系症状，**無月経**や二次性徴（思春期発来）の遅れなどの性腺機能低下症および不妊症，先天性心疾患などがある．頻度の高い合併症を**表2-5**に示す．

3 検査・診断

頻度の高い合併症から疑われ，染色体検査（G分染法）によりX染色体の欠失を確認することで診断される．新生児期に心疾患などの合併症を伴わない場合には，低身長や二次性徴の遅れにより小児期以降や思春期に初めて診断される場合がある．

4 治療・経過・予後

合併症に応じた治療・健康管理が必要となる．低身長に対する成長ホルモン補充療法や，性腺機能低下症に対する思春期以降の女性ホルモン補充療法などが行われる．多くの場合，生命予後や知的発達は良好であるが，一部に知的能力障害を伴う場合がある．継続的な発達の評価と症状にあわせた治療介入，療育的支援が重要である．

5 ナーシングチェックポイント

保護者に対して，成長ホルモンや性腺補充療法などの治療法に関する事項とともに，多くの場合は知的発達・生命予後が良好であり社会生活を送っていること，将来的な不妊症の可能性についての理解を促す必要がある．また，保護

表2-5　ターナー症候群でみられる主な症状・合併症

心血管系	大動脈縮窄症，高血圧
骨格系	低身長，翼状頸，外反肘，第４中手骨短縮，脊椎後弯・側弯症，扁平足，手背・足背の浮腫
耳鼻科疾患	中耳炎，難聴
内分泌系	性腺機能低下症（原発性無月経，二次性徴の遅れ，不妊症），甲状腺機能低下症，骨粗鬆症
その他	馬蹄腎など

者の理解と受容が得られた上で，本人への告知のタイミングを検討し，継続的な健康管理の提供と疾患に対する正しい理解を得られるよう，心理面にも配慮した支援を行う．

6 クラインフェルター症候群

クラインフェルター症候群（Klinefelter syndrome）は男性にのみ発症する性染色体異常症であり，頻度は出生男児の600～1,000人に１人とされる．性染色体異常症の中で最も多い．

1 発症機序・原因

男性においてX染色体が一つ過剰となることが原因である．精子または卵子が形成される過程で偶然に生じる染色体不分離により発症する．一般男性の染色体核型である46,XYに対して，クラインフェルター症候群は47,XXYの核型を示す．

2 病態・症候

高身長，**精巣萎縮**などの性腺機能低下症および造精機能障害による不妊が主な症状である．臨床像は幅広く，不妊以外の症状を伴わない場合が多い．

3 検査・診断

小児期には症状を伴わず，思春期以降に二次性徴の遅れや女性化乳房，成人年齢で不妊症の症状から染色体検査により診断に至る．診断の契機となる症状が明らかでなく，生涯にわたり診断されないことが多いとされる．また，高年妊娠などの適応により実施された羊水検査で偶然に発見される場合がある．

4 治療・経過・予後

二次性徴の遅れに対して男性ホルモン補充療法が行われる．不妊に対して，精巣内に精子が存在する場合に顕微授精が行われる場合がある．大多数の発達，予後は正常である．一部に発達の遅れを伴う場合があるが，早期からの療育的支援による介入が可能である．

5 ナーシングチェックポイント

胎児期から小児期に診断された場合には保護者に対して，性腺機能以外の症状を伴うことはまれであり，多くの患児は通常通り成長して就職や結婚などの社会生活を送っていることを適切に伝えていく．保護者の疾患に対する理解と受容が十分に得られたことを確認した上で，本人への告知のタイミングを検討し，疾患に対する正しい理解を促すために支援することが重要である．

■ 引用・参考文献

1) Korlimarla, A. et al. "Down syndrome". Cassidy and Allanson's Management of Genetic Syndrome. Carey, J.C. et al. eds. 4th ed. Wiley, 2021, p.355-388.
2) Carey, J.C. "Trisomy 18 and Trisomy 13 syndrome". Cassidy and Allanson's Management of Genetic Syndrome. Carey, J.C. et al. eds. 4th ed. Wiley, 2021, p.937-956.
3) McDonald-McGinn, D.M. et al. "Deletion 22q11.2（Velo-Cardio-Facial Syndrome/DiGeorge Syndrome）". Cassidy and Allanson's Management of Genetic Syndrome. Carey, J.C. et al. eds. 4th ed. Wiley, 2021, p.291-316.
4) McDonald-McGinn, D.M. et al. "22q11.2 Deletion Syndrome". GeneReviews® [Internet]. University of Washington, 1999. https://www.ncbi.nlm.nih.gov/books/NBK1523/,（参照2023-10-19）.
5) Lin, A.E. et al. "Turner syndrome". Cassidy and Allanson's Management of Genetic Syndrome. Carey, J.C. et al. eds. 4th ed. Wiley, 2021, p.977-994.
6) Samango-Sprouse, C. et al. "47,XXY（Klinefelter syndrome）and related X and Y chromosomal conditions". Cassidy and Allanson's Management of Genetic Syndrome. Carey, J.C. et al. eds. 4th ed. Wiley, 2021, p.539-562.

4 多因子遺伝疾患

1 口唇口蓋裂

口唇口蓋裂は，口唇，口蓋単独または口唇と歯茎（歯肉）や口唇・歯茎・口蓋のすべてに癒合不全がある状態をいう．口唇口蓋裂全体の発生頻度は日本人では500～600人に１人とされる．**唇顎口蓋裂**は男児に多く，口蓋裂単独は女児に多い．親子，同胞発生率は１～２％程度である．環境要因と遺伝の両方が関係している．

> **plus α**
> **口唇口蓋裂**
> 本疾患群全体を示すものとして使われている場合と，口唇裂，口蓋裂と顎裂を合併して生じているもの（唇顎口蓋裂）を示して使われている場合がある．本稿では，前者の意味で使用している．

1 発生機序

妊娠初期の胎児器官形成期において，前頭鼻隆起，左右上顎隆起の癒合が阻害されると口唇口蓋裂となる．

2 分類・症候

|1| 分類（図2-12）

口唇の裂を口唇裂，口蓋の裂を口蓋裂，歯茎の裂を顎裂と呼ぶ．口唇裂と顎裂は片側の場合（図2-13a）と両側の場合（図2-13b）がある．口唇裂と顎裂のあるものを唇顎裂，口唇裂・口蓋裂・顎裂のあるものを唇顎口蓋裂と呼ぶ．口蓋裂単独では，口蓋骨まで裂が及ぶものを**硬軟口蓋裂**（図2-13c），及ばないものを**軟口蓋裂**としている．

|2| 症候

口唇裂では口唇と鼻に変形がみられる．口蓋裂では**鼻咽腔閉鎖機能***が障害され，哺乳障害，構音障害を呈する．耳管機能も障害され，滲出性中耳炎，軽度難聴を来しやすい．顎裂では上顎骨の動

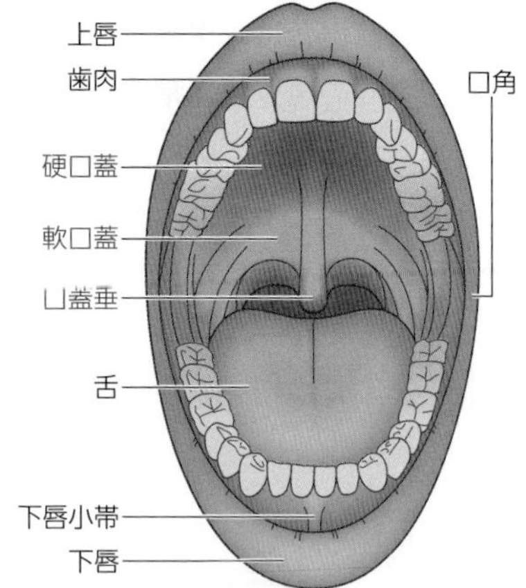

図2-12　口腔の解剖

> **用語解説***
> **鼻咽腔閉鎖機能**
> 鼻腔と口腔は咽頭でつながっており，人は，吸う，吹く，話すなどの動作を行う際，無意識に軟口蓋を挙上し，咽頭後壁に付着させ，鼻腔と口腔を分けている．この機能のことをいう．軟口蓋が短い，咽頭が深いなどで鼻腔と口腔が分けられず，その機能に支障を来した状態を鼻咽腔閉鎖不全と呼ぶ．

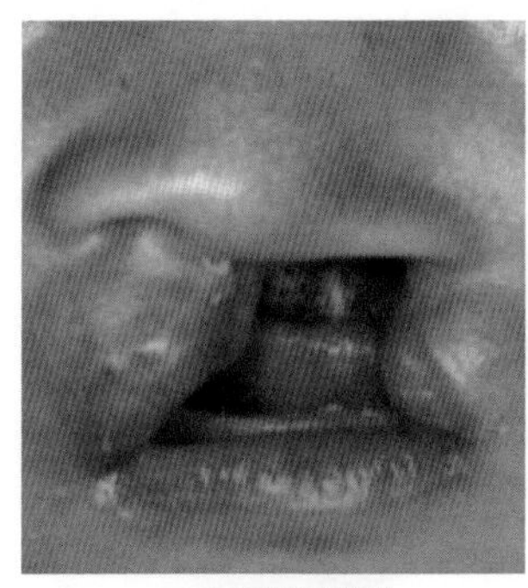
a．左唇顎口蓋裂

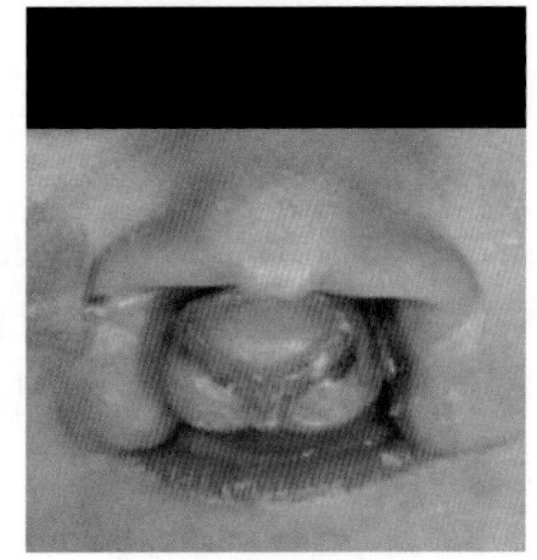
b．両側唇顎口蓋裂

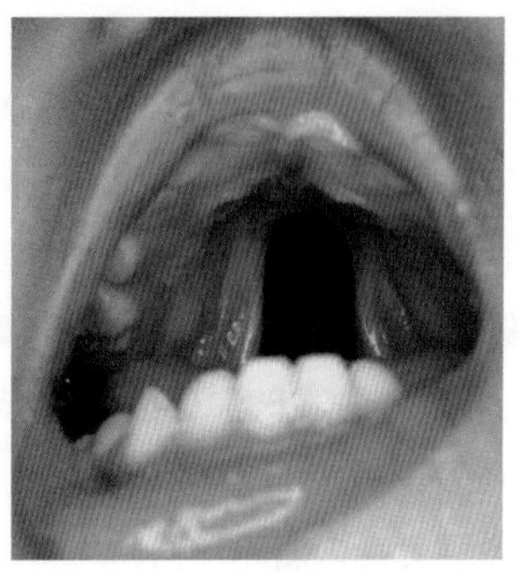
c．硬軟口蓋裂

図2-13　**口唇口蓋裂**

揺性や歯列不整がみられる．

3 検査・診断

外表面の診察，および口腔内の診察により診断が確定するが，最近では胎児超音波スクリーニング検査で指摘されることも増えている．

4 治療

複数回の手術，長期の経過観察が必要で，多職種のスタッフが連携をとりながら治療を行うチームアプローチが重要である．口唇裂，口蓋裂，顎裂それぞれに手術が必要だが，各施設により術式や治療時期には違いがあり，それぞれの施設での治療方針の確認が必要となる．大まかな治療方針は以下の通りである．

生後，口蓋裂による哺乳障害に対して口蓋裂専用乳首を使用し，口蓋床を併用する場合もある．生後２カ月から半年くらいを目安に口唇裂手術を行う．１歳から１歳半の間に口蓋裂手術を行い，同時に滲出性中耳炎に対して鼓膜チューブ留置手術を行う場合もある．

その後，矯正歯科医，言語聴覚士による診察を受ける．言語の様子次第では，言語に対する手術を行う．就学前から９歳ごろまでに，顎裂に対して海綿骨移植手術を行う．術後は歯科矯正治療を行う．顔面成長終了後，最終修正手術等を行うこともある．

5 経過・予後

合併異常のない口唇口蓋裂児では，治療を行うことで健常児と同様の成長が期待できる．合併異常がある児の場合には，その合併異常により予後はさまざまである．

6 ナーシングチェックポイント

出生前検査にて口唇口蓋裂と診断されている場合は，出産時，出生後に対する家族の不安を解消するよう適切な情報提供を行う．出生後に診断された場合には，家族，特に母親の動揺は強く，妊娠中に自分が何かしたのではないかと考える場合もある．そのため，口唇口蓋裂は遺伝的要因と環境要因により生じるため母親のせいではないと説明する．

plus α

粘膜下口蓋裂

明らかな口蓋裂がなくても鼻咽腔閉鎖不全を来す疾患で，Calnanの三徴（口蓋垂裂，軟口蓋正中の菲薄化，硬口蓋後端の亀裂）がみられる．診断確定は比較的難しく，専門家の診察が必要である．場合によっては手術が必要なこともある．

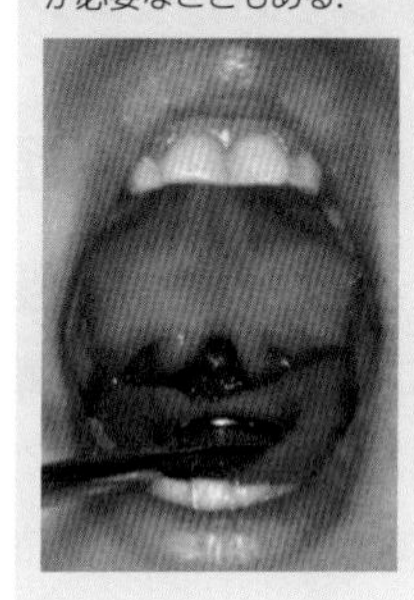

口蓋裂単独の場合には，出生後口蓋裂に気が付くまでに時間がかかることがある．母乳やミルクの飲みが悪い場合，哺乳の時間が長い場合には，一度口腔内を観察するとよい．

複数回の手術が行われ，その注意点もそれぞれ異なる．口唇裂，口蓋裂手術の術後は，出血や腫脹により気道閉塞する可能性がある．術後は経管栄養や点滴が行われ，創部安静のため抑制帯を装着することも多く，患児と付き添い者にとって入院生活は容易ではない．また，顎裂手術（骨移植術）では骨採取部（腸骨や脛骨）の痛みが強い．周術期はこれらについての細やかな配慮が必要である．

引用・参考文献

1) 大久保文雄．こどもの口唇裂・口蓋裂の治療とケア．メディカ出版，2014.
2) 日本形成外科学会編．頭蓋顎顔面疾患（主に先天性）：形成外科診療ガイドライン2021年版．https://www.jscmfs.org/guideline/volume4.html，（参照2023-10-19）.
3) 小林眞司．胎児診断から始まる口唇口蓋裂 集学的治療のアプローチ．メジカルビュー社，2010.
4) Peterson-Falzone, S.J. et al. 口蓋裂：言語障害の病理・診断・治療．和田健監訳．第２版，医歯薬出版，2005.

5 先天的な問題をもつ子どもと家族への看護

1 出生前検査

出生前検査や**出生前診断**は，出生前に胎児の状態について調べ，診断をすることで，適切な妊娠管理，出産方法の選択，出産後の児に対する治療管理方針について検討し適切な療育環境を整えることを目的とする．出生前検査は妊婦健診などで胎児の異常が疑われる場合や特定の先天性，遺伝性疾患に対するリスクを有する場合などに実施することがある．

出生前検査には，**確定的検査**と**非確定的検査**がある．確定的検査には，**絨毛検査***や**羊水検査***があり，検査結果に基づいて診断を確定できる．確定的検査は侵襲的手技により分析用の検体を採取する必要があり，流産や早産の可能性があることに留意すべきである．確定的検査の適応は**表2-6**の通りである．非確定的検査では，**胎児超音波検査***，**母体血清マーカー検査***，**非侵襲的出生前遺伝学的検査***（noninvasive prenatal testing：**NIPT**）などが含まれる．非確定検査はあくまで可能性（確率）を知るものであり，非確定的検査で陽性の場合は必ず確定的検査により診断を確定することが必要となる．

妊娠早期での出生前検査で陽性となった場合，妊娠の中断が選択される可能性があり，慎重に行われるべきである．出生前検査を受ける際には，夫婦ないしカップルが必要な情報のもとで十分に話し合い，納得のいく意思決定ができるように遺伝カウンセリングを受けることが重要である．

用語解説*
絨毛検査
経腟または経腹的に穿刺を行い絨毛組織を採取する．絨毛組織に含まれる胎児由来の細胞を培養して染色体検査を行う．妊娠週数10～14週ごろまで実施できる．流産率は１～３％である．

用語解説*
羊水検査
経腹的に穿刺を行い子宮内の羊水を採取する．羊水中に含まれる胎児由来の細胞を培養して染色体検査を行う．15週以降で実施できる．流産率は約0.3％である．

表2-6　侵襲を伴う出生前遺伝学的検査の実施要件

1．妊婦またはパートナーのいずれかが染色体の数的，構造的変化を保有している場合
2．妊婦が染色体異常症のある児を妊娠，分娩した既往を有する場合
3．妊婦が高年齢の場合
4．妊婦が新生児期もしくは小児期に発症する重篤なX連鎖遺伝病のヘテロ接合体の場合
5．妊婦およびパートナーの両者が，新生児期もしくは小児期に発症する重篤な常染色体潜性遺伝（劣性遺伝）病のヘテロ接合体の場合
6．妊婦およびパートナーの一方もしくは両者が，新生児期もしくは小児期に発症する重篤な常染色体顕性遺伝（優性遺伝）病のヘテロ接合体の場合
7．その他，胎児が重篤な疾患に罹患している，または罹患する可能性のある場合

日本産科婦人科学会．出生前に行われる遺伝学的検査および診断に関する見解．2023年６月改定．http://fa.kyorin.co.jp/jsog/readPDF.php?file=75/８/075080775.pdf#page=42，（参照2023-10-19）．

コラム　**NIPTについて**

NIPTは非侵襲的な検査であるために，皆が受けているからなどの安易な考えで受検することが懸念されている．また，対象となる21トリソミー，18トリソミー，13トリソミーの体質をもって生きる人へのネガティブなメッセージにつながる可能性があるなど，社会的，倫理的側面についての注意が必要である．

また，2022年３月からNIPT対象疾患の発生頻度によらず，適切な遺伝カウンセリングを実施しても不安が解消されない場合は，本人の意思決定を尊重するとの声明が日本医学会より発表された[2)]．出生前検査を希望する人が，自分にとっての検査を実施する意味について理解し，納得した上で意思決定できるよう，遺伝カウンセリング体制のさらなる充実が必要となる．

2 遺伝カウンセリング

「医療における遺伝学的検査・診断に関するガイドライン」（2022年改定）では，**遺伝カウンセリング**は「疾患の遺伝学的関与について，その医学的影響，心理学的影響および家族への影響を人々が理解し，それに適応していくことを助けるプロセスである．このプロセスには，1）疾患の発生および再発の可能性を評価するための家族歴および病歴の解釈，2）遺伝現象，検査，マネージメント，予防，資源および研究についての教育，3）インフォームドチョイス（十分な情報を得た上での自律的選択），およびリスクや状況への適応を促進するためのカウンセリング，などが含まれる」と定義している[3)]．

遺伝医療に関わる専門職として，**臨床遺伝専門医**，**認定遺伝カウンセラー®**（Certified Genetic Counselors：**CGC**），遺伝看護専門看護師などがおり，多職種のチームで遺伝カウンセリングを担当している．

遺伝カウンセリングは，遺伝性疾患の患者だけではなく，その家族や血縁者，またはその疾患の可能性のある人が対象（クライエント）となる．クライエントは，精神的心理的支援を受けながら十分な情報を提供され，遺伝カウンセリング担当者と良好な信頼関係を築き，対話を通して納得のいく意思決定が

用語解説＊
胎児超音波検査
妊娠初期にみられる超音波所見のうち，認めた場合は胎児の異常が存在する確率が上昇する所見がある．これらの所見は超音波ソフトマーカーと呼ばれ，代表的なソフトマーカーとして妊娠11週から13週までの間に認められる胎児後頸部透亮像（nuchal translucency：NT）の肥厚などがある．NT肥厚によって染色体異常や先天性心疾患，骨系統疾患などの疾患がわかる可能性がある．

用語解説＊
母体血清マーカー検査
母体の血液を採取して行う．母体血清中に含まれる胎児または胎児付属物由来のタンパク質αフェトプロテイン（α-fetoprotein：AFP），ヒト絨毛性ゴナドトロピン（human chorionic gonadotropin：hCG），非抱合型エストリオール（unconjugated estriol：uE3），inhibin-Aなどを測定する．母体の年齢，妊娠週数，体重，インスリン依存性糖尿病の有無，家族歴，日本人の基準値による補正を行い，胎児が21トリソミー，18トリソミー，神経管閉鎖不全症を有する確率を算出する．一定の確率を基準としてそれよりも高い場合を陽性，低い場合を陰性として判定する．陰性の場合でも胎児が罹患していることを否定するわけではない．妊娠15週から実施できる．

用語解説＊
非侵襲的出生前遺伝学的検査（NIPT）
母体の採血によって行う．母体の血液に浮遊している胎児DNA断片を分析することにより，21トリソミー，18トリソミー，13トリソミーの３種類の染色体疾患の可能性を調べる．妊娠10週以降から検査できる．

できることが重要である.

事 例

Aさん（夫）40歳，Bさん（妻）38歳の夫婦．初産．

妊娠15週で，高年妊娠のため子どもに病気がある可能性について気になり，産婦人科で相談したところ，遺伝子診療部で遺伝カウンセリングを受けられることを知り，予約を取った．臨床遺伝専門医と認定遺伝カウンセラー®（CGC）が対応することとなった．

遺伝カウンセリングの中で，ダウン症候群をもつ児が生まれる可能性が173分の１の確率であると知り，妻は高いと感じた．夫婦はもし検査でダウン症候群とわかれば妊娠の中断も考えていると話し，夫婦は羊水検査を希望し，受検した．

検査の３週間後，夫婦は結果を聞くために遺伝子診療部で遺伝カウンセリングを受けた．そこで，医師から夫婦へ「お腹の中のお子さんは21番染色体が３本あり，ダウン症候群であることがわかりました」と伝えられた．夫婦は結果にショックを受け，動揺した．医師からダウン症候群の合併症などについて説明がなされたが，妻は表情なく涙を流していた．夫も動揺する様子があったが，静かに話を聞いていた．妻の動揺が大きく，話を続けて聞くことができる状態ではないと判断し，説明は中断となった．その後，医師は退席し，CGCが夫婦の話を聴いた．

妻　：まさか，自分の子がダウン症候群だなんて….173分の１の確率って聞いていたから高いと感じたけれど…，でもまさか….ショックです．

CGC：173分の１の確率と聞いて，高いと感じていたけれど，実際に診断されるとは思っていなかったのですね．ショックを受けられたのですね．

妻　：もうどうしていいかわからないです．時間もない．とにかく不安です．

CGC：不安なのですね．Aさんはいかがですか？

夫　：とにかく驚きました．私も不安です．

CGC：どのようなことが不安だと感じますか？

妻　：ダウン症候群の子どものほとんどは心臓や消化器の病気があると聞きました．手術も何度もしなくてはいけないのがかわいそうで．発達も遅れるみたい．どうやって育てたらいいかわかりません．

夫　：インターネットで見たら，あまりいいことが書いていなくて．私は将来，自分たちがいなくなってからのことが心配です．ダウン症候群の人で働いている人はいますか？

妻　：私が妊娠中にかぜ薬を飲んだからですか？やっぱり高齢だからですか？妊婦健診で赤ちゃんの心臓の動きをみるたびにとても嬉しくて．とても元気なのに….

CGCは夫婦の話を傾聴し，質問に答えながら対話を続けた．

夫婦は後日，改めて遺伝子診療部で遺伝カウンセリングを受け，ダウン症候群の合併症や受けられる支援などについて詳しい話を聞いた．夫婦からも，分娩施設の選択や，大きくなってからの就学などについての質問もあった．診断直後より表情は穏やかになっており，医師からの説明を落ち着いて聞いている様子がみられた．数日後，夫婦は妊娠を継続する意思を産科医師に伝えた．

1 遺伝カウンセリングの方法

|1| 遺伝カウンセリングの目標設定

遺伝カウンセリング担当者は，事前に話し合うべき内容について目標を設定する．事例では，クライエントに診断を伝え，必要な情報提供を行うことが目標として設定される．しかし，事例のように，診断について衝撃を受け動揺が大きく一度の説明では十分な情報提供が困難な場合もある．遺伝カウンセリング担当者は，クライエントの表情や言動などを常に観察し，状況によっては情報提供を行うことを中断し，心理的支援を優先することが必要となる．また，事例のように，CGCが改めて話を聴くなどの対応が望ましい場合がある．情報提供が一方的に行われることがないよう，クライエントの心理状況に応じて目標を再度設定することが重要である．

2 クライエントが持っている情報の把握

クライエントは事前にインターネットや本などから情報を得ている可能性があり，その情報が正確なものであるとは限らないため，クライエントはどのような情報を得て，どのように理解し不安に感じているのか確認する必要がある．クライエントが必要とする正確な情報提供を行うことが大切である．

3 受容的態度

事例では，クライエントから，ショックを受けたこと，不安な思いでいることなどが語られている．CGCはクライエントの言葉を繰り返すことによって，その思いを確認し受け止めているというメッセージを送っている．決して無理に励ましたり，否定したりすることなく，クライエントの思いをありのままを受け止めることが大切である．

4 誰のせいでもないというメッセージ

事例では，妻から自責の念が語られている．母親は自らの胎内で命を育てるため，自分自身の責任であると感じやすい．ダウン症候群をもつ児を授かることは誰にでも起こり得ることで，偶然であること，また母体の年齢との関係は統計学的には示されているが，そのカップルでの原因のすべてではないことを伝える．そして，そのように感じる妻の思いを否定せず，受け止めるような関わりが必要である．

5 倫理的な側面

刑法では人工妊娠中絶は認められていないが，母体保護法では事件による妊娠，母体の身体的・経済的理由においてのみ認められている．胎児が疾患や障害をもつことを理由に人工妊娠中絶することはできない．

人工妊娠中絶が可能なのは妊娠22週未満であり，羊水検査が実施できるのは妊娠15週からである．事例では結果を受け取った時点で妊娠18週を過ぎている．約３週間という短い期間に重大な決断を迫られる夫婦の精神的負担は大きい．

検査前に夫婦は妊娠を中断する可能性について話していたが，胎内で育つ児への愛情が語られており，児へ育まれる愛情と，ダウン症候群と診断された衝撃との間で夫婦の感情が揺れ動いていると考えられる．クライエントがもつさまざまな思いを傾聴し対話を通してクライエント自らが意思決定できるように支援することが重要である．

2 遺伝カウンセリングの注意点

|1| 環境を整える

遺伝カウンセリングはデリケートな内容となることが多いため，プライバシーが守られ，安心して話ができる静かで落ち着いた場所を用意する．出生前検査や出生前診断の遺伝カウンセリングではパートナーとともに話を聞くことができるように調整をする．

|2| 言葉を選ぶ

言葉の選択によりネガティブな印象を与える可能性があるため，「異常」「奇形」「残念ながら」などの言葉は避け，「染色体異常」ではなく「染色体の変化」などの表現が推奨される．

|3| 非指示的・共感的態度をとる

クライエントは限られた時間の中で自分自身または胎児，子どもにとって最善の方法を導き出し，意思決定する．その選択に正解はなく，クライエントがどのような選択をしたとしても遺伝カウンセリング担当者は，クライエントの自律的な意思決定を尊重し，支援を継続する．遺伝カウンセリング担当者がクライエントの意思決定の方向性を決めてしまわないよう非指示的・共感的な言動，態度で接する必要がある．

|4| 遺伝について説明する

多くのクライエントにとって，「遺伝子」や「染色体」などの専門用語は聞き慣れないものである．染色体や遺伝子などの遺伝情報を体の設計図に例えるなど，クライエントの理解しやすいように資料などを用いて説明することが重要である．遺伝カウンセリングを通じて，遺伝情報が世代を超えて受け継がれる可能性があること，遺伝情報の違いは疾患の発症だけでなく，個人のもつさまざまな個性や体質，ヒトの多様性と関連することについて理解を促していくことが必要である．

|5| 遺伝学的検査の特性について伝える

確定的検査で得られた遺伝情報は一生変わることがないこと（不変性），親やきょうだいなど近親者は一部遺伝情報を共有するため，同様の変化をもつことがわかる可能性があること（共有性），今後起こり得る疾患について知る可能性があること（予見性）を伝える．また，出生前検査などを含む遺伝学的検査によってわかる疾患は限定されており，すべてのことがわかるという意味ではないことを理解してもらう必要がある．

3 口唇口蓋裂

事 例

Kちゃん，在胎週数38週０日，体重3,300ｇで出生．

出生後，左唇顎口蓋裂が確認された．初回哺乳から口蓋裂専用乳首で哺乳していたが，哺乳が進まなかった．口蓋裂専用乳首の種類を変更したことで，むせることなく哺乳ができるようになり，体重増加もみられ，退院となった．両親は，児への愛着形成は良好だったが，不安が強かった．入院中に形成外科医師より今後の手術の予定を含めた説明がなされた．

1 出生後の看護

家族の動揺や不安は大きく，自分たちを責める発言が聞かれる場合もあり，家族へのサポートは重要である．面会時は家族，特に母親の心理的状況に配慮し，母親が児へ関われるよう援助していく．また，唇裂は外見上明らかな形態異常であり，退院後に児を周囲の目から隠そうとして母親は孤立する場合がある．そのため，父親やそのほかの理解者・協力者がいるかどうかの情報を得て働きかける．口唇口蓋裂児では複数回の手術が必要になるため，適切な情報提供や家族への継続したサポートが必要である．

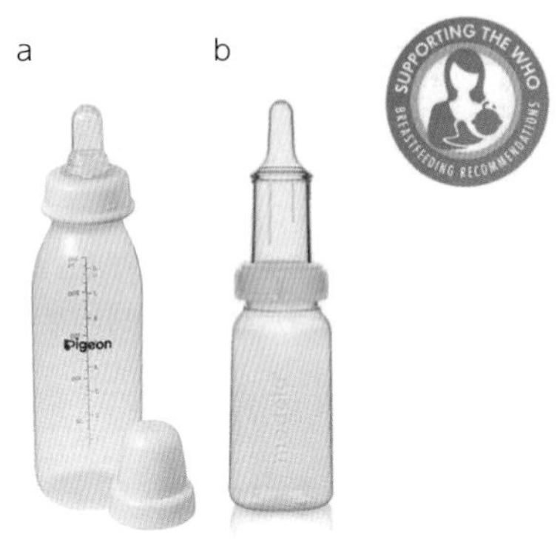

a：口唇口蓋裂児用哺乳器セット
写真提供：ピジョン株式会社
b：SpecialNeeds（スペシャルニーズ）フィダー
写真提供：メデラ株式会社

図2-14 口唇口蓋裂児用乳首

口蓋裂児は，口腔内が陰圧になりにくく吸啜力が弱いため，哺乳時に**口蓋裂専用乳首**を使用することが多く哺乳の様子を観察することが大切である（**図2-14**）．さらに，母乳やミルク，唾液の逆流による誤嚥から生じる呼吸障害や，上気道感染，滲出性中耳炎などが起こりやすいため，注意が必要である．授乳時の体位や，哺乳時のむせ，鼻腔からのミルクの流出，呼吸状態を観察し，児に適した乳首を選択して家族に指導することが必要である．

2 口唇裂手術における看護

生後２カ月で口唇裂手術のため入院した．手術後，呼吸状態は問題なく経過した．創部安静のため，胃管を挿入し，経管栄養と点滴での管理を行っていた．また，創部の安静や胃管抜去防止目的で上肢の抑制を行った．術後５日目に鎮静下で抜糸を行い，経口哺乳が開始となった．抜糸後はテープ保護となり，家族へ処置方法を指導し，術後６日目に退院となった．入院中は，抱っこをしても啼泣が続き，空腹やおむつ交換ではなく疼痛があると考えられた場合に，鎮痛薬を使用した．

口唇裂の術後は出血や腫脹による気道閉塞の可能性があるため，呼吸状態に注意し観察していく必要がある．口鼻腔に分泌物があり吸引が必要な場合は，吸引の制限があるかを確認しておく．また，患児は疼痛を訴えられないため，啼泣の有無や程度などを家族に確認し，適切に鎮痛薬を使用できるよう観察していく．

創部の安静が保たれるよう，上肢の抑制やおしゃぶり・指しゃぶりの制限が必要なことがある．抑制帯を使用する場合は必要最低限とし，家族への説明を行って同意を得ることが望ましい．患児の術前の情報（乳首の種類，おしゃぶり，指しゃぶりなど）を把握しておくことも重要である．抑制帯を使用した場合，神経障害，運動障害，皮膚障害に注意して観察する必要がある．また，抑制帯を使用しない場合は，創部の安静について家族へ説明し，協力を得る．

退院後も処置が必要であるため，創部の観察や退院後の処置について家族に指導を行う．

3 口蓋裂手術における看護

1 歳で口蓋裂手術のため入院した．術後は窒息や出血を予防するために，挿管管理のまま集中治療病棟に入室した．翌日抜管となり，呼吸状態が安定したところで，一般病棟に転棟となった．創部の安静のため，胃管による経管栄養と点滴での管理となった．創部の安静を図り，チューブ類の抜去を防止するために，抑制帯を使用した．患児は時折啼泣があり，疼痛があると考えられた際には鎮痛薬を使用した．術後 3 日目にペースト食が開始となった．術後 6 日目で全粥刻み食となり，家族に食事や注意点について指導し，術後 7 日目に退院となった．

口蓋裂の術後は，出血や腫脹による気道閉塞の可能性がある．そのため呼吸状態に注意する必要があり，手術当日から翌日にかけて集中治療室にて挿管したまま呼吸管理をする施設もある．

抑制については口唇裂手術の場合に準じる．経口摂取開始後，創部の安静のため，ストローやスプーンの制限が必要な場合がある．そのため，術前に飲水方法について確認しておき，家族へ説明して経口摂取の方法を検討する．また，口腔ケアの方法も確認し，家族に説明する．

抑制や食事制限によって患児と付き添い者のストレスが多くなるため，入院中のストレス緩和に努める．

退院前には，退院後の創部安静のための食事形態や抑制について家族に指導する．

4 顎裂手術における看護

6 歳で顎裂手術（腸骨からの海綿骨移植）のため入院した．術後，呼吸状態は安定していた．定時で鎮痛薬を使用していたが，疼痛が強く，他の鎮痛薬も使用した．排泄時は，尿器あるいはトイレを使用する場合は移動に車椅子を使用した．食事は手術当日の夕食より全粥刻み食を開始した．歯磨きは手術部位を避けて行うよう説明した．患児の歩行が可能となり創部にも問題なく，食事も取れるようになったため，家族に食事や注意点について指導し，術後 5 日目に退院となった．

腸骨海綿骨移植の場合，骨採取部の痛みが比較的強いため，鎮痛薬を使用して疼痛緩和に努める．定時薬に加えて屯用薬などを使用し，必要に応じて医師に相談する．また，無理して動き過ぎないよう，患児に声を掛ける．

創部を傷付けないよう，退院前は家族に歯磨きのしかたや食事形態について指導する．

引用・参考文献

1) 日本産科婦人科学会．出生前に行われる遺伝学的検査および診断に関する見解．2023年6月改定．http://fa.kyorin.co.jp/jsog/readPDF.php?file=75/8/075080775.pdf#page=42，（参照2023-10-19）．
2) 日本医学会ほか．NIPT等の出生前検査に関する情報提供及び施設（医療機関・検査分析機関）認証の指針．https://www.mhlw.go.jp/content/11908000/000901426.pdf，（参照2023-10-19）．
3) 日本医学会．医療における遺伝学的検査・診断に関するガイドライン．https://jams.med.or.jp/guideline/genetics-diagnosis_2022.pdf，（参照2023-10-19）．
4) 櫻井晃洋．"遺伝カウンセリングの基本理念"．遺伝カウンセリングマニュアル．櫻井晃洋編．改訂第3版，南江堂，2016，p.2-5.
5) 櫻井晃洋．"遺伝カウンセリングにおける基本的なコミュニケーションスキル"．遺伝カウンセリングマニュアル．櫻井晃洋編．改訂第3版，南江堂，2016，p.22-24.
6) 澤井克明．"出生前診断の実際"．遺伝カウンセリングマニュアル．櫻井晃洋編．改訂第3版，南江堂，2016，p.48-52.
7) Nussbaum, R.L. et al. トンプソン＆トンプソン遺伝医学．福島義光監訳．メディカル・サイエンス・インターナショナル，2009，p.469-487.

臨床場面で考えてみよう

Q1 健康な両親から出生した現在１歳の男児．父親の弟がデュシェンヌ型筋ジストロフィーのため20歳で死亡している．両親から，「デュシェンヌ型筋ジストロフィーは遺伝すると聞いたので，子どもが病気かどうか今すぐ検査で調べたい」との希望があった．どのように対応すべきか．

Q2 17歳女性．水晶体偏位と大動脈基部拡張，側弯症などの症状からマルファン症候群と診断された．今後の注意点について，両親と本人にどのような指導が必要か．

Q3 ダウン症候群の女児が９カ月児健康診断のために母親と来院した．母親から，「ミルクもよく飲んで元気だが，最近頭をカクンと前に倒すような動きが一日に何度かみられるのが気になる」との相談があった．母親には何を伝えればよいか．

Q4 骨移植による顎裂手術後の患児から，せんべいを食べたいと言われた．患児・家族にどのような指導が必要か．

考え方の例

1 デュシェンヌ型筋ジストロフィーはX連鎖性遺伝形式をとる．男性の性染色体はXYであり，男性は必ず父親からY染色体，母親からX染色体を受け継ぐ．父親の家系からX連鎖性遺伝性疾患であるデュシェンヌ型筋ジストロフィーが遺伝することはないため，子どもに検査を受けさせる必要はないことを説明する．

2 結合組織の脆弱性により関節が柔らかく，衝撃に弱い，疲れやすいなどの特徴をもつ．このため，力仕事など，体への負荷が長い時間続くような作業や，コンタクトスポーツと呼ばれる体がぶつかり合うような競技（格闘技やラグビーなど），大会などの競争的な環境での運動を避ける必要がある．多くの場合，通常の学校生活や修学旅行などのイベントへの参加については，主治医の許可を得た上で参加が可能である．また，女性では妊娠および出産時の心血管合併症に対する管理が必要となるため，定期的な健康管理を継続する必要があることを本人，家族に理解してもらうことが重要である．

3 乳幼児期に頭部を前屈する，両側上肢を振り上げる，体を折り曲げるなどの動きが短時間に何度も反復する場合，点頭てんかん（ウエスト症候群）の可能性を考慮する必要がある．無治療の場合は徐々に発作回数が増加し，首がすわらなくなるなど発達の退行がみられるため，できるだけ早く診断と治療を行うことが重要である．そのため，点頭てんかんの疑いがあり，急いで病院を受診する必要があることを伝える．

4　創部が損傷し，移植した骨が漏れ出てしまうと骨形成ができないため，硬い食べ物は避けるように指導する．また，創部の刺激になるもの（付着性のあるものなど）も控えるよう伝える．管理栄養士からの栄養指導も可能であれば行うとよい．

◆ 学習参考文献

❶ **池田由紀江．ダウン症のすべてがわかる本．講談社，2007．**

医学的な説明だけでなく，家庭での子育てや社会制度によるサポートなど必要な情報が幅広く記載されている．家族や支援者にとってもわかりやすい入門書として勧められる．

❷ **櫻井浩子ほか．18トリソミー：子どもへのよりよい医療と家族支援をめざして．メディカ出版，2014．**

医療情報だけでなく，家族や支援者の立場からの思いや支援のあり方など，さまざまな視点からの情報が網羅されている．周産期・小児に関わるすべてのスタッフに勧められる．

❸ **大久保文雄．こどもの口唇裂・口蓋裂の治療とケア．メディカ出版，2014．**

患者用（保護者用）の書籍であり，非常にわかりやすい．この本の内容を知っていれば十分な知識と言える．施設独自の治療法に偏ることなく，標準的治療について述べられており，バランスがよい．

3 代謝疾患と看護

学習目標

- 小児の代謝疾患にはどのようなものがあるかを理解する．
- 各疾患の発症頻度・発症機序・分類・病態変化など，疾病の概念についての知識を得る．
- 各疾患における症状，診断，治療を学ぶことで，疾患の特徴および治療上の注意点を知る．
- 代謝疾患をもつ患児のアセスメントのポイント，また患児とその家族へ看護を展開するにあたって大切な事項を学ぶ．

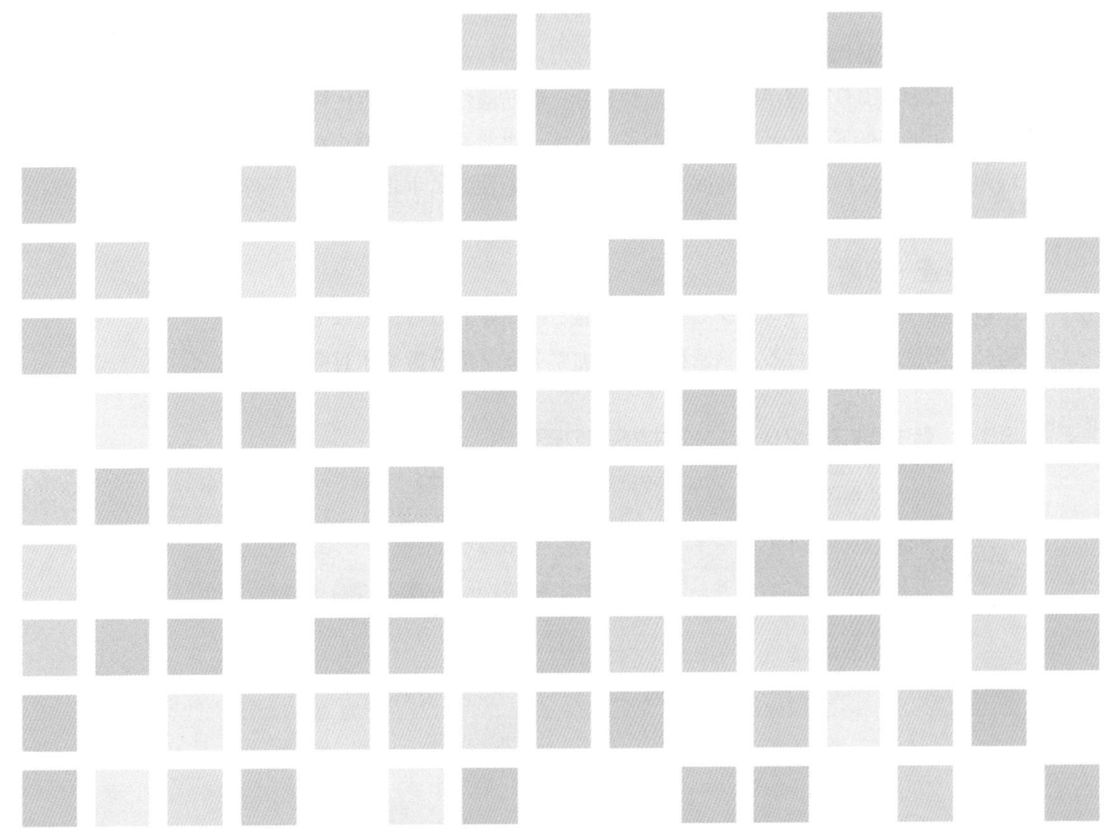

1 代謝疾患

1 新生児マススクリーニング対象疾患

新生児マススクリーニング（newborn mass screening）は先天性疾患を発病前に見つけて治療し，障害発生を予防する母子保健事業の一つである．2014（平成26）年から**タンデムマス法**＊を取り入れた新生児マススクリーニングが全国的に導入され，これにより対象疾患は従来法の６疾患から20疾患余りと飛躍的に増加した（**表3-1**）．新生児マススクリーニング対象疾患には先天性甲状腺機能低下症と先天性副腎過形成症が含まれるが，これらに関しては４章の内分泌疾患の項で詳述することとし，ここでは主に先天代謝異常症について述べる．

先天代謝異常症は，個々の疾患では数万～100万人当たり１人とまれな疾患であるが，タンデムマス法で発見される疾患をすべて合わせると約１万人に１人の割合となり，人口の多くない自治体でも毎年なんらかの疾患が発見されている．

1 発症機序・病態

アミノ酸代謝異常症ではアミノ酸の代謝経路の第１段階が，**有機酸代謝異常症**はその第２段階以降が障害されるために，代謝されるはずの毒性物質であるアミノ酸や有機酸が蓄積し，その毒性による症状が発現する．**糖質代謝異常症**であるガラクトース血症もガラクトース代謝経路が障害されるため，ガラクトースやその代謝物が蓄積して臓器障害が起こる．

一方，**脂肪酸代謝異常症**では，飢餓時などに神経細胞などがエネルギー不足に陥ることにより障害が発生する．つまり，脂肪酸代謝は炭水化物由来のエネルギー供給が低下したときの代替のエネルギー供給系として働くため，この過程が障害されていると，長時間の絶食時などに急性のエネルギー産生不全に陥り急性脳症や突然死を起こす．

2 検査・診断

新生児マススクリーニングで要精密検査と判定されると，それぞれの疾患に応じた精密検査を受ける．精密検査では血漿アミノ酸分析や尿有機酸分析など

表3-1　新生児マススクリーニング対象疾患の概要

先天代謝異常症	アミノ酸代謝異常症	フェニルケトン尿症，メープルシロップ尿症，ホモシスチン尿症など
	有機酸代謝異常症	メチルマロン酸血症，プロピオン酸血症，イソ吉草酸血症など
	脂肪酸代謝異常症	中鎖アシルCoA脱水素酵素（MCAD）欠損症，極長鎖アシルCoA脱水素酵素（VLCAD）欠損症など
	糖質代謝異常症	ガラクトース血症
内分泌疾患		先天性甲状腺機能低下症，先天性副腎過形成症

plus α

新生児マススクリーニング

日本の新生児マススクリーニングは1977年にガスリー法を中心に開始され，対象疾患はいくつかの変遷を経て先天代謝異常症４疾患，内分泌疾患２疾患で行われるようになった．その後2014年に全国導入されたタンデムマス法により対象疾患は20疾患余りと飛躍的に増加した．さらに近年,重症免疫不全症などを対象とした拡大スクリーニングが一部の施設・自治体で行われるようになってきており，対象疾患は今後も増えていくことが予想される．

用語解説＊

タンデムマス法

質量分析装置（マススペクトロメトリー）二つを直列につなげた装置（タンデム型質量分析装置）を用いた測定方法．種々の分子をイオン化して粒子ごとの質量を測定する．従来の方法に比べ，少量の検体で多項目の測定を短時間で行うことができる．

特殊な検査も行われる．

3 治療・予後

アミノ酸代謝異常症や有機酸代謝異常症では，毒性物質そのもの（例えば特定のアミノ酸など）やそのもととなる物質（タンパク質）を除去する除去食が治療の中心となり，個々の病態に応じた治療用特殊ミルク*が用いられる．

飢餓時のエネルギー不足が基本病態である脂肪酸代謝異常症では，食事間隔を空けないようにする生活指導が治療の根幹となる．また感染症罹患時などで経口摂取ができないときには，糖を含んだ輸液を行う．

新生児マススクリーニング対象疾患は適切な治療が継続されれば予後は良好である．

4 ナーシングチェックポイント

1 患児への教育

先天代謝異常症の治療は食事療法や生活指導など生活そのものが治療であることも多く，薬物療法に比べてその徹底や継続が難しい．また通常は小児期のみならず成人期以降にもわたる長期的な治療が必要である．これらの点から，疾患に関しての理解は非常に重要である．患児が幼少の時には両親に，患児が成長すれば患児自身に，疾患の特徴や治療の必要性に関して繰り返し説明して理解してもらうことが重要である．

2 精密検査症例への対処

章末「臨床場面で考えてみよう」のＱ１の考え方の例（➡p.99）を参照．

2 ムコ多糖症

ムコ多糖症（mucopolysaccharidosis）はライソゾーム酵素の欠損や活性低下により発症する**ライソゾーム病**の一つで，ムコ多糖と呼ばれる老廃物を分解・処理する酵素の活性低下により全身の細胞にムコ多糖が蓄積する疾患である．ライソゾームは細胞内小器官であり，細胞内で生じた老廃物を処理するゴミ処理工場に例えられる．ライソゾーム内にはライソゾーム酵素と呼ばれる分解酵素が多数存在しており，それぞれに対応した老廃物を分解・処理している．このライソゾーム酵素の活性低下があると分解・処理できない老廃物がライソゾーム内に蓄積し，細胞機能障害から臓器障害を引き起こす．

ムコ多糖症の主な症状には肝臓・脾臓の腫大，骨変形，中枢神経障害などがある．日本では５～６万人に１人と推定され，そのうち約60％をムコ多糖症Ⅱ型（ハンター症候群），約20％をムコ多糖症Ⅰ型（ハーラー症候群）が占める．

ムコ多糖症の治療はムコ多糖症Ⅰ型・Ⅱ型などでは酵素補充療法が行われるが，進行性の疾患であり，重症例では生命予後も悪い．

用語解説 *

治療用特殊ミルク

先天代謝異常症の治療のために特定のアミノ酸などの成分を制限する目的で作られたミルク．フェニルケトン尿症の治療に用いるフェニルアラニン除去ミルクなどがある．

plus α

精密検査症例

新生児マススクリーニングは，初回採血と再採血検査により精密検査症例を「篩（ふる）い分ける」ことを目的としている．見落としを防ぐために実際の対象より多めに抽出している．例えばタンデムマス法での対象疾患であれば，初回採血での再採血判定率は0.5％（200人に１人）程度，再採血検査での精密検査判定率は0.05％（2,000人に１人）程度が適正とされている．実際の疾患の頻度は１万人に１人のため，精密検査例でも疾患と診断されるのは５人に１人の割合となり，言い換えると５人中４人は疾患ではない．

plus α

ライソゾーム病

ライソゾーム病には多数の疾患が含まれる．ムコ多糖症以外の代表的なものとしてはファブリー病，ポンペ病，ゴーシェ病などがあり，酵素補充療法が可能である．

3 家族性高コレステロール血症（FH）

家族性高コレステロール血症（familial hypercholesterolemia：**FH**）は**低比重リポタンパク**（low-density lipoprotein：**LDL**）受容体およびその関連遺伝子の変異による遺伝性疾患で，常染色体顕性遺伝（優性遺伝）形式をとる．日本ではこれまでヘテロ接合体*患者は500人に１人，ホモ接合体*患者は100万人に１人とされてきたが，最近の調査ではヘテロ接合体患者が約200人に１人，ホモ接合体患者が約16万人に１人と，より高頻度であることが報告されている[1)]．

本稿では，頻度の高いヘテロ接合体について述べる．

1 発症機序・原因

LDL受容体およびその関連遺伝子の変異によりLDL受容体の機能が消失・低下する．この結果，血中のLDLコレステロール（LDL-C）が末梢組織に取り込まれずに増加し，変性（特に酸化変性）して血管内皮細胞を傷害する．この傷害された内皮細胞は内皮下層のマクロファージに取り込まれ，粥（じゅく）状動脈硬化を引き起こす．

2 病態・症候

小児ヘテロ接合体患者では成人でみられるようなアキレス腱肥厚や皮膚黄色腫，角膜輪などの症状を認めることは少なく，血液検査を行って初めて高LDL-C血症が気付かれることが多い．

3 検査・診断

小児家族性高コレステロール血症の診断基準に則り診断される．続発性（二次性）高脂血症除外後，下記の２項目が当てはまる場合にFHと診断される．

- 高LDL-C血症：未治療時のLDL-C ≧ 140 mg/dL
- FHあるいは早発性冠動脈疾患の家族歴（２親等以内の血族）

4 治療・予後

治療はまず食事，運動などの生活習慣の指導を行いLDL-Cの軽減に努める．生活習慣の改善による効果が不十分な場合は，10歳を目安にスタチン*内服による薬物療法を開始する．

ヘテロ接合体患者では無治療の場合，平均35歳で冠動脈疾患に罹患するが，20歳でスタチン治療を開始した場合，その発症は48歳まで遅らせることができ，さらに８～10歳で薬物療法を開始すると53歳になるまで発症しないというデータがある[2)]．早期発見による小児期からの治療開始が予後を左右する．

5 ナーシングチェックポイント

小児ヘテロ接合体患者では無症状ながら，10歳ごろから急速に動脈硬化が進行することがわかっている[3)]．スタチン治療はその進行を抑制することが明らかにされており，スタチンの服薬継続は非常に重要である．したがって，保護者のみならず患児本人にも繰り返しその必要性を指導することが大切である．

用語解説*

ヘテロ接合体とホモ接合体

常染色体には父由来の遺伝子と母由来の遺伝子の二つの対立遺伝子が存在する．このうちどちらか一方のみに異常を有する場合をヘテロ接合体，両方ともに異常を有する場合をホモ接合体と呼ぶ．一般にホモ接合体のほうが重症となる．

plus α

LDL-CとHDL-C

LDL-Cはいわゆる「悪玉コレステロール」と呼ばれ，動脈硬化を引き起こす主犯とされている．これに対し，HDL-Cは「善玉コレステロール」と呼ばれ，血液中の増加したコレステロールを回収し，さらに血管壁にたまったコレステロールを取り除いて肝臓へ戻す働きにより動脈硬化を抑制する．

用語解説*

スタチン

コレステロール合成に必要なHMG-CoA還元酵素を阻害しコレステロール合成を抑えることで血液中のコレステロール（主にLDL-C）を減らす．プラバスタチン・ピタバスタチンなどの成分名からスタチンと総称される．

4　1型糖尿病

日本における小児**1型糖尿病**（type1 diabetes mellitus）の年間発症率は10万人当たり約1.5～2.5人と推定される．

1 発症機序・原因

1型糖尿病は何らかの原因により膵インスリン産生細胞（β細胞）が破壊され，内因性の**インスリン**が欠乏することにより発症する．通常は絶対的なインスリン欠乏に陥る．

自己免疫的機序による1A型（自己免疫性）と原因が特定できない1B型（特発性）に分類され，1A型が90％を占める．

2 病態・症候

1型糖尿病ではインスリン欠乏により血中グルコースが細胞内に取り込まれず高血糖となる．尿に糖が漏れ出し（尿糖），これにより尿量が増える（多尿）．尿量が増えると，のどの渇きを生じ（口渇），多量の水分を摂るようになる（多飲）．もしなんらかの事情で思うように水分が摂れなければ脱水となる．

一方，細胞はグルコースが利用できずにエネルギー不足となるため，代替エネルギーとして脂肪を分解し利用する．これによりケトン体が産生されケトーシスとなる．全身の脂肪は分解されるためやせてくる（体重減少）．

この状態が長引く，あるいは感染症を併発してエネルギー必要量が増えると，これらの状態はさらに悪化し重篤となる．ケトーシスは高じるとケトアシドーシス*へと進展し，悪心・嘔吐や意識障害を呈するようになる（**糖尿病性ケトアシドーシス**；DKA）．

3 検査・診断

成人と共通の診断基準により糖尿病の診断をつける（**表3-2**）．1型では急激な発症も少なくないため，経口糖負荷試験が必要となることは多くはなく，血糖値やHbA1c値，経過などから診断がつくことが多い．

インスリンの欠乏の有無により1型・2型の鑑別を行うが，2型糖尿病の

plus α　インスリン欠乏状態

インスリンの一番の働きは細胞にブドウ糖というエネルギーを供給することである．そのためインスリンがないと細胞はエネルギー不足から死に至る．このインスリンの作用を代替するホルモンはほかにはなく，インスリンは生命維持のために必須のホルモンであると言える．内因性インスリンの欠乏状態である1型糖尿病ではインスリン注射なくして命をつなぐことはできない．過去にだまされてインスリン注射をやめたことで命を落とした1型糖尿病児の報道があった．

用語解説*　ケトアシドーシス

血中にケトン体がたまった状態をケトーシスといい，それがさらに悪化しある一定以上のケトン体がたまると，血液のpHが酸性に傾きケトアシドーシスとなる．

表3-2　糖尿病の診断基準

①早朝空腹時血糖値：126mg/dL以上 ②随時血糖値：200mg/dL以上 ③75g経口ブドウ糖負荷試験（75gOGTT）2時間値：200mg/dL以上 ④HbA1c値：6.5％以上
1．上記①～③のいずれかと④が確認された場合には，糖尿病と診断する．
2．①～④のいずれか一つだけを認めた場合は「糖尿病型」と診断し，別の日に再検査を行い，再び「糖尿病型」が確認されれば糖尿病と診断する．ただし，HbA1cのみの反復検査で診断はできない．
3．血糖値が「糖尿病型」（①～③のいずれか）を示し，かつ次のいずれかの条件が満たされた場合は糖尿病と診断する． ・糖尿病の典型的症状（口渇，多飲，多尿，体重減少）の存在 ・確実な糖尿病網膜症の存在

急性増悪時には**糖毒性***による一過性のインスリン分泌低下がみられることがあり，容易でないこともある．しかし，自己免疫機序の関与を指し示す膵島関連自己抗体〔抗グルタミン酸脱炭素酵素抗体（GAD抗体），インスリノーマ-2関連抗原抗体（抗IA-2抗体）など〕が陽性であれば，1A型と診断できる．

4 治療・予後

1型糖尿病は**インスリン療法**が治療の根幹を成す．生理的なインスリン分泌動態*を模倣したインスリン療法としてインスリン頻回注射法と持続皮下インスリン注入療法（continuous subcutaneous insulin infusion：CSII）が近年最も広く行われている．

インスリン頻回注射法は，追加分泌に当たる朝・昼・夕食前の超速効型インスリンと，基礎分泌に当たる睡眠前など1日1回の持効型インスリンの皮下注射による4回法が基本となる（図3-1a）．持続皮下インスリン注入療法はインスリンポンプを用いて基礎分泌に当たるベーサルと追加分泌に当たるボーラス投与を行う（図3-1b）．

1型糖尿病では基本的には肥満を伴わないことが多く食事制限の必要はないが，栄養バランスのとれた規則正しい食生活を実践することが大切である．

慢性合併症として網膜症，神経障害，腎症などの細小血管症と，心疾患，脳卒中などの大血管症がある．インスリン療法を中心とした治療によりこれらの合併症をいかに防止していくかが予後を大きく左右する．

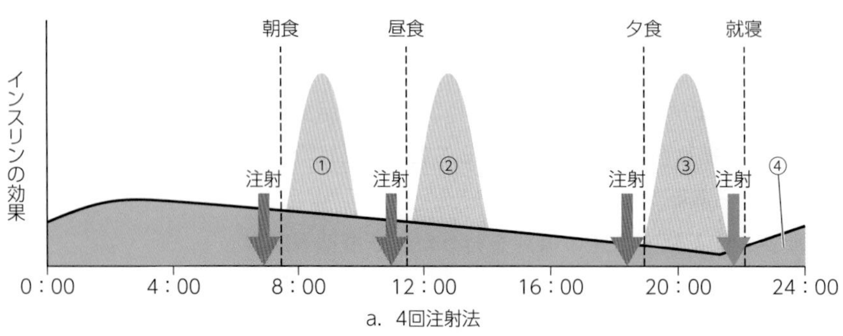

a. 4回注射法

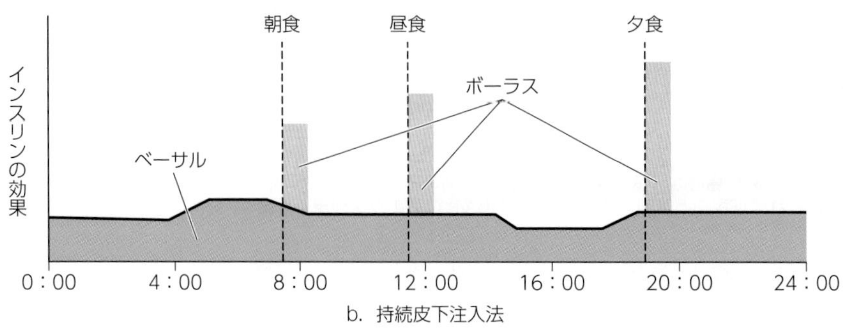

b. 持続皮下注入法

図3-1 インスリン療法

用語解説* **糖毒性**

高血糖は短期的には膵β細胞の増殖刺激として働くが，持続し慢性的となるとβ細胞を傷害しインスリン生合成・分泌の低下を引き起こす．これを糖毒性と呼び，これによりさらに高血糖が助長され悪循環となる．インスリン投与などにより血糖値が改善することで悪循環は解消される．

plus α **ハネムーン期**

1型糖尿病発症後の初期段階に十分なインスリン投与を行い血糖が低下すると，インスリン投与量が大きく減少する時期が来ることがある．これをハネムーン期または寛解期という．残存していた膵β細胞の機能が回復し自己インスリン分泌能が高まることによるが，一時的であり，残存膵β細胞もやがて破壊されインスリン分泌能は進行性に低下し絶える．

用語解説* **生理的なインスリン分泌動態**

常に少しずつ出ている基礎分泌と炭水化物の摂取に応じて出る追加分泌から成る．

5 ナーシングチェックポイント

1型糖尿病の発症時期は乳幼児期から思春期と幅広く，かつ一度発症すれば治療はその後一生涯続く．乳児期・幼児期・学童期・思春期のそれぞれの時期での特性と発症してからの時間経過に応じたきめ細かな対応が求められる．

治療の目標は患児が病気と向き合いながら心身ともに健康に成長・発達し，成人後は社会人として自立できることであり，日々の対応・指導の中で患児の自立を促すような心理的サポートも含めた支援が重要となる．

5 2型糖尿病

日本における小児**2型糖尿病**（type2 diabetes mellitus）の年間発症率は10万人当たり約2.5～3.5人と報告されている．生理的にインスリン抵抗性が加わる思春期に急増する．

1 発症機序・原因・症候

2型糖尿病の発症には**インスリン抵抗性**（インスリンの効きにくさ）と**インスリン分泌低下**が関与している（図3-2）．インスリン抵抗性は肥満や過食，運動不足といった環境因子によりもたらされ，インスリン分泌低下には遺伝素因が関係している．

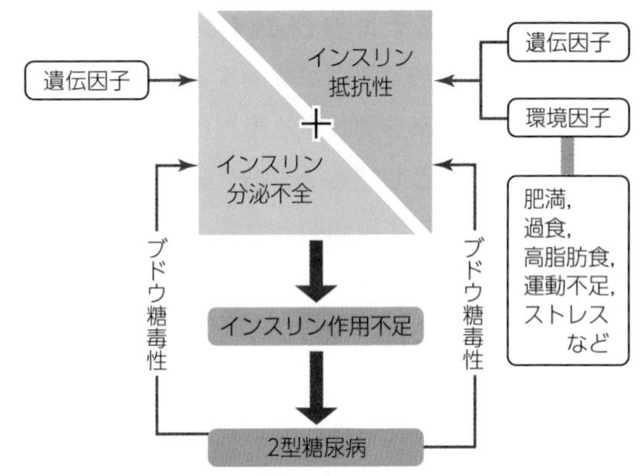

図3-2 2型糖尿病の病態・成因

日本の小児2型糖尿病では発症時非肥満であるものが20～30％を占め，成人と同様にインスリン分泌不全が主体である場合が少なくないと考えられる．2型糖尿病発症は緩やかであり，無症状のまま学校の検尿尿糖スクリーニングで発見されることも多い．一方，清涼飲料水多飲によるソフトドリンクケトーシス*で発症することもある．

> 用語解説*
> **ソフトドリンクケトーシス**
> ペットボトル症候群ともいわれる．典型的には未診断の2型糖尿病患者が習慣的にソフトドリンクを多飲することによって起こる糖尿病性ケトーシスをいう．習慣的なソフトドリンク多飲のために高血糖から口渇が起こり，さらにソフトドリンクを多飲することにより高血糖が増悪する悪循環が生じる．高じた高血糖により糖毒性が惹起されインスリン作用不足からケトーシスとなる．

2 検査・診断

2型糖尿病も1型同様，まず成人と共通の診断基準により糖尿病の診断をつける（➡p.91 表3-2）．発症は緩やかであり，血糖値やHbA1c値の上昇はさほどでもないことも多く，経口糖負荷試験により糖尿病の診断をすることも少なくない．

次に肥満の有無，インスリン分泌量，膵島関連自己抗体の有無などから2型糖尿病の診断をつける．

3 治療

小児2型糖尿病の70～80％を占める肥満例では，食事・運動療法により肥満を改善することに努める．

国際小児思春期糖尿病学会（ISPAD）のガイドラインでは，食事・運動療法によっても血糖コントロールが改善しないときには経口血糖降下薬（メトホルミン）を開始するとされている．一方，米国小児科学会のガイドラインでは診断時からメトホルミン内服の開始を推奨している．

5 経過・予後

小児２型糖尿病ではドロップアウトせずに外来受診を続けることのみでも予後は改善されるが，治療中のドロップアウト症例が多いことが問題となっている．特に経口血糖降下薬の服用のない軽症例では，肥満以外に症状がないために病識に乏しく脱落しやすい．脱落症例では，その後血糖コントロールが悪化し，糖尿病合併症が早期に進行することが明らかにされている．早期から薬物療法を導入するとともに，少なくともドロップアウトすることなく外来受診できるよう，多職種でサポートすることが重要である．

6 ナーシングチェックポイント

食事・運動療法で肥満が解消することは少なく，体重が増え続けることもまれではない．外来を受診する患児は全く努力していないわけではなく，例え体重が増えていたとしてもその増え幅にはなんらかの努力がなされているはずである．外来受診時には頑張ったことや良かったことを聴き出し，そのことをほめて次につなげ，ドロップアウトせずに外来受診を継続するように働き掛けることが大切である．

6 低血糖症

小児科領域では一般的に65mg/dL未満を**低血糖**と考えることが多い[5)]．糖尿病でインスリン治療中の場合は70mg/dL未満を低血糖として扱う[9)] とされている．

1 発症機序・原因

インスリン治療中以外では，インスリン分泌過剰によるものとそれ以外に分けられる．最も頻度が高い疾患は**ケトン性低血糖症**＊であるが，その他にもホルモン異常や代謝異常などがありその原因は多岐にわたる．

用語解説＊

ケトン性低血糖症

幼児の低血糖症の中では最も頻度が高く，正常児では絶食時間が24〜36時間を経過しないと出現しない低血糖症が12〜18時間の絶食時間で発症する．診断は除外診断であり，特に軽症もしくは非典型的な代謝異常症の除外が重要である．生理的な正常反応である半面，低血糖に対する対処法を誤ると後遺症を残すこともあり，予防と高度低血糖時の緊急治療が重要である．

2 病態・症候

低血糖の症状は頻脈，冷汗，顔面蒼白などの交感神経刺激症状と，倦怠感，集中力低下などの中枢神経のグルコース不足による症状に分けられる．高じればけいれんや昏睡を招く．

3 検査・診断

前述の症状から低血糖が疑われたら，指先などを穿刺し簡易血糖測定器で血糖値を測る．低血糖が確認されれば治療を行うが，でき得るならば原因検索のための採血などを行った後に治療を開始する．

4 治療・予後

経口摂取が可能なら**ブドウ糖**を摂取させる．意識障害などで経口摂取が不能の場合は，静脈路を確保しブドウ糖液の点滴静注を行う．

インスリン治療などによる乳幼児（５歳未満）の重症低血糖は，永続的な認知障害をもたらす危険性が報告されているためできる限り回避する．

5 ナーシングチェックポイント

インスリン治療中の患者では常に低血糖の可能性を考えながら看護に当たる．何か様子がおかしければ，まず低血糖の可能性を考え血糖測定を行うか，もし不可能なら低血糖と考え補食を摂らせる．

低血糖は緊急事態であるため治療を急ぐことは言うまでもなく，迅速な治療が行えるように心掛ける．ただしインスリン治療中以外では，その原因を特定し疾患の診断につなげることは低血糖の再発防止の点からも重要である．したがって重症低血糖ではない場合で，かつ検体採取が速やかに行えるのであれば，原因検索のための検体採取を行った後に治療する．その際には検体採取と治療の準備を迅速に行うことが求められる．

7 肥満症／メタボリックシンドローム

日本における近年の小児肥満（obesity）の頻度は12歳の男児は約10%，女児は約８％とされている[10]．**メタボリックシンドローム**（metabolic syndrome）の頻度は一般小児集団の約１～２％[11]，小児肥満のおよそ10～20%[12]と考えられている．

1 分類・原因

小児肥満は原発性肥満（単純性肥満）と二次性肥満（症候性肥満）に分けられる．原発性肥満は原因として明らかな疾病を確認できないものであり，小児肥満のほとんどを占める．二次性肥満は内分泌疾患など特定の疾病・病態に由来するもので，クッシング症候群やプラダー・ウィリー症候群などがこれに当たる．

2 診断

肥満は脂肪組織が過剰に蓄積した状態で，臨床現場でのその診断は身長と体重から算出される体格指数を用いて行われる．日本では小児肥満の判定に肥満度が用いられる．成人で用いられているBMIは小児期には年齢により標準値が異なるため，そのままでは使用できない．

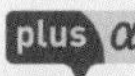

BMIパーセンタイル値・SD値

諸外国ではBMIパーセンタイル値やBMI SD値（SDスコア）を用いて小児肥満を評価している．BMIパーセンタイル値では95パーセンタイル以上を，BMI SD値では+2SD以上が肥満とされる．

肥満度＝｛(実測体重－標準体重）／標準体重｝×100（%）

６～17歳では，肥満度が20%以上を肥満と判定し，20%以上30%未満を軽度肥満，30%以上50%未満を中等度肥満，50%以上を高度肥満と呼ぶ．

肥満症（obesity）は，肥満に起因ないし関連する健康障害（２型糖尿病や高脂血症など）を合併するか，その合併が予測され減量する必要がある病態の場合に疾患として扱う．小児では「小児肥満症診療ガイドライン2017」にある診断基準に基づいて診断される．

肥満症が一般的な疾病概念であるのに対して，メタボリックシンドロームは予防医学的観点からの概念である．内臓脂肪の蓄積によりインスリン抵抗性などが惹起（じゃっき）され脂質異常症，耐糖能異常などの病態が引き起こされるが，それぞれの病態では大きな健康障害を起こさない程度の軽症の病態でも，それらが集積することによって動脈硬化性疾患発症リスクが増加する．この状態がメタボリックシンドロームであり，メタボリックシンドロームと診断することで軽症の脂質異常症や耐糖能異常などに介入することができ，動脈硬化性疾患の発症の予防となる．

plus α

小児のメタボリックシンドロームの診断基準（6～15歳）

腹囲80cm以上（小学生では75cm以上），または，腹囲÷身長が0.5以上で，次の3項目のうち，2項目以上が当てはまる場合とする．

①中性脂肪120mg/dL以上 and/or HDLコレステロール40mg/dL未満

②収縮期血圧125mmHg以上 and/or 拡張期血圧70mmHg以上

③空腹時血糖値100mg/dL以上

3 治療・予後

肥満症とメタボリックシンドロームが治療対象となり，すでに２型糖尿病などを発症している場合にはその治療を行う．その場合，食事と運動の指導が治療となる．食事療法では，成長期のため摂取エネルギーを極端に制限せず栄養バランスを整える．筋肉を減らさずに体脂肪を減らすには高タンパク質・低炭水化物食とする．また，セルフモニタリングを用いた行動療法も有効である．

小児の肥満・メタボリックシンドロームの約３分の２は成人の肥満・メタボリックシンドロームへ移行し[13)]，成人の２型糖尿病・動脈硬化性疾患のリスクとなる．

4 ナーシングチェックポイント

５項「２型糖尿病」のナーシングチェックポイント（➡p.94）を参照．

引用・参考文献

1）日本小児科学会・日本動脈硬化学会．小児家族性高コレステロール血症診療ガイド2017．日本動脈硬化学会，2017．

2）Nordestgaard, B.G. et.al. Familial hypercholesterolaemia is underdiagnosed and undertreated in the general population: guidance for clinicians to prevent coronary heart disease: consensus statement of the European Atherosclerosis Society. Eur Heart J. 2013, 34（45），p.3478-3490.

3）Wiegman, A. et.al. Efficacy and safety of statin therapy in children with familial hypercholesterolemia. JAMA. 2004, 292（3），p.331-337.

4）日本糖尿病学会・日本小児内分泌学会．小児・思春期糖尿病コンセンサスガイドライン．南江堂，2015．

5）前掲書４），p.162.

6）佐藤亮．見逃せない先天代謝異常．高柳正樹編．中山書店，2010，p.5，（小児科臨床ピクシス，23）．

7）日本小児内分泌学会．小児内分泌学．改訂第２版，診断と治療社，2016，p.93.

8）長谷川奉延ほか．高インスリン血症性低血糖症の診断と治療ガイドライン．日本小児科学会雑誌，2006，110（10），p.1472-1474.

9）国際小児思春期糖尿病学会 臨床診療コンセンサスガイドライン2006～2008：第11章 小児思春期糖尿病の低血糖の評価と対応．日本小児内分泌学会糖尿病委員会監訳．日本小児科学会誌．2008，112（11），p.1748-1757.

10）日本肥満学会．小児肥満症診療ガイドライン2017．ライフサイエンス出版，2017，p.15.

11）前掲書７），p.560.

12）前掲書10），p.15.

13）前掲書４），p.96.

2 代謝疾患をもつ子どもと家族への看護

1 1型糖尿病

事 例

A君，７歳，男児.

現病歴：２週間前から多飲・多尿の症状が出現し，その後体重の減少と持続する腹痛，嘔吐が出現したためかかりつけ医を受診した．脱水所見を認め，補液して帰宅．翌日，症状は改善せずぐったりし，呼んでも反応が乏しかったため再受診したところ，高血糖（800mg/dL台），尿糖３＋，尿ケトン４＋であり，意識レベルの低下もみられ，集中管理できる病院へ救急搬送となった．そこで１型糖尿病と診断され入院となった.

入院後の様子：補液とインスリンの静脈投与を行い，徐々に意識レベル，血糖値，他データも改善．インスリン投与をCSIIによる持続皮下注射に変更し，２日後に一般病棟に転棟した.

1 急性期の看護

A君の発症時の症状は，高血糖状態が続いたことによる**糖尿病性ケトアシドーシス（DKA）**という状態である．初めて**1型糖尿病**と診断されるときにこの状態であることが多く，消化器症状や神経症状が出現し，進行すると**糖尿病性昏睡**に陥り，生命を脅かす状態になる．直ちに生理食塩液による補液とインスリンの持続投与を行い，症状およびデータのモニタリングを行う.

2 インスリン治療継続のための看護

一般病棟に転棟後，状態も落ち着いたため，A君に糖尿病についての教育と自己血糖測定の指導が開始された．自己血糖測定の手技はすぐに獲得したものの，病気についての話になると「早く終わってよ」と無関心な様子で集中力はすぐに切れていた.

インスリンの投与方法については，母親はポンプ操作の不安から頻回注射法を希望したが，児の注射への抵抗が強くCSIIを継続することとなった.

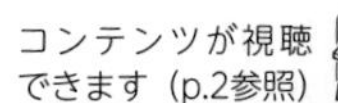

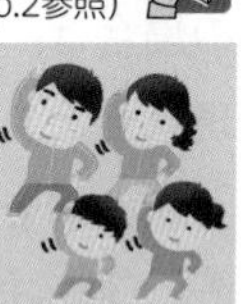

●糖尿病患児への療養指導〈アニメーション〉

状態が落ち着いたら自宅や学校での生活を見据えた介入が必要となる．年齢・発達，性格や入院中の様子，理解力をアセスメントし，児に応じた指導方法で介入を開始する．１型糖尿病は正しくコントロールすれば健康な子どもとなんら変わりのない生活が送れるものの，一生インスリン投与が必要となり，生活に大きな変化をもたらす．児が病気を理解して受け入れながら，心身共に成長できるよう働き掛けることが必要である.

一般的には６歳ごろから**自己血糖測定**や**頻回注射**の手技が獲得できるとされている．A君は７歳であり，血糖測定の手技は確立したものの，薬を注射することに抵抗を示し，頻回注射に対する受け入れはよくなかった．病気を受け入れ自己管理ができるようになるには，児が納得し選択した方法を尊重することも重要である．治療方法の選択においては，本人と保護者にメリット・デメリットを十分に説明し，共に考えながら，納得できる方法を選択することが望ましく，また，病気の理解においては，児の年齢や理解力に応じて指導方法を工夫する．同じ１型糖尿病の子どもの経験談なども参考にするとよい．

3 低血糖時の看護

ある日の夕食時，A君は「このおかずは好きじゃない」と食事を残した．消灯前，「なんだか手が震える」「頭が痛い」とナースコールがあった．手が震えているため，看護師が血糖値を測定したところ59mg/dLだった．すぐにブドウ糖を摂取させ医師に報告した．その後，血糖値の上昇と症状の消失を確認したが，就寝前であったためビスケットとジュースを補食し就寝した．

１型糖尿病でインスリン治療を行っている場合，最も危険な副作用は**低血糖**である．一般的には血糖値が70mg/dLより低ければ低血糖として治療することが多いが，それ以上でも明らかな低血糖症状がある場合には治療の適応となる．

A君は夕食前に通常通りのインスリン量を投与したものの，十分に食事を摂取しなかったため低血糖症状が出現した可能性がある．血糖値を測定し，速やかに血糖値を回復させるため**ブドウ糖**を摂取させ，安静にして血糖値が回復するまで慎重に経過観察を行う．さらに就寝前や，次の食事まで30分以上時間のあるときなどは，血糖値を維持するためゆっくり吸収されるビスケットやスナック菓子などの**補食**を摂取する．

低血糖症状が起きたときには，どうして起きたのか，どんな症状だったか，正しく対処できたかを振り返る．特にA君のようになかなか指導が進まない児の場合は，実体験したときが介入のよいタイミングとなることが多い．症状が現れたときに人を呼ぶことができたことをねぎらい，今後の指導につなげることが大切である．

4 退院後の生活に向けた看護

退院が近づいたため，A君の通う小学校と調整のための話し合いを行うことになった．学校側に知っていてもらいたい病気についての知識，学校で行う自己血糖測定やインスリン投与の方法，緊急時の対応や連絡方法などについても確認した．また，学校の同級生にどのように伝えるかについても，A君や保護者の希望を聴き取りしながら話し合い，A君が安全に学校生活を送れるよう準備した．

A君と保護者には，退院指導として体調不良時の対処方法（シックデイルール），糖尿病合併症，患者会やサマーキャンプについて説明した．

病気を理由に学校生活が阻害されないためには，周囲の正しい理解が不可欠であり，特にA君のように自己管理能力が十分でない年齢においては，学校との調整は非常に重要になる．看護師は，A君の自己管理能力を評価した上で，学校との調整に臨まなくてはならない．

具体的には自己血糖測定の場所や針の管理方法，インスリン投与のタイミング・場所，補食の保管場所，体育や課外活動などの活動量増加が予測される場合の対処法など，細やかな調整が必要となる．低血糖時には補食が必要であることをあらかじめ周囲に伝えておくことで協力も得られやすい．

低年齢の児や低血糖を経験していない児，無自覚性低血糖を起こす児については，登下校時など長時間１人にならないような配慮も必要である．

小児期発症の１型糖尿病の患者目標は，病気をコントロールしながら，健康な小児と変わらない心身の成長発達を遂げることである．就園，就学，進学，就職，結婚，出産などさまざまなライフイベントを，本人だけでなく家族や周囲を巻き込みながら乗り越え，生活する力を身に付けられるような関わりが求められる．

引用・参考文献

1) 浦上達彦編．こどもの糖尿病と治療．メディカ出版，2018．
2) 日本小児内分泌学会糖尿病委員会．こどもの１型糖尿病ガイドブック．文光堂，2007．
3) 日本糖尿病学会・日本小児内分泌学会．小児・思春期 糖尿病コンセンサス・ガイドライン．南江堂，2015．

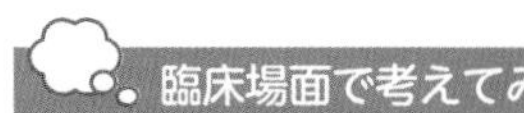

Q1　新生児マススクリーニングで精密検査の判定が出て病院を受診した新生児の母親に，診察前に声を掛けたところ「赤ちゃんは元気なのに，ネットで調べてみると重い病気の記載があった．恐ろしい病気が隠れているのか心配で…」と話した．どのような対応が考えられるか．

Q2　先月ケトアシドーシスで発症した１型糖尿病の５歳男児．集中治療を受け改善し，現在インスリン皮下注射４回法の治療をしている．少し前から血糖値が下がりインスリン量を徐々に減らしてきているが，それでも血糖値は下がり気味で食前のインスリンは最低の１単位となっている．患児は注射を嫌がるため，母親から「このまま注射がなくなればいいと思う．治ったのでしょうか」と質問された．どのような対応が考えられるか．

Q3　１型糖尿病でインスリン治療をしている入院中の患児が，10時ごろに手のしびれを訴えた．その後「ブドウ糖を補食したので院内学級に登校していいか」と質問された．どのような対応が考えられるか．

Q4　インスリンポンプ（CSII）で治療をしている１型糖尿病の患児．生活に変化はないが高血糖が続いている．どようなことが考えられるか．

考え方の例

1　新生児マススクリーニングは「発病前に見つけて」が原則であるため，多くの場合無症状の状態で精密検査判定が下される．両親は何の問題もなく生まれ元気に哺乳しているわが子に病気があるかもしれないと突然告げられることになり，そんなはずはないという思いと，もしかしたら重い病気かもしれないという気持ちが錯綜し，その不安は計り知れない．しかし精密検査判定となっても実際に疾患である確率は高くない（➡p.89 plus α「精密検査症例」参照）．両親には「現在は病気が疑われる状態であり，病気と決まったわけではない．まずしっかりと検査を行い確実な診断をつけていく必要がある」と明確な言葉で伝え，この方針を関わる医療者全員で共有することが重要である．その上で家族の不安に寄り添ったきめ細かな対処を行う．

2　確定診断された１型糖尿病が治ることはなく，インスリン投与が長期的に完全に不必要となることはない．１型糖尿病はインスリン注射や生活全般が治療であるなど，患児・家族にとっては大変な病気である．つらい状況にある患児・家族とっては「注射をしなくてもいい」「治るかもしれない」といった言葉は魅力的であり，その言葉だけに飛びついてしまうことがある．インスリン注射の中止は命の危険に直結すること（➡p.91 plusα「インスリン欠乏状態」参照），現在はハネムーン期で一時的にインスリン注射の量が減っているだけであり（➡p.92 plusα「ハネムーン期」参照），一生涯インスリン注射は必要であることを伝える．しかしインスリン注射でコントロールすれば何の制限もなく，プロスポーツ選手等，将来の可能性は無限大であるなど，インスリン注射に前向きになれるよう説明する．

3　インスリン治療をしている１型糖尿病の患児には，必ず低血糖のリスクがある．朝食後数時間経過しており，手のしびれなど低血糖を疑う症状が現れた場合は，血糖値が測定できる環境であれば血糖を測定し，低血糖の治療としてブドウ糖を摂取する．さらに，昼食まで30分以上時間のある場合には，ビスケットやスナック菓子などゆっくり吸収されるものも補食する．低血糖症状が現れ対処した場合でも，低血糖が改善されたことを確認できるまでは安静（もしくは観察できる状況）にする．血糖測定ができない環境の場合は，測定にこだわらずに治療を優先する．

4　インスリンポンプ治療中の原因不明の高血糖の場合，ポンプのトラブルによりインスリンの投与が効果的に行われていない可能性がある．ルートの屈曲や閉塞，穿刺部位の皮膚トラブル（インスリンボールの形成）などの観察をし，必要であればポンプルートの刺し替えを行う．また，高血糖時には生活の振り返りを行い，続くようであれば医師に相談，受診する．

4 内分泌疾患と看護

学習目標

- 小児の内分泌疾患にはどのようなものがあるかを理解する.
- 各疾患の発症頻度・発症機序・分類・病態変化など，疾病の概念についての知識を得る.
- 各疾患における症状，診断，治療を学ぶことで，疾患の特徴および治療上の注意点を知る.
- 内分泌疾患をもつ患児のアセスメントのポイント，また患児とその家族へ看護を展開するにあたって大切な事項を学ぶ.

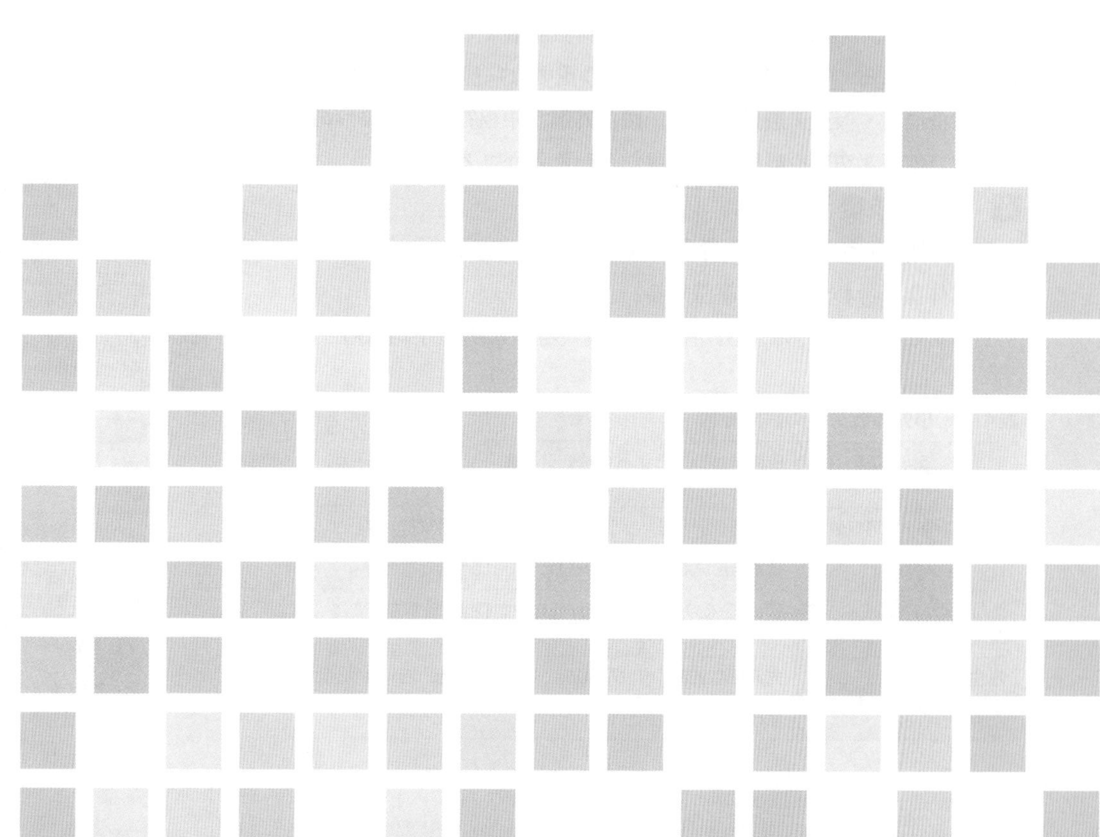

1 下垂体疾患

1 成長ホルモン分泌不全性低身長症（GHD）

成長ホルモン分泌不全性低身長症（growth hormone deficiency：GHD）は，出生前あるいは小児期に生じた**成長ホルモン**（GH）の分泌不全により低身長を来す病態である．日本における詳細な頻度は明らかでないが，小児慢性特定疾病医療費助成事業の統計によると2017（平成29）年度では15歳以下において１万人当たり約1.2人であった．

小児の低身長の原因はGH分泌不全症のほかにも多岐にわたる（**表4-1**）．

1 発症機序・原因

小児GHDの大部分は原因の明らかでない特発性であり，日本では９割以上が特発性とされている．その他の原因として頭蓋咽頭腫や胚細胞腫などの器質性の要因や，まれではあるが遺伝子異常によるものも報告されている．

2 病態・症候

成長障害が主要症状で体型は均整がとれていることが多い．身長が標準身長の－2.0SD以下で成長率の低下がみられる場合にはGHDが疑われる．成長率が比較的短期間で低下してきた場合には，脳腫瘍などによる器質性GHDのほかに後天性甲状腺機能低下症などの可能性も検討する．

3 検査・診断

身長が標準身長の－2.0SD以下，あるいは成長速度が２年以上にわたって標準値の－1.5SD以下であり，GH分泌刺激試験でGHの分泌低下を認めた場合に診断される．そのほかにGHDを疑う重要な病歴や身体所見として，新生児期の低血糖・仮死・遷延性黄疸，頭部外傷，中枢神経系感染症の病歴，正中低形成（前額部突出や鼻根部低形成など）などがある．

4 治療・予後

GH製剤の在宅自己注射を行う．週６～７回，就寝前に皮下へ注射する．投与量は体重に合わせて随時調整する．

日本の小児GHDでは，GH治療後の成人身長は男性平均160～162cm，女

表4-1　小児の低身長の病的原因

内分泌疾患	成長ホルモン分泌不全性低身長症，甲状腺機能低下症，クッシング症候群など
染色体異常・奇形症候群	ターナー症候群，プラダリー・ウィリー症候群，ヌーナン症候群など
骨系統疾患	軟骨無形成症，軟骨低形成症，骨形成不全症など
カルシウムとビタミンD関連疾患	ビタミンD欠乏性くる病，低リン血症性くる病など
慢性疾患	先天性心疾患，慢性腎障害，炎症性腸疾患，若年性特発性関節炎など
先天代謝異常症	糖原病，ムコ多糖症など

plus α

低身長の原因

低身長のうち，**表4-1**に示す病的原因は一般に５～10％程度と少ない．残りの90～95％は家族性低身長症やSGA性低身長症*，体質性思春期遅発症の非病的原因によるものである．

用語解説 *

SGA性低身長症

在胎週数に比べて出生時の身長・体重が小さい児（SGA児）の90％は３歳までに正常身長に追いつく（キャッチアップする）が，残りの10％は低身長のままとなり，これらの児の低身長をSGA性低身長症と表現する．非病的原因とされるが，GH治療は保険適用となっている．

plus α

－2SD未満の身長

－2SDの身長とは身長の平均値から標準偏差（SD）の２倍を引いた身長を指す．同性・同月齢の児100人を背の順に並べたときの低い方から１，２番目の児の身長に相当する．この－2SD未満の身長を一般に低身長*と定義する．

plus α

週１回投与のGH製剤

これまでGH製剤はほぼ毎日（週に６～７回）の注射が必要だったが，週１回投与の製剤が開発され，2022年に日本でも小児GHDへの適応となった．これにより患児・家族の負担の軽減が期待される．

性平均147～148cmと報告されており，ある一定の効果を認めている．しかし正常身長とされる－2SD以上に達しない例もあり，より早期の治療開始や治療量の増量などが検討されている．

5 ナーシングチェックポイント

定期外来受診時には，まず決められた回数（通常は毎日）の注射ができているかを確認する．もしできていない場合にはその理由を聴き取り，改善策を患児・家族と一緒に考える．

また，自己注射が正しく行えているかの確認も必要である．もし自己流になっているなどがあれば，正しい手技で行うことの意義を説明し改善していく．その上で治療の成果である身長の伸びを具体的に示し，例えば「3カ月で○○cm伸びたね」「もう少しで100cmになるね」などと声を掛け，自己注射を日々継続していくための意欲を高めるようなサポートを心掛ける．

2 中枢性尿崩症（CDI）

中枢性尿崩症（central diabetes insipidus：**CDI**）は下垂体後葉から分泌される**抗利尿ホルモン***（**ADH**）の分泌不全により多飲や多尿，口渇感などの症状を来す病態である．腎臓においてADHの反応性が低下する腎性尿崩症とは区別される．原因として胚芽腫や頭蓋咽頭腫などの脳腫瘍（➡p.308参照），下垂体炎などが報告されている．

口渇感がある場合で飲水が可能な場合には多飲，多尿が主症状となる．口渇感がみられない場合や飲水ができない場合には，尿中に失われた水分を代償することができず高張性脱水となり，それに伴った発熱や体重減少などの症状がみられる．

水制限試験により尿浸透圧の上昇を認めなければ尿崩症の診断となる．さらに水制限後，ADH負荷により尿浸透圧の上昇を認めれば中枢性，認めなければ腎性と診断される．

中枢性尿崩症の治療はADH製剤の点鼻，もしくは経口投与を行う．

用語解説＊

抗利尿ホルモン

利尿とは尿をよく出るようにすること，すなわち尿量を増やすことを指す．抗利尿ホルモンはこの利尿に抵抗する，すなわち尿量を減らす作用をもつホルモンで，バソプレシンともいう．視床下部で合成され，下垂体後葉から分泌される．主に腎の集合管に作用し，水の再吸収を促進することで尿量を減らす．

plus α

多尿と尿崩症

多尿の基準は，成人では尿量3,000mL/日以上，小児では2,000mL/m²/日以上とされる．尿崩症では1日尿量がこの基準を上回り，かつ低張尿（多くの場合，尿浸透圧300mOsm/kg以下）となる．

引用・参考文献

1) 伊藤善也．“成長ホルモン分泌不全性低身長症と成人成長ホルモン分泌不全症”．小児内分泌学．日本小児内分泌学会編．改訂第3版，診断と治療社，2022，p.201-203.
2) 厚生労働科学研究費補助金難治性疾患等政策研究事業「間脳下垂体機能障害に関する調査研究」班，日本内分泌学会．成長ホルモン分泌不全性低身長症の診断と治療の手引き（平成30年度改訂）．日本内分泌学会誌．2019，95（suppl），p.31-34.
3) 伊藤純子．“中枢性尿崩症”．小児内分泌学．日本小児内分泌学会編．改訂第3版，診断と治療社，2022，p.264-268.

2 甲状腺疾患

1 先天性甲状腺機能低下症

先天性甲状腺機能低下症（congenital hypothyroidism）の発生頻度は3,000～5,000人に１人程度[1)]と推定されているが，近年，新生児マススクリーニングでの発見頻度はこれを上回っている．

1 発症機序・原因・分類

胎児期に生じたなんらかの原因により，生まれつき甲状腺ホルモンの分泌が低下している疾患である．

甲状腺そのものに原因がある原発性（甲状腺性）と視床下部や下垂体に原因がある中枢性に分けられる．大部分が原発性であり，さらに甲状腺形成異常（無形成，低形成，異所性）と甲状腺ホルモン合成障害に大別される．

また，生涯にわたり機能低下が持続する永続性と，一時的に機能低下する一過性に分けることもできる．一過性には甲状腺疾患罹患母体からの移行抗体によるものや，ヨード（ヨウ素）過剰によるものなどがある．

2 病態・症候

甲状腺ホルモンは胎生期から新生児期，乳幼児期の神経発達に必須のホルモンであり，その不足は発達の遅れや知的能力障害をもたらす．また骨発育にも関係しているため成長障害も来す．

新生児期の症状としては，遷延性黄疸，便秘，臍ヘルニア，体重増加不良，皮膚乾燥，不活発，巨舌，嗄声（させい），四肢冷感などがある．

3 検査・診断

甲状腺ホルモンの不足は児に発達・発育の遅れをもたらすため，その診断・治療の遅延は発達・成長面に大きな障害を残す可能性がある．そのため新生児マススクリーニングの対象疾患となっており，**甲状腺刺激ホルモン（TSH）**の高値によるスクリーニングがなされている．精密検査と判定された児は，TSHに加え，甲状腺ホルモンである遊離トリヨードサイロニン（FT3）と遊離サイロキシン（FT4）の測定により診断される．

また，超音波検査により甲状腺の位置と大きさを調べ，甲状腺形成異常（無形成，低形成，異所性）の鑑別を行う．

4 治療・予後

甲状腺ホルモン製剤であるレボチロキシンナトリウム*（チラーヂンS®など）の内服を行う．治療の遅れが不可逆的な発達の遅れを引き起こすため，疑われる場合は細かな診断よりも治療を優先させる．

近年の新生児マススクリーニング診断例では知的予後，身体的成長発達ともに良好である．

plus α

クレチン症

先天性甲状腺機能低下症の通称名で，疾患の原因が甲状腺にあるということが知られる前に付けられ，一般的に使われていた．昨今は差別的印象を与える可能性も危惧されるため，先天性甲状腺機能低下症の表記に統一されている．

plus α

異所性甲状腺

甲状腺は胎生期に後の舌根部となる辺りから発生し，次第に下降し前頸部に達する．その過程で異常があると，舌根部，喉頭前部，胸郭内などに存在する異所性甲状腺となる．異所性であってもその多くは甲状腺機能正常であることが多いが，形成不全などを合併すると先天性甲状腺機能低下症の一因となる．

用語解説*

レボチロキシンナトリウム

合成甲状腺ホルモン製剤であるレボチロキシンナトリウムはT4製剤であり，肝臓や腎臓などの末梢組織でトリヨードサイロニン（T3）に代謝された後，核内に存在する甲状腺ホルモン受容体に結合し薬理作用をもたらす．血中半減期が約１週間と長いため，１日１回の服用で血中濃度が安定して維持される．

5 ナーシングチェックポイント

2～3歳ごろまでは神経発達が盛んな時期であり，甲状腺ホルモンが重要な役割を果たすためこの時期の服薬には特に気を使い，怠薬がないように指導する．

また，ヨードの摂り過ぎは甲状腺機能低下を引き起こすため，ヨードを多く含む海藻類の過剰摂取に気を付けるよう説明する．

2 バセドウ病

甲状腺ホルモンの合成・分泌が亢進した状態を**甲状腺機能亢進症**と呼び，その代表が**バセドウ病**（Basedow's disease）である．本稿ではバセドウ病について述べる．

バセドウ病は小児における甲状腺機能亢進症の大部分を占める．発症は4歳ごろから認められ中学生から増加する．全体の80％以上を女児が占め，男女比は成人と変わらない[3]．

1 発症機序・原因

TSH受容体に対する自己抗体である**TSH受容体抗体**（**TRAb**）により甲状腺が刺激され，甲状腺ホルモンの合成・分泌が亢進する自己免疫疾患である．

2 病態・症候

過剰な甲状腺ホルモンにより頻脈，多汗，振戦，食欲亢進，体重減少などがみられる．特に小児では落ち着きのなさ，イライラ，学業成績の低下などがみられ，精神疾患が疑われることもある．

3 検査・診断

FT3・FT4・TSHとTRAbまたは**甲状腺刺激抗体**（**TSAb**）などの甲状腺自己抗体を測定し，FT3・FT4高値，TSH低値，甲状腺自己抗体陽性が確認されれば，バセドウ病と診断される．

4 治療

バセドウ病の治療には抗甲状腺薬による薬物療法，甲状腺全摘・亜全摘による外科的治療，放射線ヨード内服による放射線治療があるが，小児では薬物療法が第一選択となる．薬物療法に反応しない症例や重篤な副作用のため薬物療法ができない症例などでは，外科的治療や放射線治療の適応となる．

5 経過・予後

抗甲状腺薬の副作用の頻度は少なくなく，皮疹などの軽度のものから無顆粒球症などの重篤のものまでみられる．内服開始当初は頻度が高いため特に注意が必要である．小児は成人に比べて難治で，抗甲状腺薬内服での寛解率は30～40％程度という報告がある．そのため抗甲状腺薬を比較的長期にわたり内服する症例が多い．

また，寛解したとしても再発の可能性は常にあり，寛解後時間が経過しても定期的な管理が必要である．

plus α

ヨード（ヨウ素）の不足と過剰摂取

ヨード（ヨウ素）は不足でも過剰でも甲状腺機能低下症を来し得る．海藻類の習慣的食用が定着している日本ではヨード欠乏はまれであるが，母体のヨード過剰摂取による胎児・新生児の先天性甲状腺機能低下症が散見される．ヨード過剰を起こし得るものとしては昆布・ワカメなどの海藻類の多食のほかに，イソジンなどのヨード含有消毒薬や卵管造影時の油性造影剤の使用などが挙げられる．

plus α

TSH受容体抗体と甲状腺刺激抗体

TSH受容体抗体（TSH receptor antibody：TRAb）には刺激型と阻害型があり，大半が刺激型で結合後受容体を刺激し甲状腺ホルモン産生を促進する．甲状腺刺激抗体(thyroid stimulating antibody：TSAb)はバイオアッセイ法を用いて刺激活性を測定するが，TRAbの刺激型と同じものとなり，TSH受容体刺激性抗体（TSH-receptor stimulating antibody：TSAb）ともいわれる．

plus α

抗甲状腺薬の選択

日本で使用できる抗甲状腺薬はチアマゾール（MMI）とプロピルチオウラシル（PTU）であるが，PTUはMMIに比べ重症肝障害やMPO-ANCA関連血管炎症候群などの重篤な副作用の発現率が高いためMMIを第一選択とする．

6 ナーシングチェックポイント

小児バセドウ病では，抗甲状腺薬を比較的長期にわたり内服する必要があるため，服薬の継続には自身の病気の理解や治療への参加意識が重要となる．患児に対して抗甲状腺薬内服のサポートを行っていく．

3 慢性甲状腺炎（橋本病）

慢性甲状腺炎（chronic thyroiditis）は自己免疫性甲状腺炎，**橋本病**（Hashimoto disease）ともいわれる．小児期の後天性甲状腺機能低下症の原因として最も多く，思春期から増加する．

遺伝的素因に過剰なヨード摂取などの環境因子が作用し，自己免疫学的機序が働いて発症するとされる．自己抗体の主な標的抗原は**サイログロブリン（Tg）**と**甲状腺ペルオキシダーゼ（TPO）**であるが，抗Tg抗体・抗TPO抗体には組織傷害性はなく，慢性甲状腺炎の病因においては液性免疫ではなく細胞性免疫機序が重要と考えられている．

びまん性甲状腺腫が主な臨床徴候である．甲状腺機能低下症を伴うと全身倦怠感，体重増加，寒がり，便秘などの症状を呈することがあるが，自覚症状に乏しいことも多い．学校健診での成長率の低下や高コレステロール血症の発見が診断のきっかけとなる場合もある．

びまん性甲状腺腫や血液検査による甲状腺自己抗体（抗Tg抗体，抗TPO抗体）陽性などから診断する．

甲状腺機能は低下から正常までさまざまであり，甲状腺機能低下症がある場合には甲状腺ホルモン薬を補充する．

plus α

抗甲状腺薬の副作用

皮疹，軽度肝機能障害，関節痛などの軽度のものと，無顆粒球症，重症肝機能障害，MPO-ANCA関連血管炎症候群などの重度のものがある．軽度副作用では抗甲状腺薬は継続し自然軽快を待つ．皮疹の場合は抗ヒスタミン薬を併用する場合もある．重度副作用では抗甲状腺薬を直ちに中止する．抗甲状腺薬内服開始後，高熱を認めた場合には無顆粒球症を疑い白血球分画を含めた血液検査を行う．無顆粒球症を認めたら使用中の抗甲状腺薬を中止し，無機ヨウ素薬かもう一方の抗甲状腺薬に変更する．無顆粒球症に対し抗菌薬やG-CSFの投与で治療する．

plus α

橋本病

橋本病は1912年に橋本策によりびまん性甲状腺腫を呈する患者の病理所見の検討から「struma lymphomatosa」として初めて報告された．その後甲状腺組織に対する自己抗体の存在が証明され，自己免疫機序による甲状腺の慢性炎症であることが明らかにされた．

引用・参考文献

1) 日本小児内分泌学会．“お子様の病気が気になる方へ／患者さんおよび保護者の方へ：病気の解説：先天性甲状腺機能低下症”．http://jspe.umin.jp/public/senten.html，（参照2023-10-19）．
2) 日本小児内分泌学会マススクリーニング委員会，日本マススクリーニング学会．先天性甲状腺機能低下症マススクリーニングガイドライン（2021年改訂版）．https://www.jsms.gr.jp/download/CH_Guideline_2021_revised_%2010-27.pdf，（参照2023-10-19）．
3) 小児慢性特定疾病情報センター．“内分泌疾患：10．甲状腺機能亢進症：15．バセドウ病”．https://www.shouman.jp/disease/details/05_10_015/，（参照2023-10-19）．
4) 數川逸郎．“甲状腺中毒症”．小児内分泌学．日本小児内分泌学会編．改訂第3版，診断と治療社，2022，p463-468．
5) 日本小児内分泌学会薬事委員会，日本甲状腺学会小児甲状腺疾患診療委員会．“小児期発症バセドウ病診療のガイドライン 2016”．日本小児内分泌学会．2016-04-23．http://jspe.umin.jp/medical/files/gravesdisease_guideline2016.pdf，（参照2023-10-19）．
6) 小児慢性特定疾病情報センター．“内分泌疾患：11．甲状腺機能低下症：21．橋本病”．https://www.shouman.jp/disease/details/05_11_021/，（参照2023-10-19）．
7) 日本小児内分泌学会．小児内分泌学．改訂第２版．診断と治療社，2016，p.439-442．

3 骨・副甲状腺疾患

1 ビタミンD欠乏性くる病

くる病とはカルシウムやリンの低下により骨の石灰化不全が起こる病態の総称である．骨端線閉鎖前の小児期にみられ，骨変形と成長障害が主な症状である．ビタミンD作用不全による低カルシウム血症を主体とするものと，主にリン排泄増加による低リン血症を主体とするものに分けられ，前者の代表がここで述べる**ビタミンD欠乏性くる病**（vitaminD deficient rickets）で，後者の代表が次項の低リン血症性くる病である．

ビタミンD欠乏症は栄養状態が改善され著しく減少したが，近年，再び世界的にも問題となってきている．日本の**症候性ビタミンD欠乏症***の10万人当たりの推定年間発症数は，15歳未満で約１人，３歳未満で約5.5人と報告されている[1)]．

1 発症機序・原因

ビタミンDの欠乏・不足の原因はビタミンD摂取不足，日光浴不足が挙げられる．母乳志向やアレルギーに対する食事制限が原因になることもある．

ビタミンDは摂取した食物から消化・吸収されたものと皮膚で生合成されたものがある．皮膚での生合成にはある程度の日光（紫外線）暴露が必要であり，乳児期では外出制限や日焼け止めクリームの使用などの過度の紫外線対策によりビタミンD欠乏となる．また，若年女性の美容的観点からの紫外線対策も広く行われており，妊婦のビタミンD欠乏から胎児・新生児のビタミンD欠乏へと進展している．

昨今，母乳の長所が見直されているが，母乳は人工乳に比べビタミンD含有量が著しく少ないことがわかっている．ビタミンDは魚，卵黄，きのこなどに多く含まれるが，これらの食物にアレルギーがある場合に適切な代替食品の指導が行われていなかったり，親が食物アレルギーを心配するあまり自己流に制限してしまったりした場合などにビタミンD欠乏となる．

2 病態・症候

症状としてはO脚が最も多い．ほかに成長障害，歩行開始の遅れ，歩容異常や関節の腫脹などがある．

3 検査・診断

手・膝・足関節のX線撮影を行い，くる病様変化を確認する．

血液検査で血清カルシウム（Ca），リン（P），アルカリフォスファターゼ（ALP），25-ヒドロキシビタミンD［25（OH）D］，**副甲状腺ホルモン*（PTH）**などの測定を行う．

X線写真でくる病様変化を認め，ALP高値，25（OH）D低値，PTH高値などがみられればビタミンD欠乏性くる病と診断する．

plus α
くる病・骨軟化症

くる病と骨軟化症は同じ病態であり，骨端線閉鎖前（小児期）はくる病，閉鎖後（成人期）は骨軟化症と称する．骨軟化症の病名からもわかるように石灰化障害により骨が「軟らかくなった」状態である．

用語解説 *
症候性ビタミンD欠乏症

検査値だけでなくビタミンD欠乏症の症状・症候も示す，より重い欠乏症のことを指す．

plus α
ホルモンとしてのビタミンD

ビタミンDは1920年代にくる病を防止する因子として食物中から発見された．微量で人体の機能を正常に保つため必要な有機化合物で食物から摂取する必要があるとされたことから，長らくビタミンの一種と考えられてきた．しかし食物として摂取される以外に体内でも合成され，その受容体が細胞の核内に存在すること，構造もステロイドホルモンの一種であることがわかり，ホルモンの一種と認識されるようになった．

plus α
くる病のX線像

長管骨骨幹端の杯状変形(cupping)，けば立ち(fraying)，骨端の拡大(flaring)がみられる．

4 治療・予後

治療は天然型ビタミンDの補充でよいが，日本では薬として処方できる天然型ビタミンD製剤がないため，活性型ビタミンD製剤（アルファカルシドール）の内服を行う．過量投与に注意する．

また，栄養方法や食事内容の見直し，日光浴の推奨などの生活指導も必要であれば行う．

適切な治療が行われれば予後は良好である．生活環境の変化により一般成人でのビタミンD欠乏も散見されるため，生涯にわたり注意が必要である．

用語解説*

副甲状腺ホルモン（PTH）

副甲状腺（上皮小体）から分泌されるペプチドホルモン．骨・腎・腸管に作用し，血清カルシウムを増加させリンを低下させる．

5 ナーシングチェックポイント

ビタミンD欠乏・不足の原因として日光浴不足や不適切な食事制限があるため，これらについて確認し，改善できる点があれば指導する．

2 低リン血症性くる病

低リン血症性くる病（hypophoshatemic rickets）は腎の近位尿細管におけるリンの再吸収障害によりリン排泄が増加し，低リン血症からくる病を来す疾患である．最近，**線維芽細胞増殖因子23**（fibroblast growth factor 23：**FGF23**）がリン利尿を引き起こす因子として同定され，FGF23上昇によるくる病はFGF23関連低リン血症性くる病と呼ばれるようになった．

血液・尿検査所見では低リン血症と尿中リン排泄増加を認める．小児の血清リン値の基準値は成人よりも高いため，成人の基準値をもとにした自動判定には注意を要する．保険適用となった血清FGF23の測定を行い高値を確認する．

ヒト型FGF23モノクローナル抗体ブロスマブ（クリースビータ®）による治療が可能となり，身長予後の改善や成人期の合併症の予防などが期待されている．在宅自己注射が可能であるが，プレフィルド製剤ではないため清潔操作など正しい手技の指導が必要である．

引用・参考文献

1) Kubota, T. et al. Incidence rate and characteristics of symptomatic vitamin D deficiency in children : nationwide survey in Japan. Endocr J. 2018, 65 (6), p.593-599,
2) 日本小児内分泌学会．小児内分泌学．改訂第３版，診断と治療社，2022，p.505.
3) 窪田拓生．“ビタミンD欠乏性くる病”．小児内分泌学．日本小児内分泌学会編．改訂第３版，診断と治療社，2022，p.504-508.
4) Endo, I. et al. Nationwide survey of fibroblast growth factor 23 (FGF23) -related hypophosphatemic diseases in Japan: prevalence, biochemical data and treatment. Endocr J. 2015, 62 (9), p.811-816.
5) 道上敏美．“低リン血症性くる病”．小児内分泌学．日本小児内分泌学会編．改訂第３版，診断と治療社，2022，p.508-511.

4 副腎疾患

1 先天性副腎過形成症（CAH）

先天性副腎過形成症（congntial adrenal hyperplasia：**CAH**）は副腎皮質から糖質コルチコイド（**コルチゾール**）を産生することができないために生じる疾患である．大部分は糖質コルチコイドなどが合成される過程で働く酵素の異常により生じ，**21水酸化酵素欠損症**（21-hydroxylase deficiency）はこのうちの95％を占める最も多い病態である．本稿ではこの21水酸化酵素欠損症について述べる．

21水酸化酵素欠損症はマススクリーニングの対象疾患であり，日本での頻度は約1万8千～1万9千人に1人とされている[1)]．

1 発症機序・原因・分類

コルチゾール，鉱質コルチコイド（**アルドステロン**）の合成過程で働く21水酸化酵素の活性が先天的に低いことが原因である．21水酸化酵素は**17ヒドロキシプロゲステロン**（**17OHP**）を基質とするため，活性低下によりこの17OHPが代謝されずに蓄積する（**図4-1**）．

酵素活性障害の程度により三つの病型に分類され，活性障害の程度が最も強い塩喪失型，次いで単純男性型，最も軽い非古典型がある．3病型の中では塩喪失型が最も多く，75％を占める．

塩喪失型は生後早期から電解質異常，脱水症状を呈し，無治療ではショックに至る．単純男性型は電解質異常や脱水などの塩喪失症状はみられず，女児の男性化症状にとどまる．この2病型を合わせて古典型と呼び，新生児期から発症する．

一方，最も軽症の非古典型は新生児期には無症状で，乳児期以降，特に思春期以降に女性の多毛などの男性化や月経不順，不妊などの症状で発症する．

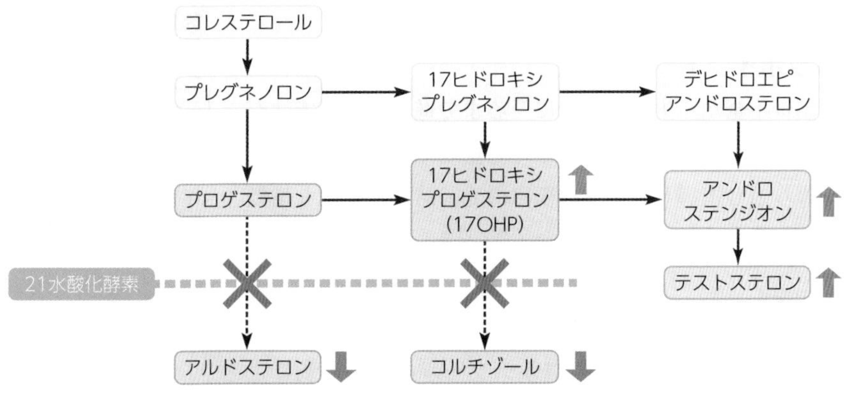

図4-1　先天性副腎過形成症

4
内分泌疾患と看護

2 病態・症候

重症の塩喪失型では，コルチゾール・アルドステロンの不足から哺乳不良，不活発，体重増加不良，嘔吐，脱水，低血糖などの症状がみられ，低ナトリウム血症，高カリウム血症を認める．無治療の場合にはショックへと進展し死に至る．

コルチゾールの不足はフィードバック機構による**副腎皮質刺激ホルモン（ACTH）**の過剰分泌を引き起こす．これはさらに**副腎アンドロゲン**＊の過剰産生・分泌へとつながり，女児における陰核肥大・共通泌尿生殖洞＊などの外性器の男性化を起こす．

また，過剰に分泌されたACTHにより副腎は腫大し（副腎過形成），皮膚には色素沈着もみられる．

3 検査・診断

新生児マススクリーニングでは17OHP高値を指標にスクリーニングしている．精密検査では血中17OHPに加えコルチゾール，アルドステロン，ACTH，テストステロン，電解質などの測定，超音波検査による副腎腫大（過形成）の有無の確認により確定診断を行う．

4 治療

治療の主体は不足しているホルモンの補充である．副腎皮質ステロイドである糖質コルチコイドのヒドロコルチゾン（コートリル®）の十分量の補充を行い副腎不全症状を改善させるとともに，副腎アンドロゲン分泌を抑制し男性化の進展を防止する．塩喪失型ではこれに加えて鉱質コルチコイドのフルドロコルチゾン（フロリネフ®）の補充も行う．新生児・乳児期には食塩の補充も必要となることがある．

女児の外性器異常では程度に応じて陰核形成術や腟形成術などの外科的治療が必要となる．

5 経過・予後

感染症罹患時や歯科治療時などのストレス時にはコルチゾールの必要量が増えるため，ストレスの程度に応じた適切な増量が必要である．日常の内服治療に加え，ストレス時のこまめな増量を行えば，生命予後は良好である．

6 ナーシングチェックポイント

コルチゾールの不足は副腎不全から生命の危機に至るまで進展する可能性があり，特に感染症罹患などのストレス時の増量はとても重要である．定期外来受診時に服薬の重要性を繰り返し指導し，感染症罹患の受診時には適切な増量のアドバイスを行う．

用語解説＊

副腎アンドロゲン

アンドロゲンとは男性ホルモンのことで，その代表であるテストステロンは精巣から分泌される．このほかに副腎から分泌されるデヒドロエピアンドロステロン，アンドロステンジオンなどがあり，これらをまとめて副腎アンドロゲンと呼んでいる．

用語解説＊

共通泌尿生殖洞

本来別々に開口するはずの生殖器系の腟と泌尿器系の尿道が，合流し1カ所に開口している状態．

plus α

ストレス時のヒドロコルチゾン増量の目安

高熱を伴う感染症，嘔吐・下痢や歯科治療などの場合は身体的ストレスの程度は中等度と考えられ，ヒドロコルチゾンの内服量は通常の維持量の３～４倍程度とする．一方，心理的なストレスに対する増量は不要とされている．

2 クッシング症候群

クッシング症候群（Cushing syndrome）はコルチゾールの作用過剰により引き起こされる疾患で，下垂体腺腫からのACTHの過剰産生によるもの

(**クッシング病**ともいう)，下垂体以外からのACTH産生によるもの（**異所性ACTH産生症候群**)，副腎腫瘍など副腎そのものに問題があるもの，ステロイド薬の過剰内服による医原性のもの，の大きく四つに分けられる．小児では医原性のクッシング症候群が最も多い．

体重増加の加速に対して身長の伸び率（成長率）は低下する，いわゆる症候性肥満のパターンを示す．また，中心性肥満，満月様顔貌，顔面紅潮，野牛肩(バッファローハンプ，肩・後頸部の水牛様脂肪沈着）などの特徴的所見を示す．

コルチゾールの過剰分泌，コルチゾール・ACTHの日内変動消失*，画像所見などから診断し，治療は腫瘍の外科的切除となる．

用語解説 *
コルチゾール・ACTHの日内変動
正常な場合は朝高く，夜間は低くなる．しかし病的な場合は夕方高いなど日内変動が消失する．

引用・参考文献

1) 日本小児内分泌学会（性分化・副腎疾患委員会，マススクリーニング委員会)，日本マススクリーニング学会，日本小児泌尿器科学会，日本内分泌学会，厚生労働省難治性疾患政策研究事業（副腎ホルモン産生異常に関する調査研究)．21-水酸化酵素欠損症の診断・治療のガイドライン(2021年改訂版)．日本内分泌学会．2021-10-27．p.3. http://www.j-endo.jp/uploads/files/news/20211102.pdf,(参照2023-10-19).

5 性腺疾患

1 中枢性思春期早発症

思春期早発症は思春期がなんらかの原因で過度に早く発来した状態である．思春期の発来は女児では乳房発育，男児では精巣腫大から始まり，日本人小児の平均は女児9.7歳，男児11.5歳と報告されている[1]．これらがおよそ２～３年以上早く出現した状態であり，**表4-2**のように定義されている．頻度は5,000～１万人当たり１人とされ，男女比は１：８と大部分が女児である．

1 発症機序・原因

思春期早発症はゴナドトロピン依存性思春期早発症とゴナドトロピン非依存性思春期早発症に大別され，ゴナドトロピン依存性思春期早発症は**中枢性思春期早発症**（central precocious puberty）ともいわれる．

表4-2　中枢性思春期早発症の診断の手引き（主症候）

男児	①９歳未満で精巣，陰茎，陰囊の明らかな発育が起こる． ②10歳未満で陰毛発生をみる． ③11歳未満で腋毛，ひげの発生や声変わりをみる．
女児	①７歳６カ月未満で乳房発育が起こる． ②８歳未満で陰毛発生，または小陰唇色素沈着等の外陰部成熟，あるいは腋毛発生が起こる． ③10歳６カ月未満で初経をみる．

厚生労働科学研究費補助金難治性疾患等政策研究事業「間脳下垂体機能障害に関する調査研究」班．間脳下垂体機能障害の診断と治療の手引き（平成30年度改訂)．日本内分泌学会雑誌．2019，95 (suppl)，p.25．をもとに作成．

通常の思春期では，まず視床下部から**ゴナドトロピン放出ホルモン（GnRH）**が分泌され，それを受けてゴナドトロピン［**黄体形成ホルモン（LH）**と**卵胞刺激ホルモン（FSH）**］が下垂体から分泌される．このゴナドトロピンの刺激により，男児では精巣から男性ホルモンである**テストステロン**が，女児では卵巣から女性ホルモンである**エストロゲン**が分泌され思春期徴候を引き起こす．

中枢性思春期早発症はこのゴナドトロピンの分泌が亢進し発症する．一方，ゴナドトロピン非依存性思春期早発症はゴナドトロピンの分泌亢進はなく，性腺や副腎からの性ホルモン分泌により発症する．

中枢性思春期早発症は明らかな原因がない特発性と腫瘍や脳炎などによる器質性に分けられる．男女別にみると，女児では80～90％が特発性であるが，男児では器質性の割合が25～60％と高く腫瘍などの鑑別が必要である．

2 検査・診断

表4-2に示すような身体所見を認め，血清LH，FSH，テストステロン，エストロゲン（エストラジオール）の上昇があれば，中枢性思春期早発症と診断される．さらに頭部MRI検査などにより器質性病変が否定されれば，特発性思春期早発症と診断できる．

3 治療

治療可能な器質性の原因があれば，まずその治療を行う．

特発性思春期早発症では，GnRHアナログ製剤*によるゴナドトロピンと性ホルモンの産生を抑制する治療が行われることがある．その目的は二次性徴早期発来による社会心理的問題の改善と成人身長予後の改善であるが，個々の症例における適応を十分に検討する必要がある．中でも６歳以降の発症の女児ではGnRHアナログ製剤による成人身長予後の改善効果が認められないことが多く，安易な治療は慎むべきである．

4 ナーシングチェックポイント

周りの児に比べ早期に思春期が発来した児では周囲との関係がうまくいかずに孤立することがある．また，思春期特有の精神的不安定さから家族との関係までぎくしゃくすることがある．丁寧に話を聞いて精神的なサポートをしていくことが重要である．

2 性分化疾患（DSD）

性分化疾患（disorders of sex development：**DSD**）とは卵巣・精巣の内性器や外性器の発育が非典型的である状態を指し，主な症状は出生時の外陰部異常である．性分化疾患の頻度は出生4,500人に１人と推定される．

1 発症機序・原因・分類

ヒトの性は大きく身体の性，こころの性*，そして法律上の性（社会的な性）に分けられる．

用語解説*

GnRHアナログ製剤

「アナログ」は類似物という意味で，GnRHアナログ製剤はGnRHと同様の作用を有する薬剤である．GnRHは本来ゴナドトロピンを分泌させるものであるが，この薬剤は下垂体を持続的に刺激することにより結果的に下垂体の反応性を低下させ，ゴナドトロピンの分泌を抑える．その結果，男性ホルモン・女性ホルモンの分泌が低下し思春期の進行が抑制される．

用語解説*

こころの性

性自認（性同一性）とは，自分の性をどのように認識しているのか，どのような性のアイデンティティ（性同一性）を自分の感覚としてもっているかを示す概念であり，「こころの性」と呼ばれることもある．これが身体の性と一致していない場合をトランスジェンダーと呼ぶ．診断名は性同一性障害であったが，DSM-5では性別違和，ICD-11では性別不合（仮訳）に改称されている．

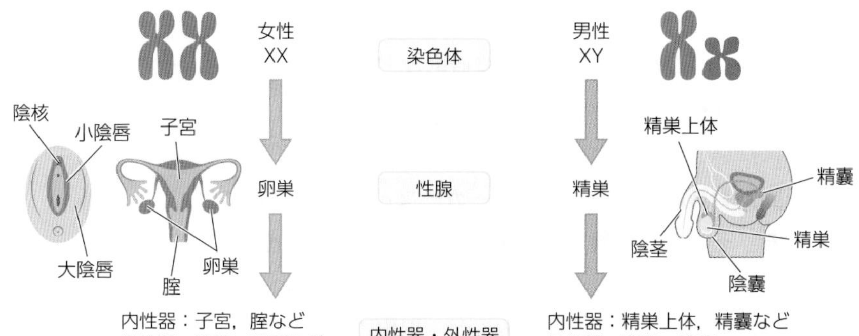

性分化の過程でなんらかの異常が生じ，染色体，性腺，内性器・外性器に非典型的な型がみられる．

図4-2　性分化疾患

身体の性はさらに染色体，性腺，内性器，外性器の性に分けられ，性分化疾患はこの身体の性の分化過程でなんらかの異常が生じ，染色体や性腺，内性器，外性器が多くの人とは異なる型をとる疾患群である（図4-2）．性別違和などのこころの性の違いは含まれない．

その原因は多様で複雑であるが，次に示す染色体構成に基づいた分類が広く用いられている．

❶**性染色体異常に伴う性分化疾患**　45,Xのターナー症候群や47,XXYのクラインフェルター症候群などが代表的である．

❷**46,XY性分化疾患**　精巣の分化異常やアンドロゲンの作用不全のために種々の程度の男性化障害を呈する．アンドロゲン受容体の異常により外性器の女性化を示す**アンドロゲン不応症***が代表的な疾患である．

❸**46,XX性分化疾患**　卵巣の分化異常やアンドロゲンの過剰により外性器が種々の程度の男性化を示す病態である．副腎性アンドロゲンの過剰産生がみられる先天性副腎過形成症（21水酸化酵素欠損症など）が代表的な疾患である．

➡ ターナー症候群については，２章３節５項p.74参照．

➡ クラインフェルター症候群については，２章３節６項p.75参照．

用語解説*
アンドロゲン不応症
46,XYで精巣が存在し男性ホルモン（アンドロゲン）の分泌はあるものの，アンドロゲン受容体の異常によりアンドロゲン作用が障害され，種々の程度の男性化障害を呈する疾患である．完全型では外性器は完全に女性型であり，体型・性格も女性的である．

2 病態・症候

性分化疾患の主な症状は出生時の外陰部異常である．例えば，小陰茎なのか陰核肥大なのか，尿道下裂・二分陰嚢なのか陰唇癒合なのかといった，外陰部の所見から性の決定が困難な状況と言える．

3 検査・診断

出生時の外陰部の形状から性の決定を下すのが困難な場合には，安易に決定せずに親・家族に対して「性分化疾患が疑われます．性別に関しては検査をして判断しましょう」と話し，検査の承諾を得る．「男の子か女の子かわからない」「不完全」「異常」という言葉は避け，また，その場で最も可能性が高い性を尋ねられても安易に告げてはいけない．

検査はまず重篤となり得る疾患の鑑別を行う．17OHPや血糖値，血清電解質などをチェックし，まず先天性副腎過形成症の鑑別を行う（➡p.109参照）．

テストステロンなどのホルモン検査，染色体検査，超音波検査やMRI検査などの画像検査を行う．必要であれば膀胱尿道造影・腟造影なども行う．また，腹腔鏡や尿道鏡検査といった外科的検査も必要となることがある．

社会的な性の決定は容易ではないことも少なくなく，小児内分泌科・小児泌尿器科・遺伝科・精神科の医師，看護師，ソーシャルワーカーなどによる集学的チームでの検討が必要となる．そのため経験豊富な施設へのコンサルトや転院も考慮する．

出生届は通常，出生後14日以内に届け出る必要があるが，提出の保留や名前・性別を未記入のまま提出できること，ただし後日の届け出には「追完」の記録が戸籍上に残ることを告げた上で家族とともに最良の選択を考えていく．

4 治療・経過

性ホルモンの補充などの内科的治療と内・外性器の形成術などの外科的治療が行われる．

２歳ごろには性自認が確立すると考えられている．自認した性と社会的に選択した性が一致していない場合には，保育園などの集団生活が始まるとそのことによる障害が生じる可能性があり，本人・家族に対して心理的サポートが必要となる．場合によっては社会的性の再考も検討しなければならないこともある．

5 ナーシングチェックポイント

家族にとって出生時に性別が決められないということは大きなストレスであり，早く決まってほしいという思いが強い．そのような心理状態では医療者の言葉に思わぬ反応を示すことがある．そのため性別につながるような発言は厳に慎み，言葉も慎重に選ぶ必要がある．家族の思いを傾聴し，それに寄り添った看護が求められる．

引用・参考文献

1) 大山建司．“思春期発来異常をきたす疾患”．小児内分泌学．日本小児内分泌学会編．診断と治療社，2009，p.268-275.
2) 日本小児内分泌学会性分化委員会，厚生労働科学研究費補助金難治性疾患克服研究事業性分化疾患に関する研究班．性分化疾患初期対応の手引き．日本小児内分泌学会．2011-01．http://jspe.umin.jp/medical/files/seibunkamanual_2011.1.pdf，（参照2023-10-19）．
3) 日本小児内分泌学会性分化・副腎疾患委員会．Webtext：性分化疾患の診断と治療．日本小児内分泌学会．http://jspe.umin.jp/medical/files/webtext_170104.pdf，（参照2023-10-19）．

6 内分泌疾患をもつ子どもと家族への看護

1 成長ホルモン分泌不全性低身長症（GHD）

事 例

Aちゃん，4歳，男児．両親と3人で暮らし．

現病歴：市の検診で低身長を指摘され，母とともに病院を受診した．Aちゃんに受診歴はなく，採血などの検査や入院は未経験であった．Aちゃんは保育園のクラスでいちばん身長が低い．入院での成長ホルモン分泌刺激試験の結果，成長ホルモン療法が開始されることとなった．両親，本人へ治療の必要性，方法を説明し，両親ともに注射の手技を獲得したため，自宅での成長ホルモン療法が開始された．Aちゃんは治療についての説明を聞き，大きくなりたいと言っていた．母親は外来受診時に，自宅では両親が交代で注射を行っているがAちゃんは毎日泣きながらの注射であると話した．

1 初回受診時の看護

成長ホルモン療法は自宅での継続的な**皮下注射**であるため，治療を継続的に行うためには，患児と家族の動機付けとモチベーションを維持することが大切である．そのため，動機付けにつながる患児と家族の思いを確認する．

受診歴，検査経験について確認し，初めて行う検査について丁寧に説明，プレパレーションを行う．Aちゃんは採血，X線撮影が未経験であるため，Aちゃんの理解できる言葉を確認しながら検査の目的や方法を説明する．Aちゃんが知りたいこと，気になっていること，不安なことが何かを把握した上で理解できるよう関わる．

➡ プレパレーションについては，8章3節1項p.191 用語解説参照.

2 成長ホルモン分泌刺激試験時の看護

検査中は薬剤の副作用に注意し，バイタルサインの測定，症状の観察を行う．Aちゃんにとっては初めての入院，検査であるため，一つひとつ説明しながら不安の軽減に努める．

3 成長ホルモン療法開始時の看護

検査の結果と成長ホルモンについて，治療の目的，必要性をAちゃん，家族が理解しているか確認し，納得した上で治療が開始されるようサポートする．薬剤，注射器の製品について説明し，Aちゃんと家族に選択をしてもらう．在宅での自己管理となるため，使用製品について理解し，主体的に意思決定することで個々に合った使いやすい製品を使用することができ，治療への意欲も高めることができる．また，怠薬の防止にもつながる．

使用薬剤，物品の管理，注射手技，注射器のトラブルや皮膚トラブル時の対応について指導する．成長ホルモンは夜間に分泌されるため，就寝前に注射を行うこと，子どもの成長には規則正しい生活，栄養バランスのとれた食事など日常生活を整えることも重要であるため，説明および指導を行う．

4 成長ホルモン療法開始後の看護

正しい方法で医師の指示通り実施できているかを確認する．実施に慣れてくると，注射手技が自己流にアレンジされることがあるため，手技が確立した後も実施状況の確認は継続する．穿刺に伴う皮膚トラブルや，成長ホルモンの投与に伴う下肢の痛みの有無を確認し，観察，指導する．安全に負担が少なく実施できるよう配慮する．

患児，家族の治療に対する困難感や不安を確認し，治療へのモチベーションが維持できるように関わる．Aちゃんは泣きながら注射を行っているとのことであり，注射を行うことに苦痛が伴っている．なぜ泣いているのか，痛みがあるのか，怖いのか，別の原因があるのか，治療への思いをAちゃんに確認し，注射に伴う苦痛の軽減を図る．また，泣くわが子への注射を実施し続けることに対する家族の苦痛もあるため，家族の思いや対応の困難さについて確認し，指導する．家族の負担が軽減されるよう傾聴や介入を行う．

5 自己注射開始時の看護

成長に伴い自己注射を検討する場合は，年齢だけでなく患児の発達段階と治療への思いを確認し，自己注射へ移行できるかをアセスメントする．Aちゃんは泣きながら注射をしていた経緯があるため，苦痛が軽減できているか，注射が確実に実施できているかを確認し，自分で実施することに苦痛が伴わないかの評価を行った上で自己注射の提案をする．

成長ホルモン療法は治療期間が子どもの身長が止まるまでと限られている場合が多いため，患児と家族が望まなければ無理に自己注射の指導を勧める必要はない．治療の状況とAちゃん，家族の意向を確認して進める．

自己注射を実施することになった場合は，家族への指導と同様に使用薬剤，物品の管理，注射手技，注射器のトラブルや皮膚トラブル時の対応について指導する．

2 晩期合併症

事例

Bさん，17歳，男性．

既往歴：９歳のときに神経芽腫（stageⅣ）を発症し，化学療法，左副腎の放射線療法，自家末梢血幹細胞移植，左副腎腫瘍摘出を施行した．再発時に同種臍帯血移植（全身照射・大量化学療法）を行い，現在寛解を得られている．

晩期合併症：11歳のときにTSH5.850，Tg38.90と軽度上昇がみられ，甲状腺ホルモンの内服治療を開始した．また，14歳のとき身長147 cm（−2.5SD），成長速度低下がみられ，GH分泌刺激試験にてGH分泌低下を認めたため，成長ホルモン療法を１年間実施した．

1 晩期合併症による症状

Bさんの行った甲状腺ホルモン内服治療や成長ホルモン治療は，**がんの集学**

的治療によって生じた**晩期合併症**による**甲状腺機能低下症，成長ホルモン分泌不全症**のためのものである．

- 甲状腺機能低下症　嗄声，易疲労性，体重増加，乾燥肌，寒冷不耐症，頭髪乾燥，脱毛症，便秘，低身長，成長速度低下，二次性徴の遅れ，月経不順，徐脈，低血圧，眼瞼浮腫，無気力，抑うつなど
- 成長ホルモン分泌不全症　低身長，成長速度低下，易疲労感，気力低下，肥満など

2 フォローアップ

内分泌疾患は継続的なフォローアップが必要となる．症状の観察とともに，症状出現による身体機能の低下，ADLの低下，認知機能の低下を見極め，危険を予防しながら日常生活を妨げないような支援を行う．

- 成長ホルモン分泌不全症　身長体重の測定は，小児期は年２～４回（成長曲線を作成），骨密度検査は年１回程度行う．検体検査は，検尿，血算，一般生化学検査，それ以外にIGF-I，TSH，FT4，テストステロン（男子），エストラジオール（女子），血糖，HbA1cなども年２回程度行う．成長不全によって社会活動や日常生活に影響があり，それらによる精神的なダメージを生じる可能性もある．メンタルサポートを十分に整えて，治療や日常生活支援を行う．
- 甲状腺機能低下症　身長・体重の測定（成長曲線を作成），甲状腺触診（大きさ・硬さ・疼痛の有無）と超音波診断，血液検査では，甲状腺ホルモン（FT3，FT4），甲状腺刺激ホルモン（TSH），特に晩期合併症による二次がん（甲状腺癌）を考慮してサイログロブリン（Tg）を確認する．また，妊娠可能年齢の女性は，妊娠前と妊娠中は必ず頻回に甲状腺機能のチェックを行う．

3 晩期合併症とは

近年，小児がんは治癒率が上がり，小児がん経験者と呼ばれる子どもたちが社会復帰をする場面が多くみられるようになった．その一方で，がんそのものや化学療法，放射線療法などの影響で後に合併症を発症する小児がん経験者も増えた．これは晩期合併症と呼ばれ，成長発達異常（身長発育障害，無月経，不妊，肥満，やせ，糖尿病），中枢神経系異常（運動障害，白質脳症，てんかん，学習障害，認知力・記憶力・集中力の低下），臓器の異常（心機能異常，呼吸機能異常，肝機能異常，免疫機能異常），感覚器の異常（視力低下，聴力障害），骨や歯の異常（骨密度の低下，歯の欠損），二次がん（白血病，脳腫瘍，他臓器がん）などさまざまである．

これらの合併症は，治療終了後，長期にわたり発症の可能性があり，身体だけでなく心にも影響を及ぼす．がんを克服し心身共に健康な社会生活を送ることができるよう，成人期以降も長期的にフォローアップしていく必要がある．

引用・参考文献

1) 長谷川行洋．はじめて学ぶ小児内分泌．改訂第２版．診断と治療社．2021，p.24-25.
2) 日本小児内分泌学会CCS委員会．小児がん経験者（CCS）のための内分泌フォローアップガイド（ver1.2）．2016，p.16-18．http://jspe.umin.jp/medical/files/guide161006.pdf，（参照2023-10-19）．
3) 前掲書２），p.25-26.

臨床場面で考えてみよう

Q1 小学３年生男児．学校の健診で低身長を指摘されたが，病院への受診が必要な程度ではなく様子をみてよいと言われた．だが心配であり，どうしたらいいかと母親から相談を受けた．どのような対応が考えられるか．

Q2 ２歳女児．新生児マススクリーニングをきっかけに先天性甲状腺機能低下症と診断され，甲状腺ホルモン薬を処方されている．薬の量は診断時から変わっていない．家族からいつまで治療を受ければいいのかと質問された．どのような対応が考えられるか．

Q3 成長ホルモン療法中の子どもの家族から，学校での宿泊行事の際に注射はどうすればよいかと質問された．どのような対応が考えられるか．

Q4 15歳男子．幼少期に脳腫瘍を発症し，摘出術，化学療法，放射線療法による集学的治療を行った．学校の身体測定で低身長を指摘され小児科を受診した．この男子にどのような支援が考えられるか．

考え方の例

1　現在の学校健診では，極端な低身長（−2.5SD未満）and/or 成長率（成長速度）低下があると病院への受診を勧められる．本例はそのいずれもないということであり，成長率低下のない３パーセンタイルを少し切る程度の低身長であることが考えれらる．成長ホルモン分泌不全性低身長症などの病的な低身長である可能性は低いため，１学期ごとに学校で行われる計測で様子を見てもらう方針でよい．それでも心配であれば小児科を受診し相談するのもよいと答える．

2　新生児マススクリーニングをきっかけに診断・治療が開始される場合には，細かな診断よりも治療が優先される．一過性の甲状腺機能低下症の可能性が高い場合でも，甲状腺ホルモンの不足が明らかな場合には内服治療が始まることが少なくない．本例では薬の量は診断時から変わっていないとのことから，軽症もしくは一過性の甲状腺機能低下症の可能性がある．このような例でも数カ月ごとに行う甲状腺機能検査で甲状腺ホルモン過多にならない限り，神経系の発達が一段落する３歳過ぎまでは内服治療を行う．３歳過ぎの時点で内服量が多くないようであれば再評価，すなわち甲状腺ホルモンの減量・中止を試みる．甲状腺ホルモンを中止してもTSHの上昇がみられない場合は中止のまま経過をみるが，小児期は経過を追うことが推奨されている．甲状腺ホルモンは身体発育にも関係しているため，身体発育が終了する小児期の終わりまで経過を追う必要がある．

3　成長ホルモン療法は週に６～７回の就寝前の皮下注射である．宿泊中に無理に注射を行う必要はないため，宿泊日数を把握し，医師に報告，確認の上，宿泊中は実施しなくてもよいように調整，指導を受けるよう説明する．

4　脳腫瘍に対する治療として，全脳照射など視床下部・下垂体を含む頭部照射，下垂体の手術を行うことで，晩期になり成長ホルモン分泌不全を合併する．低年齢での治療であるほど影響が大きい．男性が受けた「治療のまとめ」を本人と共有し，治療による晩期合併症の可能性を考える．成長曲線の推移や検査データをもとに必要な治療や検査を行うなど，継続的なフォローアップ体制を整えていく．

5 アレルギー疾患と看護

学習目標

- 小児のアレルギー疾患にはどのようなものがあるかを理解する．
- 各疾患の発症頻度・発症機序・分類・病態変化など，疾病の概念についての知識を得る．
- 各疾患における症状，診断，治療を学ぶことで，疾患の特徴および治療上の注意点を知る．
- アレルギー疾患をもつ患児のアセスメントのポイント，また患児とその家族へ看護を展開するにあたって大切な事項を学ぶ．

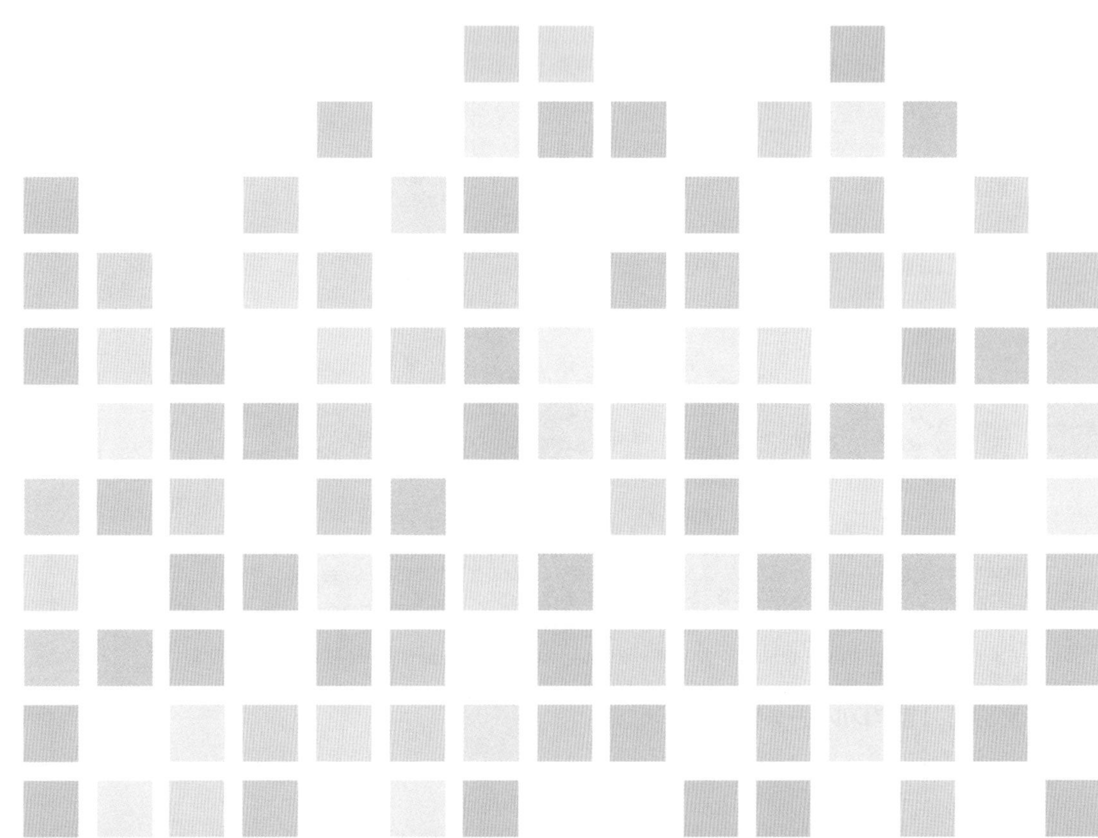

1 アレルギー疾患

1 アレルギー総論

ヒトの体には，細菌やウイルスなどの病原微生物から身を守る免疫システムが存在する．しかしながら，時にこの免疫反応が自分の体に対して過剰な反応を生じて，有害な症状を引き起こすことがある．これを**アレルギー**（allergy）という．例えば，本来は無害であるスギ花粉に対し，過剰な免疫反応を生じると，花粉症というアレルギー疾患を引き起こす．

アレルギーはその病態メカニズムによって四つに分類されている（表5-1）．

1 Ⅰ型アレルギー

Ⅰ型アレルギーでは，食物や花粉などの**アレルゲン***に対する特異的な**IgE抗体**が産生され，肥満細胞（マスト細胞）や好塩基球などに結合する．そこにアレルゲンが結合すると，ヒスタミンやセロトニンなどの化学伝達物質（ケミカルメディエーター）が放出され，皮膚症状（蕁麻疹）や呼吸器症状（咳，喘鳴）などのアレルギー症状を引き起こす（図5-1）．代表的な疾患としては食物アレルギー，花粉症（アレルギー性鼻炎・結膜炎），気管支喘息などがあ

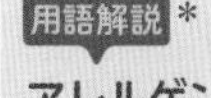

*

アレルゲン

アレルギーを引き起こす物質（抗原）をアレルゲンと呼ぶ．例えば食物や花粉，ダニといった，さまざまな外的環境物質がアレルゲンになり得る．

表5-1　アレルギーの分類

型	別称	メカニズム	関係している免疫	代表的な疾患
Ⅰ型	即時型 アナフィラキシー型	IgE抗体による過敏症	IgE抗体 肥満細胞	食物アレルギー アレルギー性鼻炎 気管支喘息
Ⅱ型	細胞融解型 細胞傷害型	抗体による細胞傷害	IgG，IgM抗体 補体系	不適合輸血による溶血性貧血 自己免疫性溶血性貧血 血小板減少性紫斑病
Ⅲ型	アルサス型 免疫複合型	免疫複合体による障害	IgG，IgM抗体 免疫複合体 補体系	血清病 全身性エリテマトーデス 関節リウマチ 糸球体腎炎
Ⅳ型	遅延型 細胞性免疫型	細胞性免疫による障害	Tリンパ球	接触性皮膚炎 ツベルクリン反応

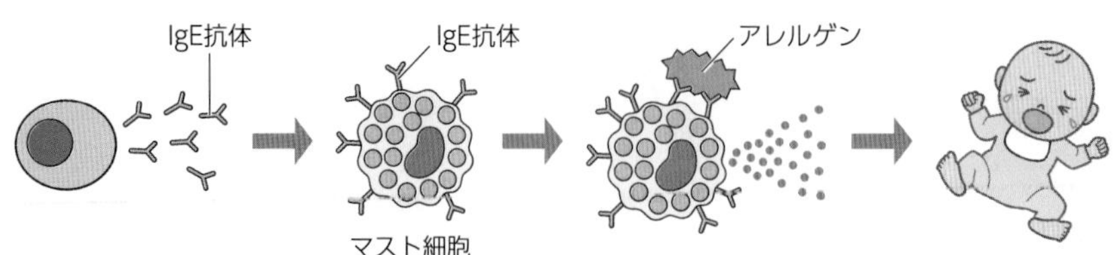

アレルゲンに対するIgE抗体がつくられる．

マスト細胞にIgE抗体が結合し，スタンバイ状態になる．

IgE抗体が結合したマスト細胞にアレルゲンが結合すると，ヒスタミンなどの物質が放出される．

アレルギー症状が起こる．

日本アレルギー学会．“アレルギーとは”．アレルギーポータル．https://allergyportal.jp/knowledge/about/,（参照2023-10-19）．一部改変．

図5-1　Ⅰ型アレルギーの発生機序

る．Ⅰ型アレルギーを評価する検査としては，**特異的IgE抗体検査***や**皮膚プリックテスト***などがある．

2 Ⅱ型アレルギー

Ⅱ型アレルギーは，自身の細胞や外部の抗原に対してIgG抗体やIgM抗体を産生し，補体が活性化されて細胞や組織を傷害するものをいう．Ⅱ型アレルギーを引き起こす例として，ABO不適合輸血がある．

3 Ⅲ型アレルギー

Ⅲ型アレルギーでは，抗原と抗体が反応して，**免疫複合体**という塊が形成される．それが組織などに沈着し，補体を活性化することで組織に障害を生じる．

Ⅲ型アレルギーの代表的疾患である全身性エリテマトーデスでは，抗核抗体*が産生されて免疫複合体を形成し，腎臓や関節などさまざまな臓器に障害を引き起こす．その他のⅢ型アレルギーとしては，関節リウマチや，溶レン菌感染後に発症する糸球体腎炎などがある．

4 Ⅳ型アレルギー

Ⅳ型アレルギーとは，抗原に対して**細胞性免疫**（Tリンパ球やマクロファージ）が免疫反応を生じ，組織傷害を引き起こすものをいう．細胞性免疫反応には時間がかかり，症状が出るまでに数日間を要する．Ⅳ型アレルギーには金属アレルギーやツベルクリン反応などがあり，評価する検査としては**パッチテスト***などがある．

2 アトピー性皮膚炎

アトピー性皮膚炎診療ガイドラインでは，**アトピー性皮膚炎**（atopic dermatitis）は「増悪・寛解を繰り返す瘙痒感のある湿疹を主病変とする疾患である」と定義されている[1)]．

一般に乳幼児・小児期に発症して年齢とともに減少するが，一部は成人型アトピー性皮膚炎に移行する．2000～2002年の保健所・学校健診での調査によれば，小児では約10％の有症率であった[3)]．

1 発症機序・原因

発症には，遺伝的要因や環境的要因など多くの因子が関わっている．遺伝的要因としては，**アトピー素因***やフィラグリンの遺伝子異常があると，皮膚のバリア機能に異常が生じることが知られている．そこに物理的な刺激，発汗，細菌や真菌，精神的ストレスといった環境的要因が加わることで悪化し，発症する．

2 病態・症候

皮膚のバリア機能が低下すると皮膚の水分保持能が低下し，乾燥しやすくなるとともに，ダニなどのアレルゲンが侵入しやすくなる．こうしたアレルゲンに対する免疫反応が生じ，皮膚の炎症（湿疹）が誘発される．さらに，皮膚の炎症によってかゆみが生じ，皮膚を引っ掻くことで湿疹が悪化するという，「かゆみ」「掻き壊し」「皮膚炎の増悪」の悪化サイクルが引き起こされる．

用語解説*
特異的IgE抗体検査
食品やダニなどに対する血液中のIgE抗体を測定する検査．200種類以上の食品や花粉などについて測定することができる．

用語解説*
皮膚プリックテスト
少量のアレルゲンエキスを皮膚に滴下し，プリック針で皮膚に小さな傷を付けて蕁麻疹が生じるかを確認する検査．専用のエキスがない場合，食物などにプリック針を刺し，その針を皮膚に刺すことでも評価できる（prick to prickテスト）．

plus α
ABO不適合輸血
例えば，血液型がA型のヒトに誤ってB型の血液を輸血すると，A型のヒトに産生される抗B型抗体がB型赤血球に結合する．これによって補体が活性化され，溶血が引き起こされる．

用語解説*
抗核抗体
細胞核の構成成分を抗原とする自己抗体の総称で，膠原病のスクリーニングに利用されることが多い．核内のどの成分を抗原とするかによって数十種類に分類される．

用語解説*
パッチテスト
抗原として疑われる金属などを皮膚に48時間貼付し，反応をみる検査．貼付した部分に紅斑などの反応が見られた場合，陽性と判断する．貼付するための，専用のパッチテストユニットや試薬がある．

3 検査・診断

アトピー性皮膚炎診療ガイドラインでは，症状の軽重にかかわらず①瘙痒，②特徴的皮疹と分布，③慢性・反復性経過（乳児では２カ月以上，そのほかでは６カ月以上）の三つの項目を満たすことを診断の基準としている．

皮疹は湿疹病変で，急性期には紅斑や丘疹を，慢性期になると苔癬（たいせん）化病変などを認める．皮疹の分布は左右対称性があることを特徴とし，年齢によって好発部位は異なる．乳児期の皮疹は頭・顔に始まり，体幹・四肢にしばしば下降する．幼小児期では頸部や四肢関節の屈曲部に認められ，思春期から成人期では上半身に好発する．

血液検査では血清IgE値やTARC値の上昇が認められる．TARC値はアトピー性皮膚炎の重症度と相関する．そのほか，好酸球の増加も認められる．

アトピー性皮膚炎の重症度の評価は，厚生労働科学研究で開発された「アトピー性皮膚炎重症度のめやす」が最も簡便である（**表5-2**）．

4 治療

薬物療法，スキンケア，悪化因子への対策の３本柱を基本とする．

薬物療法 外用薬治療を行い，主に**ステロイド外用薬**が使用される．ステロイド外用薬はその作用の強さによってⅠ（ストロンゲスト：最も強い）～Ⅴ（ウィーク：弱い）のランクがあり，皮膚の炎症や部位に応じて使い分ける．顔や陰部などは皮膚が薄く，薬剤が吸収されやすく副作用も生じやすいため，Ⅳ群以下の外用薬が主に使用される．そのほか，免疫抑制外用薬*として，タクロリムスやデルゴシチニブが２歳以上の小児でも使用可能である．

スキンケア 皮膚の汚れを落とし，保湿外用薬を適切に使用することでバリア機能を回復・維持させる．アトピー性皮膚炎は再燃を繰り返すため，**プロアクティブ療法**が推奨される．

悪化因子への対策 髪の毛や衣類，汗，石けんのすすぎ残しなど，皮膚を刺激し，炎症を悪化させる原因となり得るものを減らす．

5 経過・予後

増悪や再燃を繰り返すため，治療による症状のコントロールが重要である．小児，特に乳児においては，成長に伴って50～70%が寛解するとの報告もある．

表5-2 アトピー性皮膚炎重症度のめやす

軽症	面積にかかわらず，軽度の皮疹*のみみられる．
中等症	強い炎症を伴う皮疹**が体表面積の10%未満にみられる．
重症	強い炎症を伴う皮疹が体表面積の10%以上，30%未満にみられる．
最重症	強い炎症を伴う皮疹が体表面積の30%以上にみられる．

*軽度の皮疹：軽度の紅斑，乾燥，落屑主体の病変
**強い炎症を伴う皮疹：紅斑，丘疹，びらん，浸潤，苔癬化などを伴う病変
厚生労働科学研究班．アトピー性皮膚炎診療ガイドライン2021．アレルギー．2021，70（10），p.1257-1342.

---

plus α

小学生の有症率

西日本で10年に１回実施されている，小学生を対象としたアレルギー疾患有症率調査では，1992年は約17%，2002年は約14%，2012年は約12%と，有症率の低下傾向が見られる[2]．

用語解説*

アトピー素因

①気管支喘息，アレルギー性鼻炎・結膜炎，アトピー性皮膚炎のうちいずれか，あるいは複数の疾患について家族歴・既往歴があること，または②IgE抗体を産生しやすい素因をいう．

plus α

フィラグリン

角層の天然保湿因子の供給源となるタンパク．日本人のアトピー性皮膚炎の30%程度にフィラグリン遺伝子変異がみられるという報告がある．

plus α

アレルギーマーチ

アトピー素因*をもつ子どもは，乳幼児期のアトピー性皮膚炎から始まり，その後成長に伴って，食物アレルギー，気管支喘息，アレルギー性鼻炎・結膜炎といったⅠ型アレルギー疾患を次々と発症することがある．この経過をアレルギーマーチと呼ぶ．

用語解説*

免疫抑制外用薬

炎症を抑える免疫抑制剤が外用薬となったもの．ステロイド外用薬の副作用である皮膚萎縮や酒さ様皮膚炎などを生じないことが利点である．ざ瘡（にきび）やヘルペスなど皮膚感染症のリスクがある．

6 ナーシングチェックポイント

治療をしているのに良くならない場合は，アドヒアランス*の確認と，悪化因子の検索・評価が必要である．

アドヒアランスとしては，外用薬の使用量や使用回数，スキンケアの方法（皮膚の洗浄，保湿剤の塗布）が適切かを確認する．悪化因子の検索・評価として，爪は短く切られているか，部屋のダニ・カビ対策は行われているか，規則正しい生活を送っているかなどを確認する．

その上で，継続することの重要性を伝え，適切な指導を行う．小児では年齢が上がるにつれ，子ども自身が外用薬や保湿剤を塗布するようになるため，成長に応じて本人にも薬の塗り方やスキンケアのしかたを指導する必要がある．

3 食物アレルギー

食物アレルギー診療ガイドラインでは，**食物アレルギー**（food allergy）は「食物によって引き起こされる抗原特異的な免疫学的機序を介して生体にとって不利益な症状が惹起（じゃっき）される現象」と定義される[4)]．食物アレルギーの有症率は乳児期が最も高く（5～10%），年齢が上がるにつれて低下していく．

原因となる食品は年齢によって異なる．乳児期の原因食品は鶏卵が最も多く，次いで牛乳，小麦であり，この3食品が原因抗原の90%以上を占める．一方，学童期以降では甲殻類，そば，果物類，木の実類などの食品で多くなる．

1 発症機序・原因

食物アレルギーは，食品に含まれるアレルゲン（タンパク質）に対するIgE抗体が産生されるⅠ型アレルギーで，原因となる食品を摂取することで症状が誘発される．食品に触れたり，空中に飛散した小麦粉などの原因食品を吸い込むことでも発症することがある．

一般的な食物アレルギーの臨床型は即時型症状であるが，その他は，食物アレルギーの関与する乳児アトピー性皮膚炎，**食物依存性運動誘発アナフィラキシー***（food-dependent excercise-induced anaphylaxis：**FDEIA**），**口腔アレルギー症候群***（oral allergy syndrome：**OAS**）に分類される（**表5-3**）．また，IgE抗体が関与しない，新生児・乳児食物タンパク誘発胃腸症という食物アレルギーもある．

2 病態・症候

通常，原因となる食品を摂取して数分から2時間以内に症状が出現する．皮膚・粘膜・呼吸器・消化器・循環器・神経とさまざまな臓器に症状が認められ，その程度も軽症から重篤なものまである（**表5-4**）．

3 検査・診断

特定の食品を摂取して症状が誘発されることに加えて，特異的IgE抗体検査や皮膚プリックテストで反応が認められた場合に，食物アレルギーと診断する．問診や検査から原因食品が特定できない場合は，**食物経口負荷試験***を行

plus α
プロアクティブ療法
皮疹を急性期に治療し寛解させた後にとられる治療法．寛解状態を維持するため，保湿剤によるスキンケアを継続し，外用薬を週2回程度，間欠的に塗布する．

用語解説 *
アドヒアランス
患者が積極的に治療方針の決定に参加し，その決定に従って治療を受けること．

用語解説 *
食物依存性運動誘発アナフィラキシー
特定の食品を摂取した後に運動をすることでアナフィラキシー*が誘発される食物アレルギー．発症は中学生が最も多く，原因食品は小麦，次いで甲殻類が多い．

用語解説 *
アナフィラキシー
アレルゲンなどの侵入により，アレルギー症状が複数の臓器で急激に現れ進行する反応．生命に危機を与え得る．
さらに血圧低下や意識障害を伴う場合をアナフィラキシーショックと呼び，緊急の治療を要する．

用語解説 *
口腔アレルギー症候群
口腔内の瘙痒感や，咽頭の違和感など口腔内のみに症状を呈する食物アレルギー．花粉と果物・野菜のアレルゲンが交差反応を起こし，花粉症の患者で果物・野菜による口腔内症状を呈することがある．

plus α
交差反応
ある抗体が，本来の攻撃対象とは異なる抗原と結合反応を示すこと．対象の抗原と似た構造をもつ抗原が反応の原因となる．

い，症状が誘発されるかを確認する．食物経口負荷試験は，症状の出現に備え十分な準備を行った上で，食物アレルギーへの知識・経験を有する医師によって慎重に実施されるべきである．

plus α

新生児・乳児食物タンパク誘発胃腸症

新生児・乳児消化管アレルギーとも呼ばれ，多くの場合でIgE抗体が関与しないことが特徴である．原因となる食品を摂取して２～４時間後に嘔吐や下痢を繰り返すなどの消化器症状を呈する．胃腸炎を生じるため，通常の食物アレルギーにはない発熱や炎症反応も見られる．新生児期の人工ミルクを原因とするものが多いが，近年鶏卵の卵黄により発症した報告が増えている．

用語解説＊

食物経口負荷試験

原因であることが疑われる食品を摂取し，反応の有無を確認する検査．①原因となる食品の確定，②耐性獲得の確認，③安全摂取量の決定，の目的で行う．

表5-3　食物アレルギーの臨床型分類

臨床型	発症年齢	頻度の高い食物	耐性獲得（寛解）	アナフィラキシーショックの可能性	食物アレルギーの機序
食物アレルギーの関与する乳児アトピー性皮膚炎	乳児期	鶏卵，牛乳，小麦など	多くは寛解	（＋）	主にIgE依存性
即時型症状（蕁麻疹，アナフィラキシーなど）	乳児期～成人期	乳児～幼児：鶏卵，牛乳，小麦，ピーナッツ，木の実類，魚卵 など 学童～成人：甲殻類，魚類，小麦，果物類，木の実類など	鶏卵，牛乳，小麦は寛解しやすい その他は寛解しにくい	（＋＋）	IgE依存性
食物依存性運動誘発アナフィラキシー（FDEIA）	学童期～成人期	小麦，エビ，果物など	寛解しにくい	（＋＋＋）	IgE依存性
口腔アレルギー症候群（OAS）	幼児期～成人期	果物，野菜，大豆など	寛解しにくい	（±）	IgE依存性

海老澤元宏ほか．食物アレルギーの診療の手引き2020．食物アレルギー研究会．2020，p.4.

表5-4　即時型症状の臨床所見と重症度分類

		グレード１（軽症）	グレード２（中等症）	グレード３（重症）
皮膚・粘膜症状	紅斑・蕁麻疹・膨疹	部分的	全身性	←
	瘙痒	軽い瘙痒（自制内）	強い瘙痒（自制外）	←
	口唇，眼瞼腫脹	部分的	顔全体の腫れ	←
消化器症状	口腔内，咽頭違和感	口，のどのかゆみ，違和感	咽頭痛	←
	腹痛	弱い腹痛	強い腹痛（自制内）	持続する強い腹痛（自制外）
	嘔吐・下痢	悪心，単回の嘔吐・下痢	複数回の嘔吐・下痢	繰り返す嘔吐・便失禁
呼吸器症状	咳嗽，鼻汁，鼻閉，くしゃみ	間欠的な咳嗽，鼻汁，鼻閉，くしゃみ	断続的な咳嗽	持続する強い咳き込み，犬吠様咳嗽
	喘鳴，呼吸困難	－	聴診上の喘鳴，軽い息苦しさ	明らかな喘鳴，呼吸困難，チアノーゼ，呼吸停止，SpO_2≦92%，締めつけられる感覚，嗄声，嚥下困難
循環器症状	脈拍，血圧	－	頻脈（＋15回/分），血圧軽度低下＊1，蒼白	不整脈，血圧低下＊2，重度徐脈，心停止
神経症状	意識状態	元気がない	眠気，軽度頭痛，恐怖感	ぐったり，不穏，失禁，意識消失

＊1：血圧軽度低下：１歳未満<80mmHg，１～10歳<［80＋（２×年齢）mmHg］，11歳～成人<100mmHg
＊2：血圧低下：１歳未満<70mmHg，１～10歳<［70＋（２×年齢）mmHg］，11歳～成人<90mmHg
日本小児アレルギー学会食物アレルギー診療ガイドライン2021．協和企画．2021．p.75．一部改変．

4 治療

食物アレルギーでは，原因となる食品を除去することが重要となる．除去は必要最小限とすることを心掛け，症状が誘発される食物だけを除去し，原因となる食品でも症状が誘発されない量であれば除去せず様子をみる．

食物アレルギーの症状が出てしまったときは，速やかな治療が必要である．蕁麻疹などの皮膚症状に対しては抗ヒスタミン薬を投与し，咳や喘鳴などの呼吸器症状には気管支拡張薬の吸入などを行う．アナフィラキシーではアドレナリンの筋肉注射が第一選択である．アナフィラキシーの既往があり，自宅などで発現する危険性が高い患者には，アドレナリンの自己注射器（**エピペン®**）（**図5-2**）を処方し，病院外でも使用できるようにしておく．

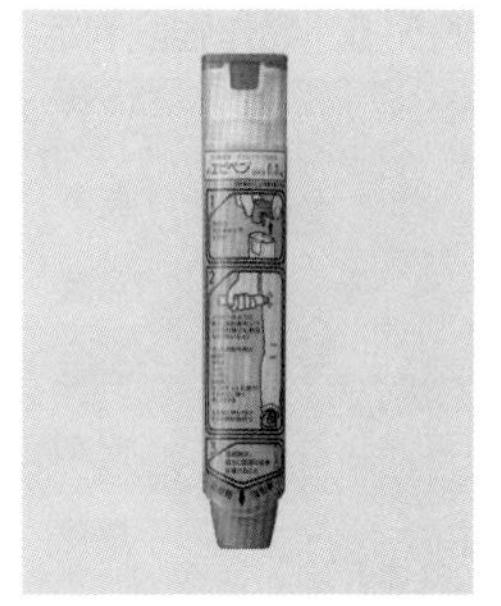

写真提供：ヴィアトリス製薬株式会社

図5-2 エピペン®注射液0.3mg

5 経過・予後

乳児に発症した鶏卵・牛乳・小麦の食物アレルギーでは，成長に伴って耐性を獲得し，摂取できるようになることが多い．そのため，食物経口負荷試験により定期的に，耐性を獲得しているかを評価する．一方，学童期以降に発症する甲殻類，果物類，木の実類などについては，耐性を獲得しにくい．

6 ナーシングチェックポイント

乳幼児は自身が食物アレルギーをもっていることを認識できないため，食品表示などを確認しながら，注意して食品を提供するよう，保護者や養育者に指導する．成長に伴い，食物アレルギーをもっていること，食べてはいけない食品があることを子どもが自覚し，自身で対応できるように教育していく．

また，食物アレルギーは，周りの人と同じ食品が食べられないことや外食ができないことなどへの精神的ストレス，食べることへの恐怖などによって，著しく生活の質に影響する疾患である．そのため，本人や養育者の不安や心配事などを傾聴し，抱えている問題の把握・解決に努める．

4 気管支喘息

調査方法によって差はあるが，6歳ごろの**気管支喘息**（bronchial asthma）の有症率は5～10％程度である．西日本の小学生を対象としたアレルギー疾患有症率調査では，1982年は3.2％，1992年は4.6％，2002年は6.5％と増加していたが，2012年には4.7％と減少し，有症率の低下傾向がみられる[6,7]．

1 発症機序・原因

気管支喘息は，リンパ球や好酸球などの炎症細胞による気道の慢性的な炎症を特徴とする．それによって**気道過敏性**＊が亢進した状態となり，少しの刺激でも気道が狭窄し，咳や喘鳴（ゼイゼイ，ヒューヒュー），呼吸困難が引き起こされる．この症状を**急性増悪（発作）**という．慢性的な炎症が継続すると気道の**リモデリング**＊が起こり，難治化の原因となる．

2 病態・症候

発作性の喘鳴や咳，呼吸困難を繰り返す（**表5-5**）．軽症の気管支喘息の場

用語解説＊ 気道過敏性

喘息の重要な臨床的特徴．気道過敏性があると，ダニなどのアレルゲン吸入だけではなく，運動や大笑い，冷気，たばこや花火の煙などでも急性増悪（発作）を引き起こす．

plus α 急性増悪（発作）

以前は喘息発作（attack）という用語が用いられてきたが，気管支喘息は気道の慢性炎症が病態の本質であることから，海外ではattackではなくacute exacerbation（急性増悪）の語が用いられている．そのため，近年では日本でも急性増悪（発作）と呼ばれている．

用語解説＊ リモデリング

慢性の気道炎症によって気道組織が破壊され，その修復の際に気道壁が肥厚・硬化すること．
リモデリングが進むと気道が常に狭窄した状態になり，薬剤での治療が困難になる．

表5-5　発作強度判定

		小発作	中発作	大発作
症状	興奮	平静		興奮
	意識	清明		やや低下
	会話	文で話せる	句で区切る	一語区切り～不能
	起座呼吸	横になれる	座位を好む	前かがみになる
身体所見	喘鳴	軽度		著明
	陥没呼吸	なし～軽度		著明
SpO_2	(室内気)	≧96%	92～95%	≦91%
ピークフロー*	(吸入前)	>60%	30～60%	<30%

日本小児アレルギー学会．小児気管支喘息治療・管理ガイドライン2020．協和企画．2020，p.149．一部改変．

合，急性増悪がないときは症状はないが，重症の場合は咳や喘鳴が連日持続する．急性増悪は，運動や大笑い，啼泣の後に誘発される．また，夜間から早朝に急性増悪を起こすことが多く，咳による不眠もみられる．

急性増悪時にみられる喘鳴は呼気性喘鳴であり，息を吐くときに喘鳴が聴取される．また，息を吐く時間が延長する（呼気延長）．強い急性増悪を生じた際には，顔色が悪い，話せない，横になれない，歩けない，といった症状が認められる．

3 検査・診断

喘息は，反復する咳・喘鳴の症状がある場合に疑う．小児期の喘鳴はウイルス性気管支炎や気道異物，また血管輪などの先天的な心血管系の異常でも呈することがあり，このような疾患を除外することで喘息と診断する．喘息児にはアトピー素因がある場合が多いことや，気管支拡張薬による治療に反応することも診断の手掛かりとなる．ある程度の年齢になれば呼吸機能検査*，呼気一酸化窒素濃度*の測定などの生理検査が実施可能であり，診断や喘息の状態を正確に評価できる．

4 治療

気管支喘息の治療は，①気道炎症を抑制し急性増悪を生じないようにする長期管理治療，②急性増悪時に気管支を拡張させ，咳や喘鳴，呼吸苦を改善させる急性増悪時治療に分けられる．

長期管理治療では，**吸入ステロイド薬**，ロイコトリエン受容体拮抗薬などが用いられる．吸入ステロイド薬は副腎皮質ステロイドの効果が気道にのみ得られ，全身的な副作用が全身投与と比較して非常に少ないため，長期間使用することができる．近年は，吸入ステロイド薬でもコントロールが難しい重症の場合には，抗IgE抗体などの生物学的製剤*も使用可能となっている．

急性増悪時はβ_2刺激薬（気管支拡張薬）の吸入や内服などの治療を行う．重篤な場合は入院加療の上，酸素投与や副腎皮質ステロイドの内服や静脈内注

用語解説*
呼吸機能検査
スパイロメーターを用いて呼吸の換気量と気流速度を測定する検査．この数値をプロットした曲線を，フローボリューム曲線という．気管支喘息では閉塞性パターンとなり，１秒量（FEV1）や１秒率（％FEV1）が低下を示す．

用語解説*
呼気一酸化窒素濃度
気道炎症があると呼気中の一酸化窒素濃度が上昇するため，気管支喘息の気道炎症のバイオマーカーとして用いられる．現在簡易に測定できる機器もあり，保険適用となっている．

用語解説*
ピークフロー
最大呼気流量ともいい，呼吸機能評価の一つである．自宅でもピークフローを測定できるピークフローメーターがある．ピークフローを毎日測定することで，日々の喘息の状態を確認できる．

plus α
小児の吸入方法
小児では，年齢によって吸入方法を変える必要がある．乳幼児では薬液を霧状にするネブライザーを用いたり，加圧噴霧式の定量吸入器（pMDI）にスペーサーという吸入器具を装着して吸入させる．小学生のころになると成人と同じドライパウダー定量吸入器（DPI）を使用できるようになることが多い．

用語解説*
生物学的製剤
バイオテクノロジー技術によって生物が産生する抗体（タンパク質）を人工的に生成し，医薬品として利用している．

射による全身投与を行う．

5 経過・予後

長期管理薬の進歩によって気管支喘息はコントロール可能な疾患となり，気管支喘息による入院患者はこの20年で著明に減少している．また，小児期に発症する喘息はアトピー型が多く，成長に伴い長期管理治療が不要になること（アウトグロー）もあるが，一部は成人喘息に移行する．

6 ナーシングチェックポイント

軽症の気管支喘息の場合，急性増悪がなく無症状のときも，長期管理薬による治療が必要である．急性増悪を予防するための治療の重要性を理解して継続してもらうための指導が重要である．

喘息を増悪させる因子として，受動喫煙やダニ，ペット飼育などの環境的要因と，肥満や心因（ストレス）などの身体的要因がある．これらへの対策によって長期管理薬の減量や中止も期待できるため，増悪因子に関する評価や対策を養育者と相談することも喘息管理では極めて重要である．

引用・参考文献

1) 日本皮膚科学会ほか．アトピー性皮膚炎診療ガイドライン2021．https://www.dermatol.or.jp/uploads/uploads/files/guideline/ADGL2021.pdf,（参照 2023-10-19）．
2) 西日本小児アレルギー研究会・有症率調査研究班．西日本小学児童におけるアレルギー疾患有症率調査：1992，2002，2012年の比較．日本小児アレルギー学会誌．2013，27，p.149-169.
3) 山本昇壯．アトピー性皮膚炎の患者数の実態及び発症・悪化に及ぼす環境因子の調査に関する研究．免疫アレルギー疾患予防・治療等研究事業研究報告書：平成14年度厚生労働科学研究費補助金．2003，p.71-77，（第１分冊）．
4) 日本小児アレルギー学会．食物アレルギー診療ガイドライン2021．協和企画，2021.
5) 日本小児アレルギー学会．小児気管支喘息治療・管理ガイドライン2020．協和企画，2020.
6) 西日本小児気管支喘息研究会・罹患率調査研究班．西日本小学児童の気管支喘息罹患率調査：同一地区，同一手法における1982年と1992年の比較．アレルギー．1993，42，p.192-204.
7) 西日本小児アレルギー研究会・有症率調査研究班．西日本小学児童におけるアレルギー疾患有症率調査：1992，2002，2012年の比較．日本小児アレルギー学会誌．2013，27，p.149-169.

2 アレルギー疾患をもつ子どもと家族への看護

1 食物アレルギー

事 例

Aちゃん，４歳，男児．来年度保育所に入所予定．

既往歴：生後８カ月に鶏卵アレルギーと診断され，現在，鶏卵をすべて除去し，アドレナリン自己注射薬を処方されている．

現病歴：自宅で兄の食べていた鶏卵入りのおやつを誤食し，20分後に全身の蕁麻疹と喘鳴，呼吸困難が出現した．アドレナリン自己注射薬を使用せずに自家用車で救急外来を受診．そのとき母親はAちゃんをおんぶしていた．救急外来で初期治療を行い，小児病棟へ入院することとなった．

受診時の様子：体温37.3℃，呼吸42回/分，脈拍102回/分，血圧68/42mmHg，SpO_2 89%．全身に蕁麻疹と瘙痒があり，機嫌が悪く，啼泣と傾眠を繰り返している．喘鳴が聴取され，連続した咳嗽がある．

1 初期対応

食物アレルギーはさまざまな症状が出現し，軽症から重症に分類される．重症度評価と対処法を理解し，看護ケアや指導を行うことが重要である（**表5-6**）．Aちゃんは来院時，全身の蕁麻疹，喘鳴と強い咳嗽，SpO_2の低下，呼吸回数が多いことから，重症の呼吸器症状があることがわかる．傾眠傾向があり，収縮期血圧も68mmHgと血圧低下がみられ，**アナフィラキシーショック**状態である．

アナフィラキシーショック時の初期治療はアドレナリンの筋肉注射である．アドレナリン筋肉注射の際は，患児が意識もうろうとしていても「これから注射を打つよ．痛いけど良くなるから頑張ろうね」など，前向きな励ましの言葉を掛ける．「痛くないよ，何もしないよ」などの声掛けは，「うそをつかれた，もう注射は嫌だ」とマイナスなイメージを持ち続けてしまう可能性があるため避ける．注射時は，安全に行えるよう児を固定する．アドレナリン筋肉注射後は安静にし，血圧低下時はショック体位*にする．

2 母親への対応

アナフィラキシーショック時は，起き上がらせたり歩かせたりすると急激な血圧低下につながるため，その場で安静に保ち，救急車を要請することが基本である．事例の母親は，自家用車でAちゃんを病院に連れて来たが，それでは病院に到着するまでの間，子どもの表情を観察できない．さらに，おんぶの体勢では頭部挙上になり，表情も見られない．母親はアナフィラキシーショック時の対応について理解不足であることがわかる．

母親に**アドレナリン自己注射薬**の使用方法を指導する（**図5-3**）．また，一度理解しても毎日注射するものではないため，使用方法や使用するタイミングを忘れないよう繰り返しの訓練が必要であることを説明する．

アドレナリン自己注射薬を使用する目安としては13項目の症状が提示されており，これらの症状に一つでも当てはまれば使用すべきである（**表5-7**）．今回，喘鳴や呼吸困難がみられるため，アドレナリン自己注射薬使用の適応となる．また，アドレナリン自己注射薬を打つタイミングに迷ったら「打つ」が基本であることも指導する．

指導は母親だけでなく，預け先の祖父母や保育所のスタッフなど，患児を取り巻くすべての大人に対して必要である．家族全員，保育士全員がシミュレーション形式で訓練することで，緊急時に慌てず冷静に対応できる．繰り返し練習することで注射への恐怖心の払拭にもつながる．

アドレナリン自己注射薬を使用した後は，安静を保ち，必ず救急車を要請することを指導する．アドレナリン自己注射は病院に到着するまでの一時的な処置であり，アレルギー症状の根本的な治療ではない．また，アドレナリンの効果出現時間は２～３分と速いが半減時間も40分程度と短く，自家用車で病院へ向かっている途中に症状が悪化する可能性がある．これらのことを説明し，

plus α

アトピー性皮膚炎と食物アレルギー

乳児期にアトピー性皮膚炎をもつ子どもは食物アレルギーを合併することが多い．この場合，離乳食を遅らせることはかえって抗原発作のリスクを高めるため，推奨されない．皮膚のバリア機能の低下を予防するためのスキンケアが重要となる．

用語解説*

ショック体位

仰臥位で両下肢を15～30cmほど挙上した体位のこと．

表5-6　食物アレルギーの重症度評価と在宅での対処法

	軽　症	中等症	重　症
全　身			ぐったり，意識もうろう，失禁，橈骨動脈の触知不可もしくは不整脈，チアノーゼ
呼吸器		数回の咳嗽	のどや胸がしめつけられる，嗄声，クループ様咳嗽，呼吸苦，喘鳴，連続する強い咳嗽
消化器	軽い腹痛，悪心	中等度の腹痛，1～2回の嘔吐，1～2回の下痢	持続する強い腹痛，繰り返す嘔吐
粘　膜	目のかゆみ，充血 口腔内の違和感，口唇の腫れ，くしゃみ，鼻汁，鼻閉	顔全体の腫れ，まぶたの腫れ	
皮　膚	軽度のかゆみ，数個の蕁麻疹，部分的な赤み	強いかゆみ，全身の蕁麻疹，全身の発赤	
対処法	•抗ヒスタミン薬の内服 •少なくとも5分ごとに観察し，症状改善がなければ医療機関を受診	•抗ヒスタミン薬の内服後，アドレナリン自己注射薬の準備 •速やかに医療機関を受診（急速な症状悪化があれば救急車要請） •医療機関到着までも常に症状観察，対処できるように1人で連れて行かない	•直ちにアドレナリン自己注射薬を使用 •救急車の要請 •その場で安静を保つ •可能なら内服薬を飲む

□携帯用ケースからエピペン®を取り出す．
□青色の安全キャップが浮いていないか，薬液が変色していないか，沈殿物がないかを確認する．
□オレンジ色のニードル（針）カバーを下に向け，利き手で持つ（a）．
□もう片方の手で青色のキャップをまっすぐ上に外す（a）．
□本人以外が打つ場合，足が動かないように固定する（b）．
□衣服の上から打つ場合，ポケットの中身を出す．
□太ももの前外側に垂直になるように，オレンジ色のニードル（針）カバーの先端を当てる（c）．
□カチッと音がするまで強く押し当て，数秒間待つ（c）．
□エピペン®を太ももから離し，オレンジ色のニードル（針）カバーが伸びていることを確認する（d）．
□使用済みのエピペン®を携帯用ケースに戻す．

a
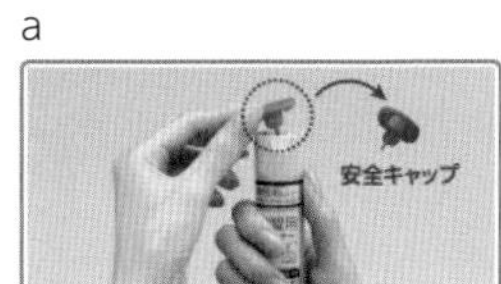

b
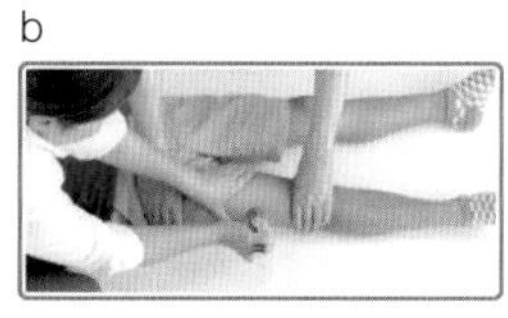

c
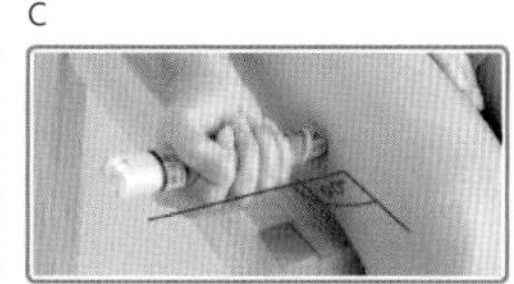

d
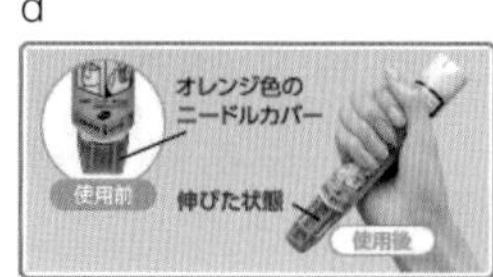

エピペン®ガイドブック．海老澤元宏監修．マイランEPD合同会社，2021．一部改変．

図5-3　エピペン®使用時のチェックリスト

表5-7　一般向けエピペン®の適応（日本小児アレルギー学会）

消化器症状	・繰り返し吐き続ける　・持続する強い（我慢できない）おなかの痛み
呼吸器症状	・のどや胸が締め付けられる　・声がかすれる　・犬が吠えるような咳 ・持続する強い咳込み　・ゼーゼーする呼吸　・息がしにくい
全身症状（アナフィラキシーショック）	・唇や爪が青白い　・脈が触れにくい，不規則　・意識がもうろうとしている ・ぐったりしている　・尿や便を漏らす

日本小児アレルギー学会．一般向けコンテンツ：一般向けエピペン®の適応．https://www.jspaci.jp/gcontents/epipen/.（参照2023-10-19）．

救急車を要請する必要性を理解してもらう.

3 保育所生活への対応

Aちゃんは来年度から保育所入所の予定があるため，母親の不安を聴取して不安を軽減できるようにアドバイスや指導を行い，サポートできる体制づくりなど，環境を整えることが必要である.

食物アレルギー疾患をもつ児の保護者の多くは，「誤食しないか」「アレルギー症状が出現したときどう対応するのか」「食物アレルギーということでいじめられないか」などの不安を抱いている．誤食予防の工夫やルールなどを，保育所と確認しておくことが不安の軽減につながる．例えば，おぼんや食器の色を変える，献立表の中の除去食品を事前に保護者と打ち合わせる，などである.

保育所では，かかりつけ医などが記載した「**保育所におけるアレルギー疾患生活管理指導表**＊」に基づき，保育所と保護者などの間で医師の診断や指示に関する情報を共有し，適切に実施することが求められている．生活管理指導表は保護者が保育所から受け取り，医師が記入し，保育所へ提出する必要がある．そのため，入所説明会などで保護者から申し出るように指導する．また，保育所でAちゃんにアレルギー症状が出現した場合に正確に対応できるよう，保育所側と話し合うことを説明する．保育所では，アドレナリン自己注射薬の管理場所を職員全員に周知し，使用方法についても定期的に講習などを実施することが推奨されている.

食物アレルギー患児・家族の看護として，①アレルギー症状を出現させないように生活指導を行うこと，②症状出現時には重症度の評価と適切な対応ができることが重要である．また，食物アレルギー患児・家族は日々不安を抱えながら生活を送っている．患児・家族へねぎらいの声掛けを行い，不安の訴えを傾聴し，少しでも不安が軽減できるようケアしていくことが大切である.

plus α

除去食品

児によっては原因食品を自宅で少量ずつ食べている場合もあるが，保育所や学校での管理では，個別対応が煩雑になることや事故のもとにもなるため，完全除去が望ましい.

用語解説＊

保育所におけるアレルギー疾患生活管理指導表

保育所の生活において，アレルギー疾患に関する特別な配慮や管理が必要となった子どもに限って作成されるもので，子どものアレルギー対応に関して，医師と保護者，保育所が共通理解し合うためのツールとなるもの．厚生労働省の「保育所におけるアレルギー対策ガイドライン」に参考様式が掲載されている.

2 気管支喘息

事 例

B君，９歳，男児.

既往歴：２歳から気管支喘息と診断され，現在は吸入ステロイド薬による長期管理が行われている．１～２回/月程度小発作がみられる.

現病歴：夜から咳嗽と喘鳴がみられ，翌朝にかけて悪化したため，日中の診療時間に病院を受診し，気管支拡張薬の吸入により改善したため帰宅した．しかし，夜になって再度喘鳴が増強し，呼吸困難感も出てきたため救急外来を受診し入院となった.

受診時の状況：呼吸回数28回/分，SpO_2 94%，頻回の咳嗽と呼気性喘鳴，肩呼吸があり，会話は短文のみ可能.

1 急性期の看護

|1| 呼吸状態の観察

発作強度の判定を行う．B君の場合は中発作だが，意識レベルの低下，チアノーゼや強い陥没呼吸などの大発作の徴候がみられたときは，早急な対処が必要である．

気管支拡張薬の吸入を行う場合は，**吸入手技**が適切でないと効果が発揮されないため，理解度に応じた介助を行う．B君はSpO_2の低下がみられ，酸素吸入と気管支拡張薬の吸入が行われた．

|2| 治　療

治療開始後は治療への反応（症状の改善の有無・程度）を観察し，改善がなく，悪化傾向がある場合は医師に報告する．また，急性増悪時は気道分泌物が増加するため，痰の喀出を促すための援助を行う．痰の喀出が難しい場合はスクイージングを行うこともある．経口摂取は重症なほど困難になるため，少量ずつ摂らせる，補液を行うなど工夫する．

2 慢性期の看護

|1| アドヒアランスを良好に保つ支援

気管支喘息の治療は，非発作時も含めた長期間にわたる継続的な管理が必要であるため，治療に対しての意欲や，吸入手技のスキルの低下がみられることも少なくない．効果的な治療を行うためにも児の成長に応じた説明を行い，定期的に吸入手技や内服状況を確認する必要がある．B君の場合は小学校中学年であり，保護者から本人主体への管理に少しずつ移行できるような教育が必要な時期である．退院時などはよい機会であるため，プレパレーションツールやパンフレットなどを用いて，本人の理解度を確認しながら今回の発作の振り返りを行い，発作の強度のとらえ方や自宅での対処方法，受診のタイミングなどを一緒に評価する．

|2| 悪化因子の対策

発作を予防し，良好なコントロール状態を保つためには，悪化因子を理解し排除することも重要である．吸入アレルゲンの除去には，家族に生活状況を聴き取り，掃除の方法や身の回りの物（寝具，衣類，玩具など）の選択のしかたを具体的に指導する．また，ウイルス感染が発作の契機となることも多いため，流行期にはマスクの着用，手洗いなどの感染予防や，予防接種を勧める．

|3| セルフモニタリングの支援

自宅でのコントロール状況を知る上で**喘息日誌**をつけてもらうことは有効である．喘息日誌に**ピークフローメーター***の測定値や，発作の状況・どう対処したかを記録することで，治療効果や重症度の判定に役立つ．また，患児の病態について本人・家族の理解が深まり，発作の予知・予防につなげることができる．しかし，毎日続けるには根気がいるため，必要性を説明するとともに，できているときはねぎらうことも大切である．

plus α

吸入器

吸入器にはネブライザー，加圧式定量噴霧式吸入器（pMDI），ドライパウダー式定量吸入器（DPI）などがある．器具によってそれぞれ使用方法が異なるため，特徴を理解して小児の成長に合ったものを選択し指導する．外来通院時など，定期的に実際に行っているところを確認して，吸気のタイミングや使用方法が適切かを確認することも重要である．器具によっては専用の練習器があるため，それらを用いて確認してもよい．

用語解説*

ピークフローメーター

最大呼気流量を測定する器具で，気道閉塞の程度・変化を客観的に評価することができる．安価で自宅でも簡便に使用でき，セルフモニタリングにも活用される．

引用・参考文献

1) 厚生労働省．保育所におけるアレルギー対応ガイドライン（2019年改訂版）．https://www.cfa.go.jp/assets/contents/node/basic_page/field_ref_resources/e4b817c9-5282-4ccc-b0d5-ce15d7b5018c/fb19f15a/20231016_policies_hoiku_37.pdf，（参照2023-10-19）．
2) 小児臨床アレルギー学会編．小児アレルギーエデュケーターテキスト基礎編．改訂第２版．診断と治療社，2016．
3) 小児臨床アレルギー学会編．小児アレルギーエデュケーターテキスト実践篇．改訂第２版．診断と治療社，2016．

臨床場面で考えてみよう

Q1 アトピー性皮膚炎で通院している５歳男児．ステロイド外用薬を使うとよくなるが，中止してしばらくすると再び皮疹が悪化する．どのような対応が考えられるか．

Q2 妊婦から，胎児が将来食物アレルギーにならないように，妊娠中や授乳中の食事制限について相談された．どのような対応が考えられるか．

Q3 気管支喘息の３歳男児．普段は特に症状はないが，運動をすると咳や喘鳴がみられるため運動を制限している．今後どのような対応が考えられるか．

Q4 気管支喘息における急性増悪時の受診の目安について，どのように説明すればよいか．

考え方の例

1 ステロイド外用薬治療に反応して皮疹は改善しても，そこで治療をやめてしまうと皮疹が再燃することが多い．皮疹が改善した後も保湿剤を用いたスキンケアを毎日継続するように説明する．また，間欠的にステロイド外用薬を使用して皮疹を悪化させないプロアクティブ療法について，医師に相談することを勧める．

2 妊娠中や授乳中の母親の食事制限による児の食物アレルギーの予防効果は，科学的に認められていない．また，過度な食事制限によって妊婦の栄養バランスなどが偏るなどの悪影響の可能性もあるため，食事制限はしないように指導する．

3 気管支喘息により運動などに急性増悪を生じる場合は，気道の炎症を抑える吸入ステロイド薬を中心とした長期管理治療を行うことで急性増悪を抑制し，運動することも可能となる．そのため，長期管理治療について説明する．

4 気管支喘息の大発作に相当する症状がみられるときは，直ちに受診する．場合によっては救急車を要請する．そのほか，指示されている対処方法（気管支拡張薬の吸入や内服など）を行っても改善しないときや，改善しても発作を繰り返すときは受診する．

◆ 学習参考文献

❶ **日本小児アレルギー学会．食物アレルギー診療ガイドライン2021．協和企画，2021．**

❷ **日本小児アレルギー学会．小児気管支喘息治療・管理ガイドライン2020．協和企画，2020．**

❸ **日本皮膚科学会，日本アレルギー学会．アトピー性皮膚炎診療ガイドライン2021．https://www.dermatol.or.jp/uploads/uploads/files/guideline/ADGL2021.pdf，（参照2023-10-19）．**

❶❷❸はいずれも学会が作成したガイドラインで，アレルギー疾患の標準的治療や管理方法が記載されている．

❹ **日本小児臨床アレルギー学会編．小児アレルギーエデュケーターテキスト実践篇．改訂第３版，診断と治療社，2018．**

患者教育の担当スタッフ向けに制作されたもの．各アレルギー疾患別の患者教育を具体例とともに紹介している．

6 免疫・リウマチ性疾患と看護

学習目標

- 小児の免疫・リウマチ性疾患にはどのようなものがあるかを理解する.
- 各疾患の発症頻度・発症機序・分類・病態変化など，疾病の概念についての知識を得る.
- 各疾患における症状，診断，治療を学ぶことで，疾患の特徴および治療上の注意点を知る.
- 免疫・リウマチ性疾患をもつ患児のアセスメントのポイント，また患児とその家族へ看護を展開するにあたって大切な事項を学ぶ.

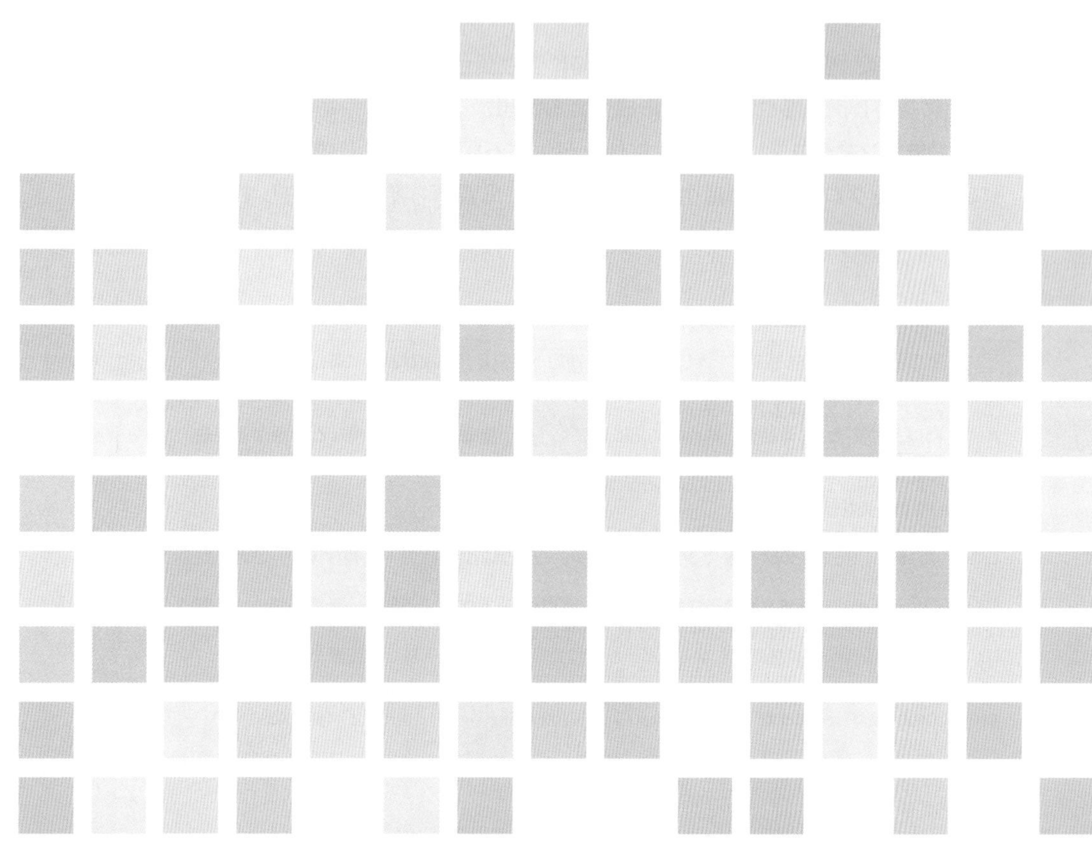

1 免疫疾患

1 原発性免疫不全症（PID）

原発性免疫不全症（primary immunodeficiency diseases：**PID**）は，先天的な免疫機構の欠陥による疾患の総称である．非常にまれな疾患で，厚生労働省科学研究班の調査では推定有病率は人口10万人あたり2.7人であったと報告されている．WHOは原発性免疫不全症を８種類に分類し，そのうち日本では抗体不全症が約40％と最も多く，慢性肉芽腫症などの食細胞の異常がそれに続く．

1 発症機序・原因

人間の体には，細菌やウイルスなどの病原微生物に対抗する免疫システムが存在し，主に白血球が関わっている．原発性免疫不全症では，この白血球の先天的な機能異常や欠損により**易感染性***を生じ，時に致死的な感染症を引き起こす．この異常は免疫に関与するタンパク質の遺伝子の異常によるものであることがわかっている．

2 病態・症候

厚生労働省科学研究班から**原発性免疫不全症を疑う10の徴候**（**表6-1**）が示されており，これらの症状がある場合には疑って精査を行うが，どの白血球に異常があるのかによって，現れる症状は異なる．また，感染症の症状だけではなく，神経発達症，体重減少，肝機能障害など，さまざまな症状が認められることがある．代表的な疾患を以下に示す．

❶**慢性肉芽腫症**　好中球の殺菌機能の欠陥により黄色ブドウ球菌などの細菌や真菌に感染し，膿瘍や肉芽腫が形成される疾患．

❷**X連鎖無ガンマグロブリン血症**　抗体を産生するBリンパ球（B細胞）の欠損により**免疫グロブリン**が産生されない疾患．母親から胎盤を経由して受け取っていた抗体が消失する生後数カ月から，易感染性を生じるようになる．

plus α
原発性免疫不全症の分類

複合免疫不全症，抗体不全症，特徴的な症候を伴う免疫不全症，免疫調節障害，食細胞の異常，自然免疫不全症，自己炎症性疾患，補体欠損症に分類される．

用語解説 *
易感染性

感染に対する防御機能に障害があることにより，病原体への抵抗力が著しく低下している状態．通常は感染する可能性の低い病原体にも感染し，難治化につながることがある．

➡ 神経発達症については，16章１節p.378参照．

plus α
免疫グロブリン

Bリンパ球（B細胞）が産生・分泌するタンパク質で，一般的に抗体と呼ばれる．IgG，IgA，IgM，IgE，IgDの五つに分けられる．

表6-1　原発性免疫不全症を疑う10の徴候

1．乳児で呼吸器・消化器感染症を繰り返し，体重増加不良や発育不良がみられる．
2．１年に２回以上肺炎にかかる．
3．気管支拡張症を発症する．
4．２回以上，髄膜炎，骨髄炎，蜂窩織炎，敗血症や，皮下膿瘍，臓器内膿瘍などの深部感染症にかかる．
5．抗菌薬を服用しても２カ月以上感染症が治癒しない．
6．重症副鼻腔炎を繰り返す．
7．１年に４回以上，中耳炎にかかる．
8．１歳以降に，持続性の鵞口瘡（口腔カンジダ症），皮膚真菌症，重度・広範な疣贅（いぼ）がみられる．
9．BCGによる重症副反応（骨髄炎など），単純ヘルペスウイルスによる脳炎，髄膜炎菌による髄膜炎，EBウイルスによる重症血球貪食症候群に罹患したことがある．
10．家族が乳幼児期に感染症で死亡するなど，原発性免疫不全症候群を疑う家族歴がある．

厚生労働省原発性免疫不全症候群調査研究班．原発性免疫不全症を疑う10の徴候：患者・プライマリーケア医師へ向けて（2010年改訂）．一部改変．http://pidj.rcai.riken.jp/10warning_signsJ_110107.pdf,（参照2023-11-09）．

❸**重症複合型免疫不全症**　Tリンパ球（T細胞）の発生障害により，生後間もなく感染症を繰り返し，骨髄移植などの根治的治療が行われなければ致死的な経過をとる．

3 検査・診断

感染症などの症状がある場合は，感染症の治療とともに，原因となった免疫異常の精査を行う．血液を採取し，白血球数，白血球分画*，リンパ球サブセット*，抗体，食細胞機能などを検査する．また，原因となっている遺伝子異常がわかっている場合には，遺伝子異常の検査を行い診断する．

4 治療

疾患により治療方法が異なる．X連鎖無ガンマグロブリン血症の場合は，免疫グロブリン製剤の定期的な補充によって感染症が予防できる．重症複合型免疫不全症などでは，**造血幹細胞移植***による治療も行われる．また，原発性免疫不全症により引き起こされた感染症に対しては，抗菌薬や抗真菌薬などによる治療や予防が行われる．疾患によって治療や対策が違うため，専門家に相談しながらの管理・指導が必要である．

5 ナーシングチェックポイント

感染症に対して特に注意が必要であり，衛生管理を徹底し，規則正しい生活をする必要がある．食事についても，肉・魚・卵などの生の食品の摂取は控えたほうがよい場合もある．

また，非常に予後の悪い疾患である場合，通院・入院の繰り返しや将来への不安など，養育者の負担は大きい．療育支援や，養育者の心のケアなどにも配慮が必要である．

用語解説*
白血球分画
白血球を構成する，好中球，好酸球，好塩基球，リンパ球，単球の５種類を白血球分画と呼ぶ．

用語解説*
リンパ球サブセット
リンパ球をその機能によって分類した集団のこと．大きくはBリンパ球（B細胞），Tリンパ球（T細胞），NK細胞などに分けられ，それぞれの中でさらに細かく分類される．リンパ球サブセット検査では，各サブセットの割合を解析することで免疫機能を評価する．

用語解説*
造血幹細胞移植
赤血球，白血球，血小板といった造血細胞に分化する造血幹細胞を移植することで，造血・免疫系を再構築する治療法．造血幹細胞の起源によって，骨髄移植，末梢血幹細胞移植，臍帯血移植に分類される．

引用・参考文献

1) 理研RCAI．PIDJホームページ．http://pidj.rcai.riken.jp/,（参照2023-11-09）．

2 リウマチ性疾患

1 若年性特発性関節炎（JIA）

若年性特発性関節炎（juvenile idiopathic arthritis：**JIA**）は，16歳未満に発症し６週間以上持続する原因不明の慢性関節炎を特徴とする疾患の総称である．国際リウマチ学会の分類では，若年性特発性関節炎は全身型と関節炎型に大別され，さらに関節炎型は六つの病型に細分される（**表6-2**）．

若年性特発性関節炎の日本における有病率は小児人口10万人あたり10～15人といわれている．難病情報センターによると，日本における推定患者数は約8,000人である．

plus α
若年性関節リウマチ
以前は若年性関節リウマチと呼ばれていたが，国際リウマチ学会（ILAR）と世界保健機関（WHO）によって1994年に若年性特発性関節炎という病名が提案され，日本でも用いられるようになった．

表6-2　若年性特発性関節炎の分類のポイント

全身型関節炎		2週間以上の発熱，1カ所以上の関節炎
関節炎型	少関節炎	発症して6カ月以内で4カ所以下の関節炎
	リウマチ因子陰性多関節炎	発症して6カ月以内で5カ所以上の関節炎，リウマチ因子が陰性
	リウマチ因子陽性多関節炎	発症して6カ月以内で5カ所以上の関節炎，リウマチ因子が陽性
	乾癬性関節炎	乾癬を伴う
	付着部炎関連関節炎	関節炎に加えて，腱や靱帯などの付着部炎を伴う
	未分類関節炎	6週間以上持続する関節炎で，上記の分類に当てはまらないもの

1 病態・症候

全身型　弛張熱*，関節炎，紅斑性皮疹を主徴とし，肝脾腫やリンパ節腫脹を伴うことが多い．時にTリンパ球（T細胞）やマクロファージが異常に活性化することで**マクロファージ活性化症候群***という致死的な合併症が引き起こされることがある．

関節炎型　関節の腫脹，疼痛，熱感などがみられる．進行すると関節軟骨と骨組織が破壊され変形し，成長障害が引き起こされる．

2 検査・診断

血液検査では，白血球の増多やC反応性タンパク（C-reactive protein：CRP）の上昇，赤沈の亢進など，炎症マーカーの上昇が認められる．また，関節炎のマーカーである血清MMP-3の上昇が認められ，これによって疾患活動性を把握する．画像検査では，関節MRI検査や関節エコー検査により関節炎の評価を行う．

3 治療

全身型　**ステロイドパルス療法***によって寛解導入を行う．その後**副腎皮質ステロイド**の内服を行いながら，症状が沈静化すれば減量していく．

関節炎型　免疫抑制薬（メトトレキサート*）の内服を行い，炎症の沈静化が得られなければ副腎皮質ステロイドを併用する．

4 経過・予後

成人の関節リウマチとは異なり，全身型やリウマチ因子陰性の関節炎型などでは成長に伴って寛解する場合がある．しかし，リウマチ因子陽性の多関節炎型の場合は成人に移行することも多い．また，全身型においてはマクロファージ活性化症候群を併発することによって致死的な経過をとることもあるため，早期発見と加療が必要である．

5 ナーシングチェックポイント

関節炎の症状が強い間は安静や疼痛対策が必要であるが，治療によって関節炎が抑えられた場合はリハビリテーションが必要となる．

また，免疫抑制薬，副腎皮質ステロイド，生物学的製剤を使用し関節炎を抑える際には，易感染性に注意する．しかし，特に**IL-6阻害薬**を使用している

用語解説*
弛張熱
1日のうちでの体温変動が1℃以上ある高熱のこと．

用語解説*
マクロファージ活性化症候群
全身型JIAの活動期に移行することがある合併症で，炎症性サイトカインの制御不能のため，全身の血管内皮障害が生じる．対処が遅れると多臓器不全に陥り，生命予後の悪化を招く．

用語解説*
ステロイドパルス療法
大量のステロイド薬を連続的に静脈投与する治療法．例えばメチルプレドニゾロン（静注用）1,000mg/日を点滴静脈内注射し，これを3日間続け1クールとする．必要に応じ，1週間間隔で2～3クール投与する．

plus α
ステロイドの副作用
内服などによるステロイドの全身投与では，長期間行った場合多くの副作用がみられる．代表的なものは，易感染性，耐糖能異常，骨粗鬆症，中心性肥満，高血圧，脂質異常などである．小児特有の副作用としては，成長抑制がある．

場合は，感染に伴う発熱や炎症反応の上昇も抑制されるため，感染症の診断が難しいケースもある．関節炎自体の問題と，治療による副作用にも留意して患者の健康管理を行う．

若年性特発性関節炎では長期にわたる治療が必要であるため，内服や点滴・注射加療を継続することも極めて重要である．

2 全身性エリテマトーデス（SLE）

全身性エリテマトーデス（systemic lupus erythematosus：**SLE**）は多因子疾患であり，遺伝的要因に日光（紫外線），ウイルス感染，妊娠・出産などの環境的要因が加わり発症すると言われている．自己免疫異常により**抗核抗体**などの自己抗体が産生され，免疫複合体が形成されることでさまざまな組織・臓器に障害を引き起こす．

全身性エリテマトーデスの日本における有病率は，成人では10万人あたり10～50人程度であり，2013年には約６万人が難病申請を行っている．小児の患者数は全体の15～17％を占めている．成人では男女比は１：９であり女性に多いが，小児では１:5.5と，やや男性の比率が高くなる．

1 病態・症候

全身症状として，倦怠感，発熱などを認める．皮膚症状としては**蝶形紅斑**があり，日光を浴びることで，顔の紫外線を受けやすい部位に紅斑を生じる（図6-1）．そのほか，口腔内潰瘍，関節炎や精神症状など，多彩な症状が認められる．

臓器障害としては，腎臓では**ループス腎炎***が約半数の患者に生じるほか，心臓では心外膜炎，腸ではループス腸炎，膀胱ではループス膀胱炎，肺では間質性肺炎など，さまざまな臓器にも障害を引き起こす．

2 検査・診断

血液検査ではリンパ球の減少，貧血，血小板の減少が認められ，抗ds-DNA抗体，抗Sm抗体，抗リン脂質抗体などの抗核抗体を含む自己抗体が検出される．ループス腎炎を合併している場合，タンパク尿，低補体血症*が認められる．

診断は，アメリカリウマチ学会によって示された診断基準（表6-3）に従って行われる．

3 治療

全身性エリテマトーデスは，症状の寛解と再燃を繰り返し，長期にわたる治療が必要であるため，「全身症状と臓器病変の寛解もしくは可能な限りの低疾患活動性」を治療目標として定めている．

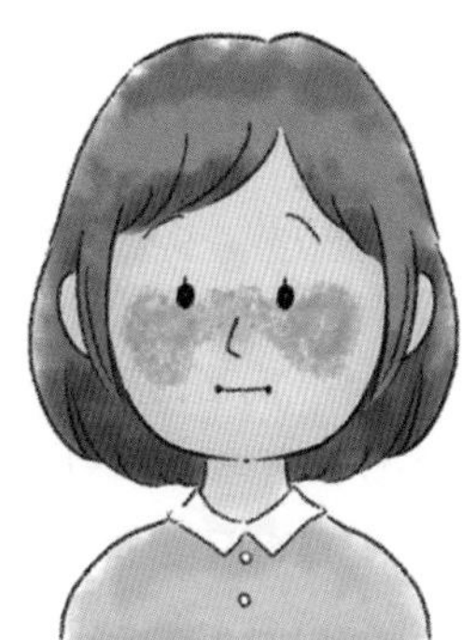

図6-1　蝶形紅斑

用語解説*
メトトレキサート
従来，抗悪性腫瘍治療薬として使用されてきたが，リウマチ治療薬として承認された．関節炎症を鎮静化させ関節腫脹や疼痛を軽減し，関節破壊の進展を抑制する効果がある．

plus α
生物学的製剤
近年，JIAにおいても，生物学的製剤の有効性が確認されている．副腎皮質ステロイドの減量が困難な場合には，生物学的製剤を併用することによって，ステロイドの長期使用とそれによる副作用を避けられるようになってきている．

用語解説*
ループス腎炎
SLEに合併する腎炎．腎生検ではメサンギウム細胞の増多や膜性腎症が認められ，蛍光免疫染色では補体の沈着などがみられる．予後不良の場合，腎不全となることもある．

➡ 間質性肺炎については，８章２節２項p.188参照．

用語解説*
低補体血症
血液中に含まれ，抗体の補助として生体防御機構に関わるタンパク質を補体という．低補体血症は，この補体成分のうちいずれかが欠落，あるいは減少した状態を指す．

plus α
目標達成に向けた治療
目標を明確に定め，その達成に向けて戦略的な治療を行うべきであるとする考え方．国際的な専門委員会が組織され，４の原則と10のリコメンデーションが示された．

表6-3　全身性エリテマトーデスの診断基準

1．顔面紅斑
2．円板状皮疹
3．光線過敏症
4．口腔内潰瘍（無痛性で口腔あるいは鼻咽腔に出現）
5．関節炎（２関節以上で非破壊性）
6．漿膜炎（胸膜炎あるいは心膜炎）
7．腎病変（0.5g/日以上の持続的タンパク尿か細胞性円柱の出現）
8．神経学的病変（けいれん発作あるいは精神障害）
9．血液学的異常（溶血性貧血，4,000/mm^3以下の白血球減少，1,500/mm^3以下のリンパ球減少または10万/mm^3以下の血小板減少）
10．免疫学的異常［抗２本鎖DNA抗体陽性，抗Sm抗体陽性または抗リン脂質抗体陽性（抗カルジオリピン抗体，ループスアンチコアグラント，梅毒反応偽陽性）］
11．抗核抗体陽性

上記項目のうち４項目以上を満たす場合，全身性エリテマトーデスと診断する．

副腎皮質ステロイドや免疫抑制薬による薬物治療が基本であり，病勢に応じてステロイドパルス療法やシクロフォスファミドパルス療法なども行う．そのほか，マラリアの治療薬であるヒドロキシクロロキンなども用いられる．

plus α

B細胞標的薬

全身性エリテマトーデスの薬物治療では，近年，生物学的製剤のB細胞標的薬も５歳以上で使用可能となっている．

4 経過・予後

症状の寛解と増悪を繰り返し慢性の経過をたどることが多く，副腎皮質ステロイドによる治療が導入される前は不治の病とされていた．治療の進歩により小児SLEの10年生存率は98％と改善したが，副腎皮質ステロイド使用時に生じる易感染性など，薬剤の長期使用による副作用や，臓器における障害の進行問題が課題である．

5 ナーシングチェックポイント

- **日常生活での注意点**　日光に過敏に反応し，症状が悪化する場合は，日焼け止めクリームを使用し，長袖の着衣を使用するよう指導する．また，バランスの良い食生活など健康的な生活習慣を心掛け，疲労を蓄積させないように注意する．
- **薬物の副作用に関する注意点**　特に副腎皮質ステロイドの長期使用による骨粗鬆症や易感染性には注意が必要である．また，中心性肥満，成長抑制，ざ瘡（にきび）などの身体的変化もあり，患児が精神的に不安定な状態になることも多い．患児の不安・悩みを把握しておくことが必要である．

3 若年性皮膚筋炎／多発性筋炎

若年性皮膚筋炎（juvenile dermatomyositis）および**多発性筋炎**（polymyositis）は，自己免疫反応により皮膚や筋組織の微小血管に傷害が生じる疾患である．特徴的な皮膚の所見として，手指関節に落屑や角化性紅斑を示す**ゴットロン徴候**（図6-2），上眼瞼に浮腫性紅斑を示す**ヘリオトロープ疹**（図6-3），爪周囲炎が認められる．筋力低下は下肢の近位筋*に現れやすく，膝に手をつきながら自分の体をよじ登るようにして立ち上がる**ガワーズ徴候**を認める．合併症として間質性肺炎を発症するタイプがあり，その場合致死的な経過をとることもある．

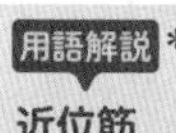

*

近位筋

殿部や腰部の筋肉，肩の筋肉などの体幹に近い筋肉．

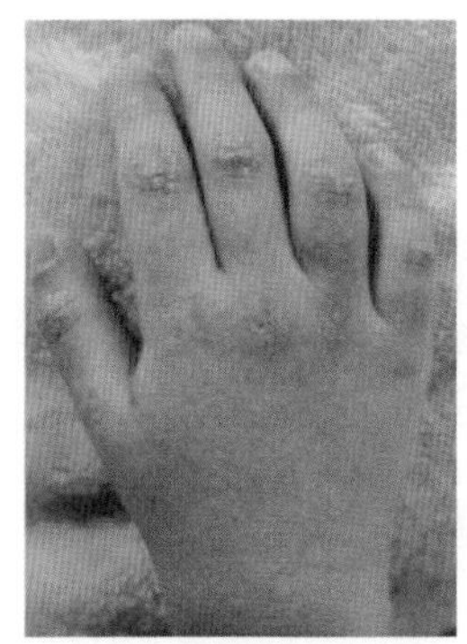

写真提供：長野赤十字病院小児科部長　小林法元先生

図6-2　ゴットロン徴候

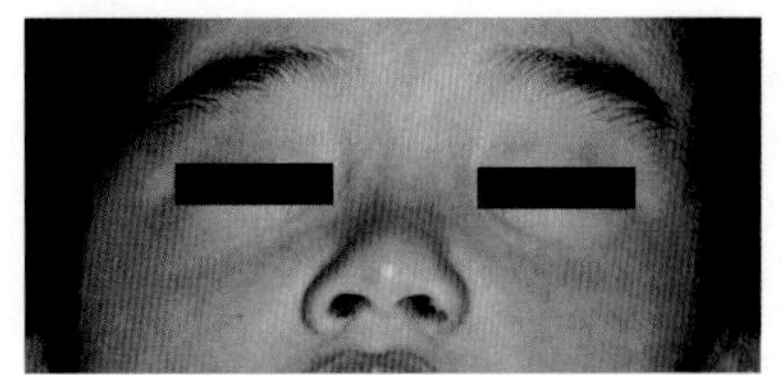

写真提供：長野赤十字病院小児科部長　小林法元先生

図6-3　ヘリオトロープ疹

血液検査ではクレアチニンキナーゼやアルドラーゼといった血清筋逸脱酵素の上昇が認められる．そのほか，MRIによる画像診断や筋生検による病理組織検査*を行い，診断する．治療には副腎皮質ステロイドや免疫抑制薬などが使用される．

> 用語解説*
> **病理組織検査**
> 異常の認められる組織を採取し，顕微鏡によって観察する検査．病理組織検査のほか，免疫組織化学検査，細胞検査，分子病理学的検査をまとめて病理学的検査と呼ぶ．

4 川崎病

川崎病（Kawasaki disease）は，1967年に川崎富作により初めて報告された全身性の血管炎で，原因は不明である．

日本川崎病研究センターの調査によると，川崎病の患者数は増加傾向にあり，2019年は約１万７千人であった．しかしながら，新型コロナウイルス感染が流行し始めた2020年では約１万１千人と，この20年近くで初めて減少がみられた．

発症年齢は４歳以下が80～85%を占めており，１歳が最も多い．

1 病態・症候・検査・診断

急性期の主要な症状は六つあり，これをもとに診断が行われる（表6-4）．体の発疹は不定形であり，BCG接種部位に発赤を認めることがある（図6-5）．特に冠動脈に炎症を引き起こし，**冠動脈瘤**を生じることがある（図6-6）．四肢末端の変化としては，急性期では手足の硬性浮腫*や手掌の紅斑が認められ，回復期では膜様落屑（らくせつ）*が認められる．

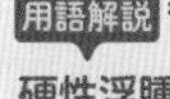

> 用語解説*
> **硬性浮腫**
> 押してもへこまないことを特徴とする浮腫．この点で，肝硬変や腎疾患などでみられる浮腫とは異なっている．

血液検査では炎症反応の上昇［白血球数の増加，CRPの上昇，赤血球沈降速度（赤沈）の亢進］や肝機能の異常が認められる．また，冠動脈病変の有無や程度を調べるため，心臓超音波検査が行われる（図6-7）．乳児の場合，尿中白血球増多がみられるほか，腹部超音波検査では胆囊の腫大なども認められることがある．

> 用語解説*
> **膜様落屑**
> 手足指の皮膚が膜状に剥がれて脱落する状態．

2 治療

血管の炎症が長期化すると冠動脈病変へと進行するため，炎症を早期に抑え

表6-4　川崎病の主要症状

	【参考条項】
1．発熱 2．両側眼球結膜の充血 3．口唇，口腔所見：口唇の紅潮，いちご舌（図6-4），口腔咽頭粘膜のびまん性発赤 4．発疹（BCG接種痕の発赤を含む） 5．四肢末端の変化： （急性期）手足の硬性浮腫，手掌足底または指趾先端の紅斑 （回復期）指先からの膜様落屑 6．急性期における非化膿性頸部リンパ節腫脹	主要症状が四つ以下でも，以下の所見があるときは川崎病が疑われる． 1）病初期のトランスアミナーゼ値の上昇 2）乳児の尿中白血球増加 3）回復期の血小板増多 4）BNPまたはNTproBNPの上昇 5）心臓超音波検査での僧帽弁閉鎖不全・心膜液貯留 6）胆嚢腫大 7）低アルブミン血症・低ナトリウム血症
•六つの主要症状のうち，5症状以上を呈する場合は，川崎病と診断する． •4主要症状しか認められなくても，他の疾患が否定され，経過中に断層心エコー法で冠動脈病変を呈する場合は，川崎病と診断する． •3主要症状しか認められなくても，他の疾患が否定され，冠動脈病変を呈する場合は，不全型川崎病と診断する． •主要症状が3または4症状で冠動脈病変を呈さないが，他の疾患が否定され，参考条項から川崎病がもっとも考えられる場合は，不全型川崎病と診断する． •2主要症状以下の場合には，特に十分な鑑別診断を行ったうえで，不全型川崎病の可能性を検討する．	

日本川崎病学会ほか．川崎病診断の手引き改訂第6版．2019，一部改変．https://jskd.jp/wp-content/uploads/2022/10/tebiki201906.pdf，（参照2023-11-09）．

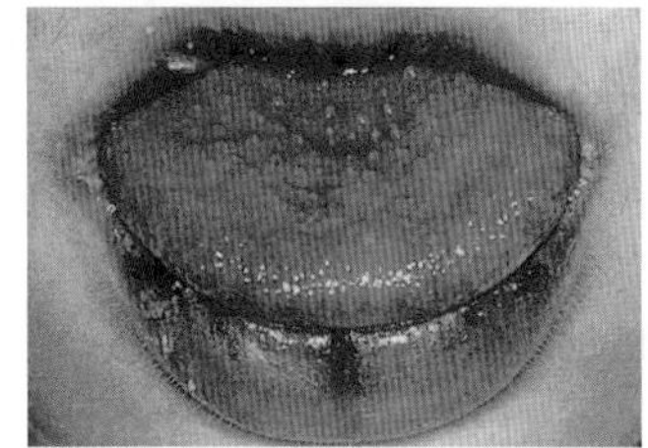

日本川崎病学会ホームページ．https://www.jskd.jp，（参照2023-11-09）．

図6-4　口唇の紅潮といちご舌

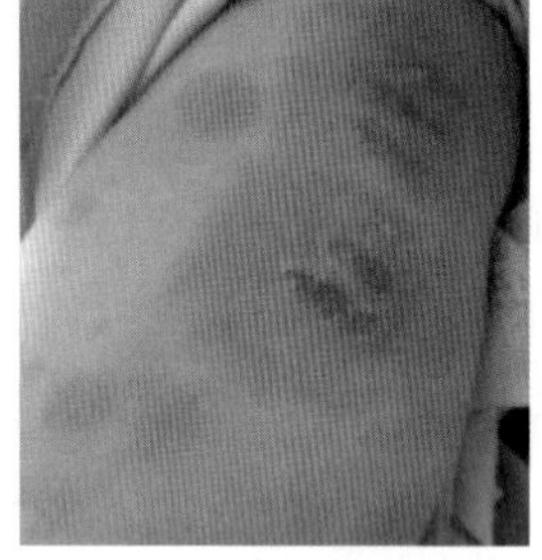

図6-5　BCG接種部位の発赤

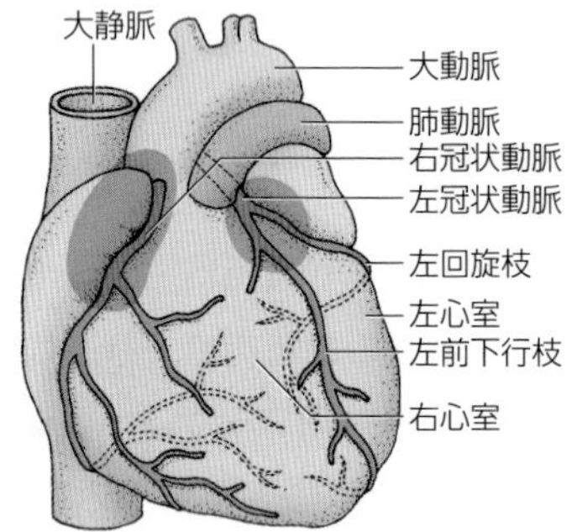

図6-6　冠状動脈瘤が発生しやすい部位

る治療が必要となる．初期治療として**免疫グロブリン大量療法***とアスピリンの内服が行われるが，この治療で解熱や症状の改善が認められない場合は，免疫グロブリン大量療法の追加やステロイドパルス療法，TNFα阻害薬（インフリキシマブ）の投与，血漿交換，免疫抑制薬（シクロスポリン）の投与などの追加治療を行う．

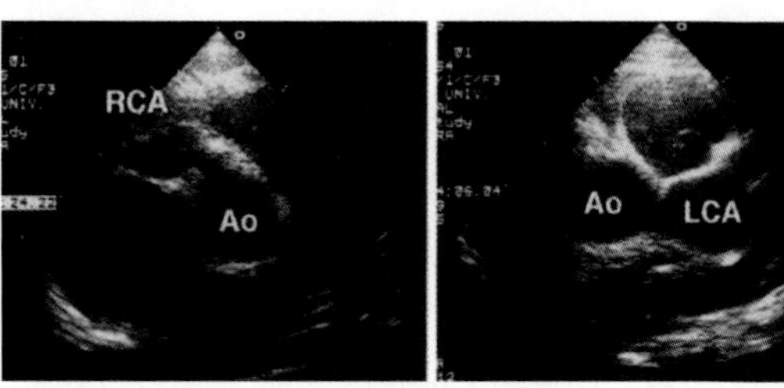

Ao：大動脈，RCA：右冠動脈，LCA：左冠動脈．
日本川崎病学会ホームページ．https://www.jskd.jp，（参照2023-11-09）．

図6-7　冠動脈瘤の心エコー図

冠動脈病変が認められる場合は，血栓の形成によって心筋梗塞などを合併するリスクが高くなるため，抗血小板薬や抗凝固薬による治療を併用する．

3　経過・予後

治療によってほとんどの症例で急性期の症状は改善するが，冠動脈病変が認められる場合は，急性期治療後も継続して治療・管理を行う．特に巨大冠動脈瘤が生じている場合は，血栓が形成されたり冠動脈瘤前後で血管が狭窄したりすることによって心筋梗塞を引き起こし致死的な経過をとることもあるため，長期間のフォローが必要となる．

4 ナーシングチェックポイント

急性期治療中は川崎病の症状に加え，頻回の血液検査や心臓超音波検査も必要になるため，患児への負担が大きいことを理解する．また，冠動脈病変によって状態の急激な変化が起こる可能性や，免疫グロブリン大量療法などの治療ではまれにアナフィラキシーを呈することもあるため，バイタルサインをこまめにチェックする．

冠動脈病変のため抗血小板薬や抗凝固薬による治療が必要になった患児では，転倒・転落，採血，点滴刺入などによる出血に注意する必要がある．

用語解説＊
免疫グロブリン大量療法
ヒトの血液に含まれる免疫グロブリンを献血などの血液から精製し，患者に大量投与する治療．作用機序は不明であるが，さまざまな免疫調整作用がある．川崎病では標準的な治療法であり，24時間かけて点滴静注を行う．

5 IgA血管炎

IgA血管炎（IgA vasculitis）は，細小動脈や毛細血管において起こる全身性の血管炎である．小児では頻度の高い血管炎であり，発症は3～10歳に最も多く，年間10万人あたり10～20人の罹患率とされている．小児では20～50％の割合で腎炎を合併するといわれている．

1 発症機序・原因

原因は不明であるが，マイコプラズマ，溶レン菌，ウイルスなどに感染した後に発症したとする報告が多い．IgA型免疫複合体が血管壁に沈着し，血管内皮細胞が傷害されることで血管炎が生じる．

2 病態・症候

主な徴候は**紫斑**＊・**腹痛**・**関節痛**の三つである．紫斑は下肢を中心とした全身において左右対称に認められ，触ると盛り上がっていることが特徴である（図6-8）．安静にすると改善・消失していくが，運動など負荷をかけると悪化する．腹痛は小腸の血管炎によるものであり，場合によっては血便や下血を認める．関節痛は下肢の膝関節や足関節などに起こりやすく，腫脹が認められることも多い．

また，紫斑病性腎炎（➡p.266参照）を合併することが多く，**ネフローゼ症候群**を発症して低タンパク血症による浮腫や高血圧が認められることもある．

3 検査・診断

他の疾患との鑑別において，血液検査では血小板数や凝固機能は正常であることが重要である．血漿中の第XⅢ因子が低下することがあり，重症例ほどその傾向が強い．

腎炎を合併している場合は，尿検査でタンパク尿や血尿などの所見を認める．免疫染色を行うと糸球体の血管の支持構造である**メサンギウム領域**にIgA抗体の沈着がみられ，腎生検ではメサンギウム細胞の増殖が認められる．

plus α
ヘノッホ・シェーンライン紫斑病
かつてヘノッホ・シェーンライン紫斑病と呼ばれていたが，2012年のChapel Hill会議において現在の病名に定められた．ほかに，血管性紫斑病，アナフィラクトイド紫斑病の病名でも呼ばれている．

用語解説＊
紫斑
皮膚内の出血によって生じる．一方，湿疹などでみられる紅斑は皮膚の毛細血管の拡張である．透明なガラスなどで圧迫したときに紅斑は白くなるが，紫斑は消えないことで鑑別できる．

➡ ネフローゼ症候群については，11章1節2項p.265参照．

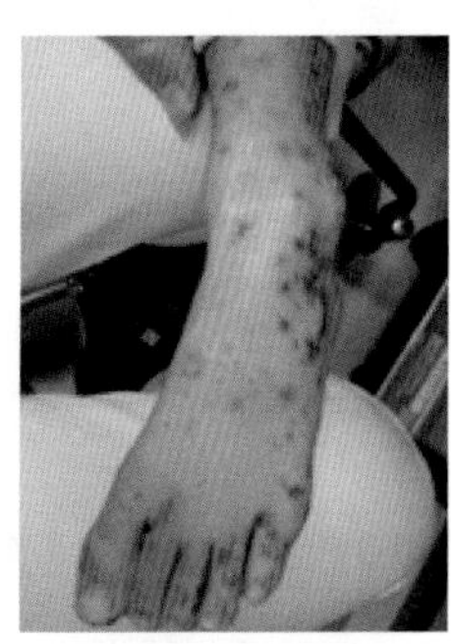

図6-8　下肢の紫斑

4 治療

皮膚の紫斑は運動や日常生活でも悪化するため，安静を保ち，対症療法を行う．腹痛が強いときには絶食し，補液による治療を行い副腎皮質ステロイドを使用することもある．

腎炎を合併した場合は抗血小板薬による治療を行うが，高度のタンパク尿や血尿が認められる場合は腎生検によって組織学的重症度を確認し，重症度に応じて副腎皮質ステロイドや免疫抑制薬などで治療を行う．

5 経過・予後

予後は良好であり，２～３週間以内に回復することが多いが，腎炎が重症化した場合では腎不全に進行することもある．

6 ナーシングチェックポイント

入院加療する一つの目的は，安静を保つことである．走ったり飛び跳ねたりすると紫斑や関節痛が悪化するため，体を動かす遊びは控えるように指導することが必要である．また，腎炎を発症した場合は，自覚症状に乏しいため治療の必要性や内服治療についてなどを説明し理解してもらう必要がある．

引用・参考文献

1) 日本リウマチ学会小児リウマチ調査検討小委員会．若年性特発性関節炎初期診療の手引き2015．メディカルレビュー社，2015．
2) 小児慢性特定疾病情報センター．全身性エリテマトーデス．https://www.shouman.jp/disease/details/06_01_002/，（参照2023-11-09）．
3) 日本川崎病学会．日本川崎病学会ホームページ．https://www.jskd.jp，（参照2023-11-09）．
4) 日本川崎病研究センター．第25回川崎病全国調査成績．https://www.jichi.ac.jp/dph/wp-dph/wp-content/uploads/2019/09/1bb34be7b6c9f852c1df45cc2ac4152c-1.pdf，（参照2023-11-09）．

3 免疫・リウマチ性疾患をもつ子どもと家族への看護

1 若年性特発性関節炎（JIA）

1 アセスメントのポイント（表6-5）

表6-5　若年性特発性関節炎（JIA）のアセスメントのポイント

アセスメントに必要な情報	アセスメントの根拠およびポイント
●現病歴，全身状態	•合併症として心膜炎・胸膜炎・虹彩炎・貧血などがあり，血圧・呼吸状態・倦怠感・羞明感に注意する． •発症前の児の性格や活動性，遊び・食事の好みなどを把握する．
●関節症状の部位や程度 1）症状のある関節部位，出現時期，持続時間，運動との関連の有無，発赤・熱感・腫脹の有無 2）関節のこわばりの有無と持続時間	•寝返りや歩行などの様子や，不機嫌，啼泣，手を使わないなどの日常での変化，関節の動きを注視する．外見上は元気でも活動が少なくなる． •朝の起床時，昼寝後など，睡眠のために関節を長時間動かさなかったときに関節がこわばる現象が起こる．こわばりの持続時間は病気の活動性を反映する客観的指標となる． •子どもの発達や特徴を考慮した疼痛緩和法を行い，その効果について家族の評価も含め判断する． •関節症状は軽快と増悪を繰り返すため，ステロイド減量時に症状の再燃がないか確認する．
●日常生活動作の障害の程度	•入院前にできていた基本的生活習慣を把握し，現状と比較する． •食事・更衣・整容・移動・書字動作などが関節症状の改善に伴い拡大されているか観察する．

●薬物療法の内容と効果，副作用の有無	• アスピリンにより胃腸障害，肝機能障害が出現しやすいことに留意するとともに，合併症の徴候（胸痛・呼吸困難・不整脈・咳嗽）に注意する． • 感染に対する抵抗力が低下しているため，感染症に注意する．
●心理・社会的側面 1）病気や入院に対する受け止め，理解度 2）入院に伴う家族への影響 3）園・学校とのつながり 4）退院後の生活の調整の必要性	• 患児の入院が家族に与えた影響や負担の状況，およびその対処方法や，周囲のサポートの有無を把握する． • 長期フォローを行うにあたって，患児の学校生活や日常生活の様子，疾患をどう理解し，どう向き合っているかを把握する．

2 経過とともに必要となる看護

|1| 入院時から急性期（活動期）

急性期は，炎症増悪防止のため安静を守り，関節痛や発熱に伴う苦痛の緩和に努める．関節痛があるときは，安楽な体位の工夫や**温罨法**（温湿布，ホットパックによる保温，足浴など），鎮痛薬の内服によって疼痛緩和を図る．日常生活動作が制限されるため，患児にとっての困難を把握し，援助するとともに，安静度の範囲内で発達段階に合わせた遊びや学習の工夫を行う．

発熱に伴う体力消耗や倦怠感があるため，解熱のための対処を行うとともに，十分な水分・栄養補給を行う．食事摂取量を観察し，本人や家族からの情報も加味して，食事の形態や補食について管理栄養士と相談する．

|2| 回復期（寛解期）から退院時

回復期には，日常生活の中で内服・運動・安静による治療が継続できるよう援助する．疼痛が落ち着いているときは医師や理学療法士と相談し，運動を促してADLの維持・向上を図る．ただし，痛みやだるさは時間帯や天候によっても変わるため，調子の悪いときは無理せず休ませる．

入院生活の長期化に伴って焦りや孤独感を感じることや，ステロイドの副作用によるボディイメージの変化に悩むことがあるので，学習を含めた生活面，精神面への配慮が必要となる．院内学級（訪問支援）の教員による学習支援や，オンラインでの在籍クラスとのつながりについても検討する．

退院にむけ，薬剤の長期服用の必要性と副作用症状についての具体的な説明と併せて，感染予防行動の継続についての指導を行う．指導では，子どもの認知発達を考慮し，視覚的・感覚的に理解しやすいように工夫する．

退院後は痛みや機能障害から不登校などの問題も生じやすいので，通園・通学方法，体育や行事への参加方法に工夫が必要となる．そのため，園や学校と計画的に相談し，連携を図る．学校で患児は，復学初期の慣らし登校や通院による遅刻・早退，家族の送迎や，終日マスクを着用していることへの疑問の声をつらく感じることがある．クラス担任だけでなく，学年主任，教頭や養護教諭からも理解やサポートを得ておく必要がある．

|3| 慢性期

慢性的な経過をとる中で，年齢相応の成長・発達が得られているかモニタリングすると同時に，患児のできること，症状によりできないこと，症状が回復したらできることなどについてアセスメントする．また，感染予防行動，服薬管理，運動管理の様子を観察し，本人の理解度を含めて評価する．

本人を信頼して自主性に任せ，行動を見守る中で，症状や治療についての間違った解釈や，治療拒否および怠薬・拒薬などの兆候を早期に発見し把握できるよう，患児の家族と協力して支援にあたる．

アイデンティティーを確立していく思春期には，関節の変形やステロイドの副作用による容姿の問題は，患者にとって大きな心理的負担となる．学校生活の状況に注意し，療養行動を継続できるよう援助する．

plus α

移行期医療支援

JIAにおける成人期医療への円滑な移行のためのガイドラインである「JIAの移行期支援ガイドライン」では，中学生のころに移行の概念を伝え，高校生のころに移行準備を開始し，20代前半で成人科に移行するというモデルが示されている．

2 川崎病

1 アセスメントのポイント（表6-6）

表6-6　川崎病のアセスメントのポイント

アセスメントに必要な情報	アセスメントの根拠およびポイント
●現病歴，全身状態	• 過去の感染症や予防接種の有無を聴取する．
●症状の有無や程度 （発熱，両側眼球結膜の充血，口唇の紅潮，いちご舌，口腔内発赤，発疹，四肢末端の変化，頸部リンパ節腫脹）	• 発熱期間が長いほど冠動脈瘤の発生頻度は高くなるため，注意深く観察する． • 心筋梗塞の早期発見のため，患児の不機嫌，突然の異常な啼泣，顔面蒼白，呼吸困難，嘔吐などに注意する．
●薬物療法の内容と効果，副作用の有無	• 免疫グロブリン製剤による治療では，開始１時間以内のアナフィラキシーショックに注意する．そのほか，肝機能障害，瘙痒感・発疹，低体温，低血圧，無菌性髄膜炎，チアノーゼ，心不全，ショック，末梢冷感，溶血性貧血の出現に注意する．
●心理・社会的側面 1）病気に対する受け止め，理解度 2）家族のサポート体制	• 突然の入院に加え，病気の原因が不明であり，冠動脈瘤の形成による突然死の可能性もあり得ると説明された家族の動揺は大きい．正しい知識を伝え，家族の精神的支援を行う．
●基本的生活習慣の自立・退行 1）食事/清潔/衣服の着脱/睡眠/排泄 2）安静度，行動制限	• 長期入院のため行動が制限され，成長・発達に影響が及ぶことがある．急性期にはベッド上で安静を重視した遊びの工夫を行う． • 回復期は，行動範囲が拡大する中でも危険に対する配慮を十分に行いながら，基本的生活習慣の自立に向け環境を整える．

2 経過とともに必要となる看護

|1| 急性期の看護

急性期には六つの主要症状の継時的な評価を行う．付き添う家族に具体的な症状を説明して一緒に観察するほか，医師の診察と同時に全身の観察を行い，許可を得て症状を写真に残す．主要症状のほかにも心血管系の合併症徴候がみられないか確認する．身体症状に対しては，苦痛の緩和に努める．

∴ 発熱　冷罨法によって解熱を図る．発汗がみられるときは，清拭や衣服の交換，掛け物や空調などの環境調整を行う．脱水に陥りやすいため，注意して観察する．

plus α

手背の腫脹

小児は手背に末梢静脈ラインが確保されることも多く，腫脹がみられる場合はそれが症状によるものなのか，輸液の漏れによるものなのかを注意して観察する．

皮膚・粘膜の保護および二次感染予防　解熱まではこすらない清拭，解熱後はシャワー浴にて清潔を保つ．口唇乾燥に対してはワセリンを塗布する．また，おむつかぶれに注意し，殿部を清潔に保つ．

2 回復期の看護

回復期は急性期症状の再燃に注意し，バイタルサインや全身状態の観察を行う．

膜様落屑を気にする様子があれば絆創膏を貼付し，感染予防に留意しながら清潔保持を心掛ける．アスピリンは長期服用が必要なため，抵抗がなく内服できる方法を工夫するとともに，本人の頑張りを褒める．

退院後の生活についての不安が解消できるよう，丁寧な退院指導を行う．急性期を脱し症状が軽快しても，後遺症としての冠動脈病変の程度によっては薬物治療や生活・運動の制限が必要な場合もある．「**学校生活指導管理表**」をもとに，家族，学校関係者，医療従事者の間で患児の病状について情報共有を行う．

多くの場合，患児は退院するころには普段通りの元気な状態になっているが，退院後もアスピリンの内服を通常２～３カ月間は継続する．入院前にはない症状がしばらく続くことがあるため，退院後もしばらくは慎重に経過観察を行う必要がある．

3 成人期までの長期管理

外来でのフォローは，冠動脈における後遺症の予後の確認や，QOLの維持・改善が目的となる．川崎病を患った小児においては早期動脈硬化の発症が危惧されるため，肥満，糖尿病，高脂血症，高血圧などの生活習慣病の基礎知識や予防について，小学校高学年から生活指導を行う必要がある．

川崎病では，成長していく過程のなかでも内服と外来受診を継続しなくてはならない．長期的な支援にあたって，思春期世代の精神思考の成熟やアイデンティティーの確立など，発達課題や発達段階を考慮し，患者の病気に立ち向かう気持ちを大切にすることも重要となる．

授産年齢に達した患者には，妊娠・分娩前後の循環動態の変化，血栓形成や不整脈出現など，出産に関連するリスクを十分に説明する．

患児が成長し，小児科受診に抵抗を感じて成人循環器内科への移行を相談してきた場合には，患者自身が解決策を考えるための情報を提供し，自己決定の場を整える．そして，一定期間は小児循環器科と併診することで，患児および家族の心情を理解しながら移行支援を進める．

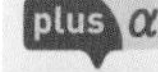

川崎病急性期カード

乳幼児期の入院体験では病識がないことも多いため，罹患した際の症状や治療，心臓障害の記録を将来のために残しておくことを目的に発行されている．

引用・参考文献

1) 日本リウマチ学会移行期支援医療検討小委員会．小児リウマチ性疾患移行支援手帳Mirai Talk．日本リウマチ学会・日本小児リウマチ学会，2019.
2) 日本小児リウマチ学会．成人診療科医のための小児リウマチ性疾患移行支援ガイド．羊土社，2020.
3) 村本早苗ほか．“若年性関節リウマチ”．小児看護．桑野タイ子監編．中央法規出版，1996，p.352-355，（ベッドサイドマニュアル）.
4) 武井修治．キャリーオーバーが問題となる主な疾患：小児リウマチ性疾患．小児看護．2005，28（9），p.1177-1182.
5) 武井修治．ピアサポートの実際：若年性突発性関節炎（JIA）．小児看護．2021，44（6），p.700-707.
6) 成人先天性心疾患の横断的検討委員会．先天性心疾患の成人への移行医療に関する提言．http://www.jse.gr.jp/JCS_ACHD.pdf，（参照2023-11-09）.
7) 日本川崎病学会監修．川崎病急性期カード．https://www.

jskd.jp/wp-content/uploads/2023/01/card_2022.pdf,（参照2023-11-09）.
8）日本循環器学会・日本心臓血管外科学会．2020年改訂版 川崎病心臓血管後遺症の診断と治療に関するガイドライン．https://www.j-circ.or.jp/cms/wp-content/uploads/2020/02/JCS2020_Fukazawa_Kobayashi.pdf,（参照2023-11-09）.
9）菅原洋子ほか．キャリーオーバーが問題となる主な疾患：川崎病．小児看護．2021，44（6），p.1126-1130.
10）長江宏美．"小児疾患 川崎病患児"．根拠がわかる疾患別看護過程 病態生理と実践がみえる関連図と事例展開．新見明子編．南江堂，2010，p.734-745.

臨床場面で考えてみよう

Q1 若年性特発性関節炎の患児に副腎皮質ステロイド薬とメトトレキサートの内服を行っていたが，症状が寛解せず，生物学的製剤（TNFα阻害薬）による治療を行うことになった．導入するにあたり，注意することはなにか．

Q2 川崎病で入院した患児に，免疫グロブリン大量療法を開始することになった．治療に際して説明しなければならないことはなにか．

Q3 川崎病で治療中の３歳男児．入院10日目には眼球結膜の充血と口唇の亀裂は軽快し，母親から「指先の皮膚がむけていて気になるようです．大丈夫でしょうか」と質問された．どのように説明し，どのような看護を行えばよいか．

考え方の例

1　生物学的製剤は免疫反応を強く抑えるため，感染症がある場合に使用すると自身の免疫を抑えてしまい，重症化する危険がある．特に結核には注意が必要であり，生物学的製剤を導入する場合は，血液検査，胸部X線検査（必要に応じてCT検査やMRI検査），ツベルクリン検査などを実施し，感染症がないことを確認する必要がある．

2　免疫グロブリン製剤は，血液（献血）由来の薬剤である．よって，使用に当たっては，患児や養育者に特定生物由来製品であることや，治療中は副作用として発熱やアナフィラキシーなどの症状が出る可能性があるため，モニター監視が必要であることを説明する必要がある．また，免疫グロブリン製剤は抗体製剤であり，麻疹，風疹，水痘，ムンプスなどの生ワクチンの予防接種の効果が薄れる可能性があるため，使用後は６カ月以上空けてから予防接種を行うように説明する．

3　川崎病では，解熱し急性期を過ぎた発病10～15日後に，指先の爪と皮膚の境目に亀裂が生じて皮がむけ始める，膜様落屑がみられる．指先だけでなく，手のひらや足の裏全体が大きく落屑することもあるがそれ以上には広がらず，瘙痒感，痛みや浸出液を伴わないことを説明する．落屑部位の保護や清潔ケアが看護として重要である．

◆ 学習参考文献

❶ **小児慢性特定疾病情報センター．小児慢性特定疾患情報センターホームページ．https://www.shouman.jp,（参照2023-11-09）.**
小児の先天性免疫不全やリウマチ疾患などの疾患の概要，および診断の手引きに加え，医療費助成や相談窓口などについても掲載されている．

❷ **日本川崎病学会．日本川崎病学会ホームページ．https://www.jskd.jp,（参照2023-11-09）.**
診療の手引きやイラストなど，川崎病に関する情報や資料が掲載されている．

❸ **高室佳代．子どもによくある病気 内科系疾患：川崎病．小児看護．2022，45（2），p.183-189.**

7 感染症と看護

学習目標

- 小児の感染症にはどのようなものがあるかを理解する.
- 各疾患の発症頻度・発症機序・分類・病態変化など，疾病の概念についての知識を得る.
- 各疾患における症状，診断，治療を学ぶことで，疾患の特徴および治療上の注意点を知る.
- 感染症に罹患した患児のアセスメントのポイント，また患児とその家族へ看護を展開するにあたって大切な事項を学ぶ.

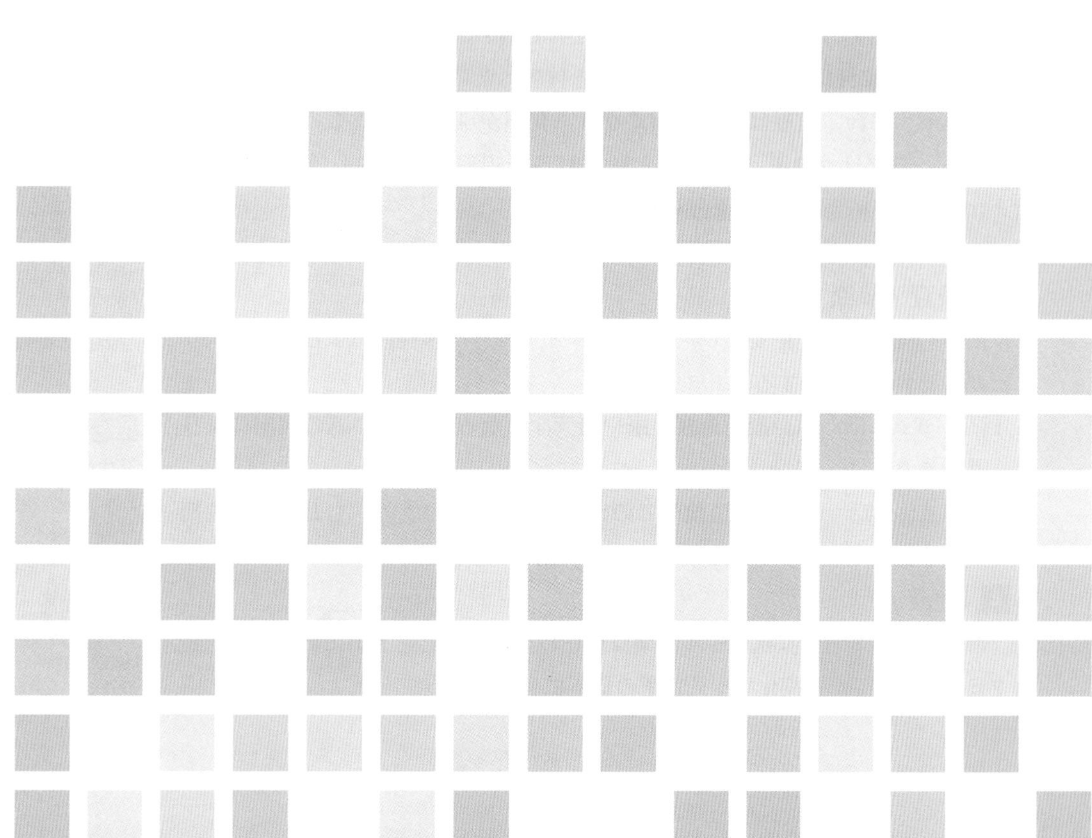

1 ウイルス感染症

1 麻 疹

麻疹（measles）の原因となる**麻疹ウイルス**は非常に強い感染力をもつウイルスであり，麻疹への免疫がなければ，閉鎖空間に麻疹患者と短時間同室しただけでほぼ確実に感染する．はしかとも呼ばれる．

2015年３月には，WHOが日本は麻疹の排除状態にあると認定した．しかし，現在でも予防接種をしていない集団内での流行や，海外からの麻疹ウイルスの持ち込みによる感染例が散発している．

1 原因

麻疹ウイルスはパラミクソウイルス科に属し，エンベロープという周囲の膜をもつRNAウイルスである．空気感染および接触感染で伝播し，ヒトにだけ感染する．感染力は極めて高い．

2 病態・症候

潜伏期間は一般的には８～12日である．麻疹の経過は，カタル*期，発疹期，回復期に分けられる．

|1| カタル期

鼻汁，咳嗽，結膜充血，眼脂がみられ，38℃を超える発熱が２～４時間続く．感染力が最も強い時期である．

|2| 発疹期

カタル期から１℃程度下熱し，12～24時間後に再度発熱する（**二峰性発熱**）．同時期に発疹が癒合しながら顔から体幹へと広がる．この時期は発疹期と呼ばれ，鼻汁，咳嗽はさらに強くなり，発熱が４～５日続く．発疹期の前日から，**コプリック斑**（図7-1）と呼ばれる周辺部が赤く中心部が白色の，１mmほどの粘膜疹が口腔粘膜に出現する．

麻疹は肺炎，中耳炎，脳炎などの重篤な合併症を引き起こすことがある．

3 検査・診断

麻疹の流行状況，麻疹ウイルスを含有するワクチン接種歴および臨床症状などから総合的に診断する．

- PCR検査　咽頭拭い液，血液，尿や髄液などからの麻疹RNAの検出により診断する．
- 血清抗体測定　急性期血清検体での麻疹IgM抗体価の上昇，もしくは急性期および回復期血清での麻疹IgG抗体価の上昇により診断する．

4 治療

麻疹に対して有効な抗ウイルス薬は存在しない．発展途上国においては，ビタミンAの投与が重症化率や死亡率の低下に有効である．

麻疹は**五類感染症・全数把握対象疾患**であり，医師は診断後ただちに最寄りの保健所に届け出る必要がある．

plus α　麻疹ワクチン

1978年に麻疹ワクチンの１回の定期接種が導入されて以来，日本における麻疹の発生件数は減少しているものの2001年には20～30万人規模の流行が発生し，ワクチン接種率の低い１歳児が主に感染した．そこで「１歳の誕生日には麻疹ワクチンのプレゼントを」というキャンペーンが張られ，接種率が向上した．2006年からは麻疹・風疹ワクチン（MRワクチン）の２回接種が定期接種化された．

用語解説*　カタル

感染の結果粘膜に炎症が起こり，滲出液の分泌や粘膜上皮の剝離や粘膜充血を伴った状態を指す．

plus α　修飾麻疹

ワクチンの効果が不十分で，完全には麻疹の発症を予防できなかった場合に，自然麻疹と比べ軽症で非典型的な症状となることをいう．修飾麻疹はカタル期の症状が軽微で，コプリック斑を認めず発疹が癒合傾向を示さない．

plus α　亜急性硬化性全脳炎

麻疹によって引き起こされる合併症の一つ．中枢神経の持続感染により緩徐に進行し，麻疹感染の７～11年後に発症する．学力・集中力の低下や性格の変化などから始まり，最終的には昏睡状態となって発症後１～２年以内に死亡する．

5 予防

ワクチン MRワクチンの予防効果は高く，抗体陽転率は90～95%である．

院内感染予防策 標準予防策に加え，空気感染予防策を実施する．基礎疾患のない小児では発疹発現後４日間，免疫抑制者では治癒するまで行う．感受性者が麻疹患者と接触した場合は，初回接触後５日から最終接触後21日まで空気感染予防策を行う．麻疹が疑われる場合には，PCR検査や血清抗体測定の結果を待たずに適切な感染対策を講じなければならない．

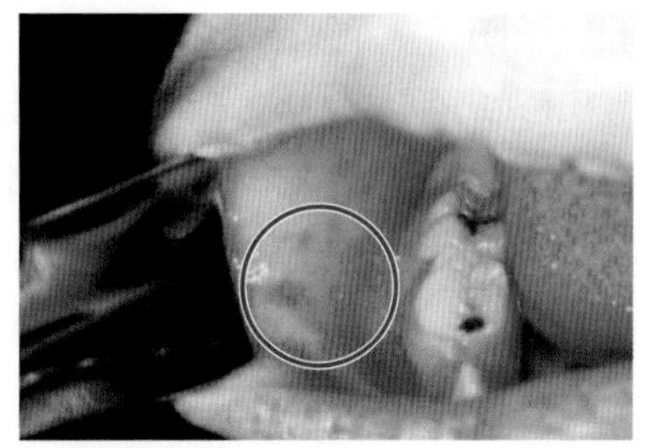

CDC Public Health Image Library．より転載．

図7-1 コプリック斑

2 風 疹

風疹（rubella）の原因となる**風疹ウイルス**は強い感染力をもつウイルスで，風疹への免疫がない集団では１人の患者から５～７人に伝播する．

近年日本では成人を中心とした流行が散発しており，厚生労働省はこの世代の男性に抗体検査と予防接種を受けるよう呼びかけている．

風疹は**五類感染症・全数把握対象疾患**であるため，診断確定例については直ちに届け出が必要となる．

1 原因

風疹ウイルスはヒトにのみ感染するRNAウイルスで，エンベロープを持つ．感染経路は鼻咽頭分泌物を介した接触感染ならびに飛沫感染である．

2 病態・徴候

潜伏期間は14～21日で，発熱，発疹，リンパ節腫脹を三主徴とする．通常は発熱，咽頭痛，眼痛，関節痛，消化器症状から始まり，その１～５日後に顔面に発疹が出現する．発疹は24時間かけて全身へと広がり，３日ほどで消失する．ただし感染者の約半数は感冒様症状や無症候にとどまるため，臨床症状だけでは診断が困難である．

妊娠初期の妊婦が風疹に感染すると，風疹ウイルスは胎児にも感染し，傷害する．これを**先天性風疹症候群**（congenital rubella syndrome：**CRS**）と呼ぶ．難聴，白内障，先天性心疾患はCRSの三大症状であり，そのほかに子宮内発育遅延，髄膜炎，精神発達遅延，肝脾腫などを来す．CRSを発症するリスクは母体の感染時期により異なる．CRSに対する有効な治療法はなく支持療法にとどまるため，妊婦が風疹に罹患しないように予防することが最も重要である．

plus α

感受性者

風疹ワクチンの定期接種が開始となった1977年から1994年度までは，女子中学生のみが対象であった．そのため，当時接種対象外であり，かつ自然免疫を獲得していない世代の男性には，現在でも感受性者が多く存在する．

plus α

風疹の合併症

風疹ではまれに合併症として脳炎，血小板減少性紫斑病を来す．

plus α

CRS発症リスク

妊娠11週までに感染した場合は90%，11～12週では33%，13～14週では11%，15～16週では24%と推定されている．妊娠16週以降では感染をしても胎児に障害が出ることはまれである．

3 検査・診断・治療

診断は血清IgMの測定や，咽頭拭い液，血液，髄液，尿のうちいずれかの検体のPCR検査により行われる．

風疹に対する特異的な治療法はない．

4 予防

風疹の予防にはワクチン接種が重要である．風疹ワクチンは定期接種化された生ワクチンで，麻疹風疹混合ワクチンとして生後12～23カ月に１回，５～６歳に１回の計２回接種するのが一般的である．

plus α CRSの予防

成人での風疹の流行があった年には，先天性風疹症候群の児の出生数が増加する．妊娠可能年齢の女性で風疹抗体価がない場合には，ワクチンを接種し免疫を獲得することが望まれる．妊娠中は胎児に影響が及ぶ可能性があるため，風疹ワクチンの接種は控える．

3 水　痘

水痘（varicella）は**水痘・帯状疱疹ウイルス**の初感染により引き起こされる，全身にかゆみを伴った小水疱を生じる疾患である．**水疱瘡**（みずぼうそう）とも呼ばれる．

水痘ワクチンは2014年10月から定期接種となった．定点調査での年間報告数は，定期接種が開始される前の2000～2011年では平均約81.5人/年であったが，定期接種開始後の2020年には約10.5人/年まで減少している．

水痘は入院例に限り，感染症法に基づいて７日以内に届け出が必要となる．

1 発症機序・原因

水痘・帯状疱疹ウイルスは，ヘルペスウイルス科に属するDNAウイルスである．ヒトにのみ感染し感染力は非常に強く，接触感染，飛沫感染，空気感染により伝播する．

水痘・帯状疱疹ウイルスは，初感染では通常，気道粘膜から侵入し，鼻咽頭粘膜と所属リンパ節で増殖する．感染後４～６日で不顕性の一次ウイルス血症を短期間だけ起こし，ウイルスは肝臓や脾臓などの組織に広がる．そこでさらに増殖して二次ウイルス血症*を起こし，皮膚に水疱を形成する．

一度感染すると，水痘・帯状疱疹ウイルスは知覚神経節に潜伏感染する．症状は長期間発現しないが，加齢や免疫低下に伴いウイルスが再活性化し，帯状疱疹となる．

用語解説* 二次ウイルス血症

ウイルス血症とは，ウイルスが血流に侵入し，全身へと移動すること．二次ウイルス血症は，一次ウイルス血症により感染した，初期の感染よりもウイルスが増殖しやすくなっている部位からウイルスが再び循環系に侵入することをいう．

2 病態・徴候

潜伏期間は10～21日とされ，代表的な症状は，発熱と水疱である．通常，約半数の児で発熱，倦怠感，食欲不振，軽度の腹痛などの症状を呈し，その後48時間以内に顔面や体幹に化膿性の水疱を認める．水疱は24～48時間かけて痂皮を伴うようになる．新たな発疹の出現は１～７日続くが，その後は自然軽快する．

合併症としては二次性細菌感染が最も多い．水疱が破れた箇所に細菌が感染すると膿痂疹（のうかしん）や蜂窩織炎（ほうかしきえん）となる．起炎菌は黄色ブドウ球菌や溶連菌が一般的である．

妊婦が出産直前あるいは直後に水痘を発症し，新生児がウイルスに接触し罹患した場合，母体からの移行免疫が不十分なため，重症化する．そのため，母体が出産の５日前以内，あるいは分娩後48時間以内に水痘を発症した場合，新生児への免疫グロブリンの投与が推奨される．

plus α 水痘の合併症

まれに年長児では，水疱発症から１～６日で肺炎を併発する．また，１万例あたり10例以下ではあるが，脳炎や髄膜炎，ギラン・バレー症候群などの中枢神経合併症を発症することがあり，その多くは発疹出現から２～６日で起こる．

3 診断・治療

免疫正常者においては，発疹の性状から臨床的に診断する．

免疫不全者など重症化するリスクが高い場合には，アシクロビルもしくはバラシクロビルの投与を検討する．健康な小児が水痘に罹患した場合は，アシクロビルもしくはバラシクロビルを投与しても症状が若干改善するだけであるため，全例に投与する必要はない．

4 予防

水痘の予防にはワクチン接種が重要である．水痘ワクチンは生ワクチンで，定期接種化されている．生後12～15カ月に１回，18～23カ月に１回の計２回接種する．

水痘患者に水痘ワクチンを接種していない者が接触した場合，72時間以内，遅くとも５日以内に接触者が水痘ワクチンを緊急接種すると，発症の防止や軽症化が期待できる．予防接種ができない場合には，γグロブリンの投与や，アシクロビルもしくはバラシクロビルの予防投与が行われる．

4 流行性耳下腺炎

定点把握対象疾患であり，小児科定点医療機関は毎週保健所に届け出る必要がある．

流行性耳下腺炎（mumps）は**ムンプスウイルス**により引き起こされ，耳下腺の腫脹を特徴とする感染症である．ムンプス，おたふくかぜとも呼ばれる．

成人を含めた正確な発症状況は不明だが，国内の流行性耳下腺炎患者数は年間約43万人～135万人と推定される．

ムンプスウイルスはパラミクソウイルス科のRNAウイルスである．感染経路は，気道分泌物を介した接触感染ならびに飛沫感染である．

1 病態・症候

潜伏期間は12～25日である．感染者の３分の１は無症候あるいはごく軽度の気道症状のみを呈する．

症候性の場合，発症初期は片側の耳下腺腫脹のみを認めるが，最終的に70％の患者で両側の耳下腺が腫脹し１週間程度で軽快する．流行性耳下腺炎では，耳下腺だけではなく，患者の約10％で顎下腺や舌下腺が腫脹する．そのほか，発熱，倦怠感，頭痛，食欲不振といった全身症状が耳下腺腫脹の１～２日前から出現し，腫脹後３～５日で軽快する．

合併症には中枢神経感染症，精巣炎，心筋炎に関連した心電図異常，膵炎，関節炎，腎炎，横断性脊髄炎，血小板減少性紫斑病や難聴などがある．

❶**無菌性髄膜炎**　流行性耳下腺炎患者の半数以上で髄液細胞数が増加するが，実際に髄膜炎症状を認めるのは５％である．

➡ 無菌性髄膜炎については，14章１節３項p.326参照．

❷**精巣炎**　思春期以降の男性では14～35％で合併し，耳下腺腫脹から４～８日後に発熱，嘔吐，精巣痛などを生じ，３～７日の経過で症状は改善する．

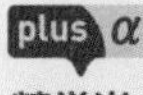

精巣炎

男性不妊に至ることは非常にまれであるが，25％で精子の数と動きの減少を認める．

❸**ムンプス難聴**　流行性耳下腺炎後に発症することがある．正確な頻度は不明であるが，患者の1,000人に１人が感音性難聴になるとの報告がある．多くは一側性で，健側の耳が聴覚を補うため本人も周囲も気付きにくい．

➡ ムンプス難聴については，18章１節３項p.429参照．

2 検査・診断・治療

診断は症状により臨床的に行われる．病原体検査では，PCR検査における唾液，咽頭拭い液，髄液，尿のいずれかの検体からのウイルス検出，または急性期の血清IgMの上昇，あるいはペア血清でのIgGの４倍以上の上昇がある．

流行性耳下腺炎に特異的な治療法はない．

3 予防

流行性耳下腺炎ワクチンは生ワクチンで予防効果は高いが，現在の日本では定期接種ではなく任意接種となっている．日本でのワクチン接種による流行性耳下腺炎患者数の減少率は，ワクチンを接種していない集団と比較して１回接種で85%，２回接種で90%といわれる．ワクチン接種により流行性耳下腺炎罹患後の難聴の予防も期待できる．

plus α

ワクチン接種後の髄膜炎

ワクチン接種後に一定の割合で無菌性髄膜炎が発生することがわかっており，その頻度は日本で使用されている星野株で0.04%，鳥居株で0.06%である．ただし，自然罹患時の髄膜炎合併頻度は５%程度といわれ，それと比較するとワクチン接種による髄膜炎の発症頻度は少ない．

5 インフルエンザ

インフルエンザ（influenza）はオルトミクソウイルス科に属する**インフルエンザウイルス**を原因とする感染症である．インフルエンザウイルスは現在A～Dの四つの型が知られている．例年冬季に流行するのはA，Bの二つで，新型コロナウイルス感染症の流行以前は年間1,000万人程度が罹患していたと推定される．５歳以下，特に２歳以下は重症化のリスクが高い．

感染経路は気道分泌物を介した接触感染ならびに飛沫感染である．

1 病態・症候

潜伏期間は２～６日である．症状は年齢により異なる．前思春期や思春期では発熱，悪寒，咽頭痛，筋肉痛や乾性咳嗽を認める．学童期では発熱と気道症状が中心となる．就学前の患児では学童期と比べて，悪心・嘔吐，下痢などの消化器症状が多いことが特徴である．幼児期では，症状が発熱や食欲不振のみの場合があり，しばしば菌血症*との鑑別が難しくなる．新生児期では無呼吸がみられる．

合併症には中耳炎，副鼻腔炎，気管支炎，クループ症候群や肺炎がある．肺炎球菌や黄色ブドウ球菌は，インフルエンザ罹患後に肺炎や，肺炎以外の二次性細菌感染症の起炎菌となりやすい．そのほか心筋炎，**インフルエンザ脳炎**などがまれな合併症として挙げられる．

plus α

インフルエンザでの入院

慢性肺疾患（喘息を含む），心疾患，腎疾患，血液疾患，神経筋弛緩などは重症化のリスクがあるため入院適応を判断する際に考慮する．呼吸窮迫や呼吸不全，循環障害やショック，意識障害や長時間のけいれん，経口摂取不良がみられる場合には，全身管理が必要となるため入院となる．二次性の細菌性肺炎の合併例やインフルエンザ脳症の患者は重篤であり入院となる．

用語解説 *

菌血症

本来は無菌状態であるはずの血液中に細菌が侵入し，全身を巡っている状態．

➡ クループ症候群については，８章１節３項p.186参照．

2 検査・診断

周囲の流行状況や臨床症状から診断する．インフルエンザの検査には迅速抗原検査とPCR検査がある．迅速抗原検査はPCR検査より安価であり特異度も高いが，感度は低いため陰性であってもインフルエンザを否定できない．PCR検査は感度と特異度がいずれも高い．

3 治療

インフルエンザの多くは自然に軽快する．患者の状態に応じて，解熱薬や経口補液による対症療法を行う．抗インフルエンザ薬の効果は発熱を約24時間短縮する程度であり，投与は必須ではない．使用される薬剤を表7-1に示す．

:• ノイラミニダーゼ阻害薬　細胞内で増殖したインフルエンザウイルスが細胞

表7-1　抗インフルエンザ薬

	ノイラミニダーゼ阻害薬				Cap依存性 エンドヌクレアーゼ阻害薬
一般名	オセルタミビル	ザナミビル	ラニナミビル	ペラミビル	バロキサビル マルボキシル
投与経路	内服	吸入	吸入	静脈内投与	内服
用法	1日2回 5日間	1日2回 5日間	単回投与	1日1回 連日投与可	単回投与
副作用の例	消化器症状	気管支攣縮	気管支攣縮		消化器症状，出血症状
効果	発熱を約24時間短縮				オセルタミビルと同等

外へと遊離するのを抑制する．

Cap依存性エンドヌクレアーゼ阻害薬　2018年に国内で新たに承認された抗インフルエンザ薬．従来からあるノイラミニダーゼ阻害薬と異なり，細胞内でのウイルスの増殖を抑制する．耐性ウイルスの出現が懸念されており，特に小児で耐性化しやすいと考えられている．

4 予防

インフルエンザワクチンの有効性はその年により異なるが，40～60％である．日本感染症学会はハイリスク患者への予防接種を推奨している．免疫不全者など一部の患者では，ノイラミニダーゼ阻害薬やCap依存性エンドヌクレアーゼ阻害薬の予防的な投与が検討される．

6 RSウイルス感染症

RSウイルス感染症（RS virus infection）は，**RSウイルス**（respiratory syncytial virus：**RSV**）を原因とする急性呼吸器感染症である．

RSウイルスは乳幼児における肺炎の約50％，細気管支炎の50～90％で原因となり，より年長の子どもにおける気管支炎でも10～30％に関与する．２歳までにほとんどの子どもが少なくとも１回は罹患する．RSウイルスの再感染は生涯を通じて起こるが，２回目以降の感染はより軽症となる．

1 発症機序・原因

RSウイルスはRNAウイルスで，ヒトが唯一の感染源である．接触感染や飛沫感染により伝播する．RSウイルスの感染の多くは上気道に限局するが，30～40％の患者では下気道にも感染が進展し，気管支炎や肺炎を起こす．

2 病態・症候

潜伏期間は３～５日である．感染した乳児は鼻汁，鼻閉などの上気道症状を示し，時に発熱する．下気道に感染すると努力呼吸，頻呼吸や呼気性喘鳴が出現する．下気道感染では軽症から呼吸不全となる重症まで重症度が多岐にわたり，重症例では気管挿管や人工呼吸管理を必要とすることがある．新生児，特に未熟児では易刺激性や食欲不振，無呼吸が出現する．

循環動態の異常を伴う先天性心疾患のある乳児，未熟児（特に29週未満の未熟児や，32週未満の慢性肺疾患がある未熟児）では，重症化のリスクが高い．

RSウイルス感染症の合併症としては中耳炎が問題となる．

➡ 中耳炎については，18章1節1項p.426参照．

3 検査・診断・治療

臨床では通常，迅速抗原検査が行われる．最近ではPCR法による診断も行われている．

RSウイルス感染症に特異的な治療法はなく，対症療法が行われる．必要に応じて酸素投与，呼吸管理や補液が行われる．

4 予防

パリビズマブ（シナジス®）は，遺伝子組換えによって産生された抗RSウイルスヒト化モノクローナル抗体で，特に早産児の入院リスクを減らす．

plus α

パリビズマブの投与適応

『日本におけるパリビズマブの使用に関するコンセンサスガイドライン』によると，35週以下で出生した早産児，慢性肺疾患をもつRSウイルス感染ハイリスク児，先天性心疾患をもつRSウイルス感染ハイリスク児，ダウン症候群のRSウイルス感染ハイリスク児，免疫不全児において投与適応がある．

5 ナーシングチェックポイント

RSウイルス感染症では気道分泌物が増える．特に新生児や乳児は，自分で気道分泌物を十分に排泄できないため，食欲低下や飲水困難が生じやすい．その場合は気道分泌物を適切に処理することにより，改善が期待できる．乳児で鼻汁が多い場合，母乳あるいはミルクの吸啜前に鼻汁吸引をし，口がふさがっても鼻で呼吸できる状態にすることが大切である．

7 突発性発疹

突発性発疹（exanthem subitum）は，典型的には発熱の後に体幹を中心として淡い紅斑を生じる疾患である．初感染は通常生後6カ月から3歳の間に起こるが，特に多いのは生後6カ月から12カ月までである．

1 発症機序・原因

突発性発疹の原因は**ヒトヘルペスウイルス6（HHV-6）**または**ヒトヘルペスウイルス7（HHV-7）**である．HHV-6とHHV-7は一度ヒトに感染すると生涯体内に残り，潜伏感染し唾液などの体液から分泌される．未感染者がウイルスを含む唾液などの体液と濃厚に接触することで，ウイルスは伝播する．HHV-6はさらにHHV-6AとHHV-6Bに分かれ，ほぼ全てのヒトが2才までにHHV-6Bに感染する．

HHV-6Bの初感染により突発性発疹が引き起こされるが，HHV-6Aの初感染の病状はいまだ不明である．HHV-7の臨床像はHHV-6Bほど明らかにはなっていないが，その大部分は無症候か軽症である．HHV-7の初感染後，一部が突発性発疹を発症する．

plus α

再活性化

HHV-6は初感染後，免疫力の低下などにより再活性化する．HHV-6Aの再活性化では，HHV-6Bでは薬剤過敏症症候群，骨髄移植後の発熱，発疹，肝炎，骨髄抑制，肺炎や辺縁系脳炎などとの関連が指摘されている．HHV-7の再活性化の報告はHHV-6に比べて少ない．

2 病態・徴候

潜伏期間は10日間といわれている．生後24カ月までの児における急激な体温上昇は，突発性発疹の特徴的な症状である．通常，38℃以上の高熱が3～5日続く．初期症状として，**永山斑**と呼ばれる口蓋垂の粘膜疹を認める．解熱に伴って，体幹を中心とした全身に**紅色斑丘疹**が出現し，数時間から数日間継続する．

突発性発疹では熱性けいれんを合併しやすい．熱性けいれんの10～20％はHHV-6への感染による．ほかに，HHV-6は二相性急性脳症の原因にもなり得る．

➡ 熱性けいれんについては，14章1節1項p.324参照．

➡ 二相性急性脳症については，14章1節4項p.328参照．

3 診断・治療

解熱後の発疹を認めた後，経過により臨床的に診断され，検査による診断はほとんど行われない．

突発性発疹は通常，良性疾患であり，治療では主に熱のコントロールや水分補給といった対症療法が行われる．

8 伝染性紅斑

伝染性紅斑（erythema infectiosum）は，**パルボウイルスB19**の感染により生じる発疹性疾患である．毎年春に小児を中心に流行し，15歳までに半数が罹患する．

1 発症機序・原因

伝染性紅斑の原因であるパルボウイルスB19はエンベロープを持たない小型のDNAウイルスである．パルボウイルスB19は赤血球前駆細胞に感染して前駆細胞のアポトーシス*を誘導し，赤血球の減少を引き起こす．

用語解説*

アポトーシス

細胞の遺伝子上で予定されている自殺的な死を，ネクローシス（壊死）と区別していう．プログラム細胞死とも呼ばれる．

2 病態・症候

パルボウイルスB19に感染すると伝染性紅斑の症状を呈することが多いが，それ以外にもさまざまな症状を認める．

伝染性紅斑では患者の15～30％で発熱などの全身症状があり，その後両頬部に平手打ちの跡のような特徴的な紅斑が出現する．瘙痒を伴うカーテンレース様の**斑状紅斑**が左右対称に体幹に出現し，四肢へと広がる．しばしば関節痛や関節炎も認められる．

一過性の網状赤血球減少は，パルボウイルスB19に感染したほぼすべての患者で認められるが，日常生活に影響があることは少ない．しかし，免疫不全者では慢性貧血や赤芽球癆（ろう）に至ることがある．さらに，遺伝性球状赤血球症，鎌状赤血球症，サラセミア，グルコース-6-リン酸脱水素酵素欠乏症などの溶血性疾患がある場合には，一過性の無効造血に至る．

妊婦がパルボウイルスB19に感染すると，ウイルスは胎盤を通過して胎児に感染する．感染した胎児は胎児水腫や貧血を起こし，流産や死産の原因となり得る．

plus α

パルボウイルスB19の検査

パルボウイルスB19に特異的な抗体価の測定は可能であるが，保険適用上の制限がある．紅斑が出現している15歳以上の成人について，パルボウイルスB19による感染が強く疑わる場合にのみ，IgM検査を行う．

3 診断・治療

伝染性紅斑の診断は臨床的に行われる．特異的な治療法はなく，水分補給などの支持療法を行う．

4 予防

紅斑が出現している時点ではすでに感染性がないため，隔離の必要はない．ただし，一過性無効造血患児や，慢性パルボウイルスB19感染症の患児は，ウイルス血症の持続により感染性が継続するため，標準予防策に加えて接触・飛沫感染予防策が推奨される．隔離期間は本人の免疫の状態による．

9 単純ヘルペスウイルス（HSV）感染症

単純ヘルペスウイルス（herpes simplex virus：**HSV**）**感染症**の多くは無症候性，または非特異的な症状を呈する．一旦感染すると，生涯にわたってウイルスが体内に潜伏し，心身の疲労や免疫力の低下などにより再活性化する．

新生児以降では，口腔内感染症，カポジ水痘様発疹症，中枢神経感染症，性器感染症を起こす．免疫不全者では肺炎，食道炎，肝炎，播種性ヘルペス感染症を起こすことがある．本稿では主に新生児ヘルペスについて解説する．

1 発症機序・原因

単純ヘルペスウイルス１型（**HSV-1**）と**単純ヘルペスウイルス２型**（**HSV-2**）により引き起こされる．HSV-1は主に歯肉・口内炎，口唇ヘルペスや角膜炎を，HSV-2は主に性器ヘルペスを起こすが，どちらの型も互いの疾患を引き起こし得る．

新生児ヘルペスの場合，ほとんどは産道感染である．特に周産期の母体が性器ヘルペスに初感染し，ウイルスの活動性が高い場合，新生児に感染するリスクが高い．再感染の場合では初感染と比較して新生児に感染するリスクは低い．

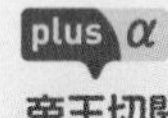

帝王切開

出生時に活動性の高い性器ヘルペスが母体にある場合には，新生児への感染を予防するため，帝王切開が選択される．

2 病態・症候

新生児では，生後２～３週をピークとして生後６週までに症状が出現する．症状の出現する部位により，表7-2のように分類される．

3 検査・診断

母体の性器ヘルペスの有無は診断において重要であるが，母体が感染しているかがはっきりしない場合もある．生まれてきた患児の身体所見，ALT値，脳波，CT検査・MRI検査や脳の超音波検査の所見，血清IgM抗体価，皮膚病変，髄液・血液でのPCR検査は診断に有効である．

表7-2　新生児ヘルペスの分類

	皮膚・眼・粘膜型（SEM型）	中枢神経型（CNS型）	播種型（DIS型）
病態	皮膚，眼，口腔粘膜に病変が生じる．	中枢神経に感染し，けいれんや意識障害がみられる．	全身（肝・肺・中枢神経など）に病変を来し得る．
頻度	45%	30%	25%
時期	日齢７～14	日齢14～21	日齢５～10
死亡率	０%	15%	54%
後遺症	５%	54%	38%

コラム

HSVが引き起こす感染症

口腔内感染症（初感染）

腰よりも上で起こるHSV感染症の多くはHSV-1が原因となる．歯肉炎は乳幼児のHSV-1初感染で最もよくみられる症状である．３～４日間の潜伏期間のあと，高熱，頸部リンパ節腫脹，粘膜疹が生じ，水疱を伴う潰瘍は軟口蓋，歯肉，舌，口唇に進展する．歯肉炎の症状は２～３週間継続する．食欲の低下がみられ，飲水もできなくなると入院となる．診断は臨床症状と，局所のPCR検査で行われる．治療方法は疼痛管理，水分補給，アシクロビルの内服である．

口腔内感染症（再発性）

再発の場合，初感染に比べ症状が軽いことが多い．水疱または潰瘍が出現する１～２日前から疼痛が出現し，４～５日続く．潰瘍は８～10日で改善する．治療は対症療法となるが，症状が強い場合にはアシクロビルを投与する．

カポジ水痘様発疹症

アトピー性皮膚炎，表皮水疱などの基礎疾患がある場合，皮膚病変のある部位からHSVが皮膚に感染し，小水疱を形成する．

中枢神経感染症

日本での小児における急性脳炎・脳症の発生は1,000～2,000例/年で，そのうちHSVによるものは80～160例/年と推定されている．診断は髄液のPCR検査により行われる．治療ではアシクロビルの点滴静注を行う．

性器ヘルペスウイルス感染症

HSV-2が主な原因であるが，HSV-1による発症例も増加している．性行為などにより初感染すると外陰部の不快感や瘙痒の後，発熱，全身倦怠感，所属リンパ節腫脹を認め，疼痛を伴う多発性の潰瘍や小水疱が外陰部に出現する．再発例では症状は軽い．治療方法はアシクロビルの内服または点滴静注である．

10 伝染性単核球症

伝染性単核球症（infectious mononucleosis）は，**EBウイルス**（Epstein-Barr virus：**EBV**）により引き起こされる疾患である．EBウイルスには８歳までに小児の90％が罹患するが，無症状かごく軽症で済むことが多い．思春期以降でEBVに感染した場合，その50％が症候性伝染性単核球症となる．

1 発症機序・原因

EBVに感染すると，断続的に中咽頭分泌物にウイルスが分泌される．感染は通常，濃厚な接触による．

2 病態・症候

潜伏期間は通常４～６週間である．軽度の頭痛や倦怠感が３～５日続いたのちに，発熱，咽頭痛，頸部リンパ節腫脹が起こる．発熱は通常６日間継続しその後自然解熱するが，重症例では40度以上の発熱が２週間以上続く．各部位の症状を以下に示すが，それ以外でもまれに髄膜炎や精巣炎，腎機能障害

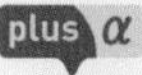

EBウイルスを原因とする疾患

EBウイルスは伝染性単核球症以外に，バーキットリンパ腫，上咽頭がんや慢性活動性EBウイルス感染症を引き起こす．

plus α

伝染性単核球症様症状

似た症状を起こすウイルスにはサイトメガロウイルスやHIVがある．そのほか，トキソプラズマ，HHV-7，HHV-8，風疹，A型肝炎ウイルス，B型肝炎ウイルス，アデノウイルスに感染した場合も伝染性単核球症様の症状を認める．

が起こることもある.

リンパ節 全身のリンパ節腫脹が特徴であり，前後頸部に２～４cm程度の単発性リンパ節腫脹を認める．縦隔のリンパ節が腫脹することもあり，気道閉塞の原因となる．腹腔内のリンパ節腫脹は，急性虫垂炎と間違えられやすいため注意が必要である．リンパ節腫脹は，数日から数週かけて改善する．

咽頭 咽頭炎は，臨床的所見だけで溶レン菌感染症と区別することは難しい．

皮膚 紅斑や丘疹などは最初の数日間で出現し，１～６日間継続する．

脾臓 中等症の脾腫が発症から２～３週間目に起こるが，自覚症状はない．

肝臓 肝障害を起こし，トランスアミナーゼの上昇，肝腫大や高ビリルビン血症を認める．

3 検査・診断・治療

伝染性単核球症は，臨床症状ならびに抗体価により診断する．診断の際には主に抗VCA（外殻抗原）IgG抗体，抗VCA IgM抗体と抗EBNA抗体を測定する．しかし10％の患者では症状が残ることがあり，その場合はしばしば不明熱の鑑別診断が行われる．

多くは自然治癒するため，治療では支持療法が主体となる．

11 エンテロウイルス感染症

エンテロウイルス感染症（enterovirus infection）は，エンテロウイルス属に含まれるウイルスを原因とするウイルス感染症である．

大半は不顕性感染であるポリオを除き，日本の小児では感染頻度が高く日常的な疾患で，多彩な臨床症状を示す．

1 原因

エンテロウイルス属にはコクサッキーウイルス，ライノウイルス，ポリオウイルスといったRNAウイルスが含まれる．

2 病態・症候

1 非特異的な急性発熱症

生後３カ月未満の発熱の原因としてはエンテロウイルスが最も多く，流行期には原因微生物の半数以上を占める．発熱以外では過敏性，傾眠傾向，嘔吐，下痢，上気道症状など非特異的な症状を認める．

2 急性発疹症／咽頭炎

発熱，頭痛，咽頭痛を認め，軟口蓋，硬口蓋，扁桃，咽頭に有痛性水疱性病変が認められる．コクサッキーウイルスA群６・16・71型，エンテロウイルス71型は**手足口病**の原因となる．手足口病は10歳未満での罹患が多く，手，足，手首，足首，生殖器に発疹を認め，多くは１週間程度で自然治癒する．

3 呼吸器感染症

エンテロウイルス感染症の初期症状として，のどの痛みと鼻炎が起こる．**ヘルパンギーナ**はコクサッキーウイルスA群・B群，エンテロウイルス71型に

> plus α
> **耳下腺炎**
> ヘルパンギーナの併存疾患として，耳下腺炎が報告されている．

よって発症する．40℃近くの突然の発熱に続いて咽頭痛，軟口蓋から口蓋にかけての１～２mmの小水疱・潰瘍が出現する．症状は３～６日続き，自然に治癒する．中耳炎，クループ，肺炎などの呼吸器症状は，ほかの型への感染でもみられる．エンテロウイルスD68に感染した場合は，軽症の場合も多いが，重症な下気道感染症とも関連しているため注意が必要である．

4 髄膜炎／脳炎

無菌性髄膜炎のほとんどはウイルスが原因であり，その多くはコクサッキーウイルスB群である．エンテロウイルスに感染した乳児の半数は無菌性髄膜炎となる．発熱と髄膜刺激症状は２～７日間継続するが，多くは合併症を発症することなく治癒する．また，感染性脳炎の原因の10～20％はエンテロウイルスである．

5 その他の感染症

心筋炎，胸膜炎，結膜炎，新生児感染症，肝炎，肺炎などを引き起こす．

3 検査・診断・治療

エンテロウイルス感染症は軽症で済むことが多いため，重症化する疾患を除外することが診断の上で重要であり，エンテロウイルスを同定するために検査をすることは少ない．脳炎や心筋炎など，重症化した場合には血液，咽頭，髄液，便，直腸拭い液のPCR検査を検討する．

特異的な治療法はなく，対症療法が中心となる．

12 ポリオ

ポリオは**二類感染症**であり，診断した医師は直ちに届け出なければならない．

ポリオ（polio，**急性灰白髄炎**）はポリオウイルスにより引き起こされる感染症で，主に５歳以下の小児にみられることから**脊髄性小児麻痺**とも呼ばれる．日本では，生ポリオワクチンが定期接種化されたことで，1980年以降は野生株ポリオワクチンによる症例はみられなくなった．2012年からは不活化ワクチンが定期接種化されている．WHOは2000年に日本が属する西太平洋地域でのポリオの根絶を宣言し，2020年にはアフリカでの根絶を宣言した．

ポリオの原因となるポリオウイルスはエンテロウイルス属に分類されるウイルスで，ポリオウイルスに汚染された食品や糞便を経口摂取すると感染する．感染者のほとんどは無症状だが，感染者の一部は下肢に麻痺を来す．さらに呼吸筋麻痺となり死に至ることもある．ポリオに対する根本的治療法はなく，対症療法のみである．

13 アデノウイルス感染症

アデノウイルス感染症（adenovirus infection）は小児のどの時期にも起こり得るが，生後６カ月から５歳の間に発生のピークがあり，子どもの発熱の主な原因の一つである．冬から初夏にかけて散発的にみられ，咽頭炎，咽頭結膜炎，胃腸炎，出血性膀胱炎など多彩な病態をとる．

1 原因

アデノウイルスはDNAウイルスで，A～Gの７種類の亜型があり，そこからさらに80種以上の型に分けられる．感染経路は接触・飛沫感染である．

2 病態・症候

潜伏期間は呼吸器感染症では２～14日間，消化器感染症では10日間である．症状は，型のほかに年齢，免疫状態，感染部位によって異なる．

|1| 呼吸器感染症

アデノウイルスは鼻炎，中耳炎，咽頭炎，扁桃炎，気管支炎，肺炎といった上気道・下気道いずれにおいても感染症を引き起こす．扁桃炎は３歳以下の小児に多い．また，小児の肺炎の10～20％はアデノウイルスが原因である．合併症がなくても，アデノウイルスによる急性上気道炎を発症した場合，発熱は１週間を超えることがある．伝染性単核球症や川崎病に似た症状をとることもある．通常は自然治癒するが，易感染性宿主においては重症化し得る．

|2| 流行性角結膜炎／咽頭結膜炎

❶**流行性角結膜炎**　通常，成人に起こり，時に重症化する．緩徐に進行する眼の異物感から始まり，羞明（しゅうめい），視力障害，結膜眼瞼の充血，結膜下出血が起こる．急性症状は４～６週間継続する．

➡結膜炎については，17章１節５項p.410参照．

❷**咽頭結膜熱**　プール授業の始まる夏季に流行するため，**プール熱**とも呼ばれる．しかし，冬季での感染もみられるため，必ずしも夏だけの感染症ではない．５歳以下に多く発症し，発熱，咽頭炎と結膜炎が３～５日続く．

|3| 消化器感染症

乳児の下痢の原因として，ロタウイルスに続いて２番目に多い．アデノウイルス急性胃腸炎は季節性がなく，ほかのウイルス性胃腸炎と比較して下痢症状が長い．また，ロタウイルス急性胃腸炎と比較して嘔吐症状が多いことも特徴である．そのほか，腸間膜リンパ節炎，急性虫垂炎（➡p.232参照），および腸重積症（➡p.229参照）の発症にも関与すると考えられている．

➡ウイルス性腸炎については，10章３節11項p.237参照．

|4| 泌尿生殖器感染症

免疫正常者と易感染性宿主の両方で，出血性膀胱炎を起こす．骨髄移植患者では，出血性膀胱炎が長期化し疼痛が強くなることに加え，輸血が必要となることもある．移植後100日以内に播種性疾患を発症した場合，死亡率が高い．

3 検査・診断・治療

咽頭または尿や便での抗原検査が行われる．咽頭，尿，便からのアデノウイルスの検出は急性感染を支持するが，症状がなくてもウイルスが検出されることがあるため，臨床症状と併せて診断する．易感染性宿主における血液，髄液，胸膜，組織からのウイルス検出は侵襲性感染症を示唆する．

免疫正常者では自然治癒する疾患で，通常は特異的な治療を必要としない．

4 予防

アデノウイルスはエンベロープをもたないためアルコールでは失活しにくく，感染力が強い．そのためアデノウイルスに感染した患者をケアする際には，適切な接触感染予防策と，流水と石けんでの手指衛生が推奨される．

14 新型コロナウイルス感染症（COVID-19）

新型コロナウイルス（severe acute respiratory syndrome coronavirus 2：**SARS-CoV-2**）は2019年12月に中国の武漢で初めて発見され，世界中で流行している．2022年９月15日現在までに世界中で６億人が**COVID-19**に罹患し，650万人近くが死亡している．日本では，２千万人が罹患し，４万人以上が死亡している．

2019年12月に発見されて以来，SARS-CoV-2は変異を繰り返している．特に感染性や重篤度が増す，ワクチン効果を弱めるなど，性質が変化した可能性のある株（variant of concern：**VOC**）として，ベータ株，ガンマ株，デルタ株，オミクロン株が流行した．

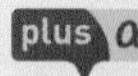

ヒトコロナウイルス

新型コロナウイルスが発生するまで，HCoVは６種類が知られていた．元々はHCoV-NL63，HCoV-OC43，HCoV-HKU1，HCoV-229Eの４種類がかぜの原因ウイルスとして世界中で流行していたが，2002年に致死率の高い中東呼吸器症候群ウイルス（Middle East respiratory syndrome coronavirus：MERS-CoV）が発生し，2004年には重症呼吸器症候群ウイルス（severe acute respiratory syndrome coronavirus：SARS-CoV）が発生した．

1 発症機序・原因

ヒトに感染する**ヒトコロナウイルス**（human coronavirus：**HCoV**）はエンベロープをもつRNAウイルスである．

SARS-CoV-2のスパイクタンパク質は，宿主の細胞に発現するアンジオテンシン変換酵素２受容体（ACE2）に結合して細胞内に侵入する．宿主細胞が持つ細胞性プロテアーゼ(TMPRSS2）もまた，SARS-CoV-2が細胞内に侵入するのに関与していると考えられている（図7-2）．

2 病態・症候

潜伏期間は１～14日間であるが，曝露から５日程度で発症することが多い．ただし，オミクロン株に関してはデルタ株と比較して，潜伏期間はより短く，発症までの中央値も2.6日程度とより短くなっている．

小児や基礎疾患のないヒトがSARS-CoV-2に罹患しても，発熱，倦怠感や咳嗽などの上気道症状のみで，ほとんどの症例で軽症である．65才以上の高齢者，肥満や基礎疾患のあるヒトでは重症化するリスクが高く，肺炎を発症して呼吸障害を来し，死に至る．流行初期では味覚障害や嗅覚障害が特徴的であったが，オミクロン株はデルタ株と比較して味覚障害や嗅覚障害が少なくなり，鼻汁や頭痛，倦怠感，咽頭痛，嗄声（させい）などの感冒様症状が増加した．

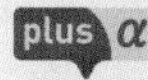

重症化リスク

50歳以上，肥満（BMI 30kg/m²以上），心血管疾患，慢性肺疾患，糖尿病，慢性腎障害，慢性肝疾患，免疫抑制状態の患者に重症化のリスクがあると考えられている．

合併症としては心筋炎，血栓塞栓症などがある．８～11才の小児を中心に，小児多系統炎症性症候群と呼ばれる全身性の炎症反応を引き起こす．COVID-19罹患後に数カ月経っても症状が残ることがあり，記憶障害，集中力低下，抑うつ状態，疲労感，息切れ，嗅覚

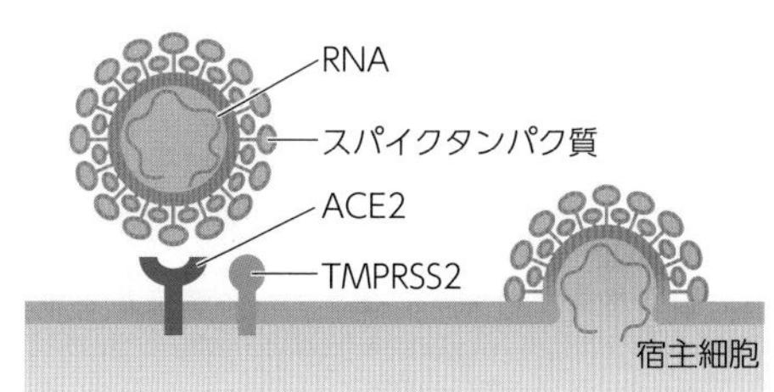

図7-2　SARS-CoV-2の侵入

障害，咳，味覚障害，脱毛などが国内で報告されている．

3 検査・診断

病原体診断には，抗原検査や，PCR法，LAMP法，NEAR法などの核酸増幅法が用いられている．肺炎の確認のために，胸部CTが撮影される．

4 治療・予防

小児のほとんどが低酸素血症を伴わない軽症者であり，特異的な治療を必要としない．ただし発症早期かつ重症化リスクを有する患者では治療の早期開始を検討する．

COVID-19では，発症後数日はウイルス増殖が，発症後７日前後からは宿主免疫による炎症反応が主病態となる．したがって，発症早期には抗ウイルス薬または中和抗体薬を使用し，徐々に悪化がみられる場合，発症７日前後で中等症や重症となった場合ではステロイドのような抗炎症薬が投与される．

mRNAやウイルスベクターを用いたワクチンが国内で承認されている．また，国外では不活化ワクチンが承認されている．

引用・参考文献

1) 岡部信彦．麻疹ウイルス：最近の我が国における麻疹の疫学状況，今後の対策．ウイルス．2007，57（2），p.171-180.
2) 日本小児感染症学会．小児感染免疫学．朝倉書店，2020，p.384-389.
3) 国立感染症研究所．風疹発生動向調査 速報データ．https://www.niid.go.jp/niid/ja/hassei/3086-rubella-sokuhou-rireki.html，（参照2023-11-09）.
4) 厚生労働省．風しんの追加的対策について．https://www.mhlw.go.jp/stf/seisakunitsuite/bunya/kenkou_iryou/kenkou/kekkaku-kansenshou/rubella/index_00001.html，（参照2023-11-09）.
5) 岡部信彦．最新感染症ガイド：R-Book 2018-2021．日本小児医事出版社，2019，p.705-711.
6) 国立感染症研究所．水痘ワクチン定期接種化後の水痘発生動向の変化：感染症発生動向調査より・2021年第26週時点．https://www.niid.go.jp/niid/ja/varicella-m/varicella-idwrs/10892-varicella-20220113.html，（参照2023-11-09）.
7) 国立感染症研究所．水痘ワクチンに関するファクトシート．http://www.mhlw.go.jp/stf2/shingi2/2r9852000000bx23-att/2r9852000000bxqx.pdf，（参照2023-11-09）.
8) Plotkin SA. et al. ed. Plotkins's Vaccines. 7th ed, Plotkin SA, et al, ed. Elsevier Saunders, 2017, p.663-688.
9) 前掲書７），p.568.
10) 中野貴司．まるわかりワクチンQ&A．第２版，日本医事新報社，2017，p.209-308.
11) 国立感染症研究所，おたふくかぜワクチンに関するファクトシート．https://www.mhlw.go.jp/stf2/shingi2/2r9852000000bx23-att/2r9852000000bybc.pdf，（参照2023-11-09）.
12) 厚生労働省．インフルエンザに関するQ&A．https://www.mhlw.go.jp/bunya/kenkou/kekkaku-kansenshou04/02.html，（参照2023-11-09）.
13) 国立感染症研究所．RSウイルス感染症とは．https://www.niid.go.jp/niid/ja/kansennohanashi/317-rs-intro.html，（参照2023-11-09）.
14) 前掲書５），p.682-692.
15) 日本小児科学会予防接種・感染症対策委員会ほか．日本におけるパリビズマブの使用に関するコンセンサスガイドライン．日本小児科学会雑誌．2019，123（５），p.807-813.
16) 前掲書２），p.144.
17) 前掲書２），p408-410.
18) 国立感染症研究所．突発性発疹とは．https://www.niid.go.jp/niid/ja/kansennohanashi/532-exanthem-subitum.html，（参照2023-11-09）.
19) 前掲書５），p.454-457.
20) Kevin E. Brown. Human Parvoviruses. Principle and Practice of Pediatric Infectious Diseases. Sarah S. Long. et al. 5th ed, Elsevier, 2018, p.1115-1119.
21) 前掲書２），p.405-408.
22) 国立感染症研究所．伝染性紅斑（ヒトパルボウイルスB19感染症）．https://www.niid.go.jp/niid/ja/5th-disease-m/5th-disease-iasrtpc/6213-tpc431-j.html，（参照2023-11-09）.
23) 前掲書５）p.602-606.
24) David W. Kimberlin. et al. Herpes Simplex Virus. 前掲書20），p.1056-1065.
25) Ben Z. Katz. Epstein-Barr Virus. 前掲書20），p.1088-1095.
26) Kevin Messacar et al. Epstein-Barr Virus. 前掲書20），p.1205-1213.
27) 前掲書５），p.331-334.
28) Laura Simionescu. et al. Poliomyelitis and post-polio syndrome. UpToDate. https://www.uptodate.com/contents/poliomyelitis-and-post-polio-syndrome#!，（参照2023-11-09）.
29) Upton D. Allen. et al. Adenoviruses. 前掲書20），p.1097-1101.
30) 前掲書５），p.206-208.
31) 日本小児総合医療施設協議会小児感染管理ネットワーク編．小児感染対策マニュアル．五十嵐隆監修．株式会社じほう，2015，p.124-127.
32) 診療の手引き検討委員会．新型コロナウイルス感染症（COVID-19）診療の手引き．第10.0版，2023-08-21，

https://www.mhlw.go.jp/content/001136687.pdf,（参照2023-11-09）.
33) 厚生労働省．データからわかる：新型コロナウイルス感染症情報．https://covid19.mhlw.go.jp，（参考2023-11-09）.
34) Symptom prevalence, duration, and risk of hospital admission in individuals infected with SARS-CoV-2 during periods of omicron and delta variant dominance: a prospective observational study from the ZOE COVID Study. Lancet. 2022, 399 (10355), p.1618-1624.
35) 日本感染症学会．COVID-19治療薬タスクフォース：COVID-19に対する薬物治療の考え方．第15版，https://www.kansensho.or.jp/uploads/files/topics/2019ncov/covid19_drug_221122.pdf,（参照2023-11-09）.
36) 日本小児科学会．小児におけるCOVID：19治療薬に対する考え方．第2版，https://www.jpeds.or.jp/modules/activity/index.php?content_id=346,（参照2023-11-09）.

2 細菌感染症

1 結 核

日本での結核罹患率は「中まん延」と評価される状況であったが，BCGや抗結核薬の普及，衛生環境の改善により2021年には初めて「低まん延」となった．2006年以降の新規登録結核患者数は年間100例未満，2014年以降は50例前後が続いており，まれな疾患となっている．

結核は**二類感染症**であり，届け出基準を満たす場合，医師は診断後直ちに届け出なければならない．

plus α
結核の感染リスク
小児の結核罹患者における，外国籍あるいは結核高まん延国からの移住者が占める割合は増加しており，約25％を占めるため，感染リスクについてはいまだに警戒が必要である．

1 発症機序・原因（図7-3）

結核（tuberculosis）は通常，**結核菌**（*Mycobacterium tuberculosis*）による感染症で，排菌している結核患者からの空気感染により感染する．結核を理解する上で大切なことは，全結核患者が感染力をもっているわけではなく，排菌している患者は一部であること，結核菌に感染しても全員が結核を発症するわけではないことである．

結核菌に感染すると，末梢肺野と肺門リンパ節に病変が生じる．この二つの病変部を合わせて初期変化群と呼ぶ．多くの場合，結核菌に対するマクロファージやTリンパ球（T細胞）の働きにより，この段階で結核菌の増殖が抑えられるため発症には至らない（**潜在性結核感染症**）．しかし一部の患者では，すぐに初期変化群病変から全身へ結核菌が散布され，発病に至る場合があ

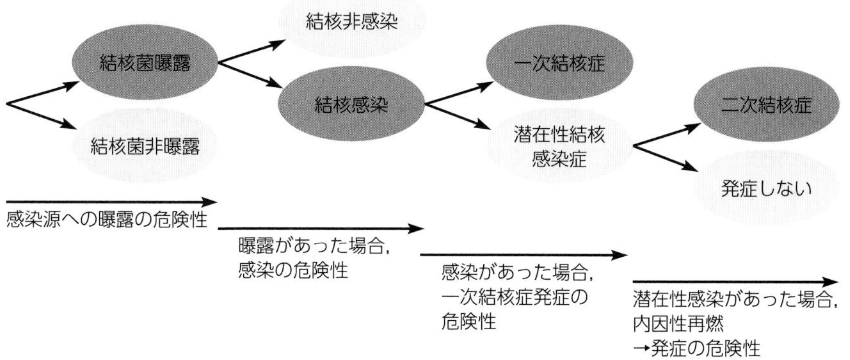

徳永修．小児結核診療のてびき（改訂版）．結核研究所，2021．一部改変．

図7-3 結核の感染と発症

る（**一次結核症**）．一次結核症は免疫力が未熟な乳幼児，特に０～２歳の乳幼児に多い．潜在性結核感染の状態の者の多くが終生発症しないが，なんらかの理由で免疫機能が低下した際に発症することがある（**二次結核症**）．

非常にまれであるが，妊婦が結核菌に感染し，母体の全身に結核菌が散布された場合，胎児が子宮内感染を起こすことがある．

2 病態・症候

結核を発症しても早期は症状に乏しく，発熱することはあるが持続することはまれである．咳嗽や発熱などの症状を認める時には病変は進展しており，重症化していることが多い．

3 検査・診断

小児では，発病者の検体から結核菌を検出する例は全体の30～40％にとどまる．また，ツベルクリン反応やインターフェロンγ遊離試験（IGRA）のような結核菌に対する患者の免疫反応を測定する検査は，免疫が未熟な小児では感度が低い．そのため，診断の際には家族内での結核患者の有無，周囲での結核の流行状況，結核患者との接触歴，画像所見，抗菌薬や抗結核薬への反応などに基づいて総合的に評価をする．

結核菌保菌者が排菌をしておらず，感染性がないと判断するためには，喀痰や胃液で連続して３回検査を行い，結核菌が陰性であることを確認する必要がある．

4 治療

潜在結核感染者では抗結核薬１剤を数カ月間内服する．一方，結核を発病した患者では必ず３剤以上で開始しなければならず，数カ月後に抗結核薬の種類を減らす．この場合，抗結核薬での治療は６～12カ月と長期にわたる．

自宅での内服薬の飲み忘れが多い場合，耐性菌の誘導や治療の失敗につながるため，確実な内服の継続が重要である．保健所と連携をとり，共に治療支援を行うことが大切である．

5 予防

|1| 予防接種

BCGワクチンは生ワクチンであり，予防接種法により生後１歳までの接種が推奨されている．

結核未感染者では，接種後10～20日目に針痕部が淡く発赤する．接種後１カ月ごろに針痕部の発赤が増強し腫脹した後，ゆっくりと治癒していく．結核既感染者では接種後１～７日以内，多くは３日以内に針痕の発赤，腫脹や化膿が出現し，通常は２～４週間を経て治癒する．これを**コッホ現象**と呼ぶ．接種後早期にコッホ現象が疑われる局所所見を認めた場合には，その推移を慎重に観察する必要がある．局所の所見が持続する場合にはツベルクリン検査やインターフェロンγ遊離試験を実施して結核感染の有無を確認する．

plus α

結核の検査

塗抹検査・培養検査，核酸増幅検査，ツベルクリン検査，インターフェロンγ遊離試験がある．

plus α

直接服薬確認短期療法

治療支援の一つとして，直接服薬確認短期療法（directly observed treatment, short-course：DOTS）がある．医療従事者の目の前で患者に抗結核薬を内服してもらい，適切に内服しているのかを確認する方法である．

plus α

BCGワクチン

標準的な接種時期は生後５カ月から８カ月の間である．これにより髄膜炎や播種性結核の予防効果が10年は継続すると考えられているが，成人期まで効果が持続するかは明らかになっていない．

plus α

BCGワクチンの副反応

副反応としてはリンパ節腫大，リンパ節炎や皮膚結核様病変がある．通常，これらは数カ月で自然治癒するが，まれに骨髄炎，骨炎や全身播種性BCG感染症を起こすことがある．全身播種性BCG感染症ではほとんどの場合，先天性免疫異常症が関与している．

|2| 院内感染予防策

排菌が疑われる患者では，排菌が否定されるまでは標準予防策の実施に加えて，空気感染予防策として陰圧個室に収容する．医療スタッフは原則としてN95マスクを着用する．可能であれば，排菌が疑われる患者にサージカルマスクを着用させる．

2 百日咳

百日咳は**五類感染症・全数把握対象疾患**であり，診断した医師は７日以内に最寄りの保健所に届け出なければならない．

百日咳（pertussis）は特有の咳を認める急性気道感染症である．あらゆる年齢層が罹患するが，特に小児で多い疾患である．小児は重症化しやすく，１歳未満，特に生後６カ月未満の乳児の死亡率は他の年齢と比べて高い．日本における2019年の百日咳患者の年齢と罹患数の解析によると，５％が６カ月未満の乳児で，５歳以上15歳未満の学童期の小児が63％を占め，７歳がそのピークである．30～50代の成人においても患者が散見される．

1 原因

百日咳は，**百日咳菌**（*Bordetella pertussis*）による感染症である．感染経路は呼吸器分泌物からの飛沫感染と接触感染である．百日咳菌の近縁種である**パラ百日咳菌**（*Bordetella parapertussis*）も百日咳の原因となる．

2 病態・症候

百日咳では，５～21日（多くは７～10日）の潜伏期間の後に咳嗽などの症状が現れる．ただし，６カ月未満の乳児の百日咳では，症状は非典型的となり，特徴的な咳嗽がなく，無呼吸発作やチアノーゼを認める．無呼吸発作が長いと低酸素性虚血性脳症やけいれんを起こし，死に至る場合もある．ほかにも二次性の細菌性肺炎や肺高血圧症も合併する．

- カタル期　感冒と区別のつけにくい上気道症状から始まり，咳嗽は次第に激しくなっていく．約２週間続く．
- 痙咳期（発作期）　咳嗽は激しい発作様となり，繰り返し起こる（**レプリーゼ***）．しばしば咳嗽後に嘔吐を伴う．咳嗽により息が十分にできず，顔の静脈圧が上がり，顔の浮腫や点状出血，眼球結膜の出血や鼻出血を起こす．２～３週間続く．
- 回復期　痙咳期の激しい咳嗽は次第に改善していく．

用語解説*
レプリーゼ
息継ぎができないほどの反復性の咳嗽（スタッカート），その後の特徴的な吸気（whoop）を繰り返すこと．

3 検査・診断

百日咳菌は培養が難しく，培養検査の感度が低いため，培養検査以外の方法も併用しながら病原体診断を行う．診断には血清中の抗百日咳毒素抗体や百日咳に対するIgM抗体とIgA抗体の測定，PCR法などの核酸増幅検査が用いられている．小児では，血液検査で白血球数が数万/mcLに増加し，白血球分画検査ではリンパ球が優位となることがある．

4 治療

カタル期に抗菌薬を使用すると症状の軽減が期待でき，一般的にマクロライド系薬が使われる．著しい肺高血圧と白血球の増加を認める乳児には，血漿交換や白血球除去療法を行うこともある．

5 予防

|1| 予防接種

百日咳ワクチンを含む四種混合ワクチンと三種混合ワクチンが定期接種化されている．定期接種では生後３カ月以上90カ月未満で，３回の初回免疫と１回の追加免疫の合計４回接種する．

|2| 院内感染予防策

抗菌薬治療をしない場合には咳が始まって21日目まで，有効な抗菌薬治療が開始された場合には治療開始後５日目までは標準予防策に加え，飛沫感染予防策を実施する．

|3| 学校保健安全法

第二種の感染症に定められており，特有の咳が消失するまで，または５日間の適正な抗菌薬治療が終了するまで出席停止とされている．ただし，病状により学校医やその他の医師が感染の恐れがないと認めたときは，この限りではない．

3 ジフテリア

ジフテリアは**二類感染症**で，医師は診断後直ちに届け出なければならない．

ジフテリア（diphtheria）は，ジフテリア毒素を産生する**ジフテリア菌**（*Corynebacterium diphtheriae*）を原因とし，飛沫もしくは皮膚病変からの分泌物との接触で感染する．日本ではまれな疾患である．ジフテリアトキソイドを含む混合ワクチンの予防効果は高く，日本では定期接種化されている．

潜伏期間は２～５日（１～10日）で，呼吸器ジフテリアと皮膚ジフテリアの二つの病態がある．いずれの病態も抗毒素，抗菌薬投与で治療し，皮膚ジフテリアでは石けんと流水で患部を洗う．

❶**呼吸器ジフテリア**　厚い灰白色の偽膜が鼻腔，咽頭や扁桃を覆い（偽膜性鼻咽頭炎），偽膜が気管へと広がると気道閉塞が起こる（閉塞性喉頭気管炎）．頸部リンパ節腫脹は重症化の徴候である（bull-neck appearance）．呼吸器ジフテリアの致死率は５～10％と高い．ジフテリア菌の産生する毒素により，心筋および神経組織に障害を来す場合がある．

❷**皮膚ジフテリア**　発疹や潰瘍を形成する．ジフテリア菌の毒素は皮膚から吸収されにくいため，合併症は起こしにくい．

4 破傷風

日本での**破傷風**（tetanus）罹患者は1950年代には毎年1,000例を超えると推計されたが，破傷風に対する予防接種が普及するにつれ次第に減少し，最近では年間100～200例程度である．死亡例も最近では年間一桁ほどにまで減少した．

1 発症機序・原因

破傷風菌（*Clostridium tetani*）は嫌気性のグラム陽性桿菌で，芽胞を形成する．破傷風菌は土壌や動物・ヒトの腸管に存在し，排泄物で汚染された環境において傷などから侵入して神経毒を産生する．

2 病態・症候

破傷風は全身性破傷風，局所性破傷風，新生児破傷風，頭部破傷風の四つの病態に分類され，各病態は関連し合っている（**表7-3**）．

表7-3　破傷風の分類

全身性破傷風	外刺激により全身の筋肉の攣縮が起こり，開口障害，嚥下障害，痙笑*を起こす．発汗，頻脈などの自律神経障害の症状を伴うことが多い．
局所性破傷風	破傷風菌が侵入した傷の周囲の筋肉で攣縮が起こる．全身性破傷風に移行することが多い．
新生児破傷風	母体が破傷風菌の抗体をもたず，移行抗体がない新生児に起こる．
頭部破傷風	頭部や頸部などの傷から破傷風菌が侵入し，神経毒が脳神経を傷害することにより起こる．全身性破傷風に移行することがある．

用語解説 *
痙笑
顔の筋肉のけいれんにより，引きつった笑顔に見えること．

3 検査・診断

破傷風菌の培養検査は感度が低いため，培養陰性であっても破傷風は否定できない．そのため，病歴と身体所見から診断する．

4 治療

抗破傷風ヒト免疫グロブリン製剤の１回の筋注が推奨される．抗破傷風ヒト免疫グロブリン製剤は，すでに神経終末と結合した毒素には無効であるが，血中の毒素であれば中和できる．

攣縮により呼吸筋が障害されると呼吸不全となり，人工呼吸管理が必要となる．加えて，自律神経障害のコントロールも必要となる．

5 予防

破傷風菌の神経毒は微量でも効果があるため免疫が惹起されず，破傷風に罹患しても免疫はつかない．予防接種によりヒトは破傷風への免疫を獲得できる．破傷風トキソイド（を含む）ワクチンを未接種である，もしくは最終接種から長期間たっている場合には破傷風トキソイドワクチンの接種が推奨される．

5 溶レン菌感染症

溶レン菌感染症（hemolytic streptococcal infection）は，グラム陽性球菌である**溶血性レンサ球菌**により引き起こされる疾患である．

A群溶レン菌（group A *streptococcus*：**GAS**）はヒトの口腔や咽頭に定着する．無症候性保菌者は２～20％ともいわれている．**B群溶レン菌**（group B *streptococcus*：**GBS**）はヒトの消化管，泌尿生殖器に常在する．妊婦の15～35％が保菌しており，新生児へと垂直感染することがある．

1 原因・病態・症候

A群溶レン菌は咽頭炎の原因となり，咽頭炎全体の20～30％を占める．しかし無症候性保菌者もいるため，溶レン菌を咽頭から検出しただけでは真の起炎菌かは判断できない．A群溶レン菌が引き起こす化膿性の疾患として咽頭炎，伝染性膿痂疹，壊死性軟部組織感染症がある．また，A群溶レン菌の一部はヒトの免疫系に作用し，咽頭炎などの発症後に**急性糸球体腎炎**や**リウマチ熱**

➡ 伝染性膿痂疹については，19章３節３項p.463参照．
➡ 急性糸球体腎炎については，11章１節１項p.264参照．

表7-4　B群溶レン菌の病型

	早発型	遅発型	超遅発型
発症日齢	生後７日未満 平均：８時間 中央値：１時間	日齢７から90未満 平均：日齢36 中央値：日齢27	日齢90以上
素因	早産児 母体の産科的合併症	早産児と正期産児でほぼ同等の発症率	32週未満の早産児 免疫不全などの基礎疾患を有する児
感染経路	胎内もしくは産道からの垂直感染	産道からの垂直感染もしくは水平感染	水平感染
臨床症状	急性呼吸窮迫症候群，無呼吸 低血圧などの全身症状	発熱，易刺激性，非特異的徴候，時に劇症型	発熱，易刺激性，非特異的徴候
引き起こし得る疾患	敗血症 40～55% 肺炎 30～45% 髄膜炎 ６～15%	敗血症 55～67% 髄膜炎 26～35% 骨関節炎 ５％ 蜂窩織炎２％	敗血症 髄膜炎 骨関節炎 蜂窩織炎
死亡率	５～15%	２～６％	<５％
予防	分娩時の母体への抗菌薬投与で予防可能	分娩時の母体への抗菌薬投与での予防は困難	分娩時の母体への抗菌薬投与での予防は困難

を引き起こす．

A群溶レン菌は多数の毒素をもつ．体幹にできるサンドペーパー状の発疹が特徴的な猩紅（しょうこう）熱は，A群溶レン菌の発赤毒素が原因である．

B群溶レン菌は，生後３カ月未満の乳児では，この細菌に感染または保菌している親から感染する．B群溶レン菌は発症時の日齢により早発型，遅発型，超遅発型の三つの病型に分けられる（表7-4）．

A群溶レン菌による咽頭炎では，急性糸球体腎炎やリウマチ熱を合併することがある．急性糸球体腎炎では血尿，タンパク尿，浮腫や高血圧を認め，通常は保存的治療が中心となる．リウマチ熱では発熱，関節痛，心炎，舞踏病，発疹や皮下の小結節を認めることがある．

plus α

スーパー抗原

毒素の中にはスーパー抗原という，微量でもヒトの免疫系を活性化させ，サイトカインを大量に産生させる抗原として働くものがある．スーパー抗原の働きにより多臓器障害を来すことを，毒素ショック症候群（toxic shock syndrome：TSS）と呼ぶ．すべてのA群溶レン菌が発赤毒素やスーパー抗原をもつわけではない．

2 検査・診断

A群溶レン菌による咽頭炎では迅速抗原検査が行われる．前述のとおり，A群溶レン菌の保菌者は一定数いるため，診断ではA群溶レン菌の検出だけではなく，接触歴や臨床症状なども含めて，総合的に判断する．迅速抗原検査が陰性であっても溶レン菌感染症が疑われる場合には，培養検査を併用することもある．

B群溶レン菌には迅速抗原検査がなく，培養検査により診断する．

3 治療

A群溶レン菌，B群溶レン菌のいずれもペニシリン系薬による治療が第一選択となる．A群溶レン菌による咽頭炎ではアモキシシリンかベンジルペニシリンの内服を10日間行う．ただし，抗菌薬の治療により，リウマチ熱は予防できるが急性糸球体腎炎は予防できない．また，リウマチ熱の患者では，治療後もA群溶レン菌の再感染によるリウマチ熱の再発を防ぐために，抗菌薬の予防内服を長期に行う．

6 ブドウ球菌感染症

ブドウ球菌（*Staphylococcus*）はグラム陽性球菌の一種で，グラム染色により顕微鏡で観察すると細菌が房状に集まっているのが確認できる．ブドウ球菌は医療関連血流感染症，周術期感染症の原因として重要であり，臨床的には**黄色ブドウ球菌**と**コアグラーゼ陰性ブドウ球菌**の二つが問題となる．

黄色ブドウ球菌（*Staphylococcus aureus*）は，健康な成人や小児の皮膚や粘膜の30～50％に定着している．コアグラーゼ陰性ブドウ球菌（coagulase-negative *Staphylococcus*：CNS）は40種類以上ある，コアグラーゼを産生しないブドウ球菌の総称である．コアグラーゼ陰性ブドウ球菌は皮膚や粘膜に常在し，日齢２～４までにほぼ全ての小児が保菌する．

1 原因

黄色ブドウ球菌による感染症は，化膿性疾患と毒素が原因となる疾患に大別される．化膿性疾患には局所感染症と侵襲性感染症がある．局所感染症には蜂窩織炎，せつ・よう*，リンパ節炎や周術期感染症などがある．侵襲性感染症には菌血症がある．毒素が関与する疾患としては，伝染性膿痂疹，毒素ショック症候群，熱傷様皮膚症候群や食中毒がある．

コアグラーゼ陰性ブドウ球菌は黄色ブドウ球菌に比べ病原性は低く，培養検査で検出されても単なる汚染菌であることが多い．しかし，長期にわたり留置された中心静脈カテーテル，人工血管や人工関節のような体内にある人工物がコアグラーゼ陰性ブドウ球菌に汚染されている場合には，感染症を起こす．

2 病態・症候

黄色ブドウ球菌は皮膚の傷口などから体内に侵入する．表皮における感染症の一つに伝染性膿痂疹がある．伝染性膿痂疹は表皮剥離毒素による表皮剥離を伴い，膿疱が表皮に集まって形成される．熱傷様皮膚症候群では表皮剥離毒素が血行性に全身を巡り，広範囲での皮膚剥離を認める．

感染が皮下の脂肪組織にまで達すると蜂窩織炎となる．時には皮下膿瘍を形成することもある．さらに，骨や関節などの深部にまで感染が及ぶと骨髄炎や関節炎となる．骨髄炎や関節炎から血管内に感染が波及すると菌血症となる．また，傷口などから侵入した黄色ブドウ球菌が菌血症を直接引き起こし，その後に骨髄炎や関節炎を引き起こすこともある．

3 検査・診断

黄色ブドウ球菌，コアグラーゼ陰性ブドウ球菌ともに皮膚の常在菌であるため，皮膚を拭ったスワブから検出されただけでは起炎菌とはいえない．そのため，血液，関節液，胸水，髄液や骨などの無菌部位や体の深部から検体を採取することが望ましい．長期に留置された中心静脈カテーテルや動脈ラインから得た血液による培養は，皮膚に常在する黄色ブドウ球菌やコアグラーゼ陰性ブドウ球菌に汚染されているリスクがある．

用語解説*
せつ・よう
単独の毛包や毛包周囲に対して化膿を示したものが「せつ」であり，隣接した複数の毛包や毛包周囲にて化膿し，隆起性病変が増大したものが「よう」である．

plus α
菌血症の感染巣
菌血症では感染巣がはっきりとしない場合もあるが，考えられる感染巣としては骨髄炎，関節炎，感染性心内膜炎や，カテーテルなどの異物の汚染が挙げられる．

plus α
ニコルスキー現象
熱傷様皮膚症候群では，皮膚を摩擦すると容易に剥離や水疱を生じるニコルスキー現象がみられる．

plus α
コアグラーゼ陰性ブドウ球菌
特にコアグラーゼ陰性ブドウ球菌は汚染菌であることが多いため，血液培養の検体としては末梢静脈を穿刺して採取した血液を用いることが望ましい．長期に留置されたドレーン先端部の培養は多種類の汚染菌がみられるため，培養検体としては適切ではない．

4 治療

7項「多剤耐性菌感染症」の治療を参照.

7 多剤耐性菌感染症

1980年代以降，抗微生物薬の不適切な使用による薬剤耐性菌が世界的に増加してきた．一方，薬剤耐性菌に対する新たな抗菌薬の開発は十分には進んでおらず，耐性菌による死亡者は2013年は70万人と推計され，2050年には1,000万人が死亡すると推測されている.

グラム陽性球菌の耐性菌では，**メチシリン耐性黄色ブドウ球菌**（methicillin resistant *Staphylococcus aureus*：**MRSA**）が問題となる．MRSAは1961年にイギリスで最初に発見され，世界中へと広がっていった．日本では1980年初期から全国に広がり，現在では黄色ブドウ球菌の60％がMRSAである．グラム陰性菌では緑膿菌や腸内細菌目細菌の耐性化が問題となっており，**カルバペネム耐性菌**が世界中で大きな課題となっている.

> **plus α**
> **カルバペネム系抗菌薬**
> β-ラクタム系抗菌薬の一種で，極めて多くの種類の細菌に効果を示す，細菌感染の治療で重要な抗菌薬である．使用が増加するにつれ，耐性をもつ細菌が出現した．カルバペネム耐性菌は治療選択を狭め，治療を困難にするため世界的脅威となっている.

1 病態・症候

細菌は自己のDNAの変異，もしくはプラスミド*などを介した外部からの耐性遺伝子の獲得によって耐性化する.

> **用語解説***
> **プラスミド**
> 染色体とは独立して存在する，自己複製可能な，小さな環状DNAのこと．薬剤耐性遺伝子などがコードされており，プラスミドを保有する細菌から別の保有する細菌へ接合伝達されると，薬剤耐性が獲得される.

|1| 抗菌薬の不活化（図7-4）

- 抗菌薬の分解　**β-ラクタマーゼ**という酵素を産生し，β-ラクタム系抗菌薬を分解することで抗菌薬を不活化する.
- 抗菌薬の修飾　抗菌薬の構造の一部を化学的に変化させることで，細菌のもつ抗菌薬作用部位に作用できなくする.

|2| 抗菌薬の侵入防止，排出（図7-5）

- ポーリンの変異　グラム陰性菌は，一番外側にある外膜に埋め込まれているポーリンという孔を通して外部から必要な物質を取り込んでいる．通常は抗菌薬もポーリンを通り，細菌内に流入し作用部位に至る．ポーリンが変異し，抗菌薬を取り込むのに必要な孔が欠損した細菌は抗菌薬に耐性化する.
- 排出ポンプの亢進　外部から細菌内に流入した抗菌薬を外部へと排出するためのタンパク質（排出ポンプ，薬剤排出機構）の働きが亢進すると，抗菌薬に耐性化する.
- バイオフィルムの形成　バイオフィルムとは，細菌が増殖して集合体となり，菌体外に粘膜多糖体を形成したもの．バイオフィルムが形成されると抗菌薬の透過性が低下し，抗菌薬への感受性が低下する.

|3| 作用部位の変化（図7-6）

- 作用部位の変異　抗菌薬の作用部位の構造が変化し，抗菌薬が結合できなくなる.

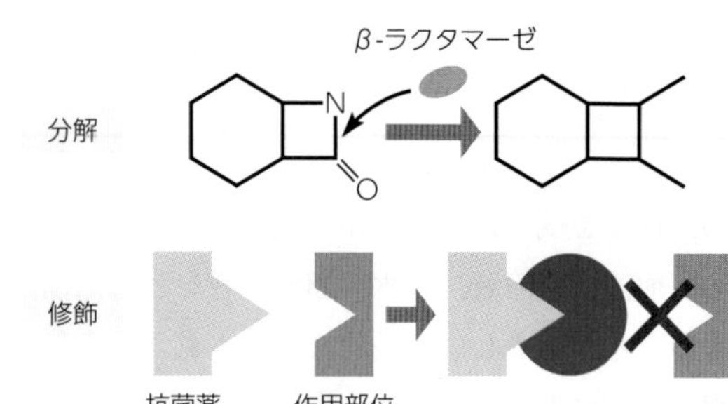

図7-4　抗菌薬の分解と修飾

⁞ 作用部位の修飾　結合部位の分子構造にメチル基などが結合し，抗菌薬への親和性が低下する．

2 検査・診断

耐性菌の検出は，抗菌薬の感受性パターンや耐性遺伝子の検出により行われる．

3 治療

耐性菌では選択できる抗菌薬が少なく，治療に難渋する場合がある．そのため，耐性菌による感染症は死亡率が高くなる傾向にある．

黄色ブドウ球菌ではメチシリン感受性黄色ブドウ球菌（MSSA）とメチシリン耐性黄色ブドウ球菌（MRSA）に大別される．MSSAはさらに，β-ラクタマーゼ非産生株とβ-ラクタマーゼ産生株に分かれる．

β-ラクタマーゼ非産生株はペニシリン系薬で治療する．産生株はペニシリン系薬に耐性化をもつため，第１世代セフェム系薬で治療する．MRSAはペニシリン系薬と第１世代セフェム系薬に対し耐性をもつため，バンコマイシンで治療する（表7-5）．

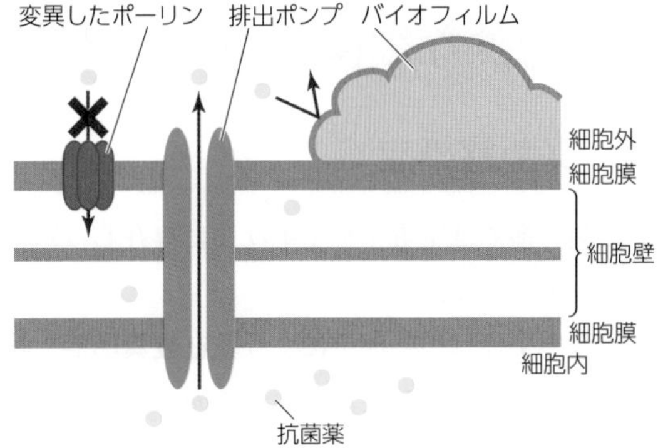

図7-5　抗菌薬の侵入防止と排泄

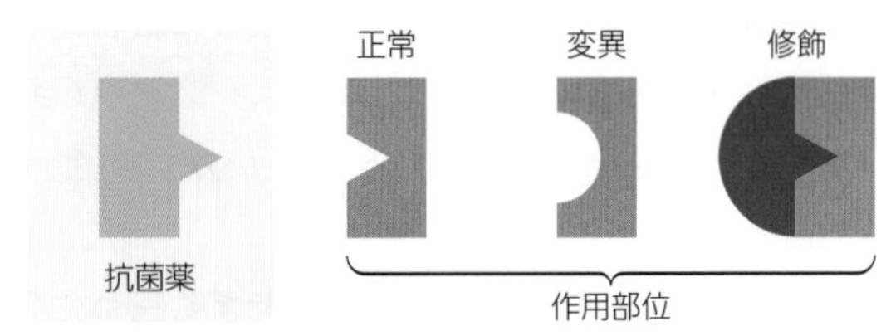

図7-6　作用部位の変化

表7-5　MSSAとMRSAにおける治療薬

	ペニシリン系薬	第１世代セフェム系薬	バンコマイシン
MSSA（β-ラクタマーゼ非産生株）	感性	感性	感性
MSSA（β-ラクタマーゼ産生株）	耐性	感性	感性
MRSA	耐性	耐性	感性

引用・参考文献

1) 徳永修．小児結核診療のてびき（改訂版）．https://jata.or.jp/dl/pdf/data/syouni_tebiki_202103.pdf，（参照2023-11-09）．
2) 日本ビーシージー製造株式会社．BCGワクチン接種の実際．https://www.bcg.gr.jp/actually/actually05.html，（参照2023-11-09）．
3) 国立感染症研究所．全数報告サーベイランスによる国内の百日咳報告患者の疫学（更新情報）：2021年疫学週第１週〜52週．https://www.niid.go.jp/niid/ja/pertussis-m/pertussis-idwrs/11719-2021-1-52.html，（参照2023-11-09）．
4) David W. Kimberlin. et al. Red Book（2021）：Report of the Committee on Infectious Diseases. American Academy of Pediatrics, 2021, p.578-589.
5) 国立感染症研究所．ジフテリアとは．https://www.niid.go.jp/niid/ja/kansennohanashi/411，（参照2023-11-09）．
6) 前掲書４），p.304-307.
7) 前掲書４），p.750-755.
8) 前掲書４），p.694-713.
9) James Cherry. et al. Feigin and Cherry's Textbook of Pediatric Infectious Diseases. 8th edition, Elsevier, 2017, p.813-834.
10) 齋藤昭彦編．レジデントのための小児感染症診療マニュアル．医学書院，2022，p.337-351.
11) 前掲書１），p.677-694.
12) Jim O'Neill. TACKLING DRUG-RESISTANT INFECTIONS GLOBALLY：FINAL REPORT AND RECOMMENDATIONS, https://amr-review.org/sites/default/files/160518_Final%20paper_with%20cover.pdf,（参照2023-11-09）．
13) 青木眞．レジデントのための感染症診療マニュアル．第３版，医学書院，2015，p.107-111.

3 特殊な細菌・真菌・その他の感染症

1 真菌感染症

真菌の多くは空気中や土中などに存在し，真菌の吸引や，皮膚・粘膜の接触により感染する．

真菌感染症は感染部位により**表在性真菌症**，**深部皮膚真菌症**，**深在性真菌症**に分類される．表在性真菌症は皮膚，粘膜や爪などへの感染を指し，白癬や乳児の口腔カンジダ症などがある．深部皮膚真菌症は皮膚および皮下組織における真菌感染症である．深在性真菌症は内臓や全身に真菌感染症が起こったもので，深在性真菌症の多くは，易感染者に日和見（ひよりみ）感染症として発症する．国内の深在性真菌症の原因にはカンジダ（*Candida*），アスペルギルス（*Aspergillus*），クリプトコッカス（*Cryptococcus*）やムーコル（*Mucorales*）が多い．

病原性のある真菌は形態により大きく三つに分類される（表7-6）．

plus α
真菌
真菌は感染症だけではなく，アレルギー性疾患や中毒症も引き起こす．

plus α
易感染者
近年，免疫抑制剤の使用，化学療法などの進歩・普及に伴い，易感染者は増えている．

1 病態・症候

|1| アスペルギルス

アスペルギルスの感染は，化学療法や造血幹細胞移植後の血液腫瘍患者でみられる．肺炎などの呼吸器感染症を起こす．

|2| カンジダ

皮膚や腸管に常在する．表在性感染症としては乳児の口腔カンジダ症や膣カンジダ症を引き起こす．中心静脈カテーテルの長期留置などにより皮膚のバリア機構が破綻していると，真菌血症を引き起こす．まれにカンジダは全身に播種し，実質臓器への膿瘍形成や感染性心内膜炎の原因となり得る．

|3| クリプトコッカス

クリプトコッカスは鳥類，特に鳩の糞で汚染された土壌中に存在し，クリプトコッカスを吸入することで感染する．典型的には肺炎を起こすが，免疫が正常な場合には無症状で自然に治癒する．時に，吸入されたクリプトコッカスは中枢神経へと感染し，髄膜炎を起こす．クリプトコッカス髄膜炎は致死的であり，治療が必要である．

➡ 髄膜炎については，14章1節3項p.326参照．

|4| ムーコル

ムーコルは，接合胞子を形成する複数の属の菌種を含んだ総称である．侵襲性病変を鼻腔や口腔に起こし，周囲の組織へと感染が拡大していく．ムーコルによる感染症では発熱，疼痛，眼窩蜂窩織炎，膿性鼻汁などが生じ，中枢神経へと病変が拡大する．早期に診断して積極的な治療をしなければ

表7-6 真菌の分類

糸状菌	糸状の菌糸をもつ．アスペルギルスとムーコルが代表例である．
酵母様真菌	球形，楕円形，卵形の真菌．カンジダとクリプトコッカスが代表例である．
二形性真菌	酵母形と菌糸形二つの形態をとる．二形性真菌のほとんどが国内での感染は珍しい，輸入真菌症である．

死に至る．ムーコルが気道を通り肺炎を起こすと，重度の咳嗽や呼吸困難が引き起こされる．

2 検査・診断・治療

グラム染色による顕微鏡での観察や培養検査での真菌の検出，病理組織でのグロコット染色やPAS染色による真菌の確認が重要である．補助診断として血清検査がある．

治療としては，抗真菌薬を投与する．免疫抑制剤やステロイドを内服している場合は，中止できないか検討する．

> plus α
> **血清検査**
> β-D-グルカン，アスペルギルス抗原検査などが行われる．カンジダ抗原検査もあるが，単体では感度・特異度ともに不十分であり，カンジダ抗原検査で診断する場合には，カンジダ抗体検査などほかの検査と組み合わせて解釈をするのが望ましい．

2 リケッチア感染症

リケッチア感染症は，リケッチア属とその近縁のオリエンチア属，エールリキア属，アナプラズマ属，ネオエールキア属，ネオリケッチア属による感染症である．

1 原因・治療

リケッチア属は小型の偏性細胞寄生菌であり，動物細胞内でしか増殖できない．マダニ，ダニ，ノミやシラミなどの節足動物を介してヒトへと感染する．

リケッチア属やその近縁の引き起こす病気としては**発疹チフス**や**発疹熱**，**紅斑熱**，**つつが虫病**などがある．いずれもテトラサイクリン系薬で治療される．

2 病態・症候

|1| 発疹チフス

発疹チフスリケッチア（*Rickettsia prowazekii*）が原因となり，コロモジラミによって媒介される．

1～2週間の潜伏期間の後，高熱，悪寒，頭痛や筋肉痛が起こる．発熱5日以内に体幹にバラ疹が出現し広がっていく．顔，手掌，足底には発疹がみられないのが特徴である．発疹は広がりながら出血疹へと変わり，患者は意識障害，頻脈や血圧低下などを起こす．適切な抗菌薬治療が行われなければ10～70％で死亡する．刺し口ははっきり確認できないことが多く，刺し口がみられないからといって本症は否定できない．

> plus α
> **コロモジラミ**
> コロモジラミは，発疹チフスリケッチアに感染したヒトの血液を吸血することで感染する．感染したコロモジラミは到達した先でさらにヒトへの吸血を行い，脱糞する．吸血されたヒトは刺し口がかゆいためかくことで，糞中の発疹チフスリケッチアが傷口へ擦り込まれて感染する．発疹チフスリケッチアを含む糞を吸い込むことでも感染は成立する．

|2| 発疹熱

発疹熱リケッチア（*Rickettsia typhi*）が原因となる．発疹熱リケッチアはネズミに感染し，そのネズミを吸血したネズミノミによってヒトに感染する．

発疹チフスに比べ軽症で，発熱，頭痛とバラ疹を認める．出血疹には移行しない．２週間以内に治癒する．

|3| 紅斑熱

ロッキー山紅斑熱リケッチア（*Rickettsia rickettsii*）とその近縁種が原因となる．森林ダニやアメリカイヌダニが媒介する．ロッキー山紅斑熱では，ダニに刺され２～８日後に発熱，頭痛，発疹が現れる．

日本紅斑熱は，日本紅斑熱リケッチア（*Rickettsia japonica*）による感染

> plus α
> **ロッキー山紅斑熱**
> ロッキー山紅斑熱はロッキー山紅斑熱リケッチアによる感染症で，元々はロッキー山地方でみられた病気であったが，流行地域が拡大し，アメリカ，カナダ，メキシコにまで広がっている．

症で，マダニが媒介する．２～８日の潜伏期間後に頭痛，発熱，悪寒が出現し，皮膚には刺し口を認める．全身に小さい紅斑が出現し，３～４日目に出血疹となる．発熱，発疹，刺し口がほとんどの症例でみられ，主要三徴候となる．

|4| つつが虫病

つつが虫病リケッチア（つつが虫病オリエンチア）（*Orientia tsutsugamushi*）が原因となり，ツツガムシが媒介する．

10日前後の潜伏期ののちに，頭痛，発熱，発疹やリンパ節腫脹が出現する．皮膚には刺し口を認める．発熱，発疹，刺し口は三徴候と呼ばれる．臨床検査ではCRPが強陽性となり，ASTやALTのような逸脱酵素が上昇する．抗菌薬による適切な治療が遅れると，播種性血管内凝固症候群を起こし死に至る．

plus α

ツツガムシ

ツツガムシは一世代に一度だけ，幼虫期に吸着する．ツツガムシの0.1～３％はつつが虫病リケッチアを保菌しており，このツツガムシがヒトに吸着し，口から唾液をヒトの皮膚に注入し，またヒトの組織液を吸引することでヒトに感染する．

➡ 播種性血管内凝固症候群については，12章１節３項p.297参照．

3 スピロヘータ感染症

スピロヘータは，細長いらせん状で活発に運動するグラム陰性菌である．スピロヘータ感染症はスピロヘータ科に属するトレポネーマ，ボレリア，レプトスピラによる感染症の総称である．代表的な病原体と疾患の組み合わせを**表7-7**に示す．

1 病態・症候

|1| 梅毒（図7-7）

- 第１期梅毒　梅毒トレポネーマが侵入した陰部，口唇部などの部位に，無痛性の硬結（こうけつ）（初期硬結）が出現し，次第に中心が潰瘍化する（硬性下疳（こうせいげかん））．
- 第２期梅毒　梅毒トレポネーマが血流にのり全身を巡ると，全身のリンパ節が腫れるほか，バラ疹と呼ばれる発赤が全身に現れるなど，皮膚や粘膜に発疹がみられる．発熱，倦怠感や関節痛などの症状も出現するが，１カ月ほどで無治療でも治癒する．
- 第３期梅毒　潜伏期間を経て感染後３～10年後に，皮膚や筋肉などにゴム腫が認められる．さらに進行すると第４期となり，進行麻痺，脊髄癆，大動脈瘤などを認める．

表7-7　スピロヘータ感染症

疾患	病原体	感染経路
梅毒 (syphilis)	梅毒トレポネーマ (*Treponema pallidum*)	主に性行為により感染する．妊婦の胎盤を通して胎児に感染する（先天梅毒，**表7-8**）．
回帰熱 (relapsing fever)	回帰熱ボレリア (*Borrelia recurrentis*)	シラミを介して感染する．
ライム病 (Lyme disease)	ライム病ボレリア (*Borrelia burgdorferi sensu lato*)	マダニを介して感染する．
レプトスピラ症 (Leptospirosis)	レプトスピラ (*Leptospira interrogans*)	げっ歯類の腎臓に感染し，尿から排出される．汚染された水や土壌から経口または経皮的に感染する．

表7-8　先天梅毒の症状

胎児	初期（生後３カ月ごろまで）	晩期（生後２年以上）
• 胎児死亡 • 流産・死産 • 胎児水腫	• 早産 • 低出生体重児 • 発育不全 • 鼻炎 • 肝脾腫 • 骨軟骨炎（仮性麻痺） • 皮膚病変（口周囲の亀裂，水疱・膿疱性の発疹） • リンパ節腫脹 • 中枢神経症状（けいれん，髄膜炎，水頭症，発達遅延） • 脈絡膜炎	• 麻痺 • ゴム腫性潰瘍 • 骨膜病変 • 脊髄癆 • 眼病変（視神経委縮，実質性角膜炎） • 内耳性難聴 • 歯牙変形（ハッチンソン歯）

|2| 回帰熱

日本ではまれな疾患である．感染後，３～11日の潜伏期を経て突然の悪寒，重度の頭痛，筋肉痛や嘔吐を伴う発熱が３～７日続く．その後いったん解熱し，回復したように見えるが，５～７日経過すると再度発熱する．発熱は２～10回繰り返されるが，症状は次第に軽くなっていく．

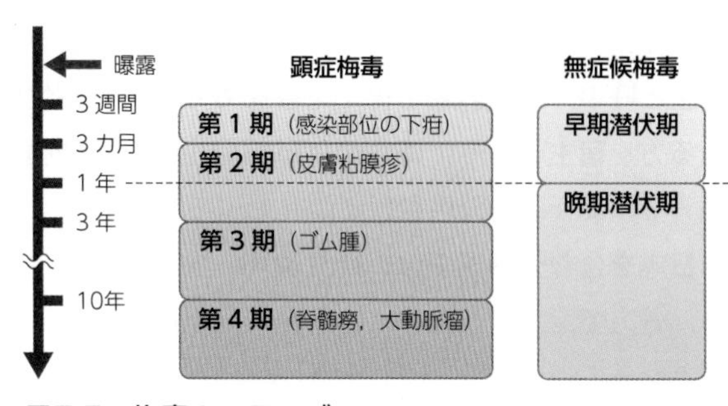

図7-7　梅毒のステージ

|3| ライム病

日本ではまれな疾患である．マダニに咬まれた部分を中心として紅斑が拡大する，遊走性紅斑が出現する（stage Ⅰ）．その後，病原体が全身に広がり，皮膚症状，神経症状，心症状，眼症状，筋関節の症状など多様な症状を来す（stage Ⅱ）．stage Ⅱから数カ月～数年して慢性萎縮性下肢端皮膚炎，慢性関節炎や慢性脳脊髄炎を起こす（stage Ⅲ）．

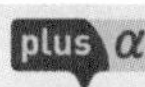

plus α　ハッチンソン三徴候

実質性角膜炎・内耳性難聴・ハッチンソン歯を合わせてハッチンソン三徴候と呼ぶ．

|4| レプトスピラ症

不顕性感染もあるが，顕性感染の場合は約10日の潜伏期間後に発症する．黄疸，出血，腎障害を伴う重症型（ワイル病）と，感冒様症状のみで終わる軽症型がある．

2 検査・診断

|1| 梅毒

梅毒トレポネーマは検査室では培養できないため，診断には血清中の抗体価測定が広く使われている．代表的なものとして**STS**（serologic test for syphilis）**法**と**TP**（*Treponema pallidum*）**抗原法**があり，組み合わせて解釈を行う．PCR法が用いられることもある．

plus α　STS法

梅毒トレポネーマに特異的ではないが，梅毒の活動性の指標となる抗体検査．RPRカードテストが行われる．

plus α　TP法

梅毒トレポネーマに特異的な抗体検査．TPHA法，TPPA法，TPLA法，TP抗体法，FTA-ABS法などさまざまな検査法がある．

|2| 回帰熱・ライム病・レプトスピラ症

回帰熱では，発熱期の血液中をギムザ染色などで染色すると回帰熱ボレリアを顕微鏡で観察できる．ライム病は身体所見と血清の抗体検査により診断する．レプトスピラ症では身体所見に加え，レプトスピラに汚染された尿や尿に汚染された水の接触歴が重要となる．

3 治療

❶**梅毒**　基本はペニシリンで治療する．

❷**回帰熱**　テトラサイクリン，ドキシサイクリンまたはエリスロマイシンなどで治療する．

❸**ライム病**　アモキシシリン，ドキシサイクリンまたはセフトリアキソンなどで治療する．

❹**レプトスピラ症**　ペニシリンやドキシサイクリンで治療する．

4 寄生虫感染症

ある動物が，別種の動物体内または体表で栄養を摂りながら生活することを**寄生**と呼ぶ．生活の場を得て栄養をもらう方を**寄生虫**，生活の場と栄養を提供する方を**宿主**という．寄生虫は単細胞生物と多細胞生物とに分類され，さらに図7-8のように細分化される．

日本を含む先進国では，衛生環境の向上から寄生虫による疾患は激減している．一方で，アフリカのような発展途上国では，寄生虫による疾患は大きな問題となっている．

本稿では原虫と蠕虫によって引き起こされる疾患について解説する．

1 発症機序・原因

宿主には中間宿主と固有宿主がある．幼虫が寄生する宿主，もしくは無性生殖が行われる宿主を**中間宿主**といい，成虫が寄生する宿主，もしくは有性生殖が行われる宿主を**固有宿主**という．固有宿主には宿主特異性があり，ある寄生虫が寄生できる固有宿主は限定されている．寄生虫は宿主がいないと生存や増殖ができないため，寄生虫症の分布は宿主に依存する．

2 病態・症候

|1| 原虫症

寄生虫のうち，単細胞の真核生物を原虫と呼ぶ．

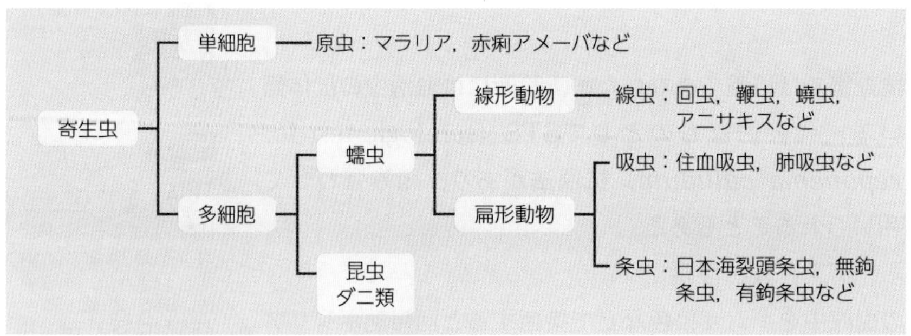

図7-8　**寄生虫の分類**

a マラリア

マラリア原虫はハマダラカによって媒介される．マラリアでは発熱，貧血や脾腫などを認めるが，熱帯熱マラリアは重症化しやすく死亡率も高い．クロロキン，メフロキン，キニーネ，アルテミシニン系薬などで治療する．

plus α
マラリア
マラリアは100カ国以上で流行しており，年間２億人以上が罹患し200万人が死亡し，死亡例の大半はサハラ以南のアフリカでみられる．

b トキソプラズマ

トキソプラズマは猫の腸管に感染し，便とともに排出される．ヒトがその便を摂取することでトキソプラズマに感染する．妊娠中に母体がトキソプラズマに感染すると，経胎盤的に胎児に感染する．妊娠初期に感染すると流産や死産となることもあるが，妊娠中・後期では児に先天性トキソプラズマ症を引き起こし，網脈絡膜炎，水頭症，脳内石灰化を来す．成人に感染してもほとんどは無症状のまま感染が持続するが，まれに脳炎や眼病変を来す．

➡ 水頭症については，14章２節２項p.336参照．

c ジアルジア

ジアルジアの生活環*には栄養型と嚢子（のうし）（シスト）の２形態がある．ヒトが成熟した嚢子を経口摂取すると感染する．ジアルジアは旅行者下痢症の原因となり，下痢を主症状とする．メトロニダゾールなどで治療する．

用語解説＊
生活環
生物が成長し，生殖に伴う変化が一通り出現する一周期の過程．

d 赤痢アメーバ

赤痢アメーバは糞口感染する．感染しても赤痢アメーバを保菌することが多く，発症するのは10％程度である．２～３週間の潜伏期の後に緩徐に発症し，いちごゼリー状の粘血便，テネスムス（しぶり腹）と腹痛を特徴とする．これをアメーバ赤痢と呼ぶ．結腸に慢性炎症を起こし，炎症性腸疾患と類似した症状を来す場合もある．また，肝膿瘍など，腸管外にも病変を形成する．糞便を顕微鏡で観察し，赤痢アメーバの栄養型が観察されれば診断となる．治療は，メトロニダゾール投与後にパロモマイシンを投与することが推奨されている．

2 蠕虫症

a 線虫

線虫の成虫はミミズ様か糸状であり，種類により数mmから数mの長さになる．

❶ **回虫**　虫卵を経口摂取することで幼虫が腸管に侵入する．幼虫は門脈や腹腔から肝臓へと移動し，肺へと到達する．さらに気管を上行し咽頭へ向かい，咽頭で嚥下されることで再度小腸に到達し，成虫となり産卵する．ピランテル，メベンダゾールなどで治療する．

❷ **蟯虫（ぎょうちゅう）**　経口摂取した虫卵は小腸で孵化し，成虫が盲腸に寄生する．雌虫は夜間に肛門から這い出し，周辺に約１万個の虫卵を産卵し，死亡する．早朝，２日連続で肛門にセロファンを貼り，虫卵が採取されれば診断となる．治療にはピランテルが用いられる．

❸ **アニサキス**　アニサキスの幼虫は魚介類に寄生する．幼虫が寄生している魚介類を，生や加熱が不十分な状態で摂取すると感染する．アニサキス幼虫の初感染では自覚症状はほとんどないが，アニサキス幼虫により感作される．感作されたヒトがもう一度アニサキス幼虫に感染するとアレルギー反

応が起こり，急激な腹痛，心窩部痛と悪心，嘔吐が起こる．また，蕁麻疹やアナフィラキシーも起こる．治療には鎮痛薬やステロイドを使用し，アニサキスが胃に感染している場合には内視鏡で摘出する．

b 吸虫

吸虫の多くは体の前端部に口吸盤をもち，腹部に腹吸盤をもつ．代表例としては横川吸虫，肥大吸虫，肝吸虫，肝蛭，肺吸虫，日本住血吸虫などがある．

c 条虫

成虫は通常テープ状で，体長は数mmのものから10mを超えるものまでさまざまである．プラジカンテルが治療の第一選択となる．日本海裂頭条虫，無鉤条虫，有鉤条虫，エキノコックスなどがある．

引用・参考文献

1) David W. Kimberlin. et al. Red Book（2021）：Report of the Committee on Infectious Diseases. American Academy of Pediatrics, 2021，p.638-644.
2) 吉田眞一ほか．戸田新細菌学．第34版，南山堂，2013，p.475-p485.
3) 日本性感染症学会梅毒委員会梅毒診療ガイド作成小委員会．梅毒診療ガイド．2018-06-15．http://jssti.umin.jp/pdf/syphilis-medical_guide.pdf，（参照2023-11-09）.
4) 齋藤昭彦．梅毒の疫学変化と母子感染．小児内科．2020，52（1），p.84-90.
5) 前掲書1），p.729-744.
6) 上村清ほか．寄生虫学テキスト．第4版，文光堂，2019.

4 感染症に罹患した子どもと家族への看護

1 小児感染対策の特徴

小児は成人より免疫機能が未熟であり，年齢が低いほど流行性感染症の罹患歴がなく，獲得免疫が得られていないなどの理由で感染症に罹患しやすい．小児の感染症は時に急な経過をとり，敗血症や髄膜炎，脳症などの重篤な状態に陥るだけでなく，運動機能障害や知的能力障害などの後遺症を残す場合がある．

小児科病棟では，感染症患児と易感染状態の患児が混在する場合が多く，また小児の特性から，感染対策を実施する上での課題もあり，感染伝播が起こりやすい．そのため，小児科病棟では基本的な標準予防策の徹底に加えて，課題に応じた対応策が求められる（**表7-9**）．

感染対策を目的として患児を隔離する場合では，生活環境を制限することによって小児の成長・発達やQOLに影響を及ぼす可能性がある．看護師は子どもの権利を守り，成長・発達とQOLを保障しながら，感染対策を適切に実践できる，安全な環境づくりに取り組む必要がある．

表7-9　小児科病棟における感染対策上の課題と対応

感染対策上の課題	対応策
子どもは他者による世話が必須で，特に低年齢では抱っこや授乳などの濃厚な接触が頻繁に行われる．	医療スタッフは，標準予防策を徹底する．
保育園，学校，塾などの集団生活があり，遊びや活動などを通じて子ども同士の接触機会が多い．	子どもの体調確認と，遊び・活動前後での手洗いなどを実施する．
子どもの成長発達には遊びやおもちゃが不可欠であり，おもちゃを介した感染伝播の可能性がある．特に乳幼児期は，なんでも口に入れる．	共有するおもちゃは，清拭・洗浄が可能な材質のものを選び，使用ごとに洗浄か清拭を徹底する．
子どもの日常生活の世話では，おむつ交換，尿失禁・嘔吐の始末など，湿性生体物質に頻繁に接する．	医療スタッフは，標準予防策を徹底する．
年齢・発達段階によっては，手洗いやマスク着用などの感染対策行動ができない．	医療スタッフが，適切な手指衛生とマスク着用をする． 使用物品の清潔管理を徹底する．
低年齢の子どもは自らの症状を訴えられない．また，発熱などがあっても，元気そうに見える場合がある．	普段の子どもの様子を知る家族と協力する． 看護師や家族が，子どもの異変に「いつもと何か様子が違う」と早期に気付くことで，感染症の早期発見につながる場合もある．

コラム　**ワクチンで防げる病気 VPD**

2014年に，日本でも水痘生ワクチンが定期接種化された．水痘ワクチン２回接種による感染予防効果は98％とされている．

ワクチンで予防できる疾患はVPD（vaccine preventable diseases）といい，現在，日本の子どもがワクチンにより防げる疾患には，麻疹，風疹，水痘，B型肝炎など約18種類がある．日本はほかの先進諸国と比べて国が接種を勧奨する定期接種の種類が少ないとされていたが，近年その状況は徐々に解消されつつある．ワクチンで防げる病気は予防することが重要である．

2 標準予防策

標準予防策とは，感染の有無に関わらず，すべての人に対して標準的に実施する感染予防策の総称である．標準予防策は，すべての人の血液，汗以外の体液，排泄物，損傷のある皮膚，粘膜には，感染性の病原体を含む可能性があるという考えに基づいている．標準予防策の概要を表7-10に示す．

小児の標準予防策として重要なポイントの一つは，おもちゃを含めたプレイルームの清潔管理である．子どもの成長・発達のためには，おもちゃやプレイルームの使用は欠かせないものであるが，これらは病原体伝播の媒体となる可能性がある．

『隔離予防策のためのCDCガイドライン』では，

表7-10　小児看護における標準予防策の概要

1．適切な手指衛生
2．個人防護具（PPE）の適切な選択と着脱
3．患児に使用した機器，器材，おもちゃなどの清潔管理
4．環境整備，リネン類の適切な取り扱い
5．針およびその他の鋭利器具の安全な取り扱い
6．患児の配置
7．咳エチケット
　＊COVID-19流行中はユニバーサルマスキング
8．血液媒介病原体曝露の防止

おもちゃの管理について，「定期的に洗浄および消毒する方針と手順を確立すること」としている[2)].

3 感染経路別予防策

医療関連感染の感染経路は主に，**空気感染**，**飛沫感染**，**接触感染**の三つである（図7-9）．これら三つの感染経路に応じた予防策を総称して，**感染経路別予防策**と呼ぶ．感染経路別予防策は，感染の原因となる病原体の感染経路を遮断する対策である．普遍的に実践する標準予防策に対して，感染経路別予防策は疾患特異的に実施するものである．つまり，感染症の原因となる病原体の感染経路に応じて，標準予防策に追加して実施する必要がある．

感染経路別予防策の詳細は表7-11の通りである．

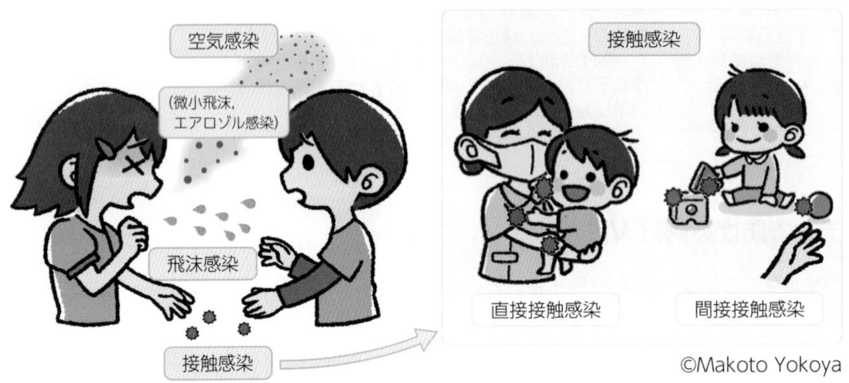

図7-9　感染経路

4 隔離制限を要する子どもの支援

小児患者の隔離には，感染症法および検疫法に基づいた感染経路別予防策としての隔離と，低免疫状態の患者を保護するための清潔隔離がある．隔離を要する小児は，慣れない環境や家族の面会制限などにより，不安や焦燥感，寂しさなどの精神的ストレスが生じやすい．

日常的な感染症において，感染対策上の隔離をする場合の留意点を述べる．

- 隔離をするときは，患児とその家族に十分に説明して「同意を得る」ことが不可欠である．口頭での説明だけでなく，文書などを用いて実施することが望ましい．
- 隔離の対象が子どもの場合，患児自身の同意が得られないまま隔離を行うこともある．この場合，患児の状態や理解力に合わせて，正しい知識や情報を提供することが必要である．
- 家族の面会や付き添いを可能な限り自由にし，子どものストレスや苦痛を軽減できるよう配慮する．

表7-11　主な感染経路と感染防止対策

感染経路	主な疾患	主な予防策
空気感染 咳やくしゃみにより排出された５μm以下の飛沫核や，微生物を含む微粒子を吸い込むことで感染する．	麻疹 結核 水痘 播種性帯状疱疹	空気の流れの遮断 • 陰圧個室への隔離 • N95マスクの着用（水痘の免疫保持者はなくてもよい）
飛沫感染 咳やくしゃみにより排出された５μmより大きい飛沫粒子が，ヒトの粘膜に付着することにより感染する．	呼吸器感染症 （インフルエンザ，COVID-19，百日咳，RSウイルス感染症，流行性耳下腺炎，マイコプラズマ肺炎 など）	飛沫の遮断 • サージカルマスクとアイシールドの着用 • 個室への隔離，または同じ感染症患者の集団隔離（間隔を1m以上空け，障壁を設ける）
接触感染 ①直接接触感染：感染者や保菌者の皮膚や粘膜に直接触れることにより感染する． ②間接接触感染：医療者の手，器具，おもちゃなどを介して感染する．	ノロウイルス感染症 ロタウイルス感染症 RSウイルス感染症 MRSA，もしくは多剤耐性菌 流行性角結膜炎 COVID-19 水痘 播種性帯状疱疹	適切なPPEと手指衛生 • 患者および患者環境への接触時の手袋，エプロンまたはガウンの着用 • PPE着脱時の手指衛生 • 個室への隔離，または同じ感染症患者の集団隔離

＊COVID-19の感染経路において，微小飛沫およびエアロゾルによる感染については，まだ明確な定義はない（2022年３月現在）．COVID-19における，エアロゾルを産生し得る手技（気管挿管・抜管，気道吸引，心肺蘇生など）時の対策として，N95マスクの着用と換気面の配慮が推奨されている．

＊病院における感染経路で特に重要なものは空気感染，飛沫感染，接触感染であるが，ほかにも以下の感染経路がある．
- 経口感染：食中毒など
- 母子感染（垂直感染）：①胎内感染（TORCH症候群）②出産時の産道感染（B群溶連菌など）③経母乳感染（ヒトT細胞白血病ウイルスなど）

➡ TORCH症候群については，１章３節２項p.33参照．

● 子どもの成長・発達のためには，たとえ隔離環境に置かれていたとしても，遊びや教育の機会が提供されていることが望ましい．これは子どもの権利でもある．その実現のためには，看護師，保育士，リハビリテーションを担当する職員など，多職種が協働して介入することが重要である．

引用・参考文献

1) 日本小児総合医療施設協議会小児感染管理ネットワーク編．小児感染対策マニュアル．五十嵐隆監修．株式会社じほう，2015．
2) 満田年宏．隔離予防策のためのCDCガイドライン：医療環境における感染性病原体の伝播予防 2007．ヴァンメディカル，2007．
3) 一般社団法人日本環境感染学会．医療機関における新型コロナウイルス感染症への対応ガイド．第５版，2023-01-17．http://www.kankyokansen.org/uploads/uploads/files/jsipc/COVID-19_taioguide5.pdf，（参照2023-11-09）．
4) 中島由佳．認定看護師の活動の実際 ④感染管理認定看護師．小児看護．2021，44（13），p.1680-1681．
5) 石浦光代．"感染予防のための環境づくり"．小児看護技術．中野綾美編．第４版，メディカ出版，2021，p.51-54，（ナーシング・グラフィカ，小児看護学２）．

臨床場面で考えてみよう

Q1　手術の予定日前日に入院した５歳の患児に，手術を受けた翌日，体幹に発疹（紅斑，水疱）が認められた．症状から医師は水痘と診断した．保護者への問診を行うと，患者はこれまでに一度もワクチンを接種していないことが判明した．病棟ではどのような対応が必要か．また，保護者に対してどのような対応をするべきか．

Q2　高熱に伴うけいれんを起こした１歳の患児が救急搬送されてきた．けいれんは間もなく止まったが，うとうとしている．新型コロナウイルスの核酸増幅検査を行ったところ，結果は陽性であった．患児はけいれんの経過観察のために入院することになったが，看護ケアで必要なことは何か．

考え方の例

1　水痘の感染経路は空気感染と接触感染である．また，水痘ウイルスの排出期間は，症状が出現する２日前からすべての発疹が痂皮形成するまでである．まずは，これらの感染経路とウイルスの排出期間を考慮した対策を講じる必要がある．空気感染対策として，この患児と同室の患者のみならず，同じフロアの患者への対応も必要となる．そのため，早急に施設の感染対策チームへ報告し，指示を仰ぐ．また，患児と家族に感染防止の必要性を丁寧に説明した上で，個室に隔離をして感染経路別予防策を講じる．特に幼少の患児では，年齢に応じた適切な説明を行う必要がある．さらに，個室での生活についてパンフレットなどを用いて具体的に説明をし，理解と協力を得る．

2　新型コロナウイルス感染症（COVID-19）の感染経路は，①飛沫感染，②微小飛沫（エアロゾル）の吸入による感染，③ウイルスが付着した手指から粘膜への接触感染，の三つであり，それぞれについて感染経路別予防策を講じる．けいれんについては，COVID-19による熱性けいれんである可能性，感染症が誘因となる急性脳症の中でも代表的な疾患である二相性脳症による可能性，あるいはてんかんによって生じている可能性を考慮して，全身状態の経過観察をする．特に神経系の観察とアセスメントを丁寧に行う．併せて，COVID-19罹患による呼吸器症状悪化には十分な注意が必要となる．また，COVID-19確定者が入院する場合の付き添いについては，その適否を十分考慮した上で決定する．隔離期間中は，患児と家族の不利益やストレスが最小限になるように配慮をする．

8 呼吸器疾患と看護

学習目標

- 小児の呼吸器疾患にはどのようなものがあるかを理解する.
- 各疾患の発症頻度・発症機序・分類・病態変化など，疾病の概念についての知識を得る.
- 各疾患における症状，診断，治療を学ぶことで，疾患の特徴および治療上の注意点を知る.
- 呼吸器疾患をもつ患児のアセスメントのポイント，また患児とその家族へ看護を展開するにあたって大切な事項を学ぶ.

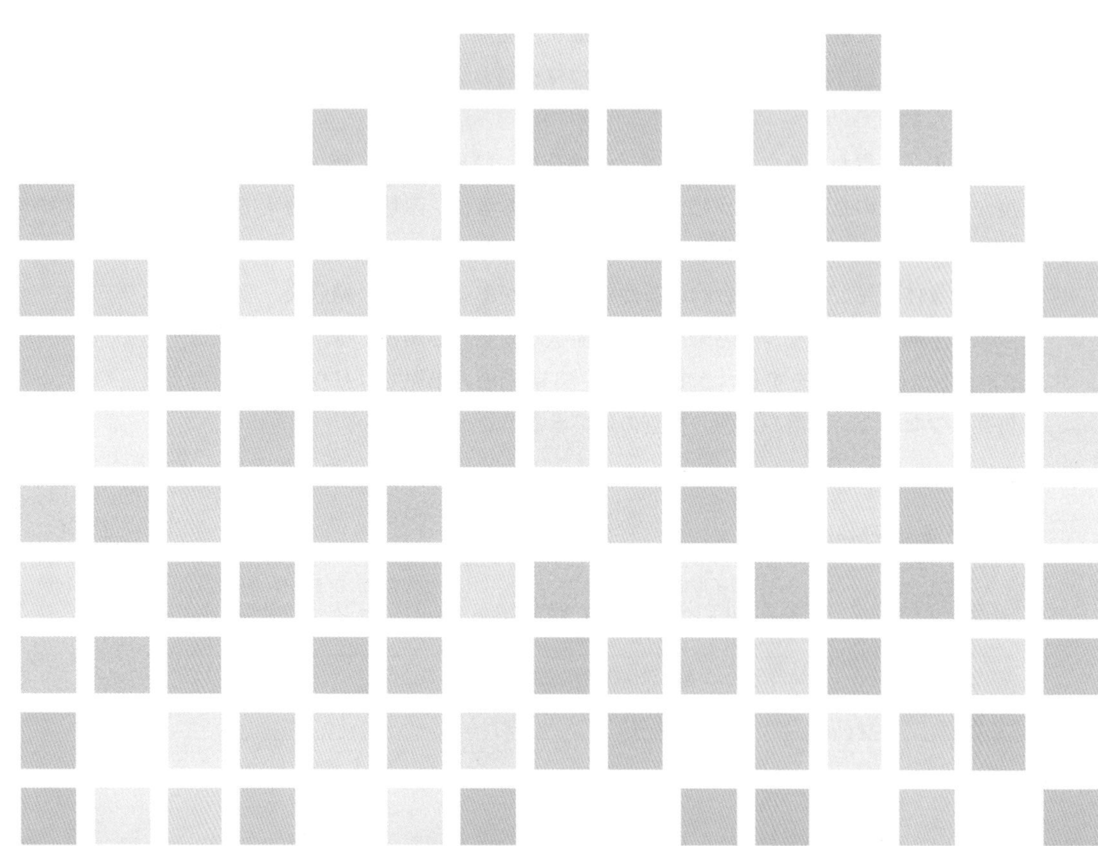

1 上気道の疾患

1 咽頭炎

咽頭炎（pharyngitis）の多くはウイルス性であり，自然軽快する．**A群溶血性レンサ球菌（溶レン菌）**は細菌性急性咽頭炎の中で最も重要な起炎菌で，成人の咽頭炎の５～15％，小児では20～30％を占める．

感染症などにより咽頭に炎症が起こると咽頭炎，口蓋扁桃に起こると扁桃炎となる．咽頭と口蓋扁桃の両方に炎症が起こると，咽頭扁桃炎と呼ばれる（図8-1）．主な原因を表8-1に示す．

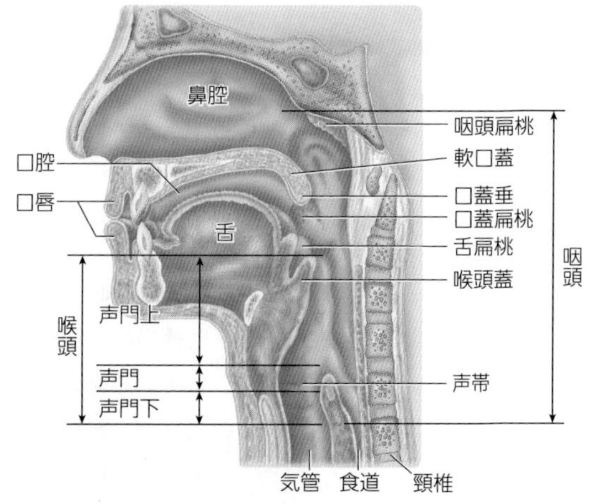

図8-1　上気道の解剖図

1 病態・症候・検査・診断・治療

|1| 溶レン菌性咽頭炎

A群溶レン菌は細菌性急性咽頭炎の最も一般的な起炎菌である．発症は５～15歳に最も多く，１歳未満は少ない．扁桃の炎症を伴う咽頭痛や前頸部の有痛性リンパ節腫大がみられ，口蓋の点状出血（図8-2）やいちご舌を伴うこともある．一般的に咳嗽は少ない．呼吸器症状以外では，しばしば悪心，嘔吐を認める．３歳以下の幼児がA群溶レン菌に感染すると症状は非典型的で，鼻炎症状，発熱，不機嫌，食欲不振などを呈する．合併症として，**リウマチ熱**および**急性糸球体腎炎**がある．

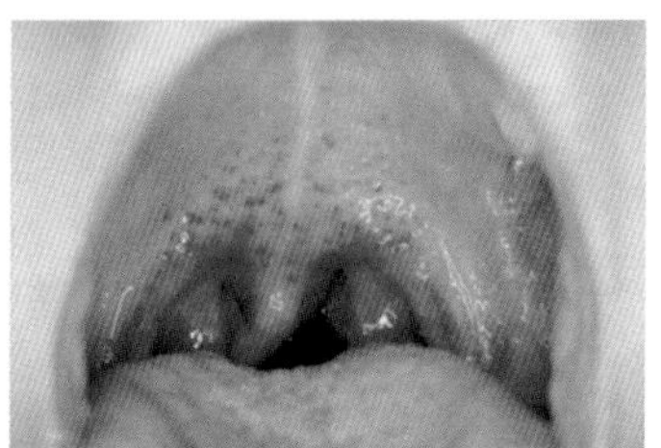
CDC Public Health Image Library．より転載．

図8-2　点状出血

➡ 急性糸球体腎炎については，11章１節１項p.264参照．

診断のため行われるウイルス抗原迅速検査は，特異度が高く感度が低い．そのため，結果が陰性であってもA群溶レン菌咽頭炎を否定できない．また，検査が陽性であっても単に保菌しているだけの可能性もあるため，問診や身体所見と併せて総合的に診断する必要がある．鼻汁，結膜炎，嗄声（させい），咳嗽，下痢などのウイルス感染症を示す症状がみられる場合には，一般的にはA群溶レン菌の検査をするべきではない．３歳未満の小児ではリウマチ熱の合併症は少ないため，溶レン菌の検査の適応となることは少ない．

表8-1　咽頭炎の主な原因

原因となるウイルス	ライノウイルス，エンテロウイルス，コロナウイルス，アデノウイルス，インフルエンザウイルス，EBウイルス（エプスタイン・バールウイルス），サイトメガロウイルス
原因となる細菌	A群β溶レン菌，フソバクテリウム属，マイコプラズマ，淋菌
非感染性の原因	周期性発熱症候群（PFAPA），川崎病

A群溶レン菌ではペニシリン耐性株の報告はなく，治療にはペニシリン系薬の使用が推奨される．症状が改善した後も，リウマチ熱の予防のため決められた期間は抗菌薬治療を続ける必要がある．ただし，抗菌薬治療には合併症である急性糸球体腎炎の予防効果はない．

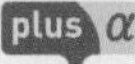

ペニシリンアレルギー

ペニシリンアレルギーをもつ患児の場合，代替薬はマクロライド系薬やクリンダマイシンとなるが，使用する際には耐性の有無を確かめるために感受性検査が必要となる．

|2| ヘルパンギーナ

ヘルパンギーナは夏かぜの一種で，日本では５月ごろから増え始め，７月にピークとなる．コクサッキーウイルスA群が主な原因であるが，コクサッキーウイルスB群やエコーウイルス，エンテロウイルスA71型も原因となり得る．ヘルパンギーナでは，発熱や口腔粘膜の水疱形成が認められ，診断は通常，臨床的になされる．特異的な治療法はなく，抗菌薬は無効である．

ヘルパンギーナは**五類感染症・定点把握対象疾患**である．

|3| 手足口病

手足口病は夏かぜの一種で，４歳ごろまでの幼児を中心に，夏季に流行する．コクサッキーウイルスA群やエンテロウイルスA71型が主な原因である．口腔粘膜および手や足などに現れる水疱を主症状とし，診断は通常，臨床的になされる．特異的な治療法はなく，抗菌薬は無効である．

手足口病は**五類感染症・定点把握対象疾患**である．

2 急性喉頭蓋炎

急性喉頭蓋炎（acute epiglottitis）は発症すると急速に上気道閉塞を起こし，死に至る疾患である．**ヘモフィルス・インフルエンザ菌b型**（**Hib**）が主な原因であり，欧米ではHibワクチンの普及により患者数が減少した．

plus α

Hibワクチン

米国では，５歳以下の喉頭蓋炎の年間発生率は，Hibワクチン導入前では10万人あたり約５人であったが，導入後は10万人あたり0.6～0.8人に減少した．

1 原因

Hibワクチン導入前は，起炎菌のほとんどはインフルエンザ菌b型であった．ワクチン導入後，起炎菌はインフルエンザ菌ではa型やf型に移行し，インフルエンザ菌以外ではパラインフルエンザ菌，A群溶レン菌，黄色ブドウ球菌や緑膿菌などが起炎菌となる．

2 病態・症候

喉頭蓋やその隣接する組織の細菌感染により急激な浮腫が起こることで気道が狭窄する．また，発熱を伴う重度の咽頭疼痛，嚥下困難，流涎（りゅうぜん）（よだれ）や呼吸困難が急激に進行し，数時間以内に致死的な気道閉塞へと至る．急性喉頭蓋炎の患者は，気道を少しでも広げるために下顎を前方に突き出し，背をまっすぐにして前傾して座るという特徴がある．

plus α

侵襲性インフルエンザ菌感染症

インフルエンザ菌による侵襲性感染症のうち，インフルエンザ菌が髄液または血液から検出されたもの．発症は突発的である．髄膜炎例では，頭痛，発熱，髄膜炎刺激症状のほか，けいれん，意識障害，乳児では大泉門膨隆等が現れる．敗血症例では，発熱，悪寒等が現れ，急激に重症化して，肺炎や喉頭蓋炎およびショックが出現することがある．五類感染症・全数把握対象疾患であり，届け出基準を満たす場合には医師は診断後７日以内に保健所へ届け出なければならない．

3 検査・診断・治療

診断には喉頭鏡を用いて，喉頭蓋を直接観察する．急性喉頭蓋炎の場合，喉頭蓋の発赤や腫脹が確認できる．観察の刺激により，まれに気道攣（れん）縮が起こり致死的な気道閉塞を引き起こす場合があるため，安全に素早く気道確保ができる環境で検査を行う．

頸部側面の単純X線検査では，喉頭蓋の腫脹や喉頭蓋谷の消失を認める．

4 治療

確実に気道を確保し，適切な抗菌薬投与を行う．Hibはペニシリン系抗菌薬と第３世代セフェム系薬で治療される．

5 予防

Hibワクチンはインフルエンザ菌b型への効果が高い．接種開始年齢により接種回数が異なるが，標準的には生後２～６カ月の間に開始する（**図8-3**）．

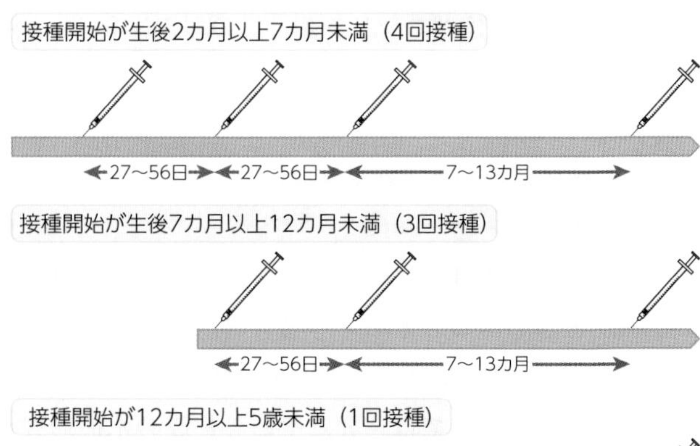

図8-3　Hibワクチンの接種時期

3 クループ症候群

クループ症候群（croup syndrome）はウイルス性喉頭気管炎を指すが，それ以外にも喉頭気管支炎，細菌性気管支炎，喉頭気管気管支炎，喉頭気管気管支肺炎なども含まれる．本稿では主にウイルス性喉頭気管炎について解説する．

クループ症候群の好発年齢は生後６カ月から３歳であるが，６カ月未満でも発症することがある．男児にやや多く，秋から冬にかけて流行する．

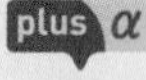

クループ症候群

クループ症候群は，20世紀までジフテリア菌を原因とし，喉頭，気管などの上気道粘膜に炎症が起こり浮腫を引き起こす疾患を指していた．しかし，予防接種の普及と抗菌薬の使用によりジフテリア菌は減少したため，現在では一般的にウイルス性の喉頭気管炎を指すようになった．

1 発症機序・原因

原因となるウイルスとしては**パラインフルエンザウイルス**が最も多く，ほかにRSウイルスやインフルエンザウイルスも原因となり得る．

ウイルス性クループ症候群では，ウイルス感染により喉頭，気管などの上気道粘膜に炎症が起こり浮腫が引き起こされる．その結果，声門下が狭窄する．

2 病態・症候

声門下の狭窄のため，**犬吠様咳嗽**（けんばいよう）*や吸気性喘鳴がみられる．さらに狭窄が進むと，努力呼吸が進行し，陥没呼吸が出現する．声門下の狭窄により換気障害となり，低酸素血症や高炭酸ガス血症が引き起こされる．

用語解説*

犬吠様咳嗽

大型犬の鳴き声のような咳．

3 検査・診断

診断は主に犬吠様咳嗽や吸気性喘鳴などにより臨床的に行われる．重症な肺炎などの合併の疑いが低ければ，一般的には検査は不要である．合併症が疑われる場合であっても，気道閉塞のリスクが高い場合には検査は行わず，気道の確保に努める．気道閉塞のリスクが少なく，臨床所見のみではクループ症候群の診断がつかない場合には，頸部単純X線検査を検討する．X線画像では，典型的にはペンシルサイン*と呼ばれる主気管支の狭窄がみられる．

用語解説*

ペンシルサイン

頸部単純X線でみられる，声門部が狭くなっている像をいう．

4 治療

クループ症候群の治療の主体はステロイド投与である．アドレナリン吸入も用いられるが，その効果は一時的であるため，中等度以上の患者に対する追加治療として用いる．繰り返し使用する場合には，呼吸状態と循環動態の慎重な観察が必要である．

引用・参考文献

1) David W. Kimberlin. et al. Red Book（2021）：Report of the Committee on Infectious Diseases. American Academy of Pediatrics, 2021, p.694-707.
2) 厚生労働省．抗微生物薬適正使用の手引き．第2版，https://www.mhlw.go.jp/content/10900000/000573655.pdf，（参照2023-11-09）．
3) 日本小児感染症学会．小児感染免疫学．朝倉書店，2020，p.122-124.
4) 岡部信彦ほか．予防接種に関するQ&A集．第21版，日本ワクチン産業協会，2021，p.87-92.
5) 前掲書3），p.118-121.
6) 前掲書1），p.555-557.

2 気管支・肺の疾患

1 急性気管支炎／急性細気管支炎

感染などにより下気道の気管支や細気管支に炎症が生じると，**急性気管支炎**（acute bronchitis）や**急性細気管支炎**（acute bronchiolitis）となる．アメリカでは12カ月未満の乳児の２～３％が急性細気管支炎の診断で入院し，その多くは６カ月未満の児である．

1 発症機序・原因

急性気管支炎および急性細気管支炎は，ウイルス性の上気道感染症に続いて発症する．原因となるものは**RSウイルス**が最も多く，全体の半数以上を占める．

乳幼児の上気道に感染したウイルスのうち，３分の１が下気道に侵入する．急性細気管支炎では，粘膜上皮細胞の脱落，炎症性細胞浸潤，浮腫，粘液分泌の増加が生じ，気道が閉塞する．呼気が障害されるため，努力呼吸が出現する．

2 病態・症候

潜伏期間は４～６日で，その後２～４日間かけて微熱，鼻汁，鼻閉，咳嗽が出現する．呼吸障害のピークは24～36時間継続し，多くは自然軽快する．生後３カ月未満の児の無呼吸は，細気管支炎の初期症状の可能性がある．

重症化しやすいリスク因子は未熟性（特に35週未満での出生），慢性肺疾患，先天性心疾患，免疫不全，神経筋疾患，染色体異常である．生後１年以内で重症急性細気管支炎に罹患した場合，呼吸器に基礎疾患があることが疑われる．

3 検査・診断・治療

RSウイルス，ヒトメタニューモウイルス，アデノウイルス，インフルエンザウイルスでは抗原検査による迅速診断が可能である．ただし，各ウイルスに対する特異的な治療があるわけではなく，病原体診断は必須ではない．

治療としては対症療法を行う．SpO_2＜90％の低酸素血症を来している場合は酸素投与を行い，脱水を起こしている場合は補正する．気管支拡張薬やステロイドの投与，アドレナリンの吸入はいずれも推奨されない．抗菌薬のルーチン投与も推奨されないが，細菌性二次感染を疑う場合には投与開始を検討する．

plus α
急性気管支炎・急性細気管支炎の原因
RSウイルス以外の原因としては，ライノウイルス，パラインフルエンザウイルス，ヒトメタニューモウイルス，アデノウイルスがある．

plus α
重症化リスクのある患児
RSウイルス感染症の重症化リスクがある児に対して，日本では，抗RSウイルスヒト化モノクローナル抗体の投与が行われている．

plus α
重症例
重症例ではX線で肺炎がないかを確認することがある．肺の過膨張を認めることがある．

4 経過・予後

急性気管支炎は通常約２週間で改善し，３週間以上続くことはほとんどない．急性細気管支炎の場合，90％は約２週間で症状が改善するが，10％の患者は２週間を超えても症状が続く．気管支炎，細気管支炎ともに一部の患者では重症化し，気管挿管，ICU管理が必要となることがある．

5 ナーシングチェックポイント

急性細気管支炎は，10％の患児で２週間以上症状が継続する．症状が改善するまでに時間がかかるため，予想される経過をあらかじめ保護者に伝えておくことで，保護者の不安の軽減を図る．

plus α

喘息のリスク

乳児早期で重症のRSウイルス感染症またはライノウイルス感染症に罹患した場合は，喘息罹患のリスクが高まることが知られている．

2 肺　炎

肺炎（pneumonia）とは，ウイルスなどの原因によって肺に炎症が起き，発熱や咳嗽，呼吸苦などの呼吸器症状を示す呼吸器感染症である．

ウイルスによる肺炎が最も多くみられるが，複数の微生物による混合感染も22～33％に認められ，15～35％では起炎微生物が特定できない．

1 発症機序・原因

一般的には上気道の炎症が肺へと進展することで肺炎となる．肺胞に炎症が波及したものを**肺胞性肺炎**，肺胞壁に炎症が生じて壁が肥厚したものを**間質性肺炎**という（図8-4）が，肺炎と呼ぶ場合，一般的には肺胞性肺炎を指す．

肺炎の原因には，感染性のものと非感染性のものがある．感染性肺炎は年齢により原因が異なる（表8-2）．また，患者の免疫状態や，市中発症か院内発症かによっても原因は異なる．非感染性の原因としては，酸やアルカリなどの化学物質の誤嚥などが挙げられる．間質性肺炎の原因としては感染症，薬剤，放射線被曝や膠原病があるが，原因が明らかではない特発性間質性肺炎も多い．

本稿では感染性肺炎を扱う．

2 病態・症候

典型的な症状としては，発熱，頻呼吸，咳嗽があり，努力呼吸も認められる．新生児では発熱を伴わないこともあるため注意を要する．乳幼児では咳嗽

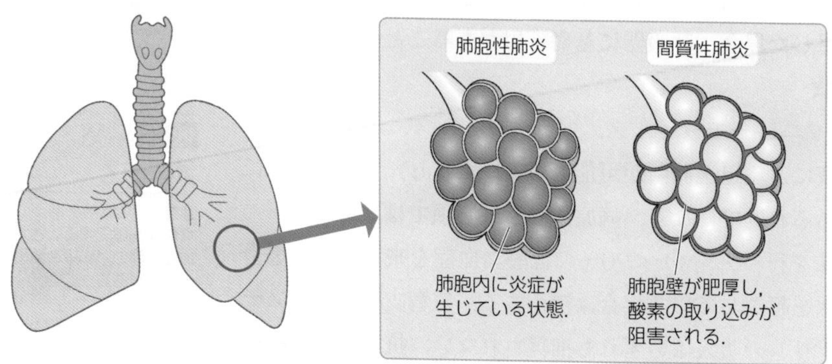

図8-4　肺炎における炎症部位

表8-2　市中肺炎の主な原因微生物

	～生後３週	生後３週～３カ月	３カ月～５歳	５歳～
ウイルス	CMV, HSV	RSV, パラインフルエンザウイルス	RSV，パラインフルエンザウイルス, インフルエンザウイルス, ヒトメタニューモウイルス, アデノウイルス	インフルエンザウイルス, ライノウイルス
細菌	GBS，大腸菌, リステリア	肺炎球菌, 百日咳菌	肺炎球菌, インフルエンザ菌	肺炎球菌
抗酸菌	結核菌			
その他		クラミジア		マイコプラズマ，クラミジア

が目立たず，食欲低下のみが症状となることもある．肺炎に胸膜炎を合併すると胸水が貯留し，胸痛が出現する．マイコプラズマ肺炎では発熱，乾性咳嗽，倦怠感がみられ，時には頭痛を認める．

3 検査・診断

小児，特に低年齢の患児では，口腔内の常在菌による汚染を避けて喀痰を採取することが難しいため，喀痰培養は行われない．ただし，挿管下で気管内吸引物の採取ができる場合には喀痰培養が行われる．後鼻腔培養は肺炎の起炎菌との一致率が低いため，推奨されない．入院を要する患児の場合は，血液培養の提出を検討する．

マイコプラズマ肺炎の診断は，PA法での血清中の抗体検出や，核酸増幅検査でのDNAの検出によって行われる．呼吸器感染症を起こすRSウイルス，ヒトメタニューモウイルス，アデノウイルス，インフルエンザウイルスによる肺炎には迅速抗原検査が有効である．

4 治療

原因微生物と患者の状態により異なる．ウイルスが原因の場合，インフルエンザウイルスには抗ウイルス薬が存在するが，それ以外では多くの場合で抗ウイルス薬はなく，酸素投与，水分補給や呼吸管理などの対症療法が中心となる．細菌や真菌が原因の場合には，それぞれの病原体に応じた抗菌薬や抗真菌薬を使用する．

5 予防

肺炎球菌，インフルエンザ菌，百日咳菌，ジフテリア菌では予防接種が可能で，生後２～３カ月から定期接種が開始となる．定期接種が導入されたことにより，肺炎，菌血症，髄膜炎の罹患率は著しく減少している．

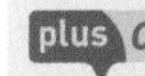

肺炎での入院

子どもの肺炎で入院が必要になるのは，酸素欠乏状態（SpO_2が94%以下）で酸素投与が必要な場合，食事や水分摂取が不十分になることで引き起こされる脱水徴候により点滴が必要となる場合，抗菌薬が飲めず注射での投与が必要となる場合である．

plus α

マルチプレックスPCR法

近年では，マルチプレックスPCR法を用いて呼吸器感染症の起炎微生物を一度に複数種類検出できる機器が登場しているが，検出された核酸が必ずしも原因微生物によるものとは限らないため，結果の解釈には注意を要する．

3 喉頭軟化症／気管軟化症

喉頭軟化症（laryngomalacia）および**気管軟化症**（tracheomalacia）は，喉頭や気管の脆弱性のため，呼吸に伴う圧変化によって喉頭や気管の内腔が狭窄・閉塞し，呼吸ができなくなる疾患である．

➡ 喉頭軟化症については，18章３節３項p.443も参照．

吸気性喘鳴を示す小児の先天性喉頭異常のうち，60％が喉頭軟化症に起因する．気管・気管支軟化症はまれな疾患であると考えられてきたが，気管支鏡の発達などにより診断される機会は増えている．

1 発症機序・原因

喉頭軟化症は，喉頭蓋や喉頭披裂部が脆弱なため吸気によって声門に引き込まれ，気道が閉塞することにより起こる．気管軟化症では，気管支や気管壁が脆弱なため呼気時に内腔壁の強度が保てず，気道が狭窄する．血管輪*による外部からの圧迫でも同様の症状を呈するため，判別が必要となる．また，気管食道瘻が生じている際に気管軟化症を合併することがある．

用語解説*
血管輪
胎児期に大動脈弓の発生に異常が生じ，気管や食道を囲むように形成された血管．気道を圧迫することがある．

➡ 気管食道瘻については，10章1節1項p.214参照．

2 病態・症候

喉頭軟化症は生後２週間以内に発現し，吸気性喘鳴や食欲不振，嚥下困難，体重増加不良，低酸素血症を示す．吸気性喘鳴は啼泣や吸啜時に悪化する．症状は生後６カ月までは増悪し，その後緩徐に改善する．

気管軟化症では犬吠様咳嗽，呼気性喘鳴やチアノーゼを認め，啼泣時に悪化する．また，呼吸器感染症を繰り返すという特徴がある．重症例では，啼泣などをきっかけとした無呼吸発作の持続により呼吸停止や心停止に至る．

喉頭軟化症は通常１歳ごろまでに，気管軟化症では通常２歳ごろまでに症状が改善することが多い．

3 検査・診断

臨床的所見によって疑い，頸部X線撮影を行う．確定診断は軟性喉頭鏡検査，気管支鏡検査によって行う．気道狭窄を認める場合は，血管輪などの外部からの圧迫を生じる病変の有無について，造影CT検査で評価する必要がある．

4 治療

喉頭軟化症はほとんどの場合，年数を経るごとに自然と症状が改善する．しかし，哺乳不良，体重増加不良，低酸素血症，閉塞性無呼吸などがみられる場合には，経管栄養，喉頭形成術，喉頭蓋つり上げ術，気管切開術の実施や，**持続気道陽圧療法***（continuous positive airway pressure：**CPAP**）などの医療介入を行う．治療法は重症度により選択する．

気管軟化症の治療では，CPAP，大動脈頬骨固定術，内外ステント術，気管切開術などを必要に応じて選択する．

用語解説*
持続気道陽圧療法
鼻カニューレなどを用いて気道に陽圧をかけ続けることで上気道を広げ，肺の虚脱を防ぐことを目的とした補助換気法である．

plus α
呼気終末陽圧（PEEP）
CPAPにおいて，呼気終末時に気道内圧が０とならないよう，3～10cmH₂Oの陽圧をかけることで，呼気時に肺胞が虚脱するのを防止する方法．

5 ナーシングチェックポイント

吸気性喘鳴は啼泣時や吸啜時により顕著となるため，症状がわかりにくいときには，外来の現場でSpO_2モニター観察下に吸啜を行っているときの呼吸状態を観察するとよい．

努力呼吸による消費エネルギーの増加や吸気性喘鳴による食欲不振は体重増加不良の原因となる．体重増加不良は非特異的な所見ではあるが，気道狭窄の重要なサインとなるため，健診などでは注意が必要である．

引用・参考文献

1) H. Cody Meissner. Viral Bronchiolitis in Children. N Engl J Med. Massachusetts Medical Society, 2016, 374（1）, p.62-72.
2) 日本小児感染症学会．小児感染免疫学．朝倉書店，2020，p.144-148.
3) Robert M. Kliegmanほか．ネルソン小児科学．五十嵐隆ほか編．衞藤義勝監修．原著第19版，エルゼビア・ジャパン，2015，p.1705-1706.
4) Chitra S. Mani. Acute Pneumonia and Its Complications. Principle and Practice of Pediatric Infectious Diseases. Sarah S. Long. et al. 5th edition, Elsevier, 2018, p.238-249.
5) 前掲書２），p.149-155.
6) 岡部信彦．最新感染症ガイド：R-Book 2018-2021．日本小児医事出版社，2019，p.573-575.
7) 中野貴司．まるわかりワクチンQ&A．第２版，日本医事新報社，2017，p.217-218.
8) 前掲書７），p.231-233.
9) 前掲書３），p.1694-1695.
10) 高松英夫ほか編．標準小児外科学．伊藤泰雄監修．第６版，医学書院，2012，p.106-108.
11) 長谷川久弥．小児喉頭・気管・気管支軟化症の診断と治療．小児耳鼻咽喉科．2017，38（３），p.282-290.

3 呼吸器疾患をもつ子どもと家族への看護

1 扁桃摘出術を受ける子ども

事 例

Aさん，10歳，女児．

現病歴：睡眠時無呼吸症候群（➡p.440参照）にて夜間眠りが浅く，授業中に眠ってしまうことも増えたため，手術適応と判断され入院となった．

入院後の様子：入院前から術前までのAさんは看護師の説明にもしっかり耳を傾け，穏やかに過ごしていたが，術後は数分ごとにナースコールを押して，泣きながら痛みを訴えていた．血液混じりの流涎も多かった．術後の食事も流動食を見ると悪心を生じ，数口摂取したのみであった．家族はAさんの様子を見て，面会終了時間になっても帰宅できず，看護師が声を掛けると母親は涙を流した．

1 経過とともに必要となる看護

1 入院前

クリニカルパスを用いて，入院から退院までの経過を説明する．入院中の注意点や不安，要望などの確認を含めて，患児が入院に対するイメージをもてるような関わりを行い，得た情報は病棟看護師と共有する．痛みや不安，苦痛の際にはナースコールで教えてほしいことを伝え，本人が術後管理に参加できるよう，発達段階に合わせた**プレパレーション**＊を行う．

また，術前の体調管理を自宅で行えるように説明を行う．

2 入院〜術前

術前の体調管理と，入院に伴う本人および家族への精神的な支援を行う．本人へは発達に合わせた説明をケアの前に必ず行い，家族へも，本人の様子を含めて丁寧に説明する．

3 術後

覚醒後，本人へ頑張った承認の声掛けを行う．痛みが強いため，鎮痛薬の使

用語解説＊
プレパレーション
治療や検査を受ける子どもに対し，認知発達に応じた方法で病気，入院，手術，検査，その他の処置について説明を行うこと．子どもや親の対処能力や頑張ろうとする意欲を引き出すような環境および機会を与えることを目的とする．

用を含めた痛みのケアは必要十分に行う．また，ガーグルベースンなどを用意し，出血時は飲み込まず吐き出すように伝える．低年齢の子どものベッドでは頭の下にバスタオルを敷き，流涎を受けられるようにしておく．

Aさんに対しても，まずは頸部の冷却，鎮痛薬の使用など，止血や痛みのコントロールを行う．術後疼痛と気分不快に伴う不安からナースコールが頻回になっている可能性も考え，本人の訴えを十分に傾聴して解決していく．本人が痛みの程度をうまく表現できないときには，痛みの評価スケールを用いることも効果的である．

食事は流動食から始まるが，痛みと食事形態から食欲がわかない子どもも多い．無理に促さず，本人の状況を見極めながら勧める．Aさんへも，食事形態の変化に伴って食べられる量が増え，飲み込めるようになればよいと伝え，無理には勧めない．

涙を流している母親に対しては，まず気持ちや不安を傾聴する．傾聴した内容に合わせ，Aさんの現状や，面会終了後の介入内容（痛み止めの使用，声掛けのタイミング，夜間の対応など）を説明する．

コラム　痛みの評価スケール

痛みの強さは主観的な感覚のため，評価するのが難しい．痛みを評価するスケールとして，以下のものがある．

❶**visual analogue scale（VAS）** 長さ10cmの黒い線を患者に見せて，左端を「痛みなし」，右端を「想像できる最大の痛み」として現在の痛みがどの程度かを指し示す，視覚的なスケール．

❷**numerical rating scale（NRS）** 0を「痛みなし」，10を「想像できる最大の痛み」として0～10までの11段階に分け，現在の痛みがどの程度かを指し示す，段階的スケール．

❸**verbal rating scale（VRS）** 0：痛くない，1：少し痛む，2：かなり痛む，3：耐えられないほど痛む，の4段階で答えてもらう，段階的スケール．

❹**face rating scale（FRS）** 患者の表情によって痛みの強さを判定する方法．主に，高齢者や小児において，VASやNRS，VRSで答えることが困難な場合に使われる．

4 退院後

退院時には，食事は軟らかいものにする，大声を出さないなど，自宅での注意点を説明する．出血増強時や，痛みの再出現時には電話相談するように伝える．

2 アセスメントのポイント

- 本人と家族が入院生活をイメージできているかどうかを評価し，認知発達に合わせ，術後の苦痛緩和も含めたプレパレーションを行う．
- 患児および家族の理解状況を判断し，予定通り手術に臨むことができるよう，術前の感染予防や体調管理に関する説明を十分に行う．
- 予定通り手術に臨めること，入院生活に対する不安を最小限にできることが重要である．本人や家族の不安内容を，アナムネーゼ聴取や関わりの中で把握し，軽減・解消できるような対応を検討する．

- 痛みの有無や食欲の有無，出血量を十分観察し，術後回復状況を判断していく．術後疼痛に伴う不安の増強に対し，精神的な支援も十分に行う．
- 術後の状況を見た家族は，患児との分離後に更なる不安を抱くことを念頭に置き，心情を傾聴し，不安の内容に対して真摯に返答を行う．
- 退院後も入院前と同じ生活ができるわけではないため，退院時に注意点を細部まで伝え，疑問点や不安点を解消する．電話相談時や退院後の初回外来時に生活上の不安や心配ごとを傾聴し，医師と情報を共有して解決につなげる．

2 クループ症候群

事例

Bちゃん，1歳，女児．

現病歴：3日前から鼻汁，咳嗽といったかぜ症状があった．活気はあり，食事もとれていたため様子をみていたが，夜間にかけて犬吠様咳嗽が頻回となり，母親に連れられ救急外来を受診した．初期治療に反応が良く，呼吸状態は改善したが念のため入院となった．

1 重症度の評価

受診時には，**クループスコア**による重症度の評価を行う（**表8-3**）．意識レベルの低下，チアノーゼ，呼吸音の著しい減弱，陥没呼吸などの徴候は呼吸不全のサインであるため，速やかな酸素投与と緊急処置が必要となることを念頭に置き，看護に当たる．Bちゃんの場合は機嫌は悪いが意識レベルに問題はなく，啼泣時の喘鳴と軽度陥没呼吸を認めるため，軽症と判断された．

2 初期治療

アドレナリンの効果は2～3時間と短く，臨床症状の改善が一過性であるため，症状の再燃に注意が必要であり，家族にもそのことを説明する．

啼泣は喉頭の腫脹を助長するため，不要な処置は避け，子どもが少しでも安定した状態で治療が受けられるよう，家族に抱っこしてもらったり，そばで付き添っていてもらう．

plus α

気管挿管

初期治療の効果が乏しく呼吸状態が悪化する症例では気管挿管が必要となる場合もある．喉頭の腫脹を来しているため，適正より0.5mm細い挿管チューブを準備し，手技に慣れた医師が処置に当たることが重要である．

表8-3 クループスコア

	0	1	2	3	4	5
意識レベル	正常					見当識障害
チアノーゼ	なし				啼泣時あり	つねにあり
喘鳴	なし	啼泣時聴取	常に聴取			
呼吸音	正常	減弱	著明に減弱			
陥没呼吸	なし	軽度	中等度	著明		

軽症：2点以下，中等症：3～7点，重症：8点以上．

8 呼吸器疾患と看護

受診時には軽症の判断であっても呼吸状態が悪化する可能性があり，注意深く経過観察する．

3 家族との関わり

患児の家族は，頻回の咳がみられ，呼吸が苦しそうな子どもを病院に連れてくるまでに強い不安を感じている．もっと早く連れてくるべきだったのではないかなど自責の念を抱いていることもあり，子どもの看護を行うと同時に家族の様子にも目を向ける必要がある．

子どもが安心して治療を受けられるようにするには，家族の不安の軽減を図ることが重要である．子どもに対する家族の看病をねぎらい，不安を表出できるよう寄り添い，傾聴するよう心掛ける．また，治療の内容や，機嫌の様子や呼吸の状態で今後注意すること，帰宅後の再受診の目安などを丁寧に説明する．

3 肺　炎

事 例

Cちゃん，10カ月．

現病歴：５日前から咳の症状あり．その後，39℃の発熱と鼻汁が出現した．小児科を受診し，鎮咳薬と去痰薬，坐薬を処方され帰宅．熱は下がらず鼻汁，咳も続いていた．再診し検査の結果ウイルス性肺炎と診断され，入院となった．

受診時の状況：呼吸回数60回/分，SpO_2 95%，鼻汁多く，咳き込みによる嘔吐あり．呼気性喘鳴，陥没呼吸あり．心拍数150回/分，体温39℃，末梢冷感あり．機嫌が悪く，飲水できず，尿も少ない．

入院後の処置：酸素投与，輸液，呼吸管理を行い，１週間ほどで軽快し退院となった．

1 経過とともに必要となる看護

Cちゃんの場合は，入院時の呼吸状態および鼻腔の状態から，体位の工夫が必要となる．安楽な体位としては，起座位や上体を起こした姿勢がある．乳児や幼児期前半の子どもでは，抱っこや縦抱きの姿勢によって安心でき，安楽を保つことができるため，付き添いの家族にも体位の工夫を説明し，協力してもらう．また，入院環境として，室温は22～26℃，湿度は60～80％に調整し，室内の清掃と部屋の換気に努める．

子どもは，咳嗽反射や肺の未熟性から，気道や鼻腔に貯留した分泌物をうまく排出できない．また，鼻汁の垂れ込みが咳き込みの要因となることもあるので，鼻をかませたり，咳嗽指導を行う．排痰できない場合は吸引を行うが，咳嗽反射により嘔吐を誘発する可能性があるため，注意しながら手早く実施する．乳児の鼻閉は呼吸状態悪化の要因にもなるため，鼻腔のケアが重要である．

また，努力呼吸やチアノーゼがある場合はパルスオキシメーターを装着してモニターによる観察を行い，必要であれば，経鼻カニューレ，酸素マスク，リザーバーマスクなどそれぞれの特徴を理解し，状況に応じて子どもにとって苦痛の少ない酸素投与方法を検討する．

Cちゃんの場合，体温が高く飲水もできていない状況から，輸液管理を行った上で発熱に対する看護を考える．熱が上がる途中は，顔色や口唇の色が悪く，悪寒・戦慄，末梢冷感が出現する．本児の場合も，室温を上げて衣類や掛け物を増やし，まずは保温に努める．逆に，熱が上がりきった状態では，顔は紅潮し手足も温かくなり，汗をかくため，室温を下げて衣類や掛け物は減らし，嫌がらなければ保冷剤や氷枕で冷罨法を行うことも効果的である．熱が上がりきった状態で，機嫌が悪い，眠れない，水分が摂れない，ぐったりしているといった状態であれば，解熱薬の使用を検討する．

2 アセスメントのポイント

肺炎は全身性の消耗性疾患であるため，急性期は発熱や繰り返す咳嗽により，酸素消費量やエネルギーの消費量が増加し，体力の消耗が著しい．そのため，心身の安静を保つケアが必要となる．回復期は二次感染や合併症の予防に努め，退院前には感染予防のための生活指導を行っていくことが必要である．

1 発熱

熱型の観察は必要だが，発熱そのもので緊急度が高くなるわけではないため，発熱に伴う症状（全身倦怠感，脱水症状，頭痛，関節痛，悪寒など）を観察し対処する必要がある．

2 呼吸状態・気道症状

病原体の種類によって呼吸器症状も異なる．多呼吸，努力呼吸の増加，呻吟，喘鳴，咳嗽，気道分泌物の性状と量，低酸素血症の発症の有無などの観察が必要である．また，子どもは解剖生理学上，呼吸困難に陥りやすいため，急速に呼吸窮迫あるいは呼吸不全状態となり，呼吸性の心停止に陥ることもある．子どもの訴えや症状から多角的に観察し，異常時には迅速かつ適切に介入する必要がある．

引用・参考文献

1) 日本呼吸器学会咳嗽に関するガイドライン第２版作成委員会編．咳嗽に関するガイドライン．第２版，日本呼吸器学会，2012.
2) 日本小児呼吸器学会．小児の咳嗽診療ガイドライン2020．吉原重美ほか監修．診断と治療社，2020.
3) 望月博之．咳とは どうして咳をするのか．小児看護．2014，37（1），p.10-16.
4) American Heart Association．PALSプロバイダーマニュアル AHAガイドライン2020準拠．シナジー，2021.
5) 藤田めぐみ．子どもによくみられる症状：観察のポイントと看護の実際．小児看護．2017，40（3），p.266-270.
6) 篠原希穂．子どもによくみられる症状：観察のポイントと看護の実際．小児看護．2017，40（3），p.271-275.
7) 木島久仁子．子どもによくみられる症状：観察のポイントと看護の実際．小児看護．2017，40（3），p.276-281.
8) 上笹貫俊郎．"肺炎"．救急看護に必要な疾患の知識これだけbook．大友康裕編．2012，P.152-157，（エマージェンシーケア，夏季増刊）.
9) 石黒精．"子どもの肺炎とは"．メディカルノート．2016-02-02．https://medicalnote.jp/contents/160127-025-AM，（参照2023-11-09）.

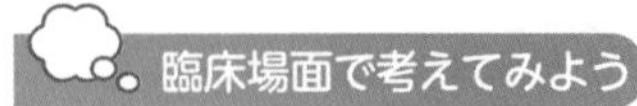

Q1 反復性扁桃炎にて幼稚園も休みがちである４歳男児が手術適応と判断され，入院が決定した．本人は初めての分離，入院であり，両親は本人への説明方法がわからないと，看護師からの説明を希望している．患児は頑張ると言っているが，目に涙を浮かべている．看護師は患児と両親にどのように関わるとよいか．

Q2 咳が頻回で呼吸が苦しそうと母親に連れられて救急外来を受診した１歳児．診察時には何を疑い，何を優先して観察するべきか．

Q3 クループ症候群と診断された患児が，ステロイドの内服とアドレナリンの吸入を受け，症状が改善したため帰宅できることになった．このとき，家族にはどのように指導すればよいか．

Q4 肺炎を発症した患児のアセスメントを行う際に，熱型のほかに必要なことは何か．

Q5 肺炎は全身性の消耗性疾患のため，急性期にはどのような対応が必要か．

考え方の例

1 まず始めに，頑張ろうとしていることを褒める．次に患児の認知発達をアセスメントしながら，患児が理解できる言葉で入院と手術の流れを説明する．患児の理解状況を確認しながら話を進めると同時に，両親が家で再度説明できるように，両親の理解状況も確認する．付き添いの可否やタイミングについて，付き添いができない場合は１人での入院となることも含めて説明を行い，その場合には本人の入院中（特に夜間）の過ごし方をイメージできるように伝える．入院時や分離時には患児が啼泣するであろうこと，分離時には嘘はつかず「お母さんは家に帰るけど，明日また会いに来るからね」など，本人に理解できるように伝えてほしいこと，入院や分離に伴うストレスにより，退院後もしばらくは夜泣きや後追いなどが起こる可能性もあることを伝える．

2 １歳児で犬吠様咳嗽，吸気性喘鳴，嗄声を認める場合はクループを疑い，クループスコアで重症度を判定する必要がある．診察時はまず意識，呼吸様式，顔色を見るが，呼吸様式の観察において，気道が開通しているかどうかの観察が優先される．

3 アドレナリン吸入の効果は２～３時間と短いため，症状が再燃する可能性がある．犬吠様咳嗽，嗄声，吸気性喘鳴などの症状が再度見られた際には，再受診するよう説明する．

4 肺炎の菌種によっては発熱を伴わない場合もある．WHOは小児の感染症における生命に危険な徴候として，①活気がなく傾眠傾向，②母乳が飲めないなどの食欲不振，③嘔吐，④けいれん，⑤多呼吸・努力呼吸を伴う呼吸困難，を挙げている．それと併せて，発熱時の随伴症状（全身倦怠感，脱水症状，頭痛，関節痛，悪寒など）を観察する必要がある．

5 発熱や繰り返す咳嗽により酸素消費量やエネルギーの消費量が増加し，体力の消耗が著しいため，心身の安静を保つケアが必要となる．患児の症状を見極めてケアを行う．

◆ 学習参考文献

❶ **黒田光恵ほか．小児の入退院支援．へるす出版．2019，（小児看護，７月増刊号）．**
小児の入退院支援全般についてさまざまな立場から述べられており，入院前から退院後までの視点で考えることができる．

9 循環器疾患と看護

学習目標

- 小児の循環器疾患にはどのようなものがあるかを理解する.
- 各疾患の発症頻度・発症機序・分類・病態変化など，疾病の概念についての知識を得る.
- 各疾患における症状，診断，治療を学ぶことで，疾患の特徴および治療上の注意点を知る.
- 循環器疾患をもつ患児のアセスメントのポイント，また患児とその家族へ看護を展開するにあたって大切な事項を学ぶ.

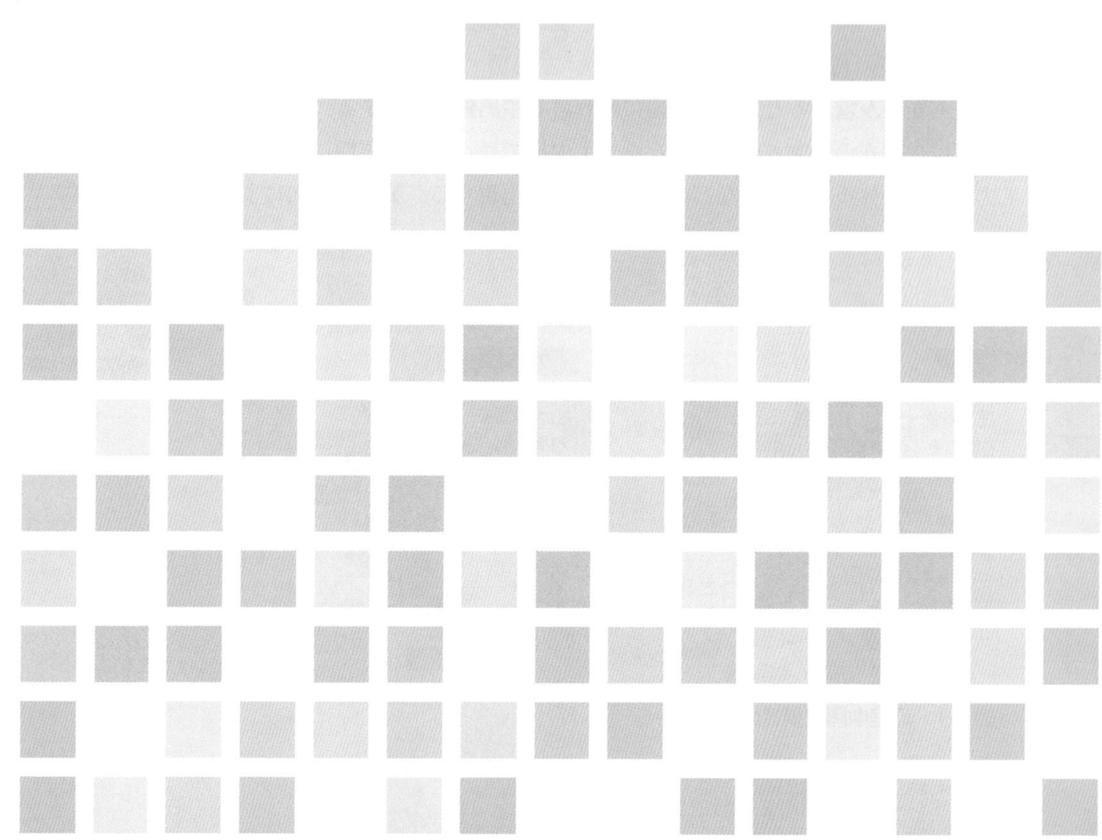

1 先天性心疾患

1 心室中隔欠損症（VSD）

心室中隔欠損症（ventricular septal defect：**VSD**）は，先天的に心室中隔の一部に欠損孔が開いている心疾患である（**図9-1**）．

先天性心疾患の発症頻度は出生100人当たり１人とされ，心室中隔欠損症は先天性心疾患のおおよそ30％を占める．先天性心疾患の中で最も頻度が高い疾患である．男女比は２：３で，女児にやや多い．高頻度に欠損孔の縮小や自然閉鎖がみられる．発症には，遺伝子因子，環境因子など，多くの因子が関与すると考えられている．

1 病態・症候

心室中隔欠損症は**流出路欠損**，**膜様部周囲欠損**，**流入部欠損**，**筋性部欠損**に分類される（**図9-2**）．最も頻度が高いのは膜様部周囲欠損であり，流出路欠損はアジア人に多く，大動脈弁逸脱やそれによる大動脈弁逆流を合併することがある．筋性部欠損は多孔性のことがある．

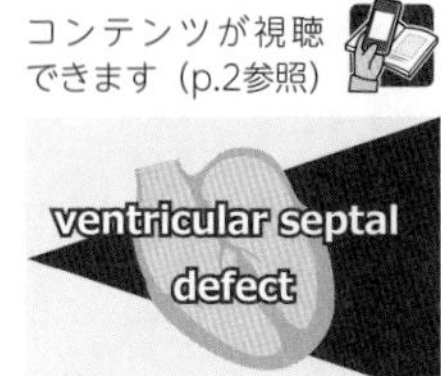

●心室中隔欠損症の血行動態〈アニメーション〉

心室中隔欠損がある場合，左心室から駆出される動脈血は，大動脈へ流れるものと心室中隔欠損を通して右心室へ短絡するもの（**左右短絡**）に分かれる．

出生後２～３週を過ぎると，肺血管抵抗が低下することに伴って右心室圧が低下し，心室中隔欠損を通る左右短絡が増加する．短絡した血流は右心室から肺動脈に流れる静脈血に加わるため，左右短絡の分だけ肺血流量は増加する．この結果，肺を還流して左心房・左心室に戻る血流量も増加するため，左心房・左心室の負荷（**容量負荷**）が増し，左心房・左心室の拡大を来す．一方，左右短絡が増えると，全身臓器に流れる心拍出量は減少する．

症状は欠損孔の大きさにより異なる．大欠損では，乳児期早期に多呼吸，哺乳力の低下，体重増加不良などの心不全症状が出現する．肺血流増加により拡

plus α
欠損孔の大きさ
大動脈弁輪径と比較することが多く，大欠損は大動脈弁輪の大きさと同等かそれ以上，小欠損は大動脈弁輪の大きさの３分の１以下，その間は中等度の欠損と分類される．

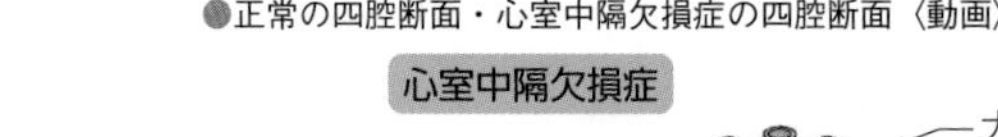
●正常の四腔断面・心室中隔欠損症の四腔断面〈動画〉

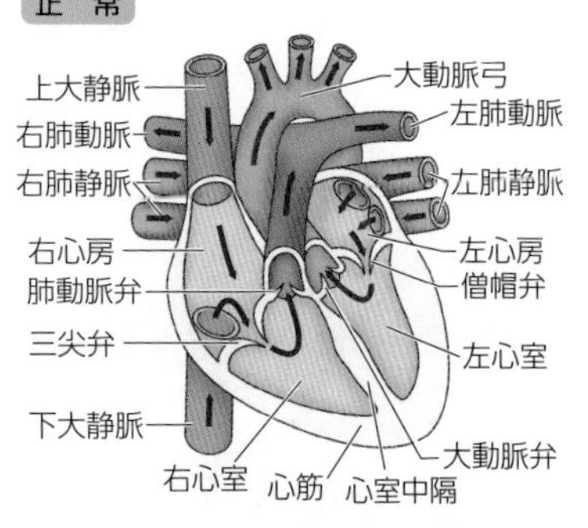

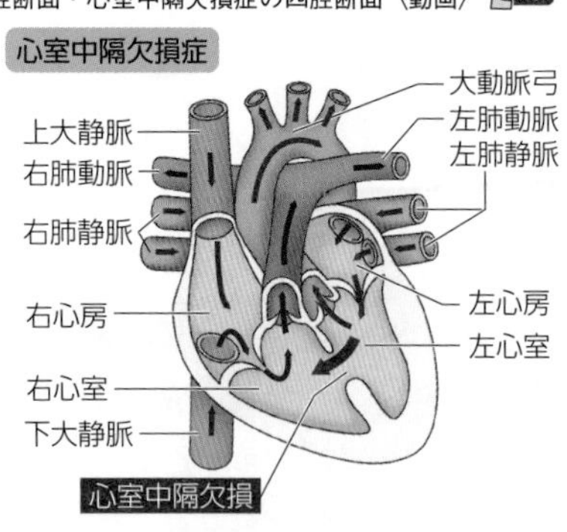

図9-1　心室中隔欠損症の模式図

大した肺動脈が気管を圧迫することで，喘鳴を呈するほか，気管支炎や肺炎などの呼吸器感染症を生じやすい．大欠損による肺血流の増加が長期間持続すると，肺動脈圧が高いまま維持されることで肺血管壁が肥厚する．これにより，低下していた肺血管抵抗が再上昇し，肺血流量は低下する．欠損孔を通じて静脈血が右心室から大動脈へ流れるようになり，チアノーゼを生じる（**アイゼンメンジャー症候群***）．小欠損では無症状であるが，流出路欠損の場合では小欠損でも大動脈弁の逸脱が生じ，大動脈弁逆流の原因となる．中欠損は欠損孔の大きさにより，無症状から心不全症状（➡p.207 表9-1参照）を呈する症例までさまざまである．

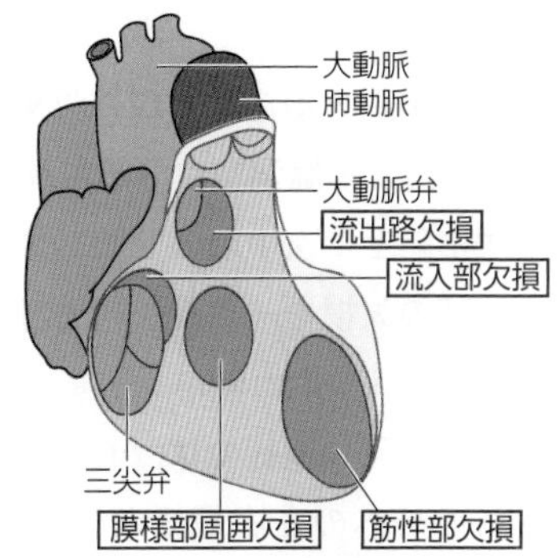

図9-2　心室中隔（右室側）からみる心室中隔欠損の位置

2 検査・診断

聴診では収縮期逆流性雑音を聴取する．

胸部単純X線検査では，欠損孔の短絡量に応じて左心房・左心室の拡大による心拡大と，肺血管陰影の増加を認める．小欠損では心拡大は認められず，正常所見である．心電図は，小欠損では正常範囲であるが，中等度の欠損から大欠損では左室肥大を示し，肺高血圧があれば両室肥大を示す．心臓超音波検査で，欠損孔の位置と大きさ，左心房・左心室の容量負荷の程度，肺高血圧の有無を診断する．

用語解説 *

アイゼンメンジャー症候群

大量の心内左右短絡による肺血流の増加が長期間持続することで，肺動脈に不可逆性の変化が生じる．これにより肺血管抵抗が経時的に増大し，肺高血圧を引き起こす．その結果，短絡が両方向性となり，最終的に左心室から右心室への短絡（右左短絡）となって，チアノーゼを生じたり，多臓器に合併症をもたらす．

3 治療

内科治療では，利尿薬の投与により左心房・左心室の容量負荷を軽減する．

外科治療の適応は，乳児期に心不全症状がある大欠損の症例，幼児期以降に容量負荷があり自然閉鎖傾向がない症例，流出路欠損で大動脈弁変形および大動脈弁逆流のある症例である．低出生体重児などではまず肺動脈絞扼術を行い，体重増加が得られた後に心室中隔欠損閉鎖術を行うことがある．

感染性心内膜炎の予防のため，歯科治療前には抗菌薬の予防内服を行う．

plus α

肺高血圧

肺高血圧を合併している場合は，心内修復術を行う前に心臓カテーテル検査で肺高血圧の評価を行うことがある．

4 経過・予後

おおよそ２分の１～３分の１の症例で，自然閉鎖となるか欠損孔が縮小する．小欠損であるほど高率に閉鎖する．

手術適応の症例においては，適切な時期に手術を行えば予後は良好である．

5 ナーシングチェックポイント

心不全の症状の有無や程度を注目して観察し，全身状態の悪化を早期に発見する．

2 心房中隔欠損症（ASD）

心房中隔欠損症（atrial septal defect：**ASD**）は，先天的に心房中隔の一部に欠損孔が開いている心疾患である（図9-3）．

心房中隔欠損症は先天性心疾患のおおよそ10％を占める．男女比は１：２で，女児にやや多い．

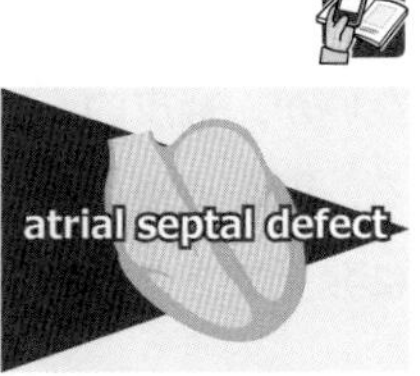

●心房中隔欠損症の血行動態〈アニメーション〉

1 病態・症候

心房中隔欠損症は**一次孔欠損型，二次孔欠損型，静脈洞型，冠状静脈洞型**に分類される（図9-4）．心房中隔は一次中隔と二次中隔の２枚の膜から形成され，一次中隔の一部の欠損を一次孔欠損と呼び，二次中隔の一部の欠損を二次孔欠損と呼ぶ．

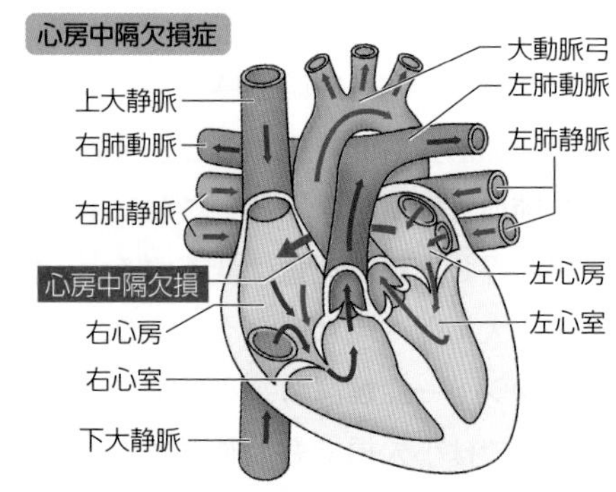

図9-3　心房中隔欠損症の模式図

心房中隔欠損症では，心房中隔欠損孔により左心房から右心房への左右短絡が生じる．短絡量と短絡の方向は，欠損孔の大きさと左右心房間の圧較差，左右心室のコンプライアンスの差などに影響を受ける．

新生児期を過ぎ，右室壁が次第に薄くなると右室のコンプライアンスが上昇し，左右短絡が増大する．小児期にはほとんどが無症状であり，乳児健診での心雑音の聴取や学校心臓検診での心電図異常を契機に発見されることが多い．

欠損孔が小さければ生涯無症状であるが，大きい場合は加齢とともに労作時の息切れ，易疲労感，心不全，不整脈，肺高血圧が出現する．

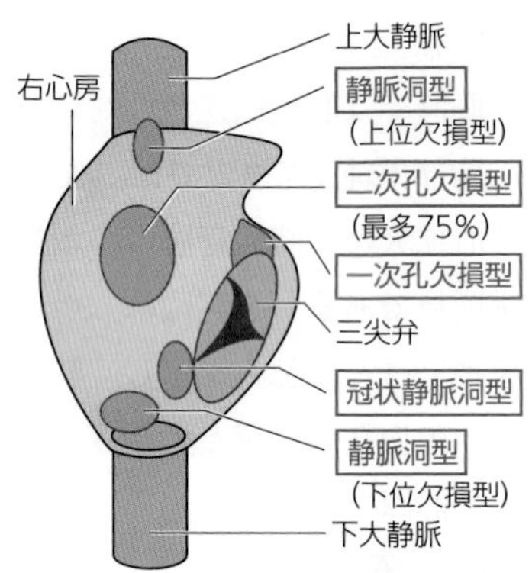

図9-4　心房中隔（右房側）からみた心房中隔欠損の位置

2 検査・診断

聴診では，肺血流の増加による相対的肺動脈弁狭窄のため，収縮期駆出性雑音やⅡ音の固定性分裂を聴取する．

胸部単純X線検査では，肺血管陰影の増強や，右心房・右心室・肺動脈の拡大による心拡大を認める．心電図はV1誘導の不完全右脚ブロックパターンが特徴的である．心臓超音波検査では容量負荷による右心房・右心室の拡大を認め，心房中隔に欠損孔を認める．欠損孔がない場合は，静脈洞型，冠状静脈洞型を疑い，検索する．

3 治療・経過・予後

心臓超音波検査で右心房・右心室の容量負荷を認める場合は，欠損孔の閉鎖術の適応となる．適切な時期に閉鎖治療を行えば予後は良好である．欠損孔の閉鎖は経皮的心房中隔欠損閉鎖術*や，外科手術による閉鎖法で行われる．小児期では，多くの症例で無症状であり，薬物治療は不要である．

小欠損で短絡量の少ない場合は，自然閉鎖の可能性もあるため経過観察でよい．

> 用語解説 *
> **経皮的心房中隔欠損閉鎖術**
> カテーテルによって心房中隔欠損孔に閉鎖栓を留置することで，心房中隔欠損孔を閉鎖する．外科手術と比較し，短時間で患者への負担が少ない治療を行えるというメリットがある．

4 ナーシングチェックポイント

心房中隔欠損症は，小児期では心不全や不整脈などが生じることはほとんどないが，経皮的心房中隔欠損閉鎖術や外科手術による欠損孔の閉鎖が必要となる．閉鎖術後は不整脈，心嚢液貯留などの合併症を発症することがあり，早期に発見できるように注意する必要がある．

3 房室中隔欠損症（AVSD）

房室中隔欠損症（atrioventricular septal defect：AVSD）は，先天的に心室中隔と心房中隔および房室弁に異常を生じる疾患で，心内膜床欠損症とも呼ばれる．

房室中隔欠損症は先天性心疾患の約５％を占め，ダウン症候群の患児の約20％に合併する．

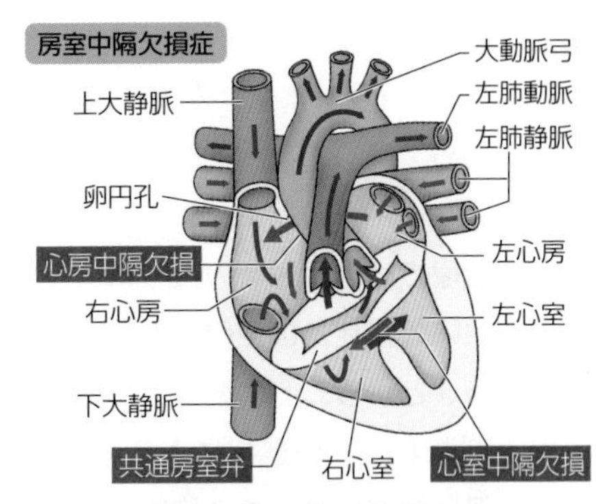

図9-5　房室中隔欠損症の模式図

1 発症機序

胎生５週頃に形成される心内膜床は，心室中隔および心房中隔の一部と房室弁を形成するが，房室中隔欠損症ではこの形成過程に異常が生じる．その結果，多くは心房中隔下部と心室中隔の両方に欠損孔があり，五つの弁尖からなる共通房室弁を形成する（図9-5）．

2 病態・症候

ほぼ全例に心房中隔下部の欠損（一次孔欠損）を認める．房室中隔欠損症には，心室中隔欠損のある完全型と，心室中隔欠損のない不完全型がある．完全型房室中隔欠損症はさらに，共通房室弁の形態をもとに分類される（図9-6）．ダウン症候群（➡p.68参照）ではC型が多い．

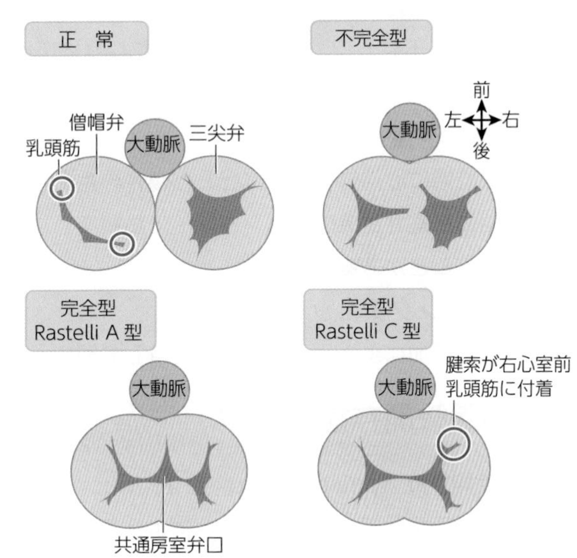

図9-6　房室弁の形態による房室中隔欠損症の分類（Rastelli分類）

房室中隔欠損症では，生後の肺血管抵抗の低下とともに，心房中隔の欠損孔と心室中隔の欠損孔を介した多量の左右短絡が生じる．その結果，左右心室への容量負荷と肺高血圧が生じる．完全型では乳児期から心不全症状を呈し，肺血流量の増加により肺血管閉塞性病変が進行しやすい．共通房室弁は閉鎖不全による**房室弁逆流**＊を合併することが多く，心房圧の上昇から肺うっ血となる．不完全型は心房間のみの左右短絡であるため，房室弁逆流が軽度であれば一般的には症状は軽い．

> 用語解説＊
> **房室弁逆流**
> 通常では心房から心室へ血液が流れるのに対し，収縮期に心室から心房へ血液が逆流することをいう．房室中隔欠損症では房室弁逆流の頻度が高く，程度が強いと心不全が増悪し，房室弁形成術や人工弁置換術が必要になる．

3 検査・診断

聴診では，完全型では心室間短絡による胸骨左縁第四肋間の汎収縮期雑音や肺高血圧によるⅡ音の亢進が聴取され，房室弁逆流がある場合は，心尖部で収縮期雑音が聴取される．不完全型では，相対的肺動脈狭窄による胸骨左縁第二肋間の収縮期雑音，房室弁逆流による収縮期雑音が聴取される．

胸部単純X線検査では，心内短絡や房室弁逆流による心拡大と肺血管陰影の増強が認められる．心電図では，左軸偏位と不完全右脚ブロックが特徴的で，完全型では特に，左心室の容量負荷と肺高血圧による右心室の圧負荷から両室肥大を示す．心臓超音波検査では，房室中隔欠損の型と共通房室弁の形態の診断を行う．加えて，合併病変である房室弁逆流の位置と重症度，左室流出路狭窄*の評価を行う．また，左右心室の大きさのバランスも手術方針決定に重要であるため，評価する．

4 治療

内科治療では，利尿薬の投与により心室の容量負荷を軽減する．

房室中隔欠損症では全例が外科治療の適応である．完全型では，左右心室のバランスなどから二心室循環と単心室循環（フォンタン循環）のどちらを目指すかを判断し，その選択により治療方針は異なる．二心室循環を目指す場合は，乳児期早期にパッチを使用した欠損孔の閉鎖術と，必要に応じて房室弁の形成術を一期的手術として行う．単心室循環を目指す場合は，高肺血流の改善のため肺動脈絞扼術を施行し，その後段階的にグレン手術*，フォンタン手術*を計画する．不完全型では，５歳前後で心内修復術を行うことが多いが，房室弁逆流が増悪した場合は早期に弁形成術が必要になる．

5 経過・予後

適切な時期に心内修復術を施行した場合の生命予後は良好である．ただし術後遠隔期に房室弁逆流の悪化，左室流出路狭窄，遺残短絡などにより再手術が必要となることがある．

6 ナーシングチェックポイント

肺血流の増加による心不全症状に注目して観察し，増悪がないか確認する．

4 動脈管開存症（PDA）

動脈管開存症（patent ductus arteriosus：**PDA**）は，通常は出生後に閉鎖する動脈管が閉鎖せずに残ることにより起こる疾患である．

動脈管開存症は先天性心疾患の５～10％を占める．

1 発症機序・原因

胎児期では動脈管は大動脈と主肺動脈の間に存在し，右室から拍出される血液の大部分を大動脈に導いている．動脈管は酸素に反応して収縮し，**プロスタグランジンE**に反応して拡張する．胎児期は動脈管の血流の酸素飽和度が低く，胎盤で合成され胎児に移行するプロスタグランジンEの濃度が高いため，動脈管は拡張している．出生後，肺呼吸の開始とともに，血中酸素分圧が増加し，胎盤との分離と肺での分解によるプロスタグランジンEの低下が生じることで動脈管は強い収縮を起こす（図9-7）．これにより正期産児では通常，動脈管は生後72時間以内に閉鎖して動脈管索となるが，閉鎖しないまま残るのが動脈管開存症である．

未熟児の動脈管は，酸素に対する反応が弱いこと，プロスタグランジンEや一酸化窒素による動脈管拡張作用の影響が強いこと，動脈管の内膜肥厚形成が

用語解説*
左室流出路狭窄
房室中隔欠損症では，房室弁や乳頭筋などの流出路への伸展や線維性弁によって，左室流出路狭窄を生じることがある．

plus α
二期的手術
低出生体重児やダウン症候群の患児では肺血流を制御して体重増加を得たり，肺血管病変の進行を遅らせる目的で，先に肺動脈絞扼術を行った後に心内修復術を行う二期的手術の方針をとる．

用語解説*
グレン手術
上大静脈と肺動脈をつなげる手術．生後６カ月程度で行われることが多い．術後の酸素飽和度は80％前後となる．

用語解説*
フォンタン手術
上大静脈，下大静脈の両方を肺動脈につなぐ手術．フォンタン手術の前にグレン手術が行われている場合は，下大静脈を肺動脈につなげる．２歳ごろに行われる．術後は基本的にチアノーゼはなくなる．

plus α
動脈管開存症の原因
正期産児の動脈管開存症は原因が不明なことが多いが，妊娠初期での風疹ウイルスへの感染は動脈管開存症の原因となる（先天性風疹症候群）．

➡ 先天性風疹症候群については，７章１節２項p.149参照．

不十分であることなどの要因により，在胎週数が短いほど閉鎖しにくく，出生後も開存し続けることがある．

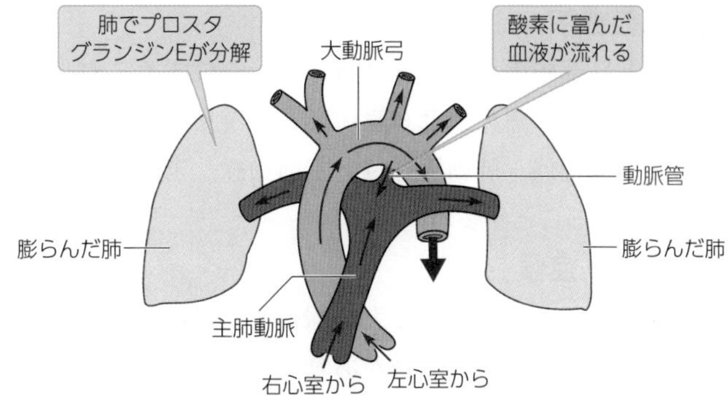

図9-7　出生後早期の動脈管の血行動態

2 病態・症候

動脈管開存がある場合，肺動脈では動脈管を通じて大動脈から常に動脈血が流入し，肺血流量が増加する（左右短絡）．血流量が多い場合は肺動脈圧も上昇し，肺高血圧となる．肺血流の増加により左心房・左心室への血流量も増加し，左心房・左心室の容量負荷となる．

中等度から重度の左右短絡のある動脈管開存症では，易疲労感，息切れなどを呈することがある．乳児では心不全症状が現れることがある．

3 検査・診断

聴診では連続性雑音を聴取する．脈圧が大きいため，四肢の脈拍は**反跳脈***（バウンディングパルス）として強く触れる．

動脈管径が大きい場合は胸部単純X線検査で心拡大，肺血管陰影の増強，肺うっ血がみられる．心臓超音波検査では動脈管の形態，太さ，左心房・左心室の拡大の程度を評価する．

用語解説*
反跳脈
収縮期血圧と拡張期血圧の差（脈圧）が広がることにより生じる，跳ねるように脈が強く触れる現象．動脈管開存症では，拡張期に多くの血液が大動脈から肺動脈に流れ込んでしまうため，拡張期血圧が低くなりやすく，脈圧が大きくなる傾向がある．

4 治療

内科治療では，利尿薬の投与により左心房・左心室の容量負荷を軽減する．早産児ではプロスタグランジンE合成阻害薬であるインドメタシンを投与し，動脈管閉鎖を促す．インドメタシンが無効な場合や正期産児では，外科治療を考慮する．外科治療では血管クリップで動脈管を閉鎖もしくは結紮（けっさつ）する．カテーテル治療には，コイルを用いる方法と閉鎖栓を用いる方法がある．動脈管径が2 mm未満ではコイルを用い，2 mm以上では閉鎖栓により閉鎖する．

5 ナーシングチェックポイント

早産児の動脈管開存症では，多呼吸，血性分泌物の分泌といった肺血流増加による症状と，尿量低下や腸蠕（ぜんどう）動音の低下といった体血流減少による症状に注意する．動脈管閉鎖後も再開通の可能性があるため，心雑音の有無に注意する．

5 ファロー四徴症（TOF）

ファロー四徴症（tetralogy of Fallot：**TOF**）は，心室中隔欠損，右室流出路狭窄，大動脈騎乗，右室肥大を特徴とするチアノーゼ性心疾患である（図9-8）．

ファロー四徴症は全先天性心疾患の5～10％を占め，チアノーゼ性心疾患の中で最も多い．

1 発症機序・原因

右室漏斗部中隔が右室側（前方）へ偏位することにより，心室中隔欠損と右室流出路狭窄を生じる．肺動脈の低形成（肺動脈弁輪，主肺動脈，末梢肺動脈）を認めることが多い．

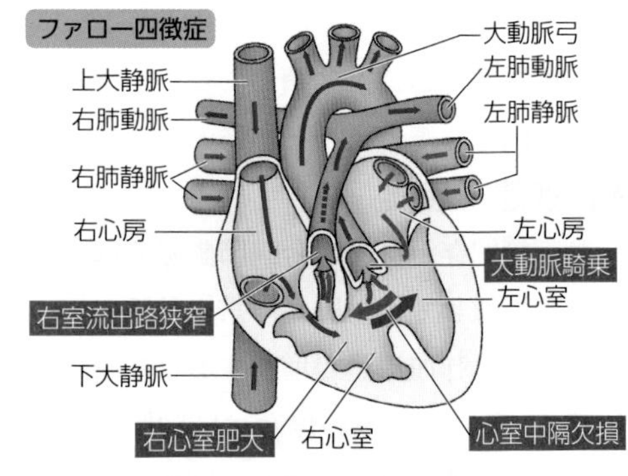

図9-8　ファロー四徴症の模式図

2 病態・症候

右室の静脈血は肺動脈と大動脈へ駆出される．肺動脈弁が閉鎖している場合があり，その場合は動脈管や主要体肺側副動脈から肺血流が供給される．

右室流出路から肺動脈での狭窄の程度はさまざまであり，それによって幅広い臨床像を示すが，多くの症例で**チアノーゼ**を呈する．狭窄の程度によりチアノーゼの程度も異なる．軽度の右室流出路狭窄の場合，心室中隔欠損での右左短絡は少ないが，右室流出路狭窄が重度の場合は右左短絡の増加と肺血流の減少によってチアノーゼが高度となる．最重症例では，肺血流が動脈管依存となる．

右室流出路狭窄の進行とともにチアノーゼが出現するが，３分の１は生後１カ月以内に認められ，３分の１は乳児期に出現する．発作性の強いチアノーゼなどの**低酸素発作***（スペル）は生後３～６カ月ごろの乳児に発症することが多い．覚醒後などに多く，哺乳，排便，啼泣などをきっかけに不機嫌になり，チアノーゼが増強する．５～10分程度で消失することが多いが，悪循環に陥るとけいれんを生じ，死に至ることもある．

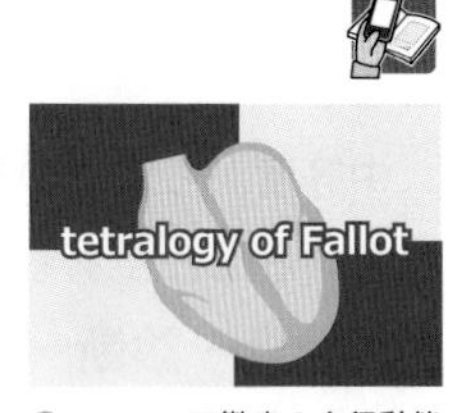

●ファロー四徴症の血行動態〈アニメーション〉

用語解説＊
低酸素発作
ファロー四徴症の低酸素発作が生じると酸素飽和度は50％以下になることもあり，強いチアノーゼ，興奮，易刺激性，過呼吸，失神などがみられる．睡眠覚醒後などに，チアノーゼの増強，多呼吸，心雑音の減弱，アシドーシスなどを来す．低酸素発作時には右室流出路を通過する血流が減少するため，しばしば心雑音が消失したり，非常に短く聞かれるようになることが特徴である．

3 検査・診断

聴診では胸骨左縁に収縮期駆出性雑音を聴取する．右室流出路狭窄が強くなると心雑音は小さく，短くなる．

胸部単純X線検査では，右室肥大と肺動脈の狭小化により，木靴型の陰影を呈する．心電図では右軸偏位，右室肥大を呈する．心臓超音波検査では大きな心室中隔欠損，右室流出路，肺動脈弁や肺動脈の狭小化，大動脈弁の心室中隔への騎乗が観察される．

4 治療

出生後，重症な肺動脈狭窄の場合や肺血流が動脈管依存性である場合，**BTシャント術***（Blalock-Taussig短絡術）までのつなぎの治療として，動脈管の開存を維持するためにプロスタグランジンE_1製剤を投与する．低酸素発作の予防として，β受容体遮断薬の内服を行う．また，貧血は低酸素発作の誘因となり得るため，積極的に鉄剤の内服を行う．低酸素発作時は酸素投与，アシドーシスの補正，鎮静，輸液，β受容体遮断薬や昇圧薬などの投与を行う．

用語解説＊
BTシャント術
Blalock-Taussig短絡術．人工血管を鎖骨下動脈と左右いずれかの肺動脈につなぐバイパス手術のこと．

外科治療としては，乳児期にチアノーゼが強い症例，プロスタグランジンE_1使用例において，BTシャント術を心内修復術の前に施行する．これにより肺動脈血流を増やし，心内修復術が可能な状態まで肺動脈を育て，体重増加を待つ．心内修復術は乳児期に施行することが多く，右室流出路形成術と心室中隔欠損閉鎖術を行う．右室流出路形成術では，パッチによる右室流出路の拡大と漏斗部の筋肉切除を行う．

5 ナーシングチェックポイント

酸素飽和度，チアノーゼの程度，心雑音の性状などの変化を観察し，低酸素発作を早期に発見して対応を行うことが重要である．

引用・参考文献

1) 日本小児循環器学会編．小児・成育循環器学．診断と治療社，2018，p.374-380.
2) 前掲書１），p363-368.
3) 前掲書１），p.369-373.
4) 前掲書１），p.381-383.
5) 赤澤陽平．"未熟児動脈管開存症"．長野県立こども病院方式 超低出生体重児の管理マニュアル．メジカルビュー社，2019.
6) 前掲書１），p.433-437.

2 後天性心疾患

1 心筋炎

急性心筋炎（acute myocarditis）は主にウイルス感染などによって心筋組織への炎症細胞浸潤と心筋壊死が起こり，心筋障害を生じる疾患である．急性心不全や重症不整脈を生じ，突然死の原因となることもある．小児の場合，原因となるウイルスとしては，アデノウイルス，コクサッキーウイルス，インフルエンザウイルス，ヒトパルボウイルスB19などの頻度が高い．

無症状の軽症例から原因不明の突然死として扱われる例までさまざまな症例がある．正確な発生頻度は不明であるが，致死性心筋炎での死亡頻度は10万人あたり約0.5人と報告されている．

1 病態・症候

多くの場合，発熱，悪寒，筋肉痛，倦怠感などのかぜ症状や，悪心・嘔吐，下痢などの消化器症状が先行し，数時間から数日の経過で心症状が出現する．心症状としては，広範な心筋細胞障害による収縮不全と不整脈により，胸痛，低血圧，失神やショックなどが出現する．身体所見としては顔色不良，多呼吸，毛細血管再充満時間の延長などを認め，心不全症状を呈する．

2 検査・診断

上記の症状を認める場合は急性心筋炎を疑い，胸部単純X線検査，心電図，心臓超音波検査，血液検査や心内膜心筋生検を行い，診断する．

胸部単純X線検査では心拡大や肺うっ血像を認めることがある．心電図は，ST-T異常と伝導障害を示すことが多い．時間経過により異常所見が明らかになることもあり，心筋炎が疑われる際には繰り返し心電図を記録することが重要である．心臓超音波検査では，壁運動低下，壁肥厚，心嚢液貯留などを認める．血液検査ではクレアチニンキナーゼ（CK），クレアチニンキナーゼMB分画（CK-MB），心筋トロポニン，アミノトランスフェラーゼ（AST），乳酸脱水素酵素（LDH）などの上昇を認める．また，ウイルス抗体価の上昇やPCR法によるウイルスの遺伝子の検出は，原因の特定に有用なことがある．心内膜心筋生検では，心筋変性，心筋壊死像や炎症細胞の浸潤像，間質の浮腫の検出により診断が確定される．

3 治療

心ポンプ不全にはカテコールアミンや利尿薬を投与し，心負荷の軽減と低拍出の改善を行う．高度房室ブロックによる徐脈に対しては，一時的体外式ペーシングを行う．ショックや致死性不整脈の徴候がみられたら，体外補助循環装置を装着する必要があるため，病初期から体外補助循環が実施可能な施設へ搬送することが望ましい．免疫グロブリン大量療法やステロイド投与が行われることもある．治療抵抗性の重症心不全では心補助装置の装着や心臓移植が必要になることがある．

4 経過・予後

心筋炎は１～２週間持続する炎症期の後，回復期に入る．入院時には状態が比較的安定していても，短時間で心源性ショックや致死性不整脈を生じることもある．生存率は急性心筋炎で約90%，**劇症型心筋炎**で約50%である．生存者の約15%で心不全，不整脈，中枢神経などの重篤な後遺症を残す．

5 ナーシングチェックポイント

急性心筋炎では，バイタルサイン，症状，検査所見などが数時間の経過で大きく悪化することがある．バイタルサインや心電図モニターの変化を的確にとらえ，迅速に治療を行うことが救命につながる．

> plus α
> **劇症型心筋炎**
> 急性心筋炎のうち，血行動態の急激な破綻を来し，致死的経過をとるものを劇症型心筋炎という．救命のためには経皮的心肺補助装置や補助人工心臓などの補助循環装置の導入が必要になることがある．

引用・参考文献

1) 松裏裕行．“急性心筋炎”．小児・成育循環器学．診断と治療社，2018，p.610-613.

3 循環器疾患をもつ子どもと家族への看護

1 心不全

心臓は体に血液を送り出すポンプの役割をしているが，心不全ではそのポンプ機能が低下し，全身に必要な血液を十分に送り出すことができなくなり，さまざまな症状が急性的または慢性的に出現する．

事例

Aちゃん，3カ月．

現病歴：在胎38週0日2,800gで出生．出生直後より心雑音を認め，心室中隔欠損症と診断された．利尿薬を内服して経過観察していたが，定期受診時に哺乳力低下と体重増加不良があり入院した．

入院時の状況：体重5,000g，体温37.2℃，心拍数140回/分，呼吸回数46回/分，哺乳時の頭部発汗を認める．ミルクは約100mL×6～7回/日を経口哺乳していた．

1 経過とともに必要となる看護

患児に現れている症状の変化を観察し，心不全の悪化を防ぎ，手術につなげることが重要である（**表9-1**）．Aちゃんの場合，哺乳力低下，体重増加不良，多呼吸，発汗などの症状があることから，肺血流増加により心不全症状が生じていることがわかる．

心臓超音波検査や胸部単純X線検査，血液検査などの結果を確認し，医師の指示を適切に施行する．家族には心不全の症状について説明を行い，日常生活の中で，普段と違う症状や悪化などを早期に発見できるように指導する．

2 アセスメントのポイント

1 全身状態の把握

a 呼吸状態の観察

肺動脈の血流が増加することによって肺が水分を多く含んだ状態になり，呼吸障害がみられる．多呼吸，努力呼吸の出現，呼吸音の左右差，分泌物の増加，哺乳時・哺乳後の多呼吸といった変化に注意して観察する．

b 循環動態の把握

心拍数，血圧，発汗の有無，末梢冷感の有無，浮腫の有無，尿量，機嫌，哺乳力などを観察する．

体内に水分が余分に溜まると，心臓が拍出する血液量が増加し，心臓に負担がかかるため，哺乳量と排泄量を計測して水分バランスを管理する．母親にも，何分でどのくらい飲むかを把握してもらうとともに，そのときの乳房の張り具合，母乳の減っている感覚を覚えてもらい，自宅での水分管理の参考にするように指導する．尿量の減少，体重の急激な増加，顔・眼瞼・手足の浮腫の増強は心不全の悪化によるものであり，医師に報告する．入院中は毎日同じ時間に体重を量り，その増減の経過を追うことも重要である．

経口哺乳時における心不全症状の悪化や，心不全症状悪化による哺乳不良がみられる場合には，経管栄養を併用する場合もある．その場合は，家族に患児の状態と経管栄養の必要性，合併症についてを丁寧に説明し，同意を得てから施行する．また，手足が冷たい場合は手袋や靴下，ホットパックなどを使

plus α 心不全の定義

日本循環器学会と日本心不全学会によると，「なんらかの心臓機能障害，すなわち，心臓に器質的および/あるいは機能的異常が生じて心ポンプ機能の代償機転が破綻した結果，呼吸困難・倦怠感や浮腫が出現し，それに伴い運動耐容能が低下する臨床症候群」と定義される[1]．

plus α 心不全の原因

先天性心疾患，心臓手術後，心筋症・心筋炎，不整脈，弁膜症などがあり，症状は疾患や重症度によって違いがある．

表9-1 心不全の症状

- 不機嫌，不眠
- 泣き声が弱い，ぐったりしている
- 発汗が多く，皮膚がしっとりとしている
- 手足を温めても冷たい
- 顔色が悪い，チアノーゼが出ている
- 呼吸が速く，苦しそう
- 食欲低下，哺乳量低下
- 体重増加不良
- 尿量が減る，浮腫がみられる
- 横になるとぐずる
- 発熱，下痢，嘔吐がみられる

用し，保温に努める．

c 神経症状の観察

機嫌が悪い，眠りが浅くすぐに起きる，いつもよりぐったりしているなど，患児の様子の変化に注意して観察する．激しい啼泣は心負荷がかかるため，30分以上継続しないように対応する必要がある．空腹，おむつがぬれている，寂しいなど，患児の泣いている原因は何かを考え，早めに対処する．また，重症心不全の場合には，医師に相談して鎮静薬を適宜用い，安静を図ることも必要である．

d 体温の管理・体表の観察

顔色やチアノーゼの有無を観察する．体温の上昇は心拍数や酸素消費量を増加させるため，許す範囲でクーリングなどを用い，平熱を保てるよう管理する．

2 確実で正確な内服

疾患や症状，経過によって内服薬は人それぞれ異なるため，病棟薬剤師などと協力して家族への内服指導を行う必要がある．

味が変わって飲まなくなる可能性があるため，ミルクや母乳に混ぜて飲ませることはしない．また，乳児は胃の形態上嘔吐しやすいため，哺乳前に内服させたほうがよい．内服後に嘔吐した場合は，内服からどの程度時間が経過しているかを把握し，医師に報告して再内服の必要性を確認する．飲み忘れたときの対処方法や，飲ませ方の工夫などを家族と確認しておく必要がある．

3 日常生活の注意点

日常生活において特に注意しなければいけない点については，退院前に医師とよく確認しておく必要がある．また，病原体への感染は心不全を悪化させる引き金になるため，家庭内で手洗いやうがいなどの基本的な感染対策を行い，規則正しい生活やバランスのよい食習慣を心掛け，感染を防ぐことが大切である．

家族の「いつもとなにか少し違う」という違和感が心不全症状悪化の早期発見につながり，重症化を防ぐことができる．心不全症状も患児によって現れ方が異なるため，日常生活の中でよく観察することが大切であると家族に理解してもらう必要がある．

2 抗凝固薬を内服している子ども

手術で人工血管や人工弁などを使用した場合は**血栓症**を予防する必要があり，選択された術式によって，術後に**抗血小板薬**か**抗凝固薬**のどちらかを内服する．また，中心静脈カテーテルなどの医療器具挿入によって静脈血栓が形成された場合も，抗凝固薬を内服する．抗凝固薬は，成人も小児もワーファリン®を内服するが，近年では直接作用型経口抗凝固薬（direct oral anticoagulant：DOAC）が使用可能となり，小児領域では静脈血栓症に対してイグザレルト®が選択される．

事例

B君，６歳，男児.
フォンタン手術後にワーファリン®の内服を開始した．男児は元々活発な性格で，現在は病室よりもプレイルームで過ごすことが多い．術後経過は良好で，「PT-INR値が安定したら退院できる」と主治医から説明を受けている.

1 経過とともに必要となる看護

内服薬の確実投与は必須である．そのほか，副作用の有無の観察，内服指導，ワーファリン®内服時の栄養指導を追加し，さらに退院に向けて生活指導を行う必要がある.

|1| 副作用の有無の観察

ワーファリン®の副作用は易出血の状態になることであり，消化管出血や紫斑の有無，タール便の有無，鼻出血・歯肉からの出血の有無を観察する．ワーファリン®内服時，PT-INR値は食事摂取量に左右されるため，食事摂取量の変化や食欲の有無も観察する必要がある.

|2| 内服指導

内服時間と量を守ることのほかに，内服を忘れたときの対処法も指導する．また，嘔吐が続いて内服が困難な場合や何らかの原因で食事摂取量が少ない日が続く場合，下痢が頻回な場合は，主治医に相談するように指導する.

|3| 栄養指導

ビタミンKを多く含む食品を食べるとワーファリン®の効果が下がり，PT-INR値が変動してしまうため，納豆，青汁，クロレラ，モロヘイヤ，アロエ，スピルリナは食べてはいけないこと，緑黄色野菜はビタミンKが含まれるが極端な量を摂取しなければ問題ないことを指導する．偏食で食事内容に偏りがある子どもの家族には，管理栄養士と連携して指導を進めるとよい.

|4| 生活指導

内服薬による副作用が出現した場合は，主治医に連絡して受診するように指導する．また，外傷・打撲が生じやすい激しい運動には注意するように伝えると同時に，外傷・打撲時の対応も指導する.

学童期に入ると学校や屋外で活動する機会が増えてくる．病気について自分で第三者に説明できるよう指導していくことが大切だが，説明できない子どもの場合は，不測の事態に備えてワーファリン®手帳やお薬手帳のコピーを持つことで，緊急対応が遅れずにすむということも指導するとよい．また，歯の治療を受けるときや，主治医以外の病院で診療もしくは外科的処置を受けるときは，主治医に相談するように伝える.

2 アセスメントのポイント

- 術後のADLが回復し，活動範囲が病室から病室外へと広がっていることで，転倒・転落による出血が起こる可能性がある．転倒時には，意識確認や出血の有無の観察，出血した場合の対処を迅速に行う必要がある.

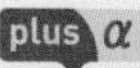

ワーファリン®

肝臓でビタミンKと拮抗し，凝固因子の生合成を抑制することで抗凝固効果を発揮する．プロトロンビン時間（PT）の国際標準比（PT-INR）によって内服量が決定される．小児領域では定期受診時にPT-INR値を測定し，成長に合わせて内服量を調整する.

plus α

イグザレルト®

凝固因子に直接働きかけるが，ビタミンKには拮抗しない．効果に個人差がなく，食事に影響されないため効果を早く得られる．イグザレルト®にはPT-INRなどの指標はない.

plus α

納豆による影響

納豆に含まれる納豆菌は，摂取後も大腸でビタミンKを数日間産生し続けてしまい，ワーファリン®の効果を無効にしてしまうため，特に注意する必要がある.

plus α

外傷・打撲時の対応

切り傷や擦り傷，鼻出血の場合は，慌てずに10分程しっかりとタオルで止血圧迫して止血を確認し，10分以上経過しても止血できない場合は主治医に相談する．頭部打撲の場合は，目立つ傷がなくても硬膜下血腫などのリスクもあるため，意識レベルに注意し，主治医に相談して指示を受ける.

- ワーファリン®は量によっては散剤で処方される．散剤の内服が苦手な場合は，薬剤師と相談して患児に合った内服方法を指導する必要がある．
- 食事については，偏食により食事摂取量が少ない場合は術後の回復も遅れるため，管理栄養士と連携して食事内容を調整していく．
- 退院に向けた生活指導では，患児の家族に普段の生活状況やADL，偏食の状況を聴取し，その情報を医師，管理栄養士，薬剤師と共有・連携して指導を行っていく．

引用・参考文献

1) 日本循環器学会ほか．2021年 JCS/JHFS ガイドライン フォーカスアップデート版 急性・慢性心不全診療．2021-09-10．https://www.j-circ.or.jp/cms/wp-content/uploads/2021/03/JCS2021_Tsutsui.pdf，(参照2023-11-09)．
2) 安河内總ほか監修．イグザレルトを服用されるお子さまとそのご家族へ．バイエル薬品株式会社，2021．
3) 是恒之宏監修．ワーファリン教室：ワーファリンを服用されている方へ．エーザイ株式会社，2020．
4) 猪又孝元編．循環器の薬剤カタログ143：どう効く？どう使う？がまるごとわかる．ハートナーシング．2020，春季増刊，p.134-135．
5) 前掲書4），p.141．
6) 前掲書4），p.143．
7) 加藤雅也．抗血栓薬のソボクなギモン．ハートナーシング．2020，33（12），p.39-42．
8) 前掲書7），p.45-46．
9) 川村祐一郎ほか．抗血栓薬．ハートナーシング．2021，34（12），p.52．
10) 前掲書9），p.54．
11) 前掲書9），p.56．
12) 日本小児循環器学会．“抗凝固薬”．先天性心疾患並びに小児期心疾患の診断検査と薬物療法ガイドライン（2018年改訂版）．2019-08-07．https://plaza.umin.ac.jp/~jscvs/wordpress/wp-content/uploads/2020/06/JCS2018_Yasukochi.pdf，(参照2023-11-09)．

臨床場面で考えてみよう

Q1 大欠損の心室中隔欠損症の乳児に発熱，咳嗽，哺乳不良がみられると相談された．どのように説明すればよいか．

Q2 心房中隔欠損症術後２日目の６歳男児が，「のどが渇いてお茶が飲みたい．なぜ飲めないの」と強く訴え，薬を飲むのはもう嫌だと機嫌が悪い．付き添っている父親も疲れた様子である．どのような対応をすればよいか．

Q3 房室中隔欠損症で心内修復術前の患児において，どのような症状がみられたら受診すべきか質問された．どのように伝えればよいか．

Q4 急性心筋炎で入院している患児の心電図モニターで，短時間の心室頻拍が記録された．現在は洞調律に復帰しているが，どう対応すればよいか．

Q5 心不全の症状があり入院した患児．５日目の朝，訪室すると患児を抱いていた母親が「全然泣き止まない．お腹が空いているのかな．ずっと抱っこしていないと機嫌が悪くて，夜もすぐに起きてしまう」と疲れた顔をして話した．どのような関わりをすればよいか．

Q6 ワーファリン®を内服している６歳男児が定期受診した際に，PT-INR値が高値を示したため，PT-INRコントロールを目的として入院となった．母親が「このごろ食欲がなく，野菜ジュースばかり飲んでいた」と話している．この母親へはどのような指導が必要か．

考え方の例

1 大欠損の心室中隔欠損症では，感染を契機に心不全症状が増悪することがあるため，すぐに受診するよう説明する．

2　B君の頑張りを父親と一緒に認めた上で，再度水分の制限やバランス管理，内服の必要性をB君の発達や年齢に合わせて説明し，理解を促す．一日の水分量を確認し，B君と父親と一緒に，一回に飲む量やタイミングの計画を立てる．また，利尿薬による口渇を軽減する工夫が必要である．例えば，おやつはゼリーやアイスクリーム，ヨーグルトなどにする，食事は口当たりの良いものにする，うがいや歯磨きを勧める，B君の好きな遊びで気を紛らわす，などが考えられる．また，水分制限がいつまで続くのか医師に確認して本人に伝え，見通しを持たせる．

3　いつもより呼吸が速い，活気がない，哺乳量が少ない，顔色が悪いなどの症状がみられる場合は，心不全症状の悪化の可能性があるため受診をするように伝える．

4　急性心筋炎では短時間で循環動態が悪化することも多い．心電図変化や不整脈の出現は，急激な状態の悪化を示唆している可能性がある．速やかに医師に連絡し，迅速に患者のバイタルサインの確認，心電図の施行や各種薬剤の準備などを行う．

5　患児の全身状態を観察して医師に報告する．空腹が原因であればミルクの増量を検討してもらう．安静が保てず心不全症状が増強する場合は，頓用鎮静薬の使用について相談する．また，母親の労をねぎらって話を傾聴し，食事や睡眠がとれているかなど，母親の体調にも考慮する．患児が寝ている間は訪室を控え，母親も休める環境を提供する．病棟保育士などがいる場合には患児の世話を代わってもらい，母親が患児から離れられる時間をつくる．加えて，付き添いの交代を家族と相談・検討するよう，母親に促す．

6　野菜ジュースはビタミンKの含有量が多かった可能性があるため，飲んでいた野菜ジュースの食品成分表を確認し，管理栄養士と協力して食事指導を行う必要がある．

◆ 学習参考文献

❶ **日本小児循環器学会．先天性心疾患並びに小児期心疾患の診断検査と薬物療法ガイドライン（2018年改訂版）．2019-08-07．https://plaza.umin.ac.jp/~jscvs/wordpress/wp-content/uploads/2020/06/JCS2018_Yasukochi.pdf，（参照2023-11-09）．**

10 消化器疾患と看護

学習目標

- 小児の消化器疾患にはどのようなものがあるかを理解する.
- 各疾患の発症頻度・発症機序・分類・病態変化など，疾病の概念についての知識を得る.
- 各疾患における症状，診断，治療を学ぶことで，疾患の特徴および治療上の注意点を知る.
- 消化器疾患をもつ患児のアセスメントのポイント，また患児とその家族へ看護を展開するにあたって大切な事項を学ぶ.

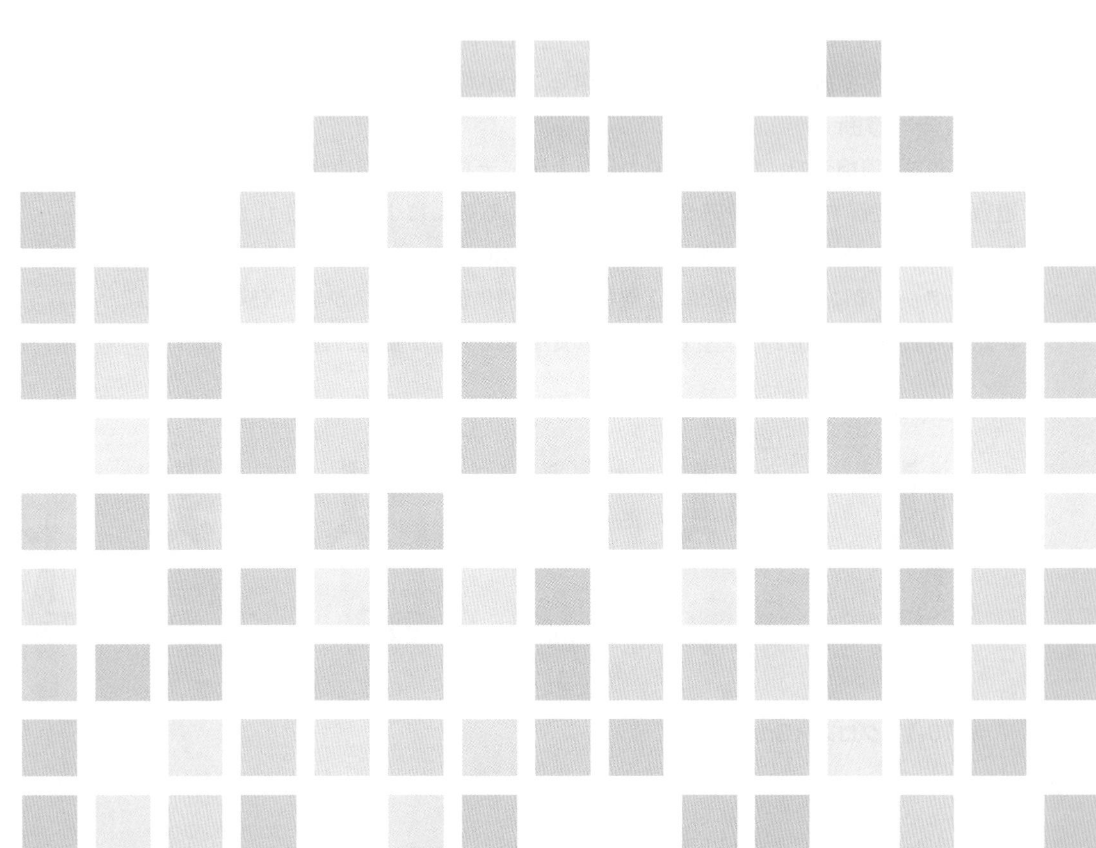

1 食道の疾患

1 先天性食道閉鎖症

先天性食道閉鎖症（congenital esophageal atresia）は，食道と気管の共通原基である前腸が胎生期に分離する過程の異常により生じる疾患で，出生2,500～4,500人に１人の割合で発症するとされる．男女比は1.35：１と男児にやや多く，50～70％で他の先天奇形を合併する．合併奇形は心大血管（約30％），泌尿器系（約16％），消化管（約16％），四肢（約13％）などに多くみられる．また，**VACTERL連合**の合併が知られ（約10％），時に染色体異常を認める．重症染色体異常（18トリソミー），重症心奇形，極低出生体重児の合併以外の生命予後は，95％程度と良好である．

1 発症機序・病態・症候

胎生４～５週ごろに，食道と気管を分離する食道気管中隔の形成異常が原因で生じるとされている．病型は**グロス（Gross）分類**によって分類される．上部食道が盲端で，下部食道と気管が交通するC型（**気管食道瘻**）が約90％と最も多く，次いでA型が５％で，B型，D型，E型はまれである（**図10-1**）．

食道閉鎖症の多くの症例は，上部食道が盲端であるため唾液の嚥下ができず，口や鼻腔からの泡沫状の唾液の流出が生後早期から認められる．また，上部食道盲端部に貯留した唾液を嘔吐あるいは誤嚥したり，胃内容物が気管食道瘻を通って気道内に流入することによって肺炎を起こすことがある．気管食道瘻が太い症例では，陽圧呼吸管理で大量の空気が胃内に流れ込むと，胃，小腸，結腸が空気で拡張し，まれに胃が破裂することがあるので注意が必要である．

2 検査・診断

胸部単純X線検査で，食道内に挿入したカテーテルが胃へ到達せず，上部食道盲端部で反転する**コイルアップ像**が認められることにより診断される．A型，B型では，下部食道が盲端になっているため消化管内にガスが流入せず，コイルアップ像に加えて腹部単純X線検査では消化管内にガスが無いX線画像が認められる（**図10-2**）．E型では，気管食道瘻はあるが食道の連続性は保た

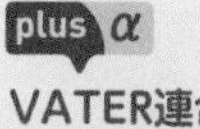

VATER連合とVACTERL連合

V：椎骨異常
A：肛門奇形
TE：食道閉鎖を伴う気管食道瘻
R：腎尿路系異常・橈骨奇形
VATER連合とは上記のうち二つ以上の奇形が非偶然的に認められるものをいい，症候群とは区別される．VACTERL連合は上記にC：心奇形，L：四肢異常を加えたもののうち，三つ以上を認めるものを指す．

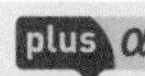

先天性食道閉鎖症の出生前診断

胎児期の羊水過多や，胎児超音波検査で胃包が小さい，上部食道盲端部の拡張がみられるといった所見があることで診断される場合もあるが，診断は比較的難しい．日本小児外科学会の新生児外科全国集計によると，出生前に本症と診断された患児の診断率は40％台であった．

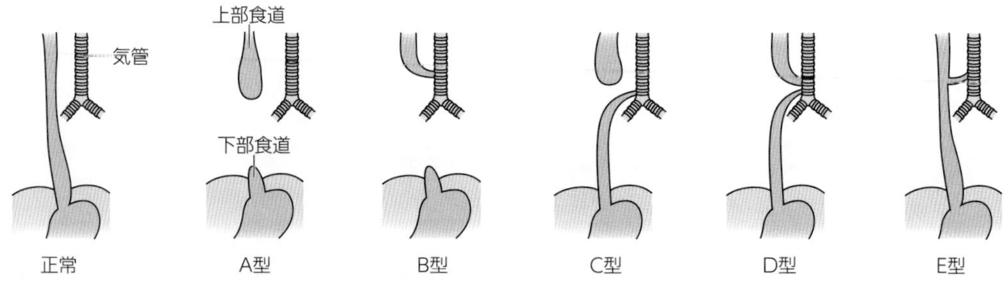

図10-1　グロス（Gross）分類

れているため，新生児期には無症状のことがある．

3 治療

外科的手術が治療の基本になる．術前は，唾液の誤嚥や，気管食道瘻を介した胃液の気管内への流入によって肺炎を起こさないように，上部食道盲端部および口腔内にカテーテルを挿入し，唾液を低圧で持続吸引する．

|1| 一期的食道吻合術

上部・下部食道間の距離が短い症例で行われる．気管と交通している食道を切離し，上部食道と下部食道を端々吻合（ふんごう）する．

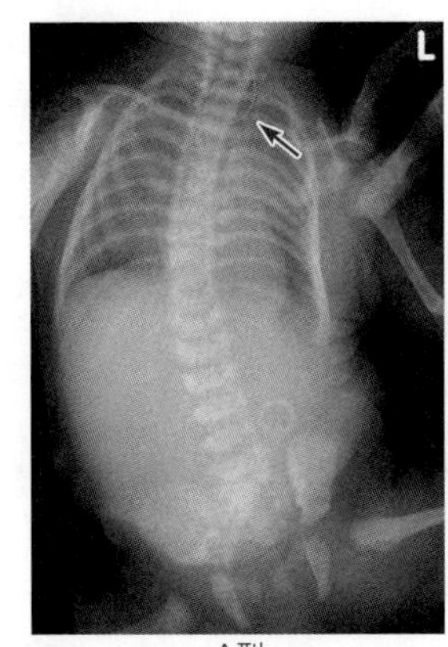

A型

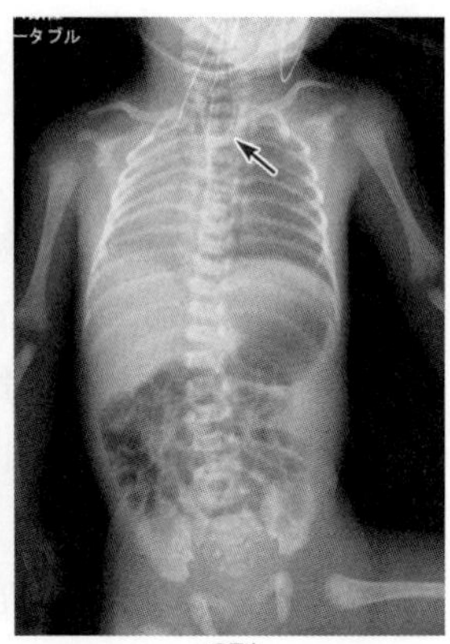

C型

A型では腹部（消化管内）にガスが流入していない．カテーテルのコイルアップ像を認める．

図10-2　食道閉鎖症の胸部単純X線画像

|2| 多段階手術

ロングギャップと呼ばれる，上部・下部食道間距離が長い症例や，低出生体重児，重症先天性心疾患，18トリソミー（➡p.70参照）などの重症染色体異常の患児では，初回に胃瘻造設術や気管食道瘻切離，食道バンディングなどを行い，その後待機的に食道吻合術を行う．A型，B型はロングギャップであることが多く，食道延長術の後に食道吻合術が行われる．

術後の合併症に注意し，長期的なフォローアップが必要となる．

4 ナーシングチェックポイント

呼吸状態，口腔内や食道盲端部に貯留する唾液を効果的に吸引できているか，腹部膨満の有無，合併奇形（椎骨異常，肛門奇形，心奇形，腎尿路系異常，四肢の異常など）の有無を観察する．

最も頻度が高いC型では，根治術前は気管食道瘻を介した胃内容物の気管への流入や唾液の誤嚥などによる肺炎の発生に注意する．気管挿管による陽圧呼吸管理を行う場合は気管食道瘻を通って胃へ空気が送り込まれ，腹部膨満を生じることがあるため，腹部の観察を行う．

術後は，吻合部の安静のために人工呼吸管理下で鎮痛・鎮静薬，筋弛緩薬を投与する．手術では食道吻合部の近傍にドレーンを留置するが，縫合不全を起こすと唾液の混じった泡沫状の分泌物が吸引されるため，ドレーン排液の性状，量を観察する．また，気管挿管チューブの先端が縫合閉鎖した気管食道瘻に陥入し，呼吸状態が突然変化することがあるため，チューブの先端位置をX線画像で確認する．

2 胃食道逆流症（GERD）

胃食道逆流現象（gastroesophageal reflux：**GER**）は，不随意的に胃内容物が食道内へ逆流する生理現象で，嚥下をしていないにも関わらず下部食道括約筋が一過性に弛緩してしまうことが原因とされる．GERは健康な乳児の

plus α
食道延長術

胸壁内に上部食道を通して食道瘻を造設し，胸壁内で食道を牽引固定して延長する胸壁内食道延長術，上部・下部食道盲端に糸をかけ，糸を数日かけて牽引して食道を延長するFoker法などがある．

plus α
術後の合併症

急性期合併症には，縫合不全，縦隔炎，創部感染症，気管食道瘻の再開通などがある．長期合併症としては，食道吻合部狭窄，胃食道逆流症，気管軟化症，反復性の呼吸器感染症，成長障害，脊椎・胸郭の変形などがある．

plus α
GERとSIDS・ALTE

GERは，乳幼児突然死症候群（sudden infant death syndrome：SIDS）や乳幼児突発性危急事態（apparent life threatening event：ALTE）と呼ばれる，乳幼児に突然発症する呼吸循環不全の原因の一つとも考えられている．

3分の2以上にみられ，6カ月健診を受ける乳児の保護者の4分の1が嘔吐などの症状について相談している．GERに嘔吐や吐血などの消化器症状，反復性呼吸器感染症，喘鳴，咳嗽などの呼吸器症状，栄養障害などのさまざまな症状を合併するものを**胃食道逆流症**（gastroesophageal reflux disease：**GERD**）という．

基礎疾患のない小児で発症することもあるが，重症心身障害や先天性疾患（食道閉鎖症，先天性横隔膜ヘルニアなど）をもつ患児に発症しやすいことが知られている．

1 検査・診断

24時間食道pHモニタリングが最も信頼性が高い検査法で，下部食道におけるpH4.0未満の24時間あたりの時間率（pH index）が4.0%以上であれば，GER陽性と判断される．

2 治療

日本小児消化管機能研究会による小児胃食道逆流症診断治療指針では，GERDの治療をphase1からphase5に分け，症状に応じた治療指針を示している（**表10-1**）．

表10-1　GERDの治療指針

phase1：家族への説明および生活指導
• 授乳後のおくび（げっぷ）の励行 • 便秘の治療 • 食事直後に臥位をとらない • 刺激物（カフェイン，香辛料）の除去
phase2：授乳
• 少量での頻回の授乳 • 治療乳（1～2週間で効果を判定） ①増粘ミルク（コーンスターチや増粘物質をミルクに添加） ②アレルギー疾患用ミルク（ミルクアレルギーが疑われるとき）
phase3：薬物療法
①ヒスタミンH_2受容体拮抗薬（シメチジン，ファモチジンなど） ②プロトンポンプ阻害薬（オメプラゾール，ランソプラゾール）
phase4：入院，保存療法での体位療法
仰臥位での頭挙上（椅子による60°頭位挙上），座位の保持 ※腹臥位の30°頭位挙上は乳児突然死症候群との関係が示唆され，推奨されない．
phase5：外科治療
噴門形成術

大浜用克ほか．日本小児消化管機能研究会小児胃食道逆流症診断治療方針．日本小児外科学会雑誌．2006，44（2），p.299-306．一部改変．

3 ナーシングチェックポイント

嘔吐などの消化器症状が主体の症例ではGERDと診断されやすいが，嘔吐を認めず，喘鳴や咳嗽発作などの呼吸器症状，または乳児が泣き止まない，嗄声などの非特異的な症状のみを合併する場合は，それらの症状の原因がGERであると診断されるまでに時間がかかる場合がある．嘔吐を認めないGERDがあることを念頭に置いて，患児を観察することが必要である．

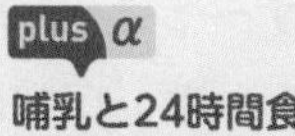

哺乳と24時間食道pHモニタリング

非酸性の胃内容物（pH4以上）が食道内に逆流してもpHモニタリングでは胃食道逆流と検知されない．胃内に入ったミルクで胃内容物のpHは上昇するため，哺乳回数が多い乳児では24時間pHモニタリングでGERを正確に診断できないことがあり，注意が必要である．

引用・参考文献

1) 福澤正洋ほか編．系統小児外科学．改訂第3版．永井書店，2013，p.449-456.
2) Pedersen RN. et al. Oesophageal atresia：prevalence, prenatal diagnosis and associated anomalies in 23 European regions. Arch Dis Child. 2012, 97（3），p.227-232.
3) 日本小児外科学会学術・先進医療検討委員会．わが国の新生児外科の現況：2013年新生児外科全国集計．日本小児外科学会雑誌．2015，51（7），p.1234-1245.
4) Koivusalo A. et al. The cumulative incidence of significant gastrooesophageal reflux in patients with oesophageal atresia with a distal fistula：a systematic clinical, pH-metric, and endoscopic follow up study. J Pediatr Surg. 2007, 42（2），p.370-374.
5) 日本消化器病学会．胃食道逆流症（GERD）診療ガイドライン2015．改訂第2版．南江堂，2015.
6) 大浜用克ほか．日本小児消化管機能研究会小児胃食道逆流症診断治療指針．日本小児外科学会雑誌．2006，44（2），p.299-306.
7) 前掲書1），2013，p.463-469.

2 胃・十二指腸の疾患

1 肥厚性幽門狭窄症

肥厚性幽門狭窄症（hypertrophic pyloric stenosis）は，幽門管の固有筋層が肥厚することで内腔が狭窄し胃内容物の排出障害を来す疾患である．

肥厚性幽門狭窄症の日本人の発症率は0.2％以下であるが，乳児期前半にみられる消化管通過障害では最も頻度の高い疾患である．

1 病態・症候

生後２週から12週までが好発時期で，非胆汁性の**噴水状嘔吐**，腹壁から観察できる胃の蠕動亢進，オリーブ様腫瘤（肥厚した幽門筋）の触知を三大徴候とする．嘔吐が頻回になると脱水，胃酸の喪失による**低クロール性アルカローシス**，低栄養や体重増加不良を認めるようになる．また逆流性食道炎の併発により，吐物にコーヒー残渣様の血液が混入することもある．

2 検査・診断

|1| 触診

心窩部やや右側にオリーブ状の腫瘤が触知されるが，体格により触知困難なこともある．

|2| 腹部単純X線検査

胃泡の拡張像と十二指腸以下の腸管ガスの減少を認める．胃の蠕動亢進を反映して，胃泡が分葉を呈するように見えることもある（図10-3）．

|3| 腹部超音波検査

幽門部を短軸像と長軸像で描出し，幽門筋の厚さが４mm以上，幽門管長15mm以上を証明することで確定診断に至る（図10-4）．低体重や日齢が浅い症例では基準を満たさない場合もあり，経時的に超音波検査による評価が必要となることもある．

plus α

肥厚性幽門狭窄症の原因

男児では女児の４～６倍の発症率であり，さまざまな先天性疾患に併発し家族集積性も認めることから，原因として遺伝子異常が推測されている．

plus α

低クロール性アルカローシス

血中のpHが高い状態をアルカローシスと呼び，血漿HCO_3^-の蓄積による代謝性アルカローシスと，血中二酸化炭素分圧の低下（例：過呼吸など）による呼吸性アルカローシスに分けられる．頻回の嘔吐による胃酸の喪失により，強い脱水と，酸塩基平衡では低クロール性アルカローシス（代謝性アルカローシス）を呈し，代償性に血中二酸化炭素分圧は増加傾向を示す．

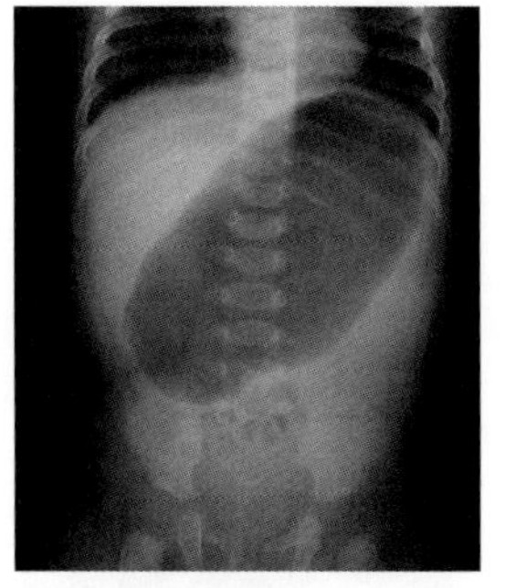

胃泡の著しい拡張を認める．腸管ガスは減少している．

図10-3　胃泡の拡張と腸管ガスの減少

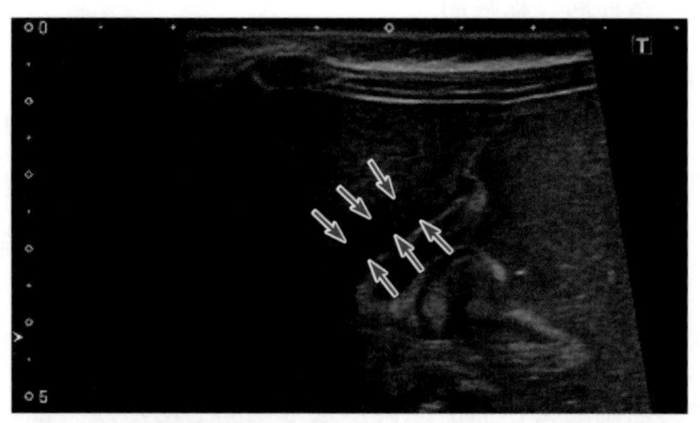

肥厚した幽門筋を認める．

図10-4　肥厚性幽門筋狭窄症の腹部超音波検査画像

3 治療

|1| 初期治療

まずは嘔吐により喪失した水分，電解質の補正が必要である．生理食塩液と５％ブドウ糖液で調製したものを初期輸液とし，補正を行う．

|2| 内科的治療

毎哺乳前に**硫酸アトロピン**の静脈内投与を行い，症状をみながら経口投与へ移行する．ニトログリセリンのテープ剤の貼付が併用されることもある．内科的治療が効果を示せば手術を回避できる．

plus α

硫酸アトロピンの副作用

副作用として頻脈，尿閉，便秘などがあり，注意が必要である．

|3| 外科的治療

粘膜外幽門筋切開術（**ラムステッド手術**）を行い，肥厚した幽門管の筋層を切開し，通過障害を解除する．腹腔内への到達法としては，臍上弧状切開や腹腔鏡下手術が行われる．

いずれの治療法も治療完了後は予後良好である．

plus α

外科的治療

術後12～24時間より哺乳を開始でき，短期間で通常哺乳量への増量が可能となるため，内科的治療に比べると入院・治療期間が短縮できる．

4 ナーシングチェックポイント

入院時には脱水の有無，程度の評価のためバイタルサイン，体重の減少，嘔吐回数の確認が重要である．また血液ガス検査で低クロール性アルカローシスの程度を確認し，適切な輸液管理を行う必要がある．治療効果の評価にはバイタルサイン，哺乳の状態や嘔吐の有無，腹部所見の観察が重要となる．

2 胃軸捻転症

胃軸捻転症（gastric volvulus）は，胃が生理的範囲を越えて回転（捻転）した状態である．小児の発症率は約３％で乳児に多く，乳児期までに発症する症例の多くは慢性型である．また慢性型では特発性，臓器軸性捻転が多く，急性型では続発性，腸間膜軸性捻転が多い．発症率は年齢とともに低下するが，年齢が上がるにつれ続発性の割合が増加する．

臨床上，以下の分類が重要である．

- 病因による分類：**特発性，続発性**
- 捻転軸による分類：**腸間膜軸性，臓器軸性**，複合型
- 臨床経過による分類：**急性型，慢性型**

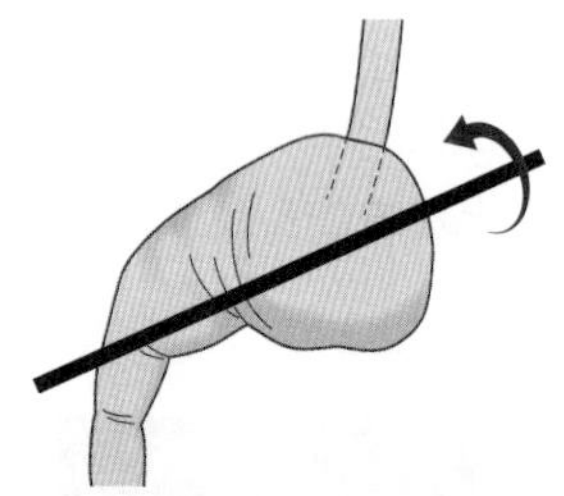

図10-5　臓器軸性捻転

1 発症機序・原因

胃の固定の未熟性に加え，呑気（どんき）や排気不良により消化管ガスが貯留すると，胃が挙上して臓器軸性に捻転する（**図10-5**）．続発性では，横隔膜ヘルニア（➡p.242参照）や横隔膜弛緩症，無脾症，遊走脾などにより胃底部が背側へ落ち込み，腸間膜軸性に捻転する（**図10-6**）と考えられる．

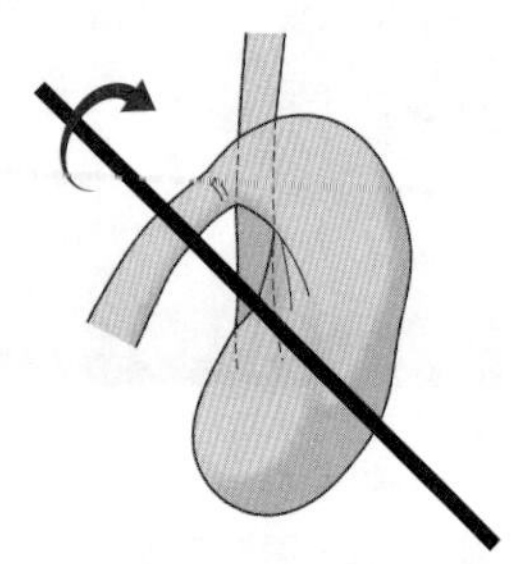

図10-6　腸間膜軸性捻転

2 病態・症候

捻転に伴う胃内容物の通過障害と血流障害が基本病態であるが，捻転の状態や程度により続発する症状や，重症度は異なる．

慢性型では臓器軸性捻転が多く，重症化することはまれで，嘔吐や腹部

膨満などの非特異的な消化器症状を呈する．一方，急性型では腸間膜軸性捻転が多く，絞扼による血流障害を伴うため重症例が多い．

胃壁の壊死，穿孔をきたすと，多量の腹腔内遊離ガスや胃内容物の流出により，呼吸障害やショックを呈する．

3 検査・診断

臓器軸性捻転では，腹部単純X線検査で胃の拡張と，消化管ガスが増加し大弯と小弯の位置が入れ替わる，upside-down stomachと呼ばれる所見を認める（図10-7）．腸間膜軸性捻転では，高度の通過障害により，腹部単純X線検査で胃は著しく拡張，消化管ガスは減少し，幽門および十二指腸の左頭側への転移を認める（図10-8）．胃穿孔を伴う場合には多量の腹腔内遊離ガスを認める．

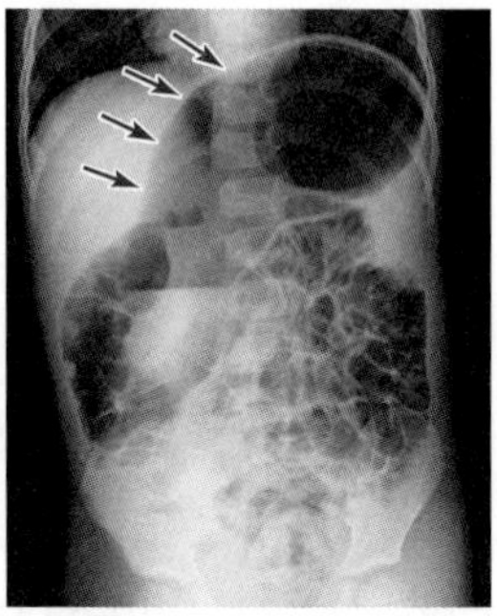

大弯が頭側に挙上し，消化管ガスの増加を認める．

図10-7 upside-down stomach

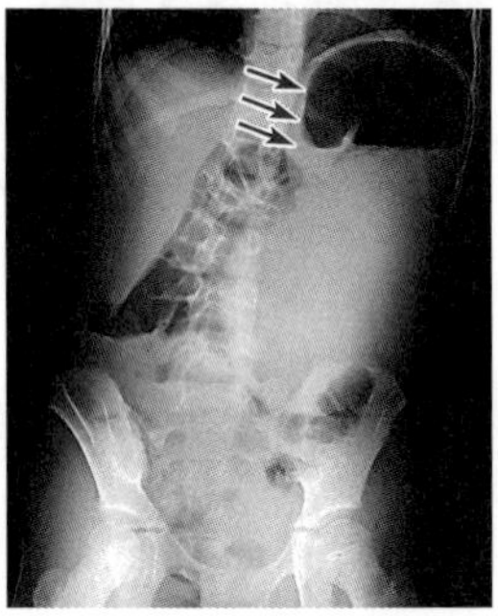

幽門の左頭側への転移を認める．

図10-8 腸間膜軸性胃軸捻転症の腹部単純X線画像

4 治療

臓器軸性捻転では，呑気や排気不良を避けるため，少量頻回の哺乳や哺乳途中での排気（中間排気），哺乳後30分程度の縦抱きまたは右側臥位，浣腸による下部消化管の減圧などの保存的治療が中心となる．難治例では，胃管の留置や手術を考慮する．

腸間膜軸性捻転では，初期治療として胃管挿入による胃内減圧を試みるが，挿入困難な場合には緊急手術を行う．また，胃の血流障害が疑われる場合や，すでに穿孔している場合にも，同様に緊急手術が必要である．

5 経過・予後

臓器軸性捻転では，乳児期を過ぎると自然軽快することがほとんどであり，予後は良好である．腸間膜軸性捻転の死亡率は約７％であるが，術後の再捻転はまれである．

6 ナーシングチェックポイント

腸間膜軸性捻転では重症例が多く，バイタルサイン，呼吸状態，腹部所見が重要である．臓器軸性捻転では哺乳量や哺乳後の排気の有無，排便，排ガスの有無や，哺乳後の姿勢維持，腹部所見に注意する．減圧不十分であれば積極的に中間排気や浣腸を行い，消化管内の減圧に努める．

plus α

胃軸捻転症の手術

手術は，捻転を解除した後に再捻転予防のため胃の前壁と腹壁を固定する，胃前方固定術が一般的である．穿孔を認める場合には穿孔部を縫合閉鎖する．また，続発性捻転では原疾患に対する手術も行う．

3 新生児胃破裂・胃穿孔

胃壁の開口部が小円形であれば**胃穿孔**（gastric perforation），胃壁が大きく裂け，壁の菲薄化や壊死を伴うものは**胃破裂**（gastric rupture）とされる．胃穿孔は小弯側に多く，潰瘍性疾患に伴うとされるが，新生児胃破裂は胃前壁大弯側に大きな破裂孔として認める．

新生児胃破裂の要因としては，胃壁筋層の脆弱性，周産期の低酸素による血流障害，胃内圧の上昇などが有力視されている．生後数日以内に腹部膨満や血性嘔吐で発症し，全身状態が急速に悪化する．腹部単純X線画像では多量の腹腔内遊離ガスを認め，特に臥位では遊離ガスの中央に円靱帯が線状に描出される，**フットボールサイン**を認める．

治療としては，術前は汎発性腹膜炎と多量の腹腔内遊離ガスにより呼吸循環不全に陥っているため，全身状態の改善を図ったのち，速やかに手術に移行し壊死組織の切除，および破裂部位の直接縫合・修復を行う．

plus α

新生児胃破裂の予後

予後不良の疾患であったが，近年の周産期・新生児医療の進歩により，死亡率，発生数ともに著しく低下している．

4 先天性十二指腸閉鎖・狭窄症

先天性十二指腸閉鎖症および**狭窄症**（congenital duodenal atresia/stenosis）は，出生6,000人から１万人に１人の割合で認められる，十二指腸の通過障害である．先天性十二指腸閉鎖症の約半数で，ダウン症候群（28%），先天性心奇形（23%），食道閉鎖症（９%），直腸肛門奇形（４%）などを合併するとされている．

1 発症機序・原因

通常，十二指腸は胎生４～５週ごろに形成された後，上皮の増殖で一時的に閉塞した内腔が空砲化して再疎通する．先天性十二指腸閉鎖症および狭窄症は，この過程の障害により発生するとされる．

2 病態・症候

先天性十二指腸閉鎖症および狭窄症は，膜様型（十二指腸閉鎖の92%），索状型（１%），離断型（７%）の３型に分類される（図10-9）．81%が閉鎖症（完全閉鎖），19%が狭窄症（部分閉塞）とされている．

約半数に胎児期の羊水過多を認める．出生後は次第に上腹部が膨満し，嘔吐する．閉鎖部位が十二指腸乳頭部（ファーター乳頭）より肛門側の閉鎖であれば**胆汁性嘔吐**に，閉鎖部位が乳頭部より口側であれば**非胆汁性嘔吐**になる．３分の２以上の症例で胆汁性嘔吐を認める．

3 検査・診断

腹部単純X線検査では，拡張した胃と十二指腸の２箇所にガスがみられる，**ダブルバブルサイン**が特徴的である（図10-10）．十二指腸以下の消化管内にガスがみられれば狭窄を，みられなければ閉鎖を疑う．透視下で経管栄養用のチューブを十二指腸まで挿入して造影検査を行うと，閉鎖・狭窄部位が確認できる．

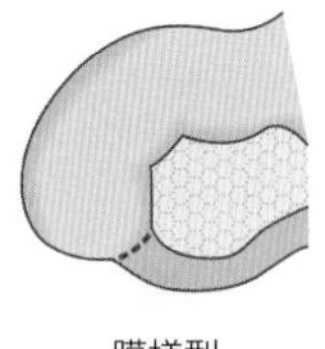

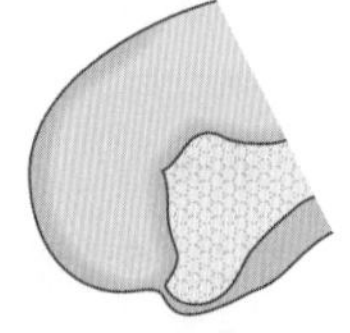

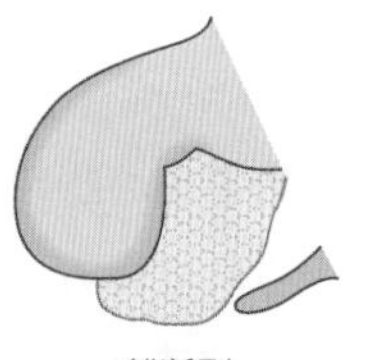

図10-9 先天性十二指腸閉鎖症の分類

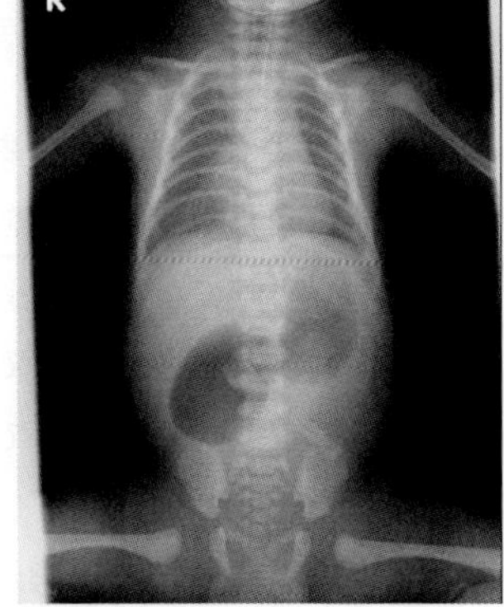

図10-10 ダブルバブルサイン

4 治療

胃管を挿入して消化管の減圧を行うとともに，輸液で脱水の補正をする．胃内の減圧が成功すれば手術の緊急性はない．

外科的治療としては，膜様物切除術または十二指腸十二指腸吻合術（**ダイヤモンド吻合**）を行う．

|1| 膜様物切除術

狭窄部，または狭窄部の口側の十二指腸壁を縦切開し，膜様物を切除する．ファーター乳頭が膜様物に開口していることがあるため，ファーター乳頭を切開しないように注意して膜様物を部分切除する．

|2| 十二指腸十二指腸吻合術（ダイヤモンド吻合）

閉鎖部より口側の十二指腸を横切開，肛門側の腸管を縦切開し，側々吻合する術式．十二指腸閉鎖症・狭窄症のどちらにも行える術式である．

5 ナーシングチェックポイント

胎児診断されることが多く，出生後すぐに胃管を挿入して消化管の減圧を開始する．手術前は胃管によって胃を効果的に減圧できているか，胃管からの排液の性状（胆汁性，非胆汁性），ダウン症候群や，先天性心疾患などの合併奇形の有無を観察する．

胆管が閉鎖部・狭窄部を挟んでY字状に開口するタイプでは，Y字型になった胆管を介してミルクが通過するため腹部膨満を来さず，発見が遅れることがあるため，注意を要する．

plus α
ダイヤモンド吻合

閉鎖部の口側の十二指腸を横切開，肛門側を縦切開して側々吻合したときの吻合部の形態がダイヤモンドの形に似ていたため，手術の考案者であるKen Kimuraが命名した術式．

plus α
ウインドソック型

ウインドソック（吹流し）型の膜様閉鎖は外観上，閉鎖部が膜付着部より肛門側にあるように見えることがある．膜の付着部を確認し，ダイヤモンド吻合の際に狭窄部の口側と肛門側を吻合するように注意する．

5 胃・十二指腸潰瘍

潰瘍（かいよう）とは消化管粘膜とその下層の組織が欠損した状態であり，潰瘍の発生した部位により**胃潰瘍**（gastric ulcer）と**十二指腸潰瘍**（duodenal ulcer）がある．

すべての年齢の小児に発症するが，新生児期と学童期以降に多い．学童期以降では十二指腸潰瘍が多い．

1 発症機序・病因

潰瘍は粘膜の攻撃因子と防御因子のバランスが崩れることにより発生する．

ヘリコバクター・ピロリへの感染，薬剤性（非ステロイド性抗炎症薬*，ステロイド，抗がん薬），ストレス性（外傷，外科治療），好酸球性胃腸炎，クローン病，IgA血管炎，ゾリンジャー・エリソン症候群などが原因となる．

2 病態・症候

新生児および乳児では，吐血，下血，消化管穿孔による急性腹症（機嫌不良，顔色不良，嘔吐，ショック）で診断される．学童期以降では，上腹部痛，悪心・嘔吐，消化管出血，穿孔による急性腹症で診断される．早朝空腹時の右上腹部痛痛は，十二指腸潰瘍に典型的な症状である．これらの症状が急性に発症する症例もあれば，慢性持続的に症状を繰り返す症例もある．

plus α
ヘリコバクター・ピロリ感染症

グラム陰性微好気性らせん状桿菌で，胃粘膜に持続感染する．日本では５歳以下の小児期の家族内感染が主な感染経路であるが，小児における感染率は２％以下まで低下している．症状の有無にかかわらず慢性胃炎を来し，一部の症例で胃・十二指腸潰瘍，思春期の鉄欠乏性貧血，免疫性血小板減少性紫斑病，成人の胃癌などの原因となる．

用語解説 *
非ステロイド性抗炎症薬（NSAIDs）

抗炎症作用，鎮痛作用，解熱作用を有する薬剤の総称．市販の解熱鎮痛薬などにも含まれている．

潰瘍の合併症として，**消化管出血**，狭窄，穿孔があり，注意が必要である．

3 検査・診断

上部消化管内視鏡検査で診断する．内視鏡検査では，潰瘍の有無に加えて原因の検索が可能である．腹部単純X線検査やCT検査で腹腔内に遊離ガスが確認されれば，潰瘍の消化管穿孔が示唆される．

4 治療

消化管出血を認める症例では，出血性ショックに対する評価や治療を優先し，その後に内視鏡的止血術を行う．潰瘍の穿孔があれば，緊急手術を考慮して外科にコンサルトする．穿孔が小さい症例では，内科的保存治療が可能な場合もある．

急性期症状が落ち着いたところで食事を開始し，潰瘍の治癒と症状の改善を目的に，酸分泌抑制薬（ヒスタミンH_2受容体拮抗薬またはプロトンポンプ阻害薬）による薬物療法に変更する．症状に応じて，抗コリン薬や粘膜防御薬などを併用する．

潰瘍の再発予防として，ヘリコバクター・ピロリ感染を伴う症例では除菌治療を行う．薬剤性の場合には，原因薬剤の中止を検討する．好酸球性胃腸炎やクローン病では，原疾患に対する治療を行う．

5 ナーシングチェックポイント

多量の吐血や下血がある症例では，出血性ショックに注意する．川崎病に対するアスピリン内服，ステロイド治療，NICUやPICUにおける集約的治療中，抗がん薬の投与中などの基礎疾患を有する小児では，胃・十二指腸潰瘍の早期発見に努める．

plus α

消化管出血と便の性状

上部消化管からの出血はタール便を伴い，胃・十二指腸潰瘍以外に鼻出血，胃・食道静脈瘤破裂でも認める．上部消化管からの大量の活動性出血では，便が赤黒くなることがあり，注意を要する．

plus α

ヘリコバクター・ピロリ除菌治療

プロトンポンプ阻害薬と２種類の抗菌薬（アモキシシリン，クラリスロマイシンまたはメトロニダゾール）を７日間内服する．小児ではクラリスロマイシン耐性菌が高率に検出されるため，薬剤感受性検査に基づき抗菌薬を選択する．除菌治療は潰瘍の再発予防のみならず，胃炎の治癒による胃がん発生リスクの低減も期待される．

引用・参考文献

1) 日本小児栄養消化器肝臓学会編．小児栄養消化器肝臓病学．第１版．診断と治療社，2014，p.205-207.
2) 名木田章．“乳児肥厚性幽門狭窄症”．小児内科．2020，52（増刊），p.511-514.
3) 大矢知昇．“肥厚性幽門狭窄症”．小児外科．2021，53（８），p.821-825.
4) 金聖和．“肥厚性幽門狭窄症：診断と治療のポイント　硫酸アトロピン療法と手術療法”．小児内科．2021，53（２），p.225-228.
5) 前掲書１），p.197-199.
6) 山口隆介．“胃軸捻転，腸軸捻転”．小児疾患診療のための病態生理１．改訂第５版．2014，p.499-502，（小児内科，46（増刊））.
7) 正畠和典．“外科的治療を要した小児急性胃軸捻転10例の臨床的検討”．日本小児救急医学会雑誌．2018，17（３），p.443-449.
8) 前掲書１），p.202-204.
9) 久山寿子．“胃穿孔と胃破裂”．小児外科．2009，41（４），p.349-353.
10) 前川昌平．“新生児破裂に中腸軸捻転を合併した１例”．日本小児外科学会雑誌．2018，54（７），p.1336-1341.
11) 鳥飼源史．“当院NICUで１年間に発生した新生児胃破裂５件に関する検討”．日本小児外科学会雑誌．2021，57（３），p.625-630.
12) 奥山宏臣．“十二指腸閉鎖症，十二指腸狭窄症”．系統小児外科学．改訂第３版．永井書店，2013，p.498-501.
13) Kimura K. et al. Diamond-shaped anastomosis for congenital duodenal atresia: an experience with 44 patients over 15 years. J Pediatr Surg. 1990, 25 (9), p.977-979.
14) 加藤誠一ほか．小児期ヘリコバクター・ピロリ感染症の診療と管理ガイドライン2018．日本小児栄養消化器肝臓学会．改訂第２版，2018，32，p.92-136.

3 小腸・結腸の疾患

1 先天性小腸閉鎖・狭窄症

先天性小腸閉鎖症（congenital intestinal atresia）は小腸の器質的な閉塞状態であり，新生児腸閉塞を来す典型的な疾患である．発生頻度は出生5,000～1万人に1人といわれている．病変部位は**回腸遠位**，空腸近位の順に多く，合併奇形は約3分の1に認めるが，先天性十二指腸閉鎖症と異なり，先天性心疾患や21トリソミーなどの消化管外の疾患の合併は比較的少ない．

先天性小腸狭窄症（congenital intestinal stenosis）は，完全閉塞を来す先天性小腸閉鎖症とは異なる病態を呈することがあるが，発症原因は同一と考えられ，本質的には一つの疾患群ととらえられる．

1 発症機序・原因

先天性腸閉鎖症の発症原因には再開通障害説と血行障害説の二つが有力視されているが，空・回腸における閉鎖症では血行障害説を支持する報告が多い．

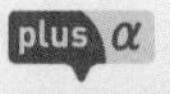

血行障害説

器官形成された胎生中期以降に，腸軸捻転や腸重積，ヘルニアなどにより腸管や腸間膜の血流が障害され，虚血となることを閉塞の原因とする説．

2 病態・症候

先天性小腸閉鎖症は，閉塞部の形態により分類される（図10-11）．日本小児外科学会による2018（平成30）年新生児外科全国集計では，**離断型**（Ⅲa型）が最も頻度が高く59％であった．アップルピール型（Ⅲb型）や多発型（Ⅳ型）では短腸症候群を来し術後の管理に難渋することもある．**胆汁性嘔吐**，腹部膨満が主症状であり，閉鎖部位が口側であるほど症状の出現が早く，また胎児期では羊水過多を呈しやすい．

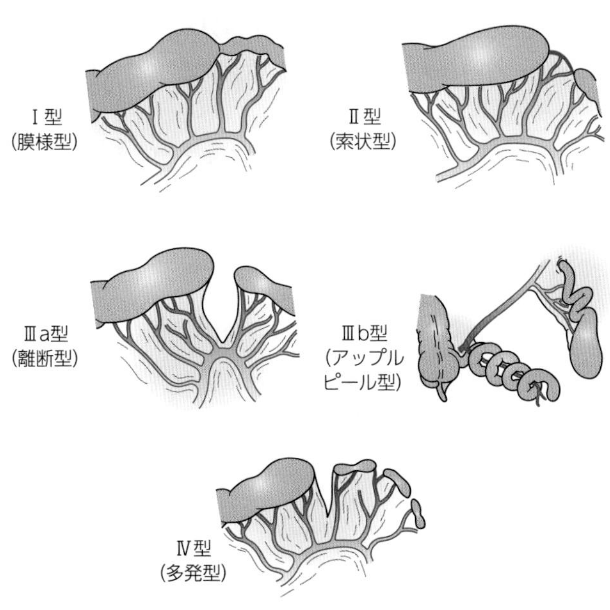

図10-11　Grosfeldによる分類

先天性小腸狭窄症では，狭窄の程度によっては乳児期以降に食事形態の変化に伴い，嘔吐，腹痛，腹部膨満などの通過障害症状を呈して発症することもある．

3 検査・診断

|1| 腹部単純X線検査

高位空腸の閉鎖では，トリプルバブルサインと呼ばれる拡張した胃，十二指腸，空腸のガスを認める（図10-12）．遠位空腸や回腸の閉鎖では多数の拡張小腸ガスを認め，この場合はマルチプルバブルサインと呼ばれる（図10-13）．いずれの小腸の閉鎖でも結腸ガスは認めない．

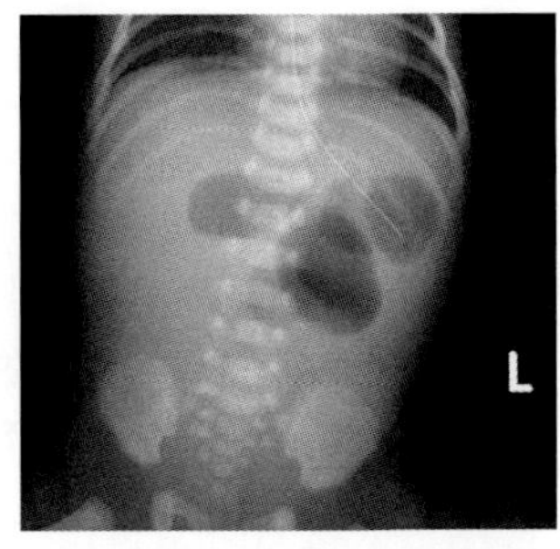

図10-12 トリプルバブルサイン

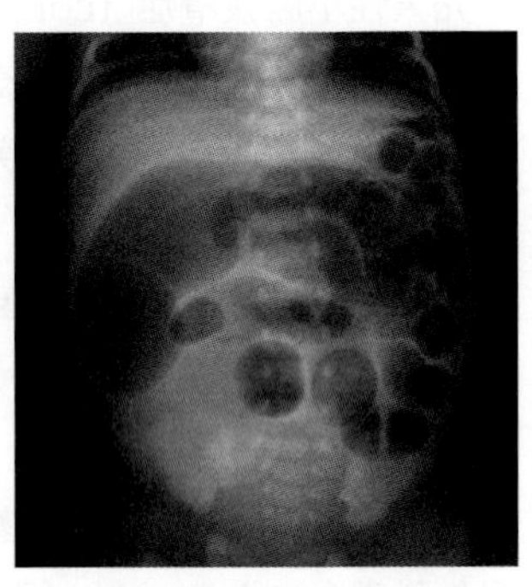

図10-13 マルチプルバブルサイン

小腸狭窄症では，狭窄の程度によって口側腸管の拡張の程度は異なり，肛門側の腸管ガスも認める．

|2| 注腸造影

一般的に，小腸閉鎖症では狭小化した結腸（マイクロコロン）を認めるが，妊娠後期の閉鎖や，小腸狭窄症では明らかでないこともある．

4 治療

|1| 術前

胃管を挿入し，拡張腸管の減圧を行いつつ，体液および電解質の補正を行う．下部消化管の閉鎖では減圧が有効でない場合があり，消化管穿孔のリスクが高まるため，早期の手術が必要となることもある．

|2| 手術

閉鎖・狭窄部位を切除し，肛門側腸管に閉鎖のないことを確認して，口側腸管と肛門側腸管を一期的に端々吻合する．消化管穿孔を伴う場合や早産児や低出生体重児の場合には，全身状態によって一時的な人工肛門造設を検討する．

> **plus α**
> **拡張腸管の切除**
> 口側腸管が著しく拡張している場合には，術後のうっ滞性腸炎を予防するために拡張腸管を切除することもある．

|3| 術後

排ガス，あるいは腹部単純X線検査で結腸へのガス移行を確認できるまで胃管から減圧を行い，確認後は哺乳を少量から開始する．便の性状，回数，量をみながら哺乳量を増量する．

5 ナーシングチェックポイント

高位空腸の閉鎖では胃管からの排液量が多く，体液および電解質の補正が重要となる．遠位空腸以下の閉鎖では，腸管の拡張が進行すると腹部膨満の増悪により呼吸状態の悪化や消化管穿孔のリスクが高まることから，胃管の管理，腹部膨満の進行に注意する．

2 イレウス（腸閉塞症）

イレウス（**腸閉塞症**）は，腸管のなんらかの通過障害により内容物が停滞，うっ滞した状態である．本来，器質的に腸管が閉塞している状態を**腸閉塞**，閉塞がない腸管拡張を**イレウス**（ileus）と呼ぶが，本稿では便宜上，両者を総称してイレウスとする．

イレウスは，通過障害が器質的な原因により生じる**機械的イレウス**と，腸管の運動障害や攣縮（れんしゅく）などにより生じる**機能的イレウス**に分類される．さらに，機械的イレウスのうち血行障害を伴うものは**複雑性イレウス**，伴わないものは**単純性イレウス**に分類され，機能的イレウスは**麻痺性イレウス**と**けいれん性イレウス**に分類される（表10-2）．

1 病態・症候

排便・排ガスの停止，腹部膨満，悪心，胆汁性嘔吐，腹痛などを認める．通過障害の原因によっては血便や血性嘔吐を認めることもある．また腸内に腸液が多量に貯留すると，高度な脱水によるショック症状や，腹部膨満の進行による呼吸障害を来すこともある．

2 検査・診断

|1| 腹部単純X線検査

立位・座位正面像，または左側臥位で**ニボー***（**鏡面像**）を認める（図10-14）．背臥位正面像では拡張した腸管ガスを認める．拡張腸管量が多ければ，より下部の閉塞を疑う．また，拡張腸管ガスと狭小な腸管ガスの混在は，両者の間に閉塞機転の存在を示唆する．

|2| 腹部超音波検査

拡張した腸管が描出される．拡張に伴い腸管内腔の襞（**ケルクリング襞**）が

用語解説*
ニボー
拡張した腸管内で消化管ガスが上方に，腸液が下方に移動することで形成される，水平な液面像．腸炎や術後の腸管麻痺でも出現し，また激しい嘔吐によりガスが排出されると形成されないこともあり，ニボーの有無のみではイレウスの診断はできない．

表10-2　イレウスを来す疾患・病態

機械的イレウス	機能的イレウス
単純性イレウス	**麻痺性イレウス**
先天性腸閉塞症 癒着 胎便性イレウス 異物（誤飲，便など） 腫瘍 直腸肛門奇形	急性胃腸炎 腹膜炎 開腹術後 甲状腺機能低下症 電解質異常 薬剤性 ヒルシュスプルング病 ヒルシュスプルング病類縁疾患
複雑性イレウス	**けいれん性イレウス**
絞扼性イレウス 腸軸捻転症 内ヘルニア嵌頓 腸重積症 鼠径ヘルニア嵌頓	外傷 薬剤性

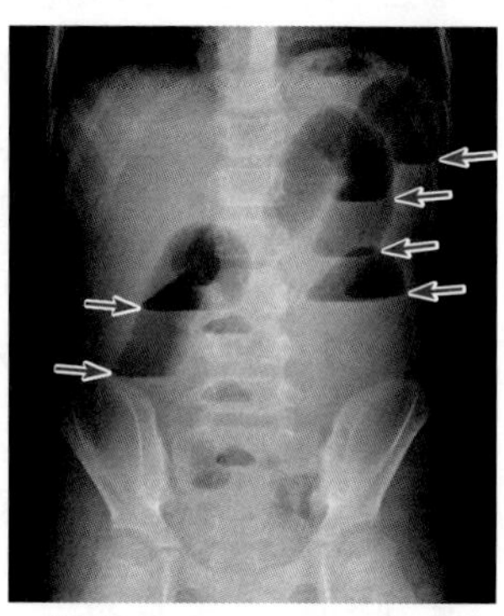

ニボーを認める．

図10-14　イレウスの腹部単純X線画像（立位）

開大すると鍵盤のように見えることから，キーボードサインと呼ばれる．腸管蠕動の評価や，絞扼性イレウスの鑑別も可能である．ベッドサイドで施行可能で，簡便かつ低侵襲であるため有用であるが，消化管ガスが多いと描出可能範囲は狭くなるという特徴がある．

|3| 腹部造影CT検査

拡張腸管，ニボーの形成を認める（**図10-15**）．閉塞機転の同定や，腸管壁の造影効果の程度による血流障害の有無の鑑別が可能である．被曝や，鎮静を必要とする点から，小児の場合には第一選択の画像検査ではないが，絞扼性イレウスを疑う場合には有用である．

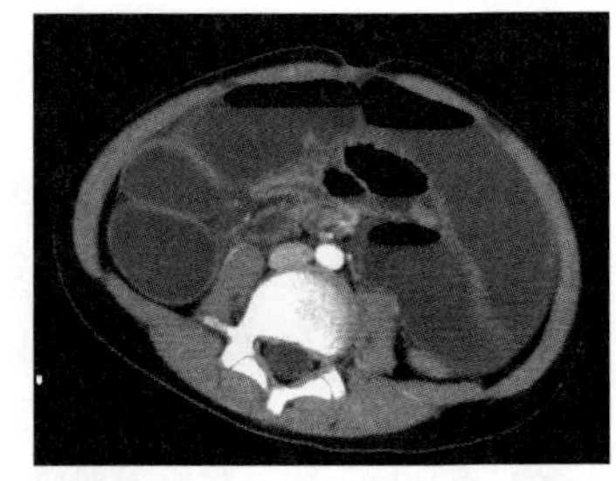

拡張した小腸内に，ニボーと貯留した腸内容を認める．

図10-15　イレウスの腹部造影CT画像

3 治療

|1| 保存的治療

機能的イレウス，単純性イレウスで適応となる．絶飲食で輸液を行い，嘔吐や腹部膨満を認める場合には，胃管や**イレウス管**＊を留置して消化管内の減圧を図る．腹痛が強い場合には鎮痛薬を投与する．絶飲食期間が長期化する場合には，中心静脈栄養を検討する．

用語解説＊
イレウス管
2～3mの減圧用のチューブである．吸引圧に耐えられるよう肉厚の構造をしており径が太いため，幼児までは経腸栄養用のチューブを代用する．通常，X線透視下で経鼻的に挿入しトライツ靱帯を越えて空腸より遠位に留置する．

|2| 外科的治療

複雑性イレウス，保存的治療が効果を示さない単純性イレウスで適応となるが，複雑性イレウスの場合には緊急手術となる．通過障害を解除し，腸管の壊死を認めた場合には壊死腸管の切除および腸吻合を行う．全身状態や局所の状態によっては吻合を行わず，人工肛門を造設することもある．

4 経過・予後

機能的イレウスおよび単純性イレウスは，通過障害が解除されれば予後良好である．絞扼性イレウスでは敗血症や播種（はしゅ）性血管内凝固症候群，多臓器不全に陥ると予後不良となる場合がある．また腸管壊死により大量小腸切除が必要になった場合には，短腸症候群となり長期的予後が不良となることもある．

➡ 播種性血管内凝固症候群については，12章1節3項p.297参照．

5 ナーシングチェックポイント

いずれのイレウスでも腸管内容の貯留により脱水を来しており，特に小児や高齢者の場合には治療前後で脱水が補正されているかに注意が必要である．したがって，イレウスのアセスメントだけでなく，脱水のアセスメント（活気の有無，口唇乾燥，皮膚のハリ，尿量，胃管・イレウス管排液量，体重，血液検査など）を行うことが重要である．

3 腸回転異常症

腸回転異常症（malrotation）は胎児期の腸管の回転と固定の異常により生じる．無症状で経過する場合も多く，発生率の正確な評価は困難であるが，出生6,000～1万人に1人の発生で，80%は新生児期に症状を呈する．

1 発生機序

十二指腸から横行結腸の途中まで（**中腸**）は胎児期初期には臍帯内に突出しており，第10週ごろに腹腔内へ復帰する．この際，腸管は回転しながら腹腔内に復帰し，腸の一部は腹膜，後腹膜に固定される（図10-16）．腸回転異常症は，この胎児期の回転と固定の過程が完成しなかった状態である．

先天性横隔膜ヘルニア，臍帯ヘルニア，腹壁破裂では腸回転異常症を合併することがある．

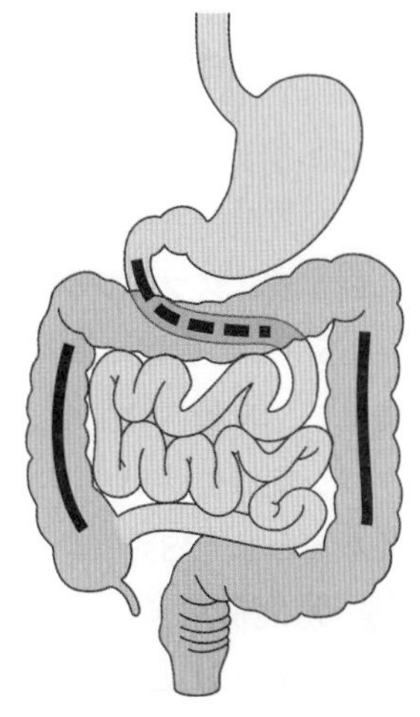

図10-16　腸管の固定

2 病態・症候

新生児では，嘔吐が最も一般的な症状である．腹部膨満はみられないことが多い．年長児では，反復する腹痛や成長障害（吸収障害，タンパク漏出性腸疾患）などで見つかる場合もある．

腸回転異常症では結腸と右後腹膜との間に線維性膜様物（**Ladd靭帯**）が形成されることがある．これにより十二指腸は圧迫され，閉塞の原因となる．また，十二指腸と結腸が近接しており，その間の腸管（中腸：空腸～結腸）が，狭い基部（上腸間膜動脈）を軸として腹腔内にぶら下がる格好となるため，捻転しやすくなる（図10-17）．この捻転は中腸軸捻転と呼ばれる．中腸軸捻転により腸管の阻血・壊死が進むと血性嘔吐や血便がみられ，さらに進行すると脱水・ショックに陥るため，早急な診断が必要である．

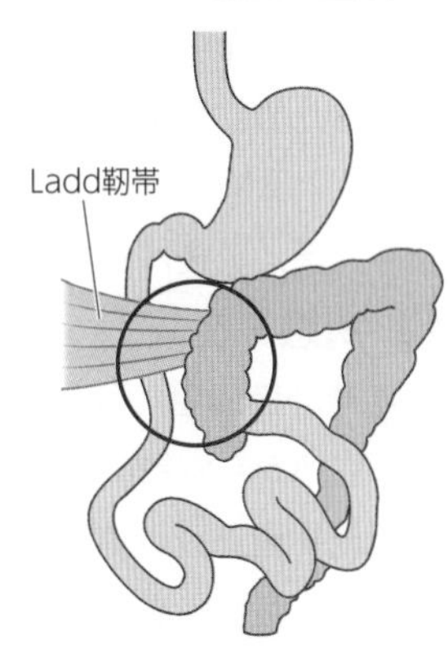

図10-17　捻転しやすい位置

3 検査・診断

絞扼を生じている場合は代謝性アシドーシスとなり，血液検査では高カリウム血症を示す．単純X線検査の所見では胃は拡張して，小腸以下の腸管ガスが少ないことが多い．造影検査では，トライツ靭帯を認めず，虫垂が上腹部正中に位置することが特徴的である．捻転を生じている症例では，超音波検査やCT検査で，上腸間膜動脈を中心として上腸間膜静脈が回転するwhirlpool sign（図10-18）が特徴的である．

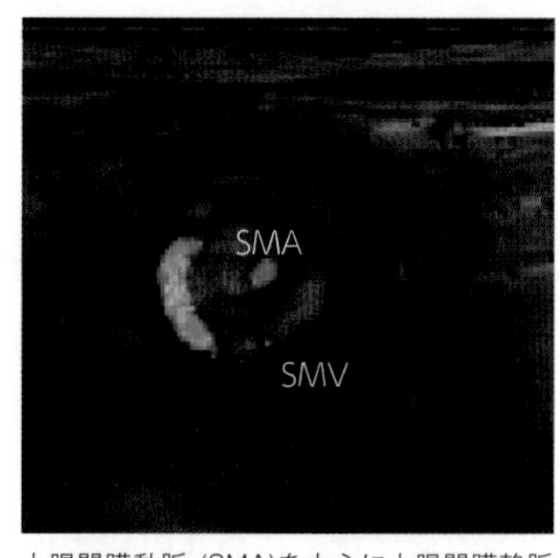

上腸間膜動脈（SMA）を中心に上腸間膜静脈（SMV）が回転している．

図10-18　whirlpool sign

4 治療

腸回転異常症だけでは治療対象とならない．腸回転異常症により通過障害や捻転，腹痛などを生じた場合に治療対象となる．治療は外科的手術（Ladd手術）のみが有効であり，中腸軸捻転症の合併が疑われる場合には緊急手術の適応となる．

5 経過・予後

腸回転異常症は無症候性のものから中腸軸捻転を合併するものまで，症状に幅がある．中腸軸捻転症による腸管壊死の範囲が広く，短腸症候群に至った症例では，中心静脈栄養が必須となることが多い．中腸軸捻転症では，術後の再発に注意が必要である．

plus α

腸閉塞症状

腹部の手術歴のない患者での突然の腸閉塞症状は，腸回転異常症による中腸軸捻転を生じている場合がある．

4 ヒルシュスプルング病

ヒルシュスプルング病（Hirschsprung's disease）は，腸管運動をつかさどる腸管壁内神経節細胞が先天的に肛門から連続して欠如する疾患である．

ヒルシュスプルング病は出生5,000人に１人の割合で発症する．男女比は３～3.5：１と男児に多く，症例の90％以上が出生時体重2,500g以上の成熟児である．家族内発生が３～５％にみられる．合併奇形は10～15％にみられ，ダウン症候群（21トリソミー），先天性心疾患の合併が多い．病変の範囲が広くなると家族内発生，女児の割合が増加する．

1 発症機序

胎生６～10週に，神経堤由来の神経細胞は迷走神経に沿って食道から肛門まで下降し，腸管壁内に分布するが，ヒルシュスプルング病はこの神経節細胞の分布がなんらかの原因で途中で停止し，その部分より肛門側が**無神経節腸管**となるために発生する．

本症と診断した場合は手術適応となるが，無神経節腸管の範囲により臨床症状や経過，予後は異なる．

2 病態・症候

無神経節腸管の範囲で分類され，肛門からS状結腸以下の短域無神経節症と，肛門からS状結腸を越えて口側に及ぶ長域無神経節症に大別される．

胎便排泄遅延（健常児の95％は24時間以内に胎便を排泄する）による**便秘**を伴った腹部膨満，胆汁性嘔吐が典型的な症状であるが，これらの症状は本症に特有の症状ではないため，新生児期に本症と診断されるのはヒルシュスプルング病全体の約半数である．

無神経節腸管の長さによって臨床経過が異なり，乳児期は便秘として見過ごされ１歳以降に診断されることもある．

3 診断

腹部単純X線検査で腹部全体が拡張した腸管ガス像，特に結腸の著しい拡張がみられ，注腸造影検査では肛門から連続する狭小腸管（無神経節腸管の部分）と，それに連続する口側の拡張腸管（典型例では巨大結腸）が認められる（図10-19）．ヒルシュスプルング病では，この注腸造影検査における腸管の口径差（**キャリバーチェンジ**）が特徴的な所見であるが，新生児期には不明瞭なことがある．直腸肛門内圧検査では，健常児に認められる直腸肛門反射*が出現しない．直腸粘膜生検による組織学的検査では無神経節腸管でアセチルコリンエステラーゼ（AChE）陽性の外来神経線維の著しい増生を認める．

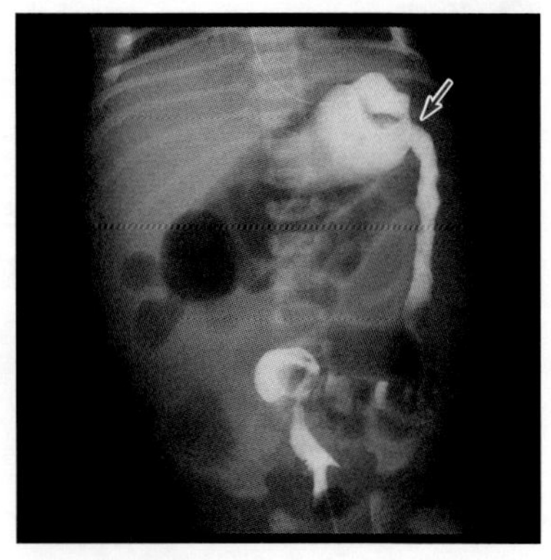

図10-19　キャリバーチェンジ

4 治療

本症と診断された場合，手術が必要である．生後３～４カ

plus α　ヒルシュスプルング病の原因

RET遺伝子の変異が発生した場合に発生することが知られていて，散発型の症例の10～30％，家族発生例の約50％にこの遺伝子変異が存在する．

コンテンツが視聴できます（p.2参照）

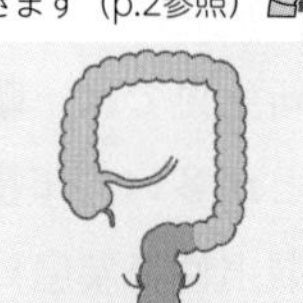

●ヒルシュスプルング病の病型と頻度〈アニメーション〉

plus α　便　秘

ヒルシュスプルング病では経過中，通常の自然排便がみられることはまれで，浣腸や肛門ブジーなどによる排便管理を必要とすることが多く，高度の便秘を呈する．直腸診で指を引き抜くときに，多量のガスおよび水様便の噴出がみられることがある．

用語解説*　直腸肛門反射

直腸壁をバルーンで進展させると肛門管圧が反射的に低下する．

月，体重５～６kgになるまで成長を待ち，根治術が行われるが，近年では新生児期に手術を行う施設もみられる．根治術までの間，浣腸や洗腸，肛門ブジーなどの保存的管理が困難な場合は**人工肛門**（**ストーマ**）が造設される．近年，腸瘻を造設することなく肛門から挿入したチューブで腸管の減圧および洗腸を行い，一期的に根治術を行う例もみられるようになってきた（図10-20）．

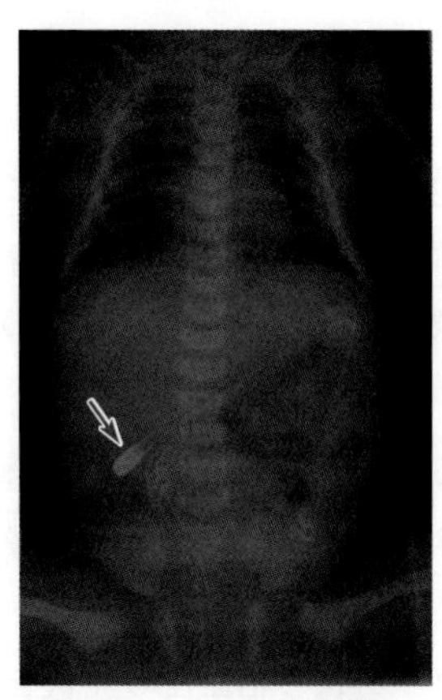

肛門からチューブを横行結腸まで挿入し，減圧している．

図10-20　肛門から挿入した減圧チューブ

手術では，蠕動運動が認められない病変部である無神経節腸管を切除し，口側の正常腸管を肛門に引き下ろす術式が報告されている．1990年代半ばに腹腔鏡手術が導入され，現在では約半数の症例で腹腔鏡を併用した手術が行われている．また，近年では，腹部操作を行わず，経肛門的に正常腸管を引き下ろす術式も行われるようになっている．

短域無神経節症では術式によらず術後成績は良好だが，病変部が全結腸以上の症例では術後も排便管理，栄養管理を要することが多く，いまだに予後は良好とは言い難い．

5 ナーシングチェックポイント

新生児期から便秘を認め，浣腸や肛門ブジーを行わないと排便がみられない児の中には，後に本症と診断されるケースがある．浣腸などで排便が得られている場合も，腹部膨満の有無，浣腸や肛門ブジー以外の自排便の状況を観察し，本症の診断が遅れることのないように注意する．

術後の合併症として，便秘，下痢，腸炎などが挙げられる．根治術時の吻合部が狭いことが原因で起きる便秘は，肛門ブジーを行って予防する．また，定期的に排便が得られるように，坐薬や浣腸による排便コントロールが重要である．

5 腸重積症

腸重積は口側腸管が肛門側腸管に嵌入（かんにゅう）した状態（図10-21）であり，それにより腸閉塞症状が現れたものを**腸重積症**（intussusception）という．２歳未満が80～90％を占め，小児の代表的な急性腹症の一つである．

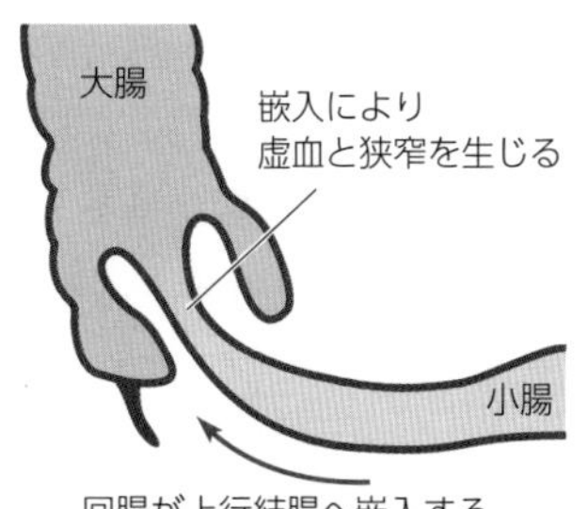

図10-21　腸重積

1 原因

原因は病的先進部の有無により大別される．病的先進部のない特発性腸重積症が90％を占め，そのうち約30％にウイルスの先行感染が

plus α　直腸粘膜生検

最近では粘膜下層を含む直腸粘膜から，無麻酔下で生検鉗子を用いて検体が採取される．採取された検体内に，正常児にはほとんどみられないアセチルコリンエステラーゼ陽性線維（外来神経線維）の著しい増生が認められた場合，本症と確定診断される．

plus α　ヒルシュスプルング病類縁疾患

腸管の壁内神経節細胞が認められるにもかかわらず，腸管の蠕動障害による消化管の機能不全を呈する疾患群．腸管壁内の神経系に形態的異常を認める群と，壁内神経系に形態的異常が認められない群があるが，定義・分類にはまだ定まったものがない．類縁疾患群はヒルシュスプルング病と比較して著しく予後不良で，診断および治療に難渋することが多い．

plus α　ヒルシュスプルング病の手術

病変部を切除して引き下ろした正常腸管と肛門縁近くで吻合するSwenson法，無神経節腸管の背側に正常腸管を引き下ろし側々吻合するDuhamel法，無神経節腸管の粘膜を剥離して筋層を残し，残した筋筒の中に正常腸管を引き下ろすSoave法などが行われている．

plus α　長域の症例

無神経節腸管が結腸全体におよぶ症例では，手術で全結腸が切除されるため術後の下痢が問題となる．その場合は，無神経節腸管を水分吸収に利用するMartin法（25～30cmほどの長い範囲で正常腸管と無神経節腸管を側々吻合する），木村法（右結腸の壁の一部を引き下ろした正常小腸に縫い付ける）などが行われる．

あるとされる．特発性腸重積症には回腸リンパ濾胞の肥厚や，腸間膜リンパ節腫脹などが関与していると考えられている．

病的先進部がある症例は５歳以降の年長児に多い．病的先進部としてはメッケル憩室，腸管重複症，異所性胃・膵組織，若年性ポリープ，悪性リンパ腫，IgA血管炎などがある．

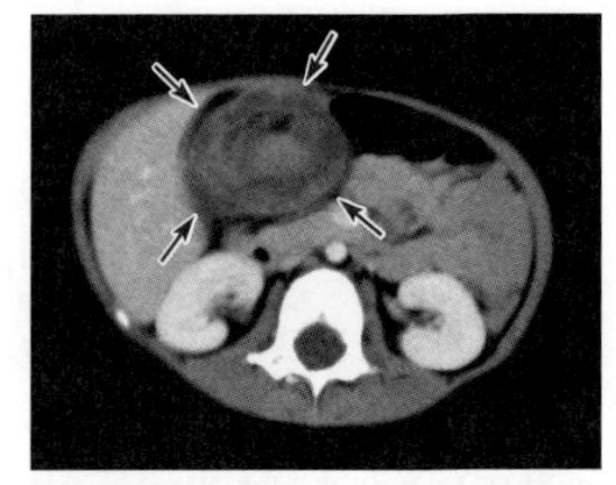

図10-22　ターゲットサイン

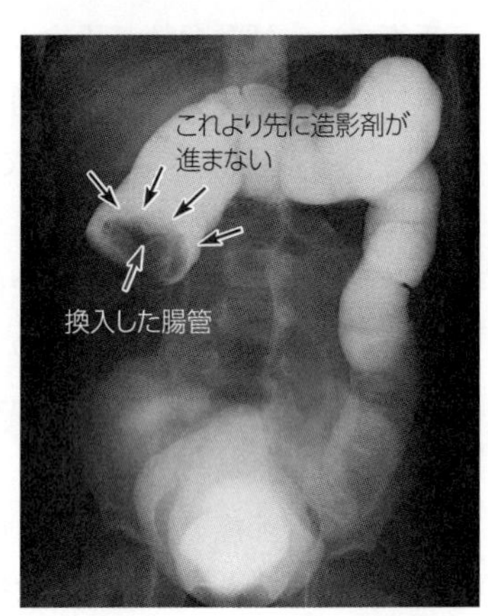

図10-23　注腸

➡ IgA血管炎については，6章2節5項p.141参照．

2 病態・症候

腸管嵌入が進行すると血行障害やうっ血を来し，腸管粘膜の浮腫や充血，出血を引き起こす．腸管の循環障害を生じた場合は絞扼性イレウスとなる．その結果，腸重積の三主徴である間欠的な腹痛と嘔吐，いちごゼリー状の粘血便の症状を来すが，これらの症状すべてが揃わないことも多い．

また，血流障害による顔面蒼白や不活発，時にショック状態で受診してくる症例もあるため，重症感染症などとの鑑別を要する．

3 検査・診断

診断には超音波検査や注腸造影検査，CT検査などの画像検査が有用である．

- 超音波検査・CT検査　重積腸管の横断画像は**ターゲットサイン**として描出される（**図10-22**）．CT検査では病的先進部の先端評価が可能なことがある．
- 注腸造影　造影剤には水溶性造影剤（ガストログラフィン）が用いられるが，空気で代用されることもある．造影剤が重積腸管に到達し，蟹の爪状の陰影欠損を確認できれば確定診断となる（**図10-23**）．診断後はそのまま**高圧浣腸***による治療に移行できる．

用語解説*

高圧浣腸

希釈した水溶性造影剤または生理食塩液，空気を肛門から高圧で注入することで，嵌入した腸管を押し戻すこと．

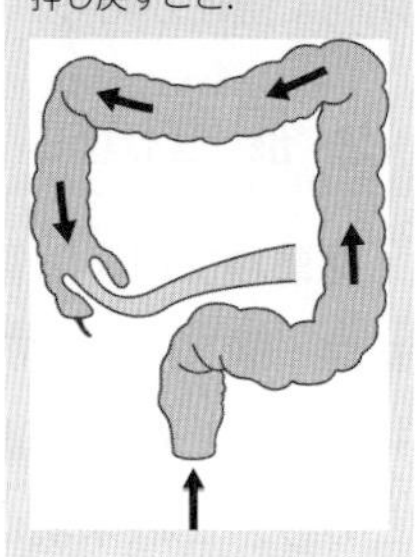

4 治療

嵌入腸管を戻す必要がある．X線透視下または超音波下で，高圧浣腸にて整復を試みる．これを非観血的整復術という．非観血的整復術での整復が困難であった症例や，整復中に消化管穿孔を生じた症例，病的先進部が存在する症例では，手術が必要となる．手術にて嵌入腸管の整復を行う方法を観血的整復術という．

5 経過・予後

速やかに整復された症例では予後に問題はない．整復までに時間を要した症例では，腸管壊死や脱水により全身状態が低下しているため，集中治療が必要となる．整復48時間以内に約５％が再発することから，患児家族へ再発の説明が必要である．

6 メッケル憩室

メッケル憩室（Meckel diverticulum）は，胎児期に臍と腸管（中腸）を連結している管状組織である臍腸管の腸管側が遺残し，開存したものである

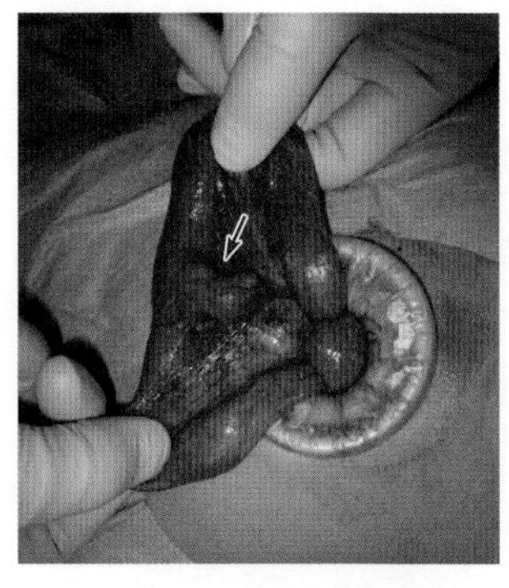
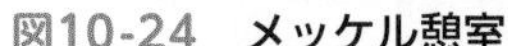

図10-24　**メッケル憩室**

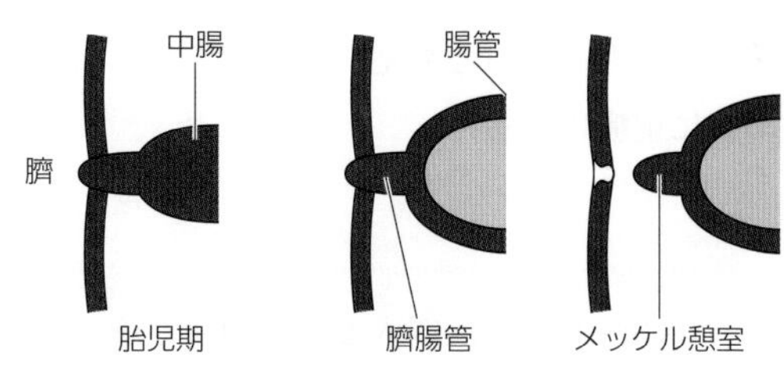

図10-25　**臍腸管遺残症**

（図10-24）．臍腸管は通常胎生７～８週ごろに閉鎖および消失するが，これが出生後にも遺残して症状を呈するものを**臍腸管遺残症**という．このうち，メッケル憩室が98％を占める（図10-25）．

1 病態・症候

メッケル憩室は，回腸の腸間膜付着部の反対側に発生する．多くは回腸末端から新生児期で30～50㎝，成人で50～100㎝までの回腸に認められる．組織学的には，小腸全層を有する真性憩室であるが，異所性粘膜の迷入が50％以上でみられ，そのうち70～80％が胃組織である．そのほか，膵臓や大腸の粘膜が迷入することがある．

ほとんどの場合無症状で経過するが，全体の約４％に症状を呈する．症状の発症年齢分布は，小児期が40％を占め，特に８歳以下に多い．小児では下血の頻度が高く，成人では腸閉塞や憩室炎が多い．下血は，迷入した胃粘膜から分泌される酸により潰瘍を生じることで起こる．

メッケル憩室と臍部の間の索状物による腸管の屈曲や捻転，内ヘルニアを生じた場合や，メッケル憩室を先進部とした腸重積により，消化管の通過障害や絞扼を生じて重症化することがある．

2 検査・診断

メッケル憩室からの消化管出血の検索には，原因となる異所性胃粘膜を検出する目的で**メッケルシンチグラフィー**＊が有用であるが，描出できないこともある．大人や年長児では，バルーン小腸内視鏡検査やカプセル内視鏡検査により，内腔から観察できることもある．治療目的の腹腔鏡観察で見つかることもある．

CT検査や注腸造影検査などでは，メッケル憩室を同定することは非常に難しい．

> 用語解説＊
> **メッケルシンチグラフィー**
> テクネチウム99mを体内に注入することで，異所性胃粘膜を同定する．胃外部および小腸内での限局的な集積はメッケル憩室を示唆する．

3 治療

有症状の場合は外科的手術を行う．下血症例以外ではメッケル憩室と術前診断されていないことも多く，急性腹症として緊急手術を行う中で診断に至る．手術方法には憩室切除術，楔状切除術，小腸部分切除術がある．異所性胃粘膜は，取り残しに注意が必要である．

4 経過・予後

消化管絞扼や腸重積などにより血流障害を生じた症例では，まれに重症化することがある．また，憩室炎が進行すると憩室穿孔を起こし，限局性または汎発性の腹膜炎を生じた場合に重症化する．

7 急性虫垂炎

急性虫垂炎（acute appendicitis）は，成人と小児の急性腹症の原因として最も一般的な疾患であり，虫垂壁の炎症により発症する．生涯の発症リスクは男性で8.6%，女性で6.7%と言われている．小児では新生児期，乳児期での発症は比較的まれで，年長児ほど発症頻度が高くなるが，逆に幼児期の急性虫垂炎の穿孔率は37～72%で学童期の穿孔率14～40%の２倍である．

1 発症機序・原因

虫垂に，狭窄や閉塞，虫垂粘膜の障害が生じ，それにより病的変化を生じた虫垂粘膜を通じて細菌が壁内に侵入することで虫垂壁の炎症を引き起こし，虫垂炎を発症するとされる．

狭窄や閉塞の原因としては，糞石，異物，粘膜下リンパ濾胞の増殖，虫垂の屈曲や癒着，胃腸炎に随伴する虫垂粘膜の腫脹などがあり，虫垂粘膜に障害を起こす原因としては，ウイルス感染，アレルギー，虫垂の循環障害などがある．

2 病態・症候

急性虫垂炎は**表10-3**のように分類される．

虫垂炎を疑う症状には右下腹部痛，食欲不振，下痢，嘔吐，発熱など数多くあるが，右下腹部痛，圧痛，嘔吐などは感度の高い症状である．ほかに特異度の高い症状として，痛みの右下腹部への移動，下痢，反跳痛がある．虫垂炎の診断を標準化するためのスコアリングを**表10-4**に示す．

3 検査・診断

|1| 臨床所見

虫垂炎の診断において，右下腹部の圧痛は最も重要である．虫垂炎の圧痛点にはいくつかあるが，**マックバーニー圧痛点**がよく知られている（**図10-26**）．また，炎症が虫垂漿膜から腹膜に及んだ場合に出現する腹膜刺激症状の一つである筋性防御に，**ブルンベルグ徴候***がある．

|2| 血液検査

好中球優位の白血球増加，C反応性タンパク（CRP）の上昇を認める．重症細菌感染症で上昇する血中プロカルシトニンは，白

用語解説*
ブルンベルグ徴候
反跳痛で，腹部を圧迫するときよりも圧迫した手を急に離したときに痛みが増強する．

表10-3　急性虫垂炎の分類

病理学的分類	
カタル性虫垂炎	粘膜固有層内に現局した浮腫および好中球の浸潤
蜂窩織炎性虫垂炎	粘膜下層，筋層および漿膜下層に好中球が浸潤
壊疽性虫垂炎	粘膜の破壊と壁全層にわたる出血性変化を伴う組織の壊死
臨床的分類	
非化膿性	カタル性
化膿性	蜂窩織炎性および壊疽性
穿孔性	現局性腹膜炎または汎発性腹膜炎

表10-4　虫垂炎診断のスコアリング

Alvarado Score（MANTRES Score，1986年）	
右下腹部に移動する痛み	1
食欲不振	1
悪心・嘔吐	1
発熱（37.3℃以上）	1
右下腹部の圧痛	2
反跳痛	1
白血球数増加（10,000/mm^{3}以上）	2
左方移動（好中球>75%）	1
合計スコア　７点以上で急性虫垂炎と診断	10

Pediatric Appendicitis Score（PAS，2002年）	
右下腹部に移動する痛み	1
右下腹部痛	2
咳・跳躍・打診による叩打痛	2
悪心・嘔吐	1
食欲不振	1
発熱（38℃以上）	1
白血球数増加（10,000/mm^{3}以上）	1
左方移動（好中球>75%）	1
合計スコア　７点以上で急性虫垂炎と診断	10

川瀬弘一ほか．“小児急性虫垂炎診療ガイドライン”．エビデンスに基づいた 子どもの腹部救急診療ガイドライン．日本小児救急医学会．2017．一部改変．

plus α
単純性虫垂炎の再発
保存的治療後の再発率は４～35％とされているが，再発しやすい因子は未だ不明である．

血球およびCRPと同時に測定すると，虫垂炎の診断に有用である．

|3| 画像検査

超音波検査と造影CT検査が診断に有用である．超音波検査では，虫垂は蠕動のない盲端となる管腔状構造物として描出され，直径６mm以上を腫大と診断する．虫垂に一致した部位をプローブで圧迫すると圧痛を認め，プローブの圧迫で変形しないことが虫垂炎の診断に重要な所見である．ほかに，**糞石**，虫垂周囲の脂肪組織の炎症，腹腔内膿瘍などが描出される．

虫垂炎の画像診断においては超音波検査を第一選択とし，超音波検査が技術的に難しい場合や，肥満，年少児など検査の感度が低い場合，穿孔が疑われる場合に，必要に応じてCT検査を行うことが推奨されている（図10-27）．

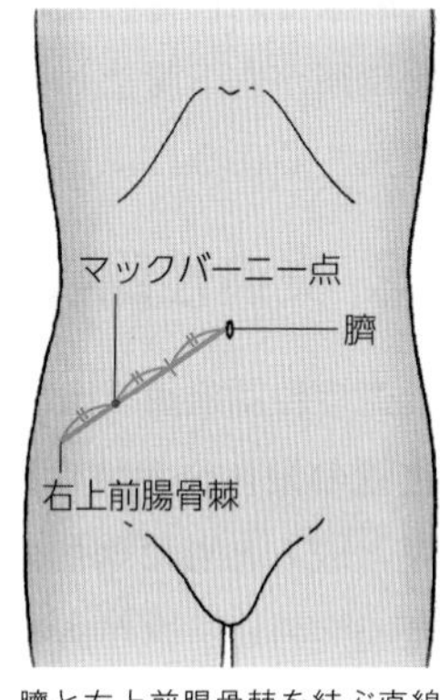

臍と右上前腸骨棘を結ぶ直線の，外側から３分の１の点．

図10-26　マックバーニー圧痛点

4 治療

抗菌薬などを用いた非外科的治療である保存療法と，手術による外科的治療がある．炎症が可逆的な単純性虫垂炎であるカタル性または蜂窩織炎性虫垂炎では保存的に軽快する症例があるため，炎症の進行度を画像診断などで評価し，保存的治療を選択することは有効な手段である．

|1| 抗菌薬使用

非穿孔性虫垂炎に対して手術前あるいは術後１日間，広域抗菌薬の単剤投与を行う．穿孔性虫垂炎に対しては抗菌薬の３剤併用療法が標準であったが，タゾバクタム/ピペラシリン（TAZ/PIPC），セフトリアキソン（CTRX），セフォキシチン（CFX），メロペネム（MEPM）の単剤投与の効果が３剤併用療法と同等であることが示されてか

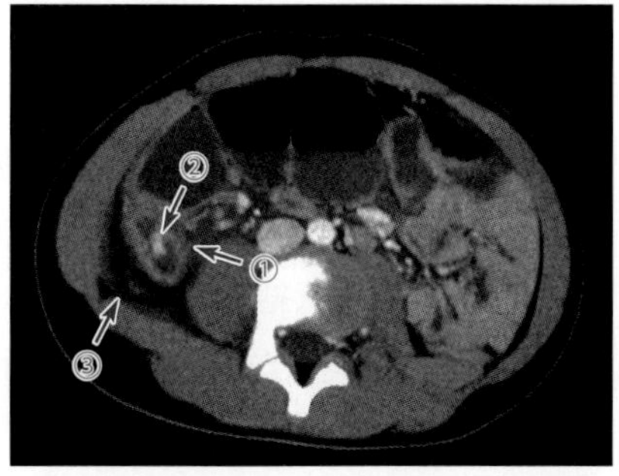

発症２日目の造影CT画像．①壁が肥厚した虫垂（壁の一部は造影剤の染まりが不良で，微小穿孔が疑われる），②糞石，③虫垂周囲の膿瘍，が認められる．

図10-27　急性虫垂炎の造影CT画像

10 消化器疾患と看護

ら，単剤療法が主体になった．投薬期間は７日間であるが，近年では経静脈投与を５日間で終了して経口投与を組み合わせる方法が試みられている．

|2| 手術

腹腔鏡手術と開腹手術があるが，術後疼痛が軽く，食事再開までの期間および入院期間が短い腹腔鏡手術が推奨される．単純性虫垂炎において，緊急手術と準緊急手術では穿孔率，術後腹腔内膿瘍発生率，手術時間，入院期間などに差を認めなかったため，深夜に緊急手術を行う必要はないとされている．小児の**腫瘤形成性虫垂炎**では手術関連合併症が多いため，初期治療として抗菌薬治療を行い，発熱や腹痛が改善しない場合は膿瘍ドレナージを追加して，８～20週間の待機後にinterval appendectomyを行うことが推奨されている．

5 ナーシングチェックポイント

虫垂炎の初期症状は急性胃腸炎と似ているため鑑別が難しい．乳幼児は腹痛などの症状を正確に訴えることができず，炎症の進行が速く穿孔するリスクも高いため，急性胃腸炎と診断された症例でも急性虫垂炎の可能性を念頭において看護する必要がある．

外来で急性胃腸炎と診断され，自宅で経過観察となった患児においても，痛む場所が右下腹部へ移動するなど急性虫垂炎に特徴的な症状が見られた場合は再診するように患児家族に説明しておく．

8 炎症性腸疾患

炎症性腸疾患（inflammatory bowel disease：**IBD**）とは，原因不明の消化管の慢性炎症性疾患であり，潰瘍性大腸炎とクローン病がある．近年，小児と成人ともに増加の傾向にあり，８歳ごろから患者数が増加し，20～30代に発症のピークがある．クローン病は潰瘍性大腸炎よりも若年者の発症が多く10～20代にピークがあり，女性よりも男性が多い．潰瘍性大腸炎では性差は明らかでない．発症には遺伝的素因，免疫異常，腸内細菌を含めた環境因子（食品，感染，薬剤等）などの多様な因子の関与が示唆されている．

1 病態・症候

潰瘍性大腸炎は，直腸から連続する大腸の炎症を特徴とし，持続性または反復性の粘血便，腹痛を主症状とする．貧血，体重減少，発熱を伴うことがある．病変の範囲から直腸炎型，左側大腸炎型，全大腸炎型に分類され，小児では全大腸炎型の重症型が多い．短期間に重症化しやすく，横行結腸の著しい拡張を伴う中毒性巨大結腸症の合併に注意する．

クローン病は，口から肛門までの全消化管で非連続性に肉芽腫性炎症を来し，粘膜から漿膜までの全層性の炎症を特徴とする．クローン病では狭窄や瘻孔を合併する．腹痛，下痢，口内炎，肛門周囲膿瘍や痔瘻といった肛門部病変などの消化管症状，発熱，体重減少，成長障害，貧血，二次性徴の遅延などの全身症状を呈する．

plus α

interval appendectomy

合併症を減らす方法として，初期の抗菌薬治療後８～20週間空けてから虫垂切除を行うinterval appendectomyがある．約70％の症例は初期抗菌薬治療後の症状の再燃がないため，患者，家族と相談した上で行う．

plus α

VEO-IBDとmonogenic IBD

６歳未満で診断された超早期発症型炎症性腸疾患（very early onset inflammatory bowel disease：VEO-IBD）では，単一遺伝子異常に伴う腸炎（monogenic IBD）を注意深く鑑別する．VEO-IBDは難治性の経過をとることが多い．

plus α

小児潰瘍性大腸炎の重症度（PUCAI）

腹痛，直腸出血，便の性状，１日の排便回数，夜間の排便，活動度で評価する．

plus α

小児クローン病の重症度（PCDAI）

腹痛，全身状態，１日の排便回数，血液検査などで評価する．

plus α

消化管外病変

炎症性腸疾患の消化管外病変として，関節炎，虹彩炎，皮疹，特発性硬化性胆管炎などがある．消化管外病変を契機に受診し，炎症性腸疾患と診断される症例もある．

2 検査・診断

血液検査でCRPおよび赤沈の上昇，貧血，アルブミン低下，便潜血陽性などを認める．

IBDの確定診断には，内視鏡検査が必須である．潰瘍性大腸炎では，直腸から連続する粘膜の血管透見の消失，発赤，自然出血，潰瘍などを認める（図10-28）．クローン病では縦走潰瘍，敷石像，多発アフタが非連続性に出現し（図10-29），病理組織で非乾酪性類上皮細胞肉芽腫を認める．小児では終末回腸が好発部位である．

小腸病変の評価のため，小腸カプセル内視鏡検査，MRI検査などを行う．

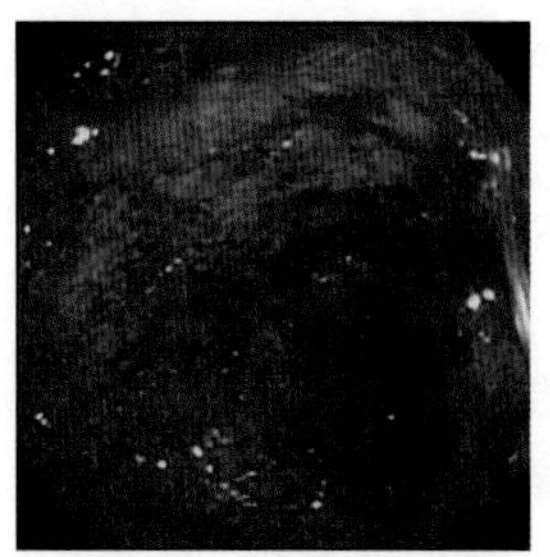

粘膜は粗造で，自然出血を認める．

図10-28 潰瘍性大腸炎の大腸内視鏡像

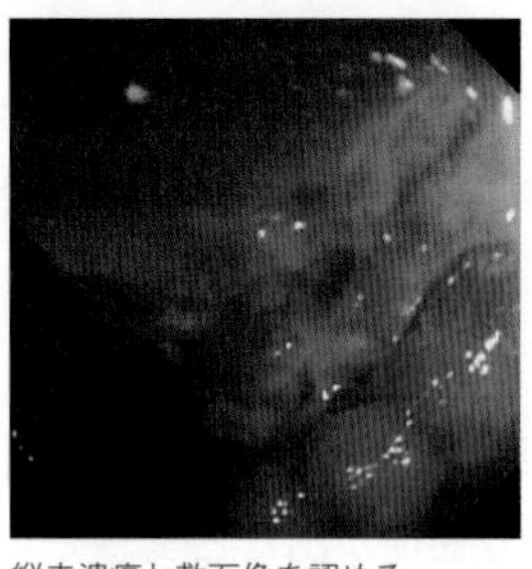

縦走潰瘍と敷石像を認める．

図10-29 クローン病の大腸内視鏡像

3 治療

消化管の炎症の改善により症状と内視鏡所見が改善する寛解期を維持し，小児期の年齢相応の心身の成長と発達を促すことを治療の目標とする．また，消化管の悪性腫瘍や狭窄などの合併症を予防する．

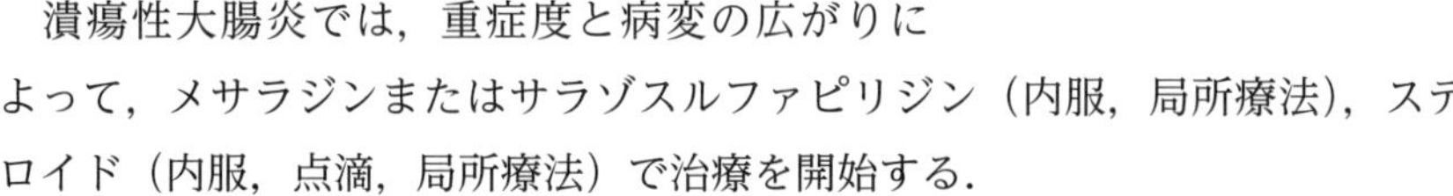

潰瘍性大腸炎では，重症度と病変の広がりによって，メサラジンまたはサラゾスルファピリジン（内服，局所療法），ステロイド（内服，点滴，局所療法）で治療を開始する．

クローン病では，重症度に応じて，成分栄養剤の完全経腸栄養，メサラジン，ステロイドなどで治療を開始する．維持治療として，部分経腸栄養療法，メサラジン，免疫調節薬，生物学的製剤を適宜組み合わせる．

肛門病変や瘻孔病変に対しては外科的治療を行う．

4 ナーシングチェックポイント

炎症性腸疾患は，長期にわたり医療を要する難治性の希少疾患である．好発時期が思春期であることから，本人と家族が病気を受け入れ，前向きな気持ちで治療に取り組むために看護の果たす役割は大きい．修学旅行や受験などを契機に消化器症状が再燃する症例があることから，学校や友人に対してどのように病気のことを話すかを，日ごろから家族や医療者と相談できるとよい．

定期的に内視鏡検査が必要となることから，内視鏡検査の苦痛が少なくなるよう配慮する．

9 慢性便秘症

便秘（constipation）とは，排便回数や便量が減少し，排便に努力や苦痛を伴う状態である．**便秘症**とは便秘による身体症状が現れ，診療や治療を要する状態をいう．便秘症は，便秘の原因となる器質性疾患の有無によって，**器質**

plus α

炎症性腸疾患のバイオマーカー

非侵襲的な疾患活動性のバイオマーカーとして，血清ロイシンリッチα2グリコプロテイン（LRG）と便中カルプロテクチンが保険適用となり，臨床応用されている．

plus α

IBD以外の消化管疾患との鑑別

腹痛，下痢，血便，成長障害などを有する小児では，新生児・乳児食物タンパク誘発胃腸症，好酸球性胃腸炎などのIBD以外の消化管疾患の鑑別が重要である．

plus α

潰瘍性大腸炎の難治例

ステロイド抵抗例や依存例では，アザチオプリンなどの免疫調節薬，タクロリムスなどの免疫抑制薬，血球成分除去療法，TNFα阻害薬などの生物学的製剤で治療する．内科的治療抵抗性の場合には，全大腸摘出術と回腸嚢肛門（管）吻合術が行われる．

plus α

クローン病の栄養療法

成分栄養剤の内服困難のため，継続が難しいと感じる症例も多い．有効性を説明しながら，フレーバーの添加や経鼻胃管による注入など，各症例で受け入れ可能な内服方法を検討する．

性便秘症と**機能性便秘症**に分類される．器質性便秘症の原因には，直腸肛門疾患，ヒルシュスプルング病，脊髄・神経系疾患，骨盤内腫瘤性病変，内分泌・代謝性疾患，薬剤性などがある．小児の慢性便秘症の多くは器質性疾患のない機能性便秘症である．

1 発症機序・病態・症候

硬い便による排便時の痛みは排便の我慢癖に繋がり，貯留した大きな便により直腸が拡張し，直腸の感受性鈍化と便意消失を引き起こす．この「便秘の悪循環」が，小児慢性機能性便秘症の病態と考えられる．硬い便による裂肛を合併すると，肛門出血を伴うことがある．また，**直腸便塞栓***を来すこともある．

2 検査・診断

機能性消化管疾患の症状診断基準であるRome IVに準じる（**表10-5**）．胎便排泄遅延，成長障害，腹部膨満などの危険徴候がある症例では，専門医による精査が必要である．

3 治療

治療の目標は，排便回数が1週間あたり3回以上で，排便時痛や肛門出血がなく，完全にすっきりと便が出たと実感できる，完全自然排便の状態を維持することである．直腸便塞栓のある症例では，浣腸や内服薬を適宜組み合わせ，便塊を取り除く塞栓除去をまず行う．その上で，食事や運動などの生活，排便習慣の指導とともに，薬物療法を行う．

4 ナーシングチェックポイント

便秘症の小児に浣腸を行う機会は多く，まれに直腸粘膜損傷や穿孔といった合併症が起こり得る．また，患児にとって羞恥心や苦痛を伴う処置であることに十分に配慮する．

plus α

小学生の便秘

日本人の小学生の10～20％において1週間の排便回数が2～3回以下との報告がある．

plus α

便秘の好発時期

小児期では，乳児の離乳食開始後，幼児のトイレットトレーニング時，学童における通学開始時とされる．

用語解説 *

直腸便塞栓

いきんでいるが便がでない，漏便がある，排便の間隔が5日以上，大きく太い便でトイレが詰まる症例では，直腸便塞栓を疑う．さらに腹部触診で下腹部に硬い便塊を触知，直腸指診で多量の便塊を触知，腹部画像検査で直腸に大きな便を認める症例では，直腸便塞栓ありとして対処する．

plus α

便秘症の薬物療法

糖類下剤（ラクツロース，マルツエキス），ポリエチレングリコール製剤，塩類下剤（酸化マグネシウム），刺激性下剤（ピコスルファートナトリウム），漢方，浣腸，坐薬などを適宜組み合わせる．

表10-5　診断基準（Rome IV）

小児・青年期の慢性機能性便秘症：適切な評価の後，症状がほかの疾患では説明できない場合に診断
少なくとも最近1カ月間にわたり週1回以上，以下の2項目以上があり，過敏性腸症候群の基準を満たさないこと． 1．発達年齢が少なくとも4歳以上の小児で，トイレでの排便が週2回以下 2．少なくとも週1回の便失禁 3．便を我慢する姿勢または過度の自発的便貯留の既往 4．痛みを伴う，あるいは硬い便通の既往 5．直腸に大きな便塊の存在 6．トイレが詰まるくらい大きな便の既往
小児・青年期の過敏性腸症候群：少なくとも最近2カ月間上記の基準を満たしている場合に診断
以下のすべての項目を満たすこと． 1．少なくとも月に4日，以下の症状のうち一つ以上と関連する腹痛がある． a．排便に関係する腹痛 b．排便頻度の変化 c．便形状（外観）の変化 2．便秘のある小児においては，便秘の改善によって腹痛が改善しない． （改善する場合は過敏性腸症候群ではなく機能性便秘とする．） 3．適切な評価の後に，症状が他の疾患では説明できない．

10 過敏性腸症候群

過敏性腸症候群は，腹痛や便通異常が慢性に持続するが，原因となり得る器質性疾患が認められない機能性消化管疾患である．

1 原因・病態・症候

学童期から若年成人に多く，ストレス，不安，緊張などが症状の誘引となり，発症には脳腸相関が重要な役割を果たす．また，感染性胃腸炎後に過敏性腸症候群の症状が数カ月続くことがある．便性から便秘型，下痢型，硬便と下痢便の混合型に分類される．

2 検査・診断

機能性消化管疾患の症状診断基準であるRome IVに準じる（**表10-5**）．消化管出血，嘔吐，下痢，成長障害，貧血などの危険徴候を伴う症例では，IBDや好酸球性胃腸炎などの器質性疾患を鑑別する必要がある．

3 治療

症状の原因となる重篤な疾患のないことを保証し，病態を説明する．規則正しい生活指導，症状の誘引となる刺激物や冷たい物といった食品や，ストレスへの対応について相談する．多糖類や発酵食品を制限するlow FODMAP dietが症状の改善に有効な場合もある．薬物療法としては，抗コリン薬，高分子化合物，ラモセトロン塩酸塩（下痢型），リナクロチド（便秘型），漢方薬，抗うつ薬などがある．

4 ナーシングチェックポイント

生命予後は良好であるが，患児の生活の質が低下し，不登校になることもある．患児およびその家族と医療者との信頼関係の構築が重要とされる．

11 ウイルス性腸炎

1 原因・病態・症候

乳幼児の感染性腸炎の多くは，ロタウイルス，ノロウイルス，アデノウイルスなどのウイルス感染が原因である．感染経路は経口感染で，流行性（季節性）と食中毒がある．ロタウイルスの潜伏期間は２～３日，ノロウイルスでは１～２日とされる．症状は，発熱，嘔吐，下痢，腹痛であり，時にけいれんや脳症を合併する．ノロウイルスは11～２月の冬季が流行期であるが，通年にわたり検出される．

2 検査・診断・治療

診断にあたって，糞便の抗原検査で原因のウイルスを同定する．食中毒では，PCR検査が行われる．

治療としては，脱水に対する対症療法が主体となる．脱水が軽度であれば経口補水液，重症であれば点滴によって補液する．止痢薬や鎮痙薬は原則として用いない．下痢が遷延する場合には，整腸薬を投与する．

plus α
機能性ディスペプシア

小児の機能性腹痛疾患のうち，食後のもたれ感，早期飽満感，排便と関連のない心窩部痛または心窩部灼熱感を主症状とする場合は，機能性ディスペプシアと診断する．

plus α
ロタウイルス感染とワクチン

ロタウイルス腸炎は，酸性臭の強い白色水様便を特徴とする．経口生ワクチンであるロタウイルスワクチンは，生後６週～14週６日に初回接種を行う．ワクチン接種によって入院を必要とする重症腸炎となる確率を70～90％減らすことができる．ワクチン接種後１～２週間は腸重積の発症に注意する．

plus α
ノロウイルス感染と食中毒

十分に加熱されていない二枚貝（カキなど）による食中毒が代表的である．加熱用の二枚貝は，中心部を85℃～90℃で90秒以上加熱する．また，ノロウイルスは感染した食品取扱者や汚染された調理器具を介し感染するため，あらゆる食品が原因となり得る．

plus α
小児の脱水症

嘔吐や下痢の症状がある患児は，低年齢であるほど脱水症を伴いやすい．体重減少，尿量の低下，ぐったりして元気がない，皮膚ツルゴールの低下，手足が冷たく網状チアノーゼがある，大泉門の陥凹，頻脈，血圧低下などの脱水症の徴候を見逃さないことが重要である．

3 ナーシングチェックポイント

ノロウイルス感染者の糞便や吐物には大量のウイルスが存在し，直接または飛沫感染の原因となる．患者の吐物や糞便を処理する際には，使い捨てのガウン（エプロン），マスクと手袋を着用し，速やかに次亜塩素酸ナトリウムや亜塩素酸水で浸すように拭き取る．おむつやリネンは，速やかにビニール袋に閉じ，適切に処理する．

12 細菌性腸炎

1 原因・病態・症候

小児の細菌性腸炎の代表的な病原微生物を表10-6に示す．感染経路は，食品を介する**食中毒**が多く，赤痢，チフス，コレラでは，海外渡航中の食品・水を介する輸入感染が考えられる．発熱，下痢，血便，腹痛，悪心・嘔吐などの急性胃腸炎症状を呈する．志賀毒素（ベロ毒素）を産生する**腸管出血性大腸菌**（enterohemorrhagic *Escherichia coli*：EHEC）にはO157やO26などの血清型があり，小児では出血性大腸炎に加えて，6～7％の症例で**溶血性尿毒症症候群**（hemolytic uremic syndrome：HUS）や急性脳症などの重篤な合併症を発症する．クロストリディオイデス・デフィシル感染は，抗菌薬投与後の菌交代現象が原因となる．

2 検査・診断・治療

急性胃腸炎の症状のある小児で細菌性腸炎を疑った場合には，便の培養検査，抗原検査，PCR検査，血清抗体検査などを行い，原因の微生物と毒素の有無を診断する．

表10-6　主な感染性腸炎の病原微生物と臨床像

病原微生物	感染症法の分類	感染経路	潜伏期間	便性	消化管外合併症
細菌性赤痢	三類	食品，水	1～5日	血便	
コレラ		魚介類，水	1～5日	水様白色便（米のとぎ汁様）	
チフス		食品，水	7～14日	時に血便	徐脈，バラ疹，脾腫
腸管出血性大腸菌		食品全般	3～8日	血便	
カンピロバクター	五類	鶏卵，肉	2～7日	血便	ギラン・バレー症候群
サルモネラ		鶏卵，肉，ミドリガメ	8～48時間	血便	
腸炎ビブリオ		魚介類	6～24時間	血便	
エルシニア		豚肉，水，ペット	3～7日	軽度の下痢	反応性関節炎，結節性紅斑
黄色ブドウ球菌		食品取扱者の手指	3時間以内	下痢がないこともある	

plus α
食中毒
食中毒には主に細菌性とウイルス性があり，細菌性には感染型と毒素型がある．ブドウ球菌のエンテロトキシンによる食中毒は，食品取扱者の手指汚染を原因とすることが多い．潜伏期間は3時間以内と短く，嘔吐を主訴とする．

➡ 溶血性尿毒症症候群については，11章1節4項p.267参照．

plus α
病原性大腸菌
大腸菌には身体に無害な常在菌と，有害な下痢原性大腸菌とがある．腸管出血性大腸菌以外にも，小児下痢症の原因となる腸管病原性大腸菌などがある．

plus α
乳児ボツリヌス症
ボツリヌス菌の神経毒は，乳児に脱力，哺乳量低下，便秘，傾眠傾向を特徴とする乳児ボツリヌス症を引き起こす．代表的な原因食品がハチミツであり，1歳未満の乳児にハチミツを与えてはならない．また，ボツリヌス菌は芽胞形成性嫌気性菌であるため，真空パックなどの密封食品を常温に放置すると増殖する．

急性期には絶食による消化管安静と補液の上，感受性のある抗菌薬投与を行う．止痢薬や鎮痙薬は原則として用いない．下痢が遷延する場合には，整腸薬を投与する．

感染性腸炎の予防としては，十分な食品加熱，食品取扱者の手指および調理器具の消毒が基本となる．

3 ナーシングチェックポイント

感染性腸炎の患児の看護では，急性期症状の緩和を行いながら，消化管外合併症の徴候にも注意する．家族，あるいは食事をともにした仲間など，患児以外に同様の症状の患者がいないかを確認し，集団食中毒の可能性を探る．

引用・参考文献

1) 大澤俊亮．腸閉鎖症（十二指腸閉鎖，小腸閉鎖）．小児外科．2021，53（2），p.158-163.
2)「小児内科」「小児外科」編集委員会共編．小児疾患診療のための病態生理１．改訂第６版，小児内科．2020，52（増刊），p.519-524.
3) 日本小児栄養消化器肝臓学会編．小児栄養消化器肝臓病学．第１版，診断と治療社，2014，p.220-222.
4) 日本小児外科学会学術・先進医療検討委員会．わが国の新生児外科の現状：2018年新生児外科全国集計．日本小児外科学会雑誌．2020，56（7），p.1167-1182.
5) 前掲書３），p.233-236.
6) 小児外科編集委員会編．小児外科医が習得すべき検査：手技と診断，イレウス管造影）．小児外科．2020，52（8），p.815-818.
7) 小池勇樹．腸閉塞時（腸管持続吸引）の輸液管理．小児内科．2021，53（4），p.659-661.
8) 畠二郎．腸閉塞症．小児外科．2021，53（8），p.826-830.
9) 黒部仁．腸閉塞症：開腹歴のない絞扼性腸閉塞の診断．小児内科．2021，53（2），p.229-233.
10) 前掲書６），p.808-813.
11) 小野滋．腸回転異常症．小児外科．2021，53（8），p.831-834.
12) 前掲書２），p.515-518.
13) Taguchi T. et al. Current status of Hirschsprung's disease：based on a nationwide survey of Japan. Pediatr Surg Int. 2017，33（4），p.497-504.
14) 小幡聡ほか．わが国のHirschsprung病に対する腹腔鏡手術の現在：全国調査結果より．小児外科．2020，52（4），p.331-334.
15) 前掲書２），p.547-550.
16) 細井賢二ほか．腸重積症．小児内科．2014，46（増刊），p.545-549.
17) 前掲書２），p.543-546.
18) 宮野剛．Meckel憩室，尿膜管遺残．小児内科．2019，51（10），p.1505-1508.
19) 渡部浩史．画像診断 今月の症例 Meckel憩室穿孔（図説）．小児科臨床．2020，73（3），p.281-283.
20) 川瀬弘一ほか．"小児急性虫垂炎診療ガイドライン"．エビデンスに基づいた 子どもの腹部救急診療ガイドライン．日本小児救急医学会．2017.
21) 曹英樹．"虫垂炎"．系統小児外科学．改訂第３版，永井書店，2013，p.558-560.
22) Taylor M. et al. Emergent vs urgent appendectomy in children：a study of outcomes. J Pediatr Surg. 2005，40（12），p.1912-1915.
23) 虻川大樹ほか．小児潰瘍性大腸炎治療指針（2019年）．日本小児栄養消化器肝臓学会雑誌．2019，33（2），p.110-127.
24) 新井勝大ほか．小児クローン病治療指針（2019年）．日本小児栄養消化器肝臓学会雑誌．2019，33（2），p.90-109.
25) 前掲書24），p.39.
26) 日本小児栄養消化器肝臓学会ほか編．小児慢性機能性便秘症診療ガイドライン．診断と治療社，2013.
27) Hyams JS. et al. Functional disorders：Children and Adolescents. Gastroenterol. 2016，150，p.1456-1468.
28) 厚生労働省．ノロウイルスに関するQ&A．https://www.mhlw.go.jp/stf/seisakunitsuite/bunya/kenkou_iryou/shokuhin/syokuchu/kanren/yobou/040204-1.html，（参照2023-11-09）.
29) 厚生労働省．細菌による食中毒．https://www.mhlw.go.jp/stf/seisakunitsuite/bunya/kenkou_iryou/shokuhin/syokuchu/saikin.html，（参照2023-11-09）.

4 直腸・肛門の疾患

1 直腸肛門奇形

胎生４週ごろは，尿路と消化管が合して総排泄腔という一つの腔を形成している．その後，男児では尿直腸中隔が発達して尿路と消化管の二つの腔に分かれ，女児では，ミューラー管が尿直腸中隔に下降してきて後に生殖器（子宮・腟）となる．男女ともにこれらの過程で異常が生じると，さまざまなタイプの**直腸肛門奇形**（anorectal malformation）が生じることになる．

直腸肛門奇形は，出生5,000人に対して１人の割合で認められる．約50％の症例で合併奇形を認め，VACTERL連合（➡p.214 plusα「VATER連合とVACTERL連合」参照）が知られている．

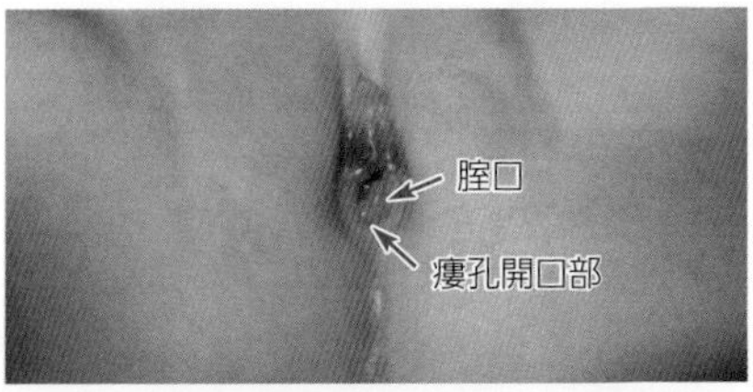

確認しにくいが，腟口の背側に瘻孔の開口部を認める．

図10-30　鎖肛

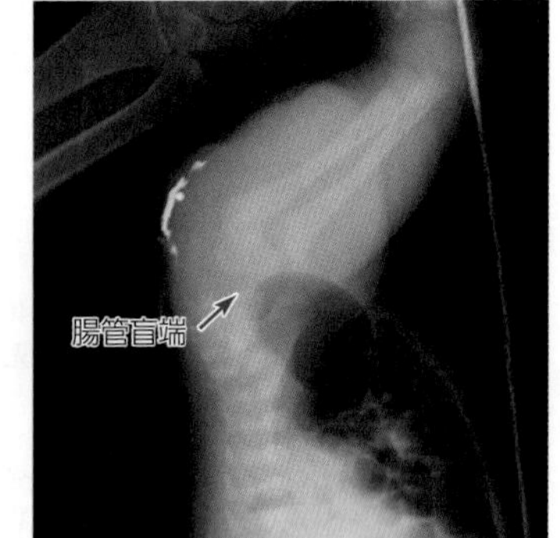

図10-31　インバートグラム

1 病態・症候

直腸肛門奇形は，腸管盲端部の高さと尿路生殖器系との間に存在する瘻孔の有無および開口部によって病型が分類されている．腸管盲端部の高さによって高位鎖肛，中間位鎖肛，低位鎖肛に分類される．

鎖肛（imperforate anus）といっても，腸管が完全に閉鎖しているものは少なく，瘻孔という細い管で尿道，腟，皮膚などのほかの部位に開口していることが多い（図10-30）．

2 検査・診断

病型により治療方法が異なるため，正確な病型診断が重要である．視診，倒立位側面X線検査（**インバートグラム**），造影検査により診断する．

|1| 倒立位側面X線検査（インバートグラム）

患児を倒立位として消化管のガスを消化管末端に移動させ，X線検査によって骨（恥骨，仙骨，坐骨）との位置関係から腸管盲端の高さを評価する（図10-31）．外表に瘻孔の開口がない患児に対して，生後12時間以降に行う．

|2| 造影検査

瘻孔が体表に開口している症例では，瘻孔から膀胱留置カテーテルを挿入し，瘻孔および腸管盲端を造影する．

瘻孔が尿道や腟に開口している症例や，瘻孔がない（無瘻孔）症例では，人工肛門造設後に人工肛門から造影剤を注入して，腸管盲端を造影する．その際，同時に外尿道孔からも造影することで，瘻孔と尿道，腸管との位置関係を確認する（図10-32）．

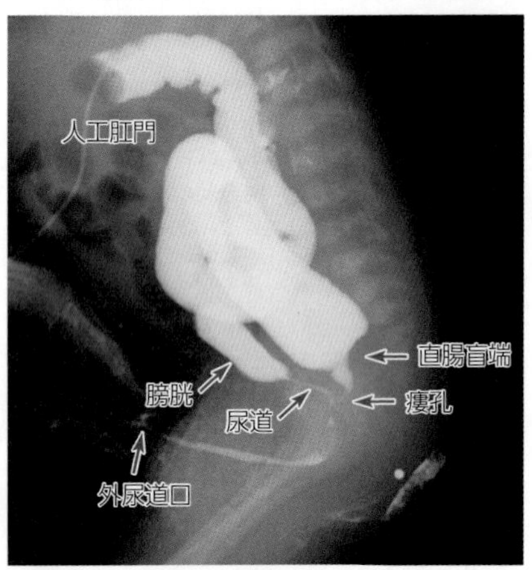

人工肛門と外尿道口から造影する．

図10-32　瘻孔造影

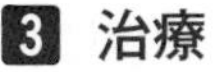

3 治療

病型により治療方法が異なる．

低位型では，新生児期にカットバック術（会陰式肛門形成術）を行う．瘻孔から十分に便排泄が行える症例では，浣腸による排便管理を行い，乳児期に肛門形成術を行う．

> **plus α**
> **肛門形成術**
> 排便機能をつかさどる，肛門括約筋などの直腸肛門周囲の筋肉の中に腸管を通し，肛門皮膚に吻合する．腸管盲端への到達方法により会陰式，仙骨会陰式，腹仙骨会陰式（腹腔鏡）の３種類に分かれる．

中間位や高位型などの腟や尿道に瘻孔が開口している症例や，瘻孔がない症例では，まず人工肛門を造設する．乳児期に肛門形成術を行い，その後，人工肛門閉鎖術を行う．

4 ナーシングチェックポイント

出生後，肛門の位置確認を行うことが重要である．人工肛門（ストーマ）を造設した場合は，**ストーマケア**が必要となる．形成した肛門は術後に狭窄を生じやすいため，ブジーを行うことが多い．

肛門形成術後は肛門からの排便が可能となるが，便秘と便失禁の相反する状態，「出しにくいが漏れやすい肛門」となる．この状態をコントロールするためには，術後早期から長期間にわたる排便管理が必要となる．便失禁は患児の精神的負担も大きいため，十分なフォローが必要である．

2 肛門周囲膿瘍・乳児痔瘻／裂肛／痔核

1 肛門周囲膿瘍・乳児痔瘻

肛門周囲膿瘍（perianal abscess）は，歯状線上にある肛門陰窩に細菌感染が起こり，炎症が肛門周囲の皮下へ波及して膿瘍を形成することで発症する．**痔瘻**（anal fistula）は膿瘍の炎症が続き，肛門陰窩（一次孔）と皮膚（二次孔）の間に瘻孔が形成された状態をいう（図10-33）．肛門周囲膿瘍は新生児から乳児初期にかけて発症し，90％以上が男児である．

乳児期に肛門周囲膿瘍がしばしばみられる理由として，直腸肛門に現局した局所免疫の未熟性が考えられている．

1 病態・症候・検査

肛門周囲の硬結や腫脹，発赤を認める（図10-34）．自壊すると排膿を認める．

特別な検査は必要ないが，痔瘻が多発した場合は，先天性免疫不全症や炎症性腸疾患（➡p.234参照）の合併を疑う必要がある．

2 治療

a 肛門周囲膿瘍

肛門周囲膿瘍では，以前は切開排膿をすることが多かったが，痔瘻孔形成につながるとされるようになり，最近では多くの場合，漢方薬による治療が行われている．しかし，今にも自壊しそうな場合で疼痛が強いときは，疼痛と炎症

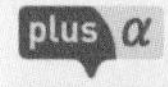

漢方薬治療

炎症の急性期には排膿散及湯（はいのうさんきゅうとう）を投与し，炎症消退後は十全大補湯（じゅうぜんたいほとう）に切り替える．

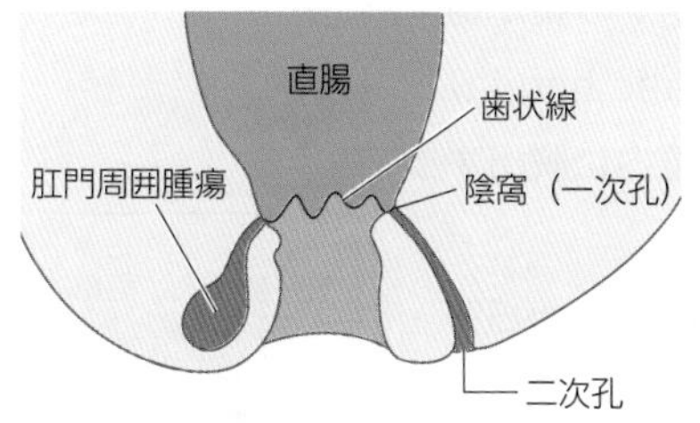

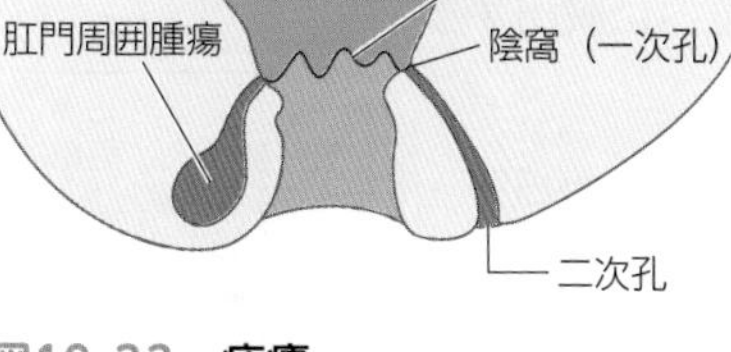

図10-33　**痔瘻**

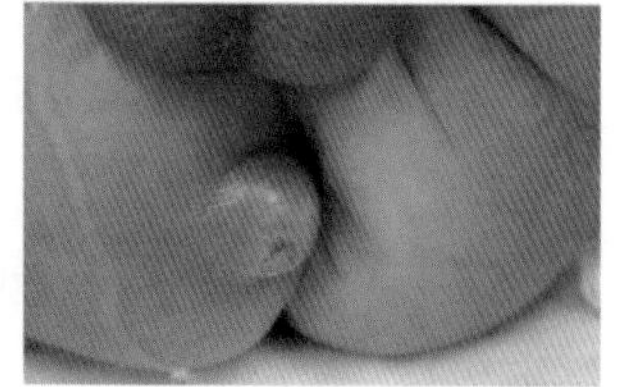

図10-34　**肛門周囲膿瘍**

を軽減する目的で切開排膿を行う．

b 痔瘻

手術による瘻孔の切除，開放が基本となる．瘻孔をくり抜いて切除する場合は再発が多いことから，痔瘻孔を切開開放する方法が多く行われている．

3 ナーシングチェックポイント

肛門周囲膿瘍の場合炎症が強くみられるが，抗菌薬の投与や消毒，抗菌薬入りの軟膏の塗布は不要である．

手術後も消毒は不要で，入浴は痛みの緩和と創部を清潔に保つ上で有効である．ただし，長時間の入浴は出血の原因にもなるため，控えるべきである．

2 裂肛

裂肛は，便秘による硬便が原因で肛門が切れた状態である．離乳食が確立し，硬便となり宿便性便秘が始まる１歳ごろに多い．便秘を治療することで裂肛は改善する．

3 痔核

痔核は肛門の粘膜大部分の支持組織が減弱したり，千切れて粘膜大部分が増大し，出血や脱出などの症状を現すようになったものを指す．大半が男児であり，発症は２歳以降～年長児と，広く分布する．

痔核では，まず軟膏による治療を行う．軟膏治療で改善がみられず，痔核脱出により痛みや痒みが生じ，日常生活に支障を来す場合や，出血が治らない場合は手術適応となる．手術では痔核の切除を行う．

引用・参考文献

1) 八木誠．“直腸肛門奇形”．系統小児外科学．改訂第３版．永井書店，2013，p.586-597.
2) Mooreほか．“消化器系 後腸”．ムーア人体発生学．医歯薬出版，2003，p.309-314.
3) 石井惇也ほか．肛門周囲膿瘍・痔瘻．小児内科．2019，51（10），p.1541-1543.
4) 石丸哲也．肛門周囲膿瘍・痔瘻．小児科診療．2019，11，p.1399-1403.
5) 岩垂純一．肛門基本術式の実際．金原出版，2014.
6) 松川泰廣．新生児小児肛門疾患：裂肛（見張りいぼ），痔核．小児外科．2021，53（６），p.572-577.

5 横隔膜の疾患

1 横隔膜ヘルニア

胎生初期に連続していた胸腔と腹腔は，胎生８週ごろにいくつかの襞が癒合した横隔膜によって分離される．**横隔膜ヘルニア**（diaphragmatic hernia）は，腹腔内臓器が横隔膜の形成不全により生じた裂孔を通って胸腔内に脱出する疾患である．

先天性横隔膜ヘルニアの発生頻度は出生2,000～5,000人に１人で，約95％の症例は新生児期に発症し，約５％は乳児期以降に発症する．

横隔膜ヘルニアは，裂孔の部位によって分類される（**図10-35**）．

> **plus α**
> **発症部位と形態**
> 患側は左側が約90％，右側が約10％，両側はまれで１％未満とされている．約85％の症例は，ヘルニア嚢を伴わない無嚢性ヘルニアである．

- **胸腹膜裂孔［ボホダレク（Bochdalek）孔］ヘルニア**：横隔膜の後外側に欠損孔を認める（約80％）．他のヘルニアに比べ重症度が高い．
- **傍胸骨裂孔**［モルガニー（Morgagni）孔または胸骨後］**ヘルニア**：左側をラリー（Larrey）孔ヘルニア（約３％），右側をモルガニー孔ヘルニア（約１％）に分けて呼ぶ場合もある．
- **食道裂孔ヘルニア**（約16％）

本稿では胸腹膜裂孔（ボホダレク孔）ヘルニアについて述べる．

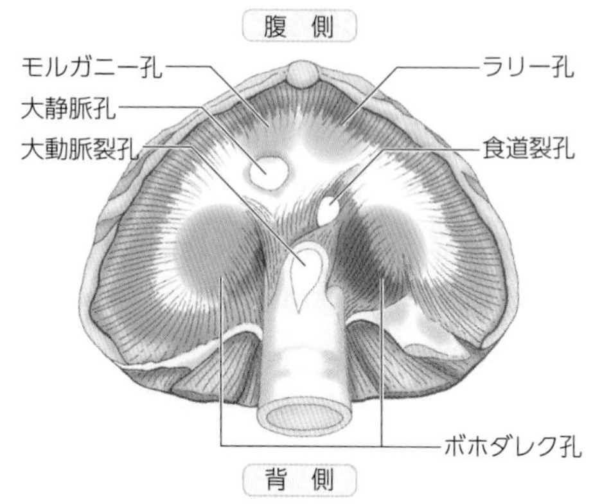

食道裂孔，大動脈裂孔，大静脈孔は通常存在する孔である．

図10-35　横隔膜の裂孔の位置

1 病態・症候

胎児期に胸腔内へ脱出した腹腔内臓器による肺の圧迫のため**肺低形成**を来し，出生直後から呼吸障害（頻呼吸，陥没呼吸，無呼吸など）を認め，チアノーゼ，徐脈を呈する．出生後の呼吸障害，低酸素症，アシドーシスが肺血管の攣縮を起こし出生後に**新生児遷延性肺高血圧症（PPHN）**を引き起こす．腹腔内臓器が胸腔へ脱出するため患側の胸郭が樽状に拡大し，腹部は平坦もしくは陥没（船状腹）する．

➡ 新生児遷延性肺高血圧症については，１章２節２項p.27参照．

重症例では出生直後から重篤な呼吸障害とPPHNのため，高度の集中治療を要する．PPHNを合併している症例では，動脈管を介した右左短絡により動脈管後の下肢の経皮酸素飽和度が動脈管前の右上肢より低くなる．軽症例では，胸部単純X線検査で偶然発見されたり，咳，肺炎，胸痛，喘息などの繰り返す呼吸器症状や，嘔吐，腹痛，体重増加不良，食欲不振などといった消化管の通過障害の精査で診断されることもある．

plus α　横隔膜ヘルニアの合併症

約30％に心大血管奇形，肺葉外肺分画症，口唇口蓋裂，メッケル憩室，気管・気管支の異常などを合併し，約15％に重症心奇形，18トリソミー，13トリソミーなどの重症染色体異常や多発奇形症候群などを合併する．合併奇形としては腸回転異常症が最も多い．

2 検査・診断

- 聴診　患側の呼吸音は減弱・消失し，心音は健側へ偏位する．患側で腸蠕動音を聴取することもある．
- 出生前診断　産科医による胎児超音波検査で，消化管通過障害による羊水過多，腹腔内臓器の胸腔内への脱出，胃包の位置異常，心臓の偏位などにより発見される．欠損孔が大きく肝臓が胸腔内へ脱出している症例や，健側の肺容積が小さい症例では，予後が悪いとされる．
- 胸部単純X線検査　患側の胸腔内へ脱出した胃や腸管内のガス像，**縦隔偏位**を認める（**図10-36**）．
- 胎児MRI検査　肺嚢胞性疾患，横隔膜弛

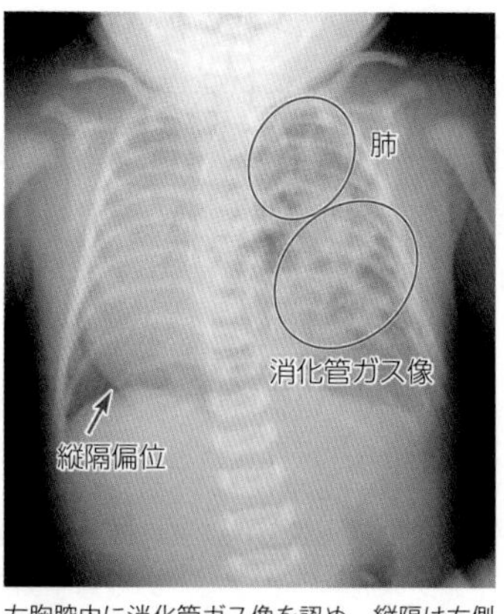

左胸腔内に消化管ガス像を認め，縦隔は右側（健側）へ偏位している．

図10-36　ボホダレク孔ヘルニアの胸腹部レントゲン写真

plus α　肺低形成

胎児期に肺が圧迫されることにより，気管支分岐・細気管支・肺胞の減少，肺血管床の減少，肺動脈の中隔肥厚を来す．患側の胸腔内へ脱出した内臓器で縦隔が健側へ圧排されるため，健側肺にも低形成を生じる．

緩症，縦隔奇形腫などとの鑑別に有用である．

3 治療

内科的治療と外科的治療が行われる．治療後も，長期的な合併症・併存疾患として，ヘルニアの再発，呼吸器・神経学的合併症，身体発育不全，難聴，胃食道逆流症，腸閉塞，漏斗胸，側弯症，胸郭変形などがあるため，長期的なフォローアップが必要である．

|1| 内科的治療

出生後から，十分なモニタリング下で呼吸・循環管理，PPHNに対する治療を行う．呼吸管理において，マスクやバッグを用いた呼吸補助は，消化管内のガス増加による肺の圧迫を来し，呼吸障害を増悪させるため，呼吸補助が必要な場合は速やかに気管挿管および人工呼吸管理を行う．人工呼吸管理では，強制換気による肺障害を予防するため，gentle ventilationを行う．陽圧呼吸管理中はエアリーク（空気漏れ）を起こすことが多いため注意する．重症PPHN合併時には，十分な鎮静・鎮痛薬の投与に加え，昇圧薬や心機能補助薬の投与，適切な輸液ボリューム負荷，肺血管拡張作用がある一酸化窒素ガス吸入療法を行う．最重症例には**体外式膜型人工肺**（extracorporeal membrane oxygenation：**ECMO**）の使用を検討する．

|2| 外科的治療

呼吸・循環状態が安定したら，手術により，胸腔内に脱出した腹腔内臓器を腹腔内へ還納し，裂孔部を閉鎖する．裂孔が大きく，直接縫合閉鎖出来ない場合は筋弁や人工膜（ゴアテックス®）を用いて閉鎖する．

4 ナーシングチェックポイント

バイタルサイン，PPHNの有無と程度，鎮静・鎮痛効果の把握，エアリークの有無，胃内吸引の効果の把握，術後の消化管蠕動運動の評価を行う．

PPHNを合併している場合は，不用意な刺激や疼痛，体位変換によってPPHNが増悪することがあるため，十分な鎮静・鎮痛薬の投与下で処置や治療を行う．気管内吸引や体位変換も必要最小限にする．PPHNが増悪するとSpO_2値の低下，右上肢と下肢のSpO_2値の解離（上肢＞下肢），血圧低下などがみられる．治療経過中に突然のバイタルの変動や下血などがみられたら，腸管捻転の可能性も考慮する．

plus α
gentle ventilation
人工呼吸器の設定を高くしすぎない呼吸管理．HFVの使用や，血中pHが維持できる程度までの高二酸化炭素血漿の許容を行う．

plus α
HFV (high frequency ventilation)
非常に小さな１回換気量で，生理的呼吸回数の４倍以上の回数で換気を行う人工呼吸の総称．HFVには高頻度振動換気法（HFO），高頻度陽圧換気法（HFPPV），高頻度ジェット換気法（HFJV）などの方式が含まれる．

plus α
ECMO
出血および脳血流障害のリスクや，聴力障害，神経学的合併症を引き起こすことがあるため，ECMO以外の治療が進歩した近年では使用頻度が減少している．

コラム **適切な手術時期**

1940年にLaddらが，先天性横隔膜ヘルニアには緊急手術が必要とする報告をした．しかし1987年には，緊急手術は肺のコンプライアンスを悪化させるため緊急手術を避け，１～２日というわずかな時間でも，患児の呼吸状態が生理的に安定するまで待機するという方針が提唱された．一方で軽症例では，生命予後に有意差はないものの，生後48時間以内の手術の方が人工呼吸日数や入院日数が短くなるとの報告もあるため，最適な手術時期は患児の状態に応じて個々に判断するというのが一般的な考え方となっている．

2 食道裂孔ヘルニア

食道裂孔ヘルニア（hiatal hernia）は，胃の一部が横隔膜の食道裂孔を通って縦隔内へ脱出する疾患である．多くは後天性で，成人では内視鏡検査を施行した例の約50％に認められ，重症心身障害児（者）では，食道裂孔ヘルニア単独または逆流性食道炎合併例は36％であった．先天性食道裂孔ヘルニアは出生1,000人に１人と報告されている．

食道裂孔ヘルニアは，以下のように分類される．

- **滑脱型**：胃食道接合部とともに胃が縦隔内へ脱出する．
- **傍食道型**：胃食道接合部は腹腔内にあり，胃の穹窿部が縦隔内へ脱出する．
- **混合型**：滑脱型と傍食道型の混合型

●食道裂孔ヘルニアの分類〈アニメーション〉

1 発症機序

下部食道を支持する横隔食道膜が進展することで滑脱型を発症し，部分欠損の場合は傍食道型を発症するとされている．

2 病態・症候

胃食道接合部が縦隔内へ脱出する滑脱型および混合型では，**下部食道括約筋（LES）**が縦隔内に位置するためLES圧が低下し，胃食道逆流防止機構が損なわれることで，胃食道逆流を起こす．これにより，嘔吐や吐血などの消化器症状，反復性呼吸器感染症，喘鳴や咳嗽などの呼吸器症状，栄養障害などが生じることがある．また，混合型では脱出した胃穹窿部の血流障害による胃穿孔を起こすことがある．

傍食道型では，LESは腹腔内に位置するためLES圧の低下は来さないが，脱出した胃が嵌頓し，絞扼による血流障害を起こすことがある．

3 診断

大きなヘルニアの場合は胸部単純X線検査でわかるものもあるが，一般的には上部消化管造影検査により診断する（図10-37）．食道・胃内視鏡検査で胃食道接合部の位置を確認するほか，内視鏡を胃内で反転させてヘルニアを確認することで診断する．

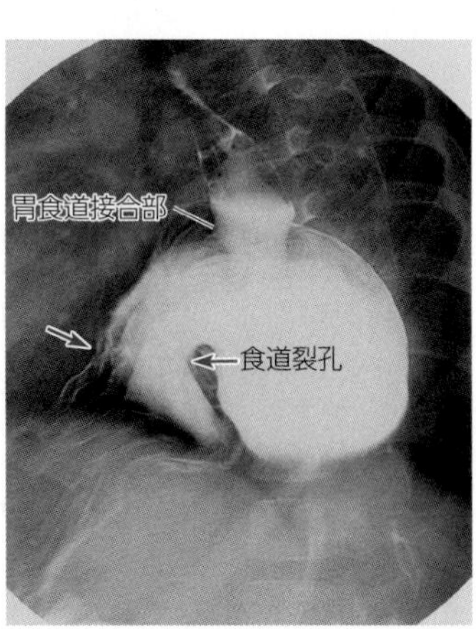

図10-37 食道裂孔ヘルニア（滑脱型）の上部消化管造影検査

4 治療

無症状であれば基本的には治療の必要はないが，胃食道逆流症（➡p.215参照）を伴う場合は，胃食道逆流症に対する治療を行う．

引用・参考文献

1) 臼井規朗．“先天性横隔膜ヘルニア”．系統小児外科学．改訂第３版．永井書店，2013，p.471-477.
2) 新生児先天性横隔膜ヘルニア研究グループ編．新生児先天性横隔膜ヘルニア（CDH）診療ガイドライン．メジカルビュー社，2016.
3) 日本小児外科学会学術・先進医療検討委員会．わが国の新生児外科の現況：2013年新生児外科全国集計．日本小児外科学会雑誌．2015，51（７），p.1234-1245.
4) 草野元康ほか．日本人の食道裂肛ヘルニアの頻度．Gastroenterological Endoscopy．2005，47（４），p.962-973.
5) 池上玲一ほか．先天性食道裂孔ヘルニア11例の検討．日本小児外科学会雑誌．2003，39（２），p.187-192.
6) 浜口弘ほか．重症心身障害児（者）における上部消化管内視鏡：食道裂孔ヘルニアと逆流性食道炎．日本重症心身障害学会．2020，45（１），p.141-146.

6 肝・胆道・膵の疾患

1 肝 炎

肝炎（hepatitis）とは，宿主の免疫応答により肝細胞が破壊された状態をいう．感染性（A～E型肝炎ウイルス，EBウイルスやその他のウイルス），自己免疫性，薬剤性，非アルコール性脂肪肝炎などがある．

B型肝炎ウイルス（hepatitis B virus：**HBV**）に対する母子感染予防処置により，小児のHBV新規感染者数は減少している．**C型肝炎ウイルス**（hepatitis C virus：**HCV**）キャリア*の妊婦から出生した児では，５～10％が母子感染を来す．

1 原因

肝炎ウイルスの感染経路には，体液・血液を介する垂直感染（母子感染）と，性行為や針刺し事故などによる水平感染，食物や水を介する経口感染とがある．代表的な肝炎ウイルスの感染経路と病態を**表10-7**に示す．

2 病態・症候

肝炎には，６カ月以内に炎症が沈静化する急性肝炎，６カ月以上遷延する慢性肝炎がある．急性肝炎の１％程度が，肝細胞の急激な破壊のため８週以内に肝不全に陥る劇症肝炎を呈する．

表10-7　代表的な肝炎ウイルスの感染経路と病態

	A型肝炎	B型肝炎	C型肝炎
感染経路	経口感染 （汚染食品・水）	体液・血液 （母子感染など）	体液・血液 （母子感染など）
臨床経過	急性肝炎	急性肝炎 慢性肝炎	慢性肝炎
劇症化	まれ	１～２％	なし
診断検査	IgM-HA抗体	HBs抗原・抗体，HBe抗原・抗体，IgM-HBc抗体，HBV-DNA	HCV抗体，HCV-RNA
予防（ワクチン）	HAワクチン	HBワクチン 母子感染予防処置	なし

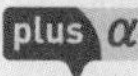

HBV母子感染予防処置

HBs抗原陽性の妊婦から出生する全ての児に対して，出生直後に免疫グロブリンとHBワクチン，生後１カ月と６カ月にHBワクチンを接種する．これにより児への感染を10％未満に低減できる．2016年より国内でもHBワクチンのユニバーサルワクチネーション*が開始された．

用語解説*

ユニバーサルワクチネーション

国民全員がワクチンを接種し感染症を予防すること．HBVのユニバーサルワクチネーションは，WHOが推奨する世界標準の感染予防策である．

用語解説*

キャリア

肝炎ウイルスを体内に保有する状態をキャリアと呼ぶ．免疫機能が未熟な小児では免疫寛容のためキャリア化しやすい．

plus α

針刺し事故

針刺し事故によりHBV，HCVに感染する可能性がある．針刺し事故が起きた場合には，速やかに局所を流水で洗浄し，血液を絞り出す．その後，院内の感染対策に基づき必要な検査と治療を行う．

急性肝炎は2～6週間の潜伏期の後，悪心・嘔吐，食欲不振，発熱など急性胃腸炎様の症状で発症し，次第に黄疸や白色便を伴い，回復に向かう．劇症型肝炎では肝性昏睡による意識障害，タンパク合成能の低下による出血傾向を伴う．慢性肝炎は，無症状のことが多い．

3 検査・診断

血液検査ではAST，ALTが上昇する．重症例ではビリルビンの上昇，アンモニアの上昇，プロトロンビン時間（PT）の40％以下の延長がみられる．ウイルス検査などで原因を同定する．必要に応じて画像検査や肝生検を行う．

4 治療

急性肝炎では安静，補液のほか，ビタミン剤，肝庇護薬，利胆薬の投与を行う．肝不全を伴う場合には，血漿交換と持続的血液濾過透析などを含む集約的な治療を行い，改善が得られなければ肝移植の適応となる．

小児・成人のC型慢性肝炎に対しては，**直接作用型抗ウイルス薬**（direct-acting antiviral：**DAA**）**療法**が有効であり，90％以上の確率でウイルスを体内から排除できる．B型肝炎では，炎症による肝臓へのダメージが大きい症例において，インターフェロンや核酸アナログ薬による治療が専門医によって行われる．

5 経過・予後

小児の劇症型肝炎および肝不全は，肝移植によって救命率は約70％まで改善したものの，生命予後不良例や神経学的予後不良例がある．B型・C型慢性肝炎では，適切な医療によって成人期の肝硬変や肝癌を予防，あるいは早期発見することが重要である．

6 ナーシングチェックポイント

母子感染例では，母親が子どもに対し，肝炎ウイルスを感染させてしまったという罪悪感を抱くケースが多いため，心理的支援が必要である．HCV感染は有効な治療法があることから，性交渉の経験前の治療が望ましい．また，HBVキャリアの思春期の患児には，水平感染の予防としてコンドームの使用およびパートナーへのワクチン接種について説明する．

小児の劇症型肝炎では，肝性脳症の徴候を見逃さないことが重要である．肝性昏睡度Ⅰ～Ⅳのうち最も軽症のⅠ度は，年長児ではいつもより元気がない，乳児では声を出して笑わないといった，軽微な変化であることに注意する．

2 胆道閉鎖症

胆道閉鎖症（biliary atresia）は，肝外胆管が硬化性炎症により進行性に閉塞および破壊されることで，肝臓から十二指腸への胆汁の排泄が障害される疾患である．新生児期から乳児早期に閉塞性黄疸を来す代表的な疾患とされ，日本では出生1万人に1人が発症し，男女比は1：1.7と，女児に多い．家族内発生の報告はあるが，原因は解明されていない．

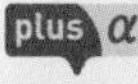

胆道閉鎖症の原因

先天的要因が30％，後天的要因が70％ともいわれ，ウイルス感染，胆道形成異常，免疫異常，遺伝子異常などが病因として提唱されているが，未だ解明には至っていない．

1 病態・症候

胆道閉鎖症は，術中の肉眼所見および胆道造影検査所見から胆管閉塞部位，下部胆管および肝門部胆管の状態によって病型分類される．最も多い病型は，肝門部胆管が結合組織塊に置換され閉塞する，**肝門部閉塞型**である．

胆道閉鎖症は放置すれば生後３～４カ月ごろには胆汁うっ滞性肝障害から肝硬変や肝不全へ移行し，１歳前後には死に至る．胆汁排泄障害に伴う脂肪および脂溶性ビタミン吸収障害が認められるほか，肝硬変へ進行すると腹部膨満や，門脈圧の亢進により食道静脈瘤などの側副血行路の増生，脾機能亢進による血小板減少などを認めるようになる．

閉塞性黄疸，灰白色便（かいはくしょくべん），肝腫大を主症状とするが，いずれも本症に特異的なものではない．黄疸は新生児の90％に生理的に認めるが，本症では生後14日以降も遷延するか，いったん消失後，再度出現する．便色は黄色から徐々に淡黄色，灰白色へ変化していくことが多い．黄疸が進み血中のビリルビンが増加すると，濃い黄色～褐色を呈するビリルビン尿が出現する．

> **plus α 病的出血**
> 脂溶性ビタミン吸収障害によるビタミンK欠乏に伴う病的出血を約１割に認め，そのうち半数に頭蓋内出血を認める．

> **plus α 便色カード**
> 2012年から母子健康手帳に便色カードが付帯され，経時的に便色が比較可能となり本症の早期発見に寄与している．

2 検査・診断

腹部超音波検査，血液生化学検査，胆道シンチグラフィーを行う．いずれの検査でも本症が否定できない場合には試験開腹を行い，術中胆道造影検査を行う必要がある(図10-38)．胆嚢から直接胆道を造影し，肝内胆管と十二指腸の交通が認められなければ，本症と診断される．

|1| 腹部超音波検査

低侵襲かつ簡便な検査であり，本症を疑う場合には第一選択の画像検査となる．本症では胆嚢は高度に萎縮し，哺乳の前後で収縮を認めないことが多い．典型例では，肝門部結合組織塊が４mm以上の帯状の高エコー領域（triangular cord sign）として描出される（図10-39）が，描出されないことも少なくない．

|2| 血液生化学検査

総ビリルビン（T-Bil），直接ビリルビン（D-Bil），γ-GTPの高値を認める．初回検査で直接ビリルビンが高値でなくても，定期的な外来受診で直接ビリルビンの推移を確認する必要がある．また胆汁うっ滞の進行によりALT，ASTの上昇や，ビタミンKの吸収障害により凝固能異常を来していることもある．

|3| 胆道シンチグラフィー

テクネチウム99m（^{99m}Tc）標識化合物を核種として，経静脈的に投与する．肝臓に取り込まれた核種は胆道を通って24時間以内に腸管内に排泄されるため，腸管内への核種の移行を認めなければ本症を疑う．しかし，肝内胆汁うっ滞を来す他疾患でも同様の所見を認めることがあり，必ずしも鑑別に有効とは限らない．

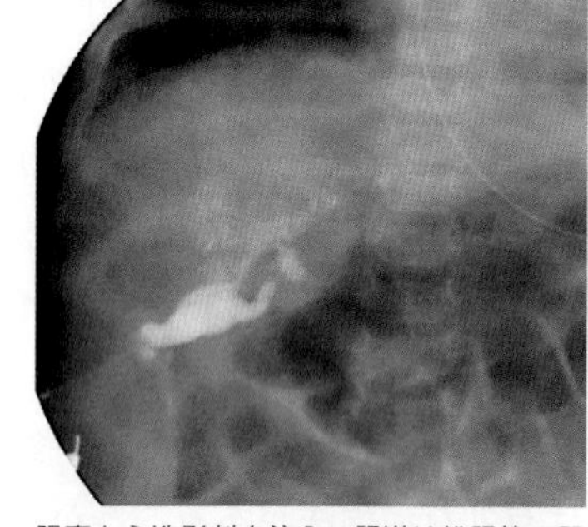

胆嚢から造影剤を注入．胆道は総胆管で閉塞，肝内は細胆管が雲霞状に増生している．

図10-38 術中胆道造影

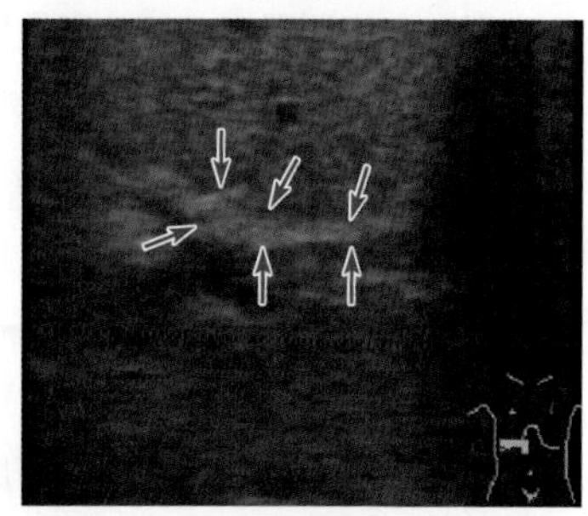

門脈左右分岐部腹側に高エコー領域（triangular cord sign）を認める．

図10-39 胆道閉鎖症の腹部超音波検査

3 治療

術中胆道造影検査による診断確定後は，外科的治療に移行する．肝門部の結合組織を肝表面レベルで切除し，肝門部空腸吻合（**葛西手術**）を行う（図10-40）．近年では腹腔鏡下で葛西手術を行う施設もある．

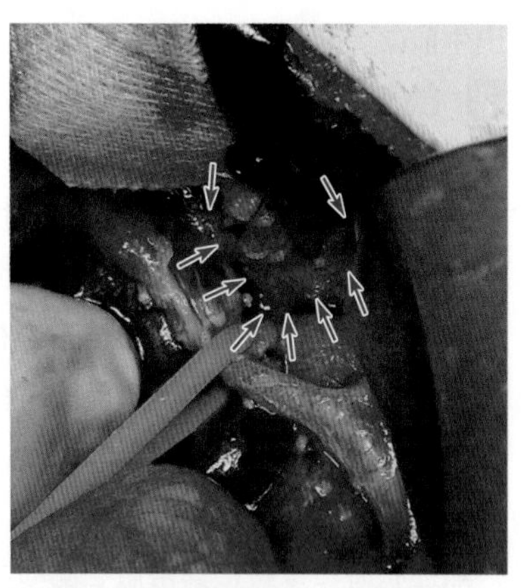

肝門部胆管は結合組織塊（矢印）に置換されている．

図10-40　葛西手術

4 経過・予後

葛西手術後の黄疸消失率は約60％である[10]．葛西手術後の黄疸遷延例や肝不全例に対して，日本では1989年から**生体肝移植**が行われており，本症の予後改善に寄与している．

黄疸消失後も黄疸の再燃や肝硬変の進行により肝移植の適応となる症例は少なくない．また，自己肝で生存していても上行性胆管炎を繰り返したり，食道静脈瘤の発生や脾機能亢進による血小板減少などを合併している症例も多く，これらの合併症はQOLや長期予後に影響するため，その管理は重要である．

5 ナーシングチェックポイント

術前は特に，凝固能異常による出血傾向に留意する．凝固能異常があれば，経静脈的にビタミンKの補充を行う．術後は，胆汁排泄の程度や肝門部結合組織切離面からの出血などにより便色が変化するため，その観察は重要である．また，良好な胆汁排泄を得るため脱水は回避すべきであり，輸液量や哺乳量，尿量，腹水貯留による腹囲・体重の増加などの評価を行う．

> plus α
> **黄疸消失率**
> 黄疸消失率は日齢が進むにつれ徐々に低下することから，早期診断・手術が重要と考えられている．

> plus α
> **自己肝生存率**
> 本症の長期成績は10年自己肝生存率が50.4％，20年自己肝生存率が40.3％である[10]．

> plus α
> **利胆薬**
> 多くの施設で利胆薬としてステロイドを投与しており，ステロイド潰瘍からの出血，易感染性，口腔カンジダ症などにも注意が必要である．

3 先天性胆道拡張症

先天性胆道拡張症（congenital biliary dilatation）は肝外胆管が先天的に囊胞状あるいは紡錘（ぼうすい）状に拡張する疾患であり，ほぼ100％の症例で膵・胆管合流異常を合併する．日本人をはじめアジア人に多く，日本では約1,000人に１人とされ，男女比は１：３と女性に多い．成人の発症例もあるが，半数以上は10歳以下である．家族内発生の報告はあるが遺伝的要因は不明である．

1 病態・症候

先天性胆道拡張症では，胆道の拡張形態により五つに分類する**戸谷分類**が広く用いられている．

先天性胆道拡張症の病態には膵・胆管合流異常が深く関与している．正常な膵管と胆管は十二指腸壁内で合流するが，膵・胆管合流異常では膵管と胆管が十二指腸壁外で合流するため，長い共通管が形成される．これにより膵液と胆汁が相互に逆流し，急性胆管炎や急性膵炎などの炎症や，管腔の狭窄，結石形成，悪性腫瘍の発生など，膵胆管系臓器にさまざまな影響を及ぼす．

小児では腹痛，黄疸，腹部腫瘤が本症の三主徴とされているが，三つすべてを認めることは少ない．その他の症状としては，悪心・嘔吐，発熱，白色便がある．また，胎児超音波検査や胎児MRI検査で，肝下面の囊胞性病変として

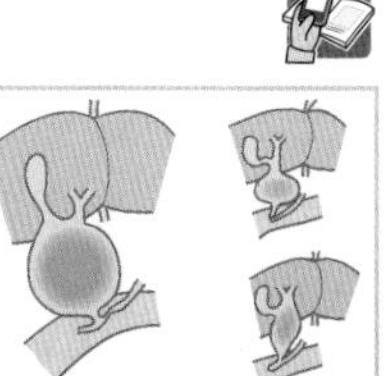

●先天性胆道拡張症の戸谷分類〈アニメーション〉

出生前に診断されることもある．

2 検査・診断

|1| 腹部超音波検査

低侵襲かつ簡便な検査であり，拡張胆管が肝下面の嚢胞性病変として描出される（図10-41）．拡張胆管の部位，形態，胆管内の胆泥や結石の有無を確認することができる一方で，膵・胆管合流異常の描出は困難であることが多い．

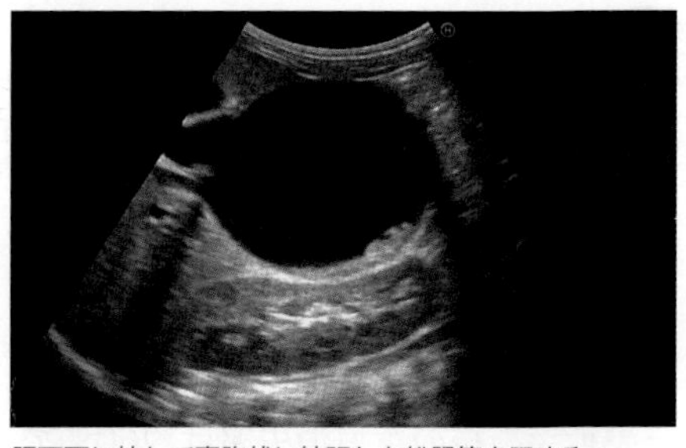

肝下面に接して嚢胞状に拡張した総胆管を認める．

図10-41 先天性胆道拡張症の腹部超音波検査画像

|2| 血液生化学検査

無症状時には特に異常値を認めないことが多いが，有症状時には血清アミラーゼ，総ビリルビン，直接ビリルビン，γ-GTPの高値を認める．また，急性膵炎や急性胆管炎を併発している場合は白血球数やCRPの上昇も認める．

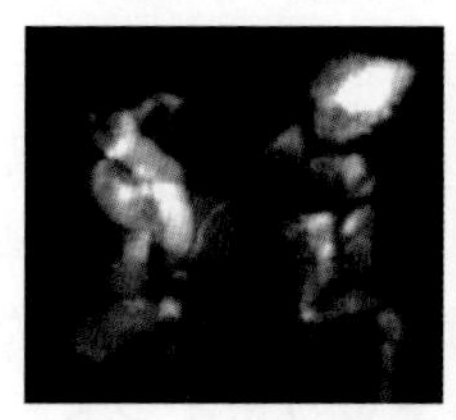

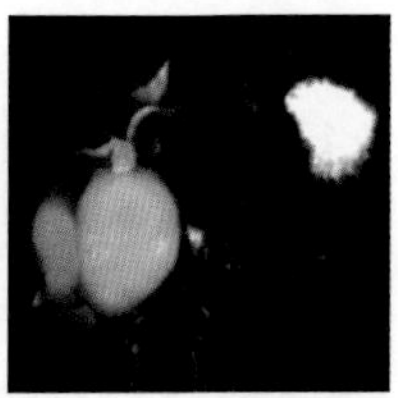

a．戸谷Ⅳ-Aの先天性胆道拡張症．拡張した共通管内にタンパク栓を認める．
b．戸谷Ⅰaの先天性胆道拡張症．

図10-42 MRCP画像

|3| 磁気共鳴胆管膵管造影（magnetic resonance cholangiopancreatography：MRCP）検査

造影剤の使用や被曝がなく，拡張胆管の部位や形態，膵・胆管合流異常を描出することが可能である（図10-42）．ただし，比較的長時間の鎮静が必要であり，特に乳幼児では膵管が細く，膵・胆管合流異常が描出されないこともある．

|4| 内視鏡的逆行性膵胆管造影（endoscopic retrograde cholangiopancreatography：ERCP）検査

内視鏡下で十二指腸乳頭部より逆行性に膵管および胆道を造影し，膵・胆管合流異常の有無を確認する．小児では全身麻酔が必要な上，手技的に熟練を要し，膵炎や胆管炎発症のリスクもあることから，実施困難なことが多い．

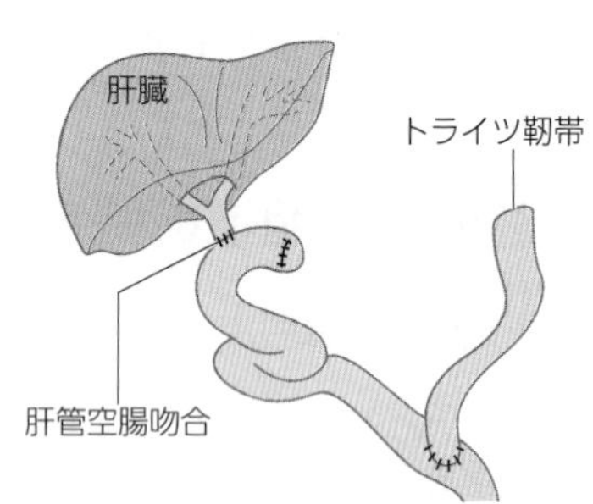

図10-43 Roux-enY再建法

3 治療

悪性腫瘍の発生を予防する目的で肝外胆管を切除し，さらに胆汁と膵液が腸管外で混和しないように，Roux-enY再建法による肝管空腸吻合術を行う（図10-43）．

4 経過・予後

術後早期には出血や肝管空腸吻合部の縫合不全，膵液瘻，急性膵炎などが起こり得るが頻度は高くはなく，いずれも保存的治療で軽快することが多い．一方で晩期合併症は約15％の症例に認め，肝管空腸吻合部狭窄や肝内胆管狭窄により生じる胆汁うっ滞は，**胆管炎**や**肝内結石**の原因となり得る．また，膵内胆管の遺残や共通管内のタンパク栓，膵管の複雑な形態などにより，膵石の形成や急性・慢性膵炎が生じ得る．

初回手術後10年以上経過してから前述のような晩期合併症を来すことや，術後の肝内胆管や膵内遺残胆管からの発がんが少ないながらも報告されていることから，生涯にわたり定期的な診療が必要である．また患児およびその家族へ情報提供を行い，移行期医療へつなげていくことも重要となる．

5 ナーシングチェックポイント

術前に胆管炎や膵炎を認める場合には炎症の鎮静化が必要であり，腹痛の程度や体温，血液生化学検査などから病勢を評価する．術後は，肝管空腸吻合の縫合不全を評価する上でドレーンからの排液の性状が重要である．術後膵炎の評価としては，術前と同様に腹痛の程度や体温，血液生化学検査の推移に注目する．また，良好な胆汁排泄を得られれば便色は正常化することから，術後の便色の観察は重要である．

4 急性膵炎

急性膵炎（acute pancreatitis）とは，活性化した膵酵素が膵臓と周囲臓器を自己消化することにより生じる，腹腔内の急性炎症である．小児期の急性膵炎の原因として，特発性，ウイルス感染（ムンプスウイルスなど），薬剤性（L-アスパラギナーゼ，ステロイド，バルプロ酸，アザチオプリン，6-メルカプトプリンなど），総胆管拡張症，膵・胆管合流異常症，腹部外傷，遺伝性などがある．

1 病態・症候・検査・診断

持続性の上腹部痛，悪心・嘔吐を契機に診断される．重症例では多臓器不全を来すことがある．

①上腹部に急性腹痛発作と圧痛がある，②血中または尿中に膵酵素（膵アミラーゼ，リパーゼなど）の上昇がある，③腹部超音波やCT，MRIによる画像検査で膵臓に急性膵炎に伴う異常所見がある，のうちいずれか２項目を満たし，他の疾患を除外したものを急性膵炎と診断する．

2 治療・経過・予後

初期治療として絶食，補液，および鎮痛薬による疼痛管理を行う．重症度に応じて，抗菌薬，タンパク分解酵素阻害薬などを投与する．重症例では，経腸栄養チューブを用いた成分栄養剤の注入を行い，膵外分泌の刺激を最小限にしつつ，重篤な感染症を予防する．

重症例の致死率は４％との報告がある．仮性膵嚢胞や膵膿瘍の合併例では，内視鏡治療や外科治療を要することもある．多くは後遺症なく回復する．

3 ナーシングチェックポイント

疼痛と絶食による子どもの苦痛や不安の緩和が重要である．症状と血液検査の結果が改善したことを確認し，経口摂取を再開する．膵炎の再燃に注意しながら脂肪制限食を開始し，徐々に摂取エネルギー量と脂肪量を増量する．

引用・参考文献

1) 日本小児栄養消化器科肝臓学会編．小児栄養消化器肝臓学．診断と治療社，2014，p.393-395.
2) 前掲書１），p.396-340.
3) 前掲書１），p.401-404.
4) 田尻仁ほか．C型肝炎母子感染小児の診療ガイドライン．日本小児栄養消化器肝臓学会．2020，34（２），p.95-121.
5) 松井陽．"胆道閉鎖症"．小児栄養消化器肝臓病学．日本小児栄養消化器肝臓学会編．第１版，診断と治療社，2014，p.411-415.
6) 金澤寛之．"胆道閉鎖症とAlagille症候群"．小児疾患診療のための病態生理１．改訂第５版，2014，p.668-673，（小児内科，46（増刊））．
7) 小坂征太郎．胆道閉鎖症．周産期医学．2021，51（増刊），p.839-842.
8) 田中拡．胆道閉鎖症．小児内科．2019，51（10），p.1512-1515.
9) 佐々木英之．胆道閉鎖症．小児外科．2020，52（６），p.603-606.
10) 日本胆道閉鎖症研究会・胆道閉鎖症全国登録事務局．胆道閉鎖症全国登録2020年集計結果．日本小児外科学会雑誌．2022，58（２），p.201-207.
11) 山田洋平．膵胆管合流異常症．小児科診療．2021，84（８），p.1083-1088.
12) 佐々木英之．先天性胆道拡張症，膵・胆管合流異常．小児内科．2020，52（増刊），p.680-683.
13) 石橋広樹．先天性胆道拡張症と膵・胆管合流異常．前掲書８），p.1516-1520.
14) 金子健一朗．"先天性胆道拡張症と膵・胆管合流異常"．小児栄養消化器肝臓病学．日本小児栄養消化器肝臓学会編．第１版，診断と治療社，2014，p.442-444.
15) 岡島英明．"先天性胆道拡張症，膵・胆管合流異常"．小児疾患診療のための病態生理１．改訂第５版，2014，p.679-682，（小児内科，46（増刊））．
16) 前掲書１），p.509-514.

7 腹膜・腹壁の疾患

1 臍帯ヘルニア／腹壁破裂

臍帯ヘルニア（omphalocele）および腹壁破裂（gastroschisis）は，先天的な腹壁の異常により腹腔内臓器が体外に脱出する疾患である．

腹壁形成異常の中で**腹壁破裂**が最も多く，出生5,000～１万人に１人の発症頻度である．**臍帯ヘルニア**は２番目に多く，腹壁破裂と臍帯ヘルニアを合わせると出生4,000～5,000人に１人が発症する．共に男児に多い．

臍帯ヘルニアに他の合併奇形を有する頻度は50～88％で，13・18・21トリソミーなどの染色体異常の合併は23～54％と言われている．腹壁破裂は臍帯ヘルニアに比べて合併奇形は少ないが，小腸閉鎖（５～25％），メッケル憩室，消化管重複症などを合併する．

> **plus α**
> **臍帯内ヘルニア**
> 臍帯内体腔に脱出した中腸（生理的臍帯ヘルニア）が腹腔内に自然に還納される胎生10～12週ごろに，腸管の自然還納が障害されるために発生する．臍帯ヘルニアとは発生原因，臨床経過が異なる別の疾患とされている．
>
> 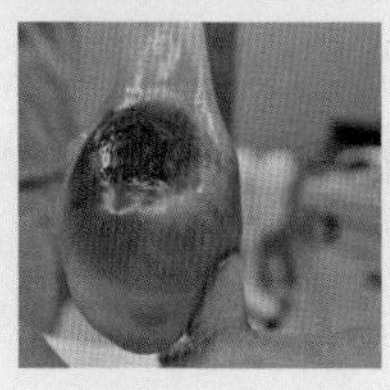

1 発症機序・原因

1 臍帯ヘルニア

発症の原因には二つの説がある．

- **腸管腹腔内還納不全説**　通常は胎生12週までに腹腔内に自然還納される生理的臍帯ヘルニアの還納，および臍輪形成の障害を原因とする．
- **腹壁形成不全説**　通常は胎生３週の終わりごろに臍の周囲で癒合する，四つの皺壁の癒合不全を原因とする．

2 腹壁破裂

腹壁形成不全説以外に，生理的臍帯ヘルニアの破裂や臍帯内体腔の発育障害により腸管が伸張するスペースを確保できず，右臍静脈の吸収により生じた体壁の弱い部分から腸管が体腔外へ脱出することにより生じるとする説があるが，まれに臍帯の左側にも生じる．

2 病態・症候・診断

臍帯ヘルニアおよび腹壁破裂は，その外観から診断は容易である．

|1| 臍帯ヘルニア

ヘルニア門から脱出する腹腔内臓器はヘルニア嚢に覆われていて，臍帯はこのヘルニア嚢に連続している（図10-44）．臍帯ヘルニアはヘルニア門の位置により臍上部型（心奇形の合併が多い），臍部型（最も多い），臍下部型（総排泄腔外反，高位鎖肛などを合併）に分類される．

出生時にヘルニア嚢が破裂しているものやヘルニア嚢を欠くものもある．

|2| 腹壁破裂

正常な臍帯が存在し，その右側（まれに左側）にある2～4cmの小さいヘルニア門から腸管が脱出する（図10-45）．腸回転異常症は，臍帯ヘルニアおよび腹壁破裂のほぼ全例に認められる．

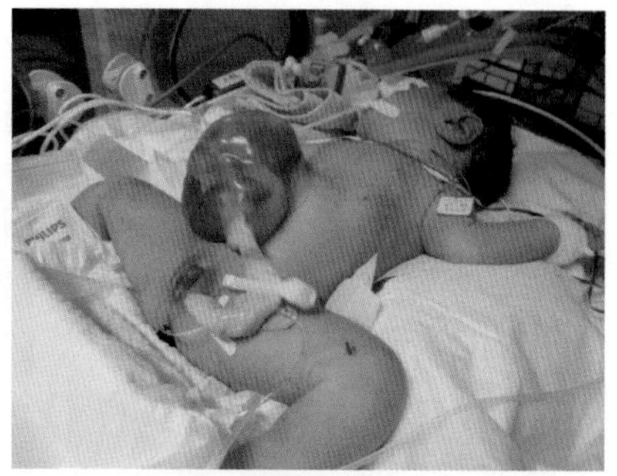

臍帯内に消化管・肝臓が脱出しヘルニア嚢に覆われている．

図10-44 臍帯ヘルニア

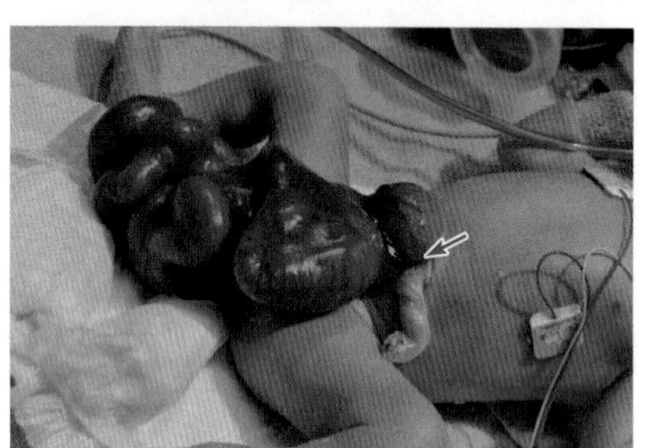

正常な位置に連続する臍帯（矢印）の右側の腹壁破裂部から腹腔内臓器が脱出している．ヘルニア嚢はない．

図10-45 腹壁破裂

3 治療

|1| 初期治療

腹壁破裂や破裂型の臍帯ヘルニアでは，**低体温**，アシドーシスおよび脱水を起こしやすいため，出生後は速やかにクベースへ収容する．脱出腸管は清潔なビニール袋およびガーゼなどで覆い保温，不感蒸泄の減少に努める．太めの胃管を挿入して消化管の減圧を行い，輸液，感染予防のための抗菌薬投与を行う．腹壁閉鎖術前に浣腸や洗腸を行って胎便を排泄させておくと，腹壁閉鎖時の腹腔内圧上昇を軽減できる．

|2| 腹壁閉鎖術

a 臍帯ヘルニア

可能であれば一期的に腹壁閉鎖術を行うが，ヘルニア嚢内に脱出した臓器を腹腔内へ納めることで腹圧が上昇し，呼吸状態の悪化，血圧低下などを来す可能性があるときは，脱出臓器が腹腔内へ還納されるのを待ってから腹壁閉鎖術を行う．一期的に閉鎖できない場合は，ヘルニア嚢を鉗子で把持（はじ），あるいは絹糸で結紮することを繰り返し行い，徐々に脱出臓器を腹腔内へ還納させる方法も報告されている．上記の方法を行っても腸管の腹腔内への還納が進まないときや，破裂型臍帯ヘルニアで一期的に腹壁を閉鎖できない場合は，腹壁破裂と同様に**サイロ**（図10-46）を形成し，その後に腹壁閉鎖術を行う．

b 腹壁破裂

近年では，脱出腸管を腹腔内へ還納して患児自身の臍帯で腹壁の破裂部を覆い，臍帯の上からフィルムドレッシング材を貼付することで腹壁を縫合せずに

plus α
娩 出

破裂型の臍帯ヘルニアや腹壁破裂において，腸管浮腫を抑えることを目的とした早期娩出は，腸管機能の早期回復および経腸栄養の早期確立という観点ではメリットがないため，在胎36週以降に胎児の成熟を待って娩出したほうがよいとされている．また，帝王切開による娩出が推奨されていたが，最近では娩出方法による差はなく，産科的な適応によって決定すべきとされている．

plus α
腹壁閉鎖術

極めて重篤な心奇形を有する非破裂型臍帯ヘルニアに対しては，アルコール，硝酸銀，イソジン，ゲーベンクリーム®などの薬剤をヘルニア嚢表面に塗布し，痂皮化や周囲皮膚の伸展による上皮化を起こす方法が行われることもある．

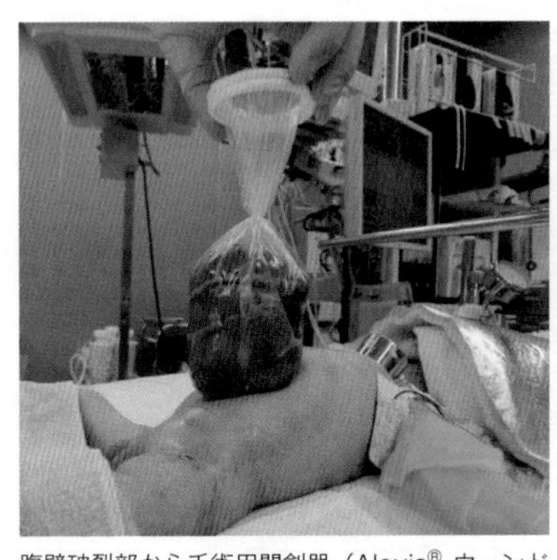

腹壁破裂部から手術用開創器（Alexis® ウーンドリトラクター）を挿入し，脱出腸管を収納する．

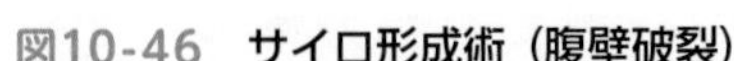

図10-46　サイロ形成術（腹壁破裂）

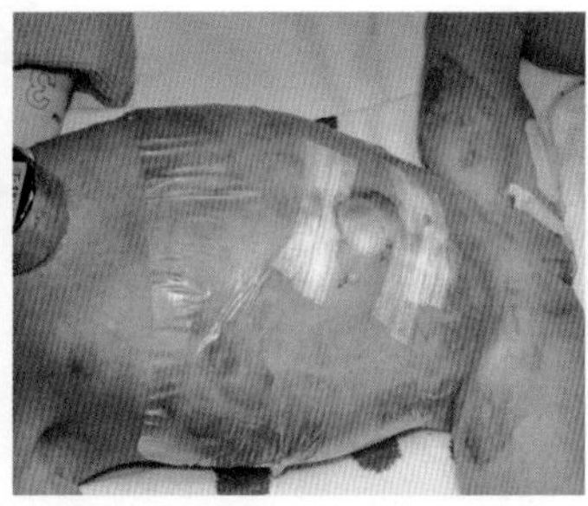

腹壁破裂部を臍帯で覆い，上からフィルムドレッシング材を貼付すると10～14日で自然に閉鎖する．

図10-47　sutureless abdominal wall closure（SC）

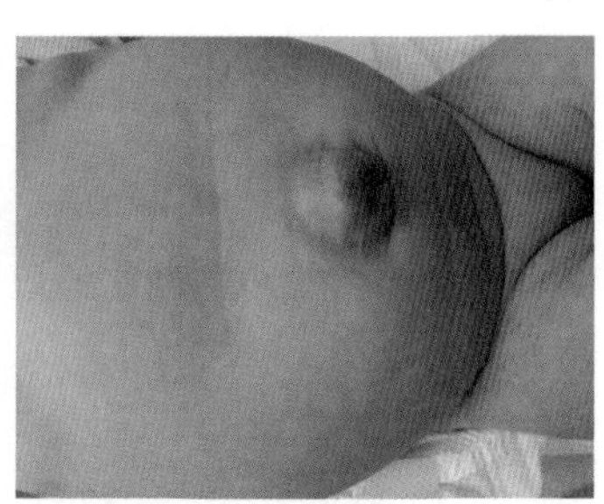

腹壁破裂部は正常皮膚で覆われ，臍は正常な位置にある（臍ヘルニアあり）．

図10-48　SC後２カ月の臍

自然閉鎖させる方法（sutureless abdominal wall closure：SC）が行われている（図10-47）．臍帯で覆われた腹壁破裂部は10～14日程度で自然に閉鎖する（図10-48）．

脱出臓器を一期的に腹腔内へ還納できない場合は，サイロを形成した後にSCを行う．

4 ナーシングチェックポイント

バイタルサイン，体温，脱水の評価，術前の脱出臓器の色調，術後の腹部膨満による呼吸障害の有無の評価が重要である．

2 鼠径ヘルニア

小児でみられる**鼠径ヘルニア**（inguinal hernia）のほとんどが**外鼠径ヘルニア**である．胎生３カ月ごろに腹膜の一部が内鼠径輪から鼠径管内に入り込み形成される腹膜鞘状突起は，通常はその後自然に閉鎖し，腹腔との交通がなくなる．この腹膜鞘状突起が出生後も閉鎖せず，開存している部分に腹腔内臓器が入り込んだ状態を外鼠径ヘルニアという（図10-49）．

外鼠径ヘルニアは小児の外科疾患の中で最も頻度の高い疾患であり，患側の鼠径部が膨らむことが特徴的である．腹圧がかかった時や，夕方の入浴時などに膨隆に気付かれることが多い．

鼠径ヘルニアは**脱腸**と呼ばれることもあり，小児の発生率は満期産児で１～５％，早期産児で16～25％と報告されている．男女比は３：１～10：１と，男児に多くみられる．右側の発症は左側より多い．

1 病態・症候

腹腔内臓器が腹膜鞘状突起内に脱出し，鼠径部から男児では陰嚢，女児では大陰唇にかけての膨隆を認める（図10-50）．男女ともに腸管が脱出することが最も多く，次いで男児では大網が，女児では卵巣，大網が脱出する頻度

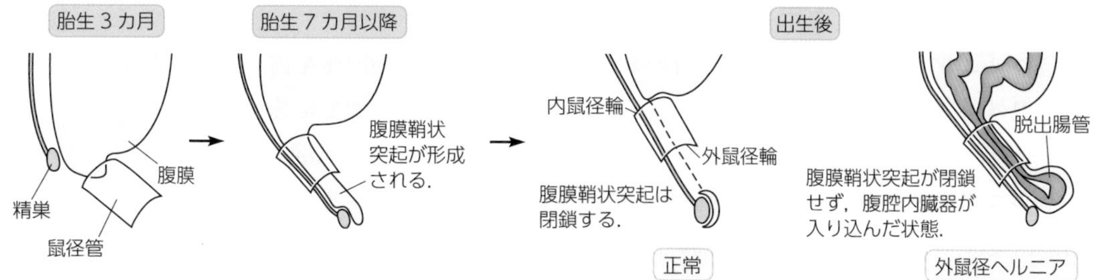

図10-49　外鼠径ヘルニアの発生（男児）

が高い．啼泣や立位などにより腹圧が上昇すると脱出しやすい．脱出臓器が腸管である場合，膨隆している部分を内鼠径輪方向へ圧迫すると，腸管内のガスが移動してクチュクチュという音とともに還納される（図10-51）．

脱出した腹腔内臓器が容易に還納できず，腸閉塞や脱出臓器の血流障害を来した状態を，**嵌頓**（かんとん）**ヘルニア**と呼ぶ．嵌頓ヘルニアは，腸閉塞や血流障害を来さず脱出臓器が単に還納できない状態である非還納性ヘルニアとは区別される．還納可能な鼠径ヘルニアは通常無症状であるが，陥頓ヘルニアでは不機嫌，腹痛，腹部膨満，嘔吐などの症状を呈する．血流障害により，脱出した臓器が壊死することもあるため，緊急の手術を要する．

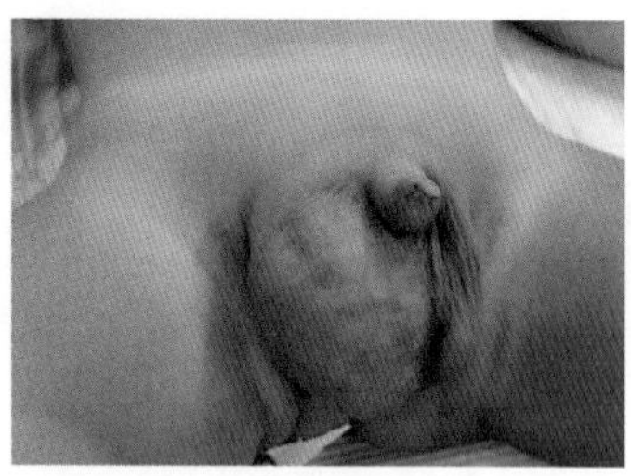

脱出した腸管により右陰嚢が膨隆している．

図10-50　右外鼠径ヘルニア

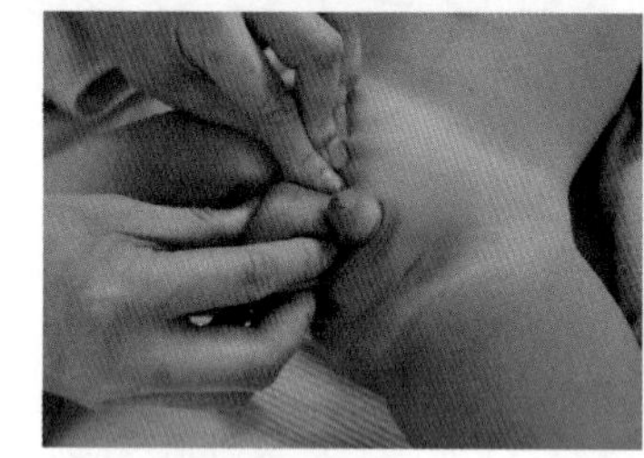

膨隆部を内鼠径輪方向へ圧迫し，脱出臓器を腹腔内に還納する．

図10-51　外鼠径ヘルニアの徒手整復

plus α

非還納性ヘルニアの徒手整復

腸管が脱出し，用手的に還納できないとして他院から紹介されてくることがある．激しく啼泣していると腹圧が上がり，徒手整復が難しいが，車などで移動している間，家族に抱っこされてすやすやと眠ってしまうと腹圧が低下し，来院後すぐに整復できることがある．また，部屋を暗くして患児が入眠しやすい環境にし，患児がしばらく眠った後に整復すると成功率が上がる．

plus α

シルクサイン

シルクグローブサインとも呼ばれ，ヘルニア嚢が互いにこすれる感触が，絹の手袋がこすれる感触に似ていることから名付けられた．

2 検査・診断

啼泣または立位などで腹圧が上昇したときに鼠径部が膨隆することで診断される．診察時に鼠径部に膨隆を認めない場合，恥骨結節上の皮膚を指で左右にこすった際にヘルニア嚢がこすれる感触があると，**シルクサイン**陽性として診断される．鼠径部の腫瘤が腹腔内と連続していることを超音波検査で確認できれば確定診断となる．女児で卵巣が脱出している場合は，硬い腫瘤として触知されるため，同様の所見を呈する鼠径部リンパ節炎とは超音波検査で鑑別する．

3 治療

小児の外鼠径ヘルニアの治療は，手術によりヘルニア嚢を内鼠径輪に近い位置で結紮（**高位結紮**）することである．術後の再発率は0.1～0.8％であるが，**脳室－腹腔シャント術（V-Pシャント術）**や慢性肺疾患などによる腹圧の上昇，早期産児，結合組織病などが再発の危険因子として考えられている．

➡ V-Pシャント術については，p.337 図14-11参照．

4 ナーシングチェックポイント

鼠径ヘルニア手術は，小児外科で行われる全手術症例の30～40％を占める，小児外科手術の中で最も多く行われる手術である．多くの症例では片側10～15分程度で手術が済むが，低出生体重児などではヘルニア嚢が非常に薄く，ヘルニア嚢が大きい場合は，片側の高位結紮に１時間以上かかることもある．術後は，手術した側の精巣が高い位置で固定されていないか，血流障害による精巣萎縮が起きていないかを観察する．手術後２日目から入浴が可能になる．激しい運動は術後１週間ほど制限が必要だが，その後，日常生活の制限や術後のケアの必要はない．

引用・参考文献

1) 日本小児外科学会学術・先進医療検討委員会．わが国の新生児外科の現況：2013年新生児外科全国集計．日本小児外科学会雑誌．2015，51（7），p.1234-1245.
2) 福澤正洋ほか編．系統小児外科学．改訂第３版，永井書店，2013，p.659-665.
3) 前掲書２），p.666-668.
4) Ergün. O. et al. The timing of delivery of infants with gastroschisis influences outcome. J. Pediatr Surg. 2005，40（2），p.424-428.
5) 稲毛英介ほか．"鼠径ヘルニア"．小児科診断・治療指針．遠藤文丈編．改訂第２版，中山書店，2017，p583-585.

8 消化器疾患をもつ子どもと家族への看護

1 腸重積症

事 例

Aちゃん，１歳，男児．生来健康で基礎疾患なし．

現病歴：昼食摂取後に昼寝をしていたところ，突然泣き始めた．母親があやしても激しく啼泣し，昼食を嘔吐した．しばらくすると落ち着いたが，すぐにまた激しく啼泣し始め，なかなか泣き止まないため，病院を受診した．そこで血便が認められ，超音波検査で腸重積と診断されたため，高圧浣腸にて整復し，その後入院となった．

1 経過とともに必要となる看護

|1| 発症から整復まで

腸重積の三主徴として，腹痛，嘔吐，粘血便が挙げられる．原因不明の不機嫌および激しい啼泣の程度と間隔，悪心・嘔吐や粘血便の有無・量および性状などの観察を行う．顔面蒼白や不活発などのショック症状を示す場合もあるため，全身状態の観察を行う．

整復中は，脈拍や呼吸，SpO_2などのバイタルサイン，顔色に注意して観察しながら介助する．

|2| 整復後から退院まで

特に整復後48時間以内は再発の危険性が高いため，再発徴候に注意する．

整復後，腸管の通過を確認するため食用炭を経口摂取することがある．その場合は，開通を確認後に経口摂取を再開する．経口摂取開始後にも腹痛，嘔吐，不機嫌や啼泣の出現に注意する．

2 アセスメントのポイント

放置すると生命に関わる状態となるが，乳幼児では痛みを正確に訴えられないことが多いため，家族から普段の様子を情報収集し，異常の早期発見のための目安とする．

また，受診から処置，入院までの流れが非常に速いため，家族は混乱しやすく強い不安を感じる．家族の不安を受け止め，医師の説明を家族が理解できるよう，説明を補足し，質問に対して丁寧に答えていく．

2 胆道閉鎖症

事 例

Bちゃん，38週０日．3,180gで出生．

現病歴：出生後，新生児黄疸にて日齢６，７で光線療法を実施した．その後も総ビリルビン（T-Bil）が高値で黄疸が推移した．便色は便色カードの３番を示し，体重増加も緩慢となり，精査治療目的で受診となった．

家族構成：両親と２歳の兄の４人暮らしで，近くに母方の祖父母が暮らしている．入院には母親が付き添い，祖父母が兄の面倒を見ていた．

1 事例における経過

術前からビタミンKの静脈内投与を開始し，日齢25で葛西手術を実施した．その後，２週間のステロイドパルス療法が行われた．術後２日目からMCTミルクの経口摂取が開始となり，術後３日目からはウルソデオキシコール酸と茵蔯蒿湯（いんちんこうとう）の内服が開始となった．術後４日目に発熱を認め，胆管炎が疑われたため一時ステロイドパルス療法を中断したが，検査結果に問題を認めず再開となった．術後９日目からステロイドパルス療法の２クール目が開始となった．このころから便色が便色カードの７番を示すことが多くなり，眼球黄染の軽減を認め始めたため，退院に向けての家族への内服指導や浣腸指導が開始となった．術後12日目に家族へ退院後の生活について説明を行い，術後16日目に退院となった．

術前血液検査ではT-Bil/D-Bil値が10.7/3.0mg/dLと高値であったが，退院間近では1.8/1.4mg/dLまで改善を認め，便色は６～７番となり，体重増加を維持するようになった．

2 アセスメントのポイント

1 術前

家族に対して，医師からの説明内容の確認や，情報の整理を手助けする必要性をアセスメントする．家族が患児の利益のために最善の選択ができるよう，疾患や手術に対する理解の程度などを把握し，必要であれば再度医師から説明する機会を設ける．

また，入院により母親の付き添いが必要となった場合には，入院後も家族機能を維持させるための調整が可能か，術前から確認しておく必要がある．術前から直母を行っている母親に対しては，術後は脂肪吸収を助けるために中鎖脂肪酸であるMCTミルクでの哺乳が主体となるため，乳腺炎の防止策などについて指導が必要かを確認し，必要であれば院内の産科看護師への母乳指導の依頼も考慮する．

|2| 術前から術直後

ビタミンKの吸収障害による出血傾向，ならびに術後の胆管炎を発症し得ることに留意しながら，消化管出血の有無，頭蓋内出血を疑うような意識レベルの低下や不活発，発熱，腹痛を疑う啼泣や不機嫌，便色の変化に注意を払い，異常の早期発見に努める．

また，ステロイドパルス療法中は感染リスクが高まるため，感染徴候に注意し，面会や付き添いの家族への感染予防行動について，指導の必要性を確認する．

|3| 術後から退院

胆汁の腸管内への排泄が順調に進んでいるか，引き続き観察していく必要がある．黄疸の程度，便色の変化，腹部膨満の程度，哺乳量，体重の変化などに注意しながら，家族が主体となって管理を行うことができるよう，退院に向けて指導を開始する．退院後も，胆汁の排泄を促進するための薬剤やビタミンK_2剤などの服用が継続されるため，内服薬の服薬のしかたについて指導を行う．また，便の停滞を避けるための浣腸の手技を家族へ指導することも必要となる．これに併せて，発熱や便色の変化，眼球などの黄染，哺乳量の低下などといった胆管炎の徴候について，理解を促していく．

|4| 退院後

胆道閉鎖症は，葛西手術を行っても根治する疾患ではなく，成人期以降も慢性的な経過をたどるため，在宅療養生活を継続していく必要がある．このため，小児期から患児に自身の疾患についての理解を促し，自己管理をしながら将来的には社会生活を自立して営めるよう，移行支援を行うことが求められる．

3 直腸肛門奇形

事 例

Cちゃん，40週5日，男児．2,800gで出生．

現病歴：出生後の診察で鎖肛が確認された．外表に瘻孔開口部を認めず，排便管理目的に，翌日ストーマ（人工肛門）造設が行われた．

家族構成：両親とCちゃんの３人暮らし．Cちゃんが第一子のため，入院中の付き添いは母親が行っていた．父も仕事終わりや休みの日は面会に来て育児やケアに積極的に参加していた．

1 人工肛門造設術：１回目退院まで

日齢１で，鎖肛に対しストーマママーキングの後，ストーマ造設術が行われた．術後は新生児病棟にて入院治療が行われた．術後の全身状態は安定しており，腹部症状に問題はなく，ストーマのトラブルもなかった．ミルク哺乳も順調に進み，ストーマからの排便も古血性から焦げ茶色の泥状便へと変わった．その後，両親にストーマ管理を指導して手技の確立を確認し，日齢23で退院となり，その後は外来でのフォローとなった．出生後の急な手術であったが，医師とのインフォームドコンセントにて両親ともに受け入れは良好であった．

看護とアセスメントのポイント

- 出生直後からストーマの管理が必要となるため，**ストーマケア**を両親に指導することが必要となる．
- 術後はストーマの色，浮腫，周辺の皮膚状態の観察が重要である．またストーマの変化に伴い，パウチの形状が変わることがあるため，適宜指導の介入が必要となる場合がある．
- 出生直後から，肛門奇形という現実を受け入れなくてはいけない両親に対して，精神的なフォローが必要となる．また，人工肛門閉鎖までにはさまざまな手技の取得を両親が行わなくてはならない．そのため，他部門と情報共有しながら長期にわたるフォロー体制を構築することが必要となる．

2 仙骨会陰式肛門形成術：入院２回目

月齢４カ月，体重６kg．外来での検査で中間位鎖肛の診断となった．肛門形成術のため入院となり，**仙骨会陰式肛門形成術**が行われた．手術操作による尿道損傷と神経因性膀胱を来す可能性と創部汚染の予防として，膀胱留置カテーテルによる管理を行った．両親には，創部安静のため術後１週間程度は肛門に負担のかかる抱っこは行わないよう指導を行った．

術後１日目，鎮痛薬の使用により疼痛コントロールは良好で，創部の異常もなく全身状態は安定していた．ストーマ造設状態であるため，術後早期から哺乳再開となった．術後７日目，創部状態も良好で，膀胱留置カテーテルを抜去した．膀胱留置カテーテル抜去後，排尿に問題はなかった．安静度が拡大となり，術後12日目で退院となった．その後は外来でのフォローとなった．

形成した肛門は狭窄を生じやすいため，外来で**肛門ブジー**を行った．人工肛門閉鎖に向けて，両親に対しては**便注入**（ストーマ口側から排出された便を肛門側の腸管に注入する）を指導した．その際，形成された肛門から便が排出されるため，排便の刺激による肛門周囲の皮膚トラブルの予防として皮膚保護剤の使用方法の指導を行った．

看護とアセスメントのポイント

- 術後は１週間程度，創部の安静が必要であるため，抱っこなどに制限がかかる．これについて両親に指導し，理解を得るために十分な説明が必要となる．
- 排尿状態に異常を来す可能性があるため尿量，尿性状など排尿状態に注意する．
- 肛門形成後は便注入が必要な場合があるため，その指導を行う．また，肛門周囲は，排泄物が触れる機会が増えることによって皮膚のトラブルが起こる可能性が高くなるため，予防的ケアの説明および指導を行う必要がある．外来での指導となることもあるので，外来看護師との情報の共有が必要となる．
- 引き続きストーマケアが必要となるため，現状の確認が必要である．
- 形成した肛門は術後に狭窄が生じやすいため，ブジーを行うことが多い．ブジーは痛みを伴うため，処置に対して家族が不安を抱えている可能性がある．家族の気持ちの傾聴を行う必要がある．

3 人工肛門閉鎖術：入院３回目

月齢７カ月，肛門形成後３カ月．ストーマ閉鎖のため入院となり，手術が行われた．術後３日目に肛門からの排便が認められたため，哺乳が再開となった．１日２回の浣腸で排便コントロールが良好となり，両親に浣腸の指導を行い，術後７日目で退院となった．その後は外来で長期的なフォローが行われている．

看護とアセスメントのポイント

- 肛門からの排便の確認のため，腹部の状態や便の量，性状の観察が必要である．
- 排便回数および量が増えることにより，さらなる殿部の皮膚トラブルが予測されるため，継続的なケアが必要となる．
- 長期的な排便コントロールが必要となるため，両親への浣腸の指導が必要である．
- 肛門形成術後や人工肛門閉鎖術後は入院を要する患者はほとんどいないが，手術で治療は終わらず，その後も浣腸などの肛門処置が続くため，長期的な外来でのフォローが必要となる．小学校で便失禁をしないことを目標とするが，便秘や便失禁で悩んでいる患児もいるため，精神的なフォローも必要となる．

引用・参考文献

1) 日本胆道閉鎖症研究会．胆道閉鎖症診療ガイドライン．2018-10-05．https://minds.jcqhc.or.jp/docs/gl_pdf/G0001073/4/biliary_atresia.pdf，（参照2023-11-09）．

臨床場面で考えてみよう

Q1 嘔吐と下痢があり，急性胃腸炎の診断で入院した１歳児の母親から，母乳を飲みたがるが与えてもよいかと質問された．どのように答えればよいか．

Q2 白血病で化学療法中の患児が，突然に腹痛と嘔吐を来した．原因としては何が考えられ，何を確認すればよいか．

Q3 ３歳児の母親から，「毎日兎糞状の便が少量出て，時に肛門に大人の拳大の硬い便が詰まり，激しく泣く．肛門が切れて出血することもある」と相談された．症状についてどのように説明し，何を伝えればよいか．

Q4 ３カ月健診にて，最近，児の便の色調が便色カード７番程度であったものが，３～４番に近くなってきたと訴える母親がいた．これはちょうど母乳から人工乳に切り替えた時期と重なり，ケイツーシロップの服用が終わった時期とも重なっていた．この場合何に注意し，母親には何を伝えればよいか．

Q5 日齢20で葛西手術を行った胆道閉鎖症の患児．母親から退院後に，便の色が灰白色へと変化し発熱を認めるようになったため外来を受診したほうがよいか問い合わせがあった．数日前に，きょうだいが発熱を主体とした風邪で保育園を休んでいた．ミルクの飲みは良いが機嫌は悪く，便色は４番に近い．どのように対応すればよいか．

Q6 胆道閉鎖症術後の合併症である食道静脈瘤の有無や程度を確認するため，定期的に内視鏡検査を受けている学童期の患児が，検査目的で入院した．内視鏡検査を実施し，静脈瘤結紮療法が施された．患児は術後１日目の昼から空腹のために大騒ぎをして泣き叫び始めた．それを見た母親から，何か食べさせられないか問い合わせがあった．どのように対応すればよいか．

考え方の例

1　医師から絶飲食の指示がなく，少量の経口摂取が許可されていれば，通常は母乳の制限は行わない．少量ずつ与え，哺乳後の嘔吐や下痢の増悪に注意するよう伝える．

2　薬剤性の急性膵炎，消化性潰瘍の穿孔，便秘症を考える．脈拍，血圧などのバイタルサインを確認し，腹部触診で腹膜刺激徴候があるかを観察して速やかに担当医に連絡する．経口摂取を中止し，最終の排便時間と便の性状を確認する．

3　毎日便が出ていても，硬く大きな便を泣きながら出すのは，慢性便秘症の可能性がある．かかりつけ医に相談し，直腸に大きな便塊（便塞栓）があれば，浣腸などで取り除く必要がある．その後，食事に気を付けたり，便を柔らかくする薬を飲むなど，便秘症の治療を行い，便秘による悪循環を起こさないように注意するよう伝える．

4　胆道閉鎖症では，胆汁排泄障害により腸管でビタミンKの吸収が障害される．これにより出血傾向が生じ，頭蓋内出血のリスクが高まるため，突然の哺乳力低下，意識レベルの低下などに注意が必要である．そのため，実際の便を持参し小児科を受診することを勧める．

5　胆道閉鎖症の術後の合併症として，胆管炎は上位を占める重要な合併症である．家族内での風邪の伝播の可能性もあるが，胆管炎の発症の可能性も否定できないため，精査のために受診を勧める必要がある．

6　食道静脈瘤に伴う消化管出血のリスクが高く，結紮部位からの再出血を防止するためにも経口摂取は医師の指示が出るまでは控えるよう，十分な説明を母子双方に行う．それとともに，患児の気分転換を図り，苦痛軽減に努める必要がある．

11

腎・泌尿器・生殖器疾患と看護

学習目標

- 小児の腎・泌尿器・生殖器疾患にはどのようなものがあるかを理解する.
- 各疾患の発症頻度・発症機序・分類・病態変化など，疾病の概念についての知識を得る.
- 各疾患における症状，診断，治療を学ぶことで，疾患の特徴および治療上の注意点を知る.
- 腎・泌尿器・生殖器疾患をもつ患児のアセスメントのポイント，また患児とその家族へ看護を展開するにあたって大切な事項を学ぶ.

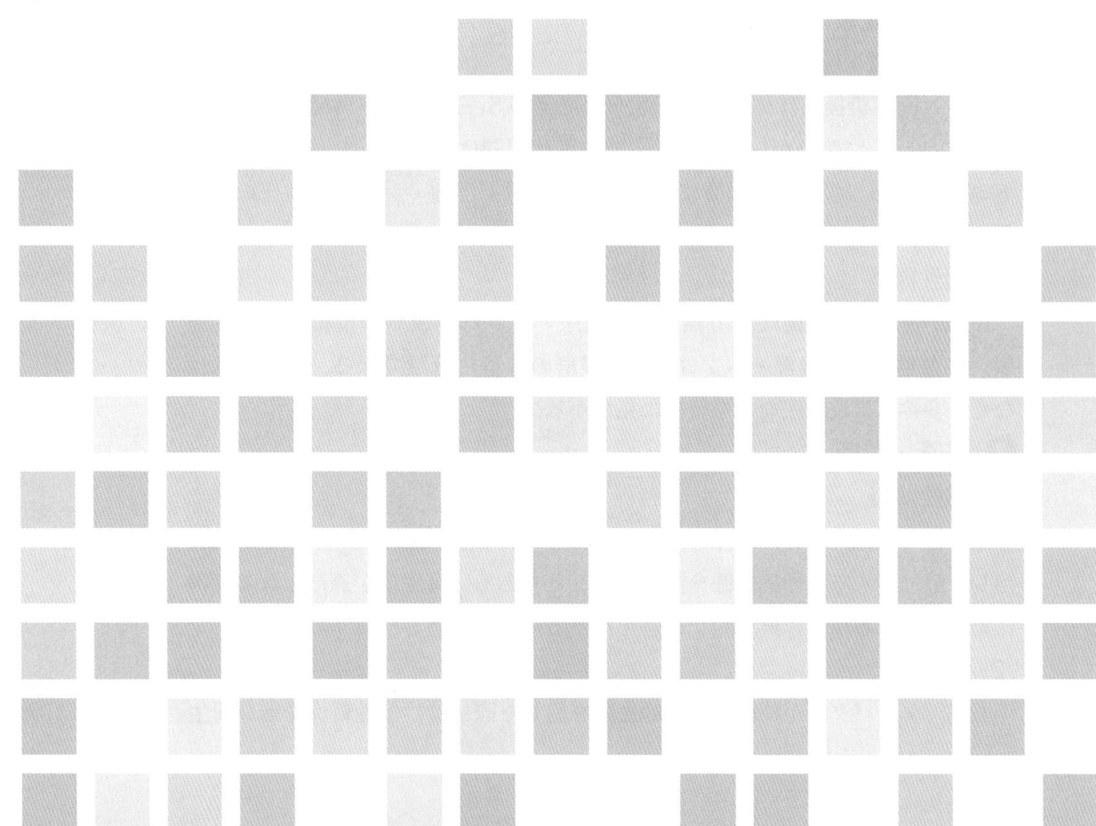

1 腎疾患

1 腎　炎

腎炎（nephritis）は急性腎炎と慢性腎炎に分類される．急性腎炎の80～90%を占める急性感染後糸球体腎炎のうち最も多いのは，A群β溶血性球菌（溶レン菌）によって引き起こされる**溶レン菌感染後急性糸球体腎炎**（acute poststreptococcal glomerulonephritis：**APSGN**）である．好発年齢は6～10歳で男児に多く，小児の発症率は年間10万人当たり２～３人である．

➡ 溶レン菌感染症については，７章２節５項p.167参照.

慢性腎炎で最も多いのは**IgA腎症**（IgA nephropathy）で，発症頻度は年間10万人当たり約4.5～10人と報告されており，欧州の約10倍である．IgA腎症は日本人を含む東アジア人に多く発症する．

1 発症機序・原因

|1| 急性腎炎

急性腎炎では，感染症に罹患し免疫反応が惹起（じゃっき）されることで急性に糸球体障害が起こる．溶レン菌以外にも黄色ブドウ球菌，肺炎球菌，マイコプラズマ，ウイルス感染も原因となり得る．

|2| 慢性腎炎

IgA腎炎は，IgAを主体とする免疫グロブリンが糸球体メサンギウムに特異的に沈着した結果起こり，メサンギウム細胞の増殖やメサンギウム基質の増加を特徴とする．発症機序は不明な点が多い．

2 病態・症候

|1| 急性腎炎

溶レン菌感染後糸球体腎炎は，咽頭炎患者の５～10%，皮膚感染患者の約25%に発症し，感染から腎炎発症までの潜伏期間はそれぞれ１～２週，３～６週間である．程度はさまざまであるが，血尿，浮腫・乏尿，高血圧の三主徴がみられる．

|2| 慢性腎炎

IgA腎症の臨床徴候は，①無症候性血尿・タンパク尿，②反復性肉眼的血尿，③急性腎炎症候群・ネフローゼ症候群の３群に分類できる．自覚症状はなく，多くは学校検尿などを契機に見つかる．

3 検査・診断

|1| 急性腎炎

尿検査で**血尿**，**タンパク尿**の有無を評価する．血液検査で血清補体価，A群溶レン菌に対する各種抗体価を測定することもある．腎生検が適応となる症例はまれではあるが，非典型的な経過をたどる例には実施も検討する．

|2| 慢性腎炎

血尿，タンパク尿が持続し肉眼的血尿を呈した際には，慢性腎炎を疑い**腎生**

検を実施する．IgA腎症の確定診断には腎生検が必要となる．

4 治療・予後

|1| 急性腎炎

急性腎炎は自然治癒傾向の強い疾患であるため，安静，溢水*に対する塩分・水分制限などの対症療法が基本となる．浮腫，高血圧，高度タンパク尿が持続する重症例では入院加療とする．

多くは対症療法のみで自然軽快し，後遺症はない．

|2| 慢性腎症

小児のIgA腎症は，組織学的な重症度によって治療方針は異なる．アンジオテンシン変換酵素阻害薬（ACEI），副腎皮質ステロイドを含む多剤併用療法が推奨される．

以前は徐々に進行して約30％が腎不全に移行するといわれていたが，３歳検尿・学校検尿などで早期発見，治療が可能となり，予後は改善している．

5 ナーシングチェックポイント

急性腎炎では，入院中に安静，塩分・水分制限を実施している中で，回復傾向である利尿期，すなわち尿量が急激に増加したら塩分・水分制限を解除する必要がある．連日の尿量，体重測定は重要である．

慢性腎炎は自覚症状がなく，学校検尿などで偶発的に発見されることが多いため，本人・家族の病識が乏しい場合，あるいは過度に不安，心配を抱える場合もある．定期的な受診を促し，怠薬のないように指導しながら長期的な管理が必要なことを伝えていく．

> 用語解説*
> **溢　水**
> 体内に水が過剰に貯留している状態．

> plus α
> **３歳児検尿・学校検尿**
> ３歳児健診における検尿は，1961（昭和36）年に児童福祉法によりモデル的に開始され，1965（昭和40）年に母子保健法に基づく事業として全国で行われるようになった．学校検尿は，学校保健安全法により1978（昭和53）年より全国の小中学生全員を対象に年１回実施されている．しかし，基準やシステムが不十分であるなどの課題もある．

2 ネフローゼ症候群

ネフローゼ症候群（nephrotic syndrome）は，糸球体毛細血管障害により高度タンパク尿と低アルブミン血症を呈し，その結果，全身性の**浮腫**を来す病態の総称である．小児ネフローゼ症候群は，日本では年間に10万人当たり6.5人が発症し，その数は欧米と比較して約３倍である．また，男児は女児の約２倍であり，半数以上が５歳未満で発症している．

1 発症機序・原因

小児ネフローゼ症候群の約90％が原因不明の特発性であり，その原因としては，T細胞機能異常，液性因子，遺伝子異常が考えられているが，いまだ証明されていない．

2 病態・症候

糸球体のタンパク尿の漏出防止機構が破綻することで高度タンパク尿と，それに伴う低アルブミン血症が生じる．初発症状は浮腫，尿量減少が多い．浮腫は重力の影響で，午前中は眼瞼，午後は下肢や陰部に出現することが多い．また，進行すれば腸管浮腫や血流低下に伴う腹痛，下痢・嘔吐，食欲低下などの消化器症状や肺水腫による呼吸障害もみられる．循環血漿量が低下することで低血圧，ショックを引き起こす場合もある．

3 検査・診断

尿検査と血液検査から，持続する高度タンパク尿と低アルブミン血症を同時に満たし，明らかな原因疾患がないものを小児特発性ネフローゼ症候群と定義する．成人のネフローゼ症候群では組織学的分類の目的に腎生検を行うが，小児ではほとんどが**ステロイド感受性**であり腎生検をせずに治療を開始する．しかし，①１歳未満，②持続的血尿，③高血圧・腎機能障害，④低補体血症，⑤腎外症状（発疹，紫斑など）を認める場合には，治療開始前に腎生検による組織診断を検討する．

plus α
尿タンパク
尿タンパクを測定する場合は24時間蓄尿で測定することが望ましいが，小児の場合，蓄尿が困難である．外来で簡便に尿タンパクの有無を測定する方法として随時尿の尿タンパククレアチニン比が用いられる．ネフローゼ症候群の診断基準は尿タンパク（mg/dL）/尿クレアチニン（mg/dL）が2.0 g/gCr以上である．

4 治療・予後

小児特発性ネフローゼ症候群の80～90％はステロイドにより速やかに寛解するステロイド感受性ネフローゼ症候群であり，10～20％がステロイド抵抗性ネフローゼ症候群である．そのため，初発時・再発時ともに副腎皮質ステロイド（プレドニゾロン）による治療が第一選択である．

寛解後も再発を繰り返す場合やステロイド抵抗性では，免疫抑制薬（シクロスポリン，シクロフォスファミド，ミゾリビン，リツキシマブなど）による治療が必要となる．免疫抑制薬にも反応しない場合の予後は不良である．

plus α
ステロイドの投与方法
一般的に推奨されている投与方法は，尿タンパクが陰性化するまでの連日投与であるが，陰性化した後は維持として隔日で投与する．これはステロイドが同量であれば，連日投与より隔日投与のほうが成長への影響が少ないからである．

➡ ステロイドの副作用については，６章２節１項 p.136 plus α 参照．

5 ナーシングチェックポイント

|1| 服薬指導

治療に用いられるステロイドは，副作用として満月様顔貌（ムーンフェイス），多毛などの外見上の変化を起こすため，思春期では怠薬する場合がある．しかし，怠薬することで再発し，ステロイド量の増加や長期化もしばしば経験する．外見上の副作用については，寛解すれば薬の減量や中止により元に戻ることを伝えることは大切である．

|2| 食事指導

一般的に腎臓の病気は塩分制限などの食事制限をする必要があると思われがちである．しかし，小児ネフローゼ症候群においては著明な浮腫がある場合には，塩分制限を行う必要があるが，それ以外では基本的に食事制限や水分制限は行わない．むしろ，ステロイド内服時には食欲が亢進するため，肥満に注意する必要がある．

|3| 生活指導

著明な浮腫や循環動態に不安定がなければ安静は好ましくない．入院中でも積極的な離床を促す．また，尿タンパクが出ていても日常生活は通常通りで構わない．急性期における尿タンパクの出現時には激しい運動を避けたほうがよいが，尿タンパクが陰性化すれば速やかに運動制限を解除する．

3 紫斑病性腎炎（HSPN）

IgA血管炎に合併する腎炎が**紫斑病性腎炎**（Henoch-Schönlein purpura

nephritis：**HSPN**）である．欧米諸国においてIgA血管炎の発症は小児人口10万人当たり約13.5～22人で，HSPNの発症は約2.7～５人と報告されている．

1 発症機序・原因

IgA血管炎，HSPNの原因はいまだ不明ではあるが，30～50％に上気道感染が先行することからなんらかの細菌，ウイルス感染症が関与している可能性がある．また，薬剤，ワクチン，食物，虫咬症も誘因として挙げられる．

HSPNの80～90％はIgA血管炎発症後の４週間以内に認められ，97％は発病後６カ月以内に出現するが，ごくまれにそれ以降に発症することもある．

2 検査・診断

IgA血管炎の罹患歴などの問診と尿検査を行い，IgA血管炎の病歴（紫斑，腹痛，関節炎など）が明らかで，血尿やタンパク尿を認める場合にはHSPNと診断する．また，IgA血管炎治癒後の経過観察中に尿所見を認めた場合も診断となる．施設間で異なるが，IgA血管炎に罹患後半年までは月１回程度の尿検査の実施が望ましい．高度タンパク尿の持続や腎機能障害を認める場合には，積極的に腎生検を行い腎組織に応じた治療を開始する．

3 治療・予後

治療薬としてアンジオテンシン変換酵素阻害薬（ACEI）またはアンジオテンシンⅡ受容体拮抗薬（ARB），ステロイド薬，免疫抑制薬が推奨されている．

血尿や軽度のタンパク尿であれば予後は良好であるが，高度タンパク尿を呈する場合は進行性腎障害を起こす可能性がある．HSPNのうち長期的に慢性腎臓病（CKD）となる患者が１～３％存在する．日本における小児腎移植患者の中でHSPNに起因した腎移植の割合は全体の1.4％を占める．

4 ナーシングチェックポイント

IgA血管炎から回復した後も腎症状の評価のために定期的な外来受診，尿検査が必要であり，その重要性について伝える．また，肉眼的血尿を認めた際には受診するよう指導する．

4 溶血性尿毒症症候群（HUS）

溶血性尿毒症症候群（hemolytic uremic syndrome：**HUS**）は先進国における小児の急性腎障害の原因として最も頻度が高い疾患である．

一般的にHUSの多くは，**腸管出血性大腸菌**（**EHEC**）が産生する志賀毒素（ベロ毒素）を原因とする**STEC-HUS**（VTEC-HUS）である．腸管出血性大腸菌の中でも日本やアメリカでは血清型O157：H7が大半を占めている．日本では年間3,000～4,000例前後のSTECの感染例がある中で，HUSを発症するのは70～100例前後である．HUS発症例は乳幼児が最も多く，全体の40％前後を占める．

一方，**非典型溶血性尿毒症症候群**（**aHUS**）は補体第二経路の制御異常を原因とし先天性・後天性ともに存在するが，年間100万人に数人程度で頻度は

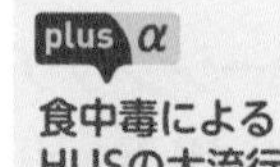

食中毒によるHUSの大流行

1996年に岡山県や大阪府堺市でO157による集団食中毒が大流行し，HUSを発症し死亡した児童がいた．その後，2011年に北陸地方で汚染されたユッケにより180人がO111に感染し，34人がHUS発症，５人が死亡した．

低い．

1 発症機序・原因

STEC-HUSとaHUSの病態は，どちらも血管内傷害と微小血栓の形成が原因である．STEC-HUSの場合は志賀毒素，aHUSの場合は遺伝学的なもの，ウイルス感染，薬剤などによる．血管内皮が傷害されるとその修復のために血小板が消費され，赤血球が機械的に破壊されることで血小板減少，貧血となる．また，腎臓内の小動脈・細動脈の血管内皮細胞も傷害を受けることで腎障害が出現する．まれに血小板減少，貧血，腎障害に加えて中枢神経症状，肝障害も呈することもある．

2 病態・症候

特異的な臨床症状はなく全身倦怠感，顔色不良，呼吸促迫，尿量減少，浮腫などを呈する．また，STEC-HUSでは血性下痢，腹痛などの消化器感染症の症状を呈することもある．

3 検査・診断

血液検査による以下の３徴がHUSの診断基準となる．

- 溶血性貧血：破砕赤血球を伴う貧血でHb10 g/dL未満
- 血小板減少：血小板数15万/dL未満
- 急性腎障害：血清クレアチニン（Cr）値が年齢・性別基準値の1.5倍以上

STEC-HUSかaHUSかはSTECによる感染症を証明することが重要となる．

4 治療

STEC-HUSの場合は抗菌薬投与に加えて状況に応じた対処療法が行われる．貧血には輸血療法，急性腎障害には透析療法，脳症に対する支持療法が主体となる．

aHUSの場合には，血漿交換と補体成分であるC5抗体（エクリズマブ）の投与が行われる．

5 経過・予後

HUSは急性疾患ではあるが後遺症が出ることもあり，タンパク尿，腎機能低下，高血圧のほか，20～40％が慢性腎臓病（CKD）に移行する．したがって，HUS治癒後も長期的な経過観察を要し，なんらかの後遺症を認めた場合には成人への移行も含めた長期管理が必要となる．

6 ナーシングチェックポイント

STEC-HUS，HUSは急性疾患であるが，重篤になり得ることに加えて後遺症が比較的多く出ることへの認識が重要である．退院後も定期的な外来受診の必要性を患児・家族に伝えていく．また，STEC-HUSの原因となる出血性大腸菌O157は感染力が強いため，病棟内での感染対策を徹底的に行う必要がある．

5 急性腎障害（AKI）

急性腎障害（acute kidney injury：**AKI**）は以前は急性腎不全（acute renal failure：ARF）と呼ばれていたが，その定義はさまざまであった．いまだ死亡率が高く，早期介入と治療成績の標準化を目的として定義を統一し，世界的にAKIという概念に変わってきている．

小児のAKIの頻度・予後についての報告は少ないが，成人とは異なる．また，対象年齢，地域によっても大きな差がみられる．日本における調査では，持続的腎代替療法を実施したAKIの原因疾患は腎疾患が約34％と最も多く，次いで循環器疾患，血液・腫瘍疾患であった．

1 発症機序・原因

病因は腎前性，腎性，腎後性の三つに分けられる．

腎前性　腎臓への血流が低下することで起こる．脱水，ショック，心臓手術後などを原因とする．

腎　性　腎実質障害によるもので，虚血，低酸素，尿細管壊死，薬剤や腎毒性のある物質を原因とする．

腎後性　尿路の狭窄や閉塞に起因する．先天性の尿路奇形のほかに両側尿管結石の嵌頓（かんとん），腫瘍による尿路圧迫が原因となる．

2 病態・症候

急性腎障害が進行すると体液の過剰な貯留による足や足首，顔，手の浮腫，尿量の低下を認める．また，無尿になり体内に老廃物が蓄積すると，全身倦怠感，食欲不振，悪心・嘔吐，全身のかゆみを認める．

3 検査・診断

小児科領域でもAKIが注目されるようになり，AKIの早期発見，早期治療は予後の改善に重要であり，複数の診断基準が提案された．日本の小児におけるAKI診断にはKDIGO診断基準が推奨されており，その基準には血清クレアチニン値と尿量が用いられる（**表11-1**）．また，生後３カ月未満ではKDIGO診断基準を基に作成された新生児修正KDIGO診断基準を参考にする（**表11-2**）．

4 治療

治療は腎前性，腎性，腎後性の鑑別が重要となる．それと同時に血圧，循環血液量を保ちながら腎機能障害を起こす可能性のある薬剤投与を可能な限り中止する．AKIの重症度が進行した場合は，腎代替療法として透析療法の導入が必要になる．透析にもさまざまな方法があるものの，小児では持続的血液濾過透析（CHDF）による長時間の緩徐な除水，透析を行うことが多い．

5 経過・予後

持続的腎代替療法を実施したAKIのうち退院時生存率は約58％だった．疾患別の死亡率は腎疾患が約６％，循環器疾患が73.5％，血液・腫瘍疾患が約71％と，腎疾患以外の疾患に伴う二次性のAKIが予後不良であることがわか

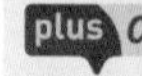

腎機能の指標

血清クレアチニンが主に用いられているが，小児の場合その解釈には注意が必要である．血清クレアチニンは筋肉量と相関するため小児と成人では大きく異なる．特に小児では年齢によって正常値が異なり，思春期以降では男女によっても異なる．

plus α

新生児の腎機能

出生直後の腎機能はまだ10～20％程度しかなく，生後２カ月から徐々に増加し２歳までにほぼ100%になる．そのため，特に新生児への薬物投与量について注意が必要である．

表11-1　急性腎障害のステージ分類（KDIGO診断基準）

病期	sCr	尿量
1	基礎値の1.5～1.9倍 または≧0.3 mg/dLの増加	6～12時間で<0.5 mL/kg/時
2	基礎値の2.0～2.9倍	12時間以上で<0.5 mL/kg/時
3	基礎値の3.0倍以上 または≧4.0 mg/dLの増加 またはRRTの開始 またはeGFR <35 mL/分/1.73 m^2 （18歳未満）	24時間以上で<0.3 mL/kg/時 または 12時間以上の無尿

AKI（急性腎障害）診療ガイドライン作成委員会編．AKI（急性腎障害）診療ガイドライン2016．日本腎臓学会誌．2017，59（4），p.72．一部改変．https://cdn.jsn.or.jp/guideline/pdf/419-533.pdf，（参照2023-11-09）．

表11-2　急性腎障害のステージ分類（新生児修正KDIGO診断基準）

病期	sCr	尿量
0	変化なし または<0.3 mg/dLの増加	≧0.5 mL/kg/時
1	48時間以内に≧0.3 mg/dLの増加 または ７日以内に基礎値[a]の1.5～1.9倍	6～12時間で<0.5 mL/kg/時
2	基礎値[a]の2.0～2.9倍	12時間以上で<0.5 mL/kg/時
3	基礎値[a]の3.0倍以上 または≧2.5 mg/dLの増加[b] またはRRTの開始	24時間以上で<0.3 mL/kg/時 または 12時間以上の無尿

a：sCrの基礎値とは，診断以前のsCrの最低値と定義する．
b：sCr2.5 mg/dLはGFR<10 mL/分/1.73 m^2を意味する．
sCr：血清クレアチニン

AKI（急性腎障害）診療ガイドライン作成委員会編．AKI（急性腎障害）診療ガイドライン2016．日本腎臓学会誌．2017，59（4），p.73．一部改変．https://cdn.jsn.or.jp/guideline/pdf/419-533.pdf，（参照2023-11-09）．

る．また，AKIから回復しても慢性腎臓病（CKD）に移行する確率は，新生児から思春期までの報告で40～60％に達する．

6 ナーシングチェックポイント

乳幼児のAKIは脱水によるものが多く，来院前の水分摂取量，哺乳量，食事量，尿量，便，嘔吐，発汗などの様子を把握することが重要である．入院中であればin-outバランスや体重，血圧などのバイタルサインを把握し，記録してその推移を評価していく．

6 慢性腎臓病（CKD）

慢性腎臓病（chronic kidney disease：**CKD**）は，原疾患はさまざまであるが３カ月以上腎機能が低下している病態である．

小児においては腎機能（GFR）の成熟が異なることから成人と同一ではない．もともと新生児のGFRは成人の３分の１程度で，２歳までに成人値に達すると考えられている．したがって２歳以上の小児においては，成人同様，①タンパク尿をはじめとした腎障害，または②GFR60 mL/分/1.73 m^2未満が

3カ月以上持続することと定義される.

1 原因

CKDはstage1からstage5までの５段階に分けられ，Stage5が末期腎不全であり透析療法もしくは腎移植が必要な状態である．日本で実施された調査では，2006（平成18）～2011（平成23）年末までの６年間に発生した20歳未満の小児末期腎不全患者の総数は540例で，原疾患は低形成・異形成腎が約30%，巣状分節性糸球体硬化が約12%，閉塞性腎症が約７%だった．欧米と比べると発生率は低く，1974（昭和49）年から実施されている学校検尿によって早期発見，早期介入ができている成果だと考えられる.

原疾患は小児では先天性腎尿路異常（CAKUT）の比率が高い．成人の透析導入の原疾患に多い糖尿病性腎症，慢性腎炎，腎硬化症は，小児ではほとんどない.

2 病態・症候

CKDを原因としての症状はかなり進行するまでは目立つものはない．Stage3から成長障害，貧血，高血圧などがみられ，stage4で全身倦怠感が出現することもある．尿量が低下してくるのは末期腎不全になってからである.

3 検査・診断

血清Cr値から計算されるeGFRをもとにステージ分類を行う（**表11-3**）．２歳未満の乳幼児の腎機能評価については，同月齢正常者の腎機能の代表値を基準に半分を切ればstage3，３分の１を切ればstage4，８分の１を切ればstage5と考える．腎障害の進行とともに出現する合併症（他の臓器障害を含む）を定期的に検査し，早期発見・早期治療を心掛ける．合併症を**表11-4**に示す.

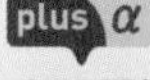

GFR評価

2013年に日本人に適したeGFR作成が行われ，血清クレアチニンと身長から五次式にて算出される．日本小児腎臓病学会ホームページより「小児CKD-eGFR計算」アプリをダウンロードすることで簡便に算出することができる.

4 治療

根本的な治療はない．最も大切なことは腎機能低下の進行を少しでも阻止し，合併症に対する治療を行うことである．末期腎不全に進行した場合には透析，移植が必要となる．腹膜透析，血液透析が長期にわたることや，移植も複数回行う必要があることも小児のCKDの特徴である．また，思春期，青年期において学校生活，就職，ノンアドヒアランスの予防などの管理が大変重要である.

5 経過・予後

腎機能障害が進行してstage5になると腎代替療法として透析，腎移植が必要となる．透析は血液透析が主である成人と異なり，小児では腹膜透析が選択されることが多い．また近年では，小児においては透析を経ずに移植を行う先行的腎移植が増加している.

6 ナーシングチェックポイント

慢性腎障害の管理は，医師だけでなく看護師，ソーシャルワーカー，臨床心理士など多職種によるチーム医療が重要となる．腎機能低下の阻止と合併症の治療に加えて透析，移植を含めた長期的なケアが必要になる．また，慢性腎障

表11-3　小児慢性腎臓病（CKD）のステージ分類（２歳以上）

病期ステージ	重症度の説明	進行度による分類 GFR（mL/分/1.73m²）
1	腎障害は存在するがGFRは正常または亢進	≧90
2	腎障害が存在し，GFR軽度低下	60～89
3	GFR中等度低下	30～59
4	GFR高度低下	15～29
5	末期腎不全	<15（または透析）

小児慢性腎臓病（小児CKD）小児の「腎機能障害の診断」と「腎機能評価」の手引き編集委員会．小児慢性腎臓病（小児CKD）小児の「腎機能障害の診断」と「腎機能評価」の手引き．診断と治療社，2019，p.7．一部改変．http://www.jspn.jp/guideline/pdf/20191003_01.pdf，（参照2023-11-09）．

表11-4　小児慢性腎臓病の主な合併症・検査・治療

合併症		検査	治療
腎性貧血		血液検査（Hb，Ht，鉄，フェリチン）	鉄剤 エリスロポエチン
心血管系	高血圧	血圧測定	降圧薬
	心不全	胸部X線検査，心臓超音波検査	食事指導（塩分制限）
電解質異常 酸塩基平衡		血液検査（K，Na，血液ガス）	塩化ナトリウム内服 高カリウム血症の治療 重曹内服
骨ミネラル代謝異常		血液検査（カルシウム，リン，副甲状腺ホルモン） 骨のX線検査	ビタミンD，カルシウム剤， リン吸着，食事指導
成長障害		成長曲線	食事指導，成長ホルモン

害があっても通常に近い生活が可能であり，成人に移行して就労している患者も多い．食事制限や生活制限は必要最小限とし，さまざまな日常生活において積極的な参加を促すような働き掛けが重要である．

7 先天性腎尿路異常（CAKUT）

先天性腎尿路異常（congenital anomalies of the kidney and urinary tract：**CAKUT**）は多様な腎尿路形態異常の総称である．CAKUTの原因は単一ではなく，染色体異常を含む遺伝的要因や環境因子などが複数関与している．低形成・異形成腎の15％は遺伝子異常が原因であるがほかの多くは原因不明である．

1 腎無形成（renal aplasia）

腎が形成されないものを**腎無形成**（renal aplasia）という．一側腎無形成は1,000～2,000例に１例の頻度で発生する．対側の腎尿路異常も32％の症例に認める．一般的に腎尿路異常を認めない場合には治療介入は不要である．腎尿路異常を認める場合，外科的介入が必要になることもある．

両側とも腎無形成であるとPotter症候群を呈し，肺低形成のため生存が極めて困難となる.

2 低形成腎（renal hypoplasia）・異形成腎（renal dysplasia）

腎臓の長径が年齢相当の-2SD未満の大きさなのが**低形成腎**（renal hypoplasia）である．**異形成腎**（renal dysplasia）は腎の発生過程で生じる異常であり，嚢胞，軟骨，平滑筋など腎実質に本来存在しない間葉系組織を含むものである．低形成腎と異形成腎は組織学的には違いがあるが，臨床上は両者を分ける意義は乏しい.

低形成腎・異形成腎では早期では濃縮力が低下しており低張多尿を呈し，それを補うために多飲となる．また水分，塩分を喪失するため習慣的に水分，塩分を多く摂取し，水，ナトリウムの喪失を自然にコントロールしている.

低形成・異形成腎は慢性腎臓病（CKD）および末期腎不全の最多原疾患である.

3 ナーシングチェックポイント

胃腸炎などで経口摂取不良の際には容易に脱水に陥るため，積極的な飲水を促し，飲水困難である場合には受診し，輸液が必要であることを伝える．また，入院中の食事は普段の食事と比べ塩分量が少ないため血管内脱水を起こしやすく，体重の減少，血圧低下，尿量低下や腎機能低下を引き起こす可能性がある.

8 体位性タンパク尿

体位性タンパク尿は起立や運動により尿タンパクが出現する生理的タンパク尿の一つである．起立性タンパク尿，運動性タンパク尿と呼ばれることもある．健康な学童の10％程度にみられる．タンパク尿の出現機序としては糸球体血流うっ滞によるタンパクの漏出が考えられ，ナットクラッカー現象*と共通した左腎静脈の圧排像を認めることがある．一般的には学童から青年期に多く認めるが，一過性であり長期的な腎機能への影響はない.

用語解説 *
ナットクラッカー現象
やせ型の思春期の子どもに多く，左腎静脈が腹部大動脈と上腸間膜動脈で圧迫され，左腎がうっ血し左腎杯や尿管から穿破，出血することで血尿，タンパク尿が出現すること．特に反復性の肉眼的血尿を認めることもある.

1 診断方法

体位性タンパク尿を診断するには**早朝第一尿**が尿タンパク陰性であることが必須となる．その上で確定診断のためには以下の３通りの方法がある.

- 早朝第一尿（陰性）と来院時尿（陽性）を比較
- 早朝第一尿（陰性）と就寝前の尿（陽性）を比較
- 前弯負荷試験で尿タンパク陽性となり最大120分までの仰臥位安静で陰性化を観察

外来で尿容器を渡して自宅で早朝第一尿を採取し持参してもらい，来院時の尿と比較する①の方法が最も簡便ではあるが，②や③のほうがより正確な診断になる.

早朝尿がタンパク陽性（尿タンパク/尿クレアチニン≧0.15 g/gCr）の場合には，腎炎などほかの疾患の可能性があり精査を行う必要がある.

2 ナーシングチェックポイント

体位性タンパク尿は生理的なタンパク尿であり予後は良好であるが，診断が重要である．そのためには特に早朝第一尿の採取方法についての指導は大切になる．具体的には前日の激しい運動を控えること，就寝前にトイレに行くこと，起きたらすぐにトイレに行き中間尿を採取することを説明する．

引用・参考文献

1) 日本小児腎臓病学会編．小児腎臓病学．改訂第２版，診断と治療社，2017.
2) 日本小児腎臓病学会編．小児IgA腎症診療ガイドライン2020．診断と治療社，2020．https://minds.jcqhc.or.jp/docs/gl_pdf/G0001187/４/iga_nephropathy_in_children.pdf,（参照2023-11-09）．
3) 難治性疾患政策研究事業「小児腎領域の希少・難治性疾患群の診療・研究体制の確立」（厚生労働科学研究費補助金）．小児特発性ネフローゼ症候群診療ガイドライン2020．日本小児腎臓病学会監修．診断と治療社，2020．https://minds.jcqhc.or.jp/docs/gl_pdf/G0001231/4/Idiopathic_nephrotic_syndrome_in_children.pdf,（参照2023-11-09）．
4) 日本循環器学会，日本医学放射線学会，日本眼科学会，日本胸部外科学会，日本血管外科学会，日本小児科学会，日本心臓血管外科学会，日本心臓病学会，日本腎臓学会，日本病理学会，日本脈管学会，日本リウマチ学会，厚生労働省 難治性疾患政策研究事業 難治性血管炎に関する調査研究班．血管炎症候群の診療ガイドライン（2017年改訂版）．日本循環器学会．https://www.j-circ.or.jp/cms/wp-content/uploads/2020/02/JCS2017_isobe_h.pdf,（参照2023-11-09）．
5) 溶血性尿毒症症候群の診断・治療ガイドライン作成班編．溶血性尿毒症症候群の診断・治療ガイドライン．東京医学社，2014．https://jsn.or.jp/academicinfo/report/hus2013book.pdf,（参照2023-11-09）．
6) AKI（急性腎障害）診療ガイドライン作成委員会編．AKI（急性腎障害）診療ガイドライン2016．日本腎臓学会誌．2017，59（４）．https://cdn.jsn.or.jp/guideline/pdf/419-533.pdf,（参照2023-11-09）．
7) 日本腎臓学会編．エビデンスに基づくCKD診療ガイドライン2018．東京医学社，2018．https://cdn.jsn.or.jp/data/CKD2018.pdf,（参照2023-11-09）．
8) 厚生労働科学研究費補助金難治性疾患等克服研究事業「腎・泌尿器系の希少・難治性疾患群に関する診断基準・診療ガイドラインの確立」研究班編．低形成・異形成腎を中心とした先天性腎尿路異常（CAKUT）の腎機能障害進行抑制のためのガイドライン．診断と治療社，2016．https://minds.jcqhc.or.jp/docs/minds/Suppression-of-renal-dysfunction-of-congenital-renal-urinary-tract-abnormalities(CAKUT)-centered-on-hypoplasia_dysplasia-kidney/full-text.pdf,（参照2023-11-09）．
9) 日本小児腎臓病学会編．小児の検尿マニュアル：学校検尿・３歳児検尿にかかわる全ての人のために．診断と治療社，2015.

2 泌尿器疾患

1 尿路感染症（UTI）

尿路感染症（urinary tract infection：**UTI**）は，尿路に細菌などの病原体が侵入して生じる感染症である．感染部位によって，**上部尿路感染症**（急性腎盂腎炎，急性巣状細菌性腎炎，腎膿瘍）と**下部尿路感染症**（膀胱炎，尿道炎）に分類される．臨床症状がなく尿検査の異常のみを認める場合は，**無症候性細菌尿**という．小児では，尿路感染症を契機に先天性腎尿路異常や神経因性膀胱が発見されることがある．

1 発症機序・原因

小児での頻度は高く，乳児期の発熱の約５％が上部尿路感染症である．新生児・乳児期は男児の罹患率が高く，尿路奇形によるものが多い．それ以降は女児の頻度が高く，尿道が短いという構造が関係している．

外陰部の細菌などが尿道から膀胱内に入ると膀胱炎となり，さらに細菌が尿路を上行し腎臓に到達すると，上部尿路感染症となる．生理的な尿の流れに逆行しているため，逆行性感染あるいは上行性感染と呼ばれる．原因となる菌は大腸菌が最も多い．

2 病態・症候

上部尿路感染症では，主症状は発熱（高熱が多い）で，年長児では，炎症のある腎の位置（腰背部）に自発痛，圧痛，叩打痛を認め，腹痛を訴えることもある．新生児や乳児では，哺乳不良，嘔吐，不機嫌など非特異的な症状である場合も多い．

下部尿路感染症では発熱や全身症状を認めることは少なく，排尿時痛，頻尿，下腹部不快感など下部尿路に限局した症状が生じる．

3 検査・診断

臨床症状と，尿培養で有意な量の細菌（10^5cfu/mL以上）が検出されることから診断する．無菌的に尿検体を採取するため，トイレで排尿できる場合は成人と同様に中間尿を採取する．おむつの患者はカテーテルによる採尿が推奨される．

上部尿路感染症では血液検査で白血球増加，CRP上昇，プロカルシトニン上昇がみられるが，いずれも特異度は低い．

尿路感染症は腎尿路の形態や機能の異常が原因となっていることが多いため，診断時から外陰部・腰背部の診察や，超音波検査など必要に応じた画像診断を行う．

4 治療

尿路感染症の治療は，尿のグラム染色や培養結果に基づき原因菌に対する抗菌薬を使用する．大腸菌を含むグラム陰性桿菌（かんきん）に対してはセフェム系抗菌薬，グラム陽性球菌の場合には腸球菌を疑いペニシリン系抗菌薬を用いる．下部尿路感染症では３～５日間の経口投与を行う．上部尿路感染症は，腎機能障害を予防するため入院させて静脈内投与を行い，その後経口投与に切り替えて計７～14日間投与する．無症候性細菌尿に対しては，抗菌薬は投与せず経過観察とする．水腎症や下部尿路閉塞など尿路の通過障害を伴う場合は，膀胱留置カテーテルや尿管ステントの挿入，経皮的腎瘻（ろう）造設術といった処置が必要になる場合がある．

上部尿路感染の反復は，腎実質に瘢痕（はんこん）や萎縮を生じ腎機能障害の原因となる．尿路感染の再発や腎機能障害を予防するためには，感染の治療とともに，背景にある尿路の形態や機能の異常を検索し，適切な管理を行うことが重要である．

5 ナーシングチェックポイント

症状再燃や薬剤耐性菌の出現を防ぐため，抗菌薬は解熱あるいは症状消失後も規定通り内服する必要があることを説明する．

2 先天性水腎症

先天性水腎症（congenital hydronephrosis）とは，腎盂・腎杯が先天的に拡張した状態で，**腎盂尿管移行部狭窄症**（ureteropelvic junction obstruction：**UPJO**）によるものが最も多い．ほかには，膀胱尿管逆流，尿管膀胱移行部通過障害などが原因となる（**図11-1**）．ここでは，腎盂尿管移行部狭窄症について述べる．

出生1,000～2,000人に１人の頻度で，胎児期に診断された水腎症の35～60％を占める．男児が女児の２倍以上多い．片側性が多いが，両側例も10～40％ある．

1 発症機序・原因・病態

腎盂と尿管の移行部が狭窄し，腎盂から尿管への尿の流出が障害されるため，腎盂・腎杯の拡張（水腎症）や腎機能障害が生じる．狭窄の原因は，尿管の内腔が狭い場合と，交差する血管などにより尿管が外から圧迫されている場合とがある．

2 症候

胎児期や新生児期に無症候性に発見されることが多いが，尿路感染症，腹痛，悪心・嘔吐，血尿を契機に見つかる場合もある．高度な水腎症では腹部腫瘤を認める．

普段は水腎症による症状はないが，なんらかの誘因で水腎症が出現あるいは増悪すると，腹痛，悪心・嘔吐などの消化器疾患に似た症状が出現し，水腎症が軽快すると症状も消失する，間欠的水腎症という病態がある．

3 検査・診断

水腎症は超音波検査で容易に診断できる（**図11-2**）．腎盂・腎杯の拡張の程度，腎実質の状態を評価する水腎症の程度評価には**SFU分類**（Society for

plus α
SFU分類
grade0：拡張なし
grade1：腎盂拡張のみ
grade2：腎盂拡張＋腎杯の拡張（数個）
grade3：腎盂拡張＋腎杯の拡張（すべて）
grade4：腎盂拡張＋腎杯の拡張（すべて）＋腎杯が凸型で腎実質の菲薄化

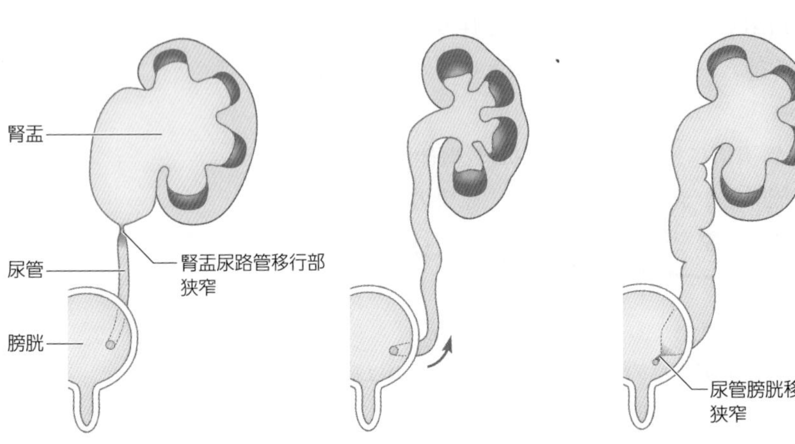

図11-1 先天性水腎症を来し得る病態

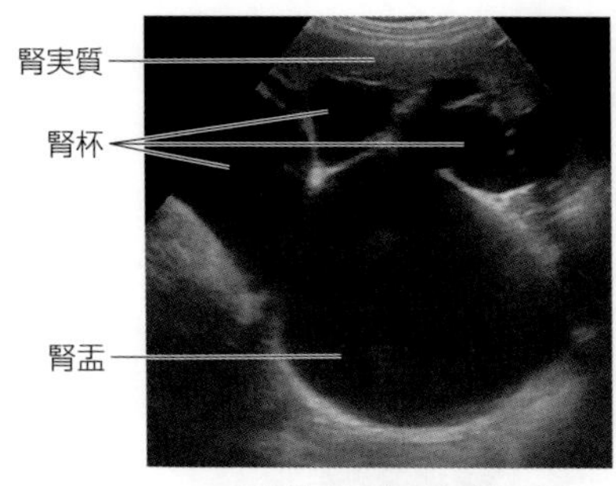

a．間欠的水腎症（有症状時）
腎盂は腎外まで拡張し，すべての腎杯が拡張している．腎実質の菲薄化を認める．

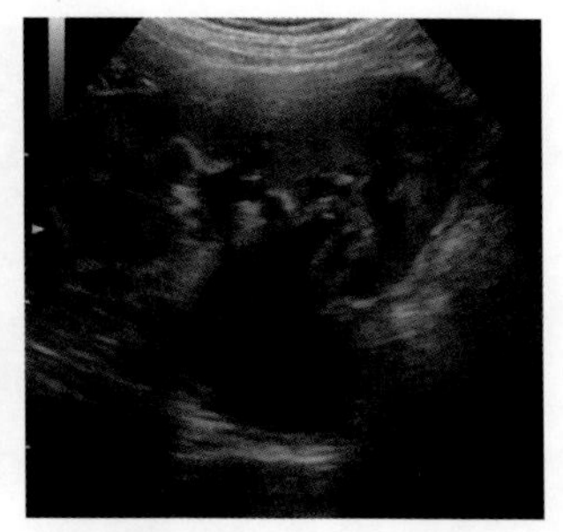

b．間欠的水腎症（無症状時）
腎盂の拡張は軽減し．腎杯の拡張はみられない．

図11-2　水腎症（超音波像）

Fetal Urology）が用いられる．

腎機能や尿の通過障害の評価には，利尿レノグラムが有用である．

4 治療・経過・予後

先天性水腎症は，多くが自然に消失または軽快する．水腎症による症状がある場合は手術の適応となる．無症状の場合には，経過観察中に患側の腎機能低下や水腎症の増悪があれば手術加療を考慮する．手術（腎盂形成術）は，腎盂尿管移行部の狭窄部を切除し，閉塞のない部位で腎盂と尿管を吻合するもので，近年，年長児に対しては腹腔鏡手術も行われる．

経過観察を行う場合には，水腎症の程度，腎機能に応じて定期検査を行う．腎機能は，手術後数年は変化する可能性がある．

5 ナーシングチェックポイント

出生直後は生理的脱水状態のため，水腎症が消失・改善したように見える．生後４日以降に再評価する必要がある．無症状であっても定期検査が重要である．

3 膀胱尿管逆流（VUR）

膀胱尿管逆流（vesicoureteral reflux：**VUR**）は，膀胱内の尿が尿管・腎盂へと逆流する現象である（図11-1）．水腎症や尿路感染症，腎機能障害の原因となる．尿路感染症を発症した小児の30～50%，先天性水腎症の10～20%にVURを認める．他の先天性尿路異常に合併することも多い．家族内発生が認められている．

1 発症機序・原因・病態

解剖学的異常や機能的な異常により逆流防止機構が未熟なために生じる原発性VURと，下部尿路の器質的閉塞や機能異常によって逆流防止機構が障害されて生じる続発性VURに分類される．VURに伴う腎機能障害は**逆流性腎症**と呼ばれ，小児期から若年者における末期腎不全の原因の５～６％を占めている．

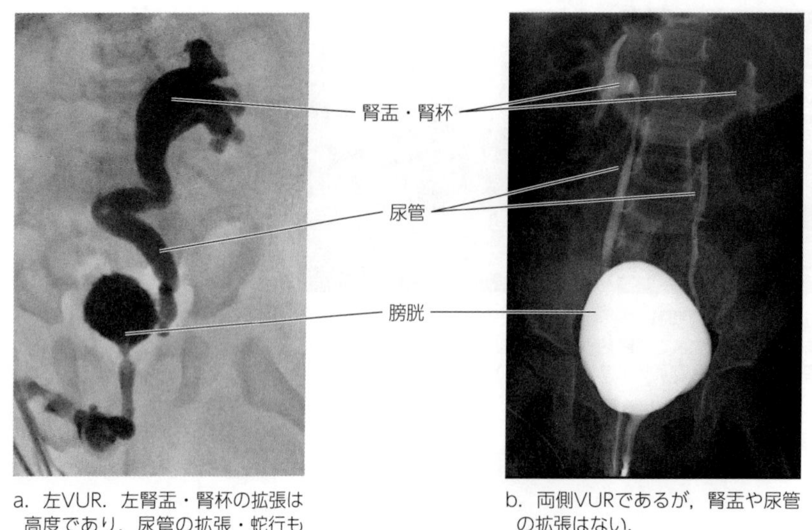

a. 左VUR. 左腎盂・腎杯の拡張は高度であり，尿管の拡張・蛇行もみられる．

b. 両側VURであるが，腎盂や尿管の拡張はない．

図11-3　膀胱尿道逆流（VUR）のVCUG像（排尿時）

2 症候

有熱性尿路感染症を契機に発見されることが最も多い．先天性水腎症の精査で発見されることもある．

3 検査・診断

VURの標準的検査である**排尿時膀胱尿道造影**（voiding cystourethrography：**VCUG**）は，VUR評価のみならず原因となる下部尿路異常の診断が可能なため，最も重要な検査である．膀胱へカテーテルを挿入し造影剤を注入する．蓄尿期と排尿期を観察し，VURの有無とグレードを診断する（**図11-3**）．

腎実質障害の評価には^{99m}Tc-DMSA腎シンチグラフィーを用い，尿路感染症消退後３～６カ月以降に施行して腎瘢痕や分腎機能を評価する．

4 治療

年齢が低く，片側でグレードが低いほど自然消失率が高い．乳児での自然消失率は約50％である．

保存的治療として，尿路感染を防止するために，少量の抗菌薬を予防的に投与する．その際は，年齢，有熱性尿路感染症発症の有無，患者背景などを考慮して適応を判断する．排尿習慣の問題や便秘を合併する場合には，排泄管理を行う．続発性VURでは原疾患の治療を行う．

尿路感染を繰り返す場合，腎機能低下がある場合，高度のVURでは手術加療を考慮する．膀胱の粘膜下にトンネルを作成して尿管を通す逆流防止術により，逆流を防止する．開放手術での成功率は95％以上である．内視鏡的注入療法では，膀胱鏡を用いて逆流する尿管開口部の粘膜下に，ヒアルロン酸ナトリウムとデキストラノマーの合剤（デフラックス®）を注入して膨隆を形成し，逆流を止める．開放手術に比べて低侵襲であるが，高度のVURでは成功率は60～70％である．

5 経過・予後

逆流が消失しても腎機能障害が進行する場合があり，術後も腎機能に注意して経過観察する．腎瘢痕を認める場合は特に注意が必要である．

6 ナーシングチェックポイント

VCUGはカテーテル挿入などの侵襲を伴う検査であり，検査自体が尿路感染のきっかけになることもある．安全に行われるよう注意し，また患児の羞恥心にも配慮する．

4 尿路結石

尿中のカルシウムやリン酸塩などの成分が結晶化して大きくなったものを**尿路結石**（urolithiasis）という．結石は腎実質内で生成され，尿の流れにともなって腎盂，尿管，膀胱と移動し，その際に疝痛（せんつう）発作や血尿を生じる．結石が尿管に嵌頓して尿流を妨げると，水腎・水尿管や腎機能障害を生じる．

小児の尿路結石症では，代謝異常・尿の停滞や下部尿路機能異常などをもたらす先天性腎尿路異常，尿路感染症を背景とする場合が多い．高カルシウム血症，副腎皮質ステロイドや抗てんかん薬の使用，長期臥床も結石発生の原因となるため注意が必要である．

腹痛，肉眼的血尿，尿路感染症の症状がみられる．乳幼児では消化器症状と区別がつきにくいことがある．超音波検査やX線検査で結石の位置，大きさを確認する．診断が困難な場合はCT検査を行う．代謝異常のスクリーニング検査や，先天性腎尿路異常の検索も行う．

小児は成人に比べて自然排石率が高いため，まずは十分な水分摂取，疼痛コントロール，尿路感染症の治療を行い，排石を待つ．結石サイズが大きい場合，同じ部位にとどまる場合（嵌頓結石）では外科治療を考慮する．体外衝撃波結石破砕術，経皮的あるいは経尿道的破砕術は，成人同様に有効性や安全性が得られている．腎盂尿管移行部狭窄などの尿路の形態異常がある場合は，その治療と併せて開放手術を行う．

小児の尿路結石症は再発が多いため，リスク因子や原因となる疾患を診断・治療し，再発を予防することが重要である．

5 神経因性膀胱

蓄尿・尿排出機能は，脊髄・末梢神経を介して脳により制御されている．下部尿路（膀胱・尿道）を制御する神経の障害により正常な蓄尿・尿排出ができない状態を**神経因性膀胱**（neurogenic bladder）という．蓄尿障害，尿排出障害，その両方が合併する場合がある．

1 原因・病態

神経因性膀胱の原因となる疾患はさまざまであるが，小児で頻度が高い疾患は，二分脊椎症（脊髄髄膜瘤），脊髄損傷，脳性麻痺，髄膜炎，鎖肛に伴う末梢神経障害などである．適切な管理が行われないと尿路感染の反復や腎機能障害が生じる．

2 症候

頻尿，尿失禁，夜尿，排尿回数過少（昼間３回以下），尿意切迫感，尿勢低下の訴えが多い．尿路感染症を契機に発見される場合もある．小児は自分から症状を訴えることはまれであるため，客観的な観察が必要である．排便障害の合併も多い．尿失禁や便失禁はQOLに大きな影響を与える．

3 診断・検査

明らかな症候がなくても，神経因性膀胱の原因になり得る疾患が診断された場合には，**下部尿路機能**の評価が必要である．

- 尿検査　尿路感染症の合併の有無を評価するため全例に行い，必要に応じて尿培養検査を行う．
- 排尿記録　排尿ごとに排尿時刻と１回排尿量，尿失禁の有無を24時間単位で記録する（**図11-4**）．おむつやパッドを測定し，尿失禁量も評価する．
- 超音波検査　膀胱の変形，水腎・水尿管，結石の有無などを評価することができ，繰り返し行う．
- 尿流測定・残尿測定　検査用トイレで排尿すると，排尿量，尿流量，排尿時間を測定し，尿流曲線として描出される．残尿量は超音波または簡易測定器

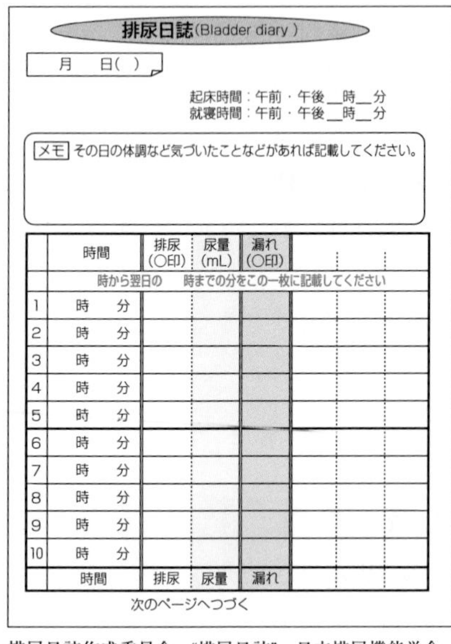

排尿日誌(Bladder diary)

月　日(　)

起床時間：午前・午後__時__分
就寝時間：午前・午後__時__分

メモ　その日の体調など気づいたことなどがあれば記載してください。

	時間	排尿(○印)	尿量(mL)	漏れ(○印)			
	時から翌日の　時までの分をこの一枚に記載してください						
1	時　分						
2	時　分						
3	時　分						
4	時　分						
5	時　分						
6	時　分						
7	時　分						
8	時　分						
9	時　分						
10	時　分						
	時間	排尿	尿量	漏れ			

次のページへつづく

	時間	排尿(○印)	尿量(mL)	漏れ(○印)			
11	時　分		mL				
12	時　分		mL				
13	時　分		mL				
14	時　分		mL				
15	時　分		mL				
16	時　分		mL				
17	時　分		mL				
18	時　分		mL				
19	時　分		mL				
20	時　分		mL				
21	時　分		mL				
22	時　分		mL				
23	時　分		mL				
24	時　分		mL				
25	時　分		mL				
	時間	排尿	尿量	漏れ			
	計		mL				

翌日　月　日の
起床時間：午前・午後__時__分

排尿日誌作成委員会．"排尿日誌"．日本排尿機能学会．http://japanese-continence-society.kenkyuukai.jp/special/?id=15894，（参照2023-11-09）．

図11-4　排尿日誌

を用いて計測する．

膀胱内圧測定・内圧尿流測定・ビデオウロダイナミクス　膀胱内にカテーテルを挿入し，蓄尿期と排尿期の膀胱内圧を測定する．内圧尿流測定は，排尿中の膀胱内圧と尿流を同時に測定する検査である．ビデオウロダイナミクスでは，膀胱内に造影剤を注入し，透視下に尿流動態検査を行うものであり，下部尿路（膀胱・尿道）の機能と形態を同時に評価する．

4 治療

治療の目的は，腎機能の保持，尿路感染症の防止，尿失禁のない状態，QOLの向上である．病態に応じて下記の治療を選択する．

生活指導・行動療法　腎機能障害，尿路感染の危険因子を認めない場合には，自排尿で経過観察とし，排尿間隔，水分摂取，便秘治療など状態に応じた指導を行う．

清潔間欠導尿　時間ごとに尿道からカテーテルを挿入して膀胱内の尿を排出する．適切な時間間隔，回数で行うことが重要である．

抗コリン薬　膀胱内を低圧に保ち，腎機能障害の発生の軽減，尿失禁を改善する．一般的には間欠導尿に併用する．

手術　上記の治療で腎機能障害，尿路感染症，尿失禁がコントロールできない場合は，手術加療を考慮する．消化管を用いた膀胱拡大術や，尿失禁防止術，尿路変更手術（膀胱皮膚瘻など）が行われる．

5 経過・予後

下部尿路機能は成長に伴い変化することが多いため，継続的に管理しながら，患児個々に年齢や身体機能，社会生活を考慮した最適な治療方法を検討する必要がある．

6 ナーシングチェックポイント

患児の成長や原因となる疾患の進行・治療に伴い，下部尿路機能は変化する．日常の排尿間隔，１回排尿量，失禁の頻度・量に注意を払い，変化に気付けるようにする．

引用・参考文献

1) 河野美幸ほか．小児先天性水腎症（腎盂尿管移行部通過障害）診療手引き2016．日本小児泌尿器科学会雑誌．2016，25（2），p.1-46．https://jspu.jp/download/guideline/tebiki2016-1.pdf,（参照2023-11-09）．
2) Fernbach, S.K. et ai. Ultrasound grading of hydronephrosis: introduction to the system used by the Society for Fetal Urology. Pediatr Radiol. 1993, 23 (6), p.478-480.
3) 宮北英司ほか．小児膀胱尿管逆流（VUR）診療手引き2016．日本小児泌尿器科学会雑誌．2016，25（2），p.47-94．https://jspu.jp/download/guideline/tebiki2016-2.pdf.（参照2023-11-09）．
4) 清田浩ほか．JAID/JSC感染症治療ガイドライン2015：尿路感染症・男性性器感染症．日本化学療法学会雑誌．2016，64，p.1-30．https://www.chemotherapy.or.jp/uploads/files/guideline/jaidjsc-kansenshochiryo_nyouro.pdf,（参照2023-11-09）．
5) 河野美幸．小児の尿路結石症．小児泌尿器科学．日本小児泌尿器科学会編．診断と治療社，2021，p.308 -311.
6) 日本泌尿器科学会，日本泌尿器内視鏡学会，日本尿路結石症学会編．尿路結石症診療ガイドライン．第２版．金原出版，2013.
7) 日本排尿機能学会，日本泌尿器学会編．二分脊椎に伴う下部尿路機能障害の診療ガイドライン（2017年版）．リッチヒルメディカル，2017．https://www.urol.or.jp/lib/files/other/guideline/31_lower-urinary_dysfunction_2017.pdf,（参照2023-11-09）．

3 生殖器・外性器疾患

1 停留精巣

男児の精巣は，胎児期に腹腔内に発生し，出生までに鼠径管を通って陰囊内に下降する．この下降が不十分で，精巣が鼠径部や腹腔内にとどまっている状態を**停留精巣**（cryptorchidism）という．停留精巣は新生児期で約５％，１歳時で約１％にみられる．早期産児，低出生体重児では頻度が高い．出生後３カ月までに60～70％が自然に陰囊内に下降する．

1 発症機序・原因

精巣の下降に関連する男性ホルモンの作用障害が一因とされているが，明確にはなっていない．多発奇形症候群の一症状である場合がある．

2 病態

無治療の場合，精巣組織が進行性に変性し，不妊症の原因となる．また，悪性腫瘍が発生しやすく，陰囊内以外の位置では精巣の触診が難しいために腫瘍の発見が遅れやすい．鼠径ヘルニア，精巣捻転，外傷による精巣の損傷が起こりやすい．

➡ 鼠径ヘルニアについては，10章７節２項p.254参照．

3 検査・診断

陰囊内に精巣を触知しないことで診断がつく．出生時の診察や乳児健診で指摘されることが多い．触診・超音波検査を行い，精巣の位置，サイズ，形態の評価を行う．

精巣の位置は，腹腔内，鼠径管内，鼠径管外（外鼠径輪～陰囊上部）に区別される．また，鼠径部などに触知可能な触知精巣と触知できない非触知精巣に分類される．非触知精巣は停留精巣の約20％を占め，腹腔内や鼠径管内に精巣がある場合と，消失精巣（胎児期のうちに精巣が壊死して高度に萎縮した状態），精巣無発生がある．

非触知精巣の場合は，精巣の位置を超音波検査やMRI検査などで確認する．手術（腹腔鏡検査や鼠径部切開）で精巣組織を検索することもある．

4 治療

生後６カ月までは自然に下降する場合があるため，経過観察する．下降がなければ，生後６カ月～２歳ごろでの精巣固定術が推奨されており，この時期を逸すると妊孕（にんよう）性が低下する可能性がある．

触知精巣に対しては鼠径部もしくは陰囊切開による精巣固定術を行う．精巣動静脈と精管から腹膜鞘状突起や周囲の組織を外して，精巣を陰囊内に下降させ固定する．腹腔内精巣に対しては腹腔鏡手術を行う．

5 経過・予後

長期にわたる問題点は不妊症と悪性化であり，精巣腫瘍は10代以降に発生するため，患児本人・家族に注意事項を説明し，教育する必要がある．

plus α
移動性精巣
精巣が陰囊内から鼠径部，腹腔内まで移動する病態．妊孕性に影響しないことから手術は不要であるが，経過中に精巣が上昇したまま固定した場合は，陰囊への固定術が必要である．

6 ナーシングチェックポイント

診断や治療方針の決定には精巣の触診が重要であるが，乳幼児の場合，泣いたり動いたりして診察が困難となることが多い．診察室を暖かくし，おもちゃで気をそらす，医療者が親と会話をするなど，患児がリラックスできる工夫が必要である．

2 陰嚢水腫

胎児期に精巣が鼠径管内を通って陰嚢に下降する際に，**腹膜鞘状突起**は精巣と共に陰嚢へ下降する．鞘状突起の中枢側（腹腔側）は通常出生までに閉鎖するが，開存したままになると，鞘状突起を通って腹水や腸管が腹腔から鼠径部や陰嚢へ脱出する．腹腔内臓器が脱出したものを鼠径ヘルニア，腹水が脱出し陰嚢内に貯留したものを**陰嚢水腫**（testicular hydrocele）と呼ぶ．頻度は１～５％とされている．鞘状突起が開存したままの場合を交通性陰嚢水腫，閉鎖したものを非交通性陰嚢水腫と呼ぶ．小児ではほとんどが交通性陰嚢水腫である．

症状は無痛性の陰嚢腫大であるが，大きい水腫では疼痛や違和感を訴える場合がある．貯留する腹水の量により，水腫の大きさが変化することがある．診断ではまず陰嚢の視診，触診を行う．水腫は圧痛のない腫瘤として触知される．また，停留精巣の合併がないか，精巣の位置を確認する．続いて超音波検査を行い，精巣の評価，鼠径ヘルニアとの鑑別を行う．水腫は陰嚢内に均一な低エコーの腫瘤として認められる（図11-5）．

交通性陰嚢水腫は鞘状突起が閉鎖し自然消失することがあるため，２～３歳までは経過をみる．自然消失しない，鼠径ヘルニアの合併がある，水腫の緊満が強い，自覚症状がある場合には，手術の適応となる．手術は鼠径部を切開し，鞘状突起を結紮（けっさつ）する．成人の非交通性陰嚢水腫に行われる穿刺吸引は，精巣血管や精管の損傷のリスクがあるため禁忌である．

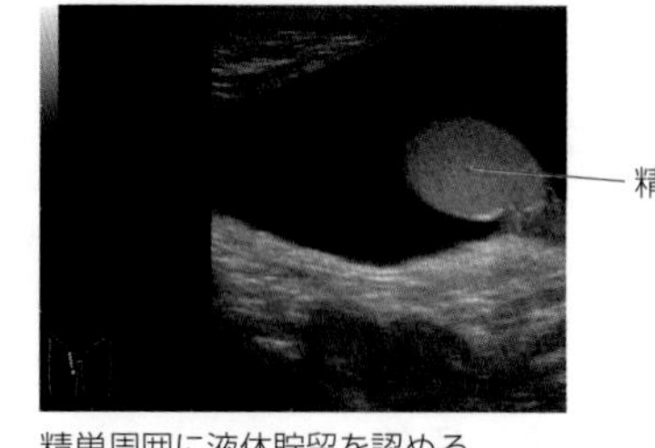

精巣周囲に液体貯留を認める．

図11-5　陰嚢水腫（超音波像）

3 尿道下裂

男児の外尿道口は，正常では亀頭の先端に開口するが，尿道の形成不全によって陰茎の腹側から会陰部に外尿道口が位置している状態を**尿道下裂**（hypospadias）といい，陰茎の屈曲や二分陰嚢を伴うことがある（図11-6）．男児300人に１人程度とされる．低出生体重児に多い．

1 原因

胎児期の尿道形成の過程での異常で，テストステロンの作用が障害されることなどが原因とされる．

2 病態・症候

外尿道口の位置によって立位排尿が困難となる．陰茎の屈曲を伴う場合に

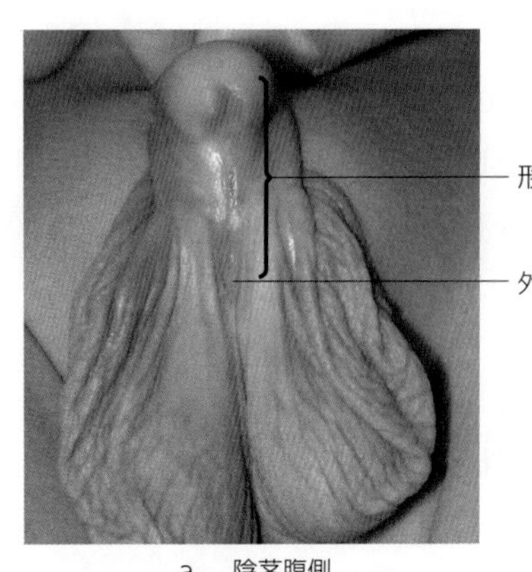

a．陰茎腹側
外尿道口は陰茎陰嚢移行部にあり，そこから亀頭部先端までは形成不全尿道となっている．二分陰嚢もみられる．

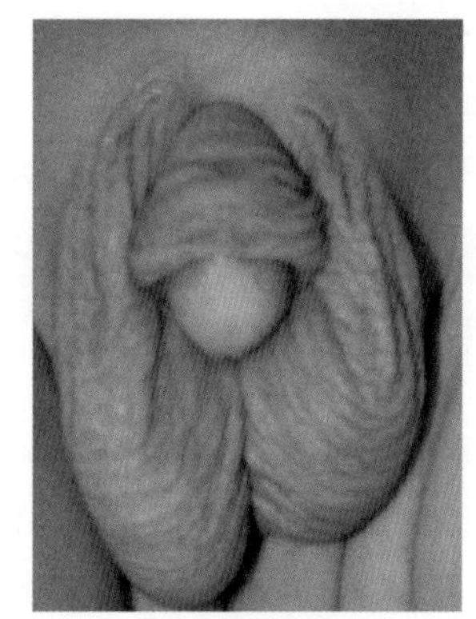

b．陰茎背側
亀頭が露出し，陰茎包皮は背側にたるんでいる．

図11-6　尿道下裂

は，性交渉に支障を来す可能性がある．

3 検査・診断

外尿道口の位置や陰茎の屈曲を確認して診断する．外尿道口の位置によって陰茎の中央より出口側にあるものは遠位型，根元側にあるものは近位型に分けられる．亀頭が露出し，包皮が陰茎背側に余剰となっていることが多い（図11-6）．高度な尿道下裂や停留精巣を伴う場合は，性分化疾患の鑑別が必要である．

4 治療

多くの場合は手術が必要であり，陰茎屈曲の是正と尿道の形成を行う．手術の方法は多数あり，１回あるいは２回に分けて行う．陰茎サイズが小さい場合には，術前に男性ホルモンの投与が考慮される．

5 経過・予後

術後１～２週間は尿道カテーテル留置が必要となる．術直後の合併症は，創部の感染や出血，浮腫である．晩期合併症には尿道狭窄，瘻孔（尿道皮膚瘻）などの頻度が高く，手術が必要となる場合もある．

6 ナーシングチェックポイント

陰茎のサイズは思春期に急激に増大し，形成した尿道も陰茎に合わせて成長するため，この時期に狭窄や瘻孔，陰茎屈曲が明らかになる場合もある．そのため，少なくとも思春期が終了するまでは定期的に経過観察する必要がある．

4 尿道上裂／膀胱外反

膀胱・尿道は，胎生期に総排泄腔と呼ばれる構造から形成される．総排泄腔の腹側を羊水腔から隔てる膜の異常によって，膀胱・尿道は形成不全となり，軽症なものから**尿道上裂**（epispadia），**膀胱外反**（bladder exstrophy），**総**

排泄腔外反（cloacal exstrophy）となる．尿道上裂単独の発生頻度は，男児は12万人に１人，女児は50万人に１人である．総排泄腔外反では20～40万人に１人で，膀胱外反はそれよりも少ないとされ，いずれもまれな疾患である．

出生時の外観から診断される．尿道上裂は，尿道の背側が体表に開放している．重度になると膀胱頸部の形成不全を伴い，尿失禁や膀胱尿管逆流を合併する．膀胱外反は，下腹部の腹壁が欠損して，前壁が離開した膀胱が体表に外反している．ほぼ全例にVURを認め，男児では尿道上裂を伴う．

膀胱外反に対しては出生後早期に膀胱閉鎖と腹壁の修復を行う．その後は段階的に尿路・性器の形成術を行うことが多いが，手術時期や術式は統一されていない．治療の目的は，下部尿路機能と尿禁制を維持して腎機能障害を防ぐこと，性機能の獲得，外陰部の整容性を得ることである．尿道・陰茎形成術，VURに対する逆流防止術，尿禁制を得るための膀胱頸部形成術や膀胱拡大術などを必要に応じて行う．ボディイメージに影響を与える疾患であり，心理的な支援も必要とされる．長期的な経過観察と尿路管理が必要である．

5 亀頭包皮炎

出生時の男児の陰茎は，包皮の先端が狭く亀頭部を露出できない真性包茎と呼ばれる状態である．成長とともに亀頭と包皮の癒着が剝がれ，思春期までに亀頭の露出が可能となる．包茎による合併症の一つが**亀頭包皮炎**（balanoposthitis）である．

1 原因・症候

亀頭と包皮に感染を来し，発赤，疼痛，排膿といった症状が起こる．包茎そのものよりも，本人や養育者などが包皮を翻転させようとして，包皮が傷ついたことが原因であることが多い．

2 治療

治療は抗菌薬入りの外用薬を用いるが，炎症範囲が大きい場合や尿路感染症を併発している場合には，抗菌薬の経口投与も行う．強制的に翻転するなどの強い刺激を包皮に与えないよう，日常生活の指導を行う．亀頭包皮炎を発症した場合でも，必ずしも包茎の手術が必要なわけではない．

3 ナーシングチェックポイント

医療的に必要のない包皮ストレッチや清潔のため包皮の中まで洗おうとすることが亀頭包皮炎のきっかけとなっている．このような処置は不要であり，むしろ感染を繰り返す要因となっていることを説明する．包皮と亀頭の間にたまる恥垢と呼ばれる白色のものは脱落した上皮の塊であり，これがたまることで包皮の剝離が進むといわれている．感染源にはならないため，無理に除去しないように説明する．

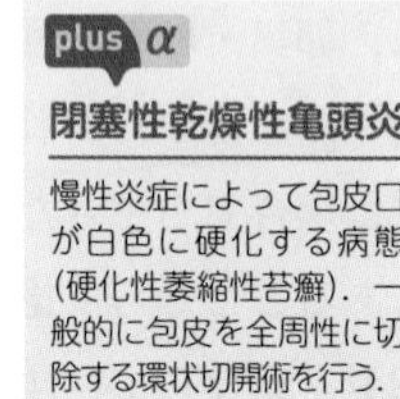

6 卵巣嚢腫

卵巣嚢腫（ovarian cyst）は嚢胞を形成する腫瘤を意味する．非腫瘍性嚢胞と腫瘍性嚢胞に分けられ，非腫瘍性嚢胞である卵巣嚢胞を指すことが多い．一方，腫瘍性嚢胞の多くは奇形種である．

1 発生機序・原因

胎児エコーの進歩により胎児診断されることが多くなった．約2,600例に1例の発生率と推定されている．非腫瘍性嚢胞は胎盤や母体のホルモンによる過剰な刺激が原因と考えられている．

ホルモン過剰刺激の消失により自然退縮が期待できる良性機能性疾患であるが，大きさによっては捻転を来すことがあり，血流障害を生じる（**卵巣茎捻転**，図11-7）．胎児期に捻転を起こし，出生時にはすでに壊死を来している症例もある．

2 病態・症候

非腫瘍性卵巣嚢胞は新生児に多くみられるが，1年以内に退縮することが多い．通常無症状のことが多いが，嚢胞を含めた卵巣の大きさが4cm以上の場合は嚢胞の捻転や出血を来すリスクが高い．ただし，3cm未満でも捻転を生じた報告例はある．捻転を生じた際は，急激に強い腹痛を生じる．

3 検査・診断

超音波，CT，MRI検査で診断される．サイズや血流の評価は超音波検査が有効であり，腫瘍性病変を考慮した際は，性状の評価にはCT検査やMRI検査が適している．

4 治療

卵巣嚢腫のサイズが嚢胞の自然消失の頻度と捻転のリスクに影響を与える．嚢胞径が小さいほど嚢胞の自然消失率が高いとされている．4cmを超える症例では自然消失率が低く，捻転のリスクが高いため介入が必要となることが多い．

通常は症状を呈さないが，サイズが大きい場合や，機能的に活性がある場合，腫瘍性病変との鑑別が困難な場合は手術適応となる．非腫瘍性卵巣嚢胞では，卵巣・卵管を極力温存すべきである．嚢胞の縮小化を目的に嚢胞穿刺・吸引や開窓術が行われることが多い．すでに捻転が生じた場合でも生きた卵巣組織が残存している可能性もあることから，捻転を解除したのち，できる限り卵巣を温存して付属器切除を避けるよう努める．

5 経過・予後

自然退縮にあるものも捻転のリスクはある．また，嚢胞内容液を穿刺吸引した場合も，再貯留による再腫大のリスクはあることから，定期的な超音波での経過観察が必要である．

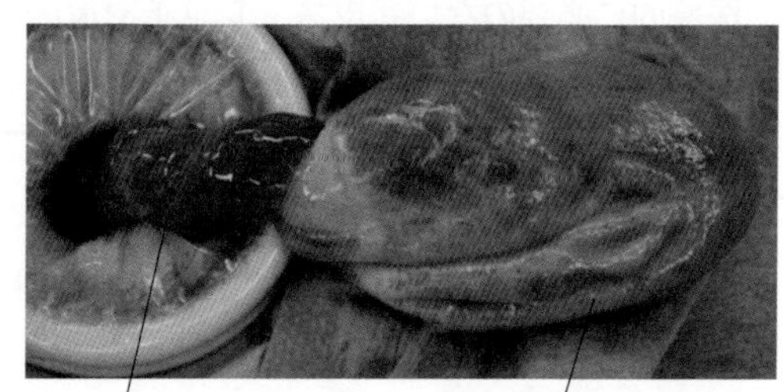

図11-7　卵巣嚢腫

6 ナーシングチェクポイント

急激な激しい腹痛を訴えた女児や女性では卵巣茎捻転の可能性を考慮する．

引用・参考文献

1) 林祐太郎ほか．停留精巣診療ガイドライン．日本小児泌尿器科学会雑誌．2005，14（2），p.117-152．https://jspu.jp/download/guideline/guideline_1.pdf，(参照2023-11-09)．
2) 吉野薫．"尿道下裂"．小児泌尿器科学．日本小児泌尿器科学会編．診断と治療社，2021，p.190-192．
3) 島田憲次．"尿道下裂，陰茎彎曲症"．小児泌尿器疾患診療ガイドブック．島田憲次編．診断と治療社，2015，p.160-167．
4) 野口満．"膀胱外反"．小児泌尿器科学．日本小児泌尿器科学会編．診断と治療社，2021，p.178-179．
5) 長谷川雄一．"尿道上裂"．小児泌尿器科学．日本小児泌尿器科学会編．診断と治療社，2021，p.188-189．
6) 島田憲次．"膀胱外反症，尿道上裂"．小児泌尿器疾患診療ガイドブック．島田憲次編．診断と治療社，2015，p.110-115．
7) 杉山彰英ほか．新生児卵巣嚢胞の治療戦略．小児外科．2018，50（6），p.633-636．
8) 久山寿子ほか．卵巣嚢腫：出生前評価．小児外科．2021，53（8），p.792-795．

4 腎・泌尿器・生殖器疾患をもつ子どもと家族への看護

1 ネフローゼ症候群

事例

Aちゃん，4歳，男児．

現病歴：下痢と腹痛を主訴に小児科を受診した．診察時に体重測定をすると2週間前より2kg増加し，陰嚢の腫脹もあった．検尿で尿タンパク（4＋）を認め，紹介された専門病院を受診するとネフローゼ症候群と診断され緊急入院となった．母親は「最近，顔が丸くなって太ったなと思っていた．機嫌が悪い日も多く手を焼いていた．もっと早く病院に連れてくればよかった」と話し涙を流した．

入院後の様子：Aちゃんは終始不機嫌で寝ていることが多く，起床時の眼瞼浮腫が目立った．入院後すぐにステロイド薬の治療が開始されたが，ステロイド薬の内服を泣いて嫌がり，内服までに1時間を要した．また，Aちゃんは感染予防のため手洗いの実施やマスクの着用を指示されたが，拒否をしたり忘れることも多かった．ステロイド治療開始後の経過は順調で，尿タンパクは7日目に陰性となった．浮腫や下痢，腹痛も改善し，Aちゃんは空腹を訴え食事の時間を楽しみに待つようになった．入院期間が2カ月を過ぎるころ，Aちゃんの退院時期が検討された．そのころになると顔の丸さや多毛が目立つようになり，母親は「感染も怖いし無理もさせたくない．周りに何か言われてもかわいそう．保育園には行かないほうがいいのでは」と話した．

1 緊急入院後～急性期の看護

|1| 情報収集とフィジカルアセスメント

血圧は必ず測定し高血圧の有無を確認する．**浮腫**（有無・部位・程度），尿性状や尿量の異常，体重増加，腹部膨満，腹痛，経口摂取状況，下痢や嘔吐，呼吸状態，倦怠感，活気や機嫌など全身状態を観察する．また，家族がとらえた子どもの状態や様子も聴取する．

|2| 浮腫の観察

ネフローゼ症候群の急性期における主要な症状として浮腫がある．Aちゃんの場合，起床時の眼瞼浮腫や陰嚢の腫脹，腹痛・下痢などの腹部症状を呈していた．浮腫の出現する好発部位には個人差があるが，眼瞼・陰部・下肢（特に脛骨前面）に認められやすい．浮腫の形成は重力が影響するため，朝は眼瞼に強く，午後から夕方は下肢や陰部に強く出現する．また，低アルブミン血症が進行すると腸管浮腫や血流不全による腹痛，下痢，嘔吐，膨満感や食欲不振などの腹部症状が出現することも多い[1)]．浮腫に関連して生じる循環動態の変化や身体的苦痛を適切にアセスメントし，苦痛を軽減して安楽に過ごすことができるよう支援する必要がある．

|3| 服薬支援

ネフローゼ症候群は自然寛解することがまれであり，治療には**ステロイド薬**を使用する．ステロイド薬の治療開始時，Aちゃんは内服に1時間を要していた．体調が優れず問い掛けに反応が少なくても，Aちゃんの発達に合わせて治療の必要性を説明し，服薬補助ゼリーを使用してみるなどAちゃんに合った内服方法を検討する．また，頑張りを可視化するツールとしてシールを用いるなど工夫し，４歳のAちゃんが嫌がりながらもステロイド薬の内服を頑張ることができるよう支援する．ステロイド薬の副作用としては，食欲増進，中心性肥満，満月様顔貌（ムーンフェイス），成長障害，易感染性，高血圧，骨粗鬆症，消化性潰瘍，緑内障・白内障，耐糖能異常などがあるが，子どもにとっては内服時の強い苦みや空腹感，ボディイメージの変化がストレスや拒薬につながりやすい．子どもの発達や特性に合わせて治療の必要性をわかりやすく説明し，内服方法を工夫するなど子どもの苦痛を軽減しながら，確実に内服が継続できるよう支援する必要がある．

2 治療開始後～安定期の看護

|1| 感染症の予防

ネフローゼ症候群では，タンパクの尿中への漏出や免疫グロブリンの尿中への喪失，ステロイド薬の投与により免疫力が低下し，易感染状態にある．Aちゃんは手洗いの実施やマスクの着用を拒否することもあったが，Aちゃんの発達や生活に合わせて感染予防の必要性を説明し，タイミングよく促すことで感染予防行動が習慣化できるよう支援する．感染症はネフローゼ症候群の病勢を悪化させることが多く，感染症を契機に再発する場合もある．そのため，感染症の予防と早期発見は重要である．

|2| 体重管理

尿量が増加し浮腫が軽減する**利尿期**は体重が減少する．反対にネフローゼ症候群が寛解に向かうころになると，Aちゃんが食事の時間を楽しみに待っていたようにステロイド薬の影響で食欲が亢進し，体重が増加しやすい．体重はできるだけ毎日同じ条件（起床時など測定時間，食事前・排尿後など測定のタイミング，下着１枚など着衣の統一など）で測定し，血液データや尿データ，尿量や浮腫の変化，食事摂取量と合わせて体重の推移を把握する．また，退院に向けて自宅での食事内容やAちゃんの嗜好（しこう）を確認し，留意点や食事の工夫を具体的に伝える．空腹による苦痛が強い場合には，むやみに食事量を増やすのではなく，医師や栄養士とも相談し分食などを検討する．

3 寛解期〜再発時の看護

|1| 尿の観察

自宅で療養する際には，子どもや家族が尿試験紙を用いて尿タンパクの観察を行い，その判定に基づいて必要に応じた対処ができることが望ましい．そのため，Aちゃんの退院前には自宅で使用する尿試験紙を家族に購入してもらい，規定の方法で正確に尿タンパクの判定ができるよう支援する．病院への連絡や受診の目安は医師が説明するため，その説明を正しく理解しているかも確認する．おむつを使用している場合はガーゼやコットンを挟んでその尿を絞るなど，発達に応じて必要なポイントも伝える．ネフローゼ症候群の再発を早期発見することは，適切な治療の開始や重篤な合併症の回避のため重要である．

|2| 感染予防のための予防接種

予防接種をきっかけに，ごくまれにネフローゼ症候群が再発することもあるが，可能な限り定期接種やインフルエンザの予防接種を行うことが望ましい．ステロイド薬やその他の免疫抑制薬の投与状況により，禁忌なワクチンや接種時期の考慮が必要なワクチンがある．そのため，ワクチン接種状況や家族の困りごとを確認し，予防接種の予定を計画できるよう必要に応じて医師と共に支援する．また，感染予防は本人だけでなく，家族全体で行うことが必須である．全員が感染予防行動を習慣化させ，必要な予防接種を受けることができるよう支援する．

|3| ステロイド薬の副作用へのケア

ステロイドの内服が長期間に及ぶと，ボディイメージの変化を伴う．Aちゃんのような満月様顔貌や多毛だけでなく，肥満やステロイドざ瘡（にきび）などもあり，自己肯定感の低下や怠薬につながりやすい．また，家族が周りの目を気にして悩むこともある．外見上の変化はステロイド薬の減量に伴って改善し，一時的なものであることを説明する．さらに，指示されたステロイド薬の内服量を自己判断で変えることは再発や急性増悪を招き，その結果ステロイド薬の量が増えたり入院に至ることを伝え，指示された内服を継続し疾患と上手く付き合っていくことができるよう支援する．

|4| 退院後の生活に関する支援

寛解期には原則として食事制限や運動制限は不要である．また，水分の過度の制限は血栓症を誘発する危険があるため原則不要である．しかし，Aちゃんの母親のように，必要な療養上の管理を遵守しようとするあまり，家族自身が不必要な制限を加える場合もある．なお，再発時に浮腫がある場合や，ステロイド性の高血圧などがある場合は塩分制限や激しい運動を避ける必要がある．子どもと家族の思いを受け止め，過度の不安を与えず，医師の指示のもと生活や困りごとに合わせて正しい情報を提供し日常生活を整える．治療を継続しながらできる限り通常の社会生活を送り，健やかな成長発達を遂げることができるよう子どもと家族を支えることは重要であり，必要時は地域とも調整する．

|5| 発達段階に応じた子どもへの説明

ネフローゼ症候群は定期的な通院が必要であり，再発により入退院を繰り返すこともある．４歳のAちゃん自身が病気や治療，療養生活に関してAちゃんなりに理解し，自分の身体的な変調に気付いて家族と共に対処できるよう支援する．また，ネフローゼ症候群は慢性的な経過をたどり，成人期にもち越す場合もある．発達に応じて子どもが自己管理能力を高め，それに応じて家族がセルフケアの主体を子ども自身へ移行できるよう継続的に支援する．

4 アセスメントのポイント

|1| 病歴聴取や症状観察時のポイント

小児におけるネフローゼ症候群で最も多い微小変化型ネフローゼ症候群は，好発年齢が３～６歳（80%は６歳未満）であるとされている．この時期の子どもは認知や言語機能が発達途上にあり，年齢が低いほど症状や体調変化を明確に説明することは難しい．また，体調不良や慣れない環境下においては，啼泣したり機嫌が悪いことも多く，正確な情報が収集できない場合もある．そのため，家族からの病歴の聴取に加え，家族と過ごす際の子どもの様子も観察し，子どもの症状やその程度について客観的に観察していくことが重要である．

|2| 浮腫の観察のポイント

浮腫は前述のように重力の影響を受ける．観察したタイミングや子どもの体勢などにより浮腫の部位や程度が異なるため，経時的な評価が必要である．腸管浮腫を認める場合，腸蠕動音の低下がみられ，食事摂取の際に腹痛や悪心・嘔吐などの症状がみられることがある．食事の際にも症状を観察し，症状出現時は速やかに医師へ報告する．また，腹痛は，入院に伴う活動量の低下や食欲不振による食事量の低下などによる便秘が原因の場合もあり，排便状況や腹部膨満感の有無も確認する．腹痛や下痢，嘔吐などの症状が生じた際，安易に急性胃腸炎などとは思い込まず，症状出現時の状況も確認し，ほかの症状と合わせて全身状態をアセスメントしていく必要がある．また，浮腫のある皮膚は脆弱であり，皮膚損傷やかぶれなどが生じやすい．衣服やおむつによる圧迫・摩擦を避け，感染が生じないよう清潔を保ち，皮膚の状態を観察する．

|3| 子どもへの説明に必要なアセスメントのポイント

発症時期と寛解維持期，再発時期では発達段階が異なるため，慢性的な経過の中では疾患の状態や成長発達過程における不安や困りごとが変化する．以前説明を受けた内容であっても，発達過程においては情報が断片的で不足していたり，疾患経過や発達段階に応じた困りごとに適していない場合もある．疾患に関する子どもの認識や思いを継続的に確認し，発達段階に応じて子どもに合った支援内容を多職種とともに検討する．

2 神経因性膀胱

事 例

Bさん，11歳，女児.

既往歴：潜在性二分脊椎症のため，定期的に脳神経外科，泌尿器科に通院していた．経過中に尿線の途切れや排尿に時間がかかるなどの症状が出現したが，尿路感染や腎機能障害の危険因子は認められなかったため，自排尿で経過観察していた．

現病歴：小学校６年生になり「排尿してもすっきりしないことがある」，「休み時間に排尿しても，授業中にまたトイレに行きたくなることが困る」と訴えがあった．下部尿路機能の精査で，膀胱知覚は低下（尿意を感じない）し，排尿時の排尿筋収縮を認めず日常生活に支障を生じるようになったため，間欠自己導尿を開始する方針となった．

自己導尿の指導：看護師がBさんに自己導尿の手技を指導した．導尿開始後，短時間での排尿が可能となり，休み時間にトイレに行っても尿を出せないかもしれない，授業中にトイレに行きたくなるかもしれないなどの不安が軽減した．中学校入学後もトラブルなく学校生活を送っている．一方で，膀胱知覚の低下により休日などに導尿を忘れることがあったため，生活スケジュールを確認し，休日の導尿時間を設定し直した．

1 神経因性膀胱の看護

神経因性膀胱の管理の目標は，反復性の尿路感染症や腎機能障害を予防することや病気による社会生活への影響を少なくすることである．下部尿路機能障害の種類・程度はさまざまで，原因となる疾患，年齢や社会生活，身体機能などに応じ，個人に合わせた対応が必要になる．

本症例の場合は潜在性二分脊椎症のため，乳児期から下部尿路機能の評価を行っていた．経過中に尿排出障害が出現したものの低年齢のうちは自排尿で管理ができていたが，成長に伴い社会生活が困難になり，間欠導尿が開始された．

間欠導尿は必要があれば乳幼児期から開始するが，Bさんのように学童期に開始する場合もある．一般的に乳幼児期には家族や支援者が行うが，学童期以降は学校生活の中で導尿を行う必要があるため，小学校入学を目安に本人への指導を行うことが多い．

自己導尿の指導においては，Bさんが適切な手技で決められた時間に導尿を実施できるようにアセスメントおよび計画することが重要である．手技の指導では，事前の手指衛生や正しいカテーテルの挿入方法，残尿なく排出する方法（尿が出なくなったらカテーテルを少し動かし確認するなど）を伝える．歩行やトイレへの移乗が可能か，便座に座って体位が保持できるかなどの身体能力を考慮して，学校での導尿場所や道具の置き場，廃棄の方法，さらに導尿時に介助や声掛けが必要であれば支援員の配置についても助言する．

導尿の時間・回数は，蓄尿機能や尿量と学校を含めた生活のスケジュールを確認し，できるだけ生活に支障がないよう設定し，導尿記録（導尿した時間・排尿量，尿漏れの有無など）を付けて適切に行えているかを確認する．

間欠導尿が必要な神経因性膀胱の患者は，生涯にわたり間欠導尿を継続する必要があるため，将来を見据えた看護が重要である．本症例では間欠導尿を始めたことで，学校生活に影響していた問題は解決したが，新たに休日に導尿を忘れるという問題が生じ，本人の生活を確認しながら指導を行った．このように成長や下部尿路機能の変化，思春期の心理的変化などによりさまざまな問題が出現することが多い．間欠導尿の指導では手技の獲得だけでなく，継続的に適切な導尿が行えているかを確認する必要があり，看護師は生活の中での困りごとの有無などを確認し，患者の下部尿路機能の変化やライフステージに合わせた導尿方法，回数の調整などの指導・支援を行う．

引用・参考文献

1) 飯島一誠．“特発性ネフローゼ症候群”．小児腎臓病学．日本小児腎臓病学会編．改訂第２版，診断と治療社，2017，p.218-225.
2) 伊藤秀一．新子どもの腎炎・ネフローゼ：正しい理解が希望をはぐくむ．東京医学社，2018，p.48-50.
3) 西尾利之．“泌尿器・生殖器疾患：ネフローゼ症候群”．内科医・小児科研修医のための小児救急治療ガイドライン．市川光太郎ほか編．改訂第４版．診断と治療社，2019，p.364-370.
4) 難治性疾患政策研究事業「小児腎領域の希少・難治性疾患群の診療・研究体制の確立」（厚生労働科学研究費補助金）．小児特発性ネフローゼ症候群診療ガイドライン2020．日本小児腎臓病学会監修．診断と治療社，2020，p.91-94．https://minds.jcqhc.or.jp/docs/gl_pdf/G0001231/4/Idiopathic_nephrotic_syndrome_in_children.pdf，（参照2023-11-09）．
5) 久野正貴ほか．基礎疾患のある小児のフィジカルアセスメント：腎疾患（ネフローゼ症候群，IgA腎症，腎不全）．小児看護．2020，43（８），p.967-978.
6) 池田綾子ほか．今さら聞けない看護の根拠 子どもによくある病気と基本ケア：子どもによくある病気「内科系疾患」ネフローゼ症候群．小児看護．2022，45（２），p.190-195.

臨床場面で考えてみよう

Q1 ステロイド治療開始から２週間で尿タンパクが陰性となり，入院後４週で内服を継続したまま退院することとなった．ステロイド薬の副作用で満月様顔貌がみられており，家族が周囲の目や感染症の罹患を気にして集団生活への不安を訴えている．どのような対応が考えられるか．

Q2 導尿間隔が長くなりすぎて膀胱内に尿がたまり過ぎるとどういったことが起こると考えられるか．また，ためすぎないようにするにはどのような指導を行えばよいか．

考え方の例

1 家族の思いを受け止めた上で，ステロイド薬の量により外見上の変化が一時的であることを説明する．日常生活の過度な制限は不要であり，健やかな成長発達のために，できる限り通常の社会生活を送ることができるよう調整に必要なことを一緒に考える．

2 本人の膀胱容量（膀胱に安全に尿をためられる量）を超えてためすぎてしまうと，尿路感染症や腎機能障害の原因となる．神経因性膀胱患者では尿意を感じにくいため，導尿時間を決めるとよい．

12 血液疾患と看護

学習目標

- 小児の血液疾患にはどのようなものがあるかを理解する.
- 各疾患の発症頻度・発症機序・分類・病態変化など，疾病の概念についての知識を得る.
- 各疾患における症状，診断，治療を学ぶことで，疾患の特徴および治療上の注意点を知る.
- 血液疾患をもつ患児のアセスメントのポイント，また患児とその家族へ看護を展開するにあたって大切な事項を学ぶ.

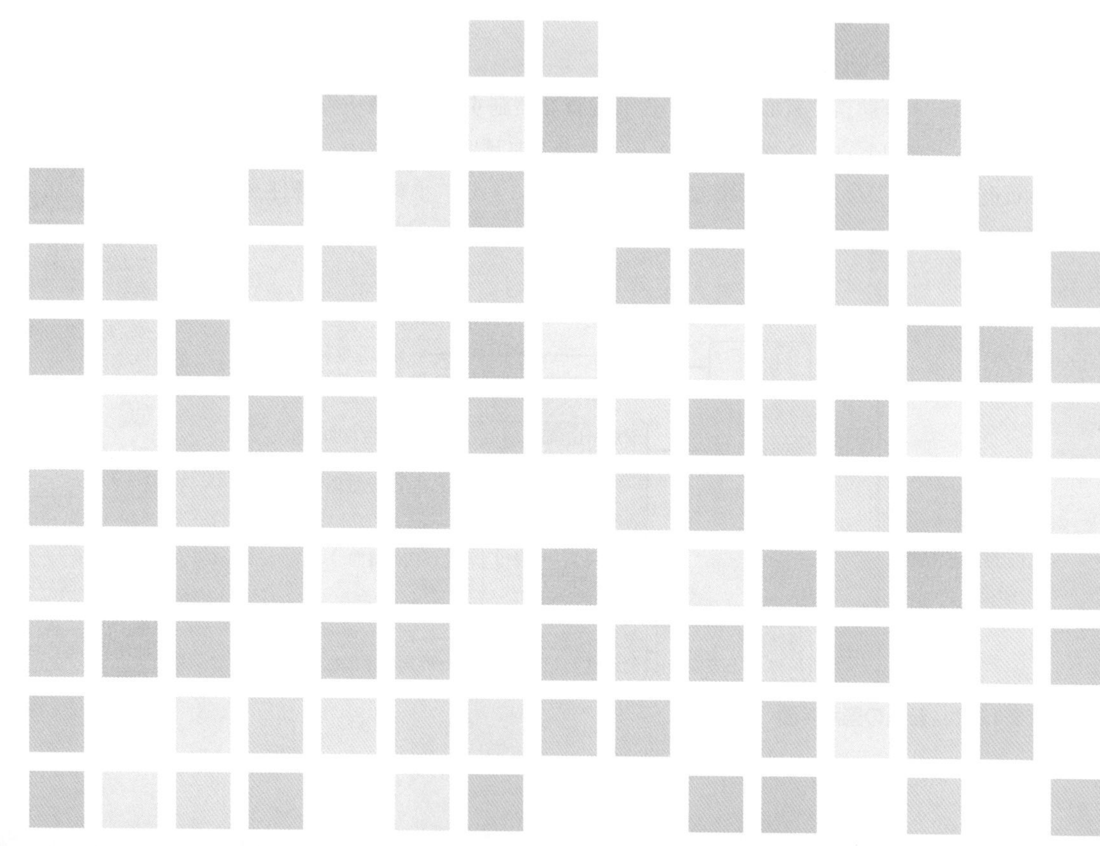

1 血液疾患

1 貧　血

貧血は末梢血の赤血球総容積（ヘマトクリット）の減少，あるいはヘモグロビン濃度の低下と定義され，平均値よりも－2SD（標準偏差）以下の場合を貧血とする．日常診療で多く認められる血液疾患で，原因は多岐にわたる．特に鉄欠乏性貧血は，日常診療で最も多く認められる血液疾患である．

1 原因

貧血の原因は大きく分けて四つあり，赤血球の産生障害（再生不良性貧血，赤芽球癆（ろう）など），赤血球の分化障害（鉄欠乏性貧血，サラセミア，ビタミンB_{12}欠乏，葉酸欠乏など），赤血球の破壊（溶血性貧血，遺伝性球状赤血球症など），出血である．

2 病態・症候

鉄欠乏性貧血（iron deficiency anemia）では，ヘモグロビン（Hb）が10g/dL以下になると倦怠感や食欲不振などの不定愁訴が多くなり，8g/dL以下になると顔色不良や頭痛，易疲労感が出現する．

溶血性貧血（hemolytic anemia）では，顔色不良，易疲労感などの貧血症状のほかに，黄疸，脾腫，胆石症がみられる．血管内溶血発作を来す疾患では，腹痛，発熱，褐色尿を認める．また遺伝性球状赤血球症*では，ヒトパルボウイルスB19感染に伴う無形成発作，感染やストレスなどに伴う溶血発作がみられることもある．

3 検査・診断

問診および診察で貧血を疑い，血液検査を実施する．血液検査では，赤血球，ヘモグロビン，ヘマトクリット，平均赤血球容積（mean corpuscular volume：MCV）が重要な指標となる．MCVにより，小球性，正球性，大球性を判断し，図12-1のように鑑別診断を進める．

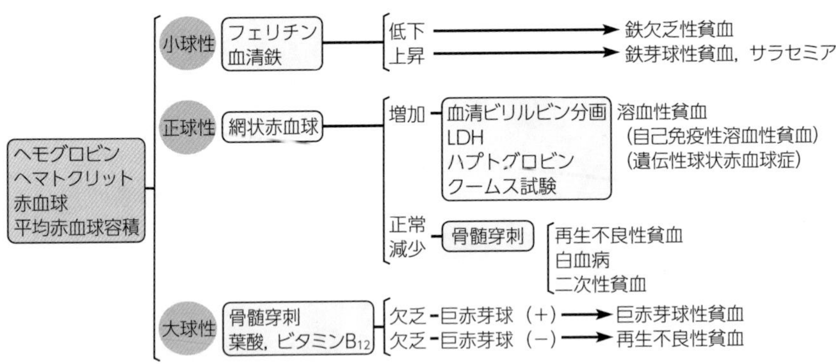

図12-1　貧血の鑑別診断

plus α　ヘリコバクター・ピロリ菌感染症による鉄欠乏性貧血

鉄摂取不足，鉄吸収不全，失血の認められない鉄欠乏性貧血において，ピロリ菌が関与している症例がある．ピロリ菌感染の家族歴を確認することが大切である．この場合は，除菌治療により貧血の改善が得られる．

plus α　溶血所見

貧血，網状赤血球増加，間接ビリルビン増加，血清乳酸脱水素酵素（LDH）上昇，ハプトグロビン低下の所見が認められる．

用語解説*　遺伝性球状赤血球症

赤血球膜タンパク異常のため変形能が低下し，赤血球が脾臓で破壊される．常染色体顕性遺伝で，先天性溶血性貧血の80%を占める．

plus α　ヒトパルボウイルスB19

伝染性紅斑，別名りんご病の原因ウイルス．赤血球の前駆細胞に感染すると赤血球造血が障害されるため，赤血球寿命が短縮している遺伝性球状赤血球症では，急激な貧血が起こる．これを無形成発作と言う．

4 治療

鉄欠乏性貧血では，鉄欠乏を来す原因により治療が異なる．鉄摂取不足の場合に一番重要なことは，食事内容を見直し，食事から十分な鉄を摂取するよう心がけることである．

溶血性貧血では，溶血の原因および重症度により治療方針が異なる．遺伝性球状赤血球症における溶血発作の多い症例や，高度の黄疸を呈する症例では，摘脾術が適応となる．自己免疫性溶血性貧血では，副腎皮質ステロイドの投与などの免疫抑制療法などが行われる．

5 ナーシングチェックポイント

|1| 鉄欠乏性貧血における食事指導，および薬の内服指導

鉄には吸収率の高いヘム鉄と吸収率の低い非ヘム鉄がある．食品を選ぶ際には鉄含有量だけでなく，吸収率も考慮に入れる必要がある．

鉄剤の内服は数カ月に及ぶ．乳幼児の場合は親が内服の管理を行うが，中学生以上では自己管理となることがあり，飲み忘れなど怠薬に注意し，外来受診時などに本人への確認を行う．

|2| 原因に応じた生活指導

感染に伴う溶血発作や，無形成発作を起こす溶血性貧血の患者の保護者には，感染流行時の注意点および感染予防について指導を行う．

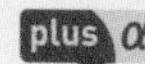

自己免疫性溶血性貧血

赤血球膜上の抗原と反応する自己抗体が産生され，赤血球が傷害を受けることで赤血球の寿命が著しく短縮（溶血）し，貧血をきたす病態である．自己抗体の出現につながる病因の詳細はいまだ不明の部分が多いが，小児ではエプスタイン・バールウイルス（EBV）やマイコプラズマなどの感染に伴う一過性のものが多い．

plus α

ヘム鉄と非ヘム鉄

肉や魚などにはヘム鉄が多く含まれ，摂取量の15～25％が吸収される．一方，野菜など植物性食品に含まれるのは非ヘム鉄であり，吸収率は3～5％とヘム鉄に比べ低い．

2 血友病

血友病（hemophilia）とは，幼少期より出血症状を反復する先天性出血性疾患である．厚生労働省委託事業の血液凝固異常症全国調査（令和３年度報告）によると，血友病Aが5,657例，血友病Bが1,252例となっている．

plus α

小児の血友病症例

同調査において，15歳までの小児例は血友病Aが952例，血友病Bが193例となっている．

1 発症機序・原因

血友病は凝固因子が生まれつき不足していることによる病気で，X連鎖潜性（劣性）遺伝であるが，約３分の１に孤発例を認める．第Ⅷ因子が不足しているものを**血友病A**，第Ⅸ因子が不足しているものを**血友病B**と呼ぶ．

2 病態・症候

血友病の臨床症状は出血に伴うものである（図12-2）．出血症状は凝固因子活性に相関し，関節内出血は最も特徴的な症状である．

3 検査・診断

家族歴は診断を確実にするが，孤発例もあるので注意が必要である．血液検査では，血液凝固因子の第Ⅷ因子あるいは第Ⅸ因子の活性が単独に欠乏，または低下していることを認める．このため，凝固検査では活性化部分

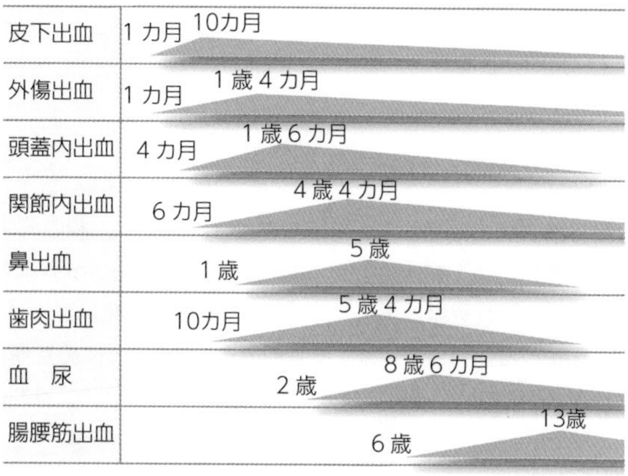

皮下出血 1カ月 10カ月
外傷出血 1カ月 1歳4カ月
頭蓋内出血 4カ月 1歳6カ月
関節内出血 6カ月 4歳4カ月
鼻出血 1歳 5歳
歯肉出血 10カ月 5歳4カ月
血　尿 2歳 8歳6カ月
腸腰筋出血 6歳 13歳

日笠聡監修．血友病基礎講座．武田薬品工業株式会社，2014，p.19.

図12-2 主な出血の種類と好発年齢

トロンボプラスチン時間（APTT）が延長する．

血友病では，**凝固因子活性**により重症度分類が行われる．重症型は凝固因子活性が１％未満，中等症は凝固因子活性が１～５％，軽症型は凝固因子活性が５％以上とされている．

4 治療

治療法の進歩により生命予後は改善し，日常生活活動の低下も著しく改善されてきている．

|1| 出血時の治療

不足している凝固因子製剤の補充を行う．同時に，出血部位への補助的なケアについても指導し，症状を軽減して再出血の予防を図る．**RICE**（rest：安静，ice：冷却，compression：圧迫，elevation：挙上）という原則の指導を普段から行う．

|2| 定期補充療法

重症型血友病性関節症の予防や日常生活の制限軽減，出血の予防を目的に定期補充療法が行われる．用いる製剤により投与間隔，投与方法が異なる．家庭内投与が行われ，患者が幼少時は保護者が行うが，成長とともに自己注射が導入されるようになる．

|3| インヒビター陽性例の止血管理

凝固因子製剤の補充療法を反復すると，第Ⅷ因子あるいは第Ⅸ因子に対する同種抗体が発生する．これを**インヒビター**と呼び，発症率は血友病Aで25～30％，血友病Bで３～５％である．インヒビターが発生すると製剤の止血効果が激減するため，免疫寛容療法*，バイパス止血療法が行われる．

5 ナーシングチェックポイント

血友病の患児には，止血管理の問題，家庭での補充療法の導入，整形外科および歯科的問題，病気の告知とその教育，保育園・幼稚園や学校での問題など，成長とともにさまざまな問題点が出てくる．患児が今どのような問題を抱え，それをどのように解決していけばよいのかということについて，チームで取り組む必要がある．

plus α

半減期延長製剤

化学的手法を用いて凝固因子の製剤を修飾することで半減期を延長した製剤を，半減期延長製剤（extended half life：EHL）という．第Ⅷ因子，第Ⅸ因子ともに生体内半減期は長くはなく，その製剤も同様であったが，半減期延長製剤の登場により，注射回数を減らしても欠乏因子の血中濃度を高く保つことが可能となった．

plus α

血友病性関節症

好発部位は膝，足，肘関節である．小児では特に足関節が多い．適切な止血療法を実施しなければ，やがて軟骨と骨も破壊され，関節の屈曲拘縮を来す．

用語解説 *

免疫寛容療法

インヒビター陽性例に凝固因子製剤の投与を継続し，インヒビターの消失を図る治療．成功率は50～70％である．

plus α

バイパス止血療法

血漿由来の活性化型プロトロンビン複合体製剤（ファイバ®：武田薬品工業株式会社），あるいは活性型第Ⅶ因子製剤（ノボセブン®：ノボノルディスクファーマ社）が使用される．

コラム **non-factor製剤**

血友病の治療および定期補充療法としては，凝固因子製剤（factor製剤）が使用されるが，factor製剤でない新規の血友病治療製剤が開発され，non-factor製剤と呼ばれている．non-factor製剤として2018年にエミシズマブが登場した．エミシズマブは，活性化第Ⅸ因子と第Ⅹ因子双方に結合するモノクローナル抗体で，第Ⅷ因子の凝固活性を代替する製剤である．血友病Aの定期補充療法の製剤として使用され，インヒビター陽性血友病A例においてもエミシズマブが有効である．

3 播種性血管内凝固症候群（DIC）

白血病ならびに産科疾患は**播種性血管内凝固症候群**（disseminated intravascular coagulation：**DIC**）の発症頻度が高い基礎疾患であり，感染症や固形がんはDIC発症の絶対数が多い基礎疾患である．

1 発症機序・原因・病態・症候

DICではさまざまな原因により凝固系が活性化される．それによって全身の微小血管に血栓形成が起こり，臓器障害を呈するとともに，血小板の消費性低下と二次線溶系亢進を引き起こし，皮膚の紫斑，点状出血，血尿や下血などの出血傾向を生じる．

2 検査・診断

血小板数，プロトロンビン時間（PT），フィブリノゲン，フィブリン・フィブリノゲン分解産物（FDP），アンチトロンビン（AT），可溶性フィブリン（SF），トロンビン−アンチトロンビン複合体（TAT）などの検査を実施する．

DICにはさまざまな診断基準が存在するが，日本血栓止血学会が公開した診断基準では，**基本型**，**造血障害型**，**感染症型**に分類される．一般止血検査（血小板数，FDP，フィブリノゲン，PT）のスコアとAT，SF，TATのスコアを組み合わせて診断を行う．

3 治療

DICの治療には，基礎疾患の治療，新鮮凍結血漿や濃厚血小板の補充療法，抗凝固療法，血液凝固阻害薬の投与，ならびに抗線溶療法がある．

抗凝固療法では主に，抗凝固薬である**ヘパリン**と，**プロテアーゼ阻害薬**が用いられる．ヘパリンは，単独では抗凝固能を有さず，アンチトロンビン（AT）と結合することが必要である．そのため，AT値が低い場合はAT製剤の補充が必要となる．

4 経過・予後

基礎疾患の是正が重要となり，是正されない場合は重篤となる．また出血が重度の場合，あるいは脳や消化管などの重要な部位で出血がある場合に重篤となる．

5 ナーシングチェックポイント

基礎疾患に伴う全身状態と，DICの症状についての観察が大切になる．出血症状が出現していないかの観察に加えて，DICの診断基準による症状の評価や検査データの結果は病態変化の予測に重要で，異常を早期に発見するための指標となる．

4 特発性血小板減少性紫斑病（ITP）

特発性血小板減少性紫斑病（idiopathic thrombocytopenic purpura：**ITP**）は血小板限定の血球減少症で，小児の代表的な出血性疾患の一つであ

plus α
DICの基礎疾患
小児領域と成人領域では原因疾患に差異はないが，新生児期の呼吸窮迫症候群や仮死，低体温などは重要な基礎疾患となる．

plus α
DICの診断基準
旧厚生省DIC基準，国際血栓止血学会DIC診断基準，日本救急医学会急性期DIC基準など，複数存在している．扱う疾患や診療科によって用いる基準が変わるため，基準の確認が必要である．

plus α
プロテアーゼ阻害薬
メシル酸ガベキサート，メシル酸ナファモスタットの２種類がある．国内では広く使用されているが，エビデンスに乏しい．これらに加えて，日本では2008年から遺伝子組換えトロンボモジュリン製剤が使用可能となった．ヘパリンより高い抗凝固作用があり，また出血の副作用は極めて少ないため，治療への活用が進んでいる．

plus α
免疫性血小板減少性紫斑病（ITP）
特発性血小板減少性紫斑病には自己抗体が関与していることが明らかになり，血小板減少に必ずしも紫斑病を伴わないことから，免疫性血小板減少症（immune thrombocytopenia）と呼ばれるようになってきている．略語は同じ表記である．

り，日常の小児科診療で経験する疾患である．日本における小児ITPは，15歳以下の小児人口10万人当たり年間３～６人が発症する．平均年齢は４歳で，就学前の発症が全患者の約８割を占めている．

1 発症機序・原因

血小板に対する自己抗体の産生により，血小板が破壊されることによって発症する．小児急性ITPでは，ウイルス感染や予防接種を先行事象として有する場合が多い．

2 病態・症候

臨床症状は出血症状として現れ，主として皮下出血による点状出血，または紫斑を認める．歯肉出血，鼻出血，下血，血尿，頭蓋内出血なども起こり得る．これらの出血症状は誘因がなくても起こることが多く，軽微な外力によって出血しやすい．

3 検査・診断

紫斑および血小板減少がみられるときはITPを疑い，白血病や再生不良性貧血の除外診断を行う．ITPでは骨髄は正形成で，巨核数は正常か増加がみられる．血小板関連免疫グロブリン（PAIgG）の検出も有用であるが，血小板減少時には検出が困難である．

4 治療

新規ITPでは，血小板数１万未満の場合は副腎皮質ステロイド，あるいは大量のガンマグロブリンの投与（**ガンマグロブリン大量療法**）を行う．１万から２万の場合は，出血症状に応じて治療を行い，２万以上では無治療経過観察とする．

慢性ITPでは，臨床的に軽症な場合は血小板数が１万未満でも無治療経過観察も考慮されるが，副腎皮質ステロイド，大量ガンマグロブリンによる治療も検討する．年齢が10歳以上の患児で，血小板数が１万未満であり，出血傾向がある場合は脾摘が行われることもある．

治療抵抗性あるいは難治性ITPでは，リツキシマブ*やトロンボポエチン受容体作用薬が導入される．

5 経過・予後

急性型は小児に多くみられ，多くの場合，ウイルス感染が先行する．急激に発症し，数週間から数カ月の経過で自然治癒することが多い．慢性型は徐々に発症し，発症時期は不明なことが多い．慢性型では，推定発病から６カ月以上，１年あまりにわたって経過する．

6 ナーシングチェックポイント

| 1 | 出血症状への理解

治療開始後は，出血症状を観察しながら治療および看護を行う．また，家族の不安も強いため，適切な情報を提供しながら看護を行う．

plus α

出血性疾患

出血機構は血管壁の細胞，血小板，凝固因子が組み合わさって形成されている．これらの因子に一つでも異常が生じれば，止血が障害され出血症状が現れる．

plus α

ガンマグロブリン大量療法

ガンマグロブリンとは免疫グロブリンあるいは抗体を含む血液の化学的分画を意味する．多くのドナーから血液を集め，これを精製したものをガンマグロブリン製剤という．

用語解説*

リツキシマブ

抗体産生Bリンパ球障害性を有する抗CD20モノクローナル抗体で，脾臓での抗血小板抗体産生を抑制し，血小板破壊を抑制する．

plus α

トロンボポエチン受容体作用薬

血小板は，造血幹細胞から分化した巨核球によって産生される．巨核球への分化あるいは血小板の産生にはさまざまな因子が必要であり，その重要な因子としてトロンボポエチンがある．このトロンボポエチンが細胞表面上で結合する部位を，トロンボポエチン受容体と呼んでいる．現在，経口製剤のエルトロンボパグ，皮下注製剤のロミプロスチムが使用可能である．

|2| 慢性ITPの患児・保護者への指導

慢性ITPの場合，血小板数ではなく出血症状に応じた治療が選択されることが多い．副腎皮質ステロイドを内服している患児に対しては，その必要性と副作用などについて指導する必要がある．また，無治療経過観察している患児に対しては，出血症状についての教育などが必要となる．また血小板数が低値のときは打撲の可能性のある運動を避けるなどの生活指導も必要である．

表12-1　好中球減少症の分類

外因性	免疫性	同種免疫性新生児好中球減少症*
		自己免疫性好中球減少症
		薬剤起因性自己免疫性好中球減少症
	非免疫性	産生低下によるもの 異常細胞の骨髄増殖（白血病，悪性リンパ腫，神経芽腫など），再生不良性貧血，骨髄異形成症候群
		感染症によるもの
内因性 （骨髄前駆細胞の異常）		重症先天性好中球減少症
		周期性好中球減少症*

5 好中球減少症

好中球減少症（neutropenia）は，血液中の好中球数が正常よりも少なくなっている状態をいう．末梢血の好中球数が1,000～1,500/μLの場合は軽症，500～1,000/μLは中等度，500/μL未満は高度と定義される．好中球減少症は，起因する疾患によって表12-1のように分類される．

本稿では，**自己免疫性好中球減少症**と**重症先天性好中球減少症**について取り上げる．

1 原因・病態・症候

|1| 自己免疫性好中球減少症

４歳未満の小児に発症する．好中球抗原に対する自己抗体産生により発症するが，自己抗体産生の機序は不明である．感染症の合併がなければ無症状である．

|2| 重症先天性好中球減少症

胚細胞系列の遺伝子異常により，好中球減少とそれに伴う感染症を来し，乳児期に診断されるものを重症先天性好中球減少症という．100万人に２人が発症し，発症頻度に性差はない．原因となる遺伝子異常としては，好中球エラスターゼ（ELANE）遺伝子変異，HAX1変異，GFI1変異，VPS45変異などが同定されている．

重症先天性好中球減少症では，生後１カ月ごろから皮膚感染症，口内炎，肛門周囲膿瘍（➡p.241参照）を繰り返し，肺炎や敗血症を合併する．

2 検査・診断・治療・経過・予後

|1| 自己免疫性好中球減少症

末梢血の好中球数で好中球減少症と診断し，重症先天性好中球減少症や周期性好中球減少症の除外診断を行う．

成長とともに抗体が消失し，自然寛解することが多いため，通常は治療は不要である．感染症発症時には適切な抗菌薬を使用する．繰り返し中耳炎を起こす場合は，抗菌薬の予防投薬を行う．

用語解説*　同種免疫性新生児好中球減少症

母体由来の抗好中球抗体が胎盤を経由して胎児へ移行し，新生児期に著しい好中球減少を来す疾患である．

用語解説*　周期性好中球減少症

約21日周期で好中球の減少を繰り返す疾患で，小児期に発症する．ELANE遺伝子変異が見つかることが多い．好中球の減少期を予測して，計画的にG-CSFの投与を行う．

plus α　発熱性好中球減少症

血液疾患や固形がんの治療経過中に発熱を伴って好中球減少症を来すことがある．時として重篤な感染症に発展し死に至ることもあり，緊急事態として対応することが要求される病態．

plus α　感染症の合併

上気道感染症，頸部リンパ節炎，中耳炎などの細菌感染症を反復することが特徴である．感染症合併時には反応して好中球数が増加するため，重症化することは少ない．

|2| 重症先天性好中球減少症

乳児期から著しい好中球減少がみられ，骨髄像で前骨髄球，骨髄球の成熟障害を認めることによって診断する．遺伝子検査を実施し，確定診断する．

重症先天性好中球減少症では自然治癒は望めないため，感染症対策が必須となる．トリメトプリムとスリファメトキゾールの合剤（ST合剤）や抗真菌薬の定期投与が有効である．感染症のコントロールが困難な場合には，顆粒性コロニー刺激因子*（G-CSF）の投与を検討する．

重症感染症を繰り返す場合は，造血幹細胞移植が適応となる．

3 ナーシングチェックポイント

家族に感染症対策の重要性を理解してもらえるよう，指導を行う．また重症先天性好中球減少症の患児には，年齢に応じた症状や注意点の説明，環境や支援の提供，小児期から成人期への移行医療が必要である．

6 白血病

白血病（leukemia）とは血液のがんであり，**白血病細胞**あるいは**芽球**とは血液を作るもとになる細胞ががん化したものである．15歳以下の小児では，年間約1,000例の白血病やリンパ腫の発症が報告されている．白血病は小児で最も頻度の高い腫瘍性疾患である．

白血病は，がん化している細胞系列によって**骨髄性白血病**と**リンパ性白血病**に分けられる．急性リンパ性白血病が白血病全体の75～80％を占める．急性リンパ性白血病は発症年齢に特徴があり，３～５歳に発症のピークがある．

1 病態・症候

白血病細胞の増殖による症状として，腫瘍熱，骨痛，肝脾腫，リンパ節腫脹などがあり，造血能低下に伴う貧血や出血傾向，感染などによる発熱がある．

2 検査・診断

診断の確定には骨髄穿刺を行い，メイギムザ染色，ミエロペルオキシダーゼ染色，エステラーゼ染色，細胞表面マーカー解析，染色体検査などを行う．

3 治療

抗がん薬による化学療法の進歩により，治癒率が向上した．

急性リンパ性白血病は年齢，発症時年齢，ステロイド反応性，染色体異常の有無など，予後因子に基づきリスク分類が行われる．予後不良群については**造血幹細胞移植**が行われ，それ以外では化学療法のみで治癒を目指す．

急性骨髄性白血病においても，予後不良の染色体異常のある症例や，寛解*導入療法後の非寛解例など，高リスク群では造血幹細胞移植が行われるが，それ以外は化学療法のみで治療されている．近年では新規治療薬や治療法の開発が行われ，臨床応用されている．

慢性骨髄性白血病は，分子標的治療薬のチロシンキナーゼ阻害薬が登場したことで治療法が激変し，良好な治療成績が得られている．

用語解説*

顆粒球コロニー刺激因子（G-CSF）

サイトカインの一種で，顆粒球産生を促進し，好中球機能を亢進する作用があり，好中球減少症に有効な物質の一つ．ただし，高容量で長期間に使用すると骨髄異形成症候や急性骨髄性白血病へ移行する場合があるため，使用には注意が必要である．

plus α

急性白血病と慢性白血病

白血病細胞にはある一定の段階で分化が停止し細胞増殖するものと，分化・成熟能を保持しているが生体機能を失い増殖するものがあり，前者は急性，後者は慢性と分類される．

plus α

白血病の発症

先天的，免疫学的，環境的および増殖調節などの諸因子が関連していると考えられている．発症リスクの高い疾患として，ダウン症候群，ファンコニ貧血，放射線被曝などいくつかが知られている．

plus α

急性リンパ性白血病の治療

寛解導入療法，再寛解導入療法を含む強化療法，中枢神経系再発予防療法，維持療法からなる．治療には２～３年が必要である．

plus α

造血幹細胞移植

血縁者間にヒト白血球抗原（HLA）の一致する人がいない場合，骨髄バンクあるいは臍帯血バンクを利用した非血縁者間移植が行われる．

若年性骨髄単球性白血病は，造血幹細胞移植以外に治療法がない.

4 経過・予後

約８割の患者が治癒する．残りの約２割が治療抵抗性となる．再発部位は骨髄，中枢神経，睾丸である.

5 ナーシングチェックポイント

|1| 患児への理解と支援

化学療法時の合併症や，長期にわたる治療や療養生活の中でのさまざまな苦痛を理解し，支援する．副作用には，骨髄抑制，悪心・嘔吐，肝機能障害，腎機能障害など，ほぼすべての抗がん薬に共通したものと，それぞれの抗がん薬に特有のものがある．それらを十分理解し，副作用を早期に発見して対処する必要がある．特に骨髄抑制に伴う易感染性は重大であり，感染予防の方法と対策を理解し，患児および両親に指導を行う．外来での維持療法中は，適切に治療を継続できるよう指導を行う.

|2| 造血幹細胞移植治療法への理解

移植に伴う合併症は，移植前処置で用いられる抗がん薬や全身放射線照射に伴う毒性，感染症，移植片対宿主病（graft-versus-host disease：GVHD）などがある．全身状態をよく観察し，合併症を早期に発見して治療および看護を行うことが重要である.

用語解説＊ 白血病における寛解

白血病では，骨髄検査において白血病細胞が５％以内となった状態を指す.

plus α CAR（chimeric antigen receptor）-T細胞療法

患者の血液からT細胞を取り出し，白血病表面に発現する特定の抗原を認識して攻撃するように遺伝子を導入し，再び患者へ戻す治療法.

plus α 分子標的治療薬

白血病治療に近年導入された分子標的薬には，白血病細胞とTリンパ球に架橋構造を形成して白血病細胞を攻撃するブリナツモマブと，抗CD22モノクローナル抗体に細胞障害性抗腫瘍性抗菌薬を結合させたイノツズマブがある.

7 悪性リンパ腫

悪性リンパ腫（malignant lymphoma）とは血液癌の一つで，白血球の中のリンパ球が腫瘍化したものであり，小児悪性腫瘍の約10％を占める．悪性リンパ腫は**ホジキンリンパ腫**（Hodgkin lymphoma：**HL**）と**非ホジキンリンパ腫**（non-Hodgkin lymphoma：**NHL**）に大別されるが，欧米とは異なり，日本ではホジキンリンパ腫は極めてまれで，非ホジキンリンパ腫の占める相対頻度が高い．非ホジキンリンパ腫は10歳以上での頻度が多く，３歳未満では低頻度である.

発症機序は不明であるが，リンパ球の分化過程において抗原受容体や細胞増殖関連因子に異常が生じたためと推測される.

1 病態・症候

病理組織像からホジキンリンパ腫（HL）と非ホジキンリンパ腫（NHL）に分類される．NHLで用いられる病期分類を表12-2に示す.

小児HLの約80％にリンパ節腫大，約25％に発熱や体重減少などの全身症状を認める．リンパ節腫大は頸部の頻度が高く，無痛性である．NHLは発症臓器や細胞増殖のスピードによって病態や臨床像は異なる．例えば腹部原発の場合，腹痛，腸重積などの症状を示す．また，胸腺腫大のため上大静脈症候群を示すこともある．小児のNHLはバーキットリンパ腫，びまん性大細胞B細胞リンパ腫，リンパ芽球性リンパ腫，未分化大細胞リンパ腫に分類される.

plus α リンパ腫の発症

エプスタイン・バールウイルス（EBV）感染症，ヒト免疫不全ウイルス（HIV）感染症は，リンパ腫発症に関連することがある.

plus α 上大静脈症候群

腫瘍による上大静脈の外部からの圧迫のため上大静脈が閉塞あるいは狭窄し静脈還流量が減少した状態で，顔面，上肢の浮腫などの症状を認める．また頭蓋内圧上昇に伴って頭痛，けいれんを生じる.

表12-2　非ホジキンリンパ腫の病期分類（St.Jude/Murphy分類）

stage	
stage Ⅰ	単一のリンパ節外，または単一のリンパ節領域の腫瘍病変（縦隔および腹部は除く）
stage Ⅱ	横隔膜の同側で所属リンパ節の浸潤を伴う単一のリンパ節外腫瘍病変 a）二つ以上のリンパ節領域 b）二つ以上のリンパ節外の腫瘍病変（所属リンパ節の浸潤の有無は問わない） 消化管（通常，回盲部）に原発した外科的切除可能な腫瘍病変（所属リンパ節の浸潤の有無は問わない）
stage Ⅲ	横隔膜の上下両側に認められる a）二つのリンパ節外の腫瘍病変 b）二つ以上のリンパ節領域 胸郭内（縦隔，胸膜，胸腺）に原発するすべての腫瘍病変 傍脊髄または硬膜外のすべての腫瘍病変（ほかの部位の病変の有無は問わない）
stage Ⅳ	中枢神経系，または骨髄（芽球<25%）への浸潤を初発時から認める症例で，原発部位は上記のいずれでもよい

骨髄中の芽球が25%以上の場合は，急性リンパ性白血病として扱う．
中枢神経系浸潤は，神経症状を認めるか，または髄液中の芽球が15/３以上の場合を陽性とする．

2 検査・診断

診断には腫瘤の生検が必要である．骨髄，胸水，腹水などに評価可能な割合のリンパ腫細胞を認める場合，診断材料とすることが可能である．

3 治療

HLの場合は，化学療法と放射線療法が行われる．化学療法の内容は病期の進展度により変わる．NHLの場合，白血病に使用されるすべての抗がん薬が有効であり，多剤併用療法が行われる．成熟B細胞非ホジキンリンパ腫に対してはリツキシマブを投与することにより，治療成績の向上が得られる．治療開始前後に腫瘍崩壊症候群が起こることがあるため，注意する．

4 経過・予後

HLの場合は無病長期生存率が約90%と高いため，成長後の晩期合併症が問題となっている．NHLは組織型やステージにより異なるが，多施設共同臨床研究により70%以上の治癒率が得られるようになってきている．

5 ナーシングチェックポイント

白血病と同様に，化学療法時の合併症や，長期にわたる治療および療養生活の中でのさまざまな苦痛を理解し，支援する．

plus α

腫瘍崩壊症候群

腫瘍細胞が急激に崩壊することにより細胞内から放出された尿酸，リン，カリウムなどの崩壊産物が腎排泄を上回り臓器障害をもたらす．

引用・参考文献

1）原寿郎ほか編．標準小児科学．内山聖監修．第８版，医学書院，2013，p.523-531，（標準医学）．
2）「小児内科」「小児外科」編集委員会共編．小児疾患の診断治療基準．第５版，小児内科．2018，50（増刊），p.584-595.
3）前掲書２），p.588-589.
4）日笠聡監修．血友病基礎講座．バクスター，2010，p.12.
5）前掲書２），p.602-603.
6）白幡聡ほか編．みんなに役立つ血友病の基礎と臨床．医薬ジャーナル社，2016.
7）日本血栓止血学会．DIC診断基準（2017年版）．https://www.jsth.org/wordpress/guideline/dic%e8%a8%ba%e6%96%ad%e5%9f%ba%e6%ba%962017%e5%b9%b4%e5%ba%a6%e7%89%88/，（参照2023-11-09）．
8）前掲書２），p.604-605.
9）遠藤文夫編．小児科診断・治療指針．第２版，中山書店，2017，p.868-871.
10）前掲書１），p.553-556.
11）前掲書２），p.592-593.
12）前掲書１），p.533.
13）前掲書２），p.590-591.
14）前掲書１），p.535-544.

15) 前掲書２），p.596-601.
16) 前掲書９），p.874-880.
17) 牧本敦編．小児がん．野村和弘ほか監修．第１版，メヂカルフレンド社，2007，p.4-38，(がん看護 実践シリーズ，13)．
18) 日本小児がん看護学会 小児がん看護ケアガイドライン2018．日本小児がん看護学会．小児がん看護ケアガイドライン2018．p35-53，http://jspon.sakura.ne.jp/blog/download/jspon_guideline/，(参照2023-11-09)．
19) 前掲書１），p.558-560.
20) 前掲書９），p.880-886.
21) 前掲書２），p.638-639.
22) 前掲書17)，p.79-88.
23) 前掲書18)，p.44-53.
24) 前掲書18)，p.84-92.

2 血液疾患をもつ子どもと家族への看護

1 血友病

事 例

Aちゃん，９カ月，男児．生後３～４カ月ごろから身体にあざが目立つようになり，普段から転ぶことが多かった．今回，発熱，下痢とともに頻回の嘔吐が続き，近医を受診した．受診中にけいれん発作が出現し，専門病院へ救急搬送となった．転院時，APTT計測不能，第Ⅸ因子活性１％未満，第Ⅷ因子102，Hb7.5g/dL，PT・血小板は正常．MRI画像上で硬膜下血腫が認められた．血液データより血友病Bと診断され，症状改善後に一般病棟へ転棟となった．第Ⅸ因子製剤の定期補充療法が開始となり，両親へ指導を行った上で退院した．

看護のポイント

血友病の看護では，出血の予防と症状の早期発見・早期対応がポイントとなる．さらに，血友病では生涯自己管理が必要とされ，退院後の生活でも次のような支援が必要となる．

- 出血したときの対処方法を指導する．
- 出血のリスクを少なくする工夫について指導する．
- 定期補充療法のための支援を行う．
- 日常生活行動について指導する．
- 周囲への説明と協力要請を補助する．

1 出血時の対処

血友病の患児が出血した場合，早急に凝固因子を投与することが第一優先となる．同時に，応急手当として，出血時の基本手技である**RICE**を行う．出血時は，家族が慌ててしまうことが予想されるため，これらを落ち着いて実行できるよう，凝固因子投与量と手順，および出血時のRICEをすぐに確認できる場所に掲示し，家族全員が対処できるよう指導する．

2 出血リスクを少なくする工夫

小児の血友病患者では，特に低年齢の場合，活動性が高く自己管理能力が未熟なため，家族や周囲の人が予防策を整える必要がある．転倒時や衝突時の衝撃予防として，床材の工夫，家具などの角の保護，ドアストッパーの使用などの環境調整や，本人の保護のためにヘッドギアや履きやすく衝撃吸収性のある靴を装着するなどの対策を提案する．

3 定期補充療法

血友病では継続的な凝固因子の補充が必要となり，患児本人または家族が薬剤の知識と投与手技を獲得する必要がある．薬剤の調整から製剤の投与方法まで，各患児に応じた退院指導を，保護者だけでなく保護者を支援する協力者にも行えるとよい．

4 日常生活行動

日常生活の中で患児自身や家族が気を付けることで，出血しやすい状況を避けることができる．口腔内の出血予防としては，う歯や歯周疾患を予防するために歯磨きや歯肉マッサージを行う．皮膚の損傷による出血の予防としては，皮膚の乾燥を防ぐこと，爪を清潔に整えておくことや，必要以上に肌を露出しないことがある．

血友病では出血を恐れて過保護にするのではなく，十分に栄養を補給し，適度な運動をすることで，丈夫な身体をつくることが大切である．

plus α

乳幼児の歯科検診

乳幼児の場合は，生え変わりによるリスクを避けるため，血友病や口腔内の状態を理解してもらえるかかりつけ歯科を選び，定期的な歯科検診を受ける．

5 周囲への協力要請

血友病では周囲の協力が不可欠となる．親族，園，学校などに，病気への理解を求め，上記１～４について情報提供し，必要に応じて環境調整を依頼する．患児や家族のみでなく，医療者側からも要望し，社会全体で患児とその家族を支援していく．

2 急性リンパ性白血病

事 例

B君，10歳，男児．

現病歴：38～39℃台の発熱が持続し，全身の出血斑と倦怠感を認め外来受診した．

採血検査の結果，白血球増多，貧血，出血傾向を認めたため入院となり，骨髄穿刺の結果，急性リンパ性白血病と診断された．

入院後の様子：医師からB君と家族へ病名と治療内容について説明した後，看護師から副作用対策としてのセルフケアについて指導を行った．入院前のB君は，手洗いや含嗽，歯磨きなどの清潔行動に関して，母親から声を掛けられて行うことが多かったとの情報があった．指導後も同様に，看護師から促されてケアをすることが多かった．寛解導入療法が開始となって12日後から，口腔粘膜の発赤と浮腫が出現し，14日目には口腔内に潰瘍が形成された．痛みも出現し，「口の中が痛くて歯磨きができないし，ご飯も食べられない」との訴えが聞かれた．白血球数は700，好中球数は300に低下し，悪寒，戦慄，関節痛が出現し，体温は39.8℃に急激に上昇した．すぐに医師に報告し，中心静脈カテーテルから血液培養を採取後に抗菌薬の投与が開始となった．

1 事例における経過

B君の場合，抗菌薬の投与後，翌日に体温は36℃台に解熱した．口腔粘膜炎による痛みに対して，局所麻酔薬入りの含嗽（がんそう）薬と鎮痛薬の食前の投与で疼痛緩和を図ったが，痛みが軽減しないことからオピオイドの投与を開始した．これにより痛みが軽減され，口腔ケアや食事摂取もできるようになった．寛解導入療法21日目に口腔粘膜炎が改善し，オピオイドの投与も終了した．

疼痛が緩和された際に，B君に感染予防行動と口腔ケアの必要性について再度説明し，入院後のセルフケア行動について一緒に振り返った．指導後，B君から「自分の体を守るために大切なことだからしっかりやりたい」との言葉が聞かれ，主体的にセルフケアが行えるようになった．

2 アセスメントのポイント

急性リンパ性白血病の治療の基本は化学療法であり，副作用について十分に理解し，予防と早期発見・対処が重要となる．特に白血病の治療は多剤併用療法であり，長期間の治療スケジュールであることから，**骨髄抑制**の期間も長期化しやすいため注意が必要である．また，好中球が減少する時期は**口腔粘膜炎**が発生しやすい時期と重なることが多く，感染リスクが高くなることから，口腔粘膜炎の予防や対処も重要となる．

1 発熱性好中球減少時の看護

抗がん薬治療によって，がん細胞のみならず正常な細胞もその影響を受ける．中でも好中球減少時は感染に注意が必要であり，感染すると敗血症など生命の危険を伴う重篤な症状を引き起こす可能性が高い．そのため，発熱時はすぐに医師に報告し，血液培養の採取や抗菌薬の投与など，速やかに対応する必要がある．身体所見や検査データを確認し，感染徴候を早期に発見して対処する．

治療開始前から患児と家族に注意すべき症状を伝え，異変があればすぐに医療者に報告するように指導することで，早期発見と早期治療につなげていくことが重要な支援となる．

2 口腔粘膜障害時の看護

抗がん薬治療によって口腔内の粘膜上皮細胞が傷害され，口腔粘膜炎が発生する．口腔内の細菌が炎症部位に侵入することで感染が引き起これるため，好中球減少時は特に注意が必要である．看護師は治療開始前から口腔内の状態やケア方法を確認し，予防的ケアについて指導していく．口腔粘膜炎が発症すると疼痛のため日常生活に支障を来し，口腔ケアも困難となるため，速やかに疼痛の緩和をする必要がある．局所麻酔薬入りの含嗽の使用や，鎮痛剤の投与を行うが，非麻薬性鎮痛剤でも効果が乏しい場合はオピオイドの投与を積極的に行い，日常生活の維持やケアが継続できるように支援していく．

3 セルフケア支援

感染予防行動と，口腔粘膜炎を予防するための口腔ケアが日常生活の中で習慣化でき，患者が主体的に継続して行えるよう，セルフケア能力に合わせて指導していくことが重要である．

引用・参考文献

1) 石黒精ほか編．はじめての血友病診療実践マニュアル．診断と治療社．2012，P.18.
2) 日本血栓止血学会．"後天性血友病Ａ診療ガイドライン 2017年改訂版"診療ガイドライン．https://www.jstage.jst.go.jp/article/jjsth/28/6/28_2017_JJTH_28_6_715-747/_pdf/-char/ja，（参照2023-11-09）．
3) 武田薬品工業株式会社．血友病の情報サイト ヘモフィリアステーション．https://www.hemophilia-st.jp/，（参照2023-11-09）．
4) 佐々木常雄ほか編．新がん化学療法ベスト・プラクティス．照林社．2012，p.102-114.
5) 前掲書４），p.115-121.
6) 丸口ミサヱほか編．がん化学療法看護スキルアップテキスト．南江堂．2009，p.94-102.
7) 熊谷佑美．食べるに関連する症状 口腔粘膜障害．小児看護．2021，44（12），p.1529-1532.
8) 小口祐子．活動するに関連する症状 発熱性好中球減少症．小児看護．2021，44（12），p.1550-1554.

臨床場面で考えてみよう

Q1 血友病Aと診断され，製剤の定期補充療法が実施されている12歳の男児から，中学校に進学したらテニスのクラブに入部したいとの希望があった．看護師としてどのような対応が必要か．

Q2 急性リンパ性白血病と診断された12歳の女児に，診断名の告知を行う予定である．どのような配慮が必要か．

Q3 急性骨髄性白血病の寛解導入療法中の10歳の男児で，白血球数150/μLで好中球数が０%の状態が続いている．看護師としてどのような対応が必要か．

考え方の例

1 血友病は先天性の病気であり，生涯続くことから患者のライフテージのさまざまな出来事に絡んでくる．そのため，看護師が受ける相談内容は幼稚園・保育園の入園，学校での行事の参加，クラブ活動，スポーツ活動などから周囲の人への病気の説明など，さまざまである．それらの相談に看護師として対応できるときはその場で解決策を示し，専門的な指示を必要とするときは医師や専門家とのパイプ役として調整して，患者が社会生活を快適に過ごせるように援助する．近年では血友病の治療薬の進歩により，製剤選択や投与法によっては多くのスポーツへの参加が可能となってきている．患者がどこまで活動できるのか，担当医とよく相談して対応することが必要である．

2 子どもに伝える際には，何を知りたいと感じているかを考え，子どもに聞いてみること，子どもの思いを尊重しながら繰り返し説明を行うことが重要である．子どものもつ病気や治療への知識は，子どものこれまでの経験やどのような情報を得ているかが影響している．また，病気や治療の説明の際には，子どもがその病名からどのようなイメージをもつのかなどについて，親や医療者と共有をしておく必要がある．

3 好中球減少時に発症する感染症は急速に重症化し，死に至る可能性も高いため，症状をアセスメントしてどのような経過をたどる可能性があるのか予測し，予防を重視したケアが必要である．感染予防には，薬剤の予防投与や感染予防行動が重要であり，子どもの発達段階や置かれている状況に応じて清潔行動をとることが大切である．子どもが主体的に服薬や清潔保持に取り組めるように努める．

学習参考文献

❶ 牧本敦編．小児がん．野村和弘ほか監修．第１版，メヂカルフレンド社，2007，（がん看護 実践シリーズ，13）．

❷ 日本小児がん看護学会．小児がん看護ケアガイドライン2018．http://jspon.sakura.ne.jp/blog/download/jspon_guideline/，（参照2023-11-09）．

13 腫瘍性疾患と看護

学習目標

- 小児の腫瘍性疾患にはどのようなものがあるかを理解する.
- 各疾患の発症頻度・発症機序・分類・病態変化など，疾病の概念についての知識を得る.
- 各疾患における症状，診断，治療を学ぶことで，疾患の特徴および治療上の注意点を知る.
- 腫瘍性疾患をもつ患児のアセスメントのポイント，また患児とその家族へ看護を展開するにあたって大切な事項を学ぶ.

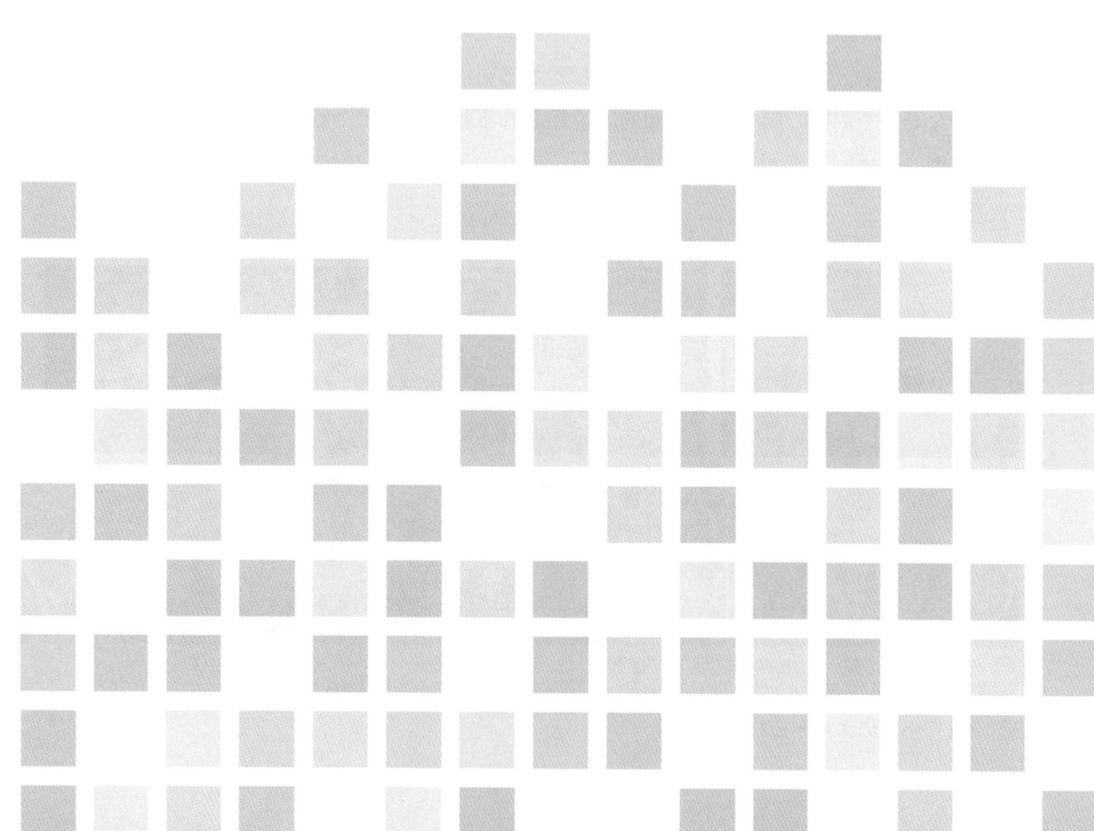

1 腫瘍性疾患

1 脳腫瘍

脳腫瘍（brain tumor）は頭蓋内に発生する新生物の総称であり，発生母地が脳実質，硬膜，脳下垂体，先天遺残組織などの原発性脳腫瘍と，他の臓器から転移して頭蓋内で発育する転移性脳腫瘍に分類される．日本では小児がんのうち脳腫瘍は白血病に次いで多く，年間300～400人程度と考えられている．小児がんの中では死亡率が最も高く，高度な治療が必要で，経験豊富な医療チームが不可欠となる．

小児でよくみられる脳腫瘍としては，神経膠（こう）腫（グリオーマ），髄芽腫，頭蓋咽頭腫，胚細胞腫瘍，上衣腫がある（図13-1）．

plus α
脳腫瘍の原因
ある種の遺伝子異常が原因とされるが，まだ十分には解明されていない．

1 病態・症候

脳腫瘍の症状には，腫瘍の増大や髄液循環路閉塞により併発する水頭症が引き起こす**頭蓋内圧亢進症状**と，腫瘍そのものや腫瘍周囲に生じた脳浮腫により生じる**局所症状**（巣症状）がある．頭蓋内圧亢進症状や局所症状はそれぞれにさまざまな症状がみられる（表13-1，表13-2）が，乳幼児と学童では症状が異なる場合も多い．また，患児も症状を上手く表現できず，発症初期は嘔吐を胃腸炎，食欲不振を神経性食欲不振症，朝の頭痛や学習障害を不登校と間違われ，見逃される場合もある．

2 検査・診断

CT検査やMRI検査などの頭部画像検査が中心となる．CT検査は腫瘍のおおよその局在や，石灰化，水頭症の有無などが迅速に検査可能であるが，腫瘍の正確な局在や周囲の脳への浸潤傾向，予想される腫瘍の種類，脳血管との関係の把握にはMRI検査が非常に有用である．また，造影剤を投与することで，

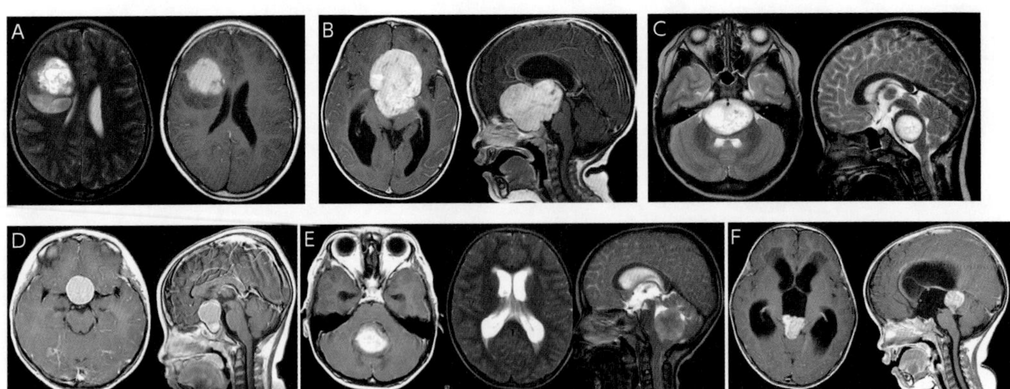

A：右前頭葉神経膠腫　B：視神経視床下部神経膠腫　C：脳幹部神経膠腫
D：頭蓋咽頭腫（鞍上部）　E：髄芽腫（第四脳室内，小脳虫部）　F：胚細胞腫瘍（松果体部）

図13-1　小児によくみられる脳腫瘍

表13-1　頭蓋内圧亢進症状の例

新生児・乳幼児	学童
• 頭囲拡大 • 大泉門の膨隆 • 定頸の遅れなどの発達の障害 • 嘔吐 • 落陽現象 • 頭皮静脈の拡張など	• 頭痛 • 嘔吐 • 食欲不振 • 歩行時のふらつき • めまい • 学習障害 • 視力障害 • 視野障害

表13-2　局所症状（巣症状）の例

腫瘍の発生部位	症状
前頭葉	異常行動，性格変化，腫瘍と反対側の運動麻痺，言語障害（運動性失語：言語理解はできるが言葉を話すことが困難），てんかん
側頭葉	言語障害（感覚性失語：言葉は話すが言語理解が困難），てんかん
頭頂葉	腫瘍と反対側の感覚障害，計算困難，左右や手指がわからない，読み書きができない
後頭葉	腫瘍とは反対側の視野欠損（同名性半盲）
小脳	歩行障害，ふらつき（片足立ちができない），ぎこちない動きや話し方，眼振
脳幹	眼球運動障害・物が二重に見える（複視），顔面神経麻痺，嚥下障害，発声障害，運動麻痺（両側に生じることもある）
視神経・視交叉	視力障害，視野障害，主に腫瘍側の瞳孔異常（対光反射消失，散大）
視床	意識障害，腫瘍と反対側の運動麻痺

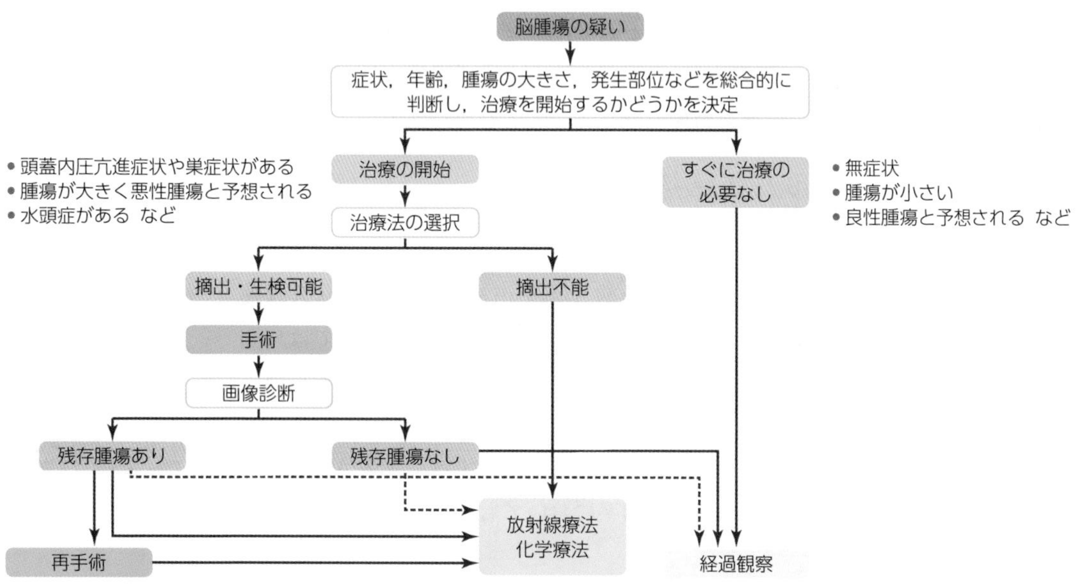

図13-2　小児の脳腫瘍治療の流れ

腫瘍の悪性度や広がり，播種（はしゅ）の有無などを把握することができる．一方で，MRI検査はCT検査に比べて検査時間が長く，小児では鎮静を要することも多い．

胚細胞腫瘍などでは，α-フェトプロテイン（α-fetoproteins：AFP）やヒト絨毛性ゴナドトロピンβ-サブユニット（HCG-β）などの腫瘍マーカーが上昇することがあり，それぞれの検査結果によって悪性度を分類し，治療方法の強度を選択する．

3 治療

一般的な脳腫瘍治療の流れを図13-2に示す．外科的な脳腫瘍摘出術が治療の中心となるが，腫瘍の局在が視神経，視床下部，視床，脳幹部，錐体路（すい）などである場合は，腫瘍摘出による神経機能障害でADLが大きく低下する場合がある．そのような場合には，腫瘍の全摘出にこだわらず生検にとどめ，病理組織診断や遺伝子診断の結果を参考にアジュバント療法*を行う．

放射線治療の方法や化学療法のプロトコルは腫瘍の種類や悪性度によって異なり，外来での通院治療が可能なものから，数カ月にわたる入院治療が必要なものまでさまざまである．小児における放射線治療は，神経発達症，学習障害，視覚障害，不妊などさまざまな影響を及ぼし得ることを両親や，可能な限り患児とも話し合っておく必要がある．

用語解説* **アジュバント療法**

最初の手術治療後に再発を予防する目的で行う化学療法，放射線療法，免疫療法などである．小児の脳腫瘍では，特に再発リスクの高い髄芽腫や胚細胞性腫瘍などで，治療開始時から手術とアジュバント療法を組み合わせた治療プロトコルが計画されることが多い．

4 ナーシングチェックポイント

手術前は頭蓋内圧亢進症やてんかん発作を起こすなど，救急対応が必要な場面も多いため，バイタルサインや意識障害などの神経所見の変化に注意を要する．術後は回復状況に合わせて安静度を拡大するが，歩行時のふらつきやめまいが残る場面も多く，転倒には十分に注意する．診断結果によっては術後に放射線治療や化学療法を行う場合もあるため，両親と医師との面談の場を設ける．

脳腫瘍と診断された直後は，患児のみならず保護者のショックは非常に大きく，医師の説明をしっかり理解できていない場合も多い．患児および保護者に対する心のケアと同時に，保護者の理解度を確認する必要がある．

2 腎芽腫（ウィルムス腫瘍）

腎芽腫（nephroblastoma）は，胎生第５週ごろから出現する後腎芽組織から発生した悪性腫瘍で，全小児腫瘍の約５％を占める．**ウィルムス腫瘍**（Wilms tumor）とも呼ばれる．75％が３歳までに発症する．日本では年間100例程度である．腎芽腫の発症には人種差があり，アジア人は発症率が低い．

plus α **WT1遺伝子と症候群**

WAGR症候群（腎芽腫，無虹彩症，外性器異常，知的能力障害），デニス・ドラッシュ症候群（腎芽腫，性分化疾患，腎疾患）などの症候群は，11番染色体にあるWT1遺伝子の異常と関連がある．WT1遺伝子は発生初期の腎や泌尿生殖器の発達に関連する遺伝子であるため，腎芽腫患児の診断時には，合併奇形がないか注意深く観察する．

1 発症機序・原因

腎実質に発症し，発生学上，胎生期の後腎組織に由来する．泌尿生殖器を筆頭に，筋・骨格系，皮膚，循環器・呼吸器系においても合併することがある．

2 病態・症候

腎芽腫に特異的な症状はないが，腹部膨満，腹痛，血尿，高血圧を呈して発見されることが多い．腹部腫瘤は圧痛を伴わない弾性硬の腫瘤で，正中線を越えない．高血圧は25％に認められる．限局例の５年生存率は90～92％で，遠隔転移例でも87％である．

3 検査・診断

診断には画像検査が有用であり，腫瘍の局在，石灰化の有無，リンパ節転移の有無などの評価のため，腹部超音波検査やCT検査，MRI検査が行われる（**図13-3**）．確定診断は病理学的に行われ，病理所見とNWTS-5分類での病期（**表13-3**）によって治療方針が決定される．

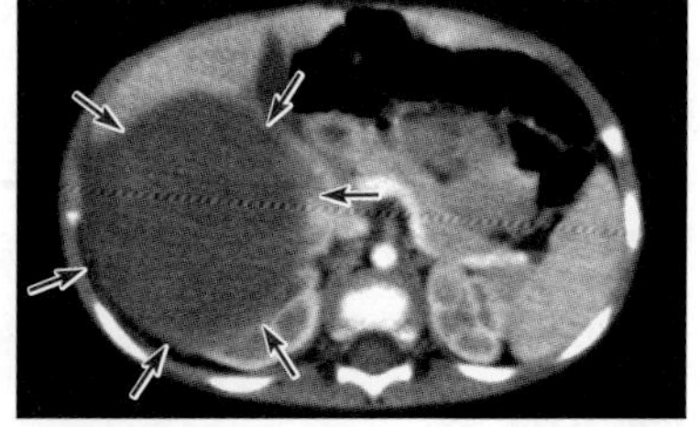

CT画像上に右腎原発の腫瘍（矢印で囲まれた部位）を認める．

図13-3　腎芽腫のCT画像

表13-3　NWTS-5の病期分類（要点）

ステージⅠ	腎内限局腫瘍の完全摘出
ステージⅡ	腫瘍は腎被膜を越えて進展しているが完全に摘出されている
ステージⅢ	腫瘍は肉眼的か顕微鏡的に遺残している
ステージⅣ	血行性転移（肝，肺，骨，脳）か，あるいは腹腔外のリンパ節転移
ステージⅤ	両側性腎芽腫

4 治療

腫瘍摘出後に化学療法および放射線治療を行う場合と，化学療法を先行した後に腫瘍を切除する方法がある．

5 ナーシングチェックポイント

化学療法時の合併症への理解とともに，術前のオリエンテーション，術後の疼痛管理，輸液管理，術後のドレーン・チューブ類の管理，経口摂取の開始などを理解し，実践できることが求められる．また，家族の理解度や受け止め方を把握する必要がある．

3 神経芽腫

神経芽腫（neuroblastoma）とは，胎児期の神経堤が交感神経節細胞と副腎髄質細胞に分化する途上で発生する悪性腫瘍である．小児悪性腫瘍のうち，頭蓋外で発症する固形腫瘍としては最も頻度が高い．日本では年間約200人が発症し，約70％が４歳までに診断される．

1 病態・症候

腫瘍が小さい間は無症状で経過する．偶然に乳児検診で腹部の腫瘤として発見されることもあるが，多くの場合は，進行した腫瘤が転移した部位で引き起こす症状をきっかけとして発見される．神経芽腫は多彩な症状をとる．骨や骨髄に転移しやすく，骨に転移した場合は頭部の腫瘤，手足の痛みや眼瞼浮腫，骨髄転移の場合は貧血症状や出血症状が出現する．

2 検査・診断

腫瘍の切除，もしくは生検標本による病理診断が原則である．尿検査ではホモバニリン酸（homovanillic acid：HVA），バニリルマンデル酸（vanillyl mandelic acid：VMA），血液検査ではニューロン特異エノラーゼ（neuron specific enolase：NSE）が高値を示す．治療前には，CT検査，MRI検査で原発巣の画像検索を行い，転移病変検索のため^{123}I-MIBGシンチグラフィーおよび骨シンチグラフィー，骨髄穿刺を実施し，病期分類を行う（表13-4，図13-4）．

3 治療

多剤併用化学療法に外科治療や放射線治療を併用した，**集学的治療**が行われる．高リスク群には，自己末梢血幹細胞移植を併用した大量化学療法が行われる．

plus α
病期に応じた治療
予後良好型であり，病期ステージがⅠ，Ⅱであれば，術後にアクチノマイシンDとビンクリスチンによる化学療法を行う．病期ステージがⅢ，Ⅳであれば，アクチノマイシンDとビンクリスチンにアントラサイクリン系薬剤を加えた治療，および腹部放射線照射を行う．

plus α
退形成を伴う腎芽腫
腎芽腫は予後良好な疾患であるが，病理検査で退形成を伴うものは予後不良である．

plus α
両側性腎芽腫
全腎芽腫の約５％に両側性病変が認められる．化学療法後に手術を試み，腎機能を温存する治療を選択する．

plus α
13-cisレチノイン酸
高リスク群の治療終了後，再発予防のために内服を行うことがある．再発までの期間を延長する効果が報告されている．

plus α
自己末梢血幹細胞移植
大量の抗がん薬や放射線を投与すると，副作用で血液を作り出す能力がなくなる．それを，あらかじめ採っておいた患者自身の末梢血の造血幹細胞を移植することで回復させるというのが自家末梢血幹細胞移植の原理である．

表13-4　国際神経芽腫リスクグループ病期分類（INRGSS分類）

L1	遠隔転移のない局所腫瘍でIDRF*を有さない
L2	遠隔転移のない局所腫瘍でIDRFを有する
M	遠隔転移を有する腫瘍（病期MSを除く）
MS	月齢18未満で皮膚，肝，骨髄にのみ転移を有する腫瘍

*IDRF（image-defined risk factor）：画像診断から予想される，手術リスクとなる因子

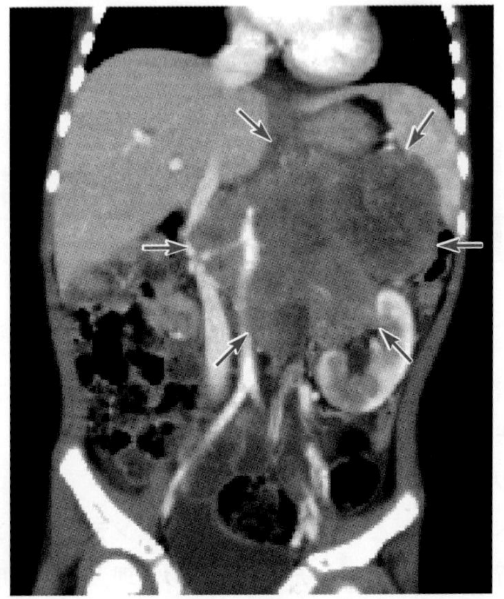

a．CT 画像

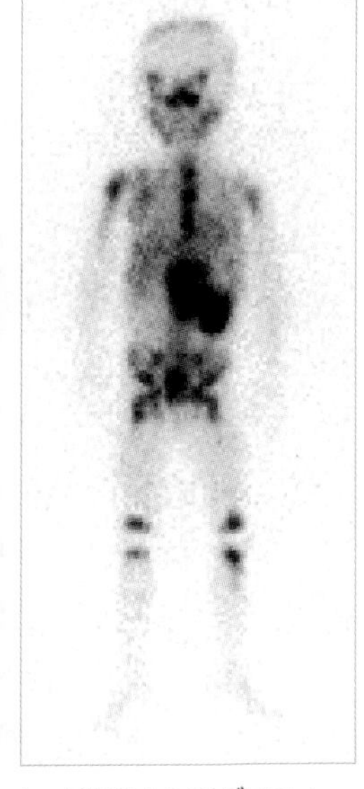

b．MIBG シンチグラフィー

（a）左副腎原発の腫瘍（矢印）を認める．（b）同部位，さらに全身骨髄（頭蓋，両側上腕骨，肩甲骨，脊髄骨，骨盤など）に集積を認め，広範な転移と考えられる．

図13-4　神経芽腫の画像診断

再発例や難治例の予後は極めて不良であり，標準的治療法は確立されていないが，さまざまな治療法が開発されつつある．

4 ナーシングチェックポイント

|1| 化学療法時の合併症への理解

副作用には，骨髄抑制，悪心・嘔吐，肝機能障害，腎機能障害など，ほぼすべての抗がん薬に共通したものと，それぞれの抗がん薬に特有のものがある．それらを十分理解し，早期に発見して対処する必要がある．特に骨髄抑制に伴う易感染性は重大であり，感染予防の方法と対策を理解し，患児および保護者に指導を行う．

|2| 緩和ケアへの理解と実践

進行性神経芽種は予後不良の疾患である．疼痛管理などの緩和ケアについて十分理解して看護する必要がある．また患児だけでなく，家族やきょうだいへの関わりなどにも，医療チームとして対処する必要がある．

> plus α
> **抗GD2抗体療法**
> 神経芽腫に高発現しているヒトジシアロガングリオキシド（GD）と結合することで，神経芽細胞を攻撃する分子標的治療薬．2021年に国内で使用が可能となり，大量化学療法後の患者に対して投与が行われる．

4 網膜芽細胞腫

網膜芽細胞腫（retinoblastoma）は，小児の網膜から発症する悪性腫瘍で，分裂能を有する未熟な網膜細胞ががん化して増殖し，腫瘤を形成した状態である（図13-5）．

現在，日本では年間に約60～70人が新規発症し，発症頻度は出生約１万５千～２万人に１人である．発症頻度に欧米とアジアでの人種差は無く，男女差も認めない．遺伝性の68％が両眼性，32％が片眼性であり，両眼発症例は

> plus α
> **遺伝性と家族歴**
> 遺伝性が約３分の１を占めるが，家族歴のある症例は6.7％にとどまる．この乖離は親に遺伝子異常がなくても，生殖細胞系列に新規に遺伝子変異が生じることなどによると考えられる．

転移ではなく多発である．

生殖細胞系列に**RB1遺伝子**変異を有する場合，二次性悪性腫瘍を生じるリスクが増大する．二次性悪性腫瘍では骨肉腫が約37％を占める．

大部分が５歳以下での発症である．発症年齢と初診年齢はほぼ同時期で，１歳未満が約40％，３歳未満が約90％，家族歴のある症例では１歳未満が約77％と高くなる．非遺伝性で片眼性の場合は生後24～30カ月に発症のピークがある．

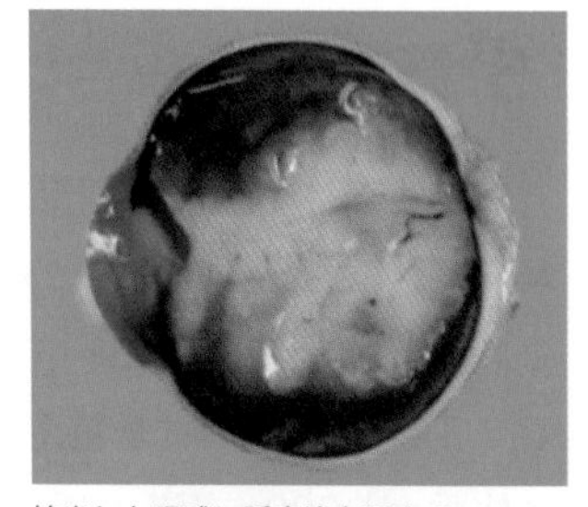

摘出した眼球に腫瘍塊を認める．

図13-5　眼球内の腫瘤

1 病態・症候

生殖細胞系列のがん抑制遺伝子である13番染色体長腕RB1遺伝子に変異があり，細胞分裂を制御できなくなることで発症する．病理組織では，ロゼットと呼ばれる特徴的な管腔状の腫瘍細胞の配列を認める（図13-6）．

腫瘍内に**石灰化**を伴うことが特徴で，90％以上に認めるが，年長児では減少する（図13-7）．初発症状としては，**白色瞳孔**が約49％と半数を占め，夜間に眼が光る猫目が約17％，斜視が約15％と続く（重複あり）（図13-8）．

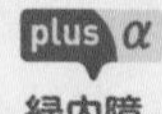

緑内障

腫瘍が眼内に充満して虹彩を後方から圧迫すると，閉塞隅角による緑内障となる．

生命予後に影響するのは腫瘍細胞の分化度ではなく浸潤範囲である．眼球内限局期であれば，５年生存率が95％以上期待される．両眼発症と同時に新規に松果体腫瘍も発症する三側性網膜芽細胞腫では，生命予後は極めて不良である．

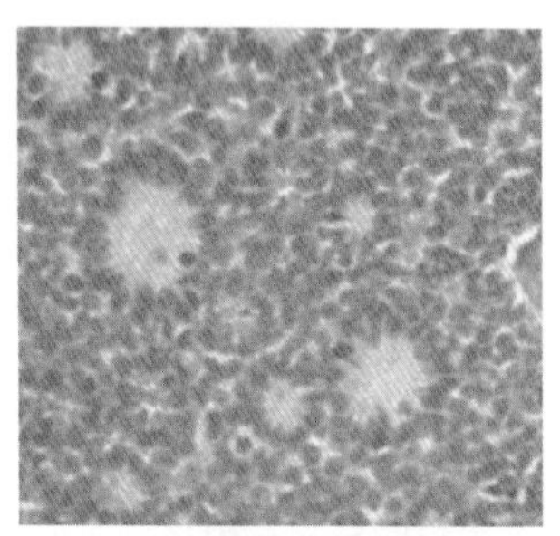

図13-6　網膜芽細胞腫の病理組織

2 検査・診断

腫瘍の石灰化の検出にはCT検査が優れるが，近年では放射線被曝を考慮してMRI検査による診断が推奨される．

3 治療

無治療の場合は脳転移を起こして致命的になるため，予後の改善には早期発見，早期治療が重要になる．

かつては発症例の半数で眼球摘出が行われてきたが，現在はできるだけ眼球を温存する努力がなされている．**保存療法**では，光凝固，冷凍凝固，放射線療法，化学療法，放射線と化学療法の併用が症例ごとに選択されて行われ，抗がん薬の全身投与も併せて行われる．放射線療法は二次性悪性腫瘍発症のリスクが認識されてから減少し，現在は化学療法である**VEC**（vincristine sulfate，etoposide phosphate，and carboplatin）**療法**が主体になっている．

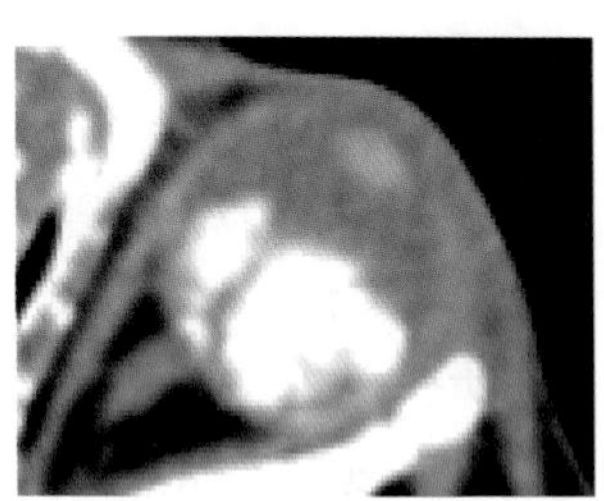

CT検査で眼球内に腫瘍の石灰化を認める．

図13-7　網膜芽細胞腫のCT画像

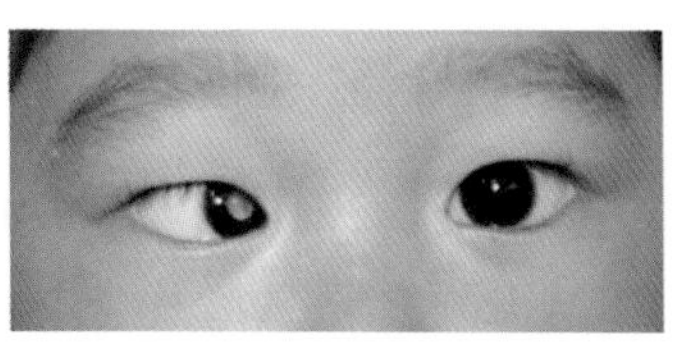

図13-8　白色瞳孔と内斜視

5 肝芽腫

小児肝癌は小児悪性腫瘍の３～４％を占め，その一部は成人型の肝細胞癌であるが，８割は**肝芽腫**（hepatoblastoma）である．４歳未満においては，小児肝癌の約90％が肝芽腫で，肝細胞癌は10歳を超えた年長児に多い．未熟児，特に出生体重が1,500g未満の極低出生体重児や，ベックウィズ・ヴィーデマン症候群の患児に好発する．

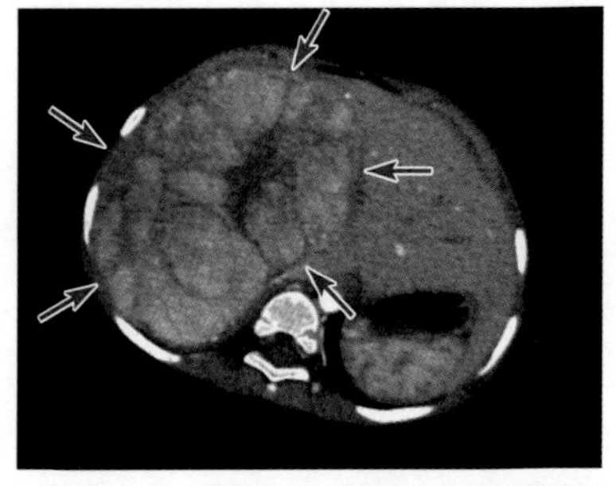

CT画像上で，肝右葉の大部分を占拠する肝芽腫を認める．

図13-9　肝芽腫の画像診断

1 発症機序・原因

肝芽腫の発症要因は明らかではない．９割近くに，β-カテニン遺伝子におけるエクソン３を含む領域の異常を認める．肝細胞がんでは，ウイルス感染や肝疾患を背景に発症する．

2 病態・症候・検査・診断

無症候性の右上腹部腫瘤として発見される．

血清中のα-フェトプロテイン（AFP）が高値を示す．画像診断により，腫瘍の存在する肝区域，門脈進展，下大静脈進展，リンパ節転移，肺転移を評価し（**図13-9**），PRETEXT分類*（pretreatment extent of disease system）を行う．その後腫瘍生検を行い，確定診断する．

3 治療

PRETEXT分類に基づき，手術による腫瘍摘出，シスプラチンの投与を中心とした化学療法を組み合わせて治療を行う．術前化学療法は腫瘍切除範囲の縮小を目的とし，術後化学療法は微小残存病変の治療に寄与する．肝移植療法が安定してきた現在において，移植適応の検討が必要な症例では，生体肝移植を検討する．原発巣が切除不能である症例は，遠隔転移が制御できた時点で肝移植を行う．

4 経過・予後

予後良好群では80～90％の治癒率が見込まれるが，切除不能例や遠隔転移例の予後は不良である．

5 ナーシングチェックポイント

化学療法時の合併症，術前・術後の管理，長期にわたる治療や療養生活の中でのさまざまな苦痛を理解し，支援する．術前のオリエンテーション，術後の疼痛管理，輸液管理，術後のドレーン・チューブ類の管理，経口摂取の開始などについて理解し，実践できることが求められる．

plus α

ベックウィズ・ヴィーデマン症候群

巨舌，腹壁欠損（臍帯ヘルニア，腹直筋乖離，臍ヘルニア），過成長を三主徴とする先天性奇形症候群である．約15％の症例で肝芽腫，横紋筋肉腫，腎芽腫を発症する．腫瘍については，定期的に超音波検査などでのスクリーニングが必要となる．

用語解説 *

PRETEXT分類

肝臓を４区域に分け，腫瘍がどの部分に占めているかでⅠ～Ⅳ期に分類する．

plus α

肝移植

肝臓の４区域のうち，全区域におよぶ腫瘍や門脈，肝静脈浸潤がある症例には，肝移植の適応が検討される．

plus α

肺転移症例

原発巣が取り除かれて，肺転移が数個であれば腫瘍の外科的切除を行う．

6 骨肉腫

骨肉腫とは，骨形成，骨折修復，骨組織再生機能を有する間葉系細胞由来の骨芽細胞が悪性化したものをいう．

悪性骨腫瘍は小児がんの３～５％を占め，そのうち骨肉腫は最も頻度が高

|4| 社会面の支援

患者の退院後の社会生活を視野に入れ，復学する学校の教師と情報共有を行いながら，多職種と連携して心理面・社会面のサポート体制を構築していくことも重要な役割である．

2 神経芽腫

事 例

Bちゃん，4歳，男児．

現病歴：発熱の持続，腹部の腫れのため病院を受診した．血液検査の結果，NSE，LDHが高値であり，^{123}I-MIBGシンチグラフィーの結果，神経芽腫と診断された．

入院後の様子：医師から家族に病名と治療内容の説明が行われ，Bちゃんにはわかりやすい言葉で治療と副作用について説明をした．化学療法が開始となったが，治療開始1日目から悪心・嘔吐が出現し，2日目からは食事のにおいでも嘔吐し，食欲低下がみられた．一日のほとんどの時間をベッドで臥床し，遊ぶことも少なくなった．家族からは，「吐いている姿を見ているのがつらい．この状況がいつまで続くのか不安です」との言葉が聞かれた．

1 事例における看護

治療開始時から抗がん薬投与前に制吐薬を使用し，悪心・嘔吐の予防を行ったが，突出性嘔吐*がみられた．治療終了後も，悪心・嘔吐が改善するまで食事前に制吐薬を定時で使用し，急な嘔吐時は頓用の制吐薬を使用した．加えて，家族に入院前のBちゃんの食事の嗜好を確認し，栄養士と連携してBちゃんが食べられそうな食事の提供を行った．においが少なくなるように，食事は冷配膳または常温で提供した．また，大部屋ではほかの患者の食事のにおいが気になるため，個室に移動した．治療終了後3日目から悪心・嘔吐の改善を認め，食事への意欲が出てきたため，食べやすく消化のよい食事を提供した．

付き添いをしている家族に対しては，制吐療法の説明や，悪心・嘔吐時の具体的な対処方法，食事内容のポイント，今後の見通しなどを伝えた．これによって，家族から「このままずっと嘔吐が続くのかと不安でしたが，話を聞いて安心しました」との言葉が聞かれた．

> 用語解説*
> **突出性嘔吐**
> 制吐薬の予防的投与を行っているにも関わらず出現する嘔吐．

2 アセスメントのポイント

神経芽腫では，催吐性リスクが高い抗がん薬を使用しているため，悪心・嘔吐，食欲不振への対処が必要である．悪心・嘔吐を経験することで，今後の治療時にも同じ経験をするのではないかという思いから悪心・嘔吐を誘発してしまうことがあるため，初回治療時の対応が重要となる．

悪心・嘔吐は，発現時期によって急性*，遅延性*，予期性*に分類される．症状の状況や発生時期に応じた適切な制吐療法や食事の工夫，患者・家族への指導が看護のポイントとなる．

> 用語解説*
> **急性悪心・嘔吐**
> 抗がん薬投与開始後から24時間以内に出現する悪心・嘔吐．

> 用語解説*
> **遅延性悪心・嘔吐**
> 抗がん薬投与開始後24時間以後に出現する悪心・嘔吐．数時間続く場合もある．

> 用語解説*
> **予期性悪心・嘔吐**
> 抗がん薬投与開始前から出現する悪心・嘔吐．

|1| 悪心・嘔吐の治療

抗がん薬の催吐性リスクに基づいて制吐薬を積極的に予防投与し，悪心・嘔吐の症状の軽減を図ることが重要となる．悪心・嘔吐が出現するタイミングや状況をアセスメントし，制吐薬を適切なタイミングで使用することが，制吐療法のポイントである．Bちゃんの場合は，治療開始1日目から数日間悪心・嘔吐が持続していることから，治療終了後も食事前などに制吐薬を使用し，作用機序の異なる複数の制吐薬を定期的に追加するのも効果的である．

遅延性嘔吐は抗がん薬の代謝産物の影響のほか，精神的な要因も考えられる．悪心・嘔吐への不安や苦痛の軽減が図れるように，悪心・嘔吐時は患児に寄り添って安心できるように声掛けを行い，安静時にできる遊びの提供で気分転換を促すなど，精神面の支援を行うことも重要である．

|2| 食事の工夫

栄養士と連携し，悪心・嘔吐の程度や状況，および食事への意欲に応じて，食事内容を臨機応変に変更していくことが重要である．食事を見ることやにおいが嘔吐を誘発してしまうため，大部屋から個室への移動を検討するなど，生活環境を整えることも必要となる．

|3| 患児・家族への指導

患児への指導では，年齢に応じてわかりやすい言葉を用いて，予防法や悪心・嘔吐時の対処などを説明する．症状出現時には速やかに対処し，苦痛や不安の軽減を図っていく．

家族に対しても，治療開始前から副作用についての情報提供を行っていくが，実際に嘔吐している子どもを目の前にすると戸惑いや不安を感じる．患児と家族にとっては病名の告知から治療まで，すべてが初めての経験であり，状況を把握できず今後の見通しもわからないことで，不安は増強する．看護師は，家族がどんなことに不安を感じているのかを確認し，具体的な対処方法や今後の見通しを伝え，家族の不安の軽減を図っていく．

引用・参考文献

1) 丸口ミサヱほか編．がん化学療法看護スキルアップテキスト．南江堂，2009，p.103-110.
2) 濱口恵子ほか編．がん化学療法ケアガイド改訂版．中山書店．2012，p.208-216.
3) 田中京子．脱毛が心配・つらい：脱毛によるボディイメージの変容に寄り添うケア．がん看護．2012，17（5），p.549-552.
4) 佐々木常雄ほか編．新がん化学療法ベスト・プラクティス．照林社，2012，p.122-128.
5) 丸口ミサヱほか編．がん化学療法看護スキルアップテキスト．南江堂，2009，p.84-93.
6) 竹ノ内直子．食べるに関連する症状 悪心・嘔吐，食欲不振，悪液質．小児看護．2021，44（12），p.1522-1528.
7) 日本癌治療学会編．制吐薬適正使用ガイドライン．金原出版，2015，p.55-56.

臨床場面で考えてみよう

Q1　脳幹部膠腫のある５歳男児．手術による腫瘍の摘出が困難なため放射線治療を実施し，退院後は外来でフォローしていた．放射線治療から４カ月後，早朝から頭痛と頻回の嘔吐が出現したため，家族から電話があった．症状から何を疑い，どのような対応をすべきか．

Q2　４歳で脳腫瘍を発症し，手術，全脳全脊髄照射，化学療法を行った18歳男性．長期フォローアップ外来受診時に，「最近物忘れが多く，記憶力も低下している気がする．成績も上がらず，大学に進学するか悩んでいる」との発言があった．患者の発言や治療内容を踏まえると，症状から何が疑われ，どのような支援が必要と考えられるか．

Q3　化学療法による悪心・嘔吐がみられるときの食事内容について，患児や家族から質問があった．どのように説明するべきか．

考え方の例

1　腫瘍内出血または腫瘍増大に伴う頭蓋内圧亢進症状を疑い，すぐに外来を受診するよう勧める．外来到着後は速やかにバイタルサインを測定し，徐脈や血圧上昇，呼吸異常，呼吸数の低下に注意する．また，意識レベルや，瞳孔異常に注意して観察する．患児が安心できるように声掛けを行い，家族の協力を得ながら苦痛のない体位をとらせ，安静が保てるようにする．医師に確認し，必要時は15°程度頭部を挙上した体位をとらせる．

2　脳への放射線治療や化学療法による晩期障害で認知機能が低下している可能性が考えられる．患者に対して，治療による晩期障害について説明を行い，高次脳機能検査などの必要な検査を実施するとともに，患者が今後どのような進路を希望しているかについて，思いを確認する．検査の結果を踏まえ，関係者と連携して今後の支援体制を整えていく．

3　悪心・嘔吐の症状がある際は無理をせず，食べたいときに食べたいものを少量ずつ摂取するよう説明する．食事内容は，冷たく口当たりのよい食品や，においが少なく消化のよい食品（アイスクリーム，ゼリー，果物，豆腐など）が好ましく，高脂肪食品や食物繊維の多い食品は控えるように伝える．

◆ 学習参考文献

❶ 国立がん研究センター．“小児・AYA世代のがん罹患”．がん情報サービス．2018-05-30．https://ganjoho.jp/reg_stat/statistics/stat/child_aya.html，（参照2023-11-10）．

❷ 新井一ほか編．小児脳神経外科診療ガイドブック．メジカルビュー社．2013．

❸ 医療情報科学研究所編．脳・神経．第２版，メディックメディア，2018，（病気がみえる，７）．

❹ 日本小児がん看護学会．小児がん看護ケアガイドライン2018．http://jspon.sakura.ne.jp/doc/guideline/Pediatric_Oncology_Nursing_Care_Guidelines_2018.pdf，（参照2023-11-10）．

14 神経系疾患と看護

学習目標

- 小児の神経系疾患にはどのようなものがあるかを理解する.
- 各疾患の発症頻度・発症機序・分類・病態変化など，疾病の概念についての知識を得る.
- 各疾患における症状，診断，治療を学ぶことで，疾患の特徴および治療上の注意点を知る.
- 神経系疾患をもつ患児のアセスメントのポイント，また患児とその家族へ看護を展開するにあたって大切な事項を学ぶ.

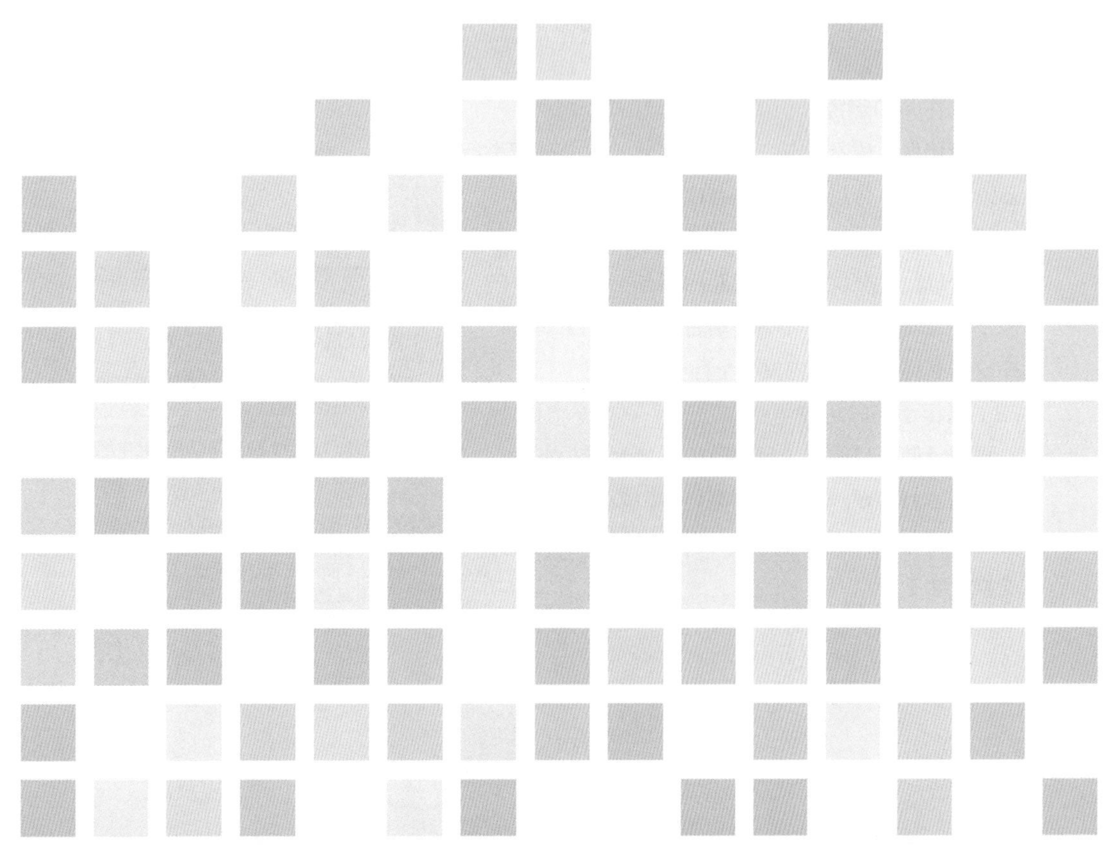

1 神経疾患

1 熱性けいれん

熱性けいれん（febrile seizure）は通常38℃以上の発熱に伴って起こる発作性疾患で，中枢神経感染症などの明らかな原因が除外された場合に診断される．

小児で最も多い有熱時けいれん性疾患であり，発症は通常，生後６カ月から60カ月までで，12～24カ月が最も多い．日本における有病率は７～８％と報告されている．

1 発症機序・原因

誘因となる38℃以上の発熱と，脳の未熟性や遺伝的素因などの体質が関係して発症すると考えられているが，詳細は不明である．

2 病態・症候

38℃以上の発熱に伴って，**けいれん発作**や，脱力発作などの**非けいれん発作**がみられる．発作は熱の上がり始めに生じることが多い．熱性けいれんにおいて，焦点発作の要素，15分以上持続する発作，24時間以内に複数反復する発作のうち一つ以上を呈するものを**複雑型熱性けいれん**と定義する．これらのいずれにも該当しない場合は，**単純型熱性けいれん**と定義する．

plus α

医療機関外での発作

医療機関外でけいれん発作が５分以上続く場合は救急車で病院を受診するように指導することが多い．吐物や唾液を誤嚥する可能性があるため，体位は側臥位～深側臥位が望ましい．

3 診断

生後６～60カ月までの乳幼児において，38℃以上の発熱に伴ってけいれん発作，あるいは非けいれん発作がみられ，髄膜炎，急性脳炎・脳症，代謝異常症，てんかんなどといった明らかな原因がない場合に診断される．

4 治療

|1| 発作時の治療

気道確保，酸素投与，バイタルサインの確認を行いながら，経過を観察する．発作が５分以上続く場合は，抗けいれん薬の投与を行う．静脈ラインの確保がされていない場合は，ミダゾラムの口腔内投与を行う．静脈ラインが確保されている場合は，ミダゾラムやジアゼパムの静脈内投与を行う．

|2| 発作予防の治療

再発予防の目的で，発熱時にジアゼパム坐薬が使用されるが，有効性は高いものの副作用も存在するため，表14-1の適応基準に沿って使用を検討する．

表14-1　発熱時のジアゼパム使用の適応基準

以下の適応基準1）または2）を満たす場合に，ジアゼパム坐薬を使用する．
1）15分以上続く発作がみられた場合
2）次のⅰ～ⅵのうち，二つ以上を満たす熱性けいれんが２回以上みられた場合
ⅰ．焦点発作，または24時間以内に発作が反復 ⅱ．熱性けいれん出現前より存在する神経学的異常，発達遅滞 ⅲ．熱性けいれんまたはてんかんの家族歴 ⅳ．月齢12カ月未満 ⅴ．発熱後１時間未満での発作 ⅵ．38℃未満での発作

2 てんかん

てんかん（epilepsy）はてんかん発作を繰り返し生じる慢性疾患で，日本の小児では1,000人あたり5.3～8.8人の有病率と報告されている．

1 発症機序・原因

さまざまな病因によって，大脳が過剰に興奮することが原因である．主な病因としては，大脳奇形，遺伝的素因，中枢神経感染症，代謝異常症，免疫異常などが挙げられる．

2 病態・症候

てんかん発作では，四肢や顔ががくがくと律動的に動くけいれん発作以外にも，さまざまな非けいれん発作が生じる．従来は1981年版の国際抗てんかん連盟による分類が用いられてきたが，近年では2017年版が広く使用されている（図14-1）．

3 検査・診断

てんかん発作の反復がみられれば，てんかんと診断される．発作のタイプ，発症年齢，性別，基礎疾患の有無などに基づいて，てんかん病型（てんかん症候群）が決定される．てんかん病型の決定に最も重要なのは，病歴の把握および発作前後の症状の観察である．症状の観察のため，発作時の動画撮影は診断に有用である．また，てんかん診断の補助や，てんかん病型の判断のために，検査を行う．

- **脳波検査** 発作時の脳波検査と，発作がないとき（発作間欠期）の脳波検査に大別される．発作時脳波は，てんかん性異常が捕捉された場合，てんかんの診断に直結することが多く，極めて有用な検査である．
- **脳MRI検査** 脳の奇形，代謝異常，脳腫瘍など，てんかんの原因となるさまざまな異常の有無を同定できる可能性がある．
- **その他** 血液検査，髄液検査，遺伝学的検査などを適宜行う．

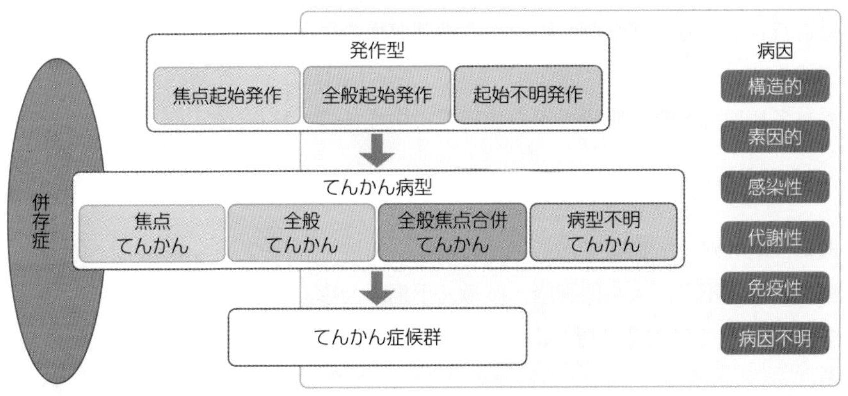

Scheffer IE. et al. ILAE classification of the epilepsies：position paper of the ILAE Commission for Classification and Terminology. Epilepsia. 2017, 58, p.512-521. をもとに作成．

図14-1 てんかん分類の枠組み

plus α てんかん発作の分類

大脳の限局した部分から始まる焦点起始発作と，発作の始まりから大脳全体が巻き込まれる全般起始発作に大別される．さらに意識レベルや，意識以外の症状によって細分される．

plus α 群発と重積

てんかん発作が24時間以内に繰り返し生じることを群発，30分以上持続することを重積と呼ぶ．全身性のけいれん発作が５分以上続いた場合はけいれん重積と判断して対応を始めることが一般的である．

plus α てんかん発作の症状

焦点起始発作では必ずしも意識消失を伴わない．焦点意識保持発作では，焦点運動起始発作のほか，焦点非運動起始発作として嘔吐や蒼白，失禁といった自律神経発作，しびれ感や幻聴・めまいなどの感覚発作，および認知発作や情動発作など，さまざまな症状を呈する．

plus α 発作間欠期の脳波

脳がてんかん発作を起こしやすそうかの判断の参考に過ぎず，診断には直結しないことが多い．

4 治療

抗てんかん薬の内服が最も一般的な治療である．てんかん病型や原因に合わせて，薬剤を選択する．そのほかの薬物治療としては，ウエスト症候群に対する副腎皮質刺激ホルモン（ACTH）療法などがある．

外科的治療は難治性てんかんで適応となる．原因となる脳の部位を切除する根治術と，迷走神経刺激療法や脳梁離断術などの緩和術がある．

5 経過・予後

病型や原因により大きく異なる．自然終息性てんかんでは，治療を行わなくても思春期までに自然と発作が消失する．脳形成異常や脳炎・脳症によるてんかんでは，多剤を併用しても発作の抑制が困難な場合も少なくない．

6 ナーシングチェックポイント

てんかん患児では，疾病教育が重要である．定期的な服薬の必要性，薬剤の副作用，生活習慣についての注意（寝不足，過労を避けるなど），自分の発作症状の理解，職業選択，女性では妊娠・出産への準備など，多くのことが青年期～成人期にかけて問題となり得る．看護師には，成人移行へ向けた患者教育を支援する役割が求められる．

> **plus α**
> **抗てんかん薬**
> 1日1～3回（多くは2回）内服することで，てんかん発作を抑える効果がある．どの抗てんかん薬でも共通して生じる可能性がある副作用としては，眠気，ふらつき，肝機能障害，アレルギーなどがある．そのほか，抗てんかん薬の種類によって特有の副作用がみられることがあり，注意を要する．

> **plus α**
> **ウエスト症候群**
> 乳児期にみられるてんかん症候群の一つで，攣縮発作を伴い，発達の停滞や退行がみられる．

> **plus α**
> **ケトン食療法**
> 難治性てんかんでは，ケトン食療法が行われることがある．副作用としては，下痢，悪心・嘔吐，低血糖などがある．

3 髄膜炎

髄膜炎（meningitis）とは髄膜に炎症を起こした状態を指し，細菌を原因とする**細菌性髄膜炎**と，それ以外による**無菌性髄膜炎**に大別される．

従来，日本の小児細菌性髄膜炎の発症数は約1,000人/年と推定されていたが，ワクチン導入後のヘモフィルス・インフルエンザ菌b型（Hib）髄膜炎は約90％，肺炎球菌髄膜炎は約70％減少したとされる．発症は乳幼児に多く，ほとんどが５歳以下である．

無菌性髄膜炎の発症数について正確なデータはないが，2001～2015年の全国の病院の定点あたりの報告数は，１～６例/年程度で推移している．

> **plus α**
> **髄膜炎の原因**
> 患者は免疫正常者である場合が多いが，一部の小児では免疫不全症，先天奇形，外傷などが原因となる．

1 発症機序

細菌性髄膜炎の多くは血行性であり，鼻咽腔や腸管から細菌が血中に入り，くも膜下腔で感染巣を形成する．

無菌性髄膜炎の場合も，各病原微生物の感染巣から血行性に中枢神経へ移行し，感染が成立する．

2 病態・症候

髄膜炎では，**発熱**，**頭痛**，**嘔吐**が三大症状である．そのほか，年齢や原因ウイルスによっては易刺激性，哺乳不良，大泉門膨隆，咳嗽，下痢，発疹，結膜炎などがみられる．他覚症状としては項部硬直*がみられ，けいれん，意識障害などを伴うこともある．

新生児や乳児では特異的な症状がわかりづらいことがあり，「なんとなくおかしい（not doing well）」が最初の症状として気付かれることもある．

> **用語解説***
> **項部硬直**
> 患児の項部を他動的に前屈させた際に，痛みと抵抗を示す所見．髄膜炎のほか，後頭蓋窩腫瘍，小脳扁桃ヘルニア，頸部の炎症などでもみられる．

3 検査・診断

細菌性髄膜炎の診断において最も重要な検査は髄液検査であり，細胞数（特に多核球）増多，タンパク上昇，糖低下，髄液圧上昇などがみられる．塗抹・培養・PCR検査では直接細菌を同定することができる．

無菌性髄膜炎においても髄液検査が最も重要であり，細胞数（特に単核球）増多，タンパク上昇，圧上昇などがみられる．ウイルス性では，PCR検査やウイルス培養検査で病原体を同定できることがある．

細菌性・無菌性ともに，血液検査，脳画像検査（CT検査，MRI検査）も診断の補助となる．

4 治療

細菌性髄膜炎では，年齢や予想される感染源や検査の結果を参考に，適切な抗菌薬を投与する．頭蓋内圧亢進による頭痛や嘔吐などの症状が強い場合は，脳圧降下薬や鎮痛薬による対症療法を行う．

無菌性髄膜炎の多くはウイルス性であり，対症療法のみを行う．真菌性など抗微生物薬がある場合は，投与する．

5 経過・予後

細菌性髄膜炎の場合，無治療では小児における致死率は100％と報告されている．適切な治療を行っても約15％で神経学的後遺症が残り，５％が死亡する．

無菌性髄膜炎の予後は一般的に良好で，ほとんどは自然経過で治癒する．

6 ナーシングチェックポイント

細菌性髄膜炎は，一刻も早く抗菌薬治療を開始すべき緊急疾患である．静脈ラインの確保，髄液検査，脳画像検査などが迅速に行えるよう，医療スタッフが連携して診療にあたることが重要である．

細菌性髄膜炎は，予防接種（Hibワクチン，肺炎球菌ワクチン）で発症率が著明に低下した感染症の一つである．予防接種の必要性について，保護者への啓発が重要である．

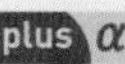

無菌性髄膜炎の後遺症

まれに運動障害，言語発達遅滞，水頭症などの後遺症を残すことがある．

4 急性脳症／急性脳炎

2007～2018年の12年間に報告された急性脳症・脳炎患者は約5,300人（うち小児が約80％）で，このうちインフルエンザ脳症が約1,500人であった．小児急性脳症の罹患数は１年あたり400～700人と推定されており，性差はない．

1 発症機序・原因

急性脳症（acute encephalopathy）は原因によって三つのタイプに大別される．炎症物質であるサイトカインが原因のタイプ（**高サイトカイン型**），長く続くけいれんが原因のタイプ（**けいれん毒性型**），代謝異常が原因のタイプ（**代謝障害型**）である．

急性脳炎（acute encephalitis）は，原因微生物（ウイルス，細菌，その他）が脳で直接炎症を起こすタイプ（**一次性脳炎**）と，免疫応答が間接的に脳

plus α

脳炎と脳症

脳炎は，病原微生物の脳内への侵入や自己免疫により，脳に炎症細胞の浸潤がみられる状態（病態）である．一方，脳症は意識障害が24時間以上続く状態（症状）のことであり，通常，脳の炎症は伴わない．

plus α

急性脳症の原因

原因微生物としてはインフルエンザが最も多く，HHV-6，ロタウイルス，RSウイルスと続く．

の炎症を引き起こすタイプ（**二次性脳炎**）に分けられる．

2 病態・症候・検査・診断

最初は発熱がみられることが多く，24時間以上続く意識障害，けいれん発作，非けいれん発作，頭蓋内圧亢進症状，麻痺，認知機能障害，せん妄などを伴う．

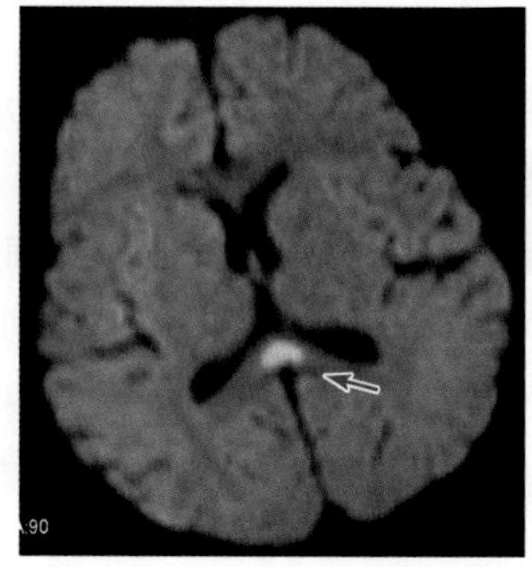

図14-2 MERSのMRI拡散強調画像

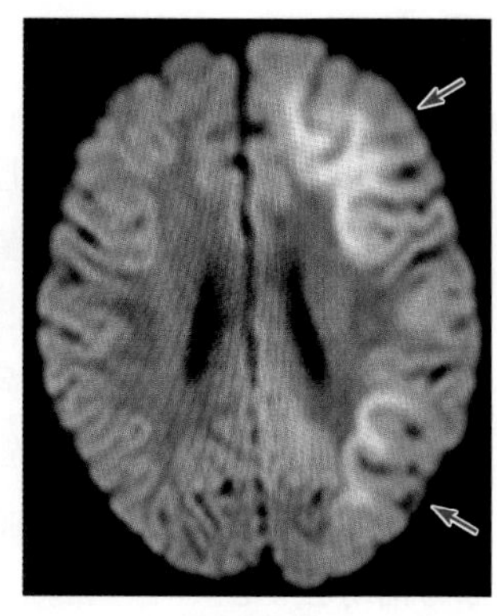

図14-3 bright tree appearance

これらの症状を認めた場合に疑い，脳脊髄液検査*，脳波検査，脳MRI検査などで診断する．特に，脳波検査で高振幅徐波がみられたり，脳MRI検査で異常がみられたりした場合，診断的価値が高い．脳梁膨大部に一過性病変を有する軽症脳炎・脳症（clinically mild encephalitis/encephalopathy with a reversible splenial lesion：**MERS**）では，脳梁膨大部にMRI拡散強調画像で高信号を認める（図14-2）．**けいれん重積型（二相性）急性脳症**（acute encephalopathy with biphasic seizures and late reduced diffusion：**AESD**）では，皮質下白質に木の枝状の所見（bright tree appearance）を認める（図14-3）．

3 治療

病型に応じて治療を行う．免疫が関係する急性脳炎・脳症では，ステロイドパルス治療や免疫グロブリン大量療法を行う．AESDでは，脳平温療法などが有用である．ウイルスや細菌による急性脳炎では，病原微生物に対する抗微生物薬の投与が行われる．

4 経過・予後

急性脳症全体の致死率は６％，神経学的後遺症の合併率は36％と報告されているものの，急性脳炎・脳症の病型によって大きく異なる．MERSでは，99％が無治療で後遺症なく治癒する．AESDでは約70％の患者に後遺症が残る．

5 ナーシングチェックポイント

入院時，患児の家族は大きな不安を抱えて混乱していることが多いため，重症患児における病状説明には，看護師などの医師以外の医療スタッフが同席することが好ましい．

急性脳炎・脳症の患児家族は，自責の念を抱えて苦しんでいることがある．家族が参加可能なケアを提案し，一緒にケアを行うことが，家族支援につながる可能性がある．

5 急性小脳失調症

急性小脳失調症（acute cerebellar ataxia）とは，感染症罹患や予防接種

用語解説*

脳脊髄液検査

腰椎穿刺を行い，脳脊髄液を採取する検査のことである．髄液は中枢神経内での炎症を反映して，さまざまな変化（タンパク上昇，細胞数増多など）を呈するため，急性脳炎・脳症，髄膜炎などの診断に有用である．脳腫瘍や水頭症などで頭蓋内圧が上昇している患者では，脳ヘルニアの危険性から禁忌であり，注意を要する．

plus α

けいれん重積型（二相性）急性脳症（AESD）

急性脳症のうち，日本において最も頻度が高いのはAESDである．AESDの初期（一相目）では発熱に伴ってけいれんがみられ，一旦意識は回復する．多くの場合，けいれんは重積し，意識の回復も不十分である．発病から３～９病日ごろにけいれんの再燃や意識障害がみられ（二相目），このときの脳MRI検査でbright tree appearanceが出現する．一相目では熱性けいれんとの区別が困難だが，最も大切な鑑別のポイントは意識の回復具合であり，意識状態を病棟で経時的に観察することが重要である．

後，もしくは明らかな原因がなく急に出現する，小脳機能障害を呈する疾患である．

年間発症率は10～50万人に１人との報告がある．全年齢で起こり得るが，特に２～５歳の幼児期に多い．

1 原因・病態・症候

生来健康であった小児に，先行感染や予防接種の後，数日から１カ月以内に失調などの小脳症状が出現する．歩行のふらつき（**失調歩行**）や発音が上手くできない（**構音障害**），体を保てない（**体幹動揺**）のほか，企図振戦，眼振などがみられる．乳幼児では転倒しやすい，立ち上がらない，立ちたがらないなどの症状で気付かれる．

2 検査・診断

頭部MRI検査や髄液検査が施行されるが，特異的な検査所見はない．小脳失調を来すほかの疾患を除外した上で診断する．

3 治療・経過・予後

数カ月以内に自然回復することも多く，無治療で経過観察とすることが多い．しかし，症状が遷延して後遺症を残す例も存在するため，状況に応じてメチルプレドニゾロンパルス療法や免疫グロブリン静注療法を行う．

4 ナーシングチェックポイント

小脳失調症状によるふらつきからの転倒リスクに注意し，家族とも注意点を共有する．メチルプレドニゾロンパルス療法が導入された場合には，バイタルサインをこまめに確認しつつ，血圧上昇，精神症状の出現などの副作用がみられないか，十分に観察を行う．

plus α

急性小脳失調症の先行感染

先行感染としては水痘・帯状疱疹ウイルスが代表的だが，ほかにムンプスウイルス，エコーウイルス，コクサッキーウイルスなど，多岐にわたる．水痘ワクチン，B型肝炎ワクチン，麻疹ワクチンも誘因となり得る．

plus α

小脳失調を来すほかの疾患

急性小脳失調症以外では，後頭蓋窩腫瘍，急性散在性脳脊髄炎，ギラン・バレー症候群，薬物中毒，代謝性疾患などが挙げられる．

6 ギラン・バレー症候群

ギラン・バレー症候群（Guillain-Barré syndrome）は，上気道感染症や胃腸炎，予防接種の後に，急速に進行する四肢の筋力低下と深部腱反射減弱を呈する，自己免疫性末梢神経疾患である．

10歳未満では，10万人あたりの男性患者は0.8人，女性患者は0.45人とされ，10代ではそれぞれ0.97人，0.55人とされる．全年齢で発症し得るが，どの年代でも男性に多い．

1 発症機序・原因

先行感染に伴い，末梢神経に存在する糖脂質に対して抗体が産生されることによると考えられている．

2 病態・症候

髄鞘の障害による脱髄を主とする**急性炎症性脱髄性多発ニューロパチー**と，軸索障害を主とする**急性運動性軸索型ニューロパチー**に大別される．主に運動神経が障害されるが，感覚神経にも障害が及ぶものもある．先行感染から４週間以内に手足の脱力，またはしびれ感で発症する．筋力低下がみられ，典型

plus α

ギラン・バレー症候群の先行感染

カンピロバクター，サイトメガロウイルス，マイコプラズマ，EBウイルス，インフルエンザ菌などがある．

的には上行性に進行する．感覚症状としては，小児では痛みが主となる．

診察所見として，腱反射の低下が重要である．重症例では歩行不能，呼吸筋麻痺を呈し，球麻痺などの脳神経障害や，低血圧などの自律神経障害の合併もみられる．症状は，発症後４週以内にピークに達し，その後しばらくして快方へ向かう．基本的には単相性の経過をたどる．

3 検査・診断

診断は，基本的には病歴と臨床徴候に基づいて行われるが，抗糖脂質抗体は発症早期に検出される．

plus α
髄液検査
髄液検査では発症１週間以後に，細胞増多はないがタンパクが上昇する，タンパク細胞乖離所見がみられる．末梢神経伝導検査により，脱髄型では伝導速度低下が，軸索型では複合筋活動電位の振幅低下などが認められる．

4 治療

免疫グロブリン静注療法として，0.4g/kgを５日間連続投与する．血液浄化療法も同等に有効だが，特に小児では侵襲性の観点から前者が行われることが多い．副腎皮質ステロイド薬は単独では使用しない．

呼吸不全，球麻痺に対しては，それぞれの対症療法を行う．筋力改善を目指した理学療法，日常生活動作向上のための作業療法のほか，摂食嚥下障害を来した場合には言語聴覚療法の介入など，症状に応じたリハビリテーションも重要である．

5 経過・予後

一般的には予後良好な疾患とされ，急性期を乗り切れば完全回復も期待できる．しかし，20%程度で筋力低下などの後遺症を残すとされる．

6 ナーシングチェックポイント

幼少児の罹患も多く，その場合は症状に気付かれづらく，筋力低下を代償する行動ができずに転倒することもあるため注意する．急性期には，呼吸状態の悪化，球麻痺による誤嚥，体位交換時の血圧低下への注意が必要である．そのほか，疼痛に対するケアや，感覚障害による褥瘡予防も重要である．多くはピークを過ぎれば回復に転じることを念頭に置き，患児や家族の不安に寄り添うことも大切である．

7 脳性麻痺（CP）

脳性麻痺（cerebral palsy：**CP**）は，受胎から新生児期までの間に生じた脳の非進行性病変による，永続的な，しかし変化し得る運動および姿勢の異常と定義される．脳性麻痺の頻度は，出生1,000人あたり２～３人で推移している．

1 原因

原因が生じる時期は，出生前（脳形成異常，脳血管障害など），周産期（早産児の脳室周囲白質軟化症，正期産児の低酸素性虚血性脳症），新生児期（頭部外傷，脳血管障害，高ビリルビン脳症など）の三つに分けられる．

➡ 脳室周囲白質軟化症については，１章４節４項p.39参照．

2 病態・症候

運動障害の型による分類と，障害の分布による分類を組み合わせて表す（**表14-2**）．重症度はさまざまで，日常生活動作としてほぼ自立している例か

表14-2　脳性麻痺の分類

運動障害の型	
痙直型	筋緊張亢進，関節可動域低下を認め，拘縮や変形を来しやすい．
アテトーゼ型	筋緊張に変動があり，不随意運動を認める．
固縮型	強固かつ持続的な筋緊張を認める．
低緊張型	筋緊張低下を認める．
失調型	体幹失調，測定障害，眼振などを認める．
混合型	痙直型とアテトーゼ型の混合が多い．
障害の分布	
四肢麻痺	四肢にほぼ同程度の麻痺
両麻痺	主に両下肢の麻痺で，上肢にも軽い麻痺
対麻痺	下肢のみの麻痺
片麻痺	左右どちらか半身のみの麻痺
その他	単麻痺（四肢の一つのみの麻痺），三肢麻痺（四肢のうち三つの麻痺）

ら寝たきりの例まで，幅広くみられる．乳児期の姿勢や運動発達の異常で気付かれることが多い．運動障害に加え，てんかん，視覚異常，聴覚異常，睡眠障害のほか，神経発達症などが合併する．

成長に伴い，摂食嚥下障害，胃食道逆流，便秘，麻痺性イレウス，上気道閉塞，誤嚥性肺炎，睡眠時無呼吸，四肢の拘縮・変形および側弯などが問題となる．

3 検査・診断

家族歴，周産期情報，発達歴を詳細に確認する．運動機能の評価に加え，筋緊張や反射の異常などの評価を行う．原因検索や除外診断のため，頭部画像検査や代謝スクリーニング，電気生理学的検査，遺伝学的検査などを行う．

4 治療

根本的治療法はなく，対症的治療と合併症に対する予防および治療が重要となる．理学療法（運動発達促進）や作業療法（日常生活動作獲得），言語聴覚療法（摂食嚥下訓練と言語訓練）のリハビリテーションを行いつつ，痙縮に対しては，筋緊張緩和薬，ボツリヌス療法，バクロフェン髄注療法*（ITB）のほかに外科的治療（選択的後根切除術，筋解離術など）が行われる．そのほか，合併症に対する対症療法として，抗てんかん薬の投与や人工呼吸器の装着に加え，緩下剤や抗潰瘍薬，睡眠導入薬，栄養補助薬品の投与や経管栄養などを行う．

5 ナーシングチェックポイント

脳性麻痺といっても症状は幅広いため，それぞれの障害の程度を理解し，それに伴うリスクについて個別に評価を行い，看護にあたることが大切である．また，障害に対する家族や本人の思いがどのようなものかを把握することが，患児と医療者の間で良好な関係を築くために必要である．地域の療育施設や社

plus α

重症心身障害児（者）

重度の身体障害（肢体不自由）のほかに，重度の知的能力障害を合併している子ども（成人）を重症心身障害児（者）という．医学的診断名ではなく，福祉の観点からの定義である．程度の評価のために大島の分類が用いられる．重症心身障害児には，脳性麻痺患児のほか，脳炎後遺症，脳外傷後遺症など，生後4週以降に発症した場合も含まれる．

plus α

脳性麻痺の死因

医療的ケアの進歩により生命予後は改善し，小児期の死因は感染症が多いが，成人期ではがんなどによる死が多くなる．

plus α

医療的ケア

医療的ケアには，一般的に学校や在宅等で日常的に行われる，喀痰吸引，経管栄養，気管切開部の衛生管理が含まれる．近年，在宅人工呼吸管理などの医療的ケアが必要でありながらも，自宅や教育機関で過ごす児が増加してきている．これらの児の増加に対応するため，医師や看護師でなくとも，研修を修了し認定された場合には教員などが医療的ケアを実施することが可能となった．

用語解説 *

バクロフェン髄注療法（ITB）

直径7mmのポンプを腹部に埋め込み，抗痙縮薬であるバクロフェンを少量ずつ24時間継続して脊髄腔に注入する．脊髄に直接注入することで効果を強めるとともに，経口投与で生じる眠気などの副作用を軽減できる．

会的サービスを利用していることも多く，孤立させず，支援の実態を把握することも大切である．

8 ミトコンドリア病

ミトコンドリアの大きな役割は，エネルギー（ATP）を産生することである．**ミトコンドリア病**とは，ミトコンドリアの機能低下により，エネルギー需要の大きい臓器や組織に症状が現れる病気を総称していう．

検査および診断技術の進歩により報告数が増加し，現在では，発症頻度は少なくとも5,000人に１人と考えられている．

1 発症機序・原因

ミトコンドリアの働きに関わる酵素などのタンパクを発現する遺伝子の変異が原因となり，エネルギーの合成が阻害される．ミトコンドリア遺伝子の場合は母系遺伝形式をとるが，核遺伝子が原因である場合も多い．これらが細胞レベルで機能障害を来し，臓器・組織に臨床症状が出現することにより発症する．

2 病態・症候

ミトコンドリアは全身の細胞に存在しているため，複数の臓器にまたがる症状や所見を生じることが多い．脳や筋肉に症状が表れる型を，特に**ミトコンドリア脳筋症**と呼ぶ．代表的病型を**表14-3**に示す．

3 検査・診断

高乳酸血症や髄液中の乳酸高値はミトコンドリア病を強く疑うが，患者の約20％では乳酸値は正常である．筋生検による酵素診断と組織診断，ミトコンドリアと核の病因遺伝子診断が重要である．リー脳症やMELASを疑う場合には頭部MRI検査が有用である．

4 治療

原因療法として特異的なものはない．ミトコンドリア活性を高めるコエンザイムQ，L-カルニチン，ビタミンB_1およびビタミンCを含む，ビタミンカクテル療法が行われる．各臓器症状に対する対症療法として，てんかんに対する抗てんかん薬治療，難聴に対する補聴器使用，眼瞼下垂に対する眼瞼挙上術などが行われる．

5 経過・予後

予後は病型によりさまざまである．症状を繰り返しつつ進行することが多く，感染症などの際は急速に症状が進行するため，注意が必要である．

6 ナーシングチェックポイント

根本的な治療法がない疾患であり，多臓器にわたる複合的な症状が進行性の経過をたどるため，症状の変

plus α

ミトコンドリア病の三大症状

エネルギー需要の大きい臓器・組織に症状がみられやすいため，①脳筋症状（知的退行，けいれん，精神症状など），②消化器・肝症状（下痢，便秘，肝機能障害），③心筋症状（不整脈，心筋症など）が三大症状とされる．

表14-3　ミトコンドリア病の代表的病型

臨床病型	症状
卒中様症状を伴うミトコンドリア病（MELAS*）	卒中様発作，麻痺，嘔吐など
ミオクローヌスを伴うミトコンドリア病（MERRF**）	ミオクローヌス，てんかん，運動失調，難聴など
進行性外眼筋麻痺（CPEO***）	眼瞼下垂，外眼筋麻痺，心伝導障害
リー脳症	脳幹障害と大脳基底核症状，退行

*MELAS：mitochondrial encephalopathy, lactic acidosis, and stroke-like episode
**MERRF：myoclonus epilepsy associated with ragged-red fibers
***CPEO：chronic progressive external opthalmoplegia

化への気付きと精神・身体両面のケアが重要である．また，遺伝的要素が大きいという点で，家族への配慮も必要となる．本人や家族の不安を十分にくみ取り，ケアに活かすことが大切である．

引用・参考文献

1) 熱性けいれん診療ガイドライン策定委員会編．熱性けいれん診療ガイドライン2015．日本小児神経学会監修．診断と治療社，2015.
2) 遠藤文雄編．最新ガイドライン準拠小児科診断・治療指針．中山書店．2012.
3) 日本てんかん学会編．てんかん専門医ガイドブック．第２版，診断と治療社，2020.
4) 小児内科・小児外科編集委員会編．小児疾患診療のための病態生理３．小児内科．2016，48.
5) 鴨下重彦ほか．ベッドサイドの小児神経の診かた．改訂第２版．南山堂，2003.
6) 国立感染症研究所．“急性脳炎 2007〜2018年”．国立感染症研究所ホームページ．https://www.niid.go.jp/niid/ja/encephalitis-m/encephalitis-iasrtpc/8941-472t.html，（参照2023-11-10）.
7) 五十嵐隆ほか編．急性脳炎・急性脳症．中山書店，2011，（小児科ピクシス，28）.
8) 本林光雄ほか．小児急性脳症の診断・治療．長野県立こども病院医学雑誌．2020，３，p.3-12.
9) 日本小児神経学会監修．小児急性脳症診療ガイドライン2016．診断と治療社，2016.
10) 内野俊平ほか．“急性小脳失調症：オプソクローヌス・ミオクローヌス症候群を含めて”．小児疾患の診療治療基準．第５版．小児内科．2018，50（増刊），p.746-747.
11) 有馬正高監修．小児神経学．診断と治療社，2008，p.264-267.
12) 新島新一ほか編．こどもの神経疾患の診かた．医学書院，2016，p.178-181.
13) ギラン・バレー症候群，フィッシャー症候群診療ガイドライン作成委員会．ギラン・バレー症候群，フィッシャー症候群診療ガイドライン2013．日本神経学会監修．南江堂，2013.
14) 前掲書11），p.255-260.
15) 栗原まな．小児リハビリテーション医学．第２版，医歯薬出版，2015.
16) 前掲書10），p.790-791.
17) 前掲書11），p.96-104.
18) 前掲書12），p.149-153.

2 外科治療対象の神経疾患

1 もやもや病

もやもや病（moyamoya disease）は日本人などのアジア人に多くみられる原因不明の脳血管閉塞症で，内頸動脈の終末部に進行性の狭窄が生じ，それを補うように多数の側副血行路としての異常血管網が形成される疾患である．脳血管撮影で，その異常血管網がたばこの煙のように見えたことから，もやもや病と名付けられた．

2003（平成15）年の全国疫学調査ではおよそ10万人に６人の有病率で，男女比は１：２程度と女性に多い．多くの患者が10歳未満で発症するが，30〜40歳で発症する場合もある．

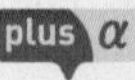

もやもや病の発症

もやもや病は10〜15％の患者で家族内発症することが知られており，17番染色体上にあるRF213遺伝子の関与が注目されている．

1 病態・症候

過呼吸による血中二酸化炭素濃度の低下によって脳動脈は狭窄するが，健常児であればほぼ症状は出現しない．しかし，もやもや病では啼泣，シャボン玉を吹く，鍵盤ハーモニカやリコーダーといった吹奏楽器の演奏，熱い食べ物に息を吹きかけ冷ましながら食べるなどによって過呼吸が引き起こされ，**脳虚血発作***が反復的に出現する．乳幼児ではけいれんで発症することもある．学童期では，朝の頭痛が症状の中心となることがあり，頭痛や学習障害を不登校と間違われ，見逃される場合もある．

用語解説*

脳虚血発作

過呼吸により一過性に脳動脈が狭窄することで生じ，血流が低下する脳の部位により，運動麻痺，感覚障害，視野障害，不随意運動などが起こる．両側大脳の広範な脳血流低下が起こると意識障害やけいれんを起こすことが多い．

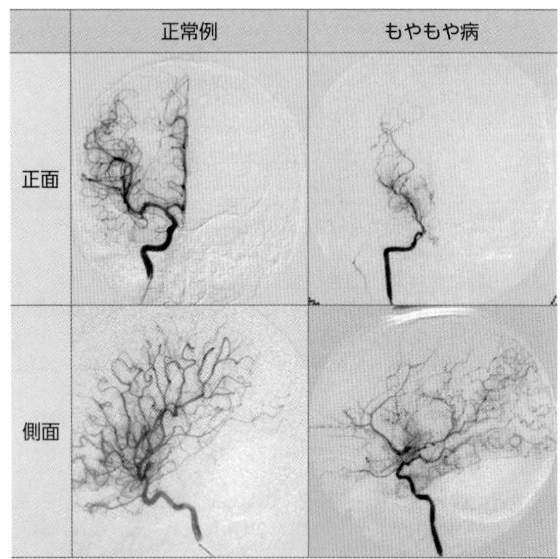

右内頸動脈撮影.
上段：正常例，下段：もやもや病．内頸動脈終末部で閉塞し，もやもや血管が発達している．

図14-4　もやもや病の脳血管撮影

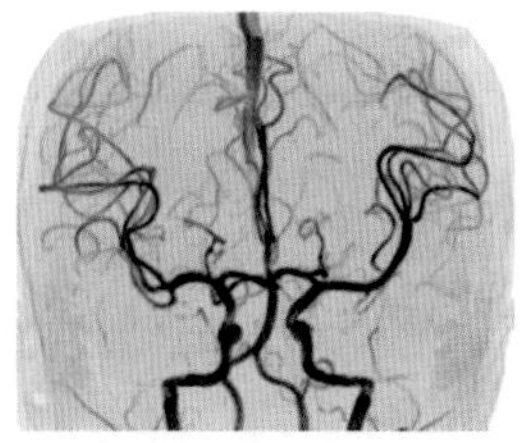
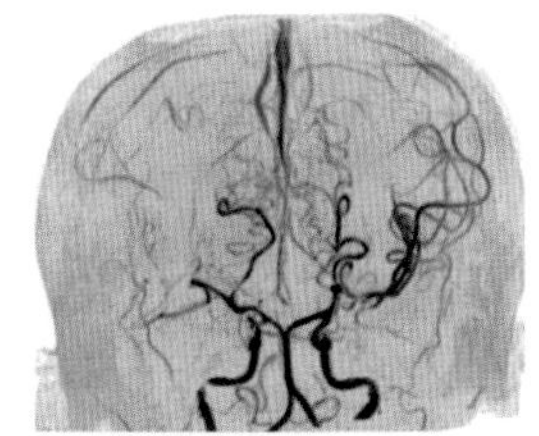

左：正常例.
右：もやもや病．内頸動脈は終末部で閉塞し，左側は高度に狭窄している．両側でもやもや血管が造成されている．

図14-5　もやもや病のMRI検査画像

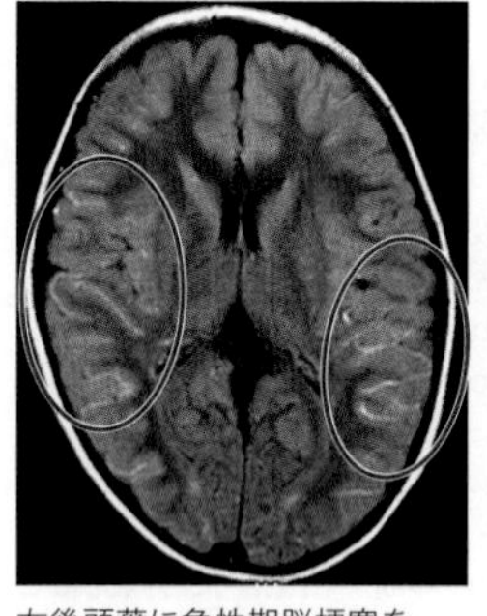

左後頭葉に急性期脳梗塞を認める（丸印）．

図14-6　ivy sign

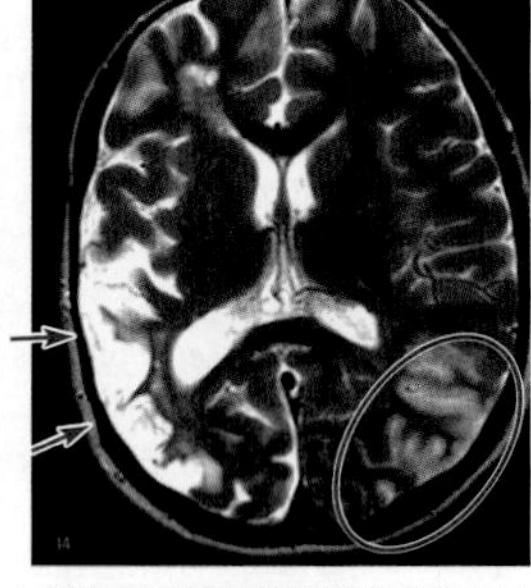

右側頭葉に陳旧性脳梗塞を認める（矢印）．

図14-7　脳梗塞

もやもや病では，悪心や腹痛といった胃腸炎様の脳虚血発作を起こすことがあるため，注意を要する．脳虚血が継続すると脳梗塞に至り，後遺症として神経症状が残ることがある．

2 検査・診断

脳血管撮影が診断の中心であり，もやもや病では脳動脈の狭窄や閉塞，側副血行路の発達が詳細に観察できる（図14-4）．近年では，特に小児において，MRI検査やMRA（magnetic resonance angiography）検査による非侵襲的な頭部画像検査でもやもや病が診断される．MRI検査において，内頸動脈終末部の狭窄ともやもや血管を認めれば，もやもや病と診断できる（図14-5）．また，流速の遅い血液が流れる動脈が植物のツタ（ivy）のように脳表面に描出される，**ivy sign**も特徴的である（図14-6）．MRI検査では新規または陳旧性の脳梗塞を診断することもできる（図14-7）．脳血流シンチグラフィーやポジトロン放射形断層撮影などの核医学検査では，脳血流量の計測が可能であり，手術部位の決定などに有用な情報が得られる（図14-8）．

3 治療

内頸動脈の狭窄や閉塞を直接治療する方法はない．頭皮の動脈である浅側頭動脈を脳動脈に直接吻合する**直接バイパス術**（図14-9）と，血流の不足している脳表面に側頭筋や浅側頭動脈を直接接触させ脳動脈との間に血管新生を促す**間接バイパス術**，あるいは，両者を組み合わせる複合手術などが治療の中心である[2]．

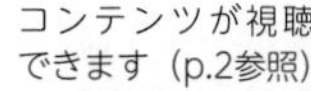

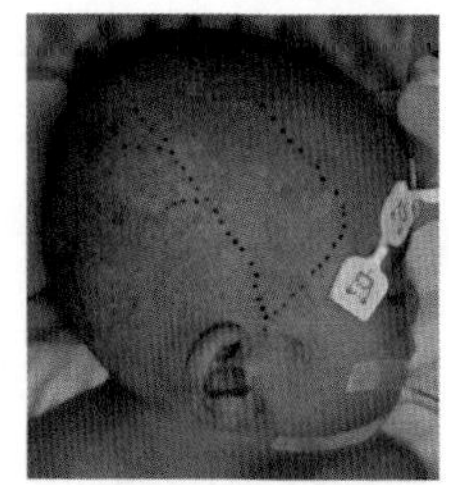

●もやもや病の間接バイパス術〈アニメーション〉

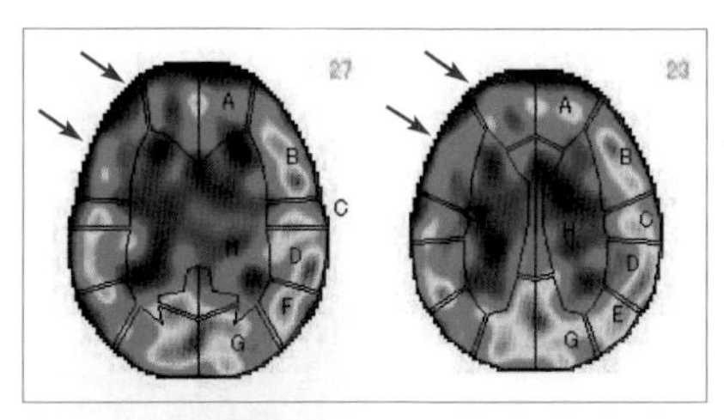

全般的に脳血流量が少なく，特に右前頭葉（矢印）は虚血状態である．

図14-8　脳血流シンチグラフィー

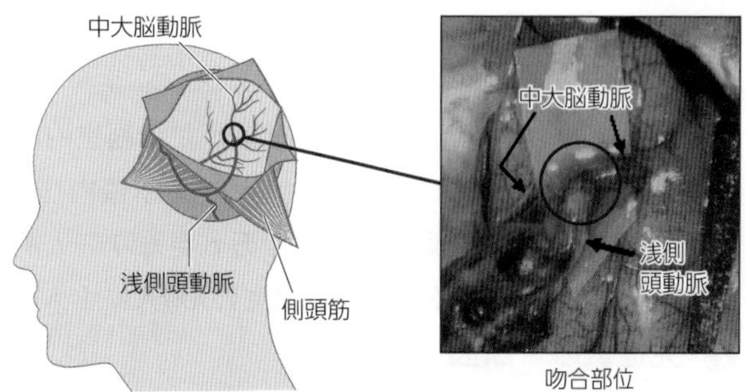

図14-9　直接バイパス術

4 経過・予後

小児において，適切な時期に手術治療が行われれば，直接バイパス術も間接バイパス術も脳虚血の改善に効果がある．直接バイパス術は手術直後から，間接バイパス術ではおよそ４週間から数カ月で脳血流量が増加し，脳虚血発作が減少する．どちらの手術でも，バイパスからの血流が増え始める時期には脳虚血発作が増えることがあるので注意する．

術前と周術期に神経症状を伴うような大きな脳梗塞がない場合には，一般的に予後は良好で，学童であれば，学校に通学できる日数の増加や，学習能力の向上がみられるといわれている．多くの患者で就職も可能である．女児の場合，将来的に妊娠および出産も可能である．一方，３歳以下で発症した患児は脳動脈狭窄の進行が早い傾向にある．啼泣する頻度が高いため，容易に脳梗塞に至り，精神運動発達遅延や知的能力障害を生じやすく，運動麻痺や視野狭窄などの神経症状が残ることも多い．

> plus α
> **バイパス術後**
> バイパス術後も内頸動脈狭窄は進行する．術後に減少した脳虚血発作の頻度が増加した場合や，術前と異なる神経症状を呈する脳虚血発作が出現した場合は追加手術の必要性を考慮し，MRIやSPECTなどで画像検査を行う必要がある．

> plus α
> **分　娩**
> もやもや病の妊産婦では，過呼吸を起こしやすい経腟分娩ではなく帝王切開が選択される場合が多いが，近年では無痛分娩での出産報告も多い．いずれにせよ，産科と脳神経外科が併設された病院での出産が望ましい．

5 ナーシングチェックポイント

もやもや病では検査入院や複数回の手術などのため，入院する機会が多い．また，発症年齢は10歳未満に多く，入院生活では末梢静脈ルート確保や採血，創部処置，術後の疼痛など，痛みを伴う場面が多い．啼泣の持続によって脳梗塞を来しやすいため，患児の不安が少なくなるよう，病院での生活環境を整える必要がある．なるべく早めに患児とのコミュニケーションをとれるようにし，不安や痛みのサインを早期に捉えられるようにすべきである．

また，周術期においては発熱や脱水は脳虚血を助長するため，体温，飲水量，尿量を詳細にチェックし，疼痛時や脳虚血発作時の具体的な対応を医師と十分に確認しておく．

2 水頭症

水頭症（hydrocephalus）は，髄液が主に脳室内（側脳室，第三脳室，第四脳室）に異常蓄積し，脳室が拡大して頭蓋内圧が亢進した状態である（図14-10）．先天性水頭症は出生１万人当たり７人前後といわれているが，出生後に生じる水頭症を含めると出生1,000人に１人程度ともいわれている．

1 発症機序・原因

髄液は，側脳室，第三脳室，第四脳室などの各脳室内にある脈絡叢で産生される．水頭症では，髄液が脳外に流れ吸収される過程に異常が生じる．

水頭症の原因の分類はさまざまなものがあり，交通性と非交通性に分けると理解しやすいが，両者の要因が複合的に水頭症の原因となっていることもある．

2 病態・症候

小児期の水頭症の症状は患児の年齢によって異なる．いずれの場合も，高血圧，徐脈，呼吸異常などの**クッシング現象***を認めるときは重度の頭蓋内圧亢進状態であるため緊急の手術が必要となる．

- 早産低出生体重児　未熟な脳は圧力が加わると容易に変形するため，頭囲が拡大する前に著明な脳室拡大が生じる．この時期では，無呼吸発作や徐脈を認めることが多い．脳室拡大が進行して頭蓋内圧が亢進すると，大泉門が膨隆し，頭蓋縫合が離開して急速な進行性頭囲拡大が続く．
- 新生児・乳児　大頭や大泉門の膨隆，頭皮静脈の怒張が目立つ．落陽現象*がみられることもある．易刺激性や嘔吐，傾眠も呈することが多い．また，頸定や寝返りなどの発達の進行が遅れることもしばしばある．早産低出生体重児と比べて頭囲拡大のスピードがやや遅いこともあり，正常の頭囲曲線と比較する必要がある．
- 幼児・学童　この時期に発症する水頭症では，頭痛が生じることが最も多い．典型的なものは起床時の頭痛で，嗜眠を伴い，嘔吐によって症状が軽快することも多い．うっ血乳頭や外転神経麻痺による，ぼやけて見えるという訴えや複視も重要な徴候である．学童期では動作が稚拙になり，学習障害を

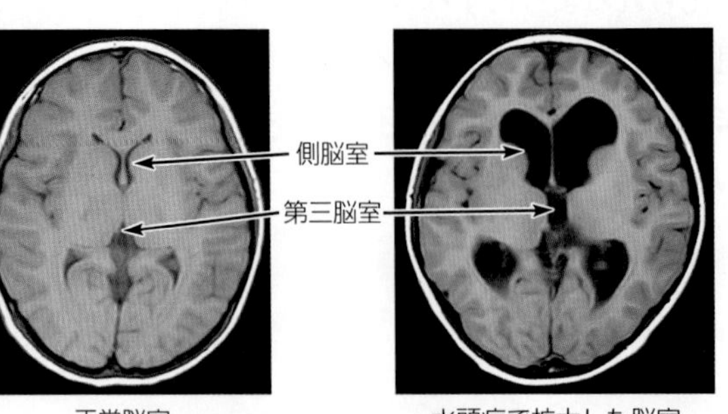

図14-10　水頭症により拡大した脳室

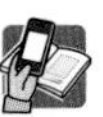

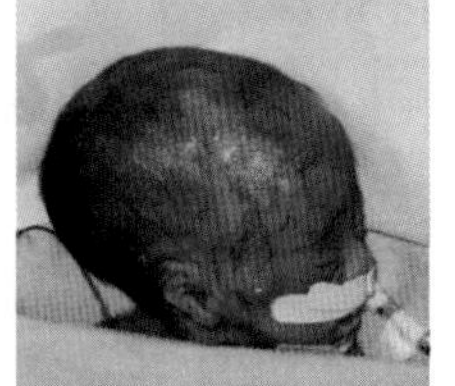

●水頭症の原因となる疾患〈アニメーション〉

plus α　髄液の産生・吸収

側脳室内の脈絡叢で産生された髄液はモンロー孔を通って第三脳室に流れ，さらに第三脳室から中脳水道を通り第四脳室に流れる．第四脳室の髄液はマジャンディー孔やルシュカ孔を通って脳外のくも膜下腔に流れ，脳神経・脊髄神経・脳血管周囲にあるリンパ管などから吸収される．

plus α　交通性水頭症

髄液の産生過剰や吸収障害による．脈絡叢乳頭腫などで髄液が過剰に産生される場合と，脳奇形や脳室内出血後，髄膜炎後などに伴う髄液吸収障害が起きた場合がある．

plus α　非交通性水頭症

髄液循環路の閉塞による．脳腫瘍や脳室内出血により，脳室出口にあるモンロー孔，中脳水道，マジャンディー孔などの閉塞，あるいは脳室内出血後に生じたくも膜下腔の炎症や癒着などが起きた場合がある．

用語解説*　クッシング現象

急性の頭蓋内圧亢進時に起こる血圧上昇と徐脈をクッシング現象という．頭蓋内圧の上昇により低下した脳血流を保つために起こる生理的機構である．

来すことも多い．思春期早発や甲状腺機能低下症など，内分泌障害を来すこともある．

3 検査・診断

胎児期および新生児期では超音波検査が低侵襲であり，繰り返しの検査が可能で，スクリーニングや日々変化する進行性脳室拡大の診断に有効である．MRI検査は正確な脳室形態の評価や，髄液循環路の通過障害などの詳細な評価が可能である．CT検査は脳室サイズやその形態を迅速に評価できるが，被曝の問題があり，新生児や乳幼児に対する繰り返しの検査には向かない．

4 治療

水頭症の治療目的は，脳室拡大による脳圧迫を止めて脳の発育を促し，最良の精神運動発達が得られる状態を維持することである．また，大頭の進行を抑えることによる，整容的な改善も重要である．

水頭症は外科手術が主体で，内科的治療の有効性は低い．現在，小児の水頭症に対する外科手術としては主に，①**脳室ドレナージ**，②**髄液貯留槽**の設置による間欠的な髄液の排液，③**脳室－腹腔シャント術**（**V-Pシャント術**，図14-11），④神経内視鏡による**第三脳室底開窓術**などの脳室開窓術（図14-12）がある．①と②はいずれも一時的な処置であり，最終的にはV-Pシャント術や第三脳室底開窓術を実施することが多い．

V-Pシャント術は，最も一般的で有効な水頭症の治療方法である．脳室内にカテーテルを挿入し，皮下を通して腹腔内に髄液を誘導し，腹腔内に流れた髄

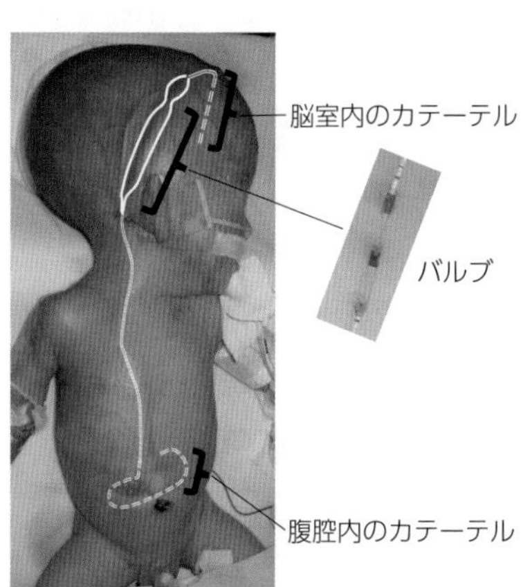

脳室カテーテルと腹腔カテーテルの間に髄液の流量を調節するバルブを介在させる．頭皮上から髄液流量を調節できる圧可変式バルブが使用されることが多い．

図14-11 V-Pシャント術

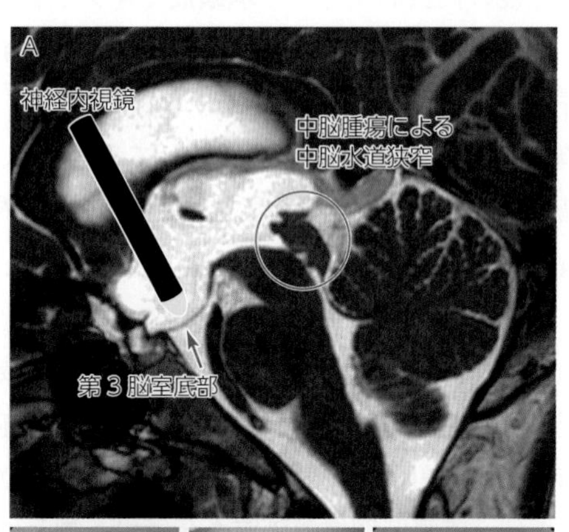

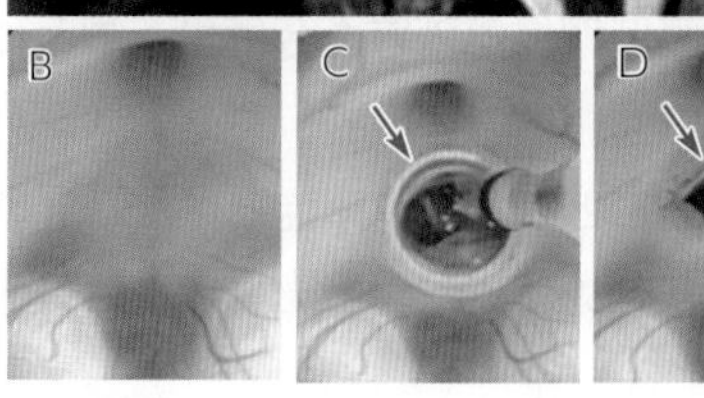

A：MRI矢状断．腫瘍により中脳水道が狭窄し（丸印）第三脳室底部が下方に押されている（矢印）．B：第三脳室底部．C：バルーンカテーテルで第三脳室底を開窓．D：開窓部を髄液が流れている．

図14-12 第三脳室底開窓術

用語解説＊ 落陽現象

眼球が下方に偏倚し，瞳孔が水平線に沈む太陽のように見える現象．

plus α 水頭症のMRI検査

X線被曝がなく，大泉門が閉鎖した幼児や学童では超音波検査に代わり水頭症評価の中心となる．検査時間が長いため幼児や学童では鎮静薬の投与が必要であり，十分なモニタリング下で行われる．

plus α 髄液貯留槽

早産低出生体重児の水頭症で設置される．通常，体重が2,000～2,500gとなり十分な皮膚の厚さに成長した時点でV-Pシャント術が行われることが多い．

液を腹膜を介して血管内に吸収させる．

第三脳室底開窓術は主に，松果体部腫瘍や中脳腫瘍などによる中脳水道の閉塞で行われる，閉塞性水頭症に対する治療方法である．V-Pシャント術と異なり，体内に異物留置がなく，正常な髄液循環が得られ，髄膜炎などの感染症も少ない．脳室内から腫瘍の生検も可能である．しかし，髄液吸収障害やくも膜下腔での炎症や癒着などが存在すると，有効性が低下する．

5 経過・予後

V-Pシャント術や第三脳室底開窓術を行い，水頭症の進行が抑制されると，頭蓋内圧が低下して脳の発育が促される．頭囲の進行性拡大は止まり，身体の発育とともに大頭は解消することが多い．精神運動発達も進むが，知的予後については，水頭症治療前の脳損傷の程度により異なる．

6 ナーシングチェックポイント

どの術式でも，術後に頭蓋内圧は大きく変化することが多い．バイタルサインや意識状態の変化，新生児・乳児・学童など，年齢によって異なる頭蓋内圧亢進症状の有無，創部の出血や感染徴候に注意して観察を行う必要がある．

3 二分脊椎症

神経管の癒合不全を**神経管閉鎖不全**と呼び，好発部位は腰仙部である．**二分脊椎症**（spina bifida）とはこのような神経管閉鎖不全の総称であり，脊椎のみの形態異常を示すものではない．

小児における二分脊椎症の代表的疾患は，**水頭症**や**キアリⅡ型奇形**＊などといった大脳の異常を伴う**脊髄髄膜瘤**と，脊髄病変が中心となる**脊髄脂肪腫**であるが，本稿では特に脊髄髄膜瘤について解説する．

脊髄髄膜瘤および脊髄披裂は，出生１万人に対して５～６人が発症し，発生因子は母体のⅠ型糖尿病，肥満，ビタミンA過剰摂取，バルプロ酸やカルバマゼピンの服用，葉酸欠乏が挙げられる．

1 病態・症候

脊髄髄膜瘤は一般的に，皮膚欠損を伴い神経板が露出して髄液が漏出する，**脊髄披裂**が多い．病変部より尾側の神経機能が脱失し，病変が高位にあるほど重症である．表14-4に，脊髄髄膜瘤の高さと予想される障害の程度を示す．ほとんどの症例で膀胱機能，直腸肛門機能障害を合併することに留意すべきである[6]．

また，脊髄髄膜瘤では大脳の奇形として，水頭症とキアリⅡ型奇形を合併することが多い．水頭症では，進行性の頭囲拡大や大泉門膨隆，徐脈などの頭蓋内圧亢進症状が出現する．

2 検査・診断

出生時，腰仙部に皮膚欠損と神経板の露出，髄液漏出などの症候があれば，診断は容易である（図14-13）．発生頻度の高い腰仙部での腫瘤や皮膚欠損の

plus α
中枢神経の発生

胎性期に板状の神経板として発生し，その正中部の長軸に走行する溝（神経溝）ができ，やがて溝を中心に折れ曲がり左右が癒合して管状の神経管となる．神経管の頭側は肥大して大脳や小脳となり尾側は脊髄となる．

用語解説＊
キアリⅡ型奇形

小脳虫部や延髄が頭蓋内から脊椎管内に下垂する奇形で，中枢性呼吸障害や嚥下障害など生命予後に直接関わる症状が出現する．15％の症例で無呼吸発作，喘鳴，嚥下障害（哺乳不良）などがみられ．大孔減圧術や椎弓切除術などの手術を要するのは５～15％以下である．

plus α
葉酸の予防内服

妊娠可能な女性では，妊娠１カ月前から妊娠３カ月まで，サプリメントとして0.4mg/日の葉酸を予防内服することで二分脊椎症の発生率が50～70％減少するといわれている．

表14-4　脊髄髄膜瘤の高さと予想される障害の程度

脊髄髄膜瘤の高さ	運動機能			膀胱・直腸肛門機能	運動機能の予後
	股関節	膝関節	足関節		
L1	喪失	喪失	喪失	喪失	杖歩行と車椅子併用
L2	屈曲可能 わずかに内転可能	喪失	喪失	喪失	
L3	屈曲・内転可能 外旋変形あり	伸展可能 屈曲不能	喪失	喪失	杖と下肢装具で歩行可能
L4	屈曲可能 内転可能	伸展可能 屈曲不能	背屈可能 底屈・外反不能	喪失	
L5	屈曲可能 伸展不能	伸展可能 屈曲が弱い	背屈可能 底屈・外反不能	喪失	杖不要または短下肢装具で歩行可能
S1	ほぼ正常	ほぼ正常	底屈が弱い	喪失	
S2	正常	正常	内反凹足変形	わずかに残る	

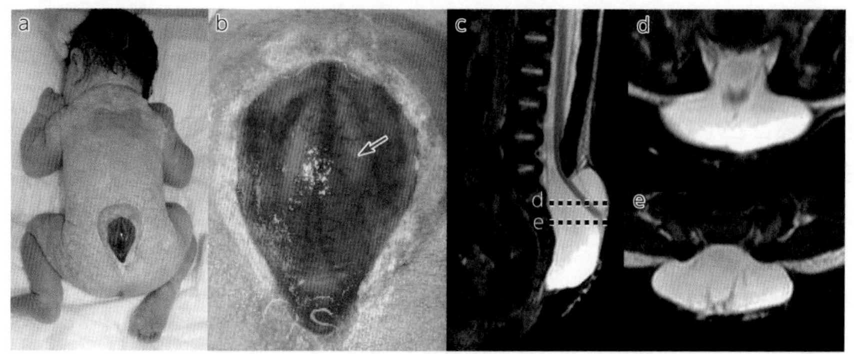

a：腰仙部でL4～S5レベルの皮膚欠損を認める．皮膚欠損部の中心に平板な脊髄（神経板）を認め，少量の髄液が流出している．b：皮膚欠損部の拡大像．神経板が確認できる（矢印）．c, d, e：出生後のMRI画像．

図14-13　脊髄髄膜瘤

存在，併発することの多い水頭症や，小脳中部・延髄下垂などといったキアリⅡ型奇形も診断の鍵となる（図14-14）．

CT検査やMRI検査は必須ではないが，合併する水頭症やキアリⅡ型奇形の評価を行うことで，術後管理や予後予測に有用な場合がある．

3 治療

通常，48～72時間以内に髄膜瘤の閉鎖を行う．出生後は直ちに腹臥位として，タオルなどを腰部下に入れて脊髄髄膜瘤部を高位にする．さらに，露出した神経板とその周囲の皮膚を清潔なラクテックなどで洗浄し，乾燥させないよう，生理食塩液などで湿らせたガーゼなどで被覆する（図14-15）．

4 経過・予後

術後は高率に脳室が拡大し，約90％の症例で水頭症治療が必要となる．水頭症に対しては通常，脳室－腹腔シャント術（V-Pシャント術）が行われることが多い．また，脊髄髄膜瘤には高率に小脳扁桃下垂や延髄下垂などのキアリⅡ型奇形を合併するため，病態や症状を理解して経過観察を行う必要がある．

plus α

脊髄髄膜瘤の出生前診断

近年，母体血清中のα-フェトプロテインの測定，胎児超音波検査，胎児MRI検査での脊髄髄膜瘤の胎児診断率が向上している．胎児期に判明した場合には，出生後の全身管理や手術治療を行う新生児科医師と脳神経外科医師に心理士を加え，カウンセリング体制を整えて出生前診断の告知を行う必要がある．

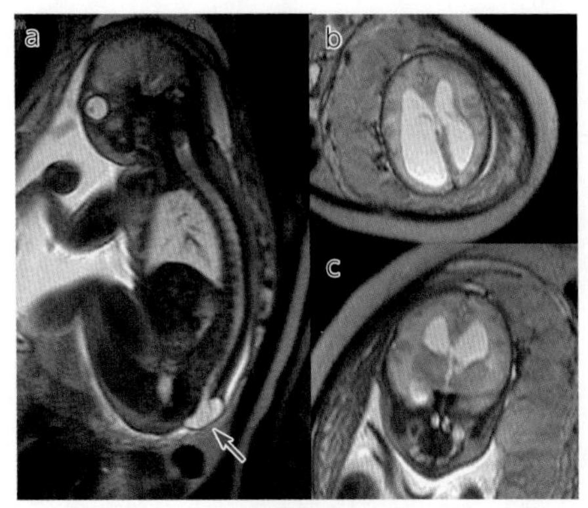

a：腰仙部でL4～S5レベルの皮膚欠損を認め，脊髄髄膜瘤が認められる（矢印）．
b, c：胎児脳に脳室拡大を認める．

図14-14　脊髄髄膜瘤患児の胎児期MRI画像

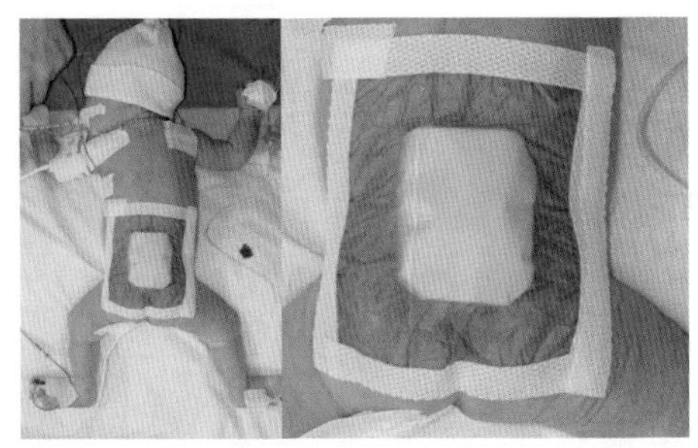

神経板をメロリンパット®（スミスアンドネフュー社製）で被覆し，アイオバン™（3M社製）で周囲の皮膚に固定することで，手術までの間，神経板保護と被覆部の細菌増殖抑制，髄液漏出予防を行っている．

図14-15　脊髄髄膜瘤の保護

排泄障害はほぼ必発であり，多くの症例で間欠導尿を導入する．学童期に適切な自己導尿を指導することで，失禁や尿路感染症の予防が可能である．知能予後は水頭症の重症度によることが多いが，V-Pシャント術などで適切な治療が行われれば比較的良好で，75％程度の患者がIQ80以上に到達する．一方で，出生後早期に喘鳴や無呼吸発作が頻発した場合の生命予後は不良である[7]．

5 ナーシングチェックポイント

多くの脊髄髄膜瘤（脊髄披裂）の患児では，出生後72時間以内に脊髄膜瘤の修復術が行われることが多い．脊髄が露出し髄液が漏出しているので，手術まで腹臥位で腰部を高くし，脊髄髄膜瘤が便などで汚染されないように管理する．

出生前に診断されず出生直後に発見された場合には，病状や予後についての家族の理解が不十分な状態で患児の手術が開始されることも予想される．家族に寄り添い，病状理解が進むよう，医師の説明を補足できるように知識を習得する必要がある．また膀胱・直腸機能障害が必発であるため，導尿や浣腸の指導も家族に対して退院前に十分に行っておく．

コラム　脊髄脂肪腫（spinal lipoma）

脊髄髄膜瘤は，表面からその疾患が二分脊椎と明らかにわかるもので，**顕在性二分脊椎症**といわれる．それに対して，脊髄脂肪腫は表面からその病変の詳細がわからないことが多く，**潜在性二分脊椎症**といわれる．しかし，仙尾部正中の隆起，突起（人尾），赤あざ（血管腫），皮膚陥凹，発毛など，その診断の手がかりとなる所見があり，それらはtelltale sign（告げ口サイン）と呼ばれる（**図**）．

脊髄脂肪腫では，皮下にある脂肪腫が脊椎管内に進入し，さまざまな形態で脊髄や神経根に付着している．脊髄脂肪腫は乳幼児期に増大し，脊髄や神経根を圧迫するほか，身長の増加によって脊髄が足側に牽引され，係留脊髄症候群と言われる排尿・排便障害を来すことがある．また，尿道下裂，鎖肛，仙骨奇形などの泌尿生殖器系の奇形を合併しやすい．一方で，脊髄髄膜瘤と異なり，キアリⅡ型奇形や水頭症を伴わない．

脊髄脂肪腫はtelltale signにより早期に発見し，適切な時期に手術を含めた治療介入を行うことが重要である．

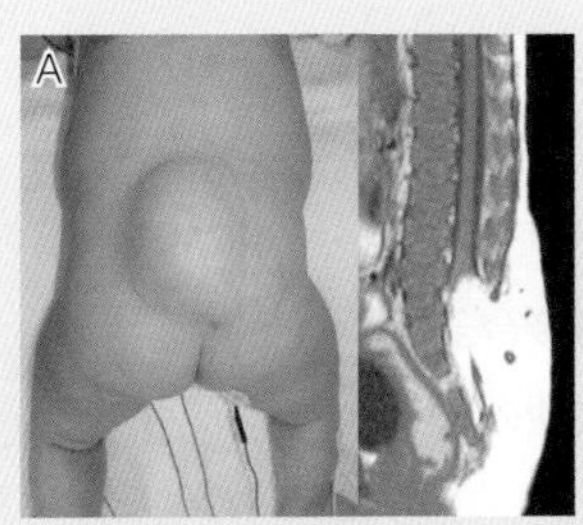

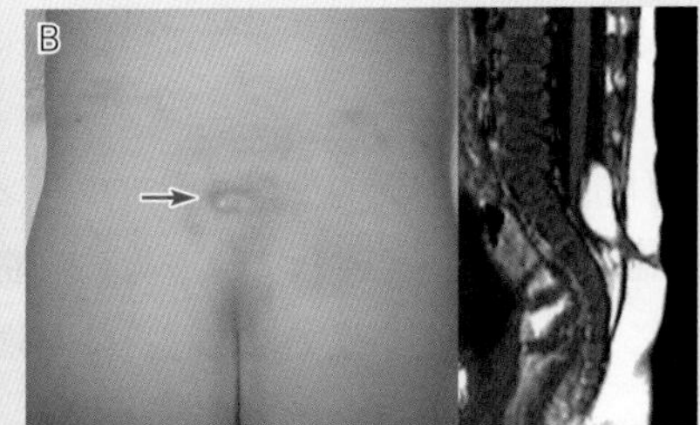

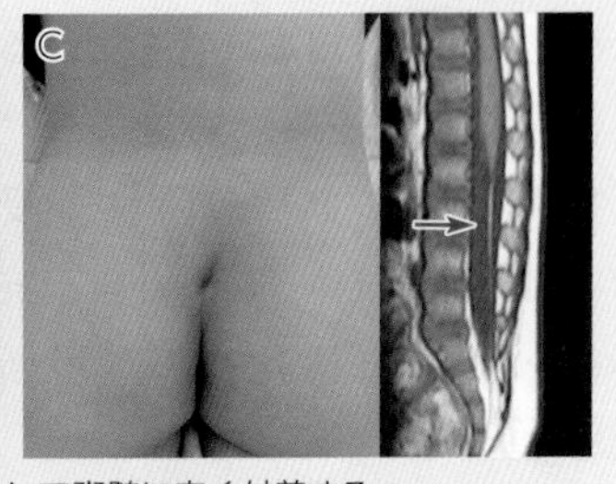

A：腰仙部に直径８cmの皮下腫瘤を認める．皮下腫瘤は脂肪腫で，脊椎管内に進入して脊髄に広く付着する．
B：腰仙部に瘢痕様異常皮膚所見（cigarette burn mark，矢印）を認める．脊髄背側に脂肪腫が付着する．
C：仙骨部に皮膚陥凹を認める．脊髄末端部に連続するヒモ状の脂肪腫（終糸脂肪腫，矢印）を認める．

図　telltale sign

引用・参考文献

1) 冨永悌二ほか．“もやもや病（ウィリス動脈輪閉塞症）診断・治療ガイドライン”．脳卒中の外科．2009，37，p.321－337.
2) 新井一ほか．小児脳神経外科診療ガイドブック．メジカルビュー社，2013，p.243-247.
3) 高橋 淳ほか．もやもや病罹患女性の妊娠・分娩に関する全国産科施設および患者女性へのアンケート調査．脳神経外科ジャーナル．2009，18（５），p.367-374.
4) 新井一ほか．小児脳神経外科診療ガイドブック．メジカルビュー社．2013.
5) 桃井真理子ほか．ベッドサイドの小児神経・発達の診かた．南山堂，2017，p.200-202.
6) 新井一ほか．小児脳神経外科診療ガイドブック．メジカルビュー社，2013，p.93-95.
7) 医療情報科学研究所編集．脳・神経．第２版，メディックメディア，2018，（病気が見える，７）.

3 筋疾患

1 重症筋無力症（MG）

重症筋無力症（myasthenia gravis：**MG**）は，神経筋接合部のタンパクに対する自己抗体により，運動神経から筋への刺激伝達が障害されて生じる自己免疫疾患である．眼筋のみに症状を認める**眼筋型**，眼筋症状だけでなく筋力低下が全身の筋に及ぶ**全身型**，眼筋症状のみであるが，四肢筋の反復刺激試験で減衰現象を認める**潜在性全身型**に分類される．

成人も含めた有病率は，人口10万人あたり約23人で，男女比は１：1.7と女性に多い．発症年齢は，５歳未満の小児，30～50歳代の女性，50～60歳代の男性にピークがある．特に，小児期発症のMGは日本など東アジアに多い．

1 病態・症候

MGの症状は，筋力低下と易疲労性が特徴である．眼瞼挙筋が障害されることによる眼瞼下垂と，外眼筋の症状による複視や眼球運動障害，顔面の筋力低下，四肢や頸部の筋力低下，嚥下障害や構音障害，重症例では呼吸筋麻痺による呼吸障害を認める．これらの症状は，睡眠や休息で改善し，夕方に増悪する日内変動と，運動量の多い日に増悪する日差変動を来すことが重要である．

胸腺腫

重症筋無力症では胸腺腫を合併することがある．思春期以降の全身型重症筋無力症では，胸腺摘除も考慮される．

2 検査・診断

小児の場合は自ら症状を訴えることができないため，症状について保護者に具体的に問診する必要がある．

症状のほか，アセチルコリン受容体抗体や筋特異的受容体型チロシンキナーゼ（MuSK）抗体といった自己抗体価の測定に加え，次のような神経筋接合部障害を示唆する検査をもって診断する．ただし，小児では自己抗体が陰性のことも多い．

❶**アイスパック試験**　冷凍したアイスパックを３～５分上眼瞼に当てると，MGであれば眼瞼下垂が改善する．

❷**塩酸エドロホニウム試験（テンシロン試験）**　塩酸エドロホニウム（アンチレクス®）は短時間作用型のコリンエステラーゼ阻害薬で，静注を行うとMGであれば一過性に症状が改善する．流涎や徐脈などの副作用に注意して観察する．

❸**反復刺激試験**　MGでは，筋を反復刺激すると活動電位の漸減現象を認める．

3 治療

眼筋型に対しては，対症的にコリンエステラーゼ阻害薬で治療を開始し，反応不良例には速やかに副腎皮質ステロイドを追加する．全身型に対しては，ステロイドで治療を開始し，反応不良例には免疫抑制薬を導入する．ステロイド開始時には一時的に症状が増悪する可能性があるため，注意が必要である．潜在性全身型は，基本的に全身型に準じた治療を行う．そのほか，急性増悪時や難治例に対しては，ステロイドパルス療法や免疫グロブリン大量点滴静注療法（IVIg），血液浄化療法も選択肢となる．ステロイドの長期投与を行う場合には副作用が生じることがあるため，注意を要する．

4 ナーシングチェックポイント

症状は日内変動するため，時間帯による症状の評価が重要である．また，MGの治療は長期にわたることが多いため，患者教育や精神的サポートなどの支援が必要である．

plus α

小児のMGの問診のポイント

保護者への具体的な問診の例として，眼症状（眼瞼下垂）については「顎（あご）を出したり，斜めにテレビを見たりしていないか」，顔面筋については「閉眼不全や表情の乏しさがないか」（病前の写真と比較するのも有用），全身症状については「頻回に抱っこをせがまないか，家の中でごろごろしていることが多くないか」などがある．

2 筋ジストロフィー

筋ジストロフィーは，骨格筋の壊死・再生を主病変とする遺伝性の筋疾患で，骨格筋障害による運動機能低下を主症状とする．

筋ジストロフィーはその特徴や原因によって分類されるが，**デュシェンヌ型筋ジストロフィー**（Duchenne muscular dystrophy：**DMD**）と**ベッカー型筋ジストロフィー**（Becker muscular dystrophy：**BMD**）の頻度が高い．

DMDおよびBMDは，X染色体上に存在するジストロフィン遺伝子の変異によって，ジストロフィンタンパクの欠失や機能異常を来し，筋線維の壊死・変性が生じることで発症する．DMDではジストロフィンタンパクが完全に欠損しているが，BMDでは不完全ながらジストロフィンタンパクが存在しているため，DMDはBMDよりも重症となる．

DMDおよびBMDは**X連鎖潜性遺伝**であり，基本的に患者は男性に限られる．DMDの発生率は出生男児3,000～4,000人あたり１人程度である．

➡ X連鎖性遺伝については，２章２節１項p.64参照．

本稿では，小児期において問題となるDMDについて解説する．

1 病態・症候

１歳前後で歩き始めるまでは，明らかな運動発達の遅れを認めないが，偶発的に血清クレアチニンキナーゼ（CK）高値で発見されることがある．２歳ごろには下腿の肥大が，３～５歳ごろには転びやすい，走れない，ジャンプができない，階段昇降に手すりが必要など，運動発達の遅れが目立つようになる．自分の膝に手をついて立ち上がる**ガワーズ徴候**や，体幹を左右に倒すように歩行する**動揺性歩行**といった特徴的な症状を認める．５歳ごろに運動能力のピークを迎え，以後緩徐に症状が進行し，10歳頃に歩行不能となる．関節拘縮や側弯，呼吸不全や心筋症，嚥下障害や消化管障害などの合併症を認め，徐々に進行する．

2 検査・診断

高CK血症や筋力低下を認めた場合には，遺伝子検査で確定する．かつては筋生検が行われたが，現在では必須ではない．

3 治療

ステロイド治療は筋力を維持する効果があり，歩行不能になるまでの期間を有意に延長させる．ただし，長期間にわたって使用するため，副作用に注意が必要である．

筋ジストロフィーでは，摂食嚥下に関わる筋力低下のために，誤嚥や栄養不足による筋力低下も起り得る．理学療法を早期に開始し，筋力の改善・維持や関節拘縮・変形の予防のためのリハビリテーションを行う．一方で，ステロイドと運動量の低下によって肥満を合併しやすいため，摂食状況の確認と栄養の評価が必要である．

呼吸不全は，車椅子使用後１～２年で進行し，換気量が減少する．息苦しさ，頭痛，倦怠感，悪心，食欲不振，睡眠障害などの症状が進行した場合，非侵襲的陽圧換気療法（NPPV療法）を導入することが多い．また，ジストロフィンタンパクは心筋でも機能しているため，拡張型心筋症や不整脈を来す．定期的な評価の上，早期の治療開始による進行予防が推奨されている．

> plus α
> **核酸医薬品**
> 近年，遺伝子の転写や翻訳に関連する新規治療薬が，さまざまな疾患に対して開発されている．DMDではビルトラルセンが2020年に承認され，使用可能となった．ジストロフィン遺伝子に作用して，機能するジストロフィンの産生を促すことにより症状の発現を軽減する．

> plus α
> **ロボットスーツHAL® 医療用（下肢タイプ）**
> 患者が筋肉を動かそうとする際に生じる電気信号をセンサーで感知し，患者の動作に合わせて下肢の動きを補助しながら歩行運動を繰り返すことで，歩行機能の維持・改善が期待される．筋ジストロフィーを含む八つの緩徐進行性の神経筋疾患で使用可能となった．

➡ 非侵襲的陽圧換気療法については，21章２節３項p.500参照．

4 ナーシングチェックポイント

早期治療介入によって合併症の進行を軽減するため，早期診断と疾病教育が重要である．

成功体験を積み重ねるべき学童期から思春期に，「できなくなる」体験を余儀なくされるのがDMDである．そのため，患児の発達段階に合わせた説明と，心理面に配慮した関わりが大切である．家族の理解や受容が患児の疾病理解や心理，社会参加に大きく影響するが，X連鎖潜性遺伝である点で家族にも配慮が必要である．遺伝カウンセリングも含め，患児・家族・きょうだいへの多職種による支援が重要となる．

3 先天性筋強直性ジストロフィー（CDM）

筋強直性ジストロフィー（myotonic dystrophy：**DM**）は遺伝性の筋疾患であり，遺伝子に存在する３塩基の繰り返し配列が異常に伸長することによって機能異常を来す，**トリプレットリピート病**として知られている．骨格筋の筋力低下や筋萎縮だけでなく，心筋，消化管，内分泌器官など，全身の臓器障害を引き起こす．

先天性筋強直性ジストロフィー（congenital myotonic dystrophy：**CDM**）はDMの早期発症型であり，かつ重症型である．DMの有病率は8,000人あたり１人と推定されており，そのうちCDMは７～８％程度である．

1 病態・症候

胎児期は羊水過多や胎動減弱を認める．新生児期および乳児期には，著しい筋緊張低下や筋力低下を認め，呼吸筋障害による呼吸不全のため，多くの場合で出生時から人工呼吸管理を必要とする．また，哺乳障害により，経管栄養を必要とする．新生児期に死亡する例は30～40％でみられるが，その時期を過ぎると症状は改善し，呼吸器や経管栄養から離脱できる．

ほとんどの症例で３歳前後に独歩可能となるが，精神遅滞は必発である．思春期以降は，多臓器障害（耐糖能異常，心筋障害，肝機能障害，腎機能障害，白内障，難聴，歯科学的疾患など）を呈する．

2 治療

治療薬は確立されておらず，多彩な合併症に対して定期的に評価および検査を行い，適切な時期に介入を行うことが重要である．

3 ナーシングチェックポイント

CDMの患児は，ほとんどの場合，母親がDMに罹患しているとされている．母親自身は症状が軽く自覚していないことも多いため，児がCDMと診断された場合には，母親に対する身体的・心理的配慮も必要となる．

plus α
表現促進現象
遺伝性疾患において，世代を重ねるごとに発症年齢が早く，重症化することを表現促進現象という．トリプレットリピート病での反復配列数が世代を経るごとに増加するために起こる．このため，児の診断後に親が診断されるということが起こる．

4 先天性非進行性ミオパチー

先天性非進行性ミオパチー（congenital nonprogressive myopathy）は，遺伝子異常により筋組織の構造に異常があり，新生児期または乳児期から筋力低下や筋緊張低下を来す疾患である．原因遺伝子によって症状は異なるが，呼吸障害，心合併症，関節拘縮，側弯，運動発達の遅れ，知的能力障害，てんかんなどを認める．正確な頻度は不明だが，日本に1,000～3,000人の患者がいると推定されている．

1 病態・症候・検査・診断

新生児期より筋力低下や筋緊張低下を認める重症型から，小児期以降に運動能力の低下によって気付かれて診断に至る軽症型まで幅広い．重症型では，呼吸障害に対して気管切開や人工呼吸管理，嚥下障害に対して経管栄養や胃瘻造設などを要することがある．軽症型であっても，あらゆる年齢で呼吸不全を来す可能性があるため，定期的な呼吸機能検査が推奨される．診断は，症状および筋生検や遺伝子検査によってなされる．

2 治療

現在のところ，根治的な治療法はない．症状に応じた，呼吸機能，心機能，嚥下機能，消化器・栄養等に対する管理，側弯症や関節拘縮に対する整形外科治療やリハビリテーションが重要となる．

3 ナーシングチェックポイント

歩行可能な軽症型では特に，普通学級に通学し，一見すると障害があることがわからない患児も多い．過度な運動制限は必要ないが，転倒時の骨折の危険性や長距離歩行時の疲れやすさについてなど，保護者・学校と連携しながら，発達段階に合わせて本人へも指導を行う必要がある．

5 脊髄性筋萎縮症（SMA）

脊髄性筋萎縮症（spinal muscular atrophy：**SMA**）は，SMN1遺伝子の欠失または変異によって脊髄前角の運動神経細胞の変性が生じ，筋力低下と筋萎縮を来す疾患である．発症率は出生１万人当たり0.6人程度で，男女差はない．

これまで根治的な治療は存在せず対症療法のみであったが，近年治療薬の開発が進んだことで治療可能な疾患となり，早期の診断および治療が重要となっている．そのため，新生児スクリーニングの対象とする地域が増えている．

1 病態・症候

全ての型で筋力低下や筋萎縮を呈するが，発症時期や臨床経過によって表14-5のように分類される．

2 検査・診断・治療

筋力低下や筋萎縮などの症状から疑うが，確定診断には遺伝学的検査を行う．早期診断・治療が重要である．

表14-5　SMAの分類

	発症時期	症状
Ⅰ型（重症型）	生後０～６カ月	出生時からフロッピー（筋緊張が低くぐにゃぐにゃの乳児）の状態であり，頸が座らない，支えなしに座れない，哺乳不良，嚥下困難，呼吸不全，舌の線維束性攣縮を伴う．
Ⅱ型（中間型）	生後７カ月～１歳６カ月	座位保持は可能，支えなしの起立や歩行はできない．成長ともに関節の変形や側弯症を来す．
Ⅲ型（軽症型）	１歳６カ月以降	自立歩行を獲得するが，次第に転びやすい，歩けない，立てないという症状が出る．上肢の挙上も困難となる．
Ⅳ型（成人型）	成人	緩徐に進行し，徐々に筋力低下や筋萎縮を来し，運動機能の低下を認める．

plus α

線維束性攣縮

運動神経や脊髄の前角細胞に障害が起きると，細かいぴくぴくとした，小さなけいれんのような動きが筋肉に生じる（無秩序に収縮する）．SMAでは，舌や手指に線維束性攣縮を認める．

対症療法（呼吸管理や経管栄養，リハビリテーションなど）が主な治療であったが，近年では核酸医薬品や遺伝子治療薬が使用できるようになり，早期治療によって予後の改善が期待されている．

3 ナーシングチェックポイント

特にⅠ型では乳児期より重度の運動機能障害を来すが，認知面に関しては比較的維持されることが多い．それぞれの患児に合わせた福祉機器などを使用することで，有効なコミュニケーション手段を獲得することも可能である．患児の意図をくみ取り，表出を促すような働きかけを行う必要がある．

plus α

SMAの新規治療薬

2017年にヌシネルセン（髄腔内投与），2020年にオナセムノゲンアベパルボベク（静脈注射），2021年にリスジプラム（経口薬）と，SMAに対する治療は近年急激に進歩した．これらの治療薬は，SMN遺伝子の転写を修飾したり補充したりすることで運動機能を改善させる．すべての治療薬で，治療開始時期が早いほど高い治療効果が見込めることから，早期診断が重要となっている．

引用・参考文献

1) 難病情報センター．重症筋無力症（指定難病11）．https://www.nanbyou.or.jp/entry/120．（参照2023-11-10）．
2) 重症筋無力症診療ガイドライン作成委員会．重症筋無力症診療ガイドライン2014．日本神経学会監修．南江堂，2014，p.18-19．
3) 前掲書２），p.114-124．
4) 石垣景子．“小児重症筋無力症”．Clinical Neuroscience 重症筋無力症：診療New Standards．中外医学社，2014，p.1002-1005．
5) 石垣景子．重症筋無力症：ガイドライン診療のピットフォール．脳と発達．2017，49（２），p.87-93．
6) 稲葉雄二．“重症筋無力症”，先天性筋無力症症候群．小児科診療．2020，83（１），p.81-86．
7)「小児内科」「小児外科」編集委員会共編．小児疾患診療のための病態生理３．改訂第５版，小児内科．2016，48（増刊），p.463-469
8) 日本神経学会ほか監修．デュシェンヌ型筋ジストロフィー診療ガイドライン2014．南江堂，2014，p.2-6．
9) 前掲書８），p.58-59．
10) 前掲書８），p.72-93．
11) 根津敦夫．ロボットスーツHAL®によるリハビリテーション．小児内科．2020，52（３），p.433-436．
12) 藤野陽生ほか．Duchenne型筋ジストロフィー児への病気の説明に関する調査．脳と発達．2013，45（１），p.11-16．
13) 前掲書７），p.509-513．
14) 筋強直性ジストロフィー診療ガイドライン作成委員会編．筋強直性筋ジストロフィー診療ガイドライン2020．日本神経学会監修．南江堂，2020，p.2-11．
15) 石垣景子ほか．小児期発症の筋強直性ジストロフィーの臨床とケア．臨床神経学．2012，52（11），p.1264-1266．
16) 中森雅之ほか．筋強直性ジストロフィー．小児科診療．2020，83（１），p.45-50．
17) 大澤真木子ほか．小児期筋強直性ジストロフィーの臨床．脳と発達．2009，41（３），p.163-170．
18) 難病情報センター．先天性ミオパチー（指定難病111）．https://www.nanbyou.or.jp/entry/4727，（参照2023-11-10）．
19) 服部文子．先天性ミオパチー．小児科診療．2020，83（１），p. 69-74．
20) 前掲書７），p.514-520．
21) 前掲書７），p.431-434．
22) 難病情報センター．脊髄性筋萎縮症（指定難病３）．https://www.nanbyou.or.jp/entry/285，（参照2023-11-10）．
23) 齋藤加代子．脊髄性筋萎縮症の治療．小児内科．2020，52（３），p.417-421．

4 神経系疾患をもつ子どもと家族への看護

1 てんかん

事 例

Aさん，16歳，女性，高校生．特別支援学校に通っている．

現病歴：幼少期に発症し，症候性焦点性てんかんと診断された．抗てんかん薬による内服治療を継続しているが，難治性であることに加え，母は抗てんかん薬に対する抵抗感が強く，家庭では内服治療が適切に行えていない状況である．Aさんは数カ月に１回，群発する発作を起こし，けいれん管理と内服薬の調整を目的に２週間ほどの入院を繰り返している．

入院中の様子：入院中のAさんは，全身硬直の後，意識消失を伴う発作を頻回に起こしていた．Aさんは動き回っていることが好きで，転倒や誤飲のリスクが高い状況であった．そのため，転倒に備えてベッドや消灯台などといった危険因子となるものは撤去し，マットを敷き詰めるなどの環境調整を必要とした．その中で，Aさんの理解を得ながらモニタリングが正しく継続できるよう管理を行った．また，Aさんは発作に対する不安が大きく，発作のために入院を繰り返すことに不満を抱えていた．しかし，母親にはその気持ちが伝わらず，精神的に不安定な状態となっていた．

1 てんかん発作時の観察と見極め

てんかん患児の看護では，てんかん発作の観察は基本となる．発作の分類を理解し，意図的に観察を行い，医師と情報を共有することで，早期の診断につながりやすくなる．発作時は心拍数の上昇や，不規則で浅い呼吸状態による SpO_2 の低下から，看護師がその出現に気付くことも多い．心電図や SpO_2 モニターが正しく装着されていることは，けいれん発作の早期発見につながる．

てんかん発作の多くは後遺症を残さないため，経過観察や酸素投与のみで十分なものが多い．しかし，てんかん重積の状態では抗てんかん薬の投与などの処置が必要となったり，てんかんの診断がついていない場合のけいれん発作では原因に応じた対応を要したりするため，注意が必要となる．発作時の患児の状態の見極めと対応は，予後を大きく左右することを認識して，観察および判断を行うことが重要である．

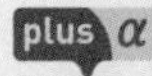

神経発達症

小児のてんかん患者の15～30％が神経発達症を合併するといわれており，その要因としては，てんかん発作および強い脳波異常，抗てんかん薬の副作用，基礎疾患が挙げられる．

2 てんかん発作コントロールの重要性と患者の自立

小児のてんかんは薬物治療の有効性が高く，患児や家族が効果と副作用を理解した上で，適切に薬物治療を継続することが大切である．しかし，医師から指示された時間に指示された量を毎日欠かさず内服することは小児では難しいことが多い．てんかん発作の種類や症候群にもよるが，発作が適切にコントロールされた状態を維持することは，発達にも大きく影響し得るため，看護師には，家族が疾患や薬物治療に関する理解を深められるような，継続的な関わりが求められる．Aさんの場合，母親が抱えている治療に対する思いに寄り添いながら，自宅における内服管理や発作時の関わりについて，情報の提供や共有を行うことが求められた．

plus α

抗てんかん薬治療

ウエスト症候群などの発達に悪影響のあるてんかん症候群では，積極的な抗てんかん薬治療が重要である．一方で，てんかん発作があっても発達への影響が乏しいタイプのてんかんもあり，この場合はむしろ抗てんかん薬の副作用が発達へ悪影響を及ぼすこともある．

てんかん発作コントロールのもう一つの柱として**生活指導**が挙げられる．睡眠不足や過労および疲労，発熱などは発作の誘因となり得るため，家族は子どもが規則正しく生活できるよう療育環境を整える必要がある．不規則な生活を送る子どもについて，その理由が体質的な要因か養育力に依存した環境的な要因かを判断することは重要で，その理由によって支援内容は異なってくる．

また，発達状態や症状に応じて患児の自立を促す支援は必須である．生活環境を理解し，就園・就学・就職といったライフイベントに合わせ，早期から家族を含めた介入を行うことが望まれる．こうした介入について近年では，成人期移行支援として各施設で取り組み始めている．

しかし，てんかんという疾患について，いまだに多くの人が「発作が怖い」「治らない」など，偏った見方をしていることが多く，学校などの社会生活においても極端な制限を強いられていることがある．こうした環境が患児にもたらす影響は大きく，クラスや社会から隔離されたという感覚から生じる孤立感や，自尊心の低下などは，てんかん患者の社会的自立を阻害する因子となり得る．医療・福祉・教育など，患児に関わる人々が連携および協働する必要があり，患児一人ひとりに適した環境が整えられるよう，看護師にはコーディネーターとしての役割も期待されている．

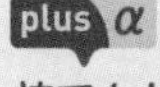

抗てんかん薬の副作用

抗てんかん薬では，その作用と副作用の境界が難しいことがある．眠気・集中力低下・多動・衝動性といった症状を副作用として家族が認識できるように指導し，子どもの生活状況を医師と共有できるように調整することも重要である．

コラム　重症心身障害児とてんかん

重症心身障害児では，発作のコントロールが困難である．重症心身障害児でてんかん発作が疑われる症状がみられた場合，それがてんかんなのかどうか，発作の場合はどういった発作なのか判断しづらいことが多く，診断や治療方針の決定に難渋することがある．また，てんかん発作に介入するタイミングも，患児の発作型などによって一律ではないため，その患児の「いつもの状態」，「いつもの発作」を理解して看護することが重要である．

重症心身障害児では，身体的な活動には大きな制限が強いられており，そこにけいれんに対する薬剤使用が加わることは，彼らの限られた活動を更に制限する可能性があることを忘れてはならない．患児一人ひとりのQOLを意識し，家族と相談しながら，その発作がQOLを落としたり後遺症に繋がったりする発作なのかどうかを判断することが重要である．発作との共存が容認できる適切な範囲を見定め，生活を管理および支援することが求められる．

また，重症心身障害児では，慢性的な呼吸不全，感染や緊張による症状がてんかん発作の増悪因子となることで，発作を頻発することは珍しくない．いつもとは違う症状がみられた場合は，けいれん発作が出現する可能性が高くなることに留意して意識的に観察を行い，発作時には早期に発見することが大切である．

2 脳性麻痺（CP）

事 例

A君，12歳，男児.
アテトーゼ型脳性麻痺・攣縮・ジストニア

既往歴：新生児期の核黄疸による脳性麻痺で，成長とともに発達の遅れや摂食障害などが認められ，３歳で胃瘻造設術が受けた．その後，施設を利用しながら自宅での生活を中心に大きく体調を崩すことはなく過ごせていた．

現病歴：10歳のころから反り返りや筋緊張が激しくなり，それに伴って呼吸の不安定さが顕著になった．筋弛緩薬による薬物療法に加え，ボトックス療法も併用されたが一時的な改善に留まり，誤嚥性肺炎による入院を繰り返すようになった．

経過：主治医はバクロフェン髄注療法の適応と判断し，同時に関連する職種（脳外科医，病棟看護師，外来看護師，リハビリテーション訓練士など）が集まり，カンファレンスが開催された．家族には主治医から外来診療の中で説明が数年にわたって繰り返し行われていたため，家族はバクロフェン髄注療法に関しての理解はできており，A君が10歳のときにバクロフェン髄注療法が開始された．その後，時間をかけて少しずつ効果がみられ，過度な筋緊張で苦しむ時間は少なくなったが，誤嚥性肺炎は予防しきれず，その２年後に喉頭気管分離を行うこととなった．

1 重度の脳性麻痺患児の呼吸管理

脳性麻痺の場合，その症状は，原因・病型・重症度によって大きく異なる．乳児期では症状を捉えることが難しく，成長を見守りながら障害の程度を見極めていくことが大切である．

重度の脳性麻痺児には，仮死などにより重度の低酸素に陥ったために呼吸中枢機能が障害を受けることから，呼吸そのものが不安定であるという特徴がある（**中枢性低換気**）．また，舌根沈下や喉頭軟化症および気管・気管支軟化症などのため，気道の狭窄を合併している患者が多い．加えて，胸郭の扁平化が強くなると，気管と腕頭動脈は椎骨に挟まれた非常に狭い空間を走行することになり，気管が腕頭動脈に圧迫され気管狭窄を生じ，非常に危険な状況に陥ることがある（**閉塞性換気障害**）．さらに，胸郭の変形や筋緊張の亢進は，胸郭の呼吸運動を妨げる可能性がある（**拘束性換気障害**）．このように，脳性麻痺の呼吸障害には諸々の要因から，中枢性低換気・閉塞性換気障害・拘束性換気障害が互いに関連して混在している（図14-16）．このような厳しい条件において肺理学療法は重要で，日常生活に効果的に取り込み継続することが大切である．

上記のようなケアを継続しても，成長に伴う二次障害（図14-17）は避けにくく，特に気道の狭窄や嚥下・誤嚥の問題が進行することは珍しくない．こうしたケースでは，A君のように外科的治療が選択されることがある．手術後には継続して気管カニューレの管理や気管吸引などの医療的ケアが必要となり，それを負担と感じる家族も少なくない．症状の改善にも個人差が大きく，就園や就学時には人員配置の調整を含め，きめ細かい調整を要する．家族にそ

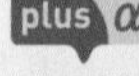

肺理学療法

肺のコンプライアンスを維持することを目的としたポジショニングや体位交換，徒手的な呼吸介助（咳介助）が有効である．

plus α

外科的治療

良好な気道や適切な気管内吸引の経路の確保を目的として気管切開が行われることがある．気道の問題に加えて，唾液の垂れ込みや胃からの逆流により誤嚥性肺炎を繰り返す場合では，喉頭気管分離術により改善が期待できる．誤嚥が多い患者では，これによって座位や立位を安全にとることができ，生活の幅が広がることも期待できる．

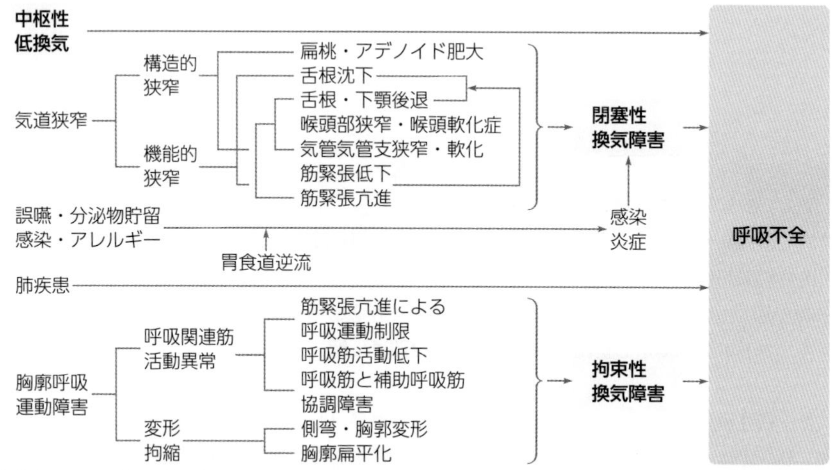

北住映二ほか．重症心身障害児・者診療・看護ケア実践マニュアル．診断と治療社，2014，p.23．一部改変．

図14-16　重度脳性麻痺児の呼吸障害の諸要因

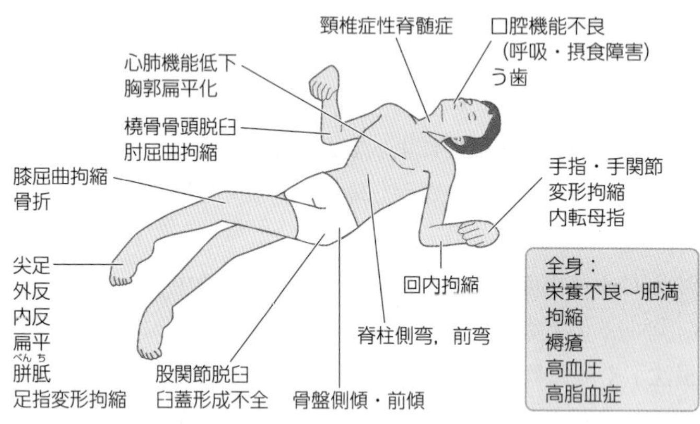

山口和正．“青年期・成人期”．脳性麻痺ハンドブック：療育にたずさわる人のために．穐山富太郎ほか編．医歯薬出版，2002，p.128．一部改変．

図14-17　脳性麻痺の二次障害

の意思決定が求められる場合には，外科的な処置を加えることのメリットとデメリットの両側面を丁寧に伝え，十分な期間をもって支援することが求められる．

2 リハビリテーションにおける看護師の役割

脳性麻痺の場合では，患児が抱えている障害の状況に応じて目標を設定し，機能の維持や発達を促す関わりが最も重要で，**リハビリテーション**は欠かすことができない．リハビリテーションが治療以上の重要性をもつケースも少なくなく，小児の場合では特にリハビリテーションに期待が寄せられている．

小児のリハビリテーションでは，本人が目的を理解し自発的に取り組むことは期待しづらいため，遊びの要素を取り入れ，日常的に使用しているおもちゃを用いるなどして，患児にとってリハビリテーションが特別なことでなく生活リズムに組み込まれたものとして継続できるように環境調整することが求められる．また，急性期では看護師は訓練士と介入状況を共有し，訓練で行われていることを日常の生活動作に取り入れ，生活の中で継続できるように介入することが求められる．

見守りに要する時間や転倒などのリスクなどを考慮しつつ，家族と協力することも重要となる．経過を家族と共有する中で，家族はリハビリテーションの必要性や，それによって獲得できる運動機能の限界を理解していく．簡単なことではないが，子どもが抱えた障害を特性として感じ，現実を受け入れていく時間にもなり得る．

3 インフォームドコンセントと生涯療育

出生後間もなく，家族は親としての役割や子どもに対する愛着の形成が十分でない場合も多い．特に新生児期では，家族が障害をもつかもしれない我が子に対して強い葛藤や自責の念にかられているケースは少なくない．新生児の脳の代償機能に期待をもつことができるが，一方で子どもの発達に伴い運動障害が明らかになっていくということについて理解を促し，受け止められるよう，見守りながら関わっていく必要がある．そのため，脳性麻痺の場合，長い期間を見据えて，就園や就学などのライフイベントに合わせ，その時点での状態を説明し，予測される経過を修正していくことが大切である．その際，病状や状態といった医学的な側面からの説明に留まらず，リハビリテーションやケアの方法などといった家庭での関わり方や支援となる資源などについて，家族の状況や患児の状態に合わせた説明が求められる．

3 水頭症

事 例

Aちゃん，女児．正常分娩にて体重3,068gで生まれた．

アプガースコアは１分後８点，５分後９点で，出産時に特に異常は認めなかった．日齢12で体温38℃，WBC15,000台，CRP0.02，両上肢のピクつきを認めた．MRI検査およびCT検査の結果，左右脳室に血腫を認め，日に日に頭囲は拡大し，脳室拡大の進行を認めた．出血後間もないため，髄液貯留槽が留置され，その後V-Pシャント術が行われた．術後の経過は良好で，MRI検査などで脳室の評価と設定圧の調整を行い，退院指導の後，退院となった．

1 経過とともに必要となる看護

1 術前

バイタルサイン，意識レベルを含む神経学的所見に加え，頭蓋内圧亢進症状に注意して観察を行う．また，膀胱内圧の上昇や便秘による努責は頭蓋内圧を亢進させるため，膀胱留置カテーテルの閉塞がないように確認し，便秘には緩下剤などの投与を行うなど，注意して管理を行う．浣腸は迷走神経刺激による頭蓋内圧亢進を起こすため，なるべく使用しない．

新生児から乳幼児期にかけては，頭囲拡大や大泉門の膨隆，嘔吐，不機嫌，落陽現象などの観察を行う．水頭症で大頭となっている場合は，頭皮が薄くなり，患児自身の爪などによる皮膚損傷や，褥瘡が生じやすい．乳児では発汗も多く，術前は清潔頭皮を含めた全身の清潔を保ち手術後の感染を予防する．

幼児・学童期では歩行障害を来すことがあるため，術前の転倒を予防する目的で環境整備を実施する．

|2| 術後

術後は，バイタルサインの変化，頭蓋内圧亢進症状の有無，創部の出血や感染徴候に注意して観察を行う．脳室－腹腔シャント術（V-Pシャント術）の合併症としては，**V-Pシャント感染**，**カテーテル閉塞**や**髄液過剰流出**といった**V-Pシャント機能不全**などが挙げられる．

- V-Pシャント感染　発熱や項部硬直，腹部の膨隆や緊張などの髄膜炎に関連した症状に加えて，頭部から頸部，胸部，腹部に至るV-Pシャント経路に沿った発赤や腫脹等を観察する．V-Pシャント感染では腹腔内の髄液吸収が不良となり頭蓋内圧亢進症状が出現することがあり注意を要する．
- V-Pシャント機能不全　カテーテルの閉塞や断裂，脳室や腹腔からの逸脱，バルブの破損などにより，皮下での髄液の貯留や頭蓋内圧亢進が起こることがある．頭部X線検査やV-Pシャント造影で機能不全の原因が明らかになれば，V-Pシャント再建を行う必要がある．
- 髄液過剰流出　髄液の過剰流出（オーバードレナージ）では，低髄液圧による症状が出現する．座位や立位で頭痛，めまい，嘔吐などが起こり，仰臥位で次第に改善するのが特徴である．圧可変式バルブの設定圧を調節することで改善する場合が多い[10]が，術後の離床は，医師の指示に従いながら低髄圧症状の出現に注意し，慎重に進めるべきである．

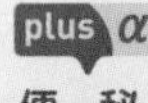

便　秘

便秘などで腹圧が上昇するとカテーテルを流れる髄液流量が減少し，頭蓋内圧が亢進することがあるため，適切な排便コントロールが大切である[7]．

|3| 退院前

水頭症治療においては，退院後も長期の経過観察が重要である．V-Pシャント機能不全やV-Pシャント感染の症状に注意し，保護者には十分に観察するよう指導することが重要である．また，圧可変式バルブを使用した症例では，身の回りにある強い磁性を帯びた製品（磁気枕や磁気マット，テレビ，携帯電話，ヘッドホンなど）の使用で設定圧が変更される場合があり，それらの使用制限を含めて退院後の生活指導が必要になる．退院前には看護師からの生活指導に加え，医師から十分な説明を行う機会を設ける必要がある．

2 アセスメントのポイント

|1| 毎日の頭囲測定

水頭症の進行は頭囲拡大や大泉門膨隆として現れる．毎日，頭囲を同じ位置で計測し，前日や1週間前との変化を必ず比較して，水頭症進行を把握する必要がある[11]．

|2| 発達段階による症状の違い

幼児や学童では大泉門は閉鎖し，頭蓋骨が厚くなるため縫合離開は起こりにくく，新生児や乳幼児とは症状が異なる．発達段階による症状の違いを理解して観察を行っていく必要がある．

|3| 皮膚管理

V-Pシャント術後で自力での体位交換が困難な患児の場合，V-Pシャントバルブの圧迫により褥瘡が生じるリスクがある．除圧マットなどを使用しながら，定期的な体位交換を行い，褥瘡予防に努める．

|4| V-Pシャント管理

圧可変式バルブを使用した症例では，大泉門超音波検査，CT検査，MRI検査などで確認しながら，設定圧が調節される[5]．設定圧変更後は，頭蓋内圧亢進症状や低髄圧症状などが出現しないか，患児の状態を注意深く観察する[11]．

4 二分脊椎症

1 二分脊椎症の子どもと家族

二分脊椎症はその神経障害レベルにより，歩行障害や排泄障害，感覚障害に伴う，**熱傷**や**褥瘡**のリスクを有する．排泄障害に対しては，内服や浣腸，導尿などの医療的ケアが必要になる場合もある．また，脳や脊髄の機能不全から神経学的認知特性を伴い，学習の困難を呈し，特に算数学習が困難となりやすいという報告もある[12]．これらの障害の内容や程度は個人差があり，さまざまである．二分脊椎症の治療や管理は，幼少期から社会で自立するまで絶え間なく行われ，その後も患児の主体的な管理をもとに継続されていく必要がある．

顕在性二分脊椎症の場合は出生前に診断されることもあり，家族は妊娠期から子どもの疾患と向き合うことになる．また，幼少期から間欠導尿が必要になる場合は，育児に新たな課題が加わり，家族にも大きな負担となり得る．家族が子どもの疾患を受け入れ，成長過程で遭遇する課題を乗り越えていく上で，さまざまな情報を提供し，支援を受けられるようにすることが重要である．

2 二分脊椎症の子どもと家族に必要な看護

疾患に関連する診療科は，脳神経外科，整形外科，泌尿器科，消化器内科・外科，リハビリテーション科など複数科にわたる．医療的ケアを必要とする場合には，その年齢に応じて保育園や学校なども含めた多職種が関わることになる．支援会議などで連携を図り，患児と家族が適切な支援を受けられるようにする．

排尿障害は泌尿器科でフォローされ，必要に応じて**間欠導尿**が開始される．尿路感染や腎機能障害の発生頻度を減少させることができるため，適切に導尿を実施し継続していくことが重要である．理解力や手指の巧緻（こうち）性などを判断し，患児が実施可能であれば，就学前に練習を開始しセルフケアへの移行を図る．

二分脊椎症の患児は，腸蠕動や直腸・肛門の知覚や筋肉の機能が弱く，便意も感じにくいことから，**便秘**になりやすく，放置すると便失禁につながる．そのため，食事や内服薬による便性の調整や，浣腸・座薬・洗腸などの強制排便

plus α

排便管理

成人二分脊椎症患者の88％が排便に関する困りごとがあり，58％が便秘に，41％が便失禁に困っていたという報告がある[17]．便失禁は社会生活に支障を来すため，小児期から個々に合った管理方法の確立を目指して支援していく必要がある．

法を検討し，社会生活の中で便失禁を起こさないようにコントロールする必要がある．看護師は便秘や便失禁の有無，排便パターンを把握し，適切な診療科の受診とフォローにつなげていく．

排泄管理のほか，V-Pシャントがある患児では，V-Pシャント機能不全，下肢装具や車椅子座面による褥瘡，熱源の接触による下肢の熱傷などのリスクについて，患児と家族に教育を行い，予防を図る．学習に困難がある患児には，発達特性を含めた，個性に応じた指導方法を検討していく．

看護師は，患児が社会で可能な限り健康で自立した生活を送れるようにすることを目標に，ライフステージごとに患児と家族と共に課題を確認し，継続的に介入していくことが重要である．

引用・参考文献

1) 星野英紀．てんかん発作型の分類と年齢別の特徴：新生児期，乳児期，幼児期，学童期，思春期．小児内科．2021，53（10），p.1530-1535.
2) 田尻浩．思春期・青年期のてんかん患者への支援．小児看護．2017，40（7），p837–843.
3)「てんかん診療ガイドライン」作成委員会．てんかん診療ガイドライン2018．日本神経学会監修．医学書院，2018.
4) 藤原建樹ほか．小児てんかん診療マニュアル．診断と治療社，2006.
5) 穐山富太郎ほか．脳性麻痺ハンドブック：療育にたずさわる人のために．医歯薬出版，2002.
6) 日本リハビリテーション医学会診療ガイドライン委員会ほか編．脳性麻痺リハビリテーションガイドライン．日本リハビリテーション医学会監修．第２版，金原出版，2014.
7) 新井一ほか編．小児脳神経外科ガイドブック．メジカルビュー社，2013，p.69.
8) 医療情報科学研究所編．脳・神経．メディックメディア，2019，p.180，（病気がみえる，７）.
9) 石川正恒監修．脳外ナースのためのたかがシャントされどシャント管理：正常圧水頭症の診断，髄液シャント術，看護のすべて．メディカ出版，2014，p.65.
10) 内田美恵子．NICU疾患別看護計画：実践ポイントがわかる！．メディカ出版，2004，p.154，（ネオネイタルケア，秋季増刊）.
11) 古山貴仁ほか．二分脊椎症児の認知機能の特性と算数学習における困難さの検討．障害科学研究．2018，42，p.163-172.
12) 奈良間美保．二分脊椎をもつ子ども・家族とのパートナーシップを基盤とした支援．小児看護．2008，31（２），p.141-145.
13) 日本排尿機能学会ほか編．二分脊椎に伴う下部尿路機能障害の診療ガイドライン（2017年版）．リッチヒルメディカル，2017，p.18-30.
14) 前掲書13），p.46-51.
15) 前掲書13），p.93-95.
16) 堂前有香ほか．成人二分脊椎患者の自己管理の実態からみた成人移行期支援の必要性．小児の脳神経．2014，39（２），p.191-197.

臨床場面で考えてみよう

Q1 てんかん発作に遭遇した場合，何に注意してどのような行動をとるべきか．

Q2 もやもや病の８歳女児が脳血管撮影目的で入院した．母親と共に入院し，入院時はにこやかにしており神経症状はなかった．母親が医師の説明を聞くため患児から離れ，しばらくして看護師が訪室すると啼泣していた．声をかけ診察すると，呂律が回っておらず，右上下肢の脱力があった．原因として何を考え，どのように対応するべきか．

Q3 水頭症で手術目的に本日入院した12歳の男児．入眠時，モニター上で心拍数40～50台と徐脈を認めた．どのような対応をすべきか．

Q4 V-Pシャント再建術を前日午後に実施した９歳女児．手術直後は麻酔からの覚醒も良好であったが，翌朝，開眼せず嘔吐を繰り返している．バイタルサインを確認すると，収縮期血圧の上昇はなかったが徐脈を認めた．何を疑い，どのように対応すべきか．

Q5 新生児病棟で，１週間前に脊髄髄膜瘤の修復術を行った患児を夜勤帯に受け持つこととなった．２日前からミルクを経口摂取していたが，本日からミルクを摂取後に嘔吐する頻度が増えた．原因として何を考え，どのように対処すべきか．

考え方の例

1　まずは，安全の確保が重要であり，転倒や周囲の危険物による受傷を回避する．さらに気道の状態に注意し，呼吸しやすい体位をとり，嘔吐による誤嚥を回避する．必要に応じて，モニタリング，酸素投与を行う．意識状態，眼球の四肢の運動，チアノーゼの有無，バイタルサインなどを確認して発作の状態を把握し，発作が持続する場合はドクターコールが必要となる．発作後は意識状態，四肢の運動，バイタルサイン，体温などを確認する．また，服薬の有無，睡眠状態，体温など，背景因子の確認も必要となる．

2　啼泣による脳虚血発作を起こしていると考えられる．医師の指示を確認し，酸素投与，補液の増量などの対応が必要である．同時に，速やかに医師に報告して，母親を患児のもとに戻すことも考慮する．啼泣とともに興奮している場合は鎮静薬の投与が必要な場合があるが，いつ，どこで，どのような薬剤を投与するかについては，医師と事前に十分話し合っておく必要がある．また，患児が両親から離れ一人になる場合には，不安にならないようDVDなどが鑑賞できるような準備や，保育士，看護師などが寄り添うなどの工夫も非常に重要である．

3　入眠時であったとしても，頭蓋内圧亢進時のクッシング現象かを判別するため，血圧測定を行う．徐脈に加えて収縮期血圧の上昇を認めた場合には，刺激して覚醒を促し，意識レベル，心拍数の推移なども確認する．覚醒不良などの意識障害やクッシング現象が続いていれば，直ちに医師に報告する．

4　V-Pシャント術後の頭蓋内圧亢進が疑われる．直ちに医師に連絡し，状態を報告するとともに，ベッドを調節して頭部側を30度ほど挙上し，頭蓋内圧を下げる．

5　嘔吐に関しては二つの原因を考える必要がある．一つは水頭症の進行による頭蓋内圧亢進が考えられる．この場合は，頭囲拡大のペースが早く，大泉門の緊満感がある場合が多い．もう一つはキアリⅡ型奇形の症状として，嚥下障害が出現した場合が考えられる．両者ともに医師に相談し，一旦ミルクの経口摂取は中断し，必要に応じて輸液量を増量する．また，キアリⅡ型奇形の症状であった場合には，無呼吸発作や誤嚥による窒息などの危険な状態に陥ることがあり，酸素飽和度や心拍モニターなどでバイタルサインの変化がないか十分に注意する．

◆ 学習参考文献

❶ **中里 信和．「てんかん」のことがよくわかる本．講談社，2015，(講談社健康ライブラリーイラスト版)．**
てんかんの基本や患者の悩みが，豊富なイラストで分かりやすく解説されている．

❷ **新井一ほか．小児脳神経外科診療ガイドブック．メジカルビュー社，2013．**

14
神経系疾患と看護

15 運動器疾患と看護

学習目標

- 小児の運動器疾患にはどのようなものがあるかを理解する．
- 各疾患の発症頻度・発症機序・分類・病態変化など，疾病の概念についての知識を得る．
- 各疾患における症状，診断，治療を学ぶことで，疾患の特徴および治療上の注意点を知る．
- 運動器疾患をもつ患児のアセスメントのポイント，また患児とその家族へ看護を展開するにあたって大切な事項を学ぶ．

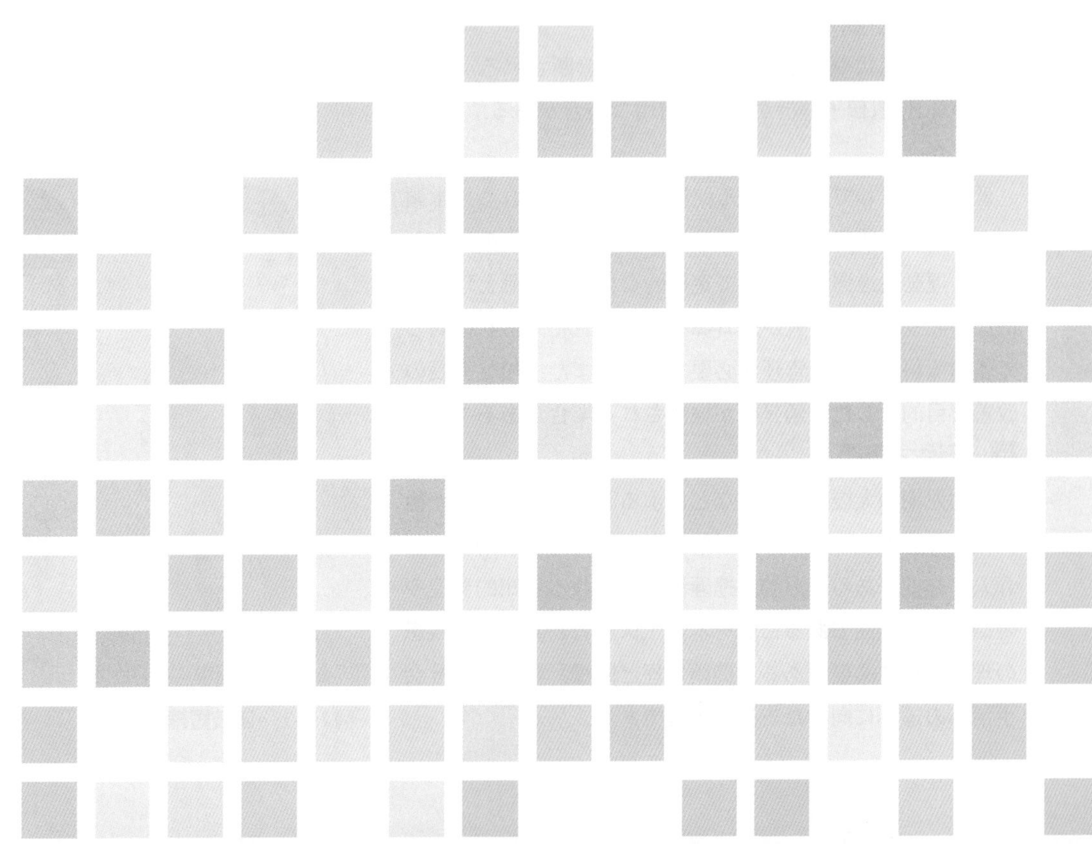

1 先天性疾患

1 軟骨無形成症

軟骨無形性症（achondroplasia）は，四肢の短縮を伴う低身長を主症状とする先天性骨系統疾患である．２万～２万５千人に１人の頻度とされる．

1 原因

４番染色体上に存在し，軟骨の成長に関わる**線維芽細胞増殖因子受容体３**（fibroblast growth factor receptor 3：**FGFR3**）遺伝子変異を原因とする．常染色体顕性遺伝（優性遺伝）形式をとり，ほとんどの場合は非罹患者の両親から突然変異によって生じる．一方で，両親のいずれかが罹患している場合には，子どもに伝わる確率は50%である．

2 病態・症候

四肢短縮や大頭症による体格のアンバランス（図15-1），中等度から重度の**低身長**（平均最終身長：男性130cm，女性125cm），脊椎弯曲（胸腰椎後弯），胸郭変形，手指の特徴（三叉手），下肢の弯曲，脊柱管狭窄などの骨格系症状を特徴とする．

水頭症などの中枢神経系合併症や大後頭孔狭窄による頸髄圧迫，胸郭変形などに伴い，呼吸障害や突然死を来す可能性がある．反復する中耳炎や睡眠時無呼吸などの耳鼻科疾患や，体格の特徴から乳幼児期に筋緊張低下や**運動発達遅滞**を伴うことが多い．

3 検査・診断

特徴的な症状やX線所見から臨床的に診断される．臨床像が非典型な場合などはFGFR3遺伝子解析が診断に有用な場合がある．

4 治療

低身長に対して成長ホルモン補充療法が行われる．水頭症や大後頭孔狭窄，脊柱管狭窄などは外科的手術の適応となる．運動発達遅滞に対して定期的な発達の評価と理学療法などのリハビリ介入が，耳鼻科疾患や骨格系症状に対して各診療科での健康管理が必要である．また，最終身長の改善を目的とした骨延長術が検討される場合がある．

5 経過・予後

乳幼児期の大後頭孔狭窄などによる呼吸障害が生命予後に大きく影響するため，外科的手術を含めた積極的な治療介入が必要である．運動発達遅滞はみられるが知的発達や寿命は正常範囲であることを本人・保護者と共有し，疾患の理解を促す必要がある．健康管理と同様，学校など社会生活への適応に向けた支援が重要である．

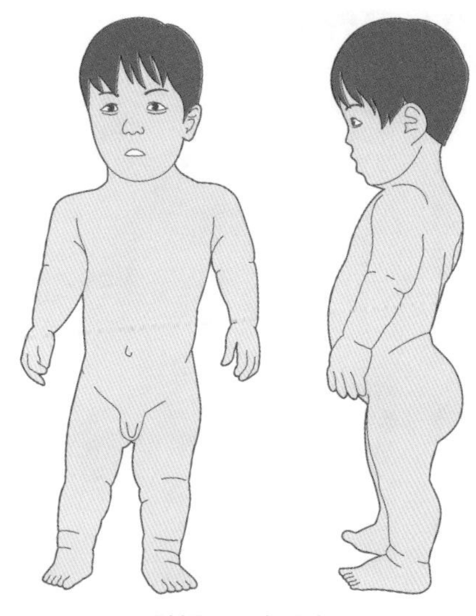

図15-1　**四肢短縮・大頭症**

6 ナーシングチェックポイント

大後頭孔狭窄などの合併症に適切に介入することで，将来は知的発達や寿命に影響することがないことを適切に伝え，定期検診につなげることが必要である．身体的特徴や運動面での生活の困難さを抱える場合もあり，本人や保護者の心理面にも配慮しながら支援していくことが重要である．

また，胎児期から乳幼児期に認められる身体的特徴から診断されることが多く，成人期に至るまでの長期にわたる管理が必要であること，常染色体顕性遺伝（優性遺伝）形式により次世代に受け継がれる可能性があることを本人の年齢や理解度に合わせて伝え，理解を促すことが重要である．

2 先天性股関節脱臼（DDH）

先天性股関節脱臼（developmental dysplasia of the hip：**DDH**）とは出生時に大腿骨骨頭が骨盤の臼蓋から外れている状態である．ほとんどは外後方に位置している．出生1,000人に１人といわれ，女児に多く，男女比１:５～９である．1970年以前は100人に１人だったが，予防活動により激減した．

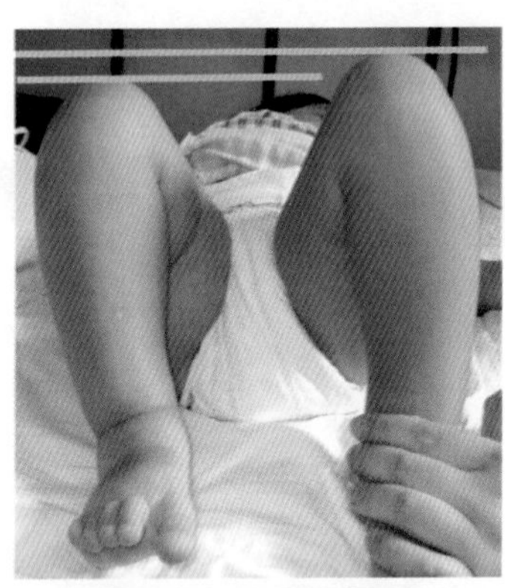

a．アリス徴候：膝の高さが違う．

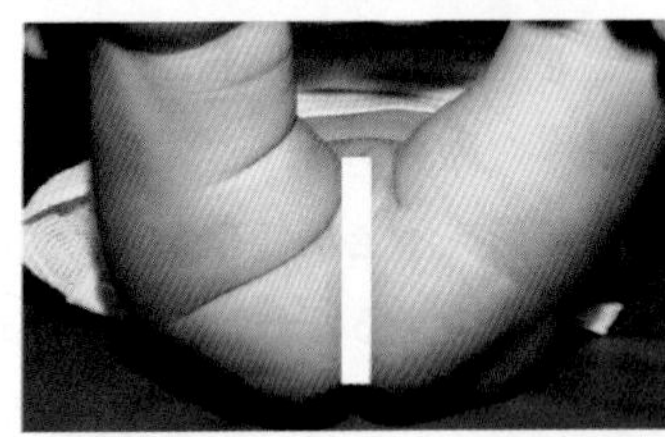

b．大腿のしわの左右差

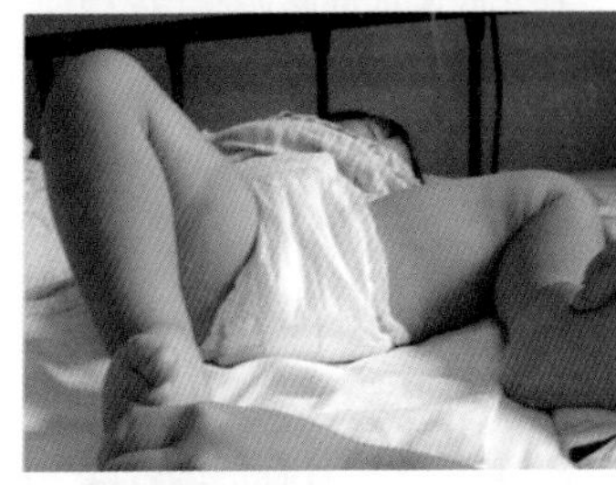

c．股関節開排制限

図15-2　先天性股関節脱臼の身体所見

1 原因・病態

股関節脱臼には先天性と後天性の原因がある．先天性としては遺伝因子や骨盤位（単殿位）分娩，後天性としては出生後の肢位，例えば厚くおむつを巻いたり，下肢をまっすぐにしてくるんで抱っこしたりすることで，股関節が伸展し脱臼しやすくなるという環境要因がある．胎内でも，出生後も股関節と膝が屈曲位でいることが重要である．また，麻痺性や症候性（関節弛緩性）の場合もある．

2 検査・診断

乳児股関節健診の推奨項目は，①股関節開排制限，②大腿皮膚溝の非対称，③家族歴，④女児，⑤骨盤位分娩（帝王切開時の肢位も含む）である．①が該当，または②～⑤のうち二つ以上があれば二次健診へ紹介となる．二次健診では身体所見（図15-2），股関節エコー，X線（図15-3）で脱臼や臼蓋形成不全を診断する．股関節脱臼が疑われた場合は整形外科へ紹介する．

3 治療・経過・予後

先天性股関節脱臼の治療は生後３カ月以降であれば，まず**リーメンビューゲル（Rb）装具治療**を開始する（図15-4）．この装具をおよそ２～４カ月装着する．これで80％の症例は整復される．整復されない場合や生後６～８カ月以降に治療開始となる場合は，牽引治療を行う（図15-5）． 基本は入院で行うことになる．

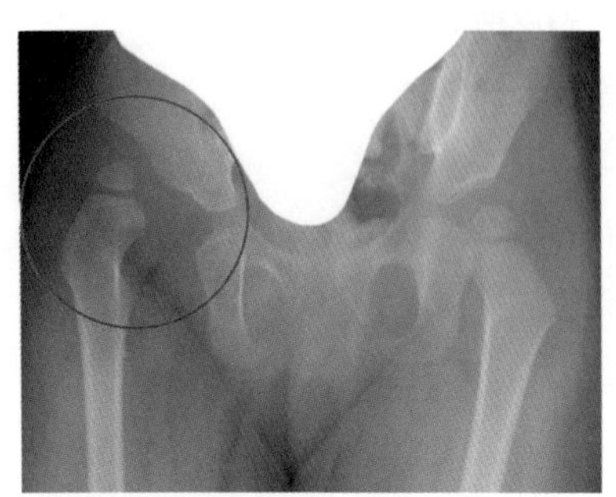

大腿骨頭が臼蓋から外側，上方へ外れている．

図15-3　先天性股関節脱臼（X線像）

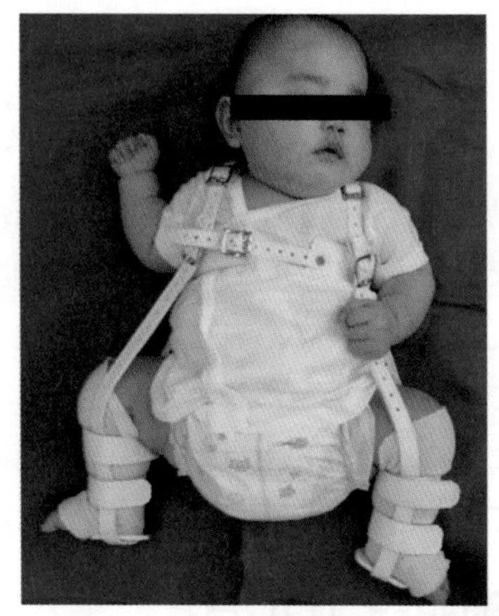

図15-4　リーメンビューゲル（Rb）装具

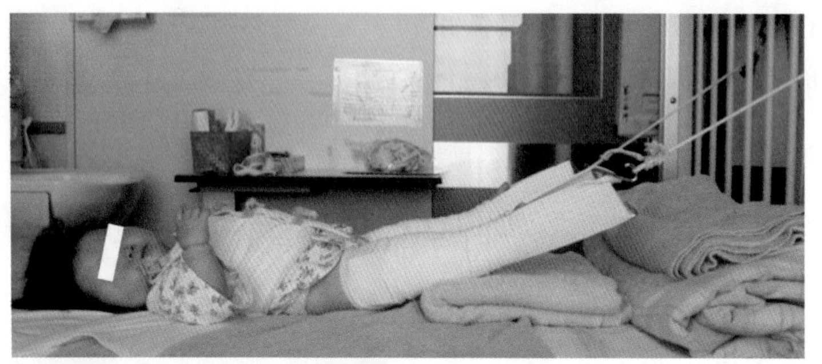

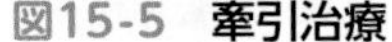

体幹をベッドに固定して両下肢を重錘で牽引する．

図15-5　牽引治療

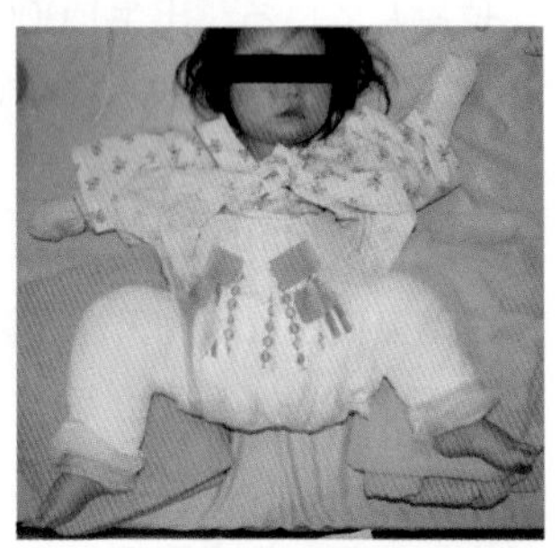

図15-6　先天性股関節脱臼整復後のギプス固定

整復されればギプスで固定するのが一般的である（図15-6）．治療の合併症として**大腿骨頭壊死**がある．無理な整復や重症例のRb装具治療は合併症の発生率を高くする．

臼蓋形成不全が残存すると**変形性股関節症**になる可能性がある．また，骨頭壊死を合併すると非常に治療成績が不良となり，補正手術を要する．

4 ナーシングチェックポイント

乳児股関節健診の脱臼のチェックポイントを認識しておく．当てはまる項目があれば医師に相談する．股関節脱臼を予防する育児指導として，衣服は股の間がきつくないもの，重ね着しすぎない，布おむつの場合は厚くしない（紙おむつのほうがよい）など，下肢を伸展した状態でのおむつやおくるみは不適切であることや，赤ちゃんが自由に下肢を動かせるようにすることが大事であることを説明する．

Rb装具を装着した場合は，股関節の角度が強すぎたり，無理な肢位になると大腿骨骨頭への血流障害を引き起こし骨頭壊死の危険性があるため，患児が泣き止まないなど不機嫌なときはそれらの徴候がないかに注意する．また，装

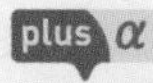

plus α

コアラ抱っこ

股関節と膝が伸展位（下肢を閉じるような状態）にならないように，股関節がM字になるような抱っこ（コアラ抱っこ）のしかたがよい．

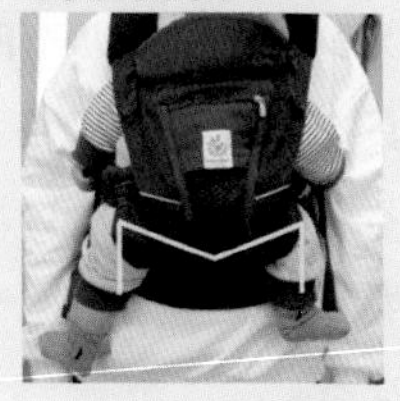

具のベルトによる皮膚障害に注意する．

3 先天性内反足

先天性内反足（congenital clubfoot）は出生時に足部の尖足，内反，内転変形を認める病態である．出生1,000人に１人といわれ，男女比は男：女２～３：１で男児に多い．両側：片側は１：１と同程度である．片側の場合は右側にやや多い．

発症機序ははっきりわかっていない．遺伝因子や環境因子が関連している場合もある．下腿の筋肉，靱帯，軟骨の形成が関与していると考えられる．

1 病態・症候

距骨の下に踵骨がroll inし，舟状骨が距骨の内側にある．このことにより足部は内転・内反・尖足変形を生じている（図15-7a）．つまり，距骨の周りの骨が内側へ潜り込んでいるというイメージである．

2 検査・診断

外観から変形が容易にわかるため，本疾患を疑うことは難しくない（図15-7b）．初診時に容易に矯正位をとれなければ内反足である．検査はX線撮影を行う．ただし，麻痺性，症候性，胎内体位による内反足もあるため，鑑別を要する．

3 治療

先天性内反足の治療で，近年最も多く行われているのが**Ponseti法**である．まず，矯正のためのストレッチとギプス固定（図15-8a）を出生後可能な限り早期より開始する．１週間に１回外来にてストレッチとギプスの取り替えを行い，６～８週繰り返す．内転が矯正されたら尖足を矯正するためにアキレス腱を切離し（図15-8b），２～３週間ギプス固定する．アキレス腱切離は約90％以上の症例で必要となる．

その後，およそ４歳までデニス・ブラウン装具による装具治療を継続する（図15-8c）．独歩前は１日中，独歩開始後は夜間のみ装着する．装具治療を継続しないと再発率が高くなる．

a

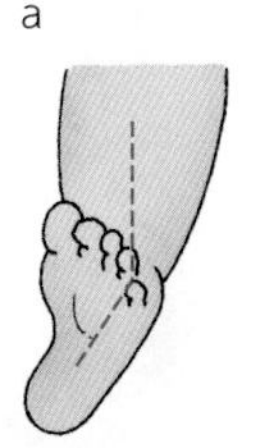

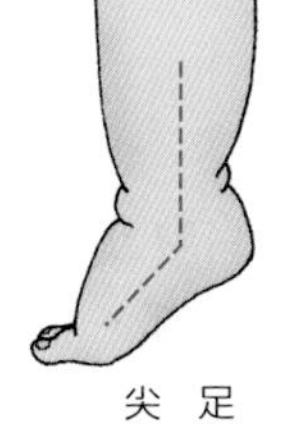

尖足

b

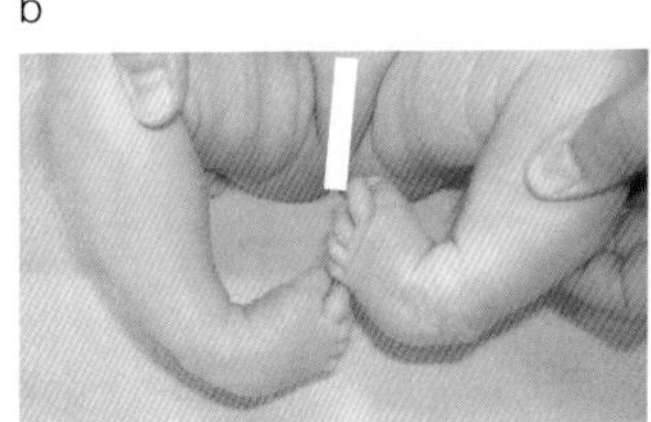

図15-7　先天性内反足

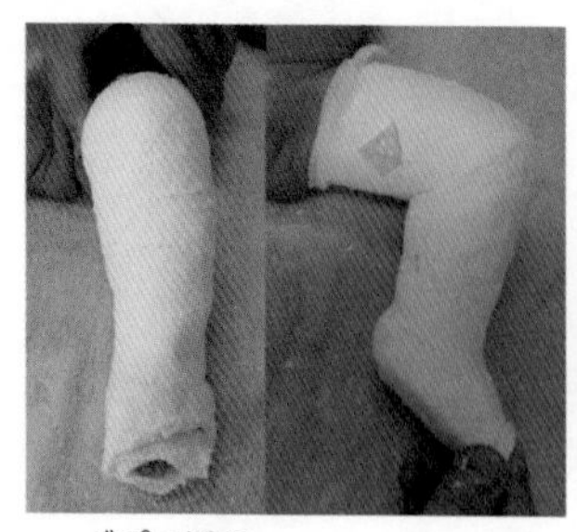
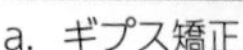
a. ギプス矯正

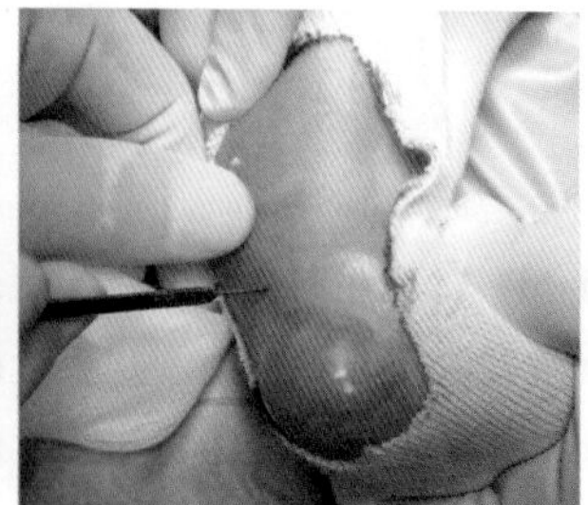
b. アキレス腱切離

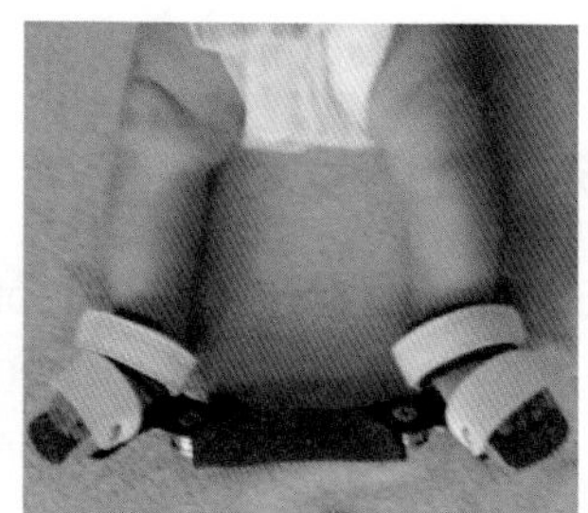
c. デニス・ブラウン装具

図15-8　**先天性内反足の矯正治療**

4 経過・予後

Ponseti法を行った後，再発や変形の残存が認められる場合は手術が必要となる．再発や遺残変形は10％前後である．適切な治療を行えばスポーツも問題なく行うことができる（図15-9）．

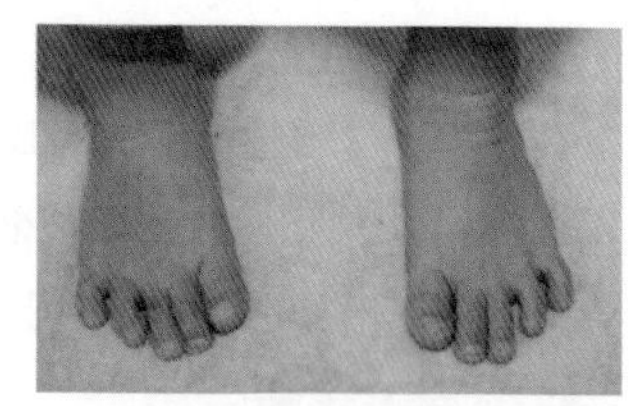
図15-9　**先天性内反足治療後（３歳）**

5 ナーシングチェックポイント

ギプス巻きを行う際には医師のサポートに入る．保護者にギプスを巻いた後の注意点について説明を行う．足趾の色・位置を確認する．蒼白であればギプスによる血行障害が疑われるので直ちにギプスカットする必要がある．また，足趾が先端から引っ込んでしまった場合は，ギプスがずれて皮膚障害を起こすため注意する．

4 先天性筋性斜頸

先天性筋性斜頸（congenital muscular torticolis）は頸部の筋肉の損傷などが原因となり頭部が傾く病態である．頻度は0.3～２％といわれている．

1 発症機序・原因

初産児や難産，骨盤位分娩に多いとされる．まれではあるが両側性もある．原因は明らかではないが，子宮内での姿勢などで**胸鎖乳突筋**の血流が悪くなったり，圧迫されたりすることでコンパートメントになり，虚血が生じ，胸鎖乳突筋が線維化して短縮することで生じるといわれている．

2 病態・症候

生後直後より頸部の腫瘤として触知する．腫瘤は生後２～３週で最も大きくなる．その後，腫瘤は触れづらくなり，索状物になっていく．短縮すると首が患側へ側屈して，対側へ回旋する（図15-10）．

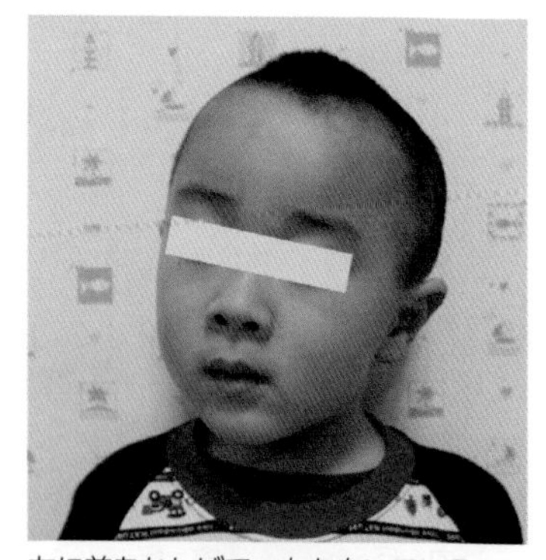
左に首をかしげて，右を向いている．

図15-10　**左筋性斜頸**

3 検査・診断

頸部の可動域を確認する．回旋，側屈で左右差の有無を自動・他動的に確認する．胸鎖乳突筋の緊張をみる（図15-11）．頭部・顔面の非対称を認める．新生児期であれば頸部腫瘤を超音波検査で確認できる．鑑別すべき先天性斜頸として眼性斜頸と骨性斜頸

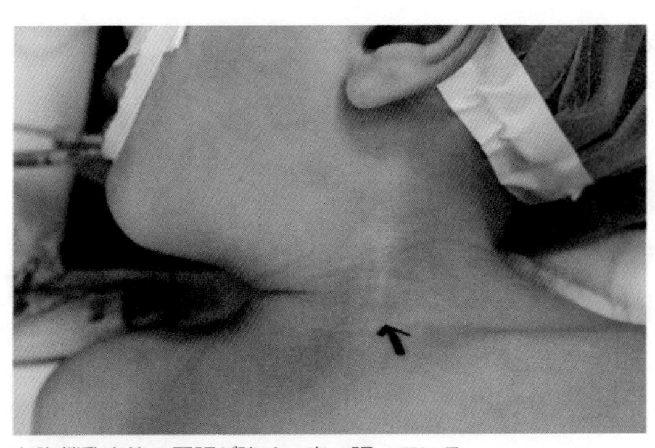

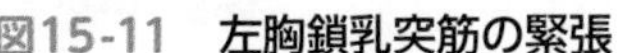

左胸鎖乳突筋の緊張が強く，突っ張っている．

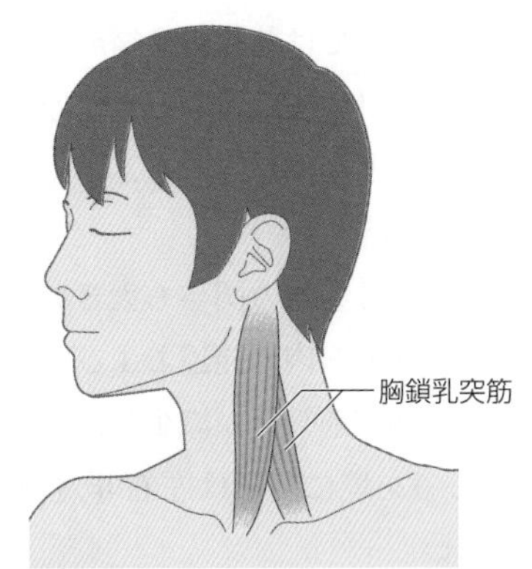

胸鎖乳突筋の緊張

図15-11　左胸鎖乳突筋の緊張

がある．骨性斜頸はX線で鑑別する．眼性斜頸であれば徒手的に斜頸は矯正される．

新生児期に頸部腫瘤に気付いていると診断は明らかであるが，幼児期に気付くと診断が難しくなることがある．

4 治療・経過・予後

1歳ごろまでに約90％の症例が自然治癒する．胸鎖乳突筋のマッサージはかえって腫瘤の線維化を促進してしまう可能性があり，禁忌である．斜頸が残存してしまった場合は手術療法を就学前までに行うのが望ましい．年長になって手術を行った場合は，顔面や頭部の非対称などの変形は改善が見込めない．

自然治癒や手術治療を行っても再発する場合があるので成長終了まで経過をみる．

5 ナーシングチェックポイント

新生児に向き癖がある場合は頸部腫瘤の有無を確認する．向き癖を治す育児指導を理解しておくことが大切である．

5 漏斗胸

漏斗胸（pectus excavatum，funnel chest）は胸壁が陥凹（かんおう）変形している病態である．漏斗胸の発症頻度は，出生400人あたり1人とされ，発症頻度に人種差はない．男女比は2～3：1とされ男児に多い傾向にある．鳩胸も漏斗胸と同様に**先天性胸郭変形**に分類されるが，その頻度は漏斗胸の10分の1程度である．

1 発症機序・原因

家族内発生もしばしばみられ，一定程度の遺伝的要素の関与が考えられる．また，マルファン症候群やその類縁疾患など，結合織の異常を示す遺伝性疾患の一症状として生じることもある．

多因子疾患とされ，いくつかの成因が報告されているが確定したものはな

plus α

向き癖を治す方法

音が出るおもちゃや明るい窓，明かりを向き癖のあるほうと反対側になるように置く．丸めたバスタオルを肩からおしりまで入れて体ごと傾くようにするとよい．

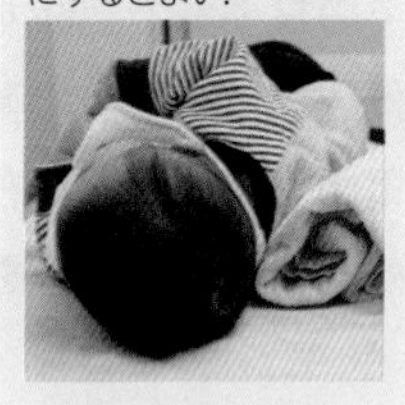

plus α

漏斗胸が関連する症候群

漏斗胸が身体的特徴となる症候群の代表としてマルファン症候群が挙げられる．漏斗胸と診断され治療が考慮される思春期前の時期においては，ほかの身体的特徴が明確でない場合が多い．同症候群での早期治療は，思わぬ変形を惹起する可能性があり注意を要する．また，同症候群の類縁疾患としてロイツディエーツ症候群があり，動脈病変をはじめ，より低年齢で各症状を発症するのが特徴である．マルファン症候群の診断基準では鑑別できないため注意を要する．

い．主な成因としては肋軟骨を構成する膠原線維（コラーゲンタイプⅡ）の異常，上気道狭窄（扁桃肥大など）が原因で吸気時に胸腔内が陰圧となることで発症するものなどが挙げられる．

2 病態・症候

変形の増悪には姿勢の関与も大きい．この姿勢不良は，胸郭変形自体の影響の結果，体幹部の筋肉の発達および呼吸パターンにも影響を及ぼす．形態的には成長に伴い胸郭前後径が減少し，胸郭は扁平化する．また，この扁平化とともに10歳ごろを境に変形は左右非対称になるが，変形は右側でより高度となる場合が多い．

前胸壁中央部の陥凹変形が特徴で，心窩部に向け陥凹は高度となる（図15-12a）．下肋部付近の肋骨弓が突出する場合もある．成長に伴い左右非対称を生じることがあり，この場合は側弯を合併することが多い．

また，陥凹変形により内臓器が圧迫されることによる症状を示す．幼小児期にみられる症状としては呼吸器系に関するものが多く，呼吸路が圧迫されることで喘息様症状，無気肺や繰り返す肺炎などがみられる．思春期以降では，心臓の圧迫症状（図15-13a）として運動時の易疲労性や心悸亢進を訴えることがある．

> plus α
> **胸郭構造**
> 胸郭を構成する組織として胸骨，肋骨（肋軟骨）および脊椎が挙げられる．このうち胸骨は，胸骨柄，胸骨体，剣状突起の三つに大別されるが，胸骨体はさらにいくつかの骨成分が軟骨で結合されている．この軟骨部分は５歳ごろから尾側方向から頭側方向に向かい骨化を生じるが，この変化が成長に伴う胸郭形態の扁平化に関与する．

3 検査・診断

体表観察にて本症を疑う．姿勢により骨格バランスが変化することから立位での良姿勢で判断することが望ましい．単純X線写真の正面像で心陰影の左側偏位が，側面像で胸骨下端が背側へと落ち込んだ像が観察される．代表的な心電図異常としては右軸偏位，右脚ブロックが挙げられる．呼吸機能検査では一般的に拘束性障害を呈することが多い．

> plus α
> **漏斗胸体型**
> 漏斗胸の身体的特徴としてはやせ型高身長が一般的とされる．高身長を生じる理由はマルファン症候群と同様に膠原線維の脆弱性があることに起因する．一方，食事摂取量が少ないなどを相談される場合が多いが，これは胸郭変形に伴い前方からは肋軟骨などの胸郭組織が，頭側からは偏位した胸腔内臓器（心臓など）が，右側からは偏位した肝臓が胃を圧迫し，その結果胃の拡張スペースが失われることが原因と考えられる．

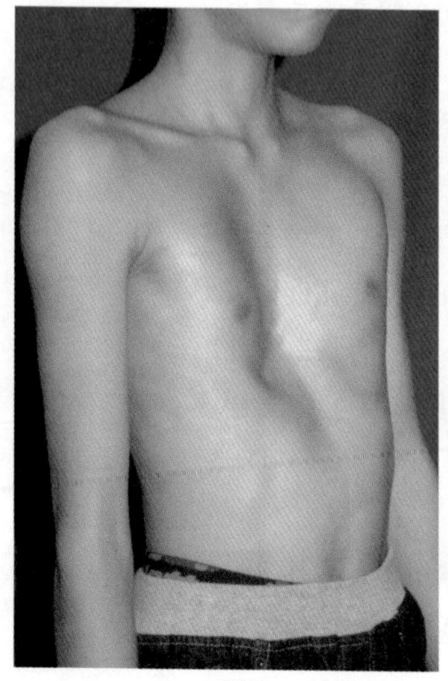

a．術前

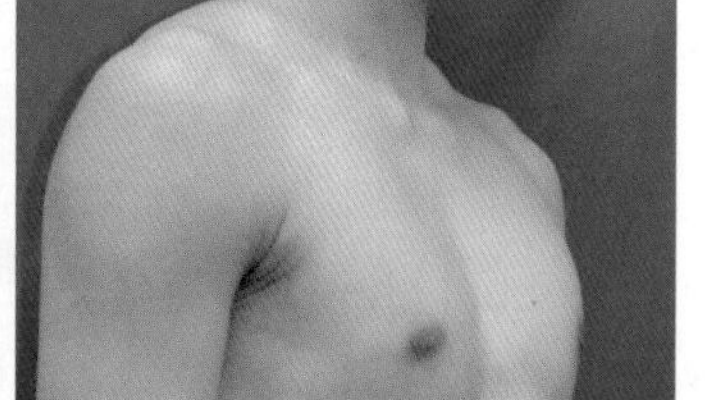

b．バー抜去後２年

図15-12　漏斗胸（12歳，男）

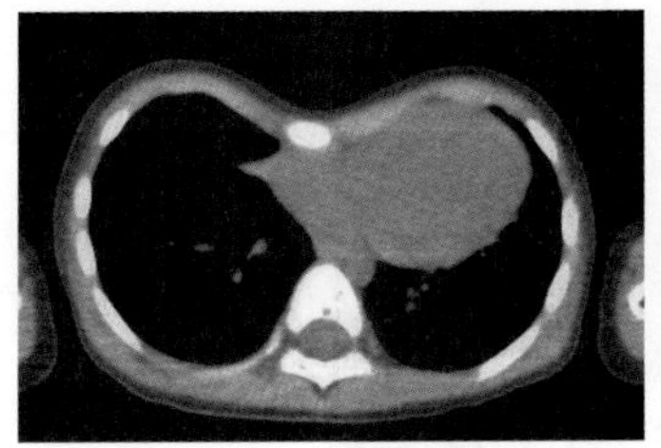
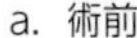

a. 術前

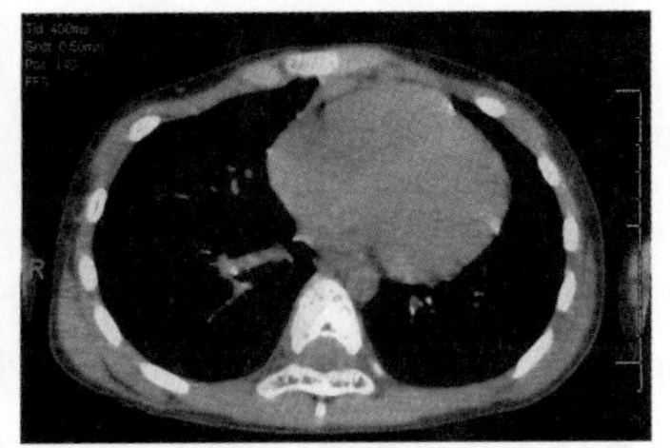

b. 術後
心臓の圧迫が解除されている.

図15-13　Nuss法による矯正治療前後（CT像）

手術適応の客観的判断法としてはCT検査でのHaller Index*が一般的である（図15-14）.

index=b/a

図15-14　変形の客観的評価法（Haller Index）

4 治療

現在，最も一般的な治療が**Nuss法**と呼ばれる矯正治療である．胸腔内に金属製（チタン合金）のバーを挿入し陥凹部を挙上する．矯正に用いたバーは約３年後に抜去する（図15-12b）．胸郭の厚みも再建されることから内臓器の圧迫の解除が期待できる（図15-13b）．矯正治療であることから胸郭の可塑性を考慮する必要があり，治療至適時期としては6～12歳ごろとされる.

変形した肋軟骨などを切除し形成する術式もある．至適年齢を外れた症例や複雑な変形を有する症例では，これらの手技を併用した治療が行われる.

用語解説*

Haller Index

最陥凹部での胸郭横径を胸郭縦径で割ったもので3.5以上が手術適応とされる.

5 ナーシングチェックポイント

胸郭は自我形成において重要な組織とされる．そのため漏斗胸変形は患児に精神面でのコンプレックスを生じている場合も多い．また，自然経過において改善が期待しにくいものの，日常生活に大きく影響するような身体面での症状がないため，単なる形態面での異常として経過観察されている場合が多い．しかし，より有用でかつ安定した治療結果を得るためには，おおよその治療至適時期が決まっている．これらのことからも，小児期早期のうちに専門医を受診するよう指導することが大切である.

引用・参考文献

1) Pauli, R.M. et al. “Achondroplasia”. Cassidy and Allanson’s Management of Genetic Syndrome. Carey, J.C. et al. eds. 4th ed, Wiley, 2021, p.9-30.
2) Legare, J.M. “Achondroplasia”. GeneReviews. University of Washington. https://www.ncbi.nlm.nih.gov/books/NBK1152/,（参照2023-11-10).
3) 平成29年度日本医療研究開発機構研究費成育疾患克服等総合研究事業乳幼児の疾患疫学を踏まえたスクリーニング等の効果的実施に関する研究．乳児健康診査における乳児股関節脱臼二次健診の手引き．日本小児整形外科学会. 2018-03-16. http://www.jpoa.org/wp-content/uploads/2013/07/180306.pdf,（参照2023-11-10).
4) 日本形成外科学会，日本創傷外科学会，日本頭蓋顎顔面外科学会．形成外科診療ガイドライン１ 2021年版：皮膚疾患/頭頸部・顔面疾患/体幹・四肢疾患．第２版，金原出版，2021.

2 後天性疾患

1 上腕骨顆上骨折

上腕骨顆上骨折（supracondylar humerus fracture）は小児の肘関節周囲の骨折の中で最も多い骨折であり，3～8歳に多い．高所（ブランコや鉄棒など）からの転落時に手をついて転倒して起こることが多い．

1 病態・症候

肘関節の疼痛，腫脹，変形を認める．神経障害，循環障害を起こしやすいため，受傷後早期は注意が必要である．

2 検査・診断

上腕骨顆上骨折は単純X線で診断する．転位が少ないと単純X線ではっきりしないこともあるため，その場合は数日～1週間後に再度単純X線を行う（図15-15a）．神経障害の有無も確認する．

3 治療・経過・予後

治療法の決定のために骨折の転移の程度を**Gartland分類**で評価する（表15-1）．転位がほとんど認められない場合，徒手整復で良好な整復位が獲

表15-1　Gartland分類

分類	所見	合併症
Ⅰ型	転位なし	
Ⅱ型	転位あり（後方皮質の連続性あり）	
Ⅲ型	皮質の連続性なし A：遠位骨片が後内方へ転位 B：遠位骨片が後外方へ転位	A：内反肘変形になりやすい
Ⅳ型	多方向の不安定性がある	血管神経損傷になりやすい

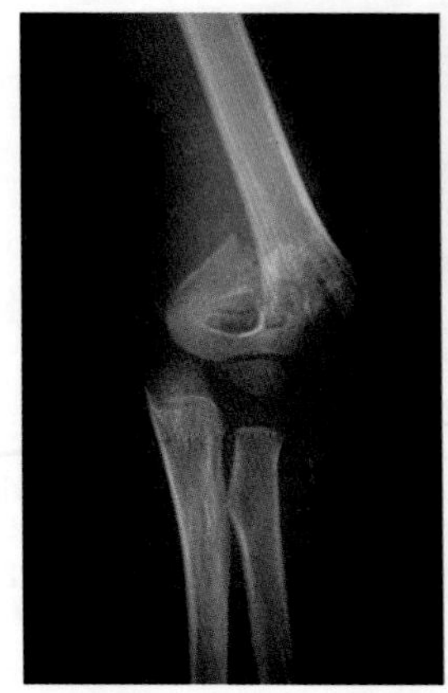

a. 受傷状態

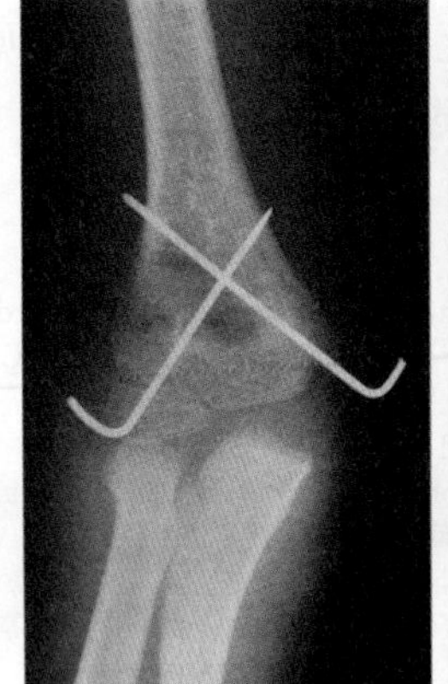

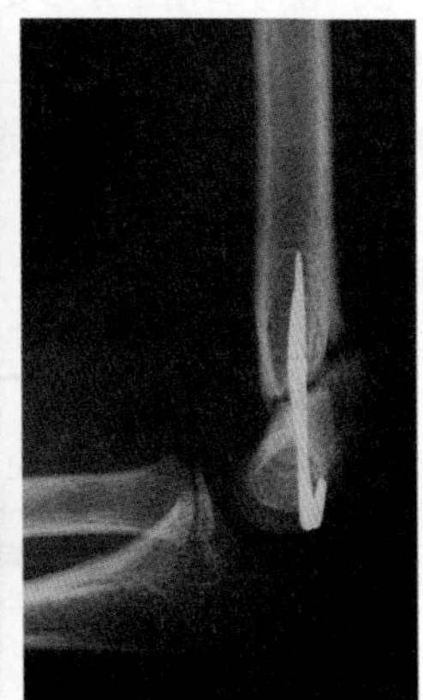

b. 経皮的ピンニング固定

図15-15　上腕骨顆上骨折（X線像）

得できれば上腕から手関節を含めたギプス固定を3～5週間行う．治療途中で転位がないかを1週間ごとに確認する．

良好な整復位が取れない場合は手術で経皮的ピンニング固定を行う（図15-15b）．不十分な整復位だと変形治癒を起こし，**内反肘**（図15-16）や屈曲障害を残すため正確な整復が必要である．変形治癒した場合には骨切りなど手術を必要とする．ギプス固定を90°以上で行うと血行障害を起こしやすいので注意する．早期の合併症に**フォルクマン拘縮***を引き起こすことがあるため，数日は注意を要する．フォルクマン拘縮を引き起こした場合は重篤な**神経麻痺**を残すことになる．

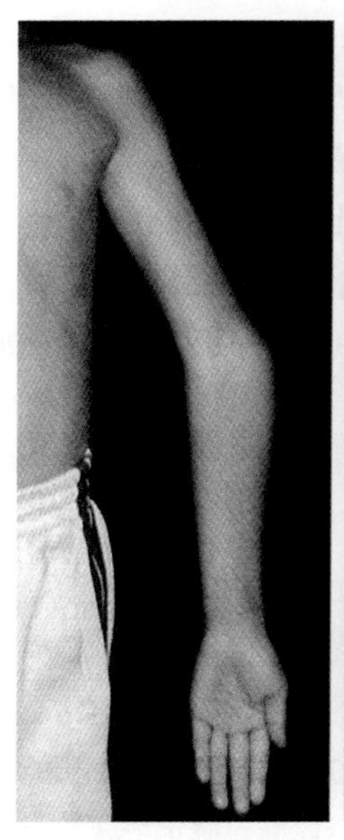
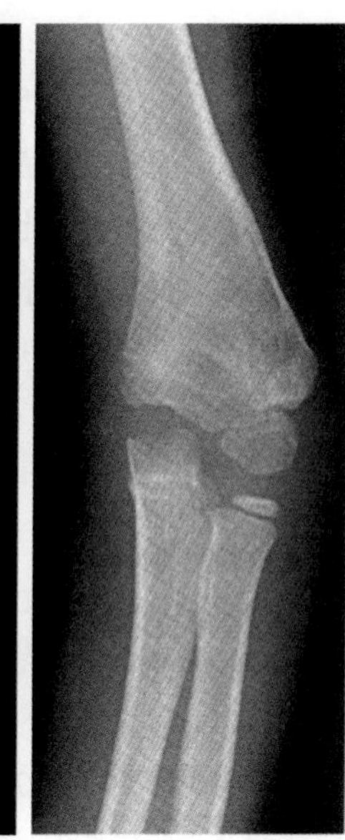

図15-16　内反肘

4 ナーシングチェックポイント

ギプス固定後にフォルクマン拘縮を起こさないことが重要であるため，神経障害と血行障害の確認が大切である．色調（手指の退色反応）の観察，橈骨（とうこつ）動脈の触知，手指のしびれや激しい疼痛の有無を確認する．クッションやバスタオルで患肢を挙上するなどのポジショニングケアを行う．永続的な障害を残す可能性があるので変化に気付いたら躊躇（ちゅうちょ）なく医師に相談する．

> 用語解説*
> **フォルクマン拘縮**
> 骨折などの外傷後に生じる局所の腫脹により，四肢の筋膜で仕切られた区域内の内圧が異常に高まり，その結果，循環障害を生じその区域内の筋組織に壊死を生じさせる合併症．異常な疼痛や末梢での動脈拍動が触知できない場合には，即時圧迫の原因となっているギプスや包帯を緩め，それでも回復しない場合には緊急で筋膜切開術を行う必要がある．

2 単純性股関節炎

単純性股関節炎（transient synovitis of the hip）は一過性に発症する跛行（はこう），下肢痛を愁訴とする予後良好な疾患である．6歳前後にピークがあり3～10歳に発症する．やや男児に多い．

1 原因

原因は不明であるが，先行するかぜ症状や発熱があることがあるためウイルス感染が原因ともいわれている．

2 病態・症候

関節液が貯留し，股関節に疼痛が生じる．股関節を屈曲，内転させると股関節への圧が強くなり疼痛を誘発する．安静により炎症が消失すれば歩行可能となる．

3 検査・診断

本疾患は関節液の軽度貯留を認める以外，特に異常所見が認められない．**化膿性股関節炎***，ペルテス病（➡p.368参照），若年性特発性関節炎（JIA）（➡p.135参照）などの疾患を除外することが重要である．発熱があれば化膿性股関節炎を疑い，関節穿刺（図15-17）や血液検査を行う．

単純X線検査では明らかな異常を認めないが，ペルテス病と鑑別するために

> 用語解説*
> **化膿性股関節炎**
> 化膿性股関節炎は1歳前後に多く発症する．38℃以上の発熱，おむつを替えるときに啼泣，仮性麻痺（患肢を全く動かさない）を呈する．関節切開・排膿の緊急手術，抗菌薬の投与が必要である．治療が遅れると骨頭変形を残す．

も必要な検査である．超音波検査で関節液の貯留を確認できる．はっきりしない場合はMRI検査や関節穿刺を行う．MRI画像では関節液の貯留を確認でき，関節穿刺では炎症性の関節液は透明な黄色を，化膿性は黄濁色を認める．

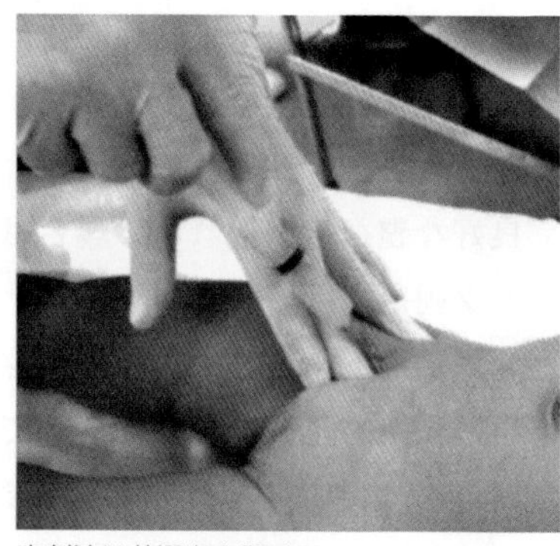

穿刺液は黄濁色を認める．

図15-17　化膿性股関節炎の関節穿刺

4 治療・経過・予後

1～2週間の安静療養で治癒する．疼痛が強い場合には入院にて牽引治療を行ってもよい．改善しない場合はペルテス病やJIAの可能性もあるため，再度X線検査を行うなど，精査を進める必要がある．

5 ナーシングチェックポイント

股関節に痛みを訴えるとは限らず，膝や大腿部を痛がることも多いので注意する．受診時に必ず発熱を確認する．化膿性股関節炎であれば緊急手術が必要であり，ペルテス病も初期には見落とされやすい疾患であるので注意が必要である．診断が確定できない場合は，精査安静目的で入院することもよい選択である．

3 ペルテス病

ペルテス病（Perthes disease）は大腿骨頭への血流障害により**大腿骨頭壊死**を生じ，**跛行**や股関節痛を呈する．ペルテス病は3～12歳，特に5～8歳に発症することが多い．男児に多く，女児の3～5倍で，両側例は10～15%である．

1 原因

5～8歳ごろの大腿骨頭への血流は，外側の血管のみで栄養されている．そのため，この時期に外傷や凝固異常が契機で血行障害から骨頭が阻血となり，壊死すると考えられている．

2 病態・症候

ペルテス病では一度骨頭は壊死するが，大人の骨頭壊死とは異なり再生される．完全に再生されるまでには3～4年を要する．骨頭が壊死すると壊死範囲が硬化→吸収→圧壊する．その後骨頭の修復（骨新生）が始まり治癒していく．

症状は股関節痛を訴えるよりも大腿から膝を痛がる症例が多い．跛行を認めるほか，股関節屈曲内転で疼痛・抵抗があり，股関節外転制限を認める．

3 検査・診断

単純X線正面像は早期でははっきりしないこともあるため，側面像も必ず撮影する．骨頭に骨硬化像や透亮像を認め，荷重部の骨頭の扁平化を認める（図15-18）．早期診断にはMRI検査が有用である．T1，T2強調画像で低信号を呈し，関節液の貯留も認める（図15-19）．早期では骨頭の高さが低くなる．進行すると圧壊が進む．壊死範囲の広がりによるCatterall分類や残存部に基づく**Herring分類**（図15-20）があり，予後判定の指標となる．

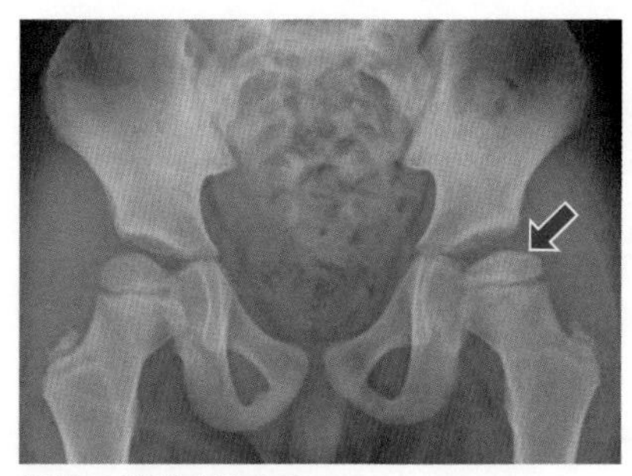

骨頭の扁平化を認める．

図15-18　左ペルテス病（X線像）

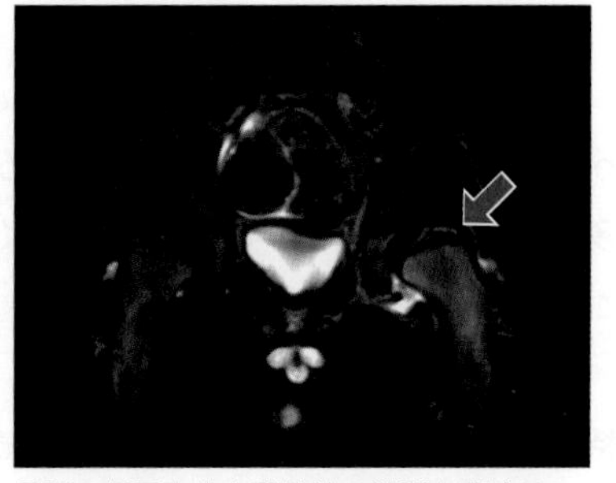

骨頭の信号変化と関節液の貯留を認める．

図15-19　左ペルテス病（MRI像）

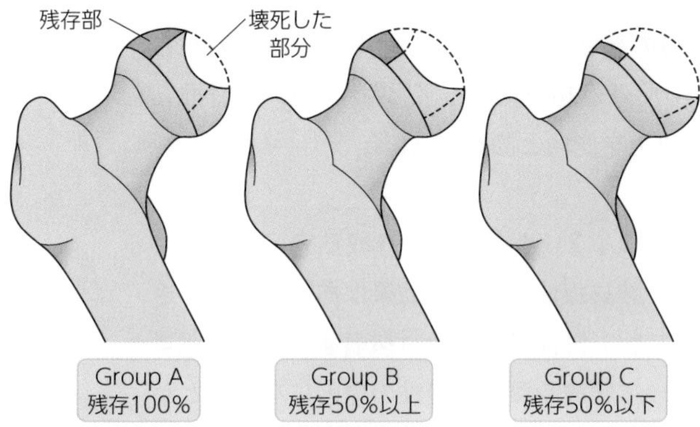

予後・成績はA>B>Cの順でAが最も良好とされる．

図15-20　Herring分類

4 治療・経過・予後

治療の目標は，骨頭の変形を残さないように球形の丸い骨頭に再生させることである．そのためには，①骨頭に荷重をかけないこと，②骨頭を臼蓋の中にすっぽりと覆うこと（containment療法）が必要である．

治療法には保存治療と手術治療がある．保存治療は牽引や免荷，股関節外転装具療法（Tachdjian装具，A-cast）である．手術治療には大腿骨内反骨切り術や臼蓋形成手術（Salter手術）があり，保存治療で不良な症例や年長児などでそれぞれ適応がある．

骨頭の外側が壊死していないほど予後良好である．

5 ナーシングチェックポイント

ペルテス病に罹患する患児は元気で活発なことが多い．多動の男児に多いという報告もある．初期に牽引療法や装具療法による安静を保てず，治療のコンプライアンスが得られないこともまれではない．また，治療期間は長期に及ぶため，家庭環境や学校環境などの協力と理解を要する．治療環境を構築するための指導とコーディネートを行うことが適切な治療を継続するために非常に重要である．

4 脊柱側弯症

脊柱側弯症（scoliosis）は脊柱が弯曲，回旋している状態である．10歳前後に発症することが多い．頻度は１～２％で女子が多く，男児の５～８倍である．やせ型の女子に多い．

1 原因

原因がわからない**特発性側弯症**が全体の80％を占める．先天的な椎体奇形や，側弯を起こしやすい症候性の側弯もある．成長期（成長スパートの時期）に進行しやすい．

2 検査・診断

脊柱側弯症の身体所見では，①肩の高さの左右差，②肩甲骨の高さの左右差，③ウエストラインの左右差，④肋骨隆起を認める（図15-21）．全脊椎立位正面像で**Cobb角**を測定し，10°以上を側弯と診断する．

3 治療・経過・予後

Cobb角が25°以上で装具療法（図15-22）を開始し，骨成熟完了するまでは進行するため継続する必要がある．装具療法では改善効果はあまり期待できず，進行を抑えるために行う．最低でも１日10時間以上は装着することが望ましい．腰椎カーブが残ると成人になって腰痛や腰椎の変性の原因になることがある．Cobb角が45°以上で手術を検討する．手術は脊柱後方矯正固定術が行われる（図15-23）．将来の呼吸機能障害を防止することが最大の目的である．

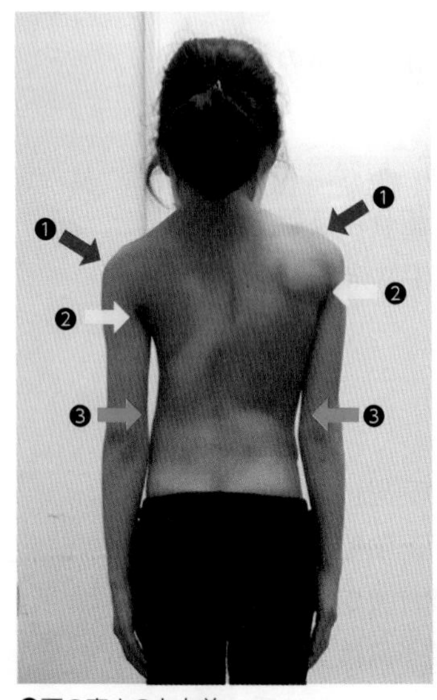

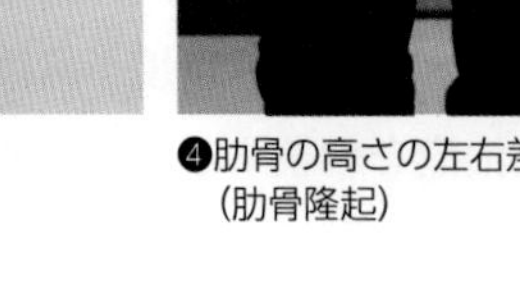

❶肩の高さの左右差
❷肩甲骨の高さの左右差
❸ウエストラインの左右差

❹肋骨の高さの左右差
（肋骨隆起）

図15-21　脊柱側弯症の診察法

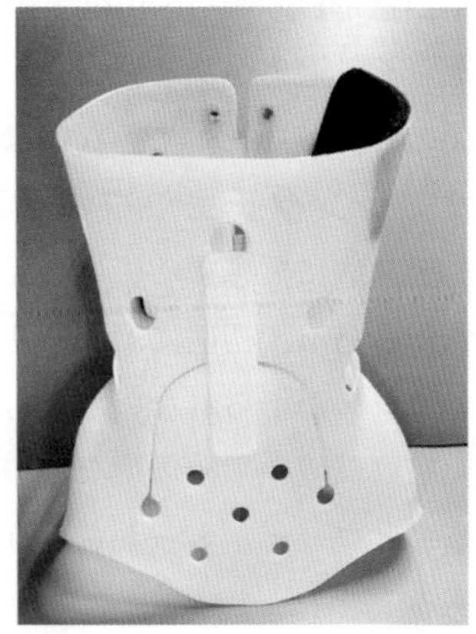

図15-22　コルセット装具

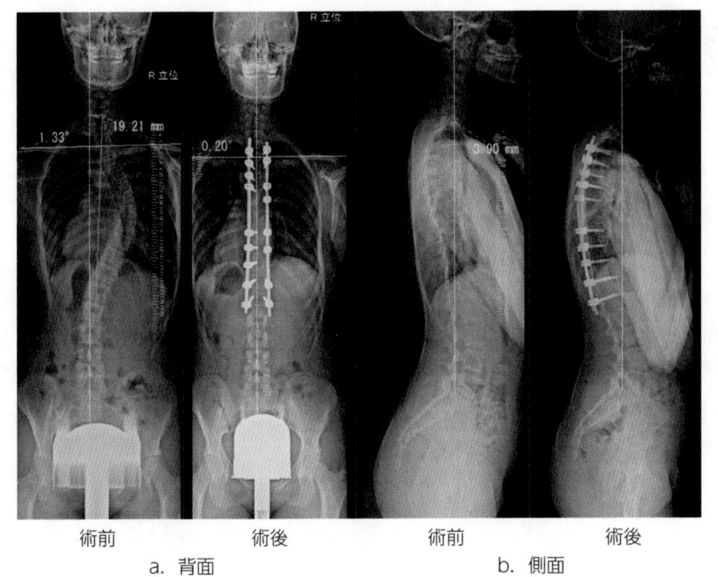

術前　術後　術前　術後

a. 背面　b. 側面

図15-23　脊柱後方矯正固定術（X線像）

4 ナーシングチェックポイント

現在は側弯の検診が学校健診に組み込まれている．４項目のうち一つでも当てはまれば二次健診を受ける．装具装着は日常生活において精神的負担となるため，コンプライアンスが悪い場合も少なくない．装着する必要性を本人に理解してもらい，装具による不具合がないかを確認していくことが大切である．また，身長の変化が治療を評価する上で重要であるため，診察の前に必ず測定する．女児であれば初経から約２年以内に骨成熟が終了するため，思春期の女児への診察や治療継続に同性の医療者の介入が大切である．

引用・参考文献

1) 日本小児整形外科学会教育研修委員会編．小児整形外科テキスト．改訂第２版，メジカルビュー社，2016，p.80-88.

3 運動器疾患をもつ子どもと家族への看護

1 先天性股関節脱臼（DDH）

事 例

Aちゃん，５カ月，女児．

家族構成：父（会社員），母（主婦），姉４歳．

現病歴：４カ月健診で左側の開排制限と大腿に左右非対称のしわが認められたため，専門病院を紹介受診．単純X線でも左股関節脱臼像を認め，牽引療法目的で入院となった．母乳育児のため母親が付き添うこととなった．身長58.0cm，体重6,580g．

1 牽引治療に対する看護

開排位持続牽引整復法での**牽引治療**は第１段階（**水平牽引**），第２段階（**開排牽引**），第３段階（**開排全開位**），第４段階（**ギプス固定**）の過程をたどる．

1 牽引治療に伴う合併症の予防と早期発見

循環・神経障害　包帯を第１段階では足首から鼠径部，第２・３段階では膝窩から鼠経部まで巻き上げるが，それぞれ足関節・膝関節に包帯がかからないようにし，関節の動きを妨げないようにする．巻き直し後は皮膚色や足背動脈を確認する．錘で包帯がずれやすいため，夜間も頻回に巡回を行う．

皮膚障害　下肢は常に皮膚にトラックバンドが密着している状態となり，包帯のずれによって皮膚トラブルが起こりやすい．さらに上半身も抑制帯で固定されているので通気性が悪い．保清のときは全身を確認し，皮膚のバリア機能を正常に保つため保湿をしっかり行う．実際に皮膚トラブルが起きたときは症状を確認し，医師に報告，適切な処置を行い経過観察を行う．

その他　環境の変化や栄養摂取量の変化，活動量の変化などに伴い，便秘や下痢，体重増加不良，睡眠時間の変調による生活リズムの崩れなどさまざまな問題が起こる可能性がある．家族が付き添っている場合は家族の体調不良が起こる場合もある．日々，普段の様子と比べてどうかを確認していく必要がある．

2 治療段階に沿った看護と退院に向けての支援

第１段階では，牽引と入院生活に慣れるよう関わっていく．牽引中に児が泣いたら添い寝→授乳→牽引を外して抱っこの順で試していく．先が見えない治療に不安が募る家族の気持ちに寄り添う看護も必要となる．

Aちゃんには入院当日より左右重錘（じゅうすい）２kgによる水平牽引が開始された．慣れないため啼泣が激しかった．母親に牽引療法時の注意点や包帯の巻き方を指導し，できるだけ牽引を継続した．入院２日から，起床から消灯までは２時間ごとに巻き直しを行い，１日の生活のしかたを母親に説明した．昼間の１

時間の牽引休憩時間を利用して入浴やプレイルームでの気分転換をし，患児に対してはベッドサイドでの保育士による遊びを取り入れ，母の休息も取れるようにした．就寝時の啼泣が激しいときもあったが，入院７日ごろから徐々に慣れてきて，啼泣時間が軽減し牽引時間が増加していった．

第２段階になると，牽引の方向と包帯を巻く場所が変わるため，皮膚トラブルが起こりやすくなってくる．この時期に突然いつもと様子が違って，大泣きすることがある．その場合は股関節が整復される状態の可能性があるため，医師にすぐ報告する．

Aちゃんは定期的な単純X線撮影で左骨頭の下降を確認しながら，重錘の増加が行われ，５週目に入って第２段階に移行した．医師により10～20°ずつの開排が進められた．膝窩に負担がかかりやすいため，短く切ったトラックバンドを挟み２時間ごとにずれてきたらすぐに巻き直しを行った．

第３段階は牽引を外せなくなるため，股関節の角度を変えないよう注意しながら保清や包帯の巻き直しを行う．Aちゃんは６週目に入って開排全開位となり第３段階となった．牽引は外せないため，ベッド上での保清を母親と一緒に行い，ギプス固定後の自宅での育児方法に備え，保清物品について指導した．

第４段階はギプス巻きとなる．石膏ギプスのため，完全に乾くまで抱っこは禁止し，ずれや破損に注意する．ギプスを濡らさないようパッドとおむつの当て方に注意する．ギプスが乾けば退院となる．退院後も治療は続くが，おむつの当て方や保清の方法，移動のしかたなどが今までと異なってくるため，入院期間中に時期をみて家族が理解・準備できるよう支援していく．

Aちゃんは，幸い皮膚にはトラブルが起こることなく７週目に第４段階となった．ギプスを汚さないようにするためのおむつの当て方や，保清の方法，育児の工夫について具体的に指導し，ギプスが乾いたら安全な移動や抱っこについての注意点を伝え，入院８週間で退院となった．

2 成長発達段階に適した看護

股関節脱臼で入院する児の多くは乳児であり，乳児期は著しい心身の成長とともに，生活リズムの形成が始まる．治療によりさまざまな支障が生じるが，可能な限り成長発達を促していけるよう関わっていく必要がある．例えば，牽引中でも可能な遊びや五感への刺激を与えたり，離乳食は継続して行うなどである．

3 家族・きょうだいへ及ぼす影響と支援

長期入院に伴い家族の役割が変化したり，きょうだいへの影響があることは明らかである．家族の機能を維持し，家族の意向や希望に沿うように家族支援を行っていく必要がある．

2 上腕骨顆上骨折

事例

Bちゃん，6歳.

骨形成不全症と診断されたADL一部介助の患者である．片言での会話や表情，ハンドサインを使用してコミュニケーションをとることができる．普段は両親と自宅で生活しており，治療のため入退院を繰り返している．今回，入院中に突然右腕を動かさなくなり，看護師が右腕に触れると「痛い！」と声を上げ顔をしかめたり，看護師が触れようとする手を避ける動作がみられた．X線検査の結果，右上腕骨顆上骨折と診断された.

1 入院中の看護

基礎疾患から非常に骨折リスクの高い患者であるため，日常的に骨折に注意する必要がある．意思表示が困難な患者の場合は，骨折の早期発見のため患部の腫脹や発赤，浮腫などの症状以外に，普段と異なる様子がないか，バイタルサインに変動はないかを注意深く観察していく必要がある．また，在宅生活を送っている児の場合は，家族が普段からどのように骨折予防に努めているのかを入院時に情報収集し，カンファレンスで情報共有を行う.

2 骨折治療に対する看護

骨折診断後，すぐに保存的治療として**シーネ固定**を開始する．シーネ固定による循環障害や神経障害，皮膚障害を予防する．包帯が緩めばシーネを巻き直す．その際に，固定肢位を維持しながら巻き直しを行うため，2人以上で行う必要がある．シーネが皮膚に接触している部分を観察する．皮膚の清潔を保ち，異常発見時は速やかに医師に報告する.

- 循環障害　冷感，浮腫，皮膚色，毛細血管再充満時間（CRT）.
- 神経障害　疼痛，しびれ，知覚鈍麻，シーネ装着部位より末梢の運動障害.
- 皮膚障害　発赤，皮膚損傷，水疱形成.

3 成長発達に適した看護

小児患者は治療による発達や発育の阻害を最小限にとどめる必要がある．本事例の場合はハンドサインを使用して意思表現をしており，シーネ固定により普段行っている動作やしぐさ，遊びができなくなるため，それに替わるツールを考えていく必要がある.

4 家族への指導

家族が骨折治癒前に退院を希望する場合は，自宅で日常生活を過ごす中での注意点を家族が把握しておく必要がある．そのため，循環障害や神経障害，皮膚障害の観察を自宅でも行えるよう，整形外科医師から家族が説明を受ける機会を設ける．後で見返すことができるため，注意点や医師からの説明内容をまとめた紙面を作成し，家族に渡すことが望ましい．入院中に家族と一緒に清潔ケアを行い，清潔ケア方法やシーネの巻き直し方法について指導する．また，リハビリテーションスタッフなど他職種に協力を仰ぎ，シーネ固定中の安全な抱っこでの移動方法の指導や小児用車椅子の調整を行う．

家族の不安が強い場合は，訪問看護の導入も検討する必要がある．その際は，清潔ケアの方法やシーネ固定中の注意点，巻き直しの方法を病棟看護師から訪問看護師にレクチャーする機会を設ける．

臨床場面で考えてみよう

Q1 ギプス固定を行った後，数日以内に注意するべきこととしてどのようなことが考えられるか．

Q2 乳児健診では，先天性股関節脱臼についてどのような項目がチェックされるか．

Q3 牽引治療を受ける乳児に付き添っている母親から４歳の姉のことが心配と相談された．どのような対応が考えられるか．

Q4 15歳男子．脳性麻痺と診断されADL全介助の患者である．今回，左大腿骨転子部骨折を発症し，殿部から足関節にかけてギプス固定による治療が行われた．家族からギプス固定中のおむつの交換方法とそのほかに気を付けることを質問された．どのような対応が考えられるか．

考え方の例

1 骨折，術後，先天性内反足などでギプス固定を行った場合は，いちばんに血行障害に注意し，生じた場合には直ちにギプスをカットする必要がある．泣きやまない，強い疼痛，手指・足趾の末梢の色調が蒼白になる，しびれといった症状に注意する．自宅に戻った場合も家族にそのような症状が出たらすぐに病院に連絡するよう説明する．

2 ①股関節開排制限，②大腿皮膚溝の非対称，③家族歴，④女児，⑤骨盤位分娩を確認する．疑わしければ必ず専門医への受診を勧める．乳児期（特に４カ月前後）に見逃すと年齢とともに治療が難しくなる．

3 患児のことは看護師や保育士が交代で看ていることを伝え，心配があれば代わりに父親が付き添うことができそうか，哺乳瓶は使えるかを確認し，病院の近くまで来てもらって数時間一緒に過ごす，母親が一度家に帰ってみるなどを提案しながら，母親が納得のいく方法を検討する．

4 体位制限がある場合はそれに従っておむつ交換を行う．家族へも同様に指導する．また，患側の安静を保ちながら安全におむつ交換を行うため，２名以上で行うことが望ましい．ギプス固定中はギプスと皮膚の汚染を予防する必要がある．本例は殿部にかけてギプス固定を行っているため，排泄物によるギプスの汚染が考えられる．また，排泄物が皮膚に長時間付着することにより皮膚障害を生じる可能性も考えられる．そのため，浣腸による排便コントロールや，排泄物が清拭できない部位の皮膚に付着しないよう尿取りパッドの選択やおむつの当て方を検討する必要がある．また，排泄物がギプス自体に付着することを防ぐため，ギプスに防水フィルムを貼付したり，取り換え可能な尿取りパッドを貼付したりして対応する．

◆ 学習参考文献

❶ **亀ヶ谷真琴編．こどもの整形外科疾患の診かた．第２版，医学書院，2019.**

❷ **永竿智久ほか．漏斗胸の治療．克誠堂出版社，2016.**

❸ **日本側弯症学会編．知っておきたい脊柱側弯症：側弯のしおり．改訂４版，インテルナ出版，2020.**
側弯症についてわかりやすく書いてある入門書．患者や家族の説明の参考になる．

16 神経発達症・心身医学的問題と看護

学習目標

- 小児の神経発達症・心身医学的問題にはどのようなものがあるかを理解する.
- 各疾患の発症頻度・発症機序・分類・病態変化など，疾病の概念についての知識を得る.
- 各疾患における症状，診断，治療を学ぶことで，疾患の特徴および治療上の注意点を知る.
- 神経発達症・心身医学的問題をもつ患児のアセスメントのポイント，また患児とその家族へ看護を展開するにあたって大切な事項を学ぶ.

1 神経発達症

1 知的能力障害（知的発達症／知的発達障害）

知的障害や精神薄弱と呼ばれていたこともあるが，**DSM-5***では**知的能力障害**〔intellectual disabilites（**知的発達症／知的発達障害**，intellectual developmental disorder)〕の診断名が用いられている．頻度は約１％で，男女比は1.5：１と男児が多い[1)]．

plus α

神経発達症

一般的に使われている発達障害はDMS-5では神経発達症と表記され，医学領域では神経発達症と呼ぶようになってきている．

用語解説*

DSM-5

米国精神医学会の精神障害の診断と統計マニュアル（diagnostic and statistical manual of mental disorders）の第５版．従来の精神障害の分類は成因論に基づく分類が中心であったが，DSM-5では客観的に観察し得る症状に基づいた精神障害の分類がみられる．

1 原因・発症機序

原因の脳障害が明らかなものと不明なものがある．前者では**表16-1**に示す疾患があり，中でも染色体異常が原因疾患の約20％を占め，ダウン症候群の頻度が最も高い．原因が明らかでないものでは遺伝要因の関与が大きい．

2 症候・合併症

知能検査で測定される**知能指数**（**IQ**）が平均以下であり，それにより日常の適応機能の有意な障害がある．併存症として自閉スペクトラム症や注意欠如・多動症，てんかんなどがある．行動面では常同行動や自傷行為がみられることがあり，特に自傷行為は知的能力障害の８～14％に合併し，IQ50以下で有意に多いとされている[2)]．

➡ てんかんについては，14章１節２項p.325参照．

3 検査・診断

知的能力障害は，IQの低下のみでは診断されず，日常生活の適応機能が障害されていることが診断に必要である．従来IQによる重症度として，IQ 50～69が軽度，35～49が中等度，20～34が重度，20未満が最重度と分類されていた．DSM-5では適応機能によって分類されるようになった．概念的（学問的）領域，社会的領域，および実用的領域の三つの領域のうち少なくとも一つの領域の障害によって学校，職場，家庭または地域社会のいずれかで適切な

表16-1　主な知的発達症の原因

染色体異常	ダウン症候群，脆弱X症候群，プラダー・ウィリー症候群
中枢神経系の異常	小頭症，滑脳症，脳梁欠損，二分脊椎
神経皮膚症候群	神経線維腫症，結節性硬化症，伊藤白斑
代謝性疾患	フェニルケトン尿症，ガラクトース血症，ウィルソン病
内分泌疾患	先天性甲状腺機能低下症，副甲状腺機能低下症
周産期障害	低酸素性虚血性脳症，頭蓋内出血
外傷・物理的要因	頭部外傷，脳血管障害
中毒	胎児アルコール症候群，鉛中毒
中枢神経感染症	先天感染症（風疹，サイトメガロウイルスなど），脳炎・脳症
てんかん	ウエスト症候群，レノックス・ガストー症候群

日本小児神経学会編．小児神経専門医テキスト．診断と治療社，2017，p.316．一部改変．

行動をとることができない場合に，適応機能の障害があると判断される．

4 治療・対応

健診で早期に発見し早期療育を導入する．保護者の不安をやわらげ，高すぎる要求水準にならないような，また言語化できない児の思いを理解する対応のしかたについて助言する．自傷行為や刺激に過剰に反応する場合などは薬物療法を行う．

5 ナーシングチェックポイント

同じIQでも理解度や認知度は異なるため，患者の個別性を理解して接することが重要である．口頭での説明だけでなく，絵や動画，玩具を用いたプレパレーションの工夫や，事故防止のための安全に配慮した環境整備が重要である．また，ケアを行う家族の不安や悩みを傾聴しながら支持的な態度で接し，必要に応じて福祉サービスの紹介なども検討する．

2 自閉スペクトラム症（ASD）

1943年にカナーが「早期乳幼児自閉症」を報告して以来，広汎性発達障害を経て，現在はDSM-5に規定される**自閉スペクトラム症**（autism spectrum disorder：**ASD**）としてまとめられている．頻度は100人に１人以上であるが，スペクトラムとしての概念になったことや診断感度の向上があり，診断例は増加している[4,5]．

1 原因・発症機序

遺伝的要因と胎内～出生後早期の環境要因により生得的に認められる．発症リスクを上げるいくつかの因子が報告されているが，明確な機序は明らかになっていない．

2 診断

診断は生育歴の聴取と行動観察に基づく．**表16-2**にDSM-5による診断基準[6]を示す．基準A・Bのような特徴が幼児期早期から認められ日常の活動が制限または障害されるが，障害を来さないレベルの特徴を有しているものも少なくない．これらは発達段階や年齢および環境によって大きく変化する．併存症としては知的発達症，注意欠如・多動症，うつ病，強迫性障害などがある．

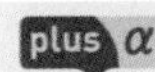

アスペルガー症候群

対人相互性の障害はあるがコミュニケーション自体の障害が目立たず，活動や関心の限局が顕著にみられる群．知的発達が良いため，独立した分類になっていたが，境界が曖昧で区別する意義も明確でないため，DSM-5ではASDの中にまとめられた．

コラム　スペクトラムの概念

自閉スペクトラム症は病態理解の変化とともに概念と診断名が変化してきた．1980年ごろから提唱された広汎性発達障害は自閉症の周辺群も含めた概念で，典型的な自閉症の周辺群も注目されるようになった．2000年代に入って，多様で連続性（スペクトラム）をもった周辺群の状態も含めた概念として自閉症スペクトラム障害が提唱された．さらに，その特性は障害レベルにはない人でも有しており，現在の診断名となっている．生来の特性が原因で日常生活に問題（気付かれにくいものも含め）が生じて支援を必要としている人を診断することで，適切な支援や治療につなげることが重要である．

表16-2　DSM-5による自閉スペクトラム症の診断基準

A．複数の状況で社会的コミュニケーションおよび対人的相互反応における持続的な欠陥があり，現時点または病歴によって，以下により明らかになる．
（1）相互の対人的-情緒的関係の欠落で，例えば，対人的に異常な近づき方や通常の会話のやりとりのできないことといったものから，興味，情動，または感情を共有することの少なさ，社会的相互反応を開始したり応じたりすることができないことに及ぶ． （2）対人的相互反応で非言語的コミュニケーション行動を用いることの欠陥，例えば，まとまりのわるい言語的，非言語的コミュニケーションから，アイコンタクトと身振りの異常，または身振りの理解やその使用の欠陥，顔の表情や非言語的コミュニケーションの完全な欠陥に及ぶ． （3）人間関係を発展させ，維持し，それを理解することの欠陥で，例えば，さまざまな社会的状況に合った行動に調整することの困難さから，想像上の遊びを他者と一緒にしたり友人を作ることの困難さ，または仲間に対する興味の欠如に及ぶ．
B．行動，興味，または活動の限定された反復的な様式で，現在または病歴によって，以下の少なくとも二つにより明らかになる．
（1）常同的または反復的な身体の運動，物の使用，または会話 （例：おもちゃを一列に並べたり物を叩いたりするなどの単調な常同運動，反響言語，独特な言い回し） （2）同一性への固執，習慣への頑ななこだわり，または言語的，非言語的な儀式的行動様式 （例：小さな変化に対する極度の苦痛，移行することの困難さ，柔軟性に欠ける思考様式，儀式のようなあいさつの習慣，毎日同じ道順をたどったり，同じ食物を食べたりすることへの要求） （3）強度または対象において異常なほど，きわめて限定され執着する興味 （例：一般的ではない対象への強い愛着または没頭，過度に限局したまたは固執した興味） （4）感覚刺激に対する過敏さまたは鈍感さ，または環境の感覚的側面に対する並外れた興味 （例：痛みや体温に無関心のように見える，特定の音または触感に逆の反応をする，対象を過度に嗅いだり触れたりする，光または動きを見ることに熱中する）
C．症状は発達早期に存在していなければならない（しかし社会的要求が能力の限界を超えるまでは症状は完全に明らかにならないかもしれないし，その後の生活で学んだ対応の仕方によって隠されている場合もある）．
D．その症状は，社会的，職業的，または他の重要な領域における現在の機能に臨床的に意味のある障害を引き起こしている．
E．これらの障害は，知的能力障害（知的発達症）または全般的発達遅延ではうまく説明されない．知的能力障害と自閉スペクトラム症はしばしば同時に起こり，自閉スペクトラム症と知的能力障害の併存の診断を下すためには，社会的コミュニケーションが全般的な発達の水準から期待されるものより下回っていなければならない．

DSM-5 精神疾患の診断・統計マニュアル．日本精神神経学会監修．髙橋三郎，大野裕監訳．医学書院，2014，p.49-50.

3 治療・対応

根本的治療はなく教育的および心理社会的アプローチが主体である．患児の行動の理由とその負担や不安について理解することが重要である．アリピプラゾールやリスペリドンなどの非定型抗精神病薬は，ASDの易刺激性，興奮性，パニックなどに対して一定の効果がある[7,8]．

4 ナーシングチェックポイント

感覚過敏や関心の強い対象物，パターン化した行動などから，独自の落ち着くものや行動を有していることが多い．慣れない外来や入院の環境下では，これらがあると落ち着いて過ごせるケースもある．言葉で多くのことを伝えるよりも視覚的に提示するほうがわかりやすい．見通しがもてないと不安が強くなりかんしゃくやパニックにつながりやすいため，検査や処置の内容はあらかじめ手順を絵カードで示すなどする．

3 注意欠如・多動症／注意欠如・多動性障害（ADHD）

注意欠如・多動症／注意欠如・多動性障害（attention-deficit/hyperactivity disorder：**ADHD**）は，不注意と多動性・衝動性いずれか，または両方の持続的な特徴により社会的および学業的・職業的活動に影響を及ぼすものとされる[9)]．小児期５％，成人期2.5％の記載[10)]もあるが，報告により異なる．男児に多く，成人期まで症状が持続するのは30～50％と報告されている[11)]．

1 原因・発症機序

遺伝的要因に加えて環境要因と心理社会的環境要因が複雑に関与し合って発症すると考えられている．大脳前頭葉のドーパミン神経系の活性低下が病態と関係しているといわれている[12)]．

2 診断

生育歴と問診からDSM-5による診断基準（表16-3）によって診断される．二つ以上の状況で症状が存在することが重要である．併存症としては，知的能

表16-3 DSM-5による注意欠如・多動症の診断基準

A．（1）および／または（2）の特徴
（1）不注意（９項目中６項目，17歳以上では５項目以上が６カ月以上持続）
（a）学業，仕事，または他の活動中に綿密な注意ができない．または不注意な間違い
（b）課題または遊びの活動中に注意を持続することが困難
（c）直接話しかけられたときに聞いていないようにみえる
（d）指示に従えず，学業，用事，職場での義務をやり遂げることができない
（e）課題や活動を順序立てることが困難
（f）精神的努力を要する課題に従事することを避ける
（g）課題や活動に必要なものをなくしてしまう
（h）外的な刺激によってすぐ気が散ってしまう
（i）日々の活動で忘れっぽい
（2）多動・衝動性（９項目中６項目，17歳以上では５項目以上が６カ月以上持続）
（a）手足をそわそわ動かしたり，トントン叩いたりする．椅子の上でもじもじする
（b）席についていることが求められる場面で席を離れる
（c）不適切な状況で走り回ったり高いところへ登ったりする
（d）静かに遊んだり余暇活動についたりすることができない
（e）「じっとしていない」またはまるで「エンジンで動かされているように」行動する
（f）しゃべりすぎる
（g）質問が終わる前に出し抜いて答え始めてしまう
（h）自分の順番を待つことが困難である
（i）他人を妨害し，邪魔をする
B．症状のうちいくつかが12歳になる前から存在していた
C．症状のうちいくつかが二つ以上の状況（例：家庭，学校，職場，友人や親戚といるとき）において存在する
D．症状が社会的，学業的または職業的機能を損なわせている，またはその質を低下させているという明確な証拠がある
E．症状は統合失調症，または他の精神病性障害の経過中にのみ起こるものではなく，他の精神疾患ではうまく説明されない

DSM-5 精神疾患の診断・統計マニュアル．日本精神神経学会監修．髙橋三郎，大野裕監訳．医学書院，2014，p.58-59．をもとに作成．

力障害，ASD，限局性学習症，チック症，睡眠障害，不安症，双極性障害などがあり，自己肯定感の低下により二次障害*を起こしやすい．甲状腺機能亢進症やアトピー性皮膚炎，てんかんなどが誤って診断されることもある．

3 治療

環境調整が最も重要である．本人の困り感に沿って，周囲に気になるものを置かない，教室の座席を前にする，チェックリストを作るなど集中しやすい工夫をする．家族に対しても，むやみに叱らない，本人にとってわかりやすい指示をする，小さな目標を設定するなどを具体的に指導する．**ペアレントトレーニング***も有効である．薬剤はメチルフェニデートを含む４剤が使用可能で，環境調整と併用することで自己肯定感を高めることが治療の目標になる．

4 ナーシングチェックポイント

検査や処置の説明の際は，周囲の刺激が少ない静かな環境で，短く，言葉・文字・絵などを組み合わせてわかりやすく伝える．キャスターのない回転しない椅子に座らせるなど，衝動性に対して必要な安全対策を取る．同時に保護者が適切に関われるよう，傾聴するとともに指導し，患児も保護者も自己評価を高められるよう支援する．

4 限局性学習症／限局性学習障害（SLD）

限局性学習症／限局性学習障害（specific learning disorder：**SLD**）とは，知的能力は平均以上で学習環境に問題がないにも関わらず，読字，書字，計算，数的概念など，特定の領域で学習の習得困難を示す状態である[13]．日本の有病率は読み書き障害で約１％と推定されている[14]．遺伝的要因や出生早期の要因が示唆されているが，原因は十分に解明されていない．

1 症状・診断

読字障害ではひらがなの習得でつまずきがあるため，就学前に文字への興味がない，就学後に文字の読み誤りが多い，逐次読みで時間がかかる，カタカナや漢字の習得にも困難を認めるなどの症状を来す．**書字障害**を合併することも多く，日本人の書字障害は漢字の書字が特に困難である．

正確な知能の評価の上で，特異的な学習機能の検査が必要である．併存する病態として不器用さによる書字の問題やADHD，ASDがあり，これらの障害との鑑別も重要である．読字障害は学習全般の遅れや成績不良に結びつきやすく，自尊感情の低下や学校不適応の一因になる．

2 治療・対応

症状に合った支援が学校で行われることが重要である．限局性学習症と気付かれずに教育現場や家庭での不適切な介入（読み書きの学習を強化するなど），叱責などにより，精神的ストレスを受けることがある．そのため，できるだけ児の特性を支援者で共有し，必要な合理的配慮*と環境調整を行うことが重要である．

---

plus α

神経発達症と睡眠障害

神経発達症児における睡眠障害合併率は高く，ASDで50～80　%，ADHDで25～50％と報告されている[12]．睡眠の問題は心身の発育に大きな影響を与えるが，養育者にとっても大きな負担となる．治療は睡眠衛生改善のための生活指導とともに，メラトニン製剤が有効である．

用語解説*

二次障害

神経発達症の特性への不理解による，叱責や侮辱，成功体験の少なさなどにより経験する心理的障害を受け，自己肯定感の低下が背景にあることが多い．心身症，不登校，反抗的行動，抑うつなど症状はさまざまである．

用語解説*

ペアレントトレーニング

子どもの行動に行動変容のスキルを用いてアプローチする方法を親に教えていく行動療法．「よい行動をして親が褒める」という安定した親子関係へと導くこと，子どものやる気や自信，保護者の自己評価を高めることを目的とした親への指導法である．

用語解説*

合理的配慮

障害のある人がない人と平等に社会生活に参加できるように個別の調整や配慮を行うことであり，2016年４月に施行された障害者差別解消法に明文化されている．限局性学習障害に対する学校での合理的配慮への具体例としては，テスト時間の延長，問題文の読み上げ，漢字のルビふり，タブレット教材の利用などがある．

引用・参考文献

1) 日本小児神経学会編．小児神経専門医テキスト．診断と治療社，2017，p.315-16.
2) 中島洋子．“知的障害（精神遅滞）”．現代 児童青年精神医学．山崎晃資ほか編．改訂第2版，永井書店，2012，p.87-104.
3) American Psychiatric Association. DSM-5精神疾患の診断・統計マニュアル．日本精神神経学会日本語版用語監修．医学書院，2014.
4) Developmental Disabilities Monitoring Network Surveillance Year 2010 Principal Investigators. Prevalence of autism spectrum disorder among children aged 8 years-autism and developmental disabilities monitoring network, 11 sites, United States, 2010. MMWR Surveill Summ. 2014, 63 (2), p.1-21.
5) Sasayama, D. et al. Trends in Autism Spectrum Disorder Diagnoses in Japan, 2009 to 2019. JAMA Netw Open. 2021-05-04. https://jamanetwork.com/journals/jamanetworkopen/fullarticle/2779443,（参照2023-11-10）.
6) 前掲書3），p.26-29.
7) Shea, S. et al. Risperidone in the treatment of disruptive behavioral symptoms in children with autistic and other pervasive developmental disorders. Pediatrics. 2004, 114 (5), e634-641.
8) Marcus, R.N. et al. AA placebo-controlled, fixed-dose study of aripiprazole in children and adolescents with irritability associated with autistic disorder. J Am Acad Child Adolesc Psychiatry. 2009, 48 (11), p.1110-1119.
9) 前掲書3），p.30-34.
10) 阿部隆明．おとなのADHD臨床Ⅰ：おとなのADHDとパーソナリティ障害．精神科治療学．2013，28（2），p.199-205.
11) Solanto, M.V. Dopamine dysfunction in AD/HD: integrating clinical and basic neuroscience research. Behav Brain Res. 2002, 130 (1-2), p. 65-71.
12) Limoges, E. et al. Atypical sleep architecture and the autism phenotype. Brain. 2005, 128 (Pt5), p.1049-1061.
13) 前掲書3）．p.35-37.
14) 細川徹．“疫学”．特異的発達障害診断・治療のための実践ガイドライン．稲垣真澄編．診断と治療社，2010，p.34-37.

2 心身医学的問題

1 排泄障害

排泄障害とは，排泄が自立する時期以降に夜間や昼間に尿を漏らしてしまう**遺尿症**（enuresis）と便を漏らしてしまう**遺糞症**（encopresis）を指す．

1 遺尿症

夜間睡眠中の尿漏れを**夜尿**，昼間覚醒時の尿漏れを**昼間尿失禁**という．国際学会の夜尿症の定義は，「5歳以降で，1カ月に1回以上の夜尿が3カ月以上続くもの」としている．夜尿の頻度は5～6歳で20％，小学校低学年で10％，10歳以上で5％，中学生で1～3％程度とされる．昼間尿失禁症は，5～6歳で10～15％，学童期で5％といわれている．

|1| 病態・分類

❶**夜尿症**　覚醒の障害と夜間の多尿や排尿筋過活動による膀胱蓄尿量の過少などが加わって生じる．多くは器質的な異常を認めない．夜尿が消失した期間が6カ月未満のもの（非夜尿期間のないもの）を一次性夜尿症といい，全体の75～90％を占める．夜尿が消失した期間が6カ月以上あった（非夜尿期間があった）後に再び夜尿を生じたものを二次性夜尿症という．

❷**昼間尿失禁症**　膀胱機能障害や不適切なトイレットトレーニングの影響といわれている．下部尿路や神経系に器質的疾患がある場合もある．

|2| 診断

問診により診断は比較的容易で，器質的疾患のないものが多いが，器質的疾患がある場合は糖尿病や尿崩症などの内分泌疾患や，二分脊椎などの神経疾患，腎尿路奇形などをもつ例があり鑑別を要する．また，二次性夜尿症や昼間尿失禁症では，生活環境の変化やいじめなどの心理社会的因子が影響している場合もあるため，注意が必要である．

|3| 治療・予後

夜尿症は自然治癒率が高いため，就学前では生活指導にとどめ，学童で生活指導が無効な場合には薬物療法やアラーム療法を併用する．学童の夜尿症は１年で約15％の自然治癒を認めるが，生活指導を含む治療を行うことにより自然治癒率の３倍程度の効果があり，治癒までの期間も短縮できる．夜尿の存在は自尊心の低下を招くため，積極的な治療が推奨されている．昼間尿失禁症の治療は排尿訓練と薬物療法がある．

|4| ナーシングチェックポイント

遺尿症の治療は生活指導などが中心となり，患児や家族の治療意欲に左右されることが大きい．患児や家族に寄り添い，話によく耳を傾け，頑張りをねぎらい，患児や家族の治療へのモチベーションを高めるように心掛けるとともに，患児の自尊感情に配慮して接する．

2 遺糞症

排便は４歳ごろから随意的に可能となる．**遺糞症**は，４歳以降で下着内などの不適切な場所に排便するもので，５歳児で約１％の頻度とされている．便が不随意に漏れてしまうものと随意的に不適切な排便をするものがある．前者の場合は便秘症との関連が多いが，ヒルシュスプルング病や潰瘍性大腸炎，二分脊椎症などの器質的疾患の除外も大切である．

便秘への対応と適切な排便習慣の習得を促し，発達の問題がない場合は就学後徐々に症状が改善する．

2 選択性緘黙

選択性緘黙（かんもく）（selictive mutism）とは，家庭や親しい人とは自由に会話できるのに，幼稚園や保育園，学校などでは発話できなくなる状態が長期間続くものをいう．選択性緘黙という名称が「子どもが自ら話さないことを選択している」と誤解されることを考慮して，**場面緘黙**と呼ぶ場合もある．選択性緘黙の発症頻度は0.02～1.89％と幅広い．発症時期は２～５歳が多い．

1 病態

入園や入学後に，園や学校で全く話さないことが数カ月続くことで気付かれることが多い．発声が全くない状態から，特定の相手には小声で話す状態まで幅がある．DSM-5では不安症群の一つに分類されている．

選択性緘黙のある子どもは，話しているところを見られたり聞かれたりすることに不安や恐怖を抱いている．不安や恐怖により，発声器官の過緊張や無表情，身体のこわばりなど，さまざまな防衛反応が生じており，子どもの意思では改善が困難である．

極端な恥ずかしがりの性格気質，選択性緘黙や不安症の家族歴，コミュニケーション障害，分離不安障害，完璧主義，運動発達の障害，自閉スペクトラム症などが発症に関連しているともいわれている．

2 診断

DSM-5の診断基準によると，ほかの状況では話しているにもかかわらず，話すことが期待されている特定の社会的状況（例：学校）では，一貫して話すことができず，そのことによって成績不振や対人的コミュニケーションを妨げている状態が少なくとも１カ月持続している状態とされている．

3 評価・対応

まずは，緘黙が始まった時期，家庭や園，学校，習い事の場面，親戚との関わりなどさまざまな場面での発話の様子を聴き取り，状況を把握することが重要である．日常生活において，園や学校では話せないことによる支障が出るため，関係機関との連携が大切である．家族や保育士，教師に，不安や緊張のために話すことができない子どもの気持ちを理解してもらい，安心して過ごせる環境を整え，接し方について共通理解のもと対応することが重要である．

決して話すことを急かしたり無理強いしてはならない．不安症や発達の遅れ，自閉スペクトラム症，構音障害，吃音症などが併存していることもあり，その場合はこれらへの対応も行う．選択性緘黙の予後は，約半数が５～10年以内に改善するといわれている．早期に適切な対応を始めるとともに，ゆっくりと待つという姿勢が大切である．

4 ナーシングチェックポイント

緘黙の背景に不安があることを理解し，家族や関係者の心配に寄り添いつつ理解を促すことが大切である．また，病院という場も慣れない環境であり不安や緊張が強くなるため安心感を抱けるよう配慮が必要である．返答を促すような問いかけは避けるべきである．同時に家族の精神的なサポートも重要である．

3 チック症

チック（tic）とは，意識せずに突然に起こる素早く短い身体の動きや声を「くせ」のように繰り返すものである．一般的には不随意なものとして感じられるが，ある程度の時間であれば（その時間はさまざまである），随意的に抑制できる．**チック症**（tic disorder）は小児期にはよくみられるもので，５～10人に１人は一時的にチックを発症するといわれている．一方，後述する**トゥレット症**（Tourette’s disorder）は，学童期の子どもでは1,000人当たり３～８人といわれている．

1 症状・分類

表情筋や手足の運動を伴う**運動チック**と，発声や発語を伴う**音声チック**に分けられる（**表16-4**）．また，単純な筋肉の動きで説明できる体の動きや単純な発声のみの単純チックと，一見目的をもった行動のようにも見える体の動き

表16-4　チックの分類と代表的な症状

	単純チック	複雑チック
運動チック	まばたきをする．目を回す．口を尖らす．肩をすくめる．首を振る．	顔をしかめる．匂いを嗅ぐ．自分を叩く．人や物に触る．他人の動作の真似をする．
音声チック	咳払いをする．唸る．鼻をすする．舌打ちをする．	社会的に受け入れられないわいせつな言葉などを言う（汚言症）．他人の言葉を繰り返す．

や，単語・文を話すような複雑チックに分けられる（**表16-4**）．

チックは，不安や緊張が高まっていくときや，強い緊張から解放されたとき，リラックスしたときなどに増えるが，集中しているときや睡眠中は減少する傾向がある．

2 診断

チック症は，DSM-5の診断基準によると，神経発達症群の中の運動症群の一つに位置付けられている．トゥレット症，持続性（慢性）運動または音声チック症，暫定的チック症，他の特定されるおよび特定不能のチック症群の四つに分けられる．いずれのチック症も運動や音声チックの存在，チック症状の持続期間，発症年齢と，ほかの疾患などの原因の除外に基づいて診断される．

❶**トゥレット症**　多彩な運動チックと一つまたはそれ以上の音声チックの両方が併存したもので．これらは必ずしも同時に存在するとは限らない．発症は18歳以前で，症状には波があるが１年以上は持続している．

❷**持続性（慢性）運動チック症または持続性（慢性）音声チック症**　１種類以上の運動チックまたは音声チックがみられるが，運動チックか音声チックのどちらかのみである．発症は18歳以前で，１年以上持続し，トゥレット症の基準を満たしたことがないもの．

❸**暫定的チック症**　１種類以上の運動チックまたは音声チックで，最初にチックが始まってから１年未満である．発症は18歳以前で，トゥレット症や持続性チック症の基準を満たさないもの．

> **plus α**
> **トゥレット症の経過**
> 典型例では，幼児期にまばたきなどの単純運動チックに始まり，その後，チックの症状が顔面→上肢→下肢と移動し，学童期後半に舌打ちや咳払いなどの音声チックが出現し，10～12歳ごろにチックの症状が強くなる．社会的に受け入れ難いわいせつな言葉や汚い言葉を言ってしまう症状（汚言症）の出現が３分の１に認められ，その場合は社会生活上の困難がより増強する．成人期には症状が軽減することが多いが，経過には個人差が大きい．

3 併発症

チックは，併発症の割合が高いといわれている．特に注意欠如・多動症や強迫症が多い．チック症にみられる強迫症状は，左右の対称性や，物を置く位置，順序に強くこだわる症状が多く，「ちょうどぴったり」と感じるまで何度も同じ行為を繰り返すことがある．一方，汚染恐怖に対して手洗いを繰り返すなどの症状は少ないといわれている．

4 対応・治療

小児のチック症の多くは一時的な暫定的チック症であり，１年以内に自然に治ることが多い．数年続いても，チック症状で子ども自身が困ることがなければ経過観察でよい．チックのために生活に支障が出る場合には治療が必要となるが，その目標は，チックがあっても困らずに生活が送れることであり，チックの完全消失ではない．したがって，チック症状とどのように付き合っていくべきかを丁寧に説明することが大切である．

生活上の支障が生じている持続性運動または音声チック症やトゥレット症に対しては，薬物療法が選択される場合があるが，チック症を治癒させるわけではない．薬物療法により，症状が消失する場合もあるが，改善が不十分な症例や，無効の場合も少なくない．用いられる薬剤は，α_2アゴニストであるクロニジンや，抗精神病薬であるリスペリドン，アリピプラゾール，ハロペリドールなどが使用されることが多い．

5 ナーシングチェックポイント

対応の基本は，チックの性質を子どもと家族が理解することである．「チックは心の病気」と誤解して，子育てに問題があるのではないかと自責的になってしまう家族も少なくない．チックへの対応として，①チック症状を意識させたり叱ったりせず，そっと静観すること，②子育てにおいて特別な対応はしなくてよいこと，③日常生活で支障がなければ薬物治療は必要ないことを家族に伝え，不安の軽減に努めることが大切である．

4 摂食障害

摂食障害は，拒食や過食といった食行動異常を中心に，多彩な心身症状や行動異常を呈する疾患である．後述する**神経性やせ症**（anorexia nervosa）と**神経性過食症**（bulimia nervosa）のほかに，やせ願望のない摂食障害（回避・制限性食物摂取症）がある．

1 神経性やせ症

拒食や少食のために体重が正常の下限を下回るが，体型に関する自己認識の障害（ボディイメージの障害*）から体重増加への恐怖や体重増加を回避する行動がみられるものを神経性やせ症という．思春期および青年期の女性に多いが，思春期以前の発症や成人期まで持続する症例，まれに男性例もある．2014（平成26）年の調査では10万人当たり10人で，増加傾向と低年齢化がみられる．

用語解説*
ボディイメージの障害
自分の頭で考える自分の体型と理想とのギャップが大きく，自分の異常なやせを認識できない症状．

1 病態・症候

やせを礼賛する社会的要因に加え，第二次性徴期の成熟拒否やこだわりの強さなどの心理的要因，るいそうに伴う視床下部－下垂体系の機能不全などの生物学的要因などが関与する．多くは思春期から青年期に発症し，生活環境の変化などなんらかのタイミングで改善することが多いが，症状が遷延する例や死亡例も少なくない．

思春期以前の発症や，男性例では自閉スペクトラム症との併存例もみられる．この場合，何らかの契機でこだわりが増強し，急激な体重減少を伴うが，環境調整により心理的負担が軽減し，こだわりが軽減すれば拒食も改善することが多い．

やせ，低体温，低血圧，徐脈，動悸，不整脈，便秘，無月経，初経の遅れ，浮腫，産毛密生，皮膚乾燥などがみられる．精神面での変化としては，やせの影響でうつ気分や不安，こだわりが強くなる．本人や家族が病的なやせを認識していないことも少なくない．

|2| 検査・治療

血液・内分泌（甲状腺，副腎皮質，性ホルモンなど）検査，心機能，頭部画像検査などを重症度に応じて調べる．また，成育・発達歴，家庭環境，対人関係を聴取し，環境と行動特性を評価する．必要に応じて，知能検査や人格検査を行う．

身体管理および心理療法，環境調整，家族への助言や支持を行う．入院治療は可能な限り患者の意思に基づき，強制的な治療や栄養摂取（経鼻経管栄養，経静脈栄養）はできるだけ避ける．しかし，身体的な危機が切迫している場合には，身体管理を担当する医師との協働のもと積極的な内科的治療を躊躇してはならない．その際，急激な栄養補給は**リフィーディング症候群**＊（refeeding syndrome）を来すため注意を要する．

|3| ナーシングチェックポイント

治療開始時は本人に病識がなく，協力を得られないことが多い．一方で，健康への関心は高いことが多い．皮膚の乾燥，体の冷え，産毛の増加など，本人が気にしていることのケアから入ると治療への動機付けにつながりやすい．ほかのことへ興味を広げたり，有効な時間の過ごし方を一緒に模索することも大切である．

患者は治したい気持ちはあるものの体重増加の恐怖から，食べたと嘘をつく，食事の廃棄や嘔吐，多動，虚偽の体重測定などの行動をとる．これらによって看護師が翻弄され，無力感や患者に対するいら立ちといった陰性感情を抱きやすいが，すべて病気による症状（外在化）であることを理解し冷静に対処する．スタッフを巻き込むことも多いので，定期的に情報と方針の共有を図り，役割分担を明確にし連携して対処することが重要である．

用語解説＊

リフィーディング症候群

栄養不良の患者において再栄養時に生じる意識障害や心不全，浮腫，呼吸不全，けいれんなどの重篤な症状．死に至る場合がある．インスリン増加に伴うリンの細胞内流入などにより，血清リン値が低下することで起こる．血清リン値をモニターしながら摂取カロリーを徐々に増やし，必要に応じて経口あるいは点滴投与にてリンを補充する．

コラム

神経性やせ症の心理療法

患者と治療者との対話や訓練などを通して，認知・情緒・行動をより適切なものに変化させる治療を総称して心理療法という．神経性やせ症では，患者の言動を批評せず受け止める支持的精神療法や，行動の制御により行動変容を促す行動療法の効果が期待される．

具体的には，食べたいけれど食べられない，食べると太るのが怖い，という心情に共感し，拒食がもたらす影響と現在の身体状況に対する現実的な認識を促し，治療スタッフと患者で治療目標を共有する（支持的精神療法）．その上で，適切な量の食事を摂取する枠組みを決定したり，身体の安全を保持する意味で行動制限を行い，体重増加とともに徐々に行動制限を解除していく（行動療法）．

2 神経性過食症

神経性過食症は，自分ではコントロールできない暴食の後，強い抑うつ感と自己嫌悪感を生じ，代償的な行動として自己誘発性の嘔吐や，緩下剤，利尿薬の乱用，過運動などを繰り返す疾患である．

神経性やせ症と比べると発症年齢はやや高く，青年期女性に発症することが多い．また，神経性やせ症から神経性過食症に移行する例もみられる．

| 1 | 病態・症候

やせを礼賛する社会的要因に加え，低い自己評価や体重増加への恐怖などの心理的要因，脳の報酬系回路の機能不全といった生物学的要因が関与する．症状の改善と悪化を繰り返し，寛解してもストレスなどのきっかけで再発することが多い．神経性やせ症と比べ，双極性障害などの気分障害，不安障害などを合併しやすく，難治化・慢性化しやすい．

体重は正常下限から正常で，やせではない．自己誘発性の嘔吐により，吐きダコ（手の甲にみられる傷）や食道の炎症，唾液腺の腫脹がみられる．吐物に含まれる胃液や長時間の食事によりう歯になりやすい．頻回の嘔吐や利尿薬の乱用は，電解質異常を来し不整脈・突然死の原因になり得る．

| 2 | 検査・治療

食行動や対人関係，知的水準や人格，周囲の環境の評価を行う．神経性やせ症に比べ衝動性の高さがみられ，自殺や問題行動の一因となることがあるため，発達特性の評価も必要である．身体面では血液検査（血算，肝機能，腎機能，電解質，甲状腺ホルモン，アミラーゼ），尿検査，心電図，胸部単純X線検査などを症状に応じて行う．

外来治療が主体となるが，長期に及ぶことが多く，患者との信頼関係を構築した上で治療目標を共有することが重要である．認知行動療法*が主体であるが，ほかの精神疾患を合併する場合は薬物療法も検討される．治療への姿勢を前向きに評価し，できたことを肯定的にとらえられるよう自己評価を高める言葉掛けを行う．

| 3 | ナーシングチェックポイント

神経性やせ症と比べ病識があり，本人の治療意思から受診する場合が多い．受診したことをねぎらった上，患者の行動や考えを支持的に受け止める．

5 不登校

不登校児童生徒数は，2013（平成25）年から10年連続で増加しており，2022（令和４）年度は299,048人（在籍児童生徒の3.2%）で過去最多となった．不登校期間の長期化や，学年が上がるにつれて不登校児童生徒の増加傾向がみられる．

不登校とは，病気や経済的理由を除いてなんらかの心理的，情緒的，身体的あるいは社会的要因・背景により，登校しない，あるいはしたくてもできない状況にある状態である．通常，年間30日以上の欠席を目安にしている．始め

用語解説*
認知行動療法
望ましくない行動の要因を把握することで，不適切な認識や行動への気づきを促し，修正を行う治療をいう．神経性過食症の場合，過食嘔吐を起こしやすい状況や感情を記録し，言語化することで，過食嘔吐に関わる環境や物事のとらえ方への患者の気づきをもたらす．その上で，過食嘔吐を起こしにくい環境の調整やストレスへの対処方法を提案する．

は身体的な症状を訴えて医療を受診することが少なくない.

1 原因

きっかけは，環境変化，学業不振，親子関係，友人関係のトラブルなどさまざまである．背景に身体疾患，神経発達症，精神疾患，不適切な養育やいじめなどがある場合がある.

2 症候

最初は腹痛，頭痛や朝起きられない，具合が悪いなどの身体症状を訴えることが多い．登校前は体調が悪く，休日は比較的調子よく過ごせることもある．検査で異常が明らかでなくても，患者は腹痛や頭痛などの痛みを感じていることが少なくない．不登校が長期化すると，無気力，憂うつ，いら立ちや，食事・睡眠リズムの乱れを生じやすい.

3 検査

症状に応じて血液・尿・画像検査などを行い，身体疾患を鑑別する．成育・発達歴，食欲や生活リズム，家庭環境，抑うつ気分の有無などを聴取し，神経発達症や精神疾患の有無についても評価する.

4 治療・対応

検査にて過敏性腸症候群，起立性調節障害や片頭痛などの身体疾患や，知的能力障害や自閉スペクトラム症などの神経発達症，統合失調症や気分障害などの精神疾患が明らかになった場合は治療介入する．並行して，定期的な受診の中で患者・家族の訴えを傾聴する.

担任，教頭，養護教諭，スクールカウンセラー，スクールソーシャルワーカーなどの支援者とも連携を図り，居場所の確保や復学を検討する．特別支援学級，相談室，適応指導教室（教育支援センター・中間教室），フリースクール，教育相談所などの学校内外の資源情報を提供する．最近では，ICTなどの学習への活用も始まりつつあり，実際には登校しなくても教育を受ける機会を得られる場合がある.

復学や社会復帰までの過程は，一進一退のことも多い．親子だけの時間が長くなると行き詰って，本人・家族ともに不安や不満がたまりやすくなる．本人・家族が現状を肯定的にとらえられるような声掛けが求められる.

5 ナーシングチェックポイント

検査で異常がなくても，痛みやつらさを訴えることが多い．気持ちの問題や仮病ととらえず，本人の感じている痛みとして理解し接することが大切である．登校しない理由が不明確でも，訴えを丁寧に受け止めて共感し，適切な言葉で置き換えて表現すると，本人や家族の気づきにつながる場合がある.

不登校が長期化すると親子で過ごす時間は長く，焦りやいら立ち，閉塞感を感じることが多い．現状維持ができていることをねぎらい，できたことへの工夫や努力を聴いて振り返るきっかけをつくり，本人のよいところを伝えるなどの声掛けも有効である.

6 分離不安症

分離不安症とは，家族や自宅などからの分離に対する不安が年齢不相応に強く，それによって登園しぶりや不登校などの日常生活・社会生活に支障を来している状態である．

1 原因

引っ込み思案，怖がりといった気質や神経発達症の特性などの生来の素因と，生活の変化や家庭環境などの環境要因の双方が原因と考えられている．

2 病態・症候

５歳ごろから出現するが，生涯にわたり発症し得るとされている．家や親などから離れることを考えると不安が強くなり過剰に心配する，離れることを強く拒否する，悪夢を何度も見る，身体症状（頭痛，腹痛，悪心・嘔吐など）が出現するといった症状が，小児や青年では少なくとも４週間，成人では６カ月以上続く．それにより外出ができなくなったり，登園しぶりや不登校を起こす．

3 検査・診断

成育歴や性格的特徴，家族背景などの問診，Child Behavior Checklistなどの評価尺度，半構造化面接法を行い，DSM-5の診断基準により診断する．

4 治療

患者と親が安心感をもつこと，親が安全基地として機能できるように親子の関係性を回復させることが重要である．そのために，環境調整，認知行動療法を行う．薬物療法を行う場合もある．環境調整では，患者が分離を嫌がる場面ではできるだけ分離を避け，まずは寄り添い安心させる．その後，少しずつステップアップしながら分離の機会を設けていく．

7 強迫症（OCD）

強迫症（obsessive-compulsive disorder：**OCD**）とは，強迫観念と強迫行為により，時間が浪費されたり，生活や学業，社会活動などに支障を来す慢性の精神神経疾患である．生涯有病率は1.0～3.0%，小児では1.9%程度で，発症は10歳前後と21歳前後の二峰性である[24]．

1 病態・症候

強迫観念か強迫行為，または両方が存在する．

- 強迫観念　その内容が不合理だとわかっていても，自分の意に反して，その考えを頭から追い払うことができないこと．
- 強迫行為　強迫観念から生まれた不安に駆り立てられ，同じ行動を繰り返さないと気が済まないこと．例えば，不潔だと思って手を何度も洗う，戸締りを何度も確認する，自分の決めた手順通りに行わないと気が済まない，物の配置にこだわる，などが挙げられる．

小児の強迫症の特徴としては，強迫観念よりも強迫行為が出現しやすい，家族などの他者を巻き込みやすいなどがある．

2 検査・診断

重症度スケール，発達歴，患者の発達段階，家族などについて評価し，DSM-5を用いて診断する．

3 治療・経過

行動療法理論に基づいた患者・家族への心理教育や環境調整，認知行動療法，セロトニン再取り込み阻害薬（SSRI）を中心とした薬物療法などで治療する．患者や家族の話をよく聴いて気持ちに共感し，丁寧に診療することが重要である．

児童期発症の強迫症患者の40％は成人期に症状が消失していたという報告がある[26)]．

8 心的外傷後ストレス障害（PTSD）

心的外傷後ストレス障害（posttraumatic stress disorder：**PTSD**）とは，強いショックやストレスの体験後に心に大きな傷を受け（**トラウマ**），その強い恐怖が持続してさまざまな症状が出現し，それが１カ月以上続くことで生活に支障が出ている状態である．1995年（平成７年）の阪神・淡路大震災や地下鉄サリン事件を契機に，日本でも大きく注目されるようになった．

1 原因

子どものトラウマの原因となるような出来事は，戦争，人為災害，自然災害，被虐待，暴力や犯罪被害，交通事故，性被害，重い病気，家族や友人の死などである．

2 症候

主な症状を以下に示す．

- 侵入症状　心的外傷を受けた出来事を繰り返し思い出す（**フラッシュバック**），悪夢を反復して見るなどにより心理的苦痛や身体的反応を呈する．子どもでは遊びの中で表出されることもある．
- 回避症状　心的外傷を受けた出来事を思い出させるような人・場所・行動・もの等を避けたり，苦痛な記憶や感情を回避する．
- 認知や気分の否定的変化　自分を否定する，とらえ方のゆがみ，心的外傷を受けた事柄の重要な部分を思い出せない，楽しみや興味を失う，幸せや満足を感じられないなど．
- 覚醒と反応性の変化　イライラしやすい，びくびくしている，集中ができない，睡眠障害など．

3 診断・治療

トラウマ体験の時期や内容，子どもの反応や行動，症状の有無や程度，発達歴や元来の性格などを本人や家族などから丁寧に聴取し，DSM-5を用いて診断する．

養育者と子どもへの心理教育，薬物療法，トラウマフォーカスト認知行動療法，トラウマインフォームドケアなどの専門的な治療が必要である．

9 解離性障害

解離性障害（dissociative disorder）とは，通常はひとまとまりのものであると認識している自己の意識，記憶，情動，知覚，運動制御や行動などが分断されている状態である．かつてはヒステリーとも呼ばれていた．

1 原因

被虐待体験，いじめ，心的外傷後ストレス障害などの強い心的ストレスが関係しているといわれている．

2 病態

大きく以下の三つに分類される．

❶**解離性同一症**　一人の人間の中に二つ，またはそれ以上の人格が存在し，それらが交代で出現する状態．

❷**解離性健忘**　確かに記憶しており，簡単に思い出せるはずの個人的な記憶を思い出すことができない状態．思い出せない事柄は心的外傷体験や強いストレス体験などに限局される場合が多いが，すべてのことを思い出せない場合もある．

❸**離人感・現実感消失症**　身体感覚や感情などが自分の意識とは別にある感覚や外界を非現実的に感じること．これらが持続したり反復すると病的である．

3 診断

DSM-5の診断基準により診断する．頭蓋内腫瘍，多発性硬化症，神経変性疾患，ミトコンドリア病など進行性あるいは症状の変動のある神経疾患や，統合失調症，双極性障害などほかの精神疾患との鑑別も必要である．

4 治療

心的外傷が大きく影響しているため心的外傷の治療が主体となる．まずは患者にとって安全で安心できる環境を整え，切り離された部分をつなげて一貫性を回復させる．さらにトラウマフォーカスト認知行動療法などの治療を行う．

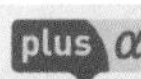

Medical Child Abuse（MCA）

いわゆる代理によるミュンヒハウゼン症候群を含む概念．児童虐待の一つで，保護者が虚偽の病歴や症状の誇張，捏造などにより子どもに病気をつくり，心配してかいがいしく面倒をみる親を演じる．それにより親が心を安定させる．加害者は母親が多い．子どもは不必要な，もしくは有害な医療的ケアを受けさせられている状態．医療者が疑い気付くことが重要である．

10 虐　待

児童相談所が児童虐待相談として対応した件数は，1990（平成２）年度は約1,000件だったが，2022（令和４）年度には約22万件で，過去最多であり急増している[32]．

1 種類

児童虐待防止法では**児童虐待**を次の四つに定義している．

❶**身体的虐待**　子どもの身体に外傷が生じる，または生じる恐れのある暴行を加えること，意図的に子どもを病気にさせること．

❷**性的虐待**　子どもにわいせつな行為をすること，またはさせること．性器や性交を見せること．

❸**ネグレクト**　著しい減食や長時間の放置，乳幼児を家に残したままで外出，衣食住が極端に不適切，病院を受診させないなど，保護者としての監護を著しく怠ること．

❹**心理的虐待**　子どもに対する著しい暴言，著しく拒絶的な対応（無視），著しく差別的な扱い，ほかの家族への暴力や暴言など．

2 発生原因

児童虐待のリスク要因を以下に示す．

- 保護者側の要因　望まない妊娠・出産，若年での妊娠・出産，子どもへの愛着形成が不十分，精神的に不安定，精神疾患や慢性疾患，知的能力障害，被虐待体験など．
- 子ども側の要因　乳児，未熟児，多胎，障害児など養育者にとってなんらかの育てづらさをもっている子ども．
- 養育環境の要因　経済的困窮や社会的な孤立（ひとり親，身近な援助者の不在，転居を繰り返す家庭，夫婦の不和，配偶者からの暴力など）．

3 検査・診断

いかに気付くかが重要である．問診とともに全身診察を行い，外傷や異常所見がみられれば写真も撮影する．保護者の受診行動の遅れや発言の矛盾，態度，子どもの行動特性，家庭環境などを確認する．本人からも話を聴くが，話したがらないときには無理強いはしない．

診察は，多発性で不自然な傷や熱傷，骨折，外陰部や肛門部の出血や損傷，低身長や体重増加不良，発達の遅れの有無などを評価する．必要に応じて血液検査，全身骨X線撮影，頭部・腹部の画像検査，網膜出血や鼓膜損傷などの診察も併せて行う．

4 対応・治療

子どもに接するすべての者は虐待の発見に努め，発見した場合は通告する義務がある．院内に**子ども虐待対応院内組織**＊（Child Protection Team：CPT）がある場合には速やかに相談し，疑った場合には市町村もしくは児童相談所に通告する．虐待が疑われる場合は保護と治療の目的で入院させ，安全を確保した上で，心理的な治療・支援を進める．

5 ナーシングチェックポイント

虐待は予防・早期発見が大切である．普段の看護の中で高リスク家庭を発見し，見守り，支援して，虐待を予防する．繰り返される場合も多く，医療機関だけでなく，園や学校，行政，児童相談所など地域全体で子どもや家族を支えていくことが重要である．虐待を受けた児への支援はもとより，きょうだいや保護者への心理的ケア・支援も重要である．

用語解説＊

子ども虐待対応院内組織（CPT）

院内の多職種（医師，看護師，医療ソーシャルワーカー，臨床心理士など）により構成される組織．虐待が疑われる事例に対し一人で対応するのではなく，多職種で相談しチームで対応する．役割分担を明確にし，院内での対応を統一，関係機関とスムーズな連携を図る．

引用・参考文献

1) 日本小児心身医学会編．初学者のための小児心身医学テキスト．南江堂，2018，p.211-220.
2) American Psychiatric Association．DSM-5精神疾患の診断・統計マニュアル．日本精神神経学会日本語版用語監修．医学書院，2014，p.349-354.
3) 金子一成．小児科医が知っておきたい夜尿症のみかた．南山堂，2018.
4) 小林繁一．小児疾患診療のための病態生理２：排泄障害．『小児内科』『小児外科』編集委員会．小児内科．2009，41（増刊），p.861-866.
5) 日本小児腎臓病学会編．小児腎臓病学．診断と治療社，2012.
6) 前掲書１），p.249-251.
7) 前掲書２），p.193-195.
8) 平岩幹男編．データで読み解く発達障害．中山書店，2016，p.90-101.
9) 岸本真希子．小児科医が知っておきたい精神医学：場面緘黙，不安．小児内科．2019，51（12），p.1884-1886.
10) かんもくネット．場面緘黙Q&A．角田圭子編．学苑社，2008.
11) エイミー・コトルバ．場面緘黙の子どものアセスメントと支援．丹明彦監訳．遠見書房，2019.
12) 前掲書１），p.224-228.
13) 前掲書２），p79-85.
14) 前掲書８），p.64-79.
15) 岡田俊．小児科医が知っておきたい精神医学：チック．小児内科．2019，51（12），p.1873-1876.
16) 前掲書２），p.161-167.
17) 日本小児心身医学会編．小児心身医学会ガイドライン集．改訂２版，南江堂，2015，p.118-214.
18) 日本医療研究開発機構（AMED）障害者対策総合研究事業 精神障害分野「摂食障害の治療支援ネットワークの指針と簡易治療プログラムの開発」神経性やせ症の簡易治療プログラム作成ワーキンググループ．神経性やせ症（AN）初期診療の手引き．日本医療研究開発機構（AMED），2019．https://www.edportal.jp/pro/pdf/medical_cooperation_03.pdf，（参照2023-10-19）．
19) 文部科学省．令和４年度児童生徒の問題行動・不登校等生徒指導上の諸課題に関する調査結果の概要．https://www.mext.go.jp/content/20231004-mxt_jidou01-100002753_2.pdf，（参照2023-10-19）．
20) 前掲書17），p.88-116.
21) 田中恭子．不登校：分離不安．小児内科．2020，52（６），p.801-803.
22) 八木淳子．児童・青年期の精神疾患治療ハンドブック：分離不安症．精神科治療学．2020，35（増刊），p.220-223.
23) 渡部京太．思春期を診る！：不安症／不安障害．小児科．2018，59（５），p.517-523.
24) 箱島有輝ほか．児童・青年期の精神疾患治療ハンドブック：児童・青年期の強迫性障害について．精神科治療学．2020，35（増刊），p.233-237.
25) 金生由紀子．小児科医が知っておきたい精神医学：強迫症．小児内科．2019，51（12），p.1937-1940.
26) 齊藤万比古ほか．子どもの強迫性障害 診断・治療ガイドライン．星和書店，2012．（第３部 治療と支援，第４部 予後）
27) 亀岡智美．児童・青年期の精神疾患治療ハンドブック：心的外傷後ストレス障害．精神科治療学．2020，35（増刊），p.252-255.
28) 国立成育医療研究センター．こどものトラウマ診療ガイドライン（第３版）．https://www.j-hits.org/_files/00127226/01guideline_ver3.pdf，（参照2023-10-19）．
29) 山岸正典．不登校：精神疾患－統合失調症，うつ病，解離性障害．小児内科 2020，52（６），p.843-848.
30) 田中究．児童・青年期の精神疾患治療ハンドブック：解離症群．精神科治療学．2020，35（増刊），p.269-273.
31) 柴山雅俊．小児科医が知っておきたい精神医学：解離症・身体症状症．小児内科．2019，51（12），p.1941-1944.
32) こども家庭庁．令和４年度児童虐待相談対応件数．https://www.cfa.go.jp/assets/contents/node/basic_page/field_ref_resources/a176de99-390e-4065-a7fb-fe569ab2450c/12d7a89f/20230401_policies_jidougyakutai_19.pdf，（参照2023-10-19）．
33) 厚生労働省雇用均等・児童家庭局総務課．子ども虐待対応の手引き（平成25年８月 改正版）．2013．https://www.mhlw.go.jp/seisakunitsuite/bunya/kodomo/kodomo_kosodate/dv/dl/120502_11.pdf，（参照2023-10-19）．
34) 日本子ども虐待医学会．一般医療機関における子ども虐待初期対応ガイド．https://jamscan.jp/manual/，（参照2023-10-19）．
35) 日本小児科学会．子ども虐待診療の手引き．第３版，2022．https://www.jpeds.or.jp/uploads/files/20220328_g_tebiki_3.pdf，（参照2023-10-19）．

3 神経発達症・心身医学的問題をもつ子どもと家族への看護

1 自閉スペクトラム症（ASD）

事 例

A君，７歳，男児．両親と兄の４人で暮らしている．

母親は１歳半ごろから，なかなか言葉が出ないことを気にしていた．また，兄と比べてかんしゃくが激しいこと，慣れない出来事にパニックを起こしやすいことから育てにくさを感じていた．父親は仕事が忙しく，母親が中心となって育児を行っていた．母親は自分の育て方が悪いのかと悩み，A君への対応に困っていた．２歳児健診で言葉の遅れや興味の偏りを指摘され受診したところ，自閉スペクトラム症と診断された．外来通院での養育指導と作業療法士の介入による発達の評価と作業療法が行われ，語彙の伸びがみられていた．

３歳から保育園に入園し，集団に入ることが苦手であったが，対人に興味も出てきて友人との関わりも増え，大きなトラブルはなく過ごしていた．しかし小学校入学後，友人とのトラブルが徐々に増え，何をすべきかわからずパニックになったり，一つのことにこだわりすぎて切り替えができず，次の授業に移れなかったりする行動が目立つようになった．

1 初回受診時の看護

母の思いを聴き，気持ちの承認と母のせいではないことを説明する．神経発達症はA君の特徴であり，成育環境や親の育て方が原因ではないが，他者から育て方を指摘されたり，親自身も自分のせいではないかと苦悩していることがある．A君の母も育て方が悪いのかと悩んでいるため，母の思いを確認し，母のせいではないことを説明する．

2 診断・発達評価後の看護

A君の**特性**を把握し，特性に応じた対応をする．発達検査の結果や，医師，作業療法士からのアドバイスを確認した上で，A君の**困難感**に対する対応をする．受診を嫌がって院内に入ってこられない，身長・体重などの計測を嫌がって実施できないなど具体的なA君の困難感と，それを困難にさせているA君の特性を確認する．A君は初めてのこと，慣れないことが苦手であり，言葉だけでの説明では理解が難しいため，絵カードや写真を使って理解を促す．また，**パニック**を起こした際は，何もない静かな環境に移動することで落ち着きやすくなり，気持ちの切り替えの一助となる．好ましい行動やA君が頑張ってできたことは認め，褒めることを繰り返す．繰り返し褒められることでA君の自信につながる．

母親が日常生活の中で具体的に悩んでいることを聴き，A君の発達特性に応じた関わりができるよう調整する．母親から日常生活における具体的な困難感の確認をする．家族の生活に即した関わり方の工夫について母親が理解できるよう，医師，作業療法士と情報共有し，直接アドバイスをしてもらったり，工夫できる点を看護師から提案する．医療者と家族が同じ目標に向かえるよう家族の思いを聴きながら調整する．

A君の成長に合わせて現状の把握と母の困難感を確認し，その都度，調整，アドバイスを行う．

3 保育園入園後の看護

生活の変化と集団生活開始に伴うA君の様子，困難感の有無について確認し，多職種と協働して調整を行う．自閉スペクトラム症の子どもは，その特性から集団生活への適応に困難を抱えることが多い．どのような行動がみられるか，A君がどのようなことで困っているか，周囲がどのようなことで困っているかを確認し，アドバイスを行う．保育園，市町村など関係者と協働してA君と家族をサポートしていく．

4 小学校入学前後の看護

小学校入学前の発達評価の実施および就学先の小学校，市町村との調整を行う．家族に小学校との調整ができているか，困っていることがないか確認をする．

入学後の生活の変化，A君の様子と困難感の有無について確認し，多職種と協働して調整する．生活の変化や子どもの成長に伴い，新たな問題や困難感の増強が起こることがあるため，状況を確認し対応していく．友人とトラブルになっている原因を確認し，特性に応じた対処について指導する．

A君は何をすべきかわからずパニックを起こすようになっているため，起床後から就寝までの行動がわかるように**日課表**を作成する．視覚的なアプローチをすることで理解を助けることができる．日課表には具体的な内容を簡潔に記載する．また，文字よりも絵を描いたほうがわかりやすい場合もある．行事など通常の日課と異なる場合は，カレンダーで示したり，早めに伝えるようにする．また，初めて経験することについては，その内容，場所なども絵などで提示することで理解を助けることができる．切り替えができないことも見通しを立てられないことに起因していることが多いため，次の行動にスムーズに移行するための対応としても有効である．

子どもに対応する家族の思い，A君へ実践している対応について確認する．A君に対応する家族のストレスが大きくなると，頭ではわかっていても強く叱ったり厳しい態度をとってしまうこともある．家族の思いを聴き，家族の頑張りも認める．適切に対応できていることは承認し，別の対処法についてもアドバイスすることで対処の幅を広げる．

2 摂食障害

事 例

Bさん，中学１年生，女子．卓球部に所属．
決して太っている体形ではないが，ある日ダイエットを始める．体重はみるみる低下し，Bさんは体重を落とすことが楽しくなる．一方，体重が増えることが次第に怖くなり始め，軽い気持ちで始めたダイエットに終わりが見えなくなっていった．
体重を減らすために極度の水分・食事制限を開始し，食事はスプーン１杯しか食べないようになり，次第に学校に行く道さえ歩くことが困難になっていった．隣の席の子から「骸骨みたい」と言われ，母親からは「ダイエットしているの？」と聴かれるが，「違うよ」と嘘をついた．
部活も疲れがひどく休むことになり，それでもBさんは学校には通い続けていた．養護教諭に極度のやせを指摘され，母に連れられて病院を受診すると，体重は20kg台になっており，BMI10で即日入院となる．

1 入院初期の看護

摂食障害は，体重を増やせば治るという病気ではない．また，初期の段階では生死に関わるほどの身体の状態である．

Bさんに限らず摂食障害をもつ子どもは，食事を食べないとうことのほかに，体重を増やさないために水分も極力抑えるために極度の**脱水・電解質異常**の状態になる．また，体重減少は内臓もやせ細らせ，重篤になると心筋もやせ細り心拍数の低下などもみられる．しかし，患者は**過活動**状態であり，自身の身体症状に気が付いていながらも活動を減らすことができない例が多くみられる．

入院初期は，点滴などにより電解質異常の補正と，心電図モニターにより24時間の管理をする．IN-OUTを把握するために水分摂取量・尿量なども計測し，水分量については心臓の状態も考慮して，医師の指示で１日の必要量の制限などが起こることもある．

食事については，入院前に食事を摂らない日が続いている状態であることが多く，その場合，急なカロリーを摂取することは**リフィーデング症候群**になるリスクが高く，急な心停止なども起こり得る．そのため，食事量は500～800kcalから開始し，食事のカロリーアップについても，医師の指示に従い安全に上げていく必要がある．

このような状態であるため，入院初期には，まずは十分な休息と身体の異常の早期発見に努めることが必要になる．

Bさんも始めは点滴を実施し，500kcalから食事を開始したが，全く手を付けない状況が続き，食事は経管栄養へと変更された．経管栄養では，急激な注入により下痢や嘔吐などの症状がないか，まずは様子をみていく．長い時間をかけゆっくり注入する場合もあれば，手押しで早く注入するケースもある．いずれも医師の指示があるので，症状をみながら進めていくことになる．経管栄養中に気を付けなければならないのは，注入中のチューブ抜去である．誤嚥性肺炎のリスクが高まるため，必ず看護師は見守りながら進める．注入前には胃管が胃に入っているかを確認し，安全に実施されるよう注意する．

入院初期の段階から，看護師は患児との二者関係の構築に努める．それは，摂食障害はただの食事の問題だけでなく，母親との葛藤や対人関係の問題などが内在化していることが多いからである．患児はその問題にいつかは直面していかなければならない．

栄養を「摂る」という場面にごまかしができない状況をつくっておいたほうがよい．もし，捨てている状況や吐いている状況がある場合は，いらない詮索をして疑ってしまうことになり，看護師と患児の二者関係の構築や信頼関係ができない状況になる．摂食障害をもつ子どもを始めから信頼しきってしまうのは危険があり，まずは環境としてごまかしができない状況をつくる．具体的には，食事場面に看護師が付く，時間を決めて食べてもらう，トイレがある場合は施錠し時間で使用を決める，窓は閉めておく，ごみ箱は置かないなど，「捨てる」ことができない状況をつくる．その状況に対して「どうしてそのようなことをするのか？」と聴かれた場合には，看護師は素直に「あなたのことを疑ったりしたくないから」と，こちらもごまかさずに伝えていくのもよい方法の一つである．

日常のケアをしながら，身体的な特徴について触れていく．患児は，脱毛や体毛が濃くなってきたことや，息切れやだるさが強いことなどを感じながら過ごしていることが多い．「髪の毛がすごく抜けるよね」「階段は大変じゃなかった？」「勉強してもなかなか頭に入らなかったでしょう」など，時をみて身体的なことに触れてみることで，次第に「自分は病気なんだ」と自覚できるようになっていくのである．

食事を摂っていなかったことで，一時的に**脳が萎縮**した状態になり，そのために何を言ってもぼーっとしていたり，勉強ができなかったりと，正常な判断ができない状態になっていることが多い．

Bさんも，始めは体を動かすことも大変で学校の登校に息切れを感じていたことや，勉強をいくら頑張ってもできなかったことを話し始めた．看護師はその気持ちに共感しながら，ケアをする際には「手も足もこんなに冷たくなっているね」「あれ？すごく産毛が濃くなっているね，いつから？気になるよね」などと言いながら，その症状は摂食障害のために起こっていることであり，食べることで次第によくなっていくことを説明した．

2 入院中期の看護

次第に食事がカロリーアップされることで，脳は一時的な萎縮状態から正常に戻ることができ，このころから判断能力も正常になり，活動においても活力が出るようになっていく．おおよそ1,800kcalをコンスタントに摂取できるようになってきた時期くらいからしっかりとした思考ができるようになっていく．

筆者が所属している病棟では，この時期からは院内学級が開始され，患児は少しずつ病棟の活動にも参加できるようになる．以前の状態がどのように危ない状態だったのか，今後食べない状況が続くとどのようなことが起こってくるのかなど，しっかりと伝えることが必要になる．心理教育として脳の萎縮や骨粗鬆症など，身体においての怖い話も資料を使いながら学習し，摂食障害になったことで「得たこと」「できなくなったこと」なども一緒に考えていく．

食べたくない気持ちや食べると太ってしまうという気持ちに対しては，「摂食お化け」や「アノレッ鬼（キ）」などと名前を付け，すべてこのお化けがさせていることだと擬人化することも有効である．この「摂食お化けを一緒に小さくしていこう」など声を掛け，患児が悪いのではなく，この「摂食お化け」が自分を不自由にさせているということを理解し，病気に立ち向かう力をつけられるように支援する．

この時期になると，始めのころには言えなかった不安や葛藤などを次第に伝えるようになってくる．看護師は決してその気持ちを否定することなく，支持的な態度で傾聴し，「そんな風に思っていたんだね」「つらいよね」など，共感し続けていくことが必要である．食事に対しては，責めることなく見守る．しかし，患児の「食べない」という選択は認められないため，食べなくても必要なカロリーは摂ってもらうという一貫した態度が必要である．食べない場合は，マーゲンチューブから必要なカロリーを入れることを提示しておくなど，治療の枠組みを説明することも大事になる．

Bさんも食事のカロリーがアップし始めると，看護師の目をごまかして食事を捨てていたり，許可されていない運動を部屋で激しくしていたりなどの行動化がみられるようになった．看護師はその行動に対して責めることなく見たことだけを伝えると，Bさんは泣きながら自分がしてきたことを看護師に言うことで嫌われてしまうのではないかという気持を話し，何度か食事を捨ててきたこと，激しく運動をしないと落ち着かない気持ちがあることなどを話し始めた．看護師は素直に話をしてくれたことに感謝を伝え，「それも摂食お化けがBさんにしてきたことだから，そのお化けが小さくなるように一緒にやっていこうね」と話した．Bさんは看護師がBさんを見捨てなかったことに安心を覚え，また同時に，両親に対してもずっと嘘をついてきたことで，本当のことや気持ちを伝えたら自分は嫌われ捨てられてしまうのではないかという不安が，常に付きまとうようになっていった．

3 入院後期の看護

入院後期になると，患児は母との葛藤や対人関係の問題に直面していく．看護師は患児の食の問題だけでなく，そのような問題にも寄り添いながら支援していく必要がある．

Bさんは病棟の中でも，仲が良い友達ができていた．その中でうまくいくこともあれば，いかないこともあり，その都度，看護師は本人の気持ちを聞きながら見守った．病棟の中の行事ではたくさんの役割をこなし，得意なダンスを発表するなど好きなこともたくさん見つけていった．

Bさんは，両親に対して自分が嘘をついていたことを素直に話すことができた．両親は，怒ってはいないこと，決してBさんを見捨てないことをBさんに伝えた．Bさんは，それから自分の不安や思っていることを母親に相談しながら，外泊などを繰り返しBMI17になり退院となった．

退院となっても，摂食障害は完全に治った状態ではない．患児は葛藤を抱えながら学校や社会などで生活を送っていくことになる．両親はその葛藤に寄り添いながら支えていく必要がある．「こんなに大変だとは思わなかった」など，母親から話を聴くことも多い．退院後も，手紙の交換や看護面談などの場を設定しながら，患児・家族とも継続的に病棟看護師が支えることも多い．そして，少しずつ外来看護師へと受け渡していくこととなる．

コラム　私は私らしく

「ぽつん・・・」「ぽつん・・・」と涙がこぼれる．一つ二つと静かにこぼれる．また，泣いてしまった．手に冷たい感覚があるとき，私は実感する．同時に，悲しい，さみしい，つらい，いろいろな感情がわいてくる．どうして泣いてしまうのだろう．泣いたっていいことなんてない．「泣いたからって解決するわけじゃないよ」……昔はそう怒られた．

私は泣き虫だ．小さい頃からよく泣いていた．私はできないことが多い不器用な人だからだ．だからすぐに人と比べてしまう．いろいろな人を見るたび，「いいな～」「私もあの人みたいになりたい」と思ってしまう．「そんなんじゃだめだよ」「もっとやらないとあなたには無理」と言われているばかりで，思っているだけでできないのだ．なぜ私はできないのだろう．考えれば考えるほどわからなくなる．悔しさや悲しさで涙が出る．その繰り返しだ．誰にも相談できないことがどんどんたまっていく．私の心はどんどん底に落ちていった．そして，あるとき心は壊れてしまった．

楽しみに待っていた中学校生活．私は人とうまくしゃべれない．だからこそ中学生になったら積極的に話しかけてみようと思った．入学式当日，想像通りには行かなかったけど，少しお話しすことができた．私は嬉しかった．このままどんどん話しかけて仲良くなりたいと思っていた．

しかし，始まった中学校生活は１週間くらいたったところで休校となってしまった．休校中には宿題はあまり出ず，することがあまりなかった．そこで私はダイエットを始めた．軽い気持ちで始めたそのダイエットが私の心を大きく変えた．憧れの人を目指してやっていたはずがどんどん悪い方向に進んでいってしまったのだ．心も体もボロボロで人間関係もくずれていく一方でも私はやめなかった．止められても抵抗して続ける．そのとき，周りのことは考えられなかった．少しでも自分の思い通りにいかないと暴れてしまう．その本当じゃない私が本当の私の邪魔をする．完全に操られてしまっていた．私一人でできることはなかった．

ある日「もうだめだ」と判断され，親のもとを離れることになった．私は不安でいっぱいだった．だけど私はそこで大きな出会い，大きな希望ももらった．私を救ってくれたのは看護師さんだった．看護師さんは私の話をいっぱいいっぱい聞いてくれた．私は嬉しかった．嬉しくて涙が出た．看護師さんは涙を流す私を優しく包んでくれた．「よく言えたね．つらかったね．頑張ったね」とほほ笑んでくれた．「私を認めてくれる人がいてくれるんだ」と私は安心した．看護師さんの笑顔を見ていると私も嬉しくなる．私がほほ笑むと看護師さんもほほ笑む．「○ちゃんの笑顔を見ると元気がでる．」「○ちゃんと話すのがとっても楽しい．」と看護師さんが言ってくれた．私はそのとき，私で生きてきてよかったと思えた．今までずっとずっと私は私が嫌いだった．でも看護師さんが，私が私で生きられるように希望をもたせてくれた．そのおかげで，本当の私に戻ることができた．そして少し自信をもつことができた．

まだ，もう一人の私はいる．邪魔をしてくる．でも，もう大丈夫．私は一人じゃない．支えてくれる人・応援してくれる人・愛してくれる人がいるんだ．私はとっても幸せだ．この幸せをたくさんの人に届けられるような人になりたい．私も看護師さんみたいに人を笑顔をしたい．幸せにしたい．だから私はありのままで生きる．もう心が壊れれないように．私は私を大切にする．そしてみんなを大切にする．誰も傷つけない．みんなみんな幸せでいられますように．私はそう願っている．

摂食障害当事者の作文より（本人の許可を得て掲載）

臨床場面で考えてみよう

Q1　自閉スペクトラム症のある患児が受診した場合，どのような留意点が考えられるか．

Q2　自閉スペクトラム症のある小学生男児が廊下で走っている．母親は「廊下は走ってはいけない」と叱っているが男児は走るのをやめない．どのような対応が考えられるか．

Q3　思春期やせ症の患者の看護上の注意点について，どのようなことが考えられるか．

考え方の例

1
- 診察や検査，治療がどのように進み，どうなったら終わるのかを説明する．
- 説明は絵や動画で視覚的に示したほうがよい場合が多い．
- 音や触覚，視覚面の感覚の特異さに留意し，安心できる環境に配慮する．
- 必要に応じて事前の練習を行う．
- 継続が難しくなったら中断し，休憩を挟むなどパニックに配慮する．
- うまくできたことを褒めたりシールを貼ったりして，次回へのモチベーションにつなげる．

2　安全な場所に移動させ，落ち着くのを待つ．「走ってはいけない」と言うよりも「廊下は歩きましょう」と行動を具体的に示し，また言葉よりも絵カードなど視覚的に提示するほうがわかりやすい．

3
- 児の不安に寄り添いつつも，行動療法を行っている場合は粛々と制限を行う．
- 児の訴えに耳を傾けることは大切であるが，言動に振り回されたり，スタッフ間関係の操作に巻き込まれたりしないよう注意する．
- 虚言や逸脱行動に対しては感情的に叱責したりしない．
- スキンケアなど身体的なケアを通じて交流を深め，児の身体意識を高める．
- 急激な体重の変化の際には身体的な管理が特に重要である．

◆ 学習参考文献

❶ **田中康雄監修．発達障害の子どもの心と行動がわかる本．東西社，2014．**
発達障害の特性のある児とその家族や関係者の支え合いを大切にした書籍．イラストでわかりやすく解説している．

❷ **本田秀夫．発達障害 生きづらさを抱える少数派の「種族」たち．SBクリエイティブ，2018．**
発達障害を病気ではなく，選好性の偏りととらえ，神経発達症の特性のある人の理解と支援をわかりやすく解説している．

❸ **金生由紀子ほか編．トゥレット症候群(チック)：脳と心と発達を解くひとつの鍵．星和書店，2002．**
医師の対談や患者と家族の声などをまとめ，その診断と理解に役立つ．

❹ **日本小児心身医学会編．小児心身医学会ガイドライン集．改訂２版，南江堂，2015．**
学会が出している診療ガイドライン．

17 眼疾患と看護

学習目標

- 小児の眼疾患にはどのようなものがあるかを理解する.
- 各疾患の発症頻度・発症機序・分類・病態変化など，疾病の概念についての知識を得る.
- 各疾患における症状，診断，治療を学ぶことで，疾患の特徴および治療上の注意点を知る.
- 眼疾患をもつ患児のアセスメントのポイント，また患児とその家族へ看護を展開するにあたって大切な事項を学ぶ.

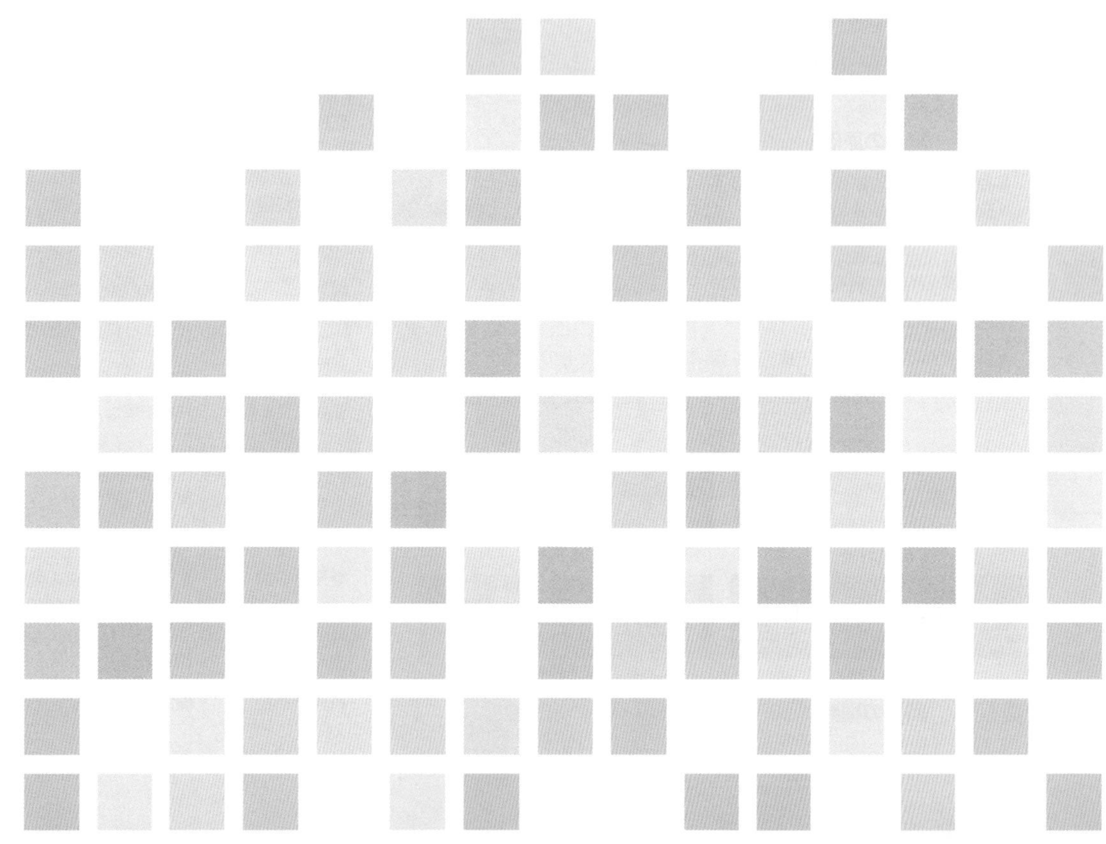

1 眼疾患

1 斜　視

斜視（strabismus）とは両眼の視線が正しく目標に向いていない状態のこと，つまり一眼の視線が目標とは別の方向に向かっていることである．

斜視の頻度は２～４％で，人種差がある．日本人の小学生では約1.5%が斜視であると報告されている．欧米の白人には内斜視が多く，日本人を含むアジア人や黒人には外斜視が多い．また外斜視の中でも時々ずれるタイプの**間欠性外斜視**が最も多く，すべての斜視の中でも最多である．また，間欠性外斜視の患者には近視が多いこともわかっている．

どちらの眼で目標を見ても反対側の眼のずれが同じである共同性斜視がほとんどで，非共同性は斜視全体の約５％である．

> **plus α**
> **デジタルデバイスの過剰利用**
> 近年，スマートフォンなどデジタルデバイスの過剰利用が原因と考えられる急性内斜視が注目されている．特徴としては，①共同性の内斜視，②眼球運動制限がない，③頭部画像診断で異常を認めない，④デジタルデバイスの利用時間の制限により症状の改善が期待できる，などである．

1 原因・病態・症候

斜視の原因は多様である（表17-1）．共同性斜視の多くは原因不明で，遺伝的要因と環境的要因が混在していると考えられる．

斜視の分類のしかたはさまざまである（表17-2，図17-1）．

斜視では内転させたときに上転が同時に起こる下斜筋過動症がみられることがある．また，先天性上斜筋麻痺では，眼性斜頸がみられる．頭部を健側に傾けているが，患側に頭部を傾けると上斜視が現れる．

表17-1　斜視の原因

- 神経支配や外眼筋異常などの先天的・遺伝的な原因によるもの
- 脳腫瘍や甲状腺疾患，重症筋無力症などの全身疾患に伴い，脳神経や外眼筋が障害されるもの
- 強度な遠視による屈折異常によるもの
- 網膜芽細胞腫や網膜欠損（コロボーマ）などの器質的異常により，一方の視力が極端に悪く，その眼では固視できないために起こる感覚性（廃用性）によるもの
- 眼球を動かす外眼筋を栄養する血流に異常を来したもの
- 眼窩吹き抜け骨折などの外傷によるもの　など

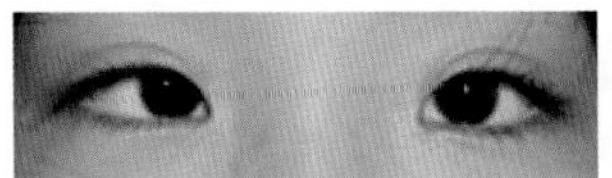

a. 内斜視

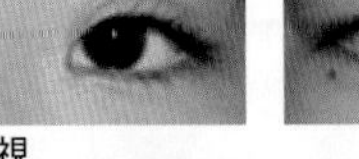

b. 外斜視

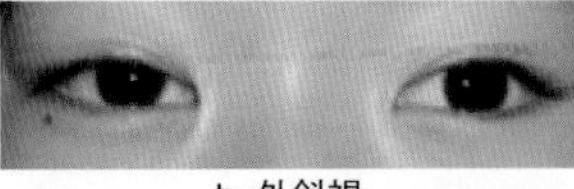

c. 上斜視

d. 下斜視

図17-1　斜視の種類

表17-2　斜視の分類

斜視の眼がどこを向いているか	
内斜視，外斜視	水平にずれる
上斜視，下斜視	上下にずれる
回旋斜視	回旋する
斜視の眼が左右交代するか	
片眼性斜視	一方の眼だけがずれる
交代性斜視	左右眼で交代してずれる
斜視が常にみられるか	
恒常性斜視	いつもずれている
間欠性斜視	時々ずれる
潜伏性斜視	遮蔽時のみ
斜視の眼がどのようにずれるか	
共同性斜視	左右で同じずれ方をする
非共同性斜視	左右で異なるずれ方をする
斜視が発症したのはいつか	
先天性斜視	生まれつき
乳児斜視	生後６カ月までの発症
後天性斜視	生後６カ月以後の発症
斜視の原因が明らかか	
原発性斜視	原因不明
続発性斜視	原因がはっきりしている

表17-3　斜視の診断・検査

視力検査	視力が正常に出ているか，視力に左右差がないか確認する．
眼科検査	前眼部，中間透光体，眼底の検査を行い，白内障や黄斑変性など器質的な眼疾患がないか確認する．
屈折検査	小児は調節力が強いので，硫酸アトロピンなどの調節麻痺薬を用いて，遠視，近視，乱視の度数や，屈折に左右差（不同視）がないか確認する．
眼球運動検査	眼球を上下・左右，斜め方向の８方向に動かして，麻痺の有無や上・下転などが起きるか確認する．
画像検査	MRIで頭部・眼窩部の検査を行い，脳疾患の有無，外眼筋の萎縮や付着部異常などを調べる．
眼位検査	正面視させ眼前33cmのペンライトなどの光源を見させて，その角膜反射像と瞳孔中心の位置関係から眼位のずれを判定する．また頭を左右に傾けさせ，どちらかの眼が上転しないか確認する．

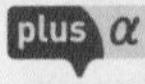

眼窩吹き抜け骨折

眼球に外力が加わり，眼窩内圧が上昇することで眼窩壁が骨折する．上転障害を起こしやすい．眼球も陥凹する場合があり，必要な場合は外科的に整復する．

2 検査・診断

さまざまな検査により斜視を診断していく（表17-3）．眼位検査では，遮蔽（しゃへい）試験などを行い，潜伏性斜視（斜位），交代性斜視，片眼性斜視を確認する．プリズムや大型弱視鏡を用いて，詳しく斜視角度を決めていく．また，斜視角は遠見と近見で測定して差がないか確認する．

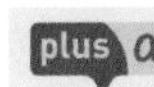

遮蔽試験（cover test）

両方の眼で指標を固視させて，一方の眼を手や遮蔽板などで隠す．その時のもう一方の眼の動きを観察することで，顕性の眼位のずれの有無や方向，固視眼を調べる．

3 治　療

屈折異常や左右の眼の屈折状態の程度が異なる不同視があるときにも積極的に眼鏡処方し矯正視力を向上させる．また，眼鏡にプリズム（像を移動させるレンズ）を組み込んだり，膜プリズムという着脱式のプリズムを貼付することもある．

左右に視力差があるときは，時間を決めて，健眼遮蔽（アイパッチ）を行い，視力の左右差をなくしていく．アイパッチができない場合は，健眼に散瞳薬を用いる場合（**ペナリゼーション法**）もある．脳疾患があるときはその治療を優先させる．

plus α

ペナリゼーション法

視力の良いほうの眼に散瞳薬を点眼し，瞳孔を意図的に大きく開かせ，視界をぼやけさせることによって眼を一定時間見えにくくさせ，視力の悪いほうの眼を使わせる．アイパッチを嫌がる子どもに行う．

1 乳児内斜視

手術治療で両眼の内直筋後転を行う．時期については２歳までの早期手術，生後６～８カ月の超早期手術があるが施設ごとの方針による．

2 調節性内斜視

遠視を完全矯正する眼鏡を処方する．内斜視が残る場合は残余内斜視への手術治療を考慮する．

3 間欠性外斜視／恒常性外斜視

視力や斜視角度の大きさ，斜視角度の変化，眼性疲労の程度，年齢，整容上の本人の希望などを考慮して手術する．手術は内直筋の前転（短縮）や外直筋の後転，その組み合わせなどを症例ごとに決めていく．

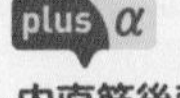

内直筋後転

手術により眼球とつながっている内直筋の位置を後ろにずらして接続しなおす術式．

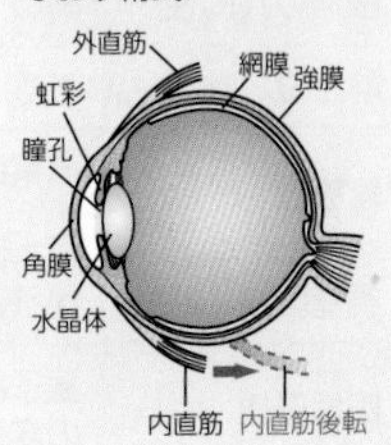

4 経過・予後

新生児の40％に斜視がみられ，ほとんどは外斜視で自然に治癒する．また，生後４カ月以内の内斜視のうち，斜視角が小さい30％は自然治癒する．

小児の外転神経麻痺による急性内斜視では，ウイルス性が多く自然治癒が期待できる．

5 ナーシングチェックポイント

間欠性の斜視の場合，診察時に斜視でないことも多く，斜視に気が付いたときに顔写真を撮っておくと診断の手助けになる．また，どんな時にどのくらいの時間斜視になりやすいか確認しておくことも大切である．

2 乳児期発症眼振

2001年にアメリカで開催されたワークショップでは，**眼振***（nystagmus）を９種類に分類し，そのうち**乳児眼振症候群**，**融像発育不良眼振**，**点頭けいれん**を**乳児期発症眼振**としている．そのほかにも，２歳までの視力低下に伴って起こる弱視眼振や，前庭神経系の障害により生じる中枢性眼振がある．

眼振の頻度は，英国の研究によると人口１万人あたり24人で，ヨーロッパの白人のほうが，インド人，パキスタン人などを含むアジア人より有意に多いとされている．

用語解説＊

眼　振

両方の眼球が無意識に揺れたり動いたりすることの医学的名称である．動く乗り物から外を見たときに起きるのが正常な生理的眼振であるが，脳や耳の障害，薬物中毒，全身疾患から起こる眼振もある．

1 乳児眼振症候群（表17-4）

先天眼振とも呼ばれるが，生後２～６カ月ごろの乳幼児期早期に発症するためこのように呼ばれるようになった．眼振は，行きと戻りの速度が異なり，急速相と緩徐相からなるのが**律動眼振**，速度や揺れの幅が同じなのが**振子眼振**と分類される．眼振は睡眠時には消失する．

律動眼振は最も振幅が小さくなる眼位（静止位）や振幅の弱くなる方向をもっている．このため，静止位に頭の位置を合わせる**代償頭位**が認められる（図17-2）．また，律動眼振は輻輳により減弱することが多い．

眼振の原因は，眼球に異常が無い場合では視覚感受期に発達する眼球運動系の較正の異常，あるいは眼の動きをコントロールする神経系の障害と考えられ

plus α

振子眼振

振子眼振は急速相と緩徐相の区別が付かず，静止位をもつことが少ないため視力不良例が多い．

表17-4　乳児期発症眼振

	乳児眼振症候群	融像発育不良眼振	点頭けいれん
発症時期	生後２～６カ月	乳児期	生後３～11カ月
眼振方向	水平	水平	不定
眼振の共同性	高い	高い	ない
静止位	ある	ある（律動眼振）	ない（振子眼振）
家族歴	高率に陽性	不明	点頭けいれんの原因に依存
視覚障害	伴うことが多い	通常伴わない	通常伴わない
眼振予後	振子眼振から律動眼振への変化がある	加齢・両眼視機能の発達で軽減	２～８歳で自然軽快

ている．また，視交叉前の異常に起因する視覚障害との関連が考えられている．先天無虹彩症でも乳児眼振症候群を合併することがある．

眼振は視力発達に障害を来すが，動揺視は認めない．網膜の黄斑部で安定した視覚情報を取り込める時間帯があると，比較的良好な視力が得られるが，個人差が大きい．

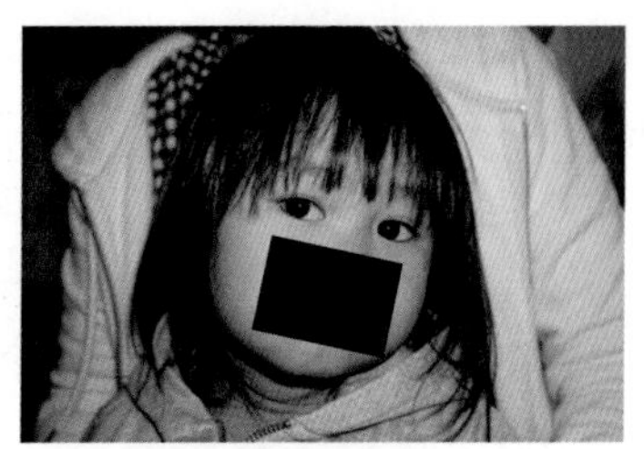

図17-2　代償頭位

2 融像発育不良眼振（表17-4）

潜伏眼振とも呼ばれる．片眼遮蔽をすると発症する水平眼振であるが，両眼開放時にも微小眼振が生じていることが多い．発症機序は不明であるが，乳児内斜視や交代性上斜位との関連が考えられる．

3 点頭けいれん（表17-4）

乳児期に発症する眼振方向が定まらず，間欠性に生じる非共同性眼振．うなずき様の頭部動揺，斜頸などの頭位異常を伴って生じる．視覚系の障害や頭蓋内病変は伴わない．１歳までに発症し，２～８歳で自然治癒する．

3 屈折異常

屈折異常とは，正視以外の状態を指す．屈折異常では，無調節下で遠方の対象物を見たとき，網膜面に焦点が結ばれず，網膜像がぼやける．

1 発症機序・原因・病態・症候

屈折異常は**近視**，**遠視**，**乱視**に分類され（表17-5），乱視はさらに正乱視と不正乱視に分けられる．単に乱視というときは正乱視を指すことが多い．正乱視では光線の方向によって屈折力が異なり，最も屈折力が強い経線は強主経

表17-5　屈折異常の分類

正視	眼前方から入射する平行光線束が，網膜面に焦点を結ぶ．	
近視	眼前方から入射する平行光線束が，網膜面よりも前方に焦点を結ぶ．	
遠視	眼前方から入射する平行光線束が，網膜面よりも後方に焦点を結ぶ．	
乱視	眼前方から入射する平行光線束が，１点に焦点を結ばない．	

plus α
白子症
白子症の患児では，視交叉前の異常により眼底にメラニン色素がなく黄斑低形成となり，乳児眼振症候群を生じることがある．

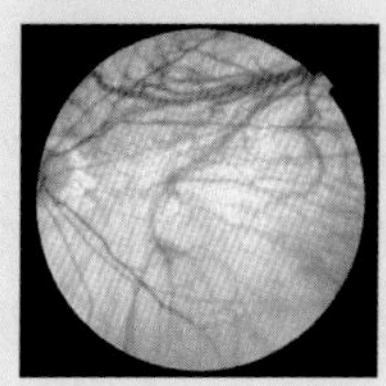

plus α
眼振阻止症候群
潜伏眼振には内斜視を合併することが多く，この場合の内斜視は眼振阻止症候群として知られている．

plus α
近視の有病率
近年，世界的に近視の有病率が上昇しており，特に東アジア，東南アジアでは中学校卒業時に80～90％に達し，−6.0D以上の強度近視も約20％に達する（2019年）．近視の進行や抑制には教育や近業時間，屋外での活動時間との関連が示唆されている．

plus α
乱視の分類
弱主経線を乱視軸と呼び，乱視軸の傾きが水平方向に近いものを直乱視，垂直方向に近いものを倒乱視，それ以外を斜乱視と分類する．

線，最も弱い経線は弱主経線と呼ばれ，両者は互いに直交する．不正乱視では，角膜や水晶体の屈折面が不規則な状態となっていることによって，網膜上で一点に集光することができなくなっている．正乱視は円柱レンズによって矯正できるが，不正乱視の場合は円柱レンズでは矯正できない．

屈折異常は近視単体，遠視単体で生じることはまれで，近視・遠視いずれかに正乱視が加わることが多い．

近視および遠視の原因は，軸性と屈折性に分けられる．軸性異常は，眼軸長の長短が正常ではないことが原因で起こる屈折異常である．眼軸の長さが長いと近視，短いと遠視となる．屈折性異常は，角膜や水晶体などの中間透光体の屈折異常に起因するものを指す．

乱視は，角膜や水晶体の屈折力が不均一で，焦点を結ばないことで生じる．不正乱視の場合は，円錐角膜などの角膜形成異常や外傷によって生じることが多い．

2 検査・診断・治療

通常，乳幼児が屈折異常による視力低下を訴えることはない．乳幼児の場合は自覚的屈折検査を行うことは難しいことが多く，他覚的検査が必要となる．そのため，屈折異常の発見には３歳児健診が重要となる．目を細めて見る，羞明がある，内斜視があるなどの場合，屈折異常が疑われるので注意する．また，視力に左右差がある場合，視力の良いほうの眼を隠すと激しく嫌がる．

治療は，弱視の治療（➡p.409参照）に準じる．

4 弱　視

弱視（amblyopia）は，眼球に角膜混濁などの器質的異常がある**器質弱視**と器質的異常のない**機能弱視**に大別されるが，眼科では機能弱視を単に弱視ということが多い．

1 発症機序・原因

視機能が順調に発達するためには，視覚の発達期に両眼同時に網膜の黄斑中心窩に鮮明な像が投影されることが必要になる．これを妨げる要因があると，視力発達は阻害されて弱視（正常予想されるよりも低い視力）になる．また，原因を問わず両眼の矯正視力が0.04以上0.3未満を社会的・教育的弱視としている．

2 病態・症候

|1| 屈折異常弱視

両眼に中等度以上の遠視や，強度の乱視がある場合（経線弱視）に，両眼あるいは片眼に視力低下が起こる．ただし，眼位や固視の異常は認めない．遠近ともに矯正無しでは網膜像がぼやけた状態となる．

外見上はわからないが，年齢相応の矯正視力が出ないことが特徴である．この場合，器質的疾患や心因性による視力低下は除外することが大切である．

plus α

３歳児眼科健診での有病率

弱視有病率についてアメリカでは1.5～2.6％，シンガポール（中国系）1.19％，韓国0.4％という報告があり，人種間ではアフリカ系1.5％，ヒスパニック系2.6％という報告がある．

plus α

子どもの視力

正常な場合，新生児の視力は0.01～0.02，生後６カ月で0.04～0.1，１歳で0.1～0.3，２歳で0.6，３歳で0.8～1.0に達すると考えられている．

plus α

社会的・教育的弱視

斜視による弱視，あるいは先天性白内障手術後の人工的無水体眼では強度遠視となり，適切な眼鏡処方をしないと弱視になってしまうが，この治療に保護者の理解が得られず，弱視治療できないことがあり，一生弱視になってしまう．また，乳幼児虐待である揺さぶられっ子症候群では，網膜出血から不可逆的な黄斑変性になり，器質弱視になることがある．また，脳に後遺症を負うことで斜視になり，斜視弱視になることがある．

|2| 不同視弱視

遠視，近視の屈折値に左右差がある不同視の場合に片眼に矯正視力の低下が起こる．遠視の場合に起こりやすい．2D（ジオプトリー）以上の差があれば起こり得る．

屈折異常弱視と同様，年齢相応の視力が出ないことを特徴とし，器質的疾患や心因性の視力低下を除外する必要がある．

|3| 斜視弱視

斜視によって片眼の矯正視力の低下を来す弱視．固視眼が決まっている場合や，交代視に左右差を認める場合の非優位眼に起こる．内斜視に多く，外斜視には少ない．

|4| 形態覚遮断弱視

角膜反射が隠れる程度の先天性眼瞼下垂，先天性白内障，角膜混濁などがある場合に生じる．弱視治療効果が低いことも多い．

3 検査・診断・治療

視力検査や屈折検査により診断する（表17-6）．

屈折異常や不同視による弱視が見つかった場合，調節麻痺薬を用いた屈折値での眼鏡処方をする．斜視が伴う場合は眼鏡にプリズムを組み込むこともある．

眼鏡のみで視力の左右差が解消されない場合，健眼遮蔽（アイパッチ）を行う．左右差がなくなっても急に中止せず，再発がないか確認しながら時間を減らしていく．遮蔽終了後も最低２年間は経過を見る必要がある．アイパッチができない小児に対しては，効果は遮蔽よりも弱いが健眼に散瞳薬を点眼する（ペナリゼーション法）．

先天性眼瞼下垂症，先天性白内障，斜視には必要に応じて手術・治療を行う．

4 経過・予後

適切な眼鏡処方，健眼遮蔽（アイパッチ）などを行うことで，いわゆる視覚感受期であれば正常視力への向上が見込める．ただし，視力が向上しても途中

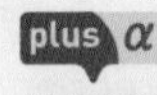

健眼遮蔽

良いほうの眼（健眼）にアイパッチをし，悪いほうの眼の視力発達を促す．毎日２時間程度行い，効果が無ければ時間を増やすが，遮蔽時間が長すぎると弱視の原因にもなるため注意する．

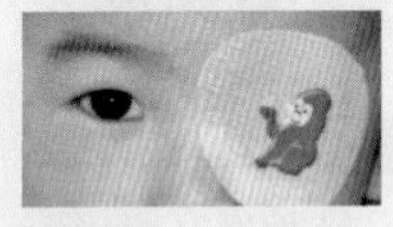

plus α

視覚感受性期

視覚が発達する時期（視覚感受性期）は生後２カ月から９歳ごろまでであるが，２歳ごろまでが最も感受性が高くなる．

plus α

弱視治療の開始時期

３～５歳で治療を開始した場合と，６歳以降で治療を開始した場合で，弱視に対する治癒率に差があることが報告されている．また，学童期に弱視が見つかった場合でも，最近はある程度視力が向上すると考えられており，積極的に弱視治療を行っていくことが推奨されている．

表17-6 弱視の診断・検査

視力検査	両眼とも年齢相応の視力発達がみられるか調べる．小児の場合，大人のようには検査できないのが通常である．３歳未満では，縞模様を見たときの反応で視力を測定するTAC（Teller Acuity Cards®）がよく使用される．３歳以上でも指標が詰まっていると見づらいので３～５歳ではLandolt環・字ひとつ指標をよく用いる．
屈折検査	レチノスコピーによる検影法やオートレフラクトメータを使用して他覚的に屈折検査する．小児は調節力が強いので調節麻痺薬である硫酸アトロピンやシクロペントラートを点眼して測定する．
細隙灯，倒像鏡による検査	細隙灯，倒像鏡を用いて，角膜，水晶体，網膜（眼底）に異常がないか調べる．この時，散瞳が必要なので散瞳作用のある調節麻痺薬による屈折検査に合わせて行う．
角膜反射	眼瞼下垂では眼前33cmからペンライトなどの光を当てて両眼に角膜反射像が見えるか，斜視では両眼とも角膜中心に反射がくるか調べる．また交代遮蔽試験をして潜伏性斜視（斜位）がないか確認する．

で治療を中止してしまうとまた視力が低下する可能性があるため，定期的な診察が大切である．

5 ナーシングチェックポイント

3歳児眼科健診に積極的に参加することが重要で，思わぬ疾患が見つかることもある．ダウン症候群では斜視や白内障が出現しやすいことや，未熟児網膜症治療後は屈折異常や斜視が出現しやすいこともあり，定期的な眼科診察が必要になる．

コラム **3歳児健康診査視覚検査**

3歳児健康診査視覚検査（3歳児眼科健診）の実施率は，日本眼科医会の2016年の調査によると，全市町村の約96%に達している．この健診で最も重要なことは，視力が年齢相応に発達していない弱視の発見にある．その原因として屈折異常，斜視，器質的疾患があり，片眼性が多い．中でも，屈折値の左右差から生じる不同視弱視が半数以上を占める．

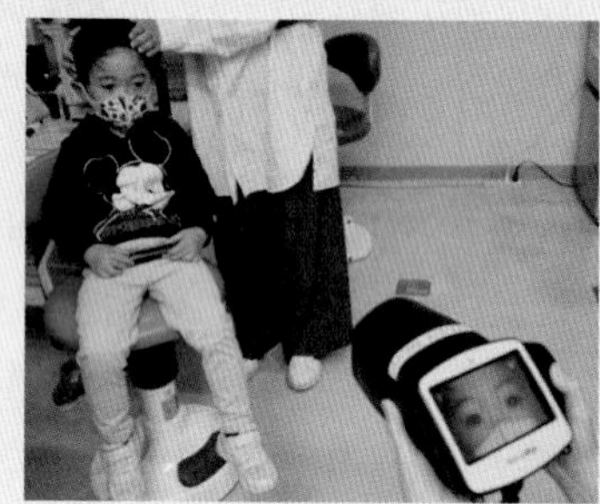

近年では，3歳児眼科健診にスポットビジョンスクリーナー［Spot™ Vision Screener：SVS®（ウェルチ・アレン社）］が導入されている．SVS®は，両眼開放で眼の写真を撮影することで，屈折値の計測や眼位検査を簡便かつ短時間に行えるフォトスクリーナーである．調節介入が少なく，乳幼児にも検査が可能であるという特徴をもつ．

5 結膜炎

1 原因・病態・症候

結膜炎（conjunctivitis）は産道感染，常在菌感染，接触感染，抗原への曝露により発症する．

結膜炎は，その原因により細菌性結膜炎，ウイルス性結膜炎，アレルギー性結膜炎に分類される．細菌性結膜炎は10歳未満，特に3歳未満に多くみられる．新生児～乳幼児ではインフルエンザ桿菌（かんきん）などのグラム陰性桿菌，5～10歳では常在菌であるブドウ球菌，肺炎球菌が起炎菌になりやすくなる．小児のアレルギー性結膜炎の有病率は約20%といわれているが増加傾向にある．アレルギー性結膜炎のうち，結膜に石垣状の乳頭増殖を認める重症アレルギー性結膜炎を，春季カタルという．

結膜炎の症状はさまざまである（表17-7）．

2 診断・治療

表17-7の臨床所見から診断を行う．結膜炎の治療は，主に抗菌薬などの点眼により行う．眼瞼皮膚のクーリングや人工涙液点眼による抗原の希釈はアレルギー症状の軽減に役立つ．抗アレルギー点眼薬の単独使用，低力価～高力価のステロイド点眼薬を症状に合わせて併用使用する．それでもコントロールが

plus α **発症時期**

出生時に母体から受け継いだ免疫が生後徐々に減少するとともに自己免疫能が発達していくが，自己免疫能が不十分な時期に感染症が発症しやすいと考えられている．

plus α **春季カタル**

春季カタルは10歳前後の学童期の男児に好発する増殖性のアレルギー性結膜炎である．増悪期には上眼瞼結膜に石垣状の巨大乳頭増殖を認め，角膜輪部にトランタス斑といわれる隆起や点状表層角膜炎，シールド潰瘍という角膜潰瘍を伴うことがある．

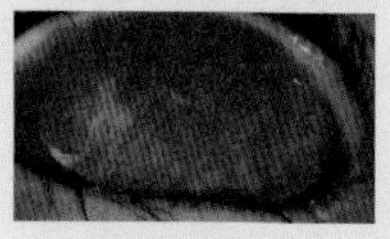

表17-7　結膜炎の症状とその特徴

症　状	特　徴
結膜充血	結膜血管の局所的拡張，びまん性拡張で，すべての結膜炎に認める（図17-3）．
結膜浮腫	すべての重症の結膜炎に認める．
結膜分泌物	結膜からの滲出物で，漿液性，粘液性，膿性などがあり，細菌性結膜炎に認める．
結膜乳頭	結膜血管の拡張した房状分岐とそれを取り囲む浮腫と炎症細胞からなり，アレルギー性結膜炎，細菌性結膜炎に認める（図17-3）．
結膜濾胞	結膜にできたリンパ節結節で，ウイルス性結膜炎に認める．
結膜偽膜	結膜表面の炎症性物質で剝がしても出血しない．流行性結膜炎に認める．
結膜下出血	急性出血性結膜炎に認める．
点状表層角膜炎	点状に散在，あるいは集積した角膜上皮下混濁で流行性角結膜炎で認める（図17-3）．
耳前リンパ節の腫脹	流行性角結膜炎，咽頭結膜熱に認める．
発熱，咽頭痛，下痢	咽頭結膜熱で認める．
瘙痒感	アレルギー性結膜炎で認める．
視力低下	流行性角結膜炎，春季カタルで，角膜混濁を認める場合に起こる．

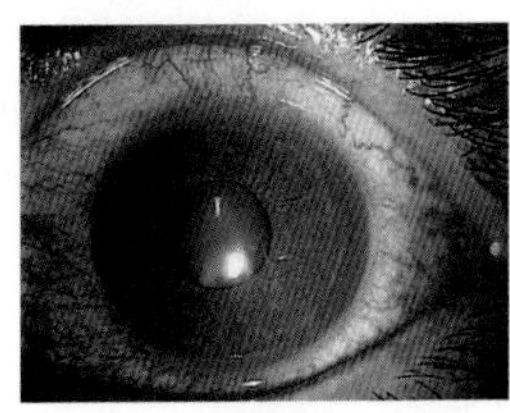
a．結膜充血

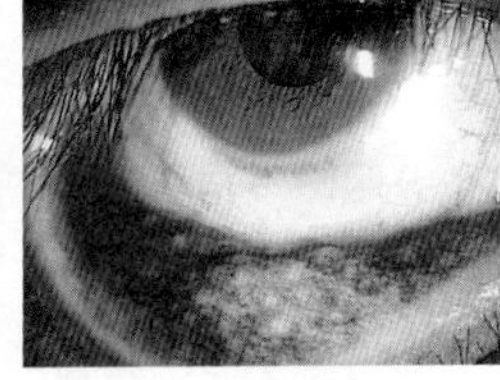
b．結膜乳頭

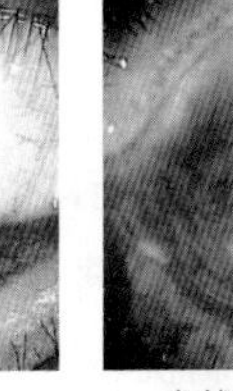
c．点状表層角膜炎を認める結膜充血

図17-3　結膜炎にみられる症状

つかない重症例では免疫抑制薬の点眼，内服を行う．

3 ナーシングチェックポイント

結膜炎に罹患していないほうの眼や他者へ感染するリスクのある結膜炎では，同じ症状の家族や同級生がいないか確認することが重要になる．

1 直接感染の回避

手洗いの励行，眼を触らない．特に流行性角結膜炎，咽頭結膜熱，出血性結膜炎では学校保健安全法に従い，医師の許可が出るまで出席停止にする．

2 間接感染の回避

清潔なタオルを使用し，他人とタオルを共有しない．入浴は最後にする．

そのほか，結膜炎が完治するまでコンタクトレンズの使用は中止してもらう．また産道感染を予防するためにも，性感染症が疑われる場合は，ほかの性感染症がないか，パートナーの評価が重要になる．

plus α
流行性結膜炎
流行性結膜炎はアデノウイルス８，19，37型による．潜伏期は約７日で，伝染力のある病期は10～14日で，角膜炎所見（点状表層角膜炎による角膜混濁）を認めることが多く，流行性角結膜炎となる．

plus α
急性出血性結膜炎
急性出血性結膜炎はエンテロウイルス70型，コクサッキーウイルスによる．潜伏期，病期とも短いことが特徴で結膜下出血を認める．

plus α
咽頭結膜熱
咽頭結膜熱（プール熱）はアデノウイルス３，７型による．結膜炎症状は流行性角結膜炎よりも軽く，咽頭炎，発熱などの全身所見を認める．

plus α
ステロイドと免疫抑制薬
ステロイドや免疫抑制薬の内服は通常小児科に依頼する．ステロイド点眼の使用では，眼圧上昇などの合併症，免疫抑制薬の点眼ではヘルペスウイルスなどの混合感染に注意する．

6 先天性眼瞼下垂

先天性眼瞼下垂（congenital ptosis）には，筋原性と神経原性がある．90％は眼瞼挙筋の形成不全で，70％は片眼性である．眼瞼下垂以外に異常を認めない単純型と，ほかに異常を認める複合型がある．下垂が高度な場合，視性刺激遮断弱視や乱視が強くなる．

plus α

眼瞼下垂による弱視

視力0.2〜0.3の弱視になる頻度は，軽度の下垂が1.2％，中等度の下垂が5.5％，重度の下垂が14％という報告がある．また弱視が26％，斜視が14％合併するという報告もある．

1 病態・症候

先天性単純眼瞼下垂では，眼瞼以外に異常は認めない（図17-4）．小児で最もよくみられる眼瞼下垂で，眼瞼挙筋の変性と筋周囲線維化のため，眼瞼可動域が狭く上方視で目立つ．眼球運動は正常である．眼瞼下垂以外にさまざまな症状が複合的に現れるものは複合型と呼ばれる．

片眼性では両眼の開き方に左右差が，両眼性では代償頭位で下顎挙上がみられる．また，斜視や眼球運動障害がみられることがある．弱視がある場合，健眼を隠すと嫌悪反応を示す．

2 検査・診断

眼瞼下垂と偽眼瞼下垂との鑑別が重要である．眼瞼下垂はその程度により軽度，中等度，重度に分けられる（表17-8）．

眼瞼下垂以外の症状や弱視の有無についても検査を行う．

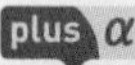

偽眼瞼下垂

片眼に下斜視があると，あたかも眼瞼下垂があるかのように見えるが実際は認めない．

3 治 療

前頭筋吊り上げ術，眼瞼挙筋短縮術などの手術により眼瞼下垂を治療する．また，屈折異常や弱視に対しては，眼鏡装用，健眼遮蔽（アイパッチ），下垂のテープ挙上を行う．斜視を認める場合は斜視の治療も考慮する．脳腫瘍など原因がある場合には，まずはその治療を行う．

4 経過・予後

出生直後は全く開瞼しない場合も，数日で開瞼，日を追って瞼列高*が増していく傾向がある．弱視のリスクがあるが，顎を上げて下方を見た際に，両眼の瞳孔に光が入っていれば弱視にはならない．片眼性の場合は，早期から健眼遮蔽（アイパッチ）や下垂部をテープ挙上をすることで弱視の進行を防ぐことができる．

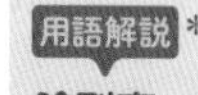

瞼列高

目を開いたときの上眼瞼と下眼瞼の距離．

図17-4 先天性単純左眼瞼下垂

5 ナーシングチェックポイント

先天性眼瞼下垂を見つけた場合，原因検査と併せて大切なのは弱視になっているかどうかである．正面より光を当てる，あるいはフラッシュをたいて写真を撮ることで角膜反射が両眼にみられるか，一方の眼を隠して嫌がらないかで確認する．

両眼性の場合は顎上げがみられるが，これは代償頭位なので無理に矯正しないようにする．

表17-8 眼瞼下垂の程度

軽 度	開瞼時に上眼瞼の瞼縁が瞳孔領よりも高い
中等度	瞼縁が瞳孔領の上半分までを覆う
重 度	瞼縁が瞳孔領の下半分までも覆う

7 睫毛内反

睫毛が内側を向いて眼球表面に触れている状態を**睫毛内反**（しょうもうないはん）（entropium ciliare）という．アジア人に多く，１歳以下の乳児では約半数に認める．２歳で約20％，６歳で約６％と，年齢とともに自然軽快する．高校生になると２％以下になるが，成人まで持ち越す例もある．

plus α
老人に多い睫毛内反
眼瞼ごと内反する眼瞼内反症に伴う睫毛内反は老人に多くみられる．

1 発症機序・原因

眼瞼が内反しているか，眼瞼の位置は正常であるが，下眼瞼を引く筋の未発達や余剰皮膚（内眼角贅皮（ないがんかくぜいひ））により，睫毛が眼球方向に押されることで起こる．

2 病態・症候

乳幼児の睫毛は細く軟らかいため，ほとんどは無症状で経過する．症状が伴う場合は，異物感から眼をこすったり，まばたきが多かったりする．また眼脂や流涙，結膜充血を来す．まぶしさを訴えることもある．乳幼児で結膜炎を繰り返す場合には，睫毛内反が誘引となっている可能性がある．重症の場合は角膜潰瘍・角膜混濁から視力低下の原因になる．

多くの場合，年齢に合わせた眼瞼組織の成熟とともに自然軽快する．自然軽快しない場合，睫毛も太く硬くなってくるため，角膜や結膜に傷をつけ，**角膜潰瘍**や**慢性結膜炎**の原因になる．

3 検査・診断

睫毛が角膜表面に張り付いていることを確認することで診断できる．角膜の状態はフルオレセイン角膜染色により調べる．

plus α
フルオレセイン角膜染色
点眼麻酔薬を使用して，フローレス眼検査用試験紙で染色を行う．角膜に傷がある場合はその部位が染まる．

4 治　療

年齢とともに自然軽快が期待できるため，症状がない場合や軽度の場合は経過観察する．角膜潰瘍になっている場合は，手術までの対症療法として角結膜に接触している睫毛を鑷子にて抜去する．

角膜の治療には，抗菌薬や角膜表面保護薬であるヒアルロン酸点眼を使用する．

根本的には臨床症状や自覚症状を考慮して内反を矯正する眼瞼内反症手術を行う（図17-5）．

plus α
ソフトコンタクトレンズ
小児で睫毛抜去を嫌がる場合は，治療用のソフトコンタクトレンズを装用して，角膜刺激症状や角膜びらんを防ぐことができ，潰瘍の治療にもなるが，あくまで対症療法である．

5 ナーシングチェックポイント

小児の場合，睫毛は軟らかく，角膜に当たっているからといって急いで治療する必要はない．また年齢とともに自然軽快するケースも多くある．角膜に白い部分がみられる，結膜の充血が一向に良くならない，視力を測定したら左右差があった場合などでは積極的に治療を考慮する．

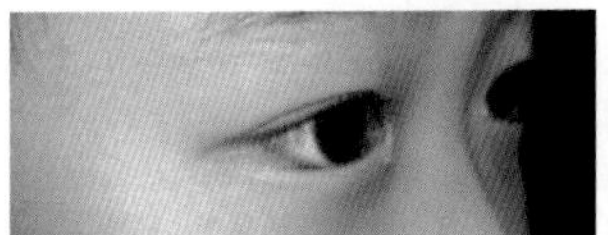

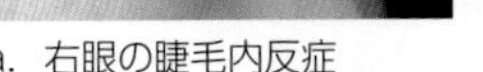

a．右眼の睫毛内反症

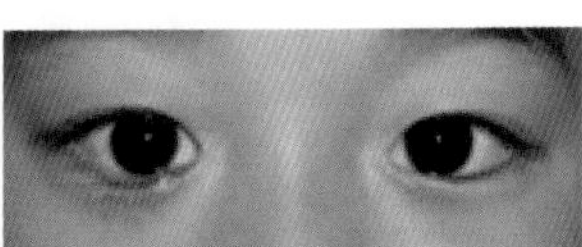

b．皮膚切開法後

図17-5　眼瞼内反症手術（皮膚切開法）

8 先天性鼻涙管閉塞

先天性鼻涙管閉塞（congenital nasolacrimal duct obstruction）は，鼻涙管尾側の開口部が先天的に下鼻道に開放されていない状態で，出生時からの流涙や眼脂が主症状になる．出生直後は70％が閉塞しているが，その後自然開口して，生後１カ月の新生児では６～20％に認める．生後３カ月までに60％が，生後12カ月で90％が自然治癒する．

1 原因

先天的に，骨性鼻涙管の骨壁の肥厚，鼻涙管の下部開口部における膜性閉塞がある場合に起こる（図17-6）．

2 病態・症候

生後から続く流涙，眼脂が特徴である（図17-7）．抗菌薬点眼である程度改善するが，中止すると再発する．結膜充血の有無から結膜炎があるかどうかがわかる．また内眼角部の内側の涙嚢部に発赤や腫脹がある場合は，細菌感染から涙嚢炎が起きている可能性がある．

3 検査・診断

先天性鼻涙管閉塞では，涙嚢部を圧迫すると，涙液，粘液，眼脂の逆流がみられる．また，黄緑色のフルオレセインを点眼液に混ぜて点眼すると下眼瞼付近の涙液の溜まり（涙液メニスカス）に色素が残留する．５分後に残留が無ければ閉塞はない．

骨性閉塞が疑われる場合はCTで涙道造影検査を行うと明らかになる．

4 治　療

ある程度自然治癒が期待できるので，症状がひどくなければ経過観察する．目安は自然治癒の可能性が高い生後３カ月である．

❶涙道マッサージ　眼科を受診して指導を受けてから自宅で行うよう指導する．これにより自然開口がある程度期待できる．

❷涙道洗浄　診断（通水試験）を兼ねて行うが，それによる開口も期待できる．

plus α
生後の流涙
生後から１カ月以上流涙が続く場合，まず先天性鼻涙管閉塞を考えるが，発達（先天）緑内障，先天内反症などほかの疾患もある．

plus α
先天性鼻涙管閉塞の自然治癒
生後６カ月で閉塞を認める場合，12カ月では75％に，生後９カ月で閉塞を認める場合，12カ月では36％に自然治癒が期待できるという報告がある．ただし，徐々に自然治癒の可能性は低下する．

plus α
涙道マッサージ
目の内側（鼻の付け根あたり）を人差し指で上下に圧迫するように10回程度マッサージし，これを日に３～４度行う．

plus α
通水試験
涙点より涙点洗浄針を挿入して，生理食塩水による通水試験を行う方法もある．閉塞がある場合，嚥下は認めず，生理食塩水の逆流，それに伴って涙嚢部の眼脂や粘液も出てくるが，通水のみで開口することもある．このとき，抗菌点眼液を生理食塩水に混ぜておくと洗浄にもなる．

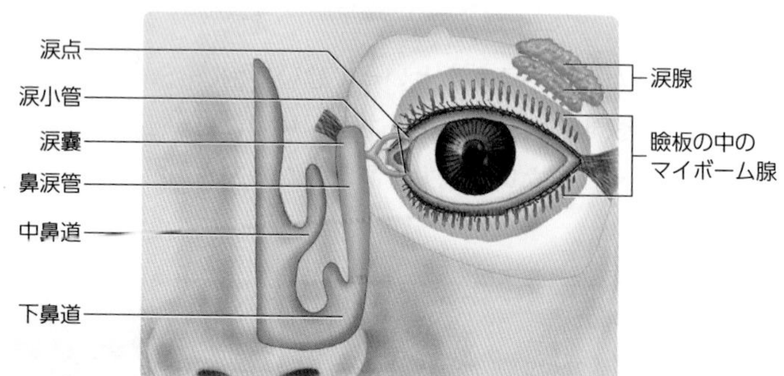

涙腺より分泌された涙液やマイボーム腺などから分泌された粘液は，通常，上下涙点から鼻涙管に流れ込み，下鼻道に流出する．

図17-6　**涙腺と涙器**

❸**鼻涙管開放術（プロービング）** 金属プローブ（**涙道ブジー**）を涙点から涙道に挿入して膜を穿通する（図17-8）．通常，自然治癒の可能性や，点眼麻酔で行う頭部の固定可能性，合併症として敗血症を起こした場合などを考慮して生後６カ月～12カ月に行う．生後12カ月以上では固定困難から全身麻酔を考慮する．

❹**涙道・涙管チューブの留置** 上下涙管より金属ブジーの入ったチューブの両端を挿入し，シリコンステントを留置する．

❺**涙囊鼻腔吻合術**（dacryocystorhinostomy：DCR） 骨性閉塞に対して行う根治術である．顔面骨への侵襲を考慮して10歳以上で行う．

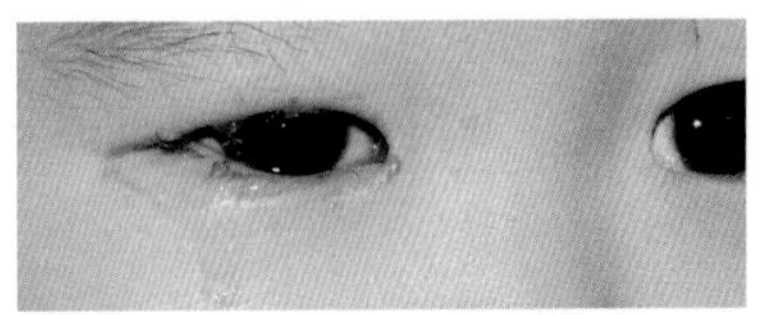

眼脂は認めるが結膜充血は認めていない．

図17-7 **先天性鼻涙管閉塞**

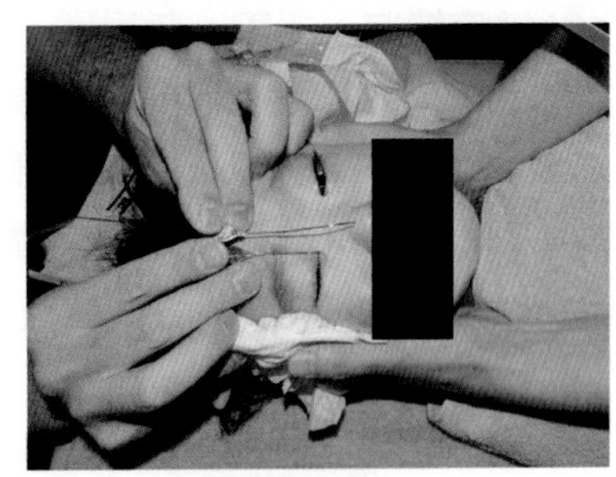

図17-8 **鼻涙管開放術**

5 ナーシングチェックポイント

涙囊部が発赤，腫脹している場合，細菌感染による涙囊炎を起こしている可能性があり，抗菌薬の点眼や内服，あるいは涙囊部切開などの治療が必要になる．眼脂や流涙があっても結膜に充血がなければ結膜炎ではない．

9 小児白内障

白内障とは，水晶体を構成するタンパク質の変性や膨化などによって配列の規則性が崩れ，透明性が失われた状態である（図17-9）．小児期に発症する白内障を**小児白内障**（pediatric cataract）という．

小児白内障には出生時から認められる**先天白内障**（図17-10），出生時には混濁が無く，生後に発症する**発達白内障**（後天性白内障）がある．先天白内障の発症頻度は約１万人に３人である．

水晶体のみに症状が限定するもの，ほかの眼疾患に合併するもの，全身疾患に随伴するものがあり，全身疾患を伴わない白内障は全体の約30％である．小児白内障を合併し得る疾患を表17-9に示す．

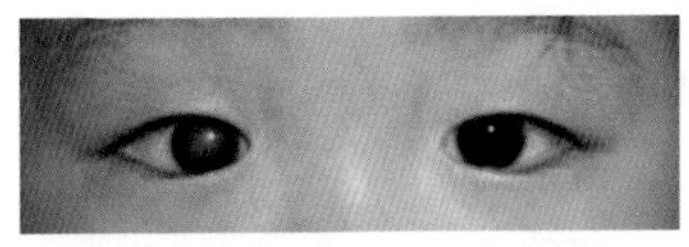

図17-9 **発達白内障（右眼）**

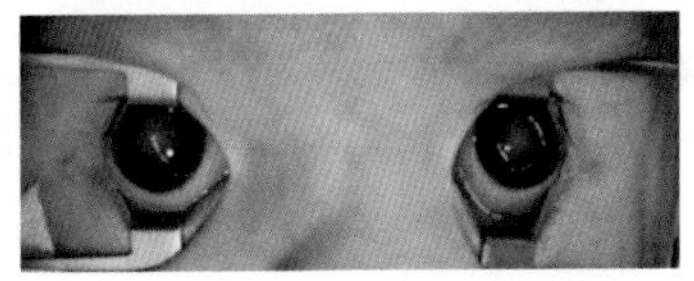

図17-10 **先天白内障（両眼）**

表17-9 **小児白内障を合併し得る疾患**

全身疾患に伴うもの	
代謝異常	ガラクトース血症，フェニルケトン尿症，糖尿病など
染色体異常	ダウン症候群，13トリソミー，18トリソミー
症候群	筋強直性ジストロフィー，アルポート症候群，ロウ症候群
その他	アトピー性皮膚炎
ほかの眼疾患に伴うもの	
先天無虹彩症，網膜色素変性症，コロボーマ，強度近視など	

表17-10　小児白内障の原因

遺伝性	常染色体顕性遺伝，常染色体潜性遺伝，伴性潜性遺伝
子宮内感染	先天性風疹症候群，サイトメガロウイルス症候群，トキソプラズマ症
薬剤性	ステロイド，副腎皮質刺激ホルモン

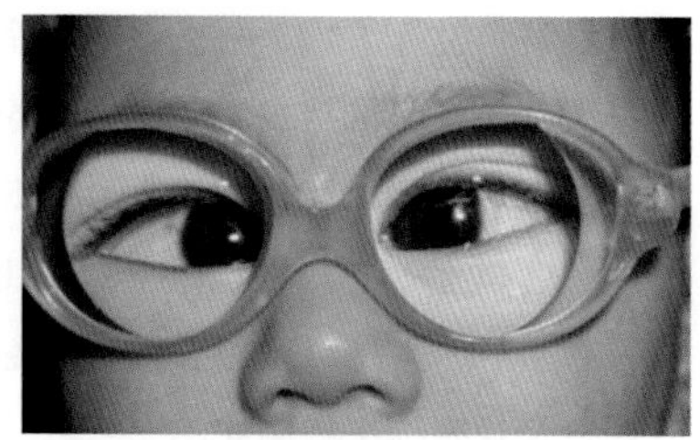

両眼の先天白内障手術後の無水晶体眼．強度遠視になるため，弱視治療の眼鏡が必要になる．

図17-11　無水晶体眼

1 発症機序・原因

胎生期の水晶体発生過程に何らかの異常が生じたときに発現すると考えられ，遺伝性，薬剤性，放射線障害，子宮内感染などが要因として考えられる（表17-10）．そのほかに，外傷性のものや特発性のものがある．

2 病態・症候

小児白内障は，瞳孔領域に強い混濁があると白色瞳孔を認める．進行した場合，急に見えづらくなったり，外出時に眩しさを訴えたりすることがある．見つかっても成人まで非進行性のまま移行することも多い．

小児白内障は，混濁の形式によって以下のように分類される．

- 全白内障：水晶体全体に混濁が認められる．
- 前局白内障：前囊下の中央部に混濁が認められる．
- 層状白内障：円形の層状混濁を認めるが，中心部は混濁していない発達白内障．
- 皮質白内障：水晶体皮質に楔形や点状などの混濁を認める．
- 核白内障：水晶体核に混濁があり，視機能発達の障害になりやすい．
- 縫合線白内障：水晶体形成期の縫合線（Y字縫合）に沿う混濁．
- 後囊下白内障：アトピー性皮膚炎，ステロイド使用などに伴う後囊下の後天性白内障．

3 診断・治療

瞳孔領域に白濁を認めるものは，保護者，産科医師，小児科医師によって気付かれることが多い．両親のどちらかが先天白内障である場合も，早期に受診することが多い．

治療は手術により行われる．手術適応については症例ごとに判断し，眼底検査で眼底が見えるかどうかは重要な判断材料になる．そのほか，発症年齢，混濁の程度や種類，両眼性か片眼性か，進行性か非進行性か，全身状態はどうか，などにより総合的に判断する．

手術は全身麻酔が基本で，成人での手術とは異なり，後囊切開と前部硝子体切除を併用するケースが多い．また，眼の成長期である２歳までは眼内レンズを挿入しないことが多く，眼内レンズを挿入していない**無水晶体眼**は強度遠視となり，弱視のリスクを伴う（図17-11）．

手術を行わない場合は進行の有無についての定期診察が重要である．治療は眼鏡矯正，弱視治療（➡p.409参照）が中心となる．

plus α

完全白内障の手術適応

眼底が見えない先天性の完全白内障の場合，片眼性では生後6週間以内，両眼性では生後12週間以内に手術を行わなければ形態覚遮断弱視となり，視力予後は不良になる．

10 小児緑内障

小児期の緑内障は，主に眼圧の上昇によって視神経が障害され，視野に特徴的な異常が生じる疾患である．**小児緑内障**（childhood glaucoma）は，小児期に発症した病態に起因する緑内障をいう．

日本における小児緑内障の発症頻度は約３万４千人に１人である．角膜径の拡大を伴う３歳未満の患児では，80％が１歳までに発症し，出生時に発症しているのは全体の25％である．

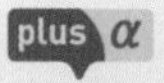

発達緑内障

小児緑内障に対して以前は発達緑内障という語が用いられてきたが，World Glaucoma Association（WGA）コンセンサス会議での提言により，用語変更が行われた．

1 原因・病態・症候

小児緑内障の症状は角膜混濁，**牛眼**，**羞明**，白色瞳孔，眼振，流涙，視力低下，斜視，眼をよく触る，眼脂などである．

小児緑内障は，大きくは原発小児緑内障と続発小児緑内障に分類される．

原発小児緑内障のうち，先天異常が隅角に限局するものを原発先天緑内障という．強度の隅角形成異常による高眼圧のため眼球拡大を生じ，牛眼や角膜混濁，角膜浮腫を呈する（図17-12）．軽度の隅角形成異常のため眼球拡大を伴わず，４歳以降に発症する緑内障は若年開放隅角緑内障と呼ばれる．

続発小児緑内障は，先天眼形成異常に関連するか，先天全身疾患に関連するか，あるいは後天要因によるものかによって，さらに分類される．先天眼形成異常に関連した緑内障では，アクセンフェルト・リーガー症候群，ペータース異常，先天性無虹彩症など，全身所見との関連が明らかでない眼形成異常が出生時から存在する（図17-13）．先天全身疾患としては，染色体異常（ダウン症候群など），代謝異常，母斑症（神経線維腫症，スタージ・ウェーバー症候群など），先天性風疹症候群などが代表的である．続発緑内障を引き起こす後天要因としては，白内障術後，ぶどう膜炎，外傷，ステロイド投与，腫瘍，未熟児網膜症が挙げられる．白内障術後の緑内障は，後天要因による続発緑内障の中で最も頻度が高い．

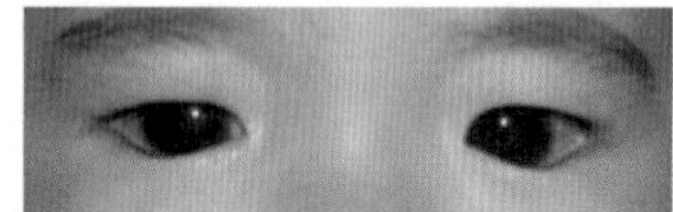

眼圧上昇に伴う角膜浮腫，角膜径の拡大を認める．

図17-12　角膜浮腫と眼球拡大

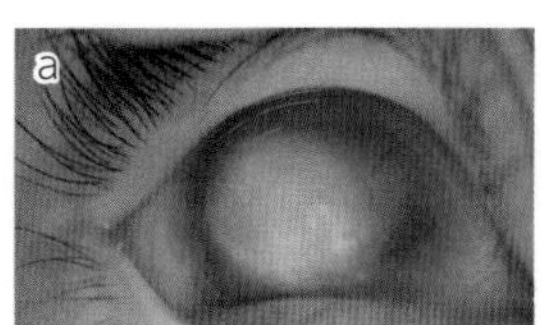

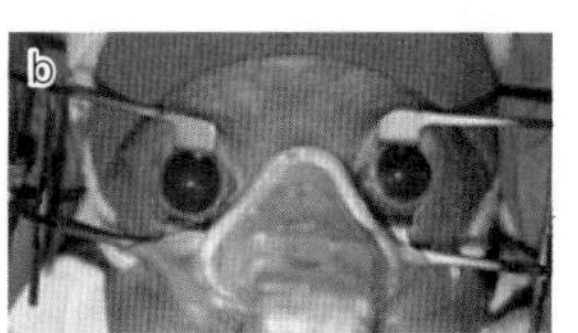

a. 角膜中央部が混濁した，ペータース異常に合併した緑内障．房水の流出路である隅角の異常を伴う．
b. 出生直後から角膜径の拡大による牛眼，角膜浮腫を認める．

図17-13　先天眼形成異常に関連した緑内障

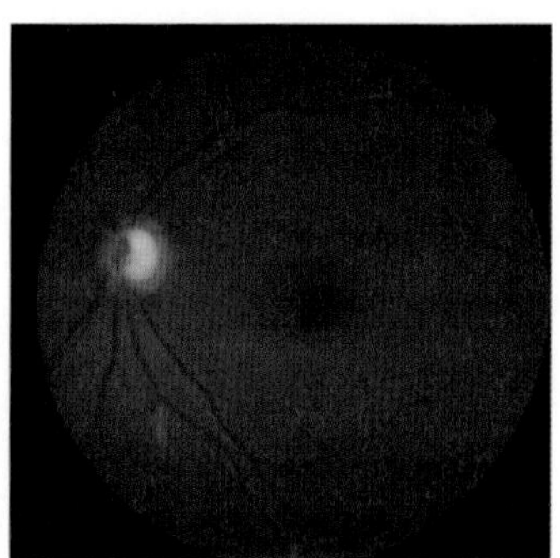

緑内障に伴い，視神経乳頭部ではC/D比が増大している．

図17-14　視神経乳頭の陥凹

2 検査・診断

小児では良好な条件下での検査は困難な事が多いため，眼圧の上昇，角膜径の拡大，眼軸長の伸長，角膜実質層の内側にあるデスメ膜の破裂，視神経乳頭の陥凹（図17-14）などを診断の基準として総合的に判断する．

3 治　療

乳幼児期に発症した小児緑内障では手術成績が良好なことから，眼圧下降のための**隅角切開術**や**線維柱帯切開術**（図17-15）といった流出路再建術が第一選択となる．

緑内障点眼薬による眼圧下降は，一時的な眼圧下降や手術の補助療法として位置付けられる．ただし，手術後に再び眼圧が上昇するリスクもあることから，生涯にわたる眼圧管理が必要となる．

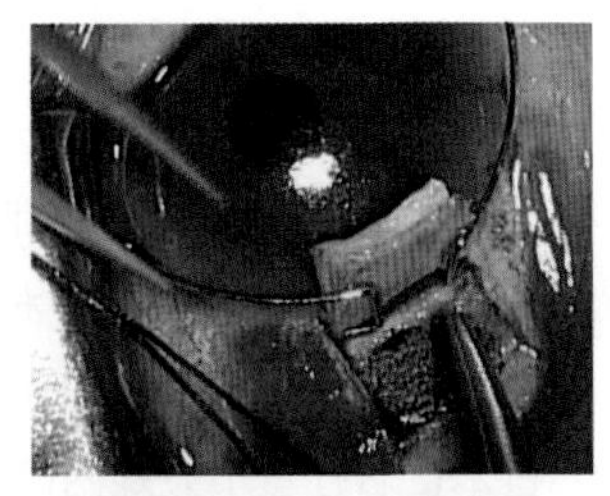

写真提供：関西医科大学眼科学教室
永井由巳准教授

図17-15　線維柱帯切開術

11 先天色覚異常

1 原因・病態・症候

ヒトの網膜は，1眼に約600～700万個ある錐体（すいたい）細胞と，約1億個ある杆体（かんたい）細胞から成り立ち，錐体細胞は色（赤，緑，青）を感知し，杆体細胞は明るさを感知する．このうち，**錐体細胞**の機能異常から**先天色覚異常**（congenital color vision deficiency）は発症する．

先天色覚異常は，感知に異常がある色によって1型色覚，2型色覚，3型色覚，1色覚に分類される（表17-11）．**X染色体劣性遺伝**により生じる**1型色覚**と**2型色覚**がほとんどを占め，日本人男性の5％，女性の0.2％に発症し，女性の10％が保因者となる．発症頻度には人種差を認め，白人では男性8％，女性0.4％と日本人よりも多くなる．1型色覚と2型色覚では1：3～3.5で2型が多い．

表17-11　色覚異常の分類

名称	症状	頻度	遺伝形式
3色覚（正常色覚）	症状はない	多い	
1型色覚（赤異常） (色盲+色弱)	赤，緑の色の見分け方に問題を生じる	男声：5％（4～6％） 女性：0.2％ （女性保因者：10％）	X連鎖潜性（XR）
2型色覚（緑異常） (色盲+色弱)			
3型色覚（青異常） (色盲+色弱)	白と黄色，青と緑の識別が困難	まれ：0.002～0.007％	常染色体顕性（AD） 遺伝子：7q22-qter
1色覚（全色盲：杆体1色覚）	色の区別が不可能 視力不良：<0.1	まれ：0.003％	常染色体潜性（AR）

2 検査・診断

色覚異常の検査では，仮性同色表を用いて正常色覚と異常色覚を分けるスクリーニング検査が行われる．仮性同色表には，石原色覚検査表（図17-16）やSPP標準色覚検査表などがある．

さらに，パネルD-15テストなどの色相配列検査を行い，色覚異常の程度と型を判定する．確定診断にはアノマロスコープという色覚検査機器が用いられる．

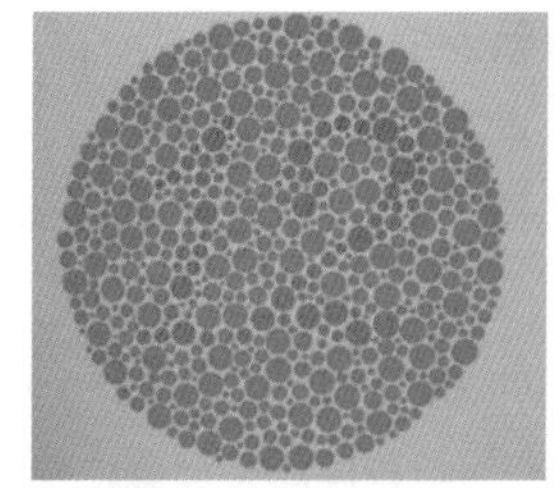

図17-16　石原色覚検査表

plus α

パネルD-15テスト

15個の色表を基準色表から色の似ている順に円形に並べる検査．色表の裏には番号が振られ，この番号を並んだ順番に結んだ記録図を作る．記録図が円形ならpass，円を横断する線が２本以上あればfailとする．passは正常色覚～中等度以下の色覚異常，failは強度の色覚異常を示す．横断する線が１型，２型，３型を示すどの指示線と平行かによって，型判別ができる．

コラム

学校健診での色覚検査

2002（平成14）年３月の学校保健法施行規則改正により学校健診での色覚検査は必須ではなくなり，多くの小学校で色覚検査が行われなくなった．それから10年以上が経過すると，児童生徒が自身の色覚の特性を知らないまま卒業し，進学や就職時に初めて，色覚異常による職業適性の問題（**表**）に直面して混乱が生じる事例がみられるようになった．これにより学校健診での色覚検査の重要性が再認識されるようになり，2014（平成26）年４月からは再び学校健診での色覚検査が強く推奨されている．文部科学省は，色覚異常をもつ児童生徒が不利益を受けることのないよう，検査を推奨するとともに，保護者および教職員への周知の必要性を呼びかけている．

表　先天色覚異常の職業適性

２色覚（赤あるいは緑の色盲）では難しいと思われる業務	異常３色覚（赤あるいは緑の色弱）でも困難を生じやすい業務
航海士，航空機パイロット，航空・鉄道関係の整備士，警察官，商業デザイナー，カメラマン，救急救命士，看護師，歯科技工士，獣医師，美容師，服飾販売，サーバ監視業務，懐石料理の板前，食品の鮮度を選定する業務	鉄道運転士，映像機器の色調整，印刷物のインク調整や色校正，染色業，塗装業，滴定実験

中村かおる．先天色覚異常の職業上の問題点．東京女子医科大学雑誌．2012，82，p.59-65．をもとに作成．

12 心因性視覚障害

心因性視覚障害は，視力低下の原因として精神的・心理的要因を考慮する症候群で，精神的な未熟性と環境ストレスとのアンバランスによって発症する．心因性視覚障害は小児の眼科患者の約１％を占め，男女比は１：３で女児が多い．小学校入学時ごろから増加し，小学校中～高学年で最も多くみられるが，高校生になるとほとんどみられない．学校健診で視力低下を指摘され，受診する場合が多い．

1 原因

原因となる心理的ストレスを自覚しない**非転換型**（**眼心身症**）と，心理的ストレスを自覚している**転換型**（**ヒステリー盲**）に分類できるが，これらの境界は曖昧で，重なる場合もある．小児ではほとんどが非転換型である．家庭，学校，本人自身の性格や環境への不適合などの心的要因から発症する．

非転換型は自己抑制的で発症起点がはっきりしない．視力低下の自覚がほとんどないため，学校健診を契機に受診することが多いが，視力が低下しているにも関わらず日常生活には困っていないことが多い．転換型のヒステリー盲は20～30代の女性が多いが，すべての年齢にみられる．自己顕示的で視力低下の自覚があり，事故や外傷などといった発症起点がはっきりしている．

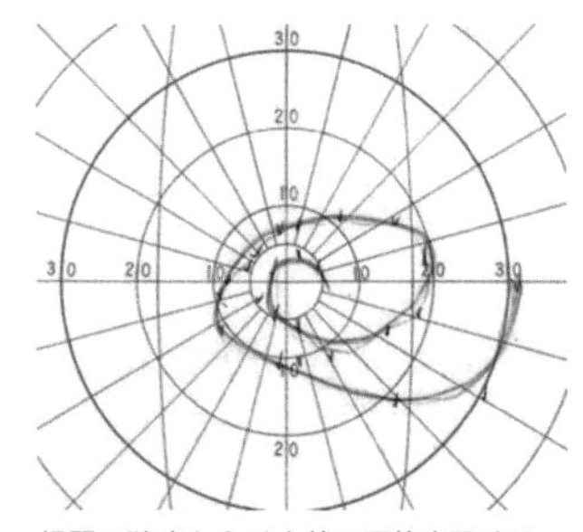

視野の狭窄とらせん状の回旋を認める．

図17-17　心因性視覚障害者の右眼のゴールドマン視野

2 病態・症候・検査・診断

心因性視覚障害では，視力低下に加えて特徴的な視野（らせん状視野，求心性視野狭窄，管状視野）を呈する（図17-17）．他角的検査で視力低下につながる器質的異常が認められないこと，**レンズ打消し法**で視力が向上することから診断する．

> plus α
> **レンズ打消し法**
> 視力を測定する際に，例えば＋1.0Dのレンズの入った眼鏡をかけさせ，そこに－1.0Dの入ったレンズを加えると，矯正効果は無くなるのにも関わらず視力が良く出ることがある．この場合に心因性視覚障害が疑われる．

3 治　療

治療では，**心理的ストレス**の原因を見つけ出して取り除くことが有効になる．そのためには心理カウンセラーや精神科の受診に加え，生活環境を変えることが重要になり，学校のクラス担任の交代やクラス替え，転校などが有効な場合もある．

引用・参考文献

1) 佐藤美保ほか．特集：弱視と斜視のフォローアップ．あたらしい眼科．2022，39（7），p.855-931.
2) 佐藤美保．小児の眼科診療・学校保健：学童期における弱視・斜視．日本眼科医会第69回生涯教育講座．2015，p.21-26.
3) 不二門尚編．弱視・斜視診療のスタンダード．中山書店，2014，p.85-102，（専門医のための眼科診療クオリファイ，22）.
4) 飯森宏仁ほか．(亜)急性後天共同性内斜視に関する全国調査：デジタルデバイスとの関連について．眼科臨床紀要．2020，13（1），p.42-47.
5) 鈴木康夫．乳児眼振症候群．あたらしい眼科．2021，38（9），p.1043-1049.
6) 日本眼科学会専門医制度委員会．“乳児眼振症候群（先天眼振）”．小児眼科/斜視．専門医制度委員会，2014，p.95-98.
7) Nagini Sarvananthan. et al. The prevalence of nystagmus：the Leicestershire Nystagmus Survey. Investigative Ophthalmology & Visual Science. 2009，50（11），p.5201-5206.
8) 林孝雄．先天眼振．あたらしい眼科．2022，39（8），p.1049-1055.
9) 川端清司．5～11歳から治療された弱視21症例．眼科臨床紀要．2020．13（10），p.662-665.
10) 林思音．三歳児眼科健診の視覚スクリーニングにスポットビジョンスクリーナーは有用か．あたらしい眼科．2020，37（9），p.1063-1068.
11) Mae Millicent W. Peterseim. et al. The effectiveness of the Spot Vision Screener in detecting amblyopia risk factors. JAAPOS. 2014，18（6），p.539-542.
12) 福田敏雅．三歳児眼科健康診査調査報告（Ⅵ）：平成28年度．日本の眼科．2018，89（2），p.171-176.
13) 前掲書3），p.82-84.
14) 方雨新ほか．小児の近視の環境因子．小児の近視：診断と治療．三輪書店，2019，p.221-232.
15) 仁科幸子編．子どもの眼と疾患．中山書店，2012，p.99-104（専門医のための眼科診療クオリファイ，9）.
16) 山田昌和．“感染性結膜炎”“アレルギー性結膜炎”．小児眼科診療．樋田哲夫編．文光堂，2008，p.122-129（眼科プラクティス，20）.
17) 秦野寛．“細菌性結膜炎”．身につく結膜疾患の診断と治療．金原出版，2012，p.53-66.
18) 秋山智恵．先天性眼瞼下垂の弱視関連因子についての検討．あたらしい眼科．31（3），2014，p.465-472.
19) 北澤憲孝．“重症筋無力症”．メディカルオフサルモロジー眼薬物治療のすべて．村田敏規編．中山書店，2012，p.404-408（専門医のための眼科診療クオリファイ，15）.
20) 前掲書15），p.97-98.
21) 東範行編．小児眼科学．三輪書店，2015，p.392-396.
22) 前掲書21），2015，p.215-229.
23) 田中三知子．小児白内障 はじめの一歩．OCULISTA. 2021，98（5），p.45-49.

24) Toshiyuki Nagamoto. et. al. Clinical characteristics of congenital and developmental cataract undergoing surgical treatment. Jpn J Ophthalmol. 2015, 59, p.148-156.
25) 日本緑内障学会."第2章 緑内障の分類". 緑内障診療ガイドライン. 第5版. 2021, p.12-20.
26) Scott R. Lambert SR. et al. Long-Term Risk of Glaucoma after Congenital Cataract Surgery. Am J Ophthalmol. 2013, 156, p.355-361.
27) 木内良明. 小児緑内障. 日本の眼科. 2014, 85(7), p.15-19.
28) 永田誠. 発達緑内障臨床の問題点. あたらしい眼科. 2006, 23(4), p.505-508.
29) 岩佐真紀ほか. 色覚異常診断に必要な検査と対応方法. あたらしい眼科. 2020, 37(9), p.1055-1062.
30) 宮浦 徹ほか. 平成22・23年度における先天色覚異状受診者に関する実態調査. 日本の眼科. 2012, 83(10). p.1421-1438.
31) 中村かおる."先天色覚異常". 眼科学(I). 大鹿哲郎ほか編, 第3版, 文光堂, 2020, p.698-702.
32) 村木早苗. 心因性視覚障害 見逃さないための一歩. OCULISTA. 2021, 98(5), p.59-64.

2 眼疾患をもつ子どもと家族への看護

1 眼科検査を受ける子ども

事 例

Aちゃん, 3歳, 女児.
受診時に毎回複数の検査を行っているが, 母親の膝に抱っこされ, 普段は泣かずに検査を受けられている. 今回は初めて散瞳薬の点眼を行う. 母親と処置室に入ってきたが, 入室前からAちゃんは「怖い」「嫌だ」と泣いており, 母親は困っている様子であった.

1 経過とともに必要となる看護

子どもの眼疾患では, 病気の進行確認や今後の治療のために, 視力検査, 眼圧検査, 眼底検査, 屈折度を調べる検査など, 低年齢のうちからさまざまな検査を行う必要がある.

Aちゃんのように普段は泣かずに検査を受けられている子どもであっても, 初めての体験や点眼に恐怖を抱いて啼泣することは多い.「Aちゃん, いつもちゃんと病院に来てくれてありがとう」「いつも上手に目の検査ができているよね」と, 子どもの年齢に合わせたわかりやすい言葉で, いつもできていることを承認する. 戸惑っている母親に対しても, Aちゃんが母親と一緒にいつも検査を頑張っていると看護師は思っていること, 今回は初めての点眼を行うため, 母親にも協力してほしいことを伝える.

1 検査時の看護

検査前には, わかりやすい言葉や視覚的な物を用いて検査の内容や方法に関するプレパレーションを行う. 検査時には子どもの発達を考慮し, 子ども自身が質問に返答できる工夫が必要である.「くまさんは何色?」や「アンパンマンのいるところを指してみて」などのように子どもの恐怖心を和らげ, 楽しく検査が受けられるよう, 検査器具にキャラクターものを使う, 絵をわかりやすくするなどの工夫をする. 看護師は必要に応じて検査に付き添う. 終了後は慣れない検査を頑張って受けられたことを十分に褒める．幼児期や学童期前期の子どもには頑張ったシールを渡すなど，頑張れたことを目に見える形で伝えることも有効である．

2 点眼時の看護

点眼には本人が自主的に参加できることが望ましい．点眼の際には，「冷たいお水が目に入るよ」など，わかりやすい言葉で伝えることが大切である．

乳幼児期は，保護者に抱っこしてもらう，もしくは保護者の付き添いのもと，ベッドに臥床した状態で仰臥位になるようにする．天井にキャラクターの絵などを貼り，そこを見てもらうことで開眼できるようにする．学童期では，本人の協力が得られれば，成人と同様に座位のまま顔を上に向けてもらう．学童期であっても，初めての場合は恐怖心があるため，家族に付き添い，励ましてもらう．点眼では家族の参加も重要となる．終了時には，家族と医療者から本人へ，頑張ったことを十分に褒める．

Aちゃんにも，本人の怖いという気持ちを受け止めた上で，「今日はいつもの検査の前に，冷たいお水を目に入れてもいいかな」「痛くないよ」「いつもと同じように，ママのお膝で抱っこしてするよ」と実際に物を見せながら，プレパレーションを実施する．母親へは，母親がコアラ抱っこをして看護師と向かい合って座り，子どもを仰向けにして看護師の膝に頭を乗せたいことを事前に話しておく．処置室の中では，それをできるだけ素早く実践できるよう，あらかじめ抱っこした状態で入室してもらってもよい．点眼時はキャラクターの絵などを見てもらい，声掛けを行いながら素早く実施する．処置後は母親に抱きしめてもらい，頑張ったことを母親と医療者双方から褒める．

2 アセスメントのポイント

子どもの認知発達をアセスメントし，子ども自身が理解できる言葉や物を選択することが重要である．また，子ども自身が何に恐怖を抱いているのかを表現できるように語りかけ，子どもが教えてくれたことに対して感謝を伝えて，一緒に頑張るための方法をともに考える姿勢を見せることも非常に重要である．

2 斜　視

事 例

Bちゃん，3歳，女児．
右眼の斜視の手術を受けるため3泊4日の予定で入院した．事前に外来で，手術と入院の説明が行われている．母親は「眼の手術をするために病院にお泊りするよと説明したら，嫌がって大泣きした」と話している．手術室へは問題なく入室でき，2時間後，予定通り手術は終了し帰室した．

1 経過とともに必要になる看護

斜視の手術は全身麻酔下で行われるため，周手術期看護に準じた看護を行う．

術後，手術した眼にはガーゼと眼帯を装着し，翌日以降はゴーグルなどを装着し保護する．触れたりこすったりしないよう，必要時には肘関節の抑制帯の使用も検討する．術直後は特に，疼痛や異物感，眼帯により見えないことでの恐怖心などを患児が抱くことが予想されるため，痛み止めの適時使用による疼痛コントロールや，患児の気が紛れるような工夫などが必要となる．

手術翌日から抗菌薬，ステロイドの点眼を１日数回行うため，点眼指導を行う．また術後数日～１週間は，眼に水がかかる可能性がある洗顔や洗髪は禁止であり，清拭や首から下のシャワー浴で対応する．

また，斜視の手術を受ける患児が神経発達症を有する場合も少なくない．患児の発達状況や特性を踏まえた介入が必要である．

2 アセスメントのポイント

周手術期看護に準じた全身状態の観察に加え，手術創部の観察を行い，異常の早期発見に努める．また，介入する際には，児の年齢や発達段階なども考慮する必要がある．

臨床場面で考えてみよう

Q1 10歳の男児が，学校健診で視力の低下を指摘され，初めて眼科を受診した．検査室の前で検査の順番を待っている男児は暗い表情をしており，手をぎゅっと握って俯いていた．母親は隣に座って携帯電話を触っており，男児の様子には気付いていないようであった．通りかかった看護師は，男児と母親に対してどのように関わるとよいか．

Q2 10歳の男児が両眼の斜視の手術を終え帰室した．両眼にはガーゼと金属眼帯が装着されている．術後６時間経ち，患児から「トイレに行きたい」と訴えがあった．どのような看護が必要か．

Q3 ４歳女児が斜視の手術を終え，ゴーグルを装着している．患児は本日退院予定である．退院後，次回の外来までの過ごし方について，保護者へはどのような指導が必要か．

考え方の例

1　本人の表情が硬かったため声を掛けたことを説明し，母親に本人と話す許可を得る．その上で，どこか具合が悪いところはないか，何か心配なことがあるか，本人に直接尋ねる．本人の返答内容に対して，プレパレーションを行う．本人が母親に聞かれたくない場合は，本人と２人で話してよいか，母親に許可を得てから，別室へ移動して話す．

2　両眼が覆われており，患児にとって全く見えない状況である．尿器の使用を検討し，それでも難しい場合はポータブルトイレの使用や，車いすでのトイレへの誘導を行う．移動時には必ず介助を行い，転倒に十分注意する．

3　退院後も，まだ手術から日が浅いため，手術創の治癒のために管理が重要であり，保護者に対してもポイントを押さえた管理についての指導が必要となる．眼薬の回数や時間，さし方，患児が手で触らないようにゴーグルで保護すること，水で濡らさないようにすることなどを確認する．医師から説明される場合もあるが，その際も理解できているかの確認を行う．

◆ 学習参考文献

❶ **眼科ケア編集委員会編．スタッフのハテナ50にお答えします！子どもの目の検査と病気：眼科ケア2014年冬季増刊．メディカ出版，2014.**

小児眼科に関するスタッフの「気になる」「困った」事柄を50項目ピックアップし，わかりやすく回答している．

❷ **宮田和典編．とことん！　眼科のベーシック：新人スタッフも重要ワードで超早わかり：眼科ケア2015年冬季増刊．メディカ出版，2015.**

解剖，検査，疾患，点眼薬，眼鏡・コンタクトレンズなど，各項目の基礎知識をまとめ，あらゆる分野を学ぶことができる．

❸ **大塚香ほか編．見てできる臨床ケア図鑑．学研メディカル秀潤社，2020.**

子どもの成長発達や成人との違い，具体的なケア方法まで，イラストや写真も使用しながらわかりやすくまとめられている．

18 耳鼻咽喉疾患と看護

学習目標

- 小児の耳鼻咽喉疾患にはどのようなものがあるかを理解する．
- 各疾患の発症頻度・発症機序・分類・病態変化など，疾病の概念についての知識を得る．
- 各疾患における症状，診断，治療を学ぶことで，疾患の特徴および治療上の注意点を知る．
- 耳鼻咽喉疾患をもつ患児のアセスメントのポイント，また患児とその家族へ看護を展開するにあたって大切な事項を学ぶ．

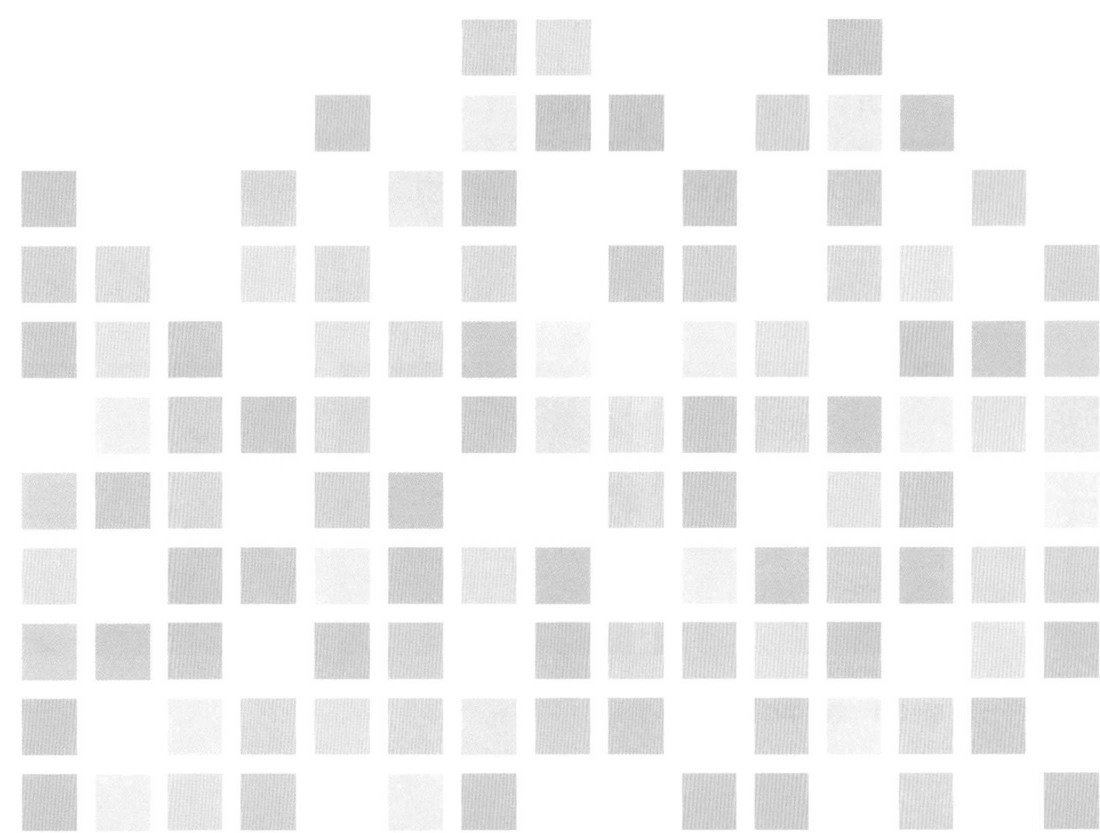

1 耳疾患

1 中耳炎

中耳炎（otitis media）とは，鼓膜の内側の中耳腔で起こる炎症の総称である．**急性中耳炎**は感染症に起因する中耳の急性炎症であり，**滲出性中耳炎**は急性中耳炎後に継続して起こりやすい．**慢性中耳炎**は急性中耳炎や滲出性中耳炎を繰り返し，慢性化した状態をいう．

急性中耳炎の好発年齢は２歳未満の低年齢小児であり，全小児の80％が３歳までに１度は罹患する．原因菌で多いのは肺炎球菌（*Streptococcus pneumoniae*），インフルエンザ菌（*Haemophilus influenzae*），モラクセラ・カタラーリス菌（*Moraxella catarrhalis*）である[1]．

1 発症機序・病因

- 急性中耳炎　上気道感染が先行し，鼻咽腔で原因菌の増殖が起こり中耳に侵入して発症する．
- 滲出性中耳炎　約50％が急性中耳炎後の遺残物によって起こる．また，感染は伴わず耳管機能の低下により中耳に貯留液が停滞して起こる場合がある．
- 慢性中耳炎　急性中耳炎の反復遷延により，**耳漏**が３カ月以上続く場合に慢性化したと考える[2]．**鼓膜穿孔**や耳漏を伴う**慢性穿孔性中耳炎**や鼓膜陥凹（かんおう）により上皮組織が中耳で増殖したものが**真珠腫性中耳炎**といわれる．

2 症候

- 急性中耳炎　耳痛・発熱の急性症状と鼓膜の発赤や膨隆（図18-1），耳漏などの急性期所見を伴う．痛みを訴えることのできない乳幼児では，不機嫌や啼泣，手で耳を触るなどの動作がみられる．
- 滲出性中耳炎　鼓膜に穿孔がなく中耳腔に貯留液を伴うが（図18-2），耳痛・発熱などの急性症状はない中耳炎である．聞き返しが多いなどの軽度伝音難聴を伴い，言語発達遅滞などでわかる場合がある．

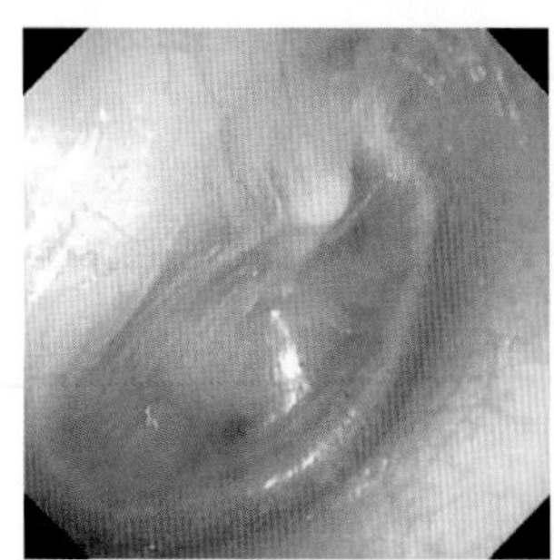
a．正常鼓膜（右耳）

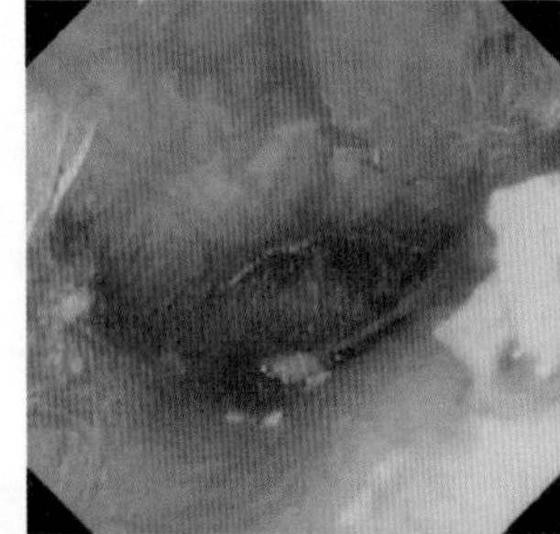
b．急性中耳炎（右耳）

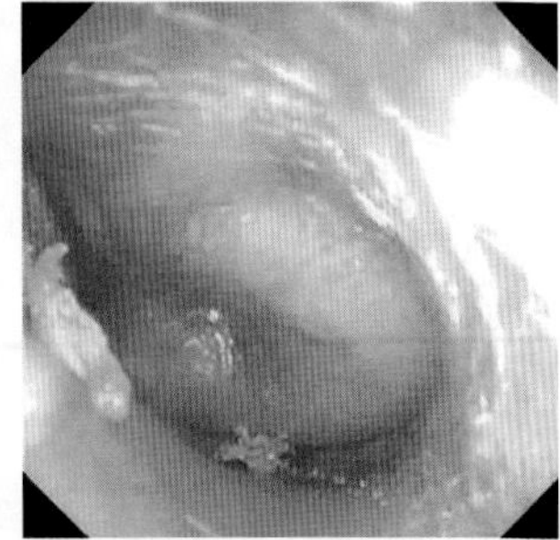
c．急性中耳炎（左耳）

図18-1　急性中耳炎

:• 慢性中耳炎　3カ月以上続く耳漏，難聴，鼓膜穿孔などが主な症状である（図18-3）．

3 検査・診断

:• 急性中耳炎　鼓膜の発赤，膨隆，腫脹，耳漏の有無で判断する．

:• 滲出性中耳炎　診断は，鼓膜の陥没や滲出液の確認と聴力検査やティンパノメトリー検査*により判断する．

:• 慢性中耳炎　まず病歴を詳しく聴き臨床経過を把握する．視診では，外耳道を清掃し耳漏の性質，鼓膜穿孔などを確認する．聴力検査，CT検査による病巣の広がりを把握する．

用語解説*

ティンパノメトリー検査

外耳道に圧を加えて鼓膜や中耳内の状態を調べる検査で，中耳炎の診断で多く使用される．

4 治療

:• 急性中耳炎　軽症では経過観察を行い，中等症以上では抗菌薬を投与する．重症例や抗菌薬抵抗性の場合は，鼓膜切開などを考慮する．

:• 滲出性中耳炎　自然経過で改善する例も多いが，保存的治療には去痰薬投与を行う．鼻症状を伴う場合は，抗アレルギー薬の内服や点鼻，鼻水の吸引などの鼻処置を行い，3カ月以上改善しない場合には鼓膜換気チューブ留置術などを行う（図18-4）．

:• 慢性中耳炎　耳漏に対して分泌物吸引や洗浄，抗菌薬投与が保存的に行われる．治療が長期にわたり難聴の増悪がみられる場合は，手術による鼓膜形成術や鼓室形成術を行う．

5 ナーシングチェックポイント

中耳炎といってもさまざまな種類がある．訴えることができない乳幼児ではわかりにくい場合も多く，痛がる様子がないか，耳をいじっている様子がないか，音に対する反応が悪くないかなどを確認する必要がある．成長とともに中耳炎の頻度は改善していく例が多いが，治癒するまでに時間がかかる場合や反復する例も多く，保護者の不安や医療不信につながることもあるため注意が必要である．

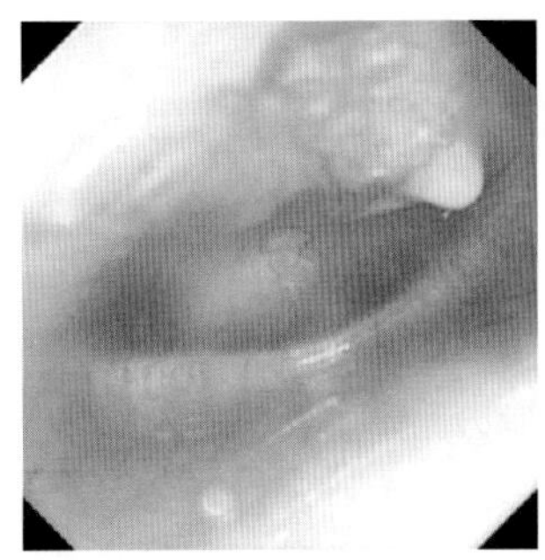

図18-2　滲出性中耳炎（右耳）

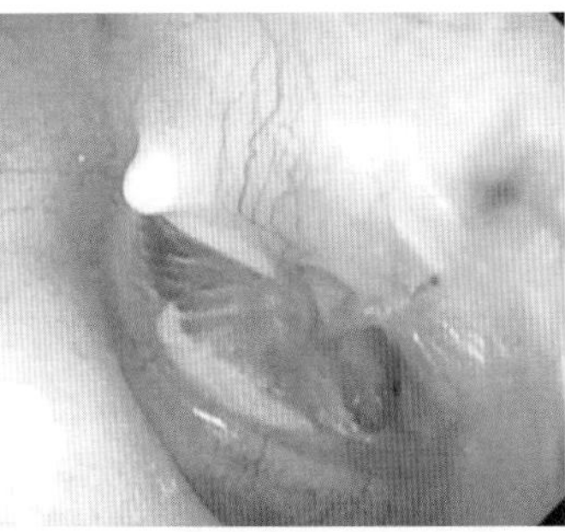

図18-3　慢性中耳炎（左耳）

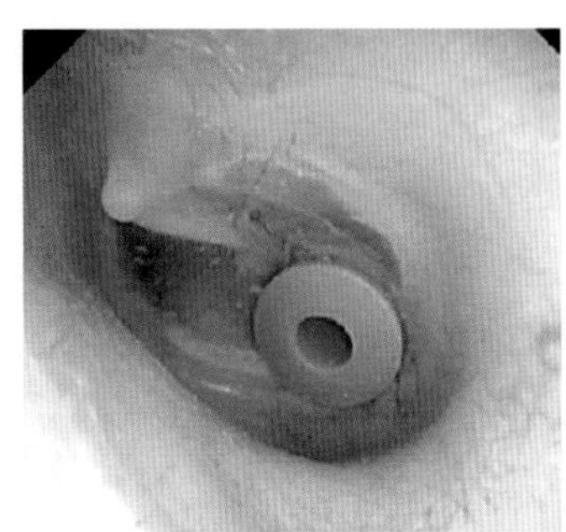

図18-4　鼓膜換気チューブ留置術後

2 先天性難聴

先天性難聴（congenital hearing loss）の発生頻度は出生1,000人に１人といわれており，先天性疾患の中で最も高頻度に認められる疾患の一つである．

1 原因

先天性難聴は約60～70％が遺伝性，残りの30～40％が非遺伝性（感染，外傷，薬物などの環境要因）によるとされている[3]．遺伝性難聴の大半は難聴のみが症状である非症候群性難聴であり，現在までに120数種類の原因遺伝子が同定されている．遺伝性難聴のうち約30％は症候群性難聴と呼ばれ，難聴のほか，筋骨格系，腎尿路系，神経系，視覚障害，色素異常，種々の奇形などを伴う．非遺伝性難聴ではウイルスによる難聴が多く，これについては次項で述べる．

2 症候

ほとんどの難聴児は内耳性難聴であり，**補聴器**や**人工内耳**が有効な場合が多い．難聴の重症度や進行性の有無を把握することで言語発達や早期療育につなげることが可能になる．

3 検査・診断

早期発見，早期補聴，早期療育が重要であり，その後の言語獲得に影響を及ぼすことがわかっている．生後２～５日ごろまでのAABRなどによる新生児聴覚スクリーニング，生後３カ月ごろまでのABR，ASSR検査による診断確定，生後６カ月ごろまでの治療・療育開始が推奨されている．

難聴原因の精査には，画像診断や遺伝子検査などが必要である．遺伝子検査は一般的な臨床検査とは異なるため，臨床遺伝専門医によるカウンセリングが必要である．

plus α
他覚的聴覚検査
新生児や乳幼児は自発的な応答ができないため，他覚的聴覚検査を行う必要がある．
AABR：自動聴性脳幹反応検査
ABR：聴性脳幹反応検査
ASSR：聴性定常反応検査

4 治療・経過

両側中等度以上の難聴児であれば補聴器フィッティングを行い，早期に装用を開始することが重要である．80dB以上の高度難聴児の場合は，補聴器装用だけでは不十分な場合も多く，人工内耳手術を視野に入れた準備が必要である．補聴器装用だけでは言語発達を促すことは難しい場合も多く，（リ）ハビリテーションによる言語指導も重要である．

難聴の原因によって，難聴の進行性・変動・随伴症状の有無は異なる．症例によっては遅発性の症状があり，注意が必要である．

5 ナーシングチェックポイント

先天性難聴では，早期に聴力の程度を確定させて，補聴器の使用によって音声言語発達に十分な聞こえを獲得させることが重要である．また，難聴の原因を明らかにすることで聴力やほかの症状の発現，難聴の進行の有無を予測できる．それが発達において重要であることを，養育者にも理解してもらうことが必要である．

3 ウイルス性難聴

ウイルス性難聴はウイルス感染によって内耳炎が引き起こされ，難聴が生じる疾患である．胎生期，すなわち妊娠中の母体が感染して胎児も感染する場合と出生後の感染によるものがある．

1 病因・症候

小児の難聴原因として重要なものは，胎生期の**先天性サイトメガロウイルス感染症**（先天性CMV感染症）と**先天性風疹症候群**，出生後の**ムンプス難聴**である．

❶**先天性CMV感染症**　妊娠中にCMVに初感染または再感染することで胎児も感染して生じる．小児難聴の原因としては遺伝性難聴に次いで多く，出生時点での難聴の原因の21％を占めると報告されている[6]．先天性CMV感染症のうち５～15％は症候性で，低出生体重，黄疸，肝脾腫，小頭症，脳内石灰化など重篤な症状を呈し，25～30％に難聴を認める．残りの85～95％は無症候性であり，このうち６～16％に後天性難聴を生じる．難聴は一側性あるいは両側性で進行することもある．

❷**先天性風疹症候群**　妊娠中の母体が風疹に罹患することで胎児にも感染した結果起こるすべての事象をいう．白内障，先天性心疾患，難聴を三大症状とする．難聴の出現率は80～90％とされている[7]．

❸**ムンプス難聴**　流行性耳下腺炎の起因となるムンプスウイルスによって生じる急性難聴で，発生頻度は100～500人に１人程度といわれている[8]．多くは一側性であるが10～20％は両側性に発症する．

➡ 流行性耳下腺炎については，７章１節４項p.151参照．

2 検査・診断

❶**先天性CMV感染症**　生後２週間以内の血液または尿からウイルスが分離されるか，PCR検査によってウイルス遺伝子が検出されれば確定診断できる．生後３週間を過ぎた場合は，保存された乾燥臍帯のPCR検査により診断できるが，実施できる施設は限られる．

❷**先天性風疹症候群**　患児の血清風疹IgM抗体陽性，咽頭拭い液・唾液・尿からのウイルス分離，またはPCR検査によるウイルス遺伝子の検出，血清風疹HI抗体価の持続などによる．

❸**ムンプス難聴**　耳下腺・顎下腺の腫脹，発熱，頭痛などにより臨床的に流行性耳下腺炎が明らかであり，症状に前後する難聴が出現すれば診断できる．不顕性感染の場合は血清抗体価から診断する．

3 治療

先天性CMV感染症に対する治療には，ガンシクロビルなどの抗ウイルス薬があるが，難聴に対しては有効とは言えず副作用の問題もある．先天性CMV感染症と先天性風疹症候群では，出生時の難聴の有無にかかわらず聴力の定期観察は必要であり，発症した難聴に対して補聴器や人工内耳などでの聴覚補償と療育が必要である．ムンプス難聴が発症した場合には，一般的には突発性難聴に対する治療が行われるが，多くは治療に抵抗性である．

4 ナーシングチェックポイント

ウイルス性難聴は，ウイルス感染により内耳障害が生じた結果起こった難聴であり，改善は期待できないことが多い．難聴の程度，患児の年齢，発達，合併症などを考慮して補聴器装用による聴覚補償とリハビリテーションを行うことが，今後の発達に重要であることを療育者にも理解してもらう必要がある．

4 先天性耳瘻孔

先天性耳瘻孔（congenital aural fistula）は，耳介およびその周囲に存在する瘻孔のことである．

1 原因

先天性耳瘻孔の発生頻度は1～2％程度で，胎生5～12週ごろの耳介結節の癒合不全により生じるといわれている[9]．遺伝的性質をもつ疾患ともいわれており[10]，家族内発症の報告などがある．

2 症候

感染を起こしていない瘻孔は無症状であるが，瘻孔周囲を圧迫すると白色のアテローム物質が出てくることがある．感染を来すと瘻孔周囲が発赤・腫脹し膿瘍を形成する場合もある．

3 診断

耳瘻孔の部位は，前耳輪部が最も多く，次いで耳前部・耳輪脚基部が多く全体の約9割を占める（**図18-5**）[10]．耳瘻孔に合併する先天異常は少ないが，先天性耳瘻孔，頸部瘻孔，難聴，腎の先天異常を認める鰓耳腎症候群（branchio-oto-renal syndrome：BOR症候群）がある．

4 治療・経過

感染のない無症状の耳瘻孔は手術適応ではなく経過観察でよい．初感染で瘻孔からの膿汁分泌や周囲の発赤，膨隆があれば，抗菌薬の投与と局所の消毒を

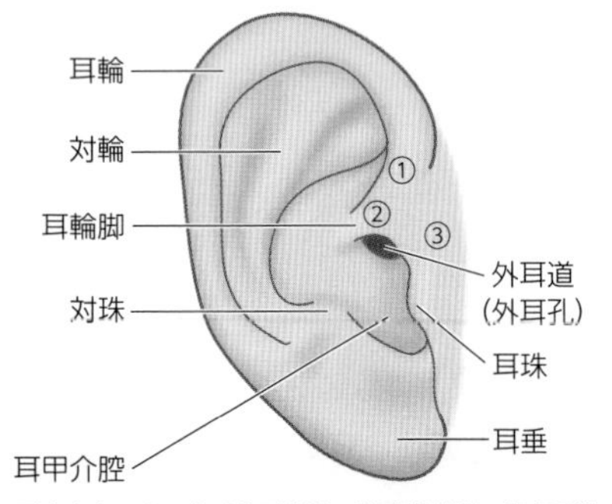

①前耳輪部　56.0%
②耳輪脚基部　16.8%
③耳前部　16.2%

平出文久ほか．先天性耳瘻孔の臨床的検討．臨床耳科．1984，11，p.218-219．をもとに作成．

図18-5　先天性耳瘻孔と好発部位

行う．しかし，一度感染を起こすと繰り返すことが多いため手術の適応になる．手術は小児の場合は全身麻酔で行う．瘻管が少しでも残存すると感染の再発が起こり再手術が必要になる場合がある．

5 ナーシングチェックポイント

先天性耳瘻孔は，胎生期の耳介が形成される際に生じたものであり，無症状の場合は治療の必要はなく経過観察でよいが，一度感染を起こすと繰り返す場合が多く，手術が必要になる場合が多いことを養育者へ説明する必要がある．

5 先天性外耳道閉鎖症

外耳道閉鎖症は外耳道が狭窄あるいは閉鎖した状態であり，先天性と後天性がある．後天性は慢性中耳炎や外傷・熱傷などにより生じたものである．

先天性外耳道閉鎖症（congenital aural atresia）は耳介・中耳の奇形を伴うことが多く，その発生頻度は１～２万人に１人で，人種差がある．男性に多く，片側性は両側性の３～７倍である．

1 発症機序・病因

外耳道は第１・第２鰓弓（さいきゅう）間に生じる第１鰓溝から形成され[11]，この過程が障害されると外耳道狭窄や閉鎖を生じる．原因には遺伝因子と環境因子があり，二つの相互作用によるものが多いと考えられている．症候群性では，トリーチャー・コリンズ症候群や鰓耳腎症候群（BOA症候群）が知られている．

2 症候

外耳道の先天異常は，狭いながら鼓膜まで外耳道腔が認められる狭窄症から，外耳道の一部は見えているが鼓膜が形成されていない閉鎖症，外耳道が全く形成されず入口部がふさがっている鎖耳までである．

3 検査・診断

耳鏡検査で外耳道および鼓膜の状態を確認し，ABR検査などの他覚的聴力検査で難聴の程度を把握する．外耳道閉鎖のみの場合は40～60dB程度の中等度難聴を認める．高度難聴で先天内耳奇形などを伴う場合はCT検査やMRI検査などの画像検査を行う．

4 治療・経過

両側外耳道閉鎖・狭窄の治療は，難聴の改善を目的に行われる．難聴への介入は，言語発達のために出生後早期に行う必要があり，幼少期は主にバンド型やカチューシャ型骨導補聴器を使用する（図18-6）．

手術治療では外耳道増設術と鼓室形成術が行われるが，先天異常が高度であるほど聴力改善の手術成績は不良である．また，手術合併症として造設外耳道の狭窄や形成鼓膜の不良，耳漏などが生じる場合がある．そのため外耳道造設は行わず，成人になってから埋め込み型骨導補聴器（図18-7）の手術などにより聴力改善を図る場合もある．

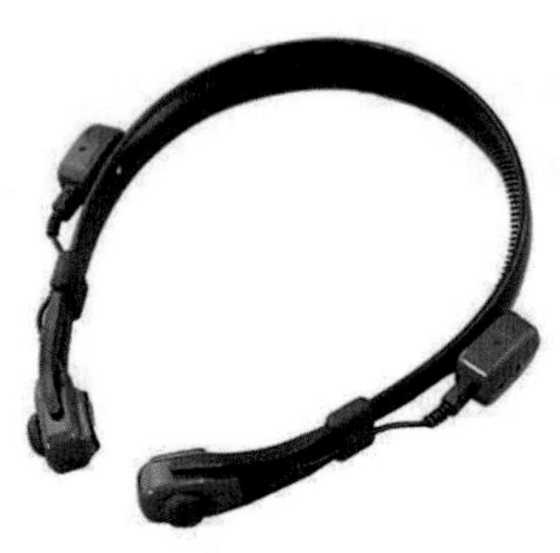

miniデジタル骨導補聴器
写真提供：スターキージャパン株式会社

図18-6　カチューシャ型骨導補聴器

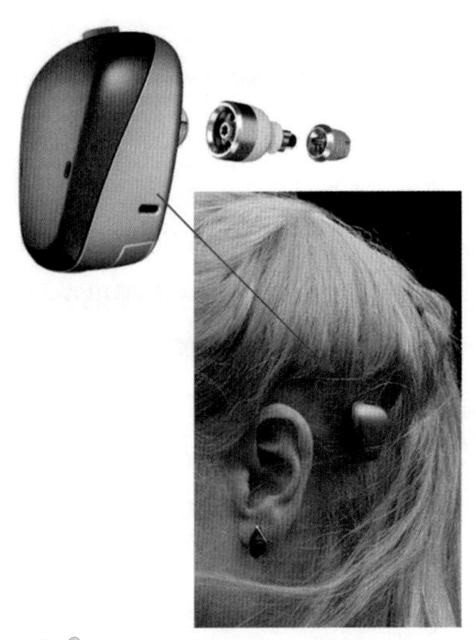

Baha®
写真提供：株式会社日本コクレア

図18-7　埋め込み型骨導補聴器

5 ナーシングチェックポイント

外耳道閉鎖症では，一側性の場合は補聴器装用の必要がなく，手術の適応にならない場合があることを説明する必要がある．しかし，外表の先天異常であり，一側であっても心理的な配慮が必要である．

6 外耳道異物

外耳道異物は外耳道に異物が入ってしまった状態をいう．

1 原因

いたずらや興味本位に異物を耳に入れてしまうことがほとんどであり，2～3歳から小学校低学年に多くみられる．患者が乳児の場合は，本人というよりは一緒に遊んでいるきょうだいなどがいたずらで入れてしまうこともある．異物は小さなブロックやビーズ，BB弾，小石，ティッシュや紙くず，豆類，種，粘土，ボタン電池など，その種類はさまざまである．

また，外での活動の際に昆虫などが偶発的に入り込んでしまうことがある．

2 症候

異物が完全に外耳道を塞ぐと圧迫感や耳閉感，難聴が出現するが，痛みがなければ訴えないことも多く，時間が経過してから発見される場合もある．昆虫の迷入や外耳道炎を起こすと痛みを訴える．

3 診断

耳内に異物があるかを直接目視で確認する．異物が確認できれば，拡大耳鏡や顕微鏡，耳用内視鏡などで異物の種類，部位，外耳道の状態，出血の有無などを確認する（**図18-8**）．

4 治療・経過

異物に合わせた器具を使用して摘出するが，小児の場合は本人の協力が得られない場合がある．外来で除去できることがほとんどであるが，体動が激しく固定が困難である場合，痛みや外耳道の炎症が強い場合，除去に際して重篤な副損傷になる危険性がある場合は全身麻酔下で行う．

異物除去後は取り残しがないか確認し，外耳道や鼓膜の傷を確認する．合併症としては外耳道炎，鼓膜穿孔，まれに内耳障害や顔面神経麻痺がある．外耳道炎の徴候があれば，点耳薬や軟膏を処方する．

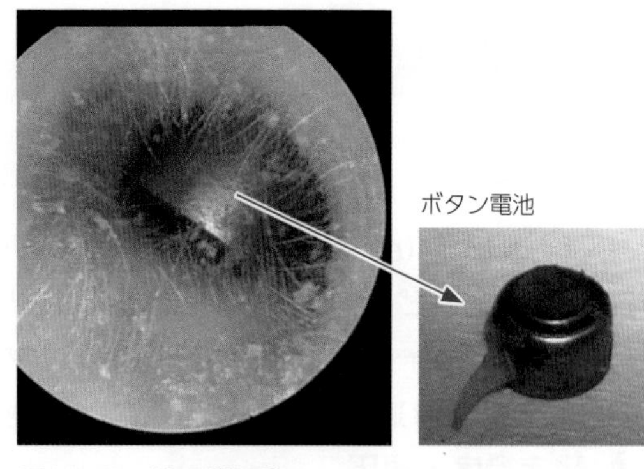

図18-8　外耳道異物

5 ナーシングチェックポイント

外耳道異物の摘出に対しては，療育者はその処置を軽く考えている場合があり，患児の協力が得られない場合は危険が伴うこと，摘出による損傷の可能性や合併症，全身麻酔の処置になる可能性があることなどを十分に説明し理解してもらう必要がある．また，患児は来院前に療育者に叱られたことで緊張しているなど心に余裕のない状態で来院する場合が多く，患児の不安を取り除くような対応が求められる．

18 耳鼻咽喉疾患と看護

引用・参考文献

1) 日本耳科学会，日本小児耳鼻咽喉科学会，日本耳鼻咽喉科感染症・エアロゾル学会編．小児急性中耳炎診療ガイドライン2018年版．金原出版，2018．https://www.otology.gr.jp/common/pdf/guideline_otitis2018.pdf，（参照2023-11-10）．
2) 野村恭也監修．新耳鼻咽喉科学．改訂12版，南山堂，2022．
3) 日本聴覚医学会．遺伝性難聴の診療の手引き2016年版．金原出版，2016．
4) 日本小児耳鼻咽喉科学会．小児耳鼻咽喉科．第２版，金原出版，2017．
5) Morton, C.C. et al. Newborn hearing screening-A silent revolution. N Engl J Med. 2006, 354(20), p.2151-2164.
6) 錫谷達夫ほか．先天性サイトメガロウイルス感染症の疫学と今後の課題．小児耳鼻咽喉科．2015，36（３），p.259-263．https://www.jstage.jst.go.jp/article/shonijibi/36/3/36_259/_pdf，（参照2023-11-10）．
7) 日本周産期・新生児医学会．先天性風疹症候群（CRS）診療マニュアル．日本小児科学会．2014-01-17．https://www.jpeds.or.jp/uploads/files/CRS_manual.pdf，（参照2023-11-10）．
8) 古田康ほか．耳鼻咽喉科感染症の完全マスター：ムンプスウイルス．耳鼻咽喉科・頭頸部外科．2011，83（５），p.181-184．
9) Sadler, T.W. ラングマン人体発生学．安田峯生ほか訳．第11版，メディカルサイエンスインターナショナル，2016．
10) 平出文久ほか．先天性耳瘻孔の臨床的検討．臨床耳科．1984，11（１），p.218-219．
11) 増田游．耳の発生．日本耳鼻咽喉科学会会報．1980，83（９），p.1115-1118．
12) 人日本耳科学会骨固定型補聴器（BAHA システム）の診療指針作成委員会．骨固定型補聴器（BAHA：Bone Anchored Hearing Aid システム）の診療指針．日本耳科学会．2012-08-06．https://www.otology.gr.jp/common/pdf/guideline_BAHA.pdf，（参照2023-11-10）．
13) 宇佐美真一．埋め込み型骨導補聴器．日本耳鼻咽喉科学会会報．2015，（118），p.252-253．https://www.jstage.jst.go.jp/article/jibiinkoka/118/3/118_252/_pdf，（参照2023-11-10）．

2 鼻疾患

1 鼻出血

小児の**鼻出血**（epistaxis）は日常的によく経験する一般的な疾患である．鼻出血の発症のピークは３～８歳といわれる[1)]．２歳までの頻回な鼻出血例は，虐待などに伴う外傷や血小板減少症などの全身疾患を考慮する必要がある．出血の程度は通常軽症であり，90％は鼻腔前方に原因部位がある．

1 発症機序・原因

前兆なく突然に発症し反復することが多い．鼻腔内は血管に富み表面積が広く，加湿・加温・防塵の生理機能をもっているが同時に出血しやすい構造となっている．特に鼻入口付近（鼻中隔前部）の**キーゼルバッハ部位**は，複数の動脈吻合した血管叢が鼻粘膜下に存在し，鼻出血の好発部位である（図18-9）．原因は局所的要因と全身的要因に分類される．

2 症候

- 局所的要因　小児鼻出血の多い原因は鼻前庭部の鼻ほじり，鼻こすりによる鼻粘膜の外傷で，アレルギー性鼻炎や上気道炎などで鼻汁が出る機会が増えると反復性鼻出血となる．いずれも短時間で止血することが多い．
- 全身的要因　血液疾患（血小板減少，凝固因子の異常），薬剤性（アスピリンなどの抗炎症薬，ワルファリンなどの抗凝固薬），肉芽腫性病変（ウェゲナー肉芽腫，結核など），循環器疾患（特発性高血圧，腎性高血圧）などが原因となる．反復性の大量出血を起こす場合は全身的要因を考慮する必要がある．

3 診断

まず出血量の様子で全身管理を優先する必要があるのか，止血処置を行うのかを判断する．新生児や幼児は循環血液量が少ないため，少量の出血でも生命

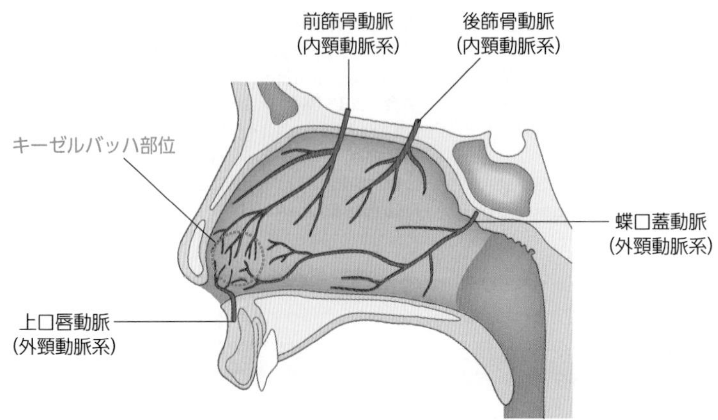

図18-9　キーゼルバッハ部位

に影響を及ぼす危険がある．既往歴，家族歴，服薬中の薬剤などを確認し，出血側・出血量・出血持続時間，頻度，誘因（鼻いじりなど）を聴取する．

4 治療

出血部位や出血量に応じてガーゼパッキングと圧迫などの止血処置を行う．止血困難な場合は電気焼灼（しょうしゃく）を考慮する．鼻腔後方や上方からの出血の場合は，止血に難渋し出血大量になる場合があり，全身状態に注意する．

5 経過・予後

局所的要因の予後は良好であるが，反復することが多い．全身的要因の場合は，反復し大量出血になる場合もあり，貧血や脱水などに注意する．新生児や乳幼児の場合は，血塊による気道閉塞や血液誤嚥による誤嚥性肺炎などの重篤な合併症にも注意する必要がある．

6 ナーシングチェックポイント

鼻出血は突然起こり反復することが多く，患児や養育者は混乱し，不安が大きい．家庭での母指（圧迫）止血法や日常生活での注意点の説明が必要である．

2 アレルギー性鼻炎

アレルギー性鼻炎（allergic rhinitis）は，鼻粘膜におけるⅠ型アレルギー反応である．アレルギー性鼻炎は，有病率が極めて高い疾患であり小児も例外ではない．自然改善はまれであり，小児期に発症した場合にはほとんど改善なく成人まで移行する．**通年性アレルギー性鼻炎**と**季節性アレルギー性鼻炎**のどちらの有病率も10代までに急増していることから，小児期はアレルギー性鼻炎の好発時期といえる．また，喘息の合併とも深い関わりがある[2)]．

➡ Ⅰ型アレルギーについては，5章1節1項p.120参照．

1 発症機序・原因

原因抗原（アレルゲン）から通年性アレルギーと季節性アレルギー性鼻炎（花粉症）に分けられる（**表18-1**）．

2 症候

反復性くしゃみ，水溶性鼻汁，鼻閉を三主徴とする．それ以外にも眼症状（かゆみ，流涙，充血），咽頭症状（イガイガ感，乾燥感，違和感），耳症状（外耳道のかゆみ，閉塞感），呼吸器症状（咳嗽，嗄声（させい））などの症状を生じる．小児ではこれ以外に口呼吸，いびきや鼻こすり，鼻出血などの症状を訴えることも多い．

3 診断

アレルギー性鼻炎の診断に当たっては，大人と小児で大きく異なることはない．検査には，鼻内所見，鼻汁好酸球検査，血液学的検査（血中好酸球，血清総IgE検査，特異IgE抗体）などがある．

4 治療

治療方法には，①原因抗原の除去・回避，②抗ヒスタミン薬，抗ロイコトリエン薬，ステロイドなどの薬物療法，③舌下免疫療法などのアレルゲン免

表18-1　アレルギー性鼻炎の病型の違い

	通年性アレルギー性鼻炎	季節性アレルギー性鼻炎
原因アレルゲン	ダニ，ハウスダスト，動物皮屑，カビ，ゴキブリ	スギ，ヒノキ，カモガヤ，ヨモギ，ブタクサなど
発症	気温の変化 朝起床時など発作性	花粉開花期（春，夏，秋） 発作性
症状	くしゃみ，水溶性鼻汁，鼻閉，目や鼻のかゆみ	くしゃみ，水溶性鼻汁，鼻閉，目や鼻のかゆみ
鼻鏡所見	鼻粘膜蒼白腫脹，粘膜肥厚，水溶性鼻漏	鼻粘膜発赤，粘膜腫脹，水溶性鼻漏
全身症状	寒気，頭痛など	寒気，頭痛など
経過	通年性	開花期中
随伴症状	気管支喘息，眼アレルギー，アトピー性皮膚炎	眼，咽頭，皮膚症状

疫療法，④手術療法が挙げられるが，小児においては主に①と②が行われる．

①のアレルギーからの回避は重要で，ハウスダストやダニなどの除去を目的とする居住環境の整備は必要である．②の内服薬は長期連用しても副作用の少ない第２世代の抗ヒスタミン薬が頻用されている．点鼻薬は嫌がる子どもも多い．③の免疫療法については内服の方法が難しいため幼小児期の開始は困難である．④は鼻閉の重症例に行われるため小児ではあまり行われない．

5 経過

小児期のアレルギー性鼻炎では，慢性的な鼻漏や鼻閉により滲出性中耳炎や副鼻腔炎の発症など，周辺臓器である中耳や副鼻腔への影響が指摘される．また，ダニアレルギーなどは小児喘息への移行も指摘されており，早期発見，治療開始が望まれる．

6 ナーシングチェックポイント

小児のアレルギー性鼻炎の診断は本人が訴えることが多くないため，家族からの問診が重要である．三主徴や眼症状などの特徴的な症状だけではなく，口呼吸，いびきや鼻のかゆみなどによる鼻こすり，鼻出血，鼻尖部に横に走るすじ（allergic crease）などが観察される場合は疑う必要がある．

3 副鼻腔炎

副鼻腔炎（sinusitis）は副鼻腔の炎症により**鼻閉・鼻漏**や頭痛，嗅覚症状が認められるとともに鼻内に膿性鼻汁や鼻内ポリープを認める疾患である．

1 発症機序・原因

ウィルス・細菌感染により**急性副鼻腔炎**が発症し，その治癒の遷延化や急性炎症の反復により**慢性副鼻腔炎**に移行する．発症後１カ月以内に症状が消失するものは急性副鼻腔炎，３カ月後以上症状が続くものが慢性副鼻腔炎とされる．

- **急性副鼻腔炎** 上気道のウイルス感染を契機に数日後には細菌感染に移行することが多い．小児の急性副鼻腔炎の主な起炎菌は，肺炎球菌，インフルエンザ菌，モラクセラ・カタラーリスである[3]．
- **慢性副鼻腔炎** 急性副鼻腔炎の治癒の遷延や急性炎症の反復によって発症する．その要因として，小児では副鼻腔の発育が未熟であるため機能障害や免疫応答の発達不良，アレルギー性鼻炎などが挙げられる．

plus α

小児の副鼻腔の発達

１～４歳で篩骨洞と上顎洞が発育し，15～20歳までに成人と同様に発育する．そのため，発達段階である小児は副鼻腔の炎症を来しやすい．

2 症候

- **急性副鼻腔炎** 急性に発症し，鼻閉・鼻漏・後鼻漏・咳嗽などや頭痛・頬部痛・顔面圧迫感などを伴う．小児の場合は，頭痛や顔面痛を訴えることは少なく，咳嗽などによる不眠・食欲低下，疼痛による不機嫌，高熱や顔面腫脹などを呈することが多い．
- **慢性副鼻腔炎** 小児の慢性副鼻腔炎の定義は，鼻閉，鼻漏のどちらかが必ずあり，その他の症状（鼻閉，鼻漏，顔面痛，咳嗽）が一つ以上認められ，それらの症状が12週間以上改善することなく続くものとされている[4]．

3 検査・診断

急性・慢性いずれの場合も鼻鏡検査・内視鏡所見で鼻腔内の膿性鼻汁や後鼻漏，粘膜浮腫やポリープの有無を確認する．確定診断には単純X線検査で副鼻腔陰影の有無を確認する（**図18-10a**）．眼窩内合併症や頭蓋内合併症などが疑われる場合は副鼻腔CT検査やMRI検査も検討する（**図18-10b**）．

4 治療

- **急性副鼻腔炎** まず保存的治療が第一選択となる．抗菌薬投与とそれに併用して去痰薬や消炎酵素薬などを服用させる．アレルギー性鼻炎を合併する場合は抗アレルギー薬を併用する．補助療法として鼻汁吸引などを行う．
- **慢性副鼻腔炎** 小児の副鼻腔炎は成人に比べて寛解と増悪を繰り返す特徴がある．感染が原因であるため保存的治療に効果があり，自然治癒も認められる．長期観察では約50％が成長に伴い自然治癒すると報告されている[5]．

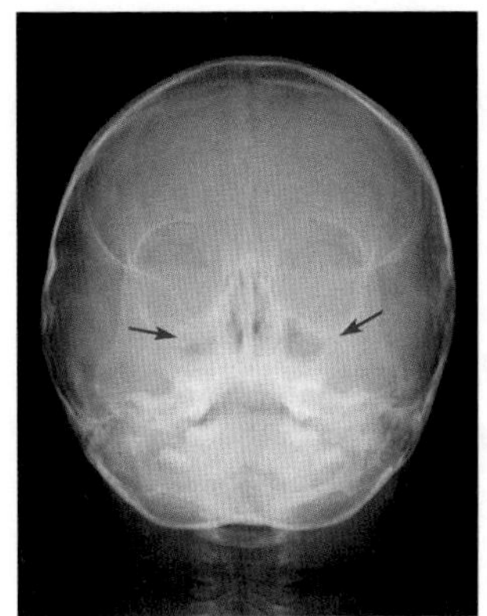

a．単純X線像（３歳男児）

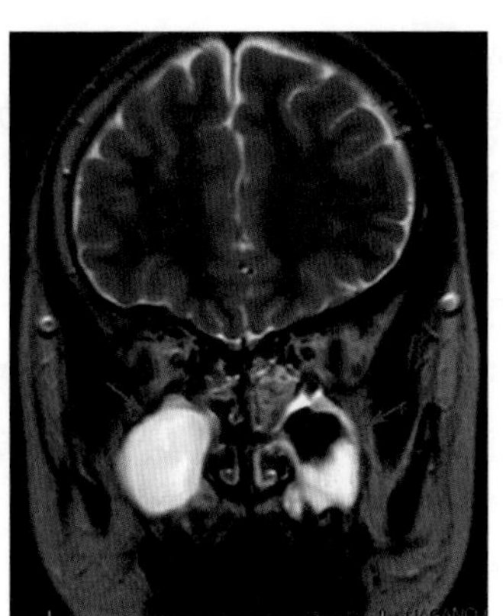

b．頭部MRI像（13歳男児）

図18-10 副鼻腔炎（X線像・MRI像）

18 耳鼻咽喉疾患と看護

5 経過

急性・慢性にかかわらず，一般的には抗菌薬治療に効果があり，重症化することはまれである．しかし，乳幼児の副鼻腔は発育が不完全なため，この時期に高度の炎症が加わると乳幼児上顎骨骨髄炎や周囲の骨組織へ炎症が拡大し重篤な症状を呈することがあり，注意が必要である．

6 ナーシングチェックポイント

副鼻腔炎は上気道感染に続発して発症することが多く，適切な抗菌薬により予後良好な疾患である．アレルギー性鼻炎，鼻中隔弯曲症などがある場合は症状が遷延することがあり，慢性副鼻腔炎へ移行することが多い．内服治療に加えて，耳鼻咽喉科への通院による局所療法や鼻をよくかませること，自宅での鼻汁吸引なども効果がある．

4 後鼻孔閉鎖症

後鼻孔閉鎖症（choanal atresia）とは，鼻腔の後方出口で上咽頭と境界である後鼻孔が閉鎖し，鼻腔と咽頭に交通のない状態である．発生頻度は，白人は7,500人に１人，アジア人では11,500人に１人の割合で男女差はなく，片側性と両側性は１：１という報告がある[6]．

1 発症機序・原因

原因は，多くは胎生12週までの発生障害といわれている[7]．本疾患を伴う症候群としてアペール症候群，染色体微細欠失症候群，18トリソミー症候群，トリーチャー・コリンズ症候群，チャージ症候群などが挙げられる．

2 症候

両側性では出生直後より呼吸困難やチアノーゼが生じ，また，経管栄養チューブの挿入困難例でも疑われる．片側性では，急激な呼吸困難は生じないため診断されないまま経過することもあるが，多くの場合は難治性の片側の粘性鼻漏，鼻閉を訴える．

3 検査・診断

細いネラトンカテーテルが鼻腔から咽頭に挿入できない場合に後鼻孔閉鎖が疑われるが，狭窄症も否定できない．鼻息鏡の曇りで鼻腔からの呼気を確認し，鼻咽腔内視鏡による観察やCT検査などを行う．

4 治療

根本的な治療は手術による閉鎖部分の開放である．両側性では外科的治療の前に呼吸障害に対処する必要がある．手術時期については，鼻呼吸を早期に正常化させるために狭窄部の閉鎖板が柔らかい早期に行うのが望ましいという意見と，気道を確保し，栄養を十分に行って生後10週以降に行うという意見がある．片側性では重篤な呼吸障害を来す可能性が少ないため１歳以降に行う．

5 経過

手術の合併症としては，開放部の再狭窄がある．そのほか，髄液漏，中脳損傷などの頭蓋内合併症，手術後に留置するステントの圧迫による鼻中隔粘膜や鼻腔粘膜のびらんや壊死，鼻入口部の損傷などが挙げられる．

6 ナーシングチェックポイント

後鼻孔閉鎖の根本的な治療は手術であり，目的は正常鼻呼吸の獲得と顔面の発育障害の予防であることを最初に説明する．両側性では初めに呼吸障害や哺乳障害についての説明が必要である．片側性では緊急性は少ないが，鼻漏や鼻閉が続くことを説明する．

5 鼻腔異物

鼻腔異物は鼻腔に異物が入ってしまった状態をいう．

1 原因

２歳から小学校低学年が大部分で，特に３～４歳に多くみられる．本人あるいはきょうだいなどが意識的に挿入し取れなくなって訴える場合や，入れたことを黙っていて膿性鼻漏や悪臭などで気付かれることもある．外耳道異物の場合と同様で，小さなブロックやビーズ，BB弾，小石，ティッシュや紙くず，豆類，種，粘土，ボタン電池などその種類はさまざまである．

2 症候

異物が大きなものでは鼻閉，鼻漏を来す．綿，紙，豆類，ガーゼなどは膨張し，時間が経過すると感染を起こしやすく，悪臭のある鼻漏で気付かれる．小さなプラスチックのおもちゃや消しゴムは，長期にわたり気が付かない場合もある．ボタン電池の場合は，鼻腔が常に湿潤しているため組織障害を起こし，疼痛を訴えてから24時間以内に半数で鼻中隔穿孔を来す．

3 診断

まず鼻内に異物があるかを直接目視し，鼻腔内の出血や粘膜損傷，異物の位置を確認する．異物が長期間入っていて感染を起こしている場合は，膿汁や浮腫，出血，肉芽で異物が覆われて見えにくい場合がある．

4 治療・経過

異物に合わせた器具を使用して摘出する（図18-11）．ほとんどは外来で除去できる．しかし，患児の協力が得られず泣き叫ぶなどの強い吸気で気道異物になる可能性がある場合，痛みや炎症が強い場合，除去に際して多量の出血の危険性がある場合には，全身麻酔下での除去を考慮する[8)]．

異物除去後は取り残しがないか確認し，鼻出血があった場合にはアドレナリン外用液などに浸したガーゼか綿球を挿入して止血する．

5 ナーシングチェックポイント

外耳道異物と同様に，療育者は鼻腔異物の摘出に対する処置を軽く考えている場合がある．患児の協力が得られない場合は危険が伴うこと，摘出による損傷の可能性や合併症，全身麻酔の処置になる可能性があることなどを十分に説明する必要がある．鼻腔異物の除去を自己流で行うと，異物を奥へ押し込んで

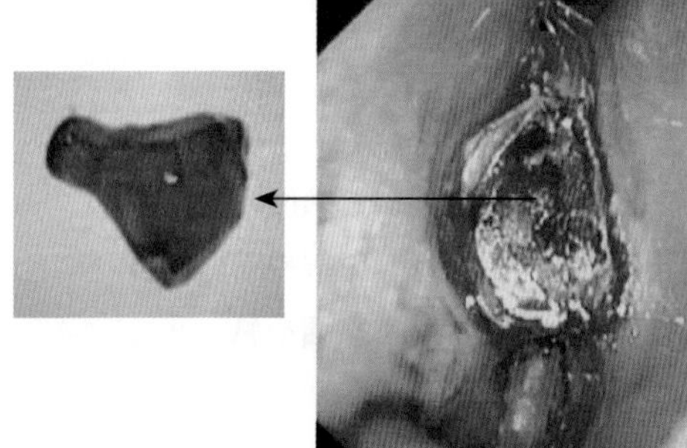

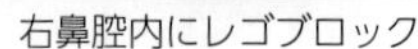
右鼻腔内にレゴブロック

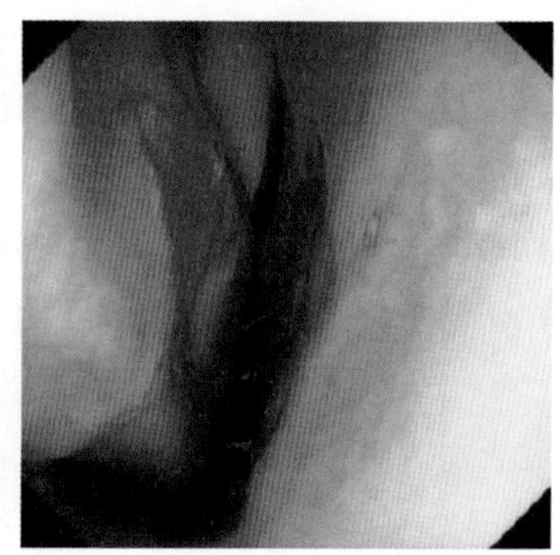
異物除去後の鼻腔内

図18-11　鼻腔異物（4歳男児）

しまい気道異物になる可能性がある．異物の種類によっては組織障害などを生じることもあり，異物を見つけたら早めの対処が必要である．

引用・参考文献

1) McDonald, T.J. Nosebleed in children. Background and techniques to stop the flow. Postgard Med. 1987, 81 (1), p.217-224.
2) 佐藤梨里子ほか．境界領域の診療：小児アレルギー性鼻炎．小児内科．2019, 51 (10), p.1388-1392.
3) 日本鼻科学会急性副鼻腔炎ガイドライン作成委員会．急性副鼻腔炎ガイドライン2010年版．日鼻科会誌．2010, 49 (2), p.143-198. https://www.jstage.jst.go.jp/article/jjrhi/49/2/49_2_143/_pdf/-char/ja,（参照2023-11-10）.
4) Fokkens, W.J. et al. European Position Paper on Rhinosinusitis and Nasal Polyps 2012. Rhinol Suppl. 2012;, 23, p.1-298.
5) 名越好古．小児副鼻腔炎の変遷と対策．耳鼻咽喉科．1980, 52 (8), p.539-544.
6) Harris, J. et al. Epidemiology of choanal atresia with special reference to the CHARGE association. Pediatrics. 1997, 99 (3), p.363-367.
7) 市村恵一．乳児の外科的救急疾患：乳児の耳鼻咽喉科疾患．小児科診療．2005, 68 (3), p.517-522.
8) 工藤典代．"鼻腔異物除去術のコツ"．耳鼻咽喉科の外来処置・外来小手術：ENT臨床フロンティア．浦野正美編．中山書店，2012, p.122-126.

3 咽頭・喉頭疾患

1 睡眠時無呼吸症候群（SAS）

睡眠時無呼吸症候群（sleep apnea syndrome：**SAS**）とは，睡眠中に無呼吸，低呼吸などを呈する病態をいう．小児の睡眠時無呼吸症候群は閉塞性と中枢性に分けられ，その多くは**閉塞性睡眠時無呼吸症候群**（obstructive sleep apnea syndrome：**OSAS**）である．小児の有病率は，各国からさまざまな報告がみられており0.9～17.3％と頻度に開きがある[1]．

1 原因

小児の睡眠時無呼吸の主要原因は，アデノイド増殖・口蓋扁桃肥大やアレルギー性鼻炎，副鼻腔炎などによる鼻閉である（**表18-2**）．乳幼児では解剖学的に口蓋垂と舌根部が近く，口呼吸が制限されているため，鼻閉は重大な睡眠呼吸障害をもたらす．

表18-2　小児睡眠時無呼吸症候群の原因

- 解剖学的な閉塞：アデノイド，口蓋扁桃肥大，鼻閉（アレルギー性鼻炎，ポリープ，咽頭弁手術後），短頸，頸部軟部組織過剰
- 顎顔面奇形：小顎症，下顎後退，巨舌，上顎発育不全
- 疾病，症候群：病的肥満，甲状腺機能低下症，ダウン症候群，ムコ多糖症，脳性麻痺，アーノルド・キアリ奇形

日本小児耳鼻咽喉科学会．小児耳鼻咽喉科診療指針．金原出版，2009，p.246-249.

表18-3　小児閉塞性無呼吸症の診断基準（ICSD-3）

基準AとBをどちらも満たす，もしくはC単独
A. 以下の最低一つ 1．いびき 2．努力性，奇異あるいは閉塞性呼吸が小児の睡眠中に認められる 3．眠気，多動，行動の問題，あるいは学習の問題がある
B. PSGにて下記の一つ以上 睡眠１時間当たり１以上の閉塞性，混合性無呼吸あるいは低呼吸
C. 小児低換気の定義を満たし，かつ下記条件（閉塞性低呼吸）のいずれか一つを満たす a．イベント中のいびき b．吸気時に鼻圧あるいは気道陽圧呼吸（positive airway pressure：PAP）機器からの気流信号の平坦化が基準呼吸に比較して増加 c．イベント前には認められない胸腹部奇異運動がイベント中に認められる

2 症候

口呼吸，いびき，無呼吸，睡眠中の陥没呼吸，胸郭変形，起床時の不機嫌，長時間にわたる昼寝，成長発育不良，多動や攻撃性などさまざまな訴えがある．好発年齢はアデノイド・口蓋扁桃の生理的肥大の時期に一致して４～６歳ごろにピークがある．しかし，症候群や顔面奇形などに合併する場合はその範囲ではないため，１歳前後であっても症状がある場合は治療の適応となる．

3 検査・診断

上気道閉塞の原因を診断するため，X線写真や鼻咽腔・喉頭内視鏡検査などを行う．重症度診断には**終夜睡眠ポリソムノグラフィー**＊（polysomnography：**PSG**）による評価を行う．診断基準は表18-3に示すが，**無呼吸低呼吸指数**（apnea hypopnea index：**AHI**）≧１回/時であれば小児睡眠時無呼吸と診断できる[2)]．

4 治療・経過

アレルギー性鼻炎や上気道炎による上気道狭窄が原因の場合は，抗菌薬・抗炎症薬・抗アレルギー薬の投与により軽快・消失する．３カ月以上遷延化した場合は専門医の診断や治療が必要である．小児の睡眠時無呼吸では，成人と異なりアデノイド切除や扁桃摘出術が著効することが多い．高度肥満児には体重コントロール，小顎が関係する場合は形成外科や口腔外科と共同して顎顔面手術などを検討する．手術治療が困難な症例には経鼻的持続気道陽圧療法（nCPAP）の導入を検討する必要がある．

用語解説＊

終夜睡眠ポリソムノグラフィー

終夜睡眠中の脳波，呼気流量，いびき，心電図，筋電図，酸素濃度（SpO_2）などをモニターする．

plus α

成人のSASの診断基準

AHI＞５回/時を睡眠時無呼吸とする．

➡ 扁桃摘出術については，８章３節１項p.191も参照．

低年齢の場合は哺乳障害や体重増加不良を来す．重症例では肺高血圧や右心不全などを合併する場合があり，注意が必要である．

5 ナーシングチェックポイント

発育途中である小児に長期の睡眠時無呼吸が起こると，さまざまな成長発達障害を来す可能性があるため，早期に診断・治療を行う必要があることを養育者へ説明する必要がある．自宅での睡眠の様子をビデオカメラで撮影してもらうことも有用である．

2 アデノイド増殖症／口蓋扁桃肥大

咽頭粘膜下には豊富なリンパ組織が存在し，アデノイド（咽頭扁桃），耳管扁桃，口蓋扁桃，舌根扁桃と輪状に並んでいる．これらのリンパ組織を**ワルダイエル咽頭輪**といい，その役割は防御的機能であり，リンパ球の産生，抗体の形成，免疫の獲得，感染の局在化が挙げられる．成長の著しい乳幼児期は，その活動が活発である[4]．

その中の，アデノイドが病的に肥大したものを**アデノイド増殖症**（adenoid vegetation），口蓋扁桃が肥大したものを**口蓋扁桃肥大**（palatine tonsil hypertrophy）という．

1 発症機序・原因

アデノイドは出生時にはほとんど存在せず５～６歳をピークとする生理的肥大がみられ，その後自然退縮し通常成人にはみられない．感染などにより生理的肥大以上に増大すると，後鼻孔が閉塞することにより鼻呼吸障害や滲出性中耳炎，副鼻腔炎，睡眠時無呼吸などが出現する．

口蓋扁桃は通常２～３歳ごろより生理的肥大がみられ，７～８歳でピークとなり，その後自然退縮が始まるが，成人してもアデノイドのように消失することはない．肥大により夜間のいびき・無呼吸や摂食障害，慢性炎症などの症状がみられる[5]．

2 症候

慢性的な鼻閉・口呼吸，胸郭の変形，夜間のいびきや無呼吸，睡眠時の体位，寝起きの悪さ，肉などの固形物の飲み込みにくさなど，症状はさまざまである．

3 検査・診断

鼻腔内・口腔内の診察が重要である．アデノイドの診察は通常では困難であり，X線による上咽頭高圧側面像（図18-12）か鼻咽腔内視鏡所見（Parikh分類）にて診断する．

口蓋扁桃の診察は，開口させて舌を舌圧子で圧排した状態で観察・評価（Brodsky分類，Friedman分類）を行うが，これは正中方向の突出をみるだけであり，実際にはX線や内視鏡（図18-13）で前後の厚みや上下方向の大きさも評価する．

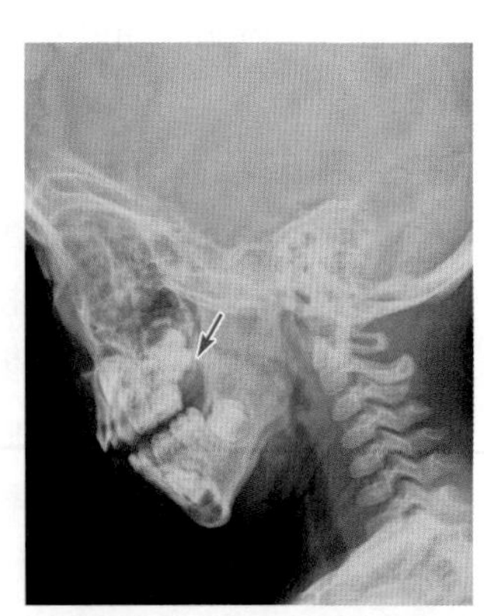

図18-12 アデノイド増殖症（３歳 X線像）

また，保護者は，前述のような症状をアデノイド増殖症や口蓋扁桃肥大によるものと考えていないことも多いため，こちらから聴き出す必要がある．

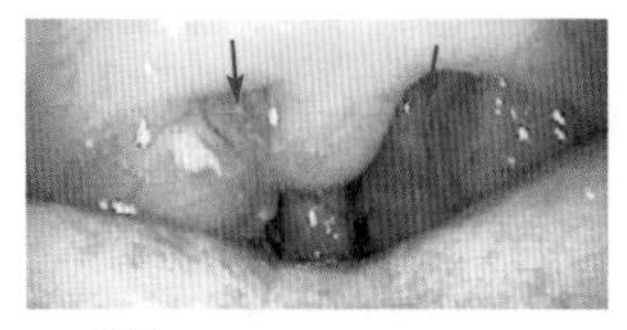

図18-13　口蓋扁桃肥大（２歳）

4 治療・経過

炎症性肥大の場合には抗菌薬や抗炎症薬，点鼻薬などの保存的治療が第一選択となる．アデノイド切除術や口蓋扁桃摘出術の手術適応になるのは，主に睡眠時無呼吸症候群の原因となっている場合であり，手術により上気道閉塞の症状は著明に改善する．

重篤な合併症はないが，アデノイド増殖症により副鼻腔炎や滲出性中耳炎の遷延化が起こることがあるため，滲出性中耳炎の治療としてアデノイド切除術を行う場合がある．また，アデノイド切除術は，低年齢で行った場合や切除が不十分であった場合に再増殖による症状の再燃が起こり得るため，そのことを事前に家族へ説明しておく必要がある．

5 ナーシングチェックポイント

アデノイド・口蓋扁桃はともに，大きいだけで症状がなければ治療の必要はなく，成長とともに縮小する．しかし，症状を認める場合には，手術により早期に改善を図ることができるため，苦しそうな症状が持続するのであれば手術の検討がすぐにできるよう，保護者との連携が必要である．

3 喉頭軟化症

喉頭軟化症（laryngomalacia）とは，吸気時に声門上部構造が気管方向に陥入するか潰れてしまうことで喘鳴や呼吸困難を引き起こす疾患である．1961年にHolingerにより名付けられた[6]．**喉頭軟弱症**とも呼ばれる．

➡ 喉頭軟化症については，８章２節３項p.189も参照．

1 発症機序・原因

喉頭を構成する軟骨が仮骨化しておらず，脆弱であるため気道内圧の影響を受けやすい．そのために吸気時に披裂部，披裂喉頭蓋ひだ，喉頭蓋が気管方向へ陥入することで吸気性喘鳴や陥没呼吸，呼吸困難を引き起こす．通常は喉頭の軟骨が成熟する１～２歳ごろまでに自然軽快する．

2 症候

出生直後から生後２～４週間後に呼吸運動の活発化とともに症状が明確になることが多い．出生後早期より吸気性喘鳴が発症し，哺乳時や啼泣時，仰臥位で悪化することが多い．哺乳障害を来し体重増加不良となることがある．前頸部や胸骨下部に陥没呼吸を認めることがあり，重症化すると睡眠時無呼吸，チアノーゼ，心不全を来す．

> plus α
> **先天性喘鳴**
> 出生直後から数週間以内に発症する喘鳴のことをいい，吸気性喘鳴と呼気性喘鳴がある．吸気性喘鳴の原因は喉頭軟化症が多く，ほかに声帯麻痺，声門下狭窄がある．呼気性喘鳴の原因は下気道由来であり，気管支炎や肺炎，喘息などがある．

3 検査・診断

安静時，啼泣時の陥没呼吸やチアノーゼの有無，哺乳や発声状態を確認する．頸部や胸部の聴診で狭窄音の発生部位を評価する．喉頭内視鏡で吸気相および呼気相の喉頭の動きを確認する（図18-14）．**Olney分類**では三つのタイプに分けられる（図18-15）.

4 治療

成長とともに喉頭の陥入は改善し自然軽快する例がほとんどであるため，体重増加に支障のない軽症例は経過観察が原則である．

チアノーゼや呼吸障害，哺乳障害，体重増加不良を認める重症例では対応が必要である．経皮的酸素飽和度（SpO_2）低下が明らかな場合は酸素投与を行う．経口摂取のみでは哺乳量が確保できない場合は，一時的に経鼻経管栄養などを導入する．酸素投与で呼吸状態が保てない場合には，気管挿管，陽圧換気療法，気管切開，声門上部形成術などを検討する．

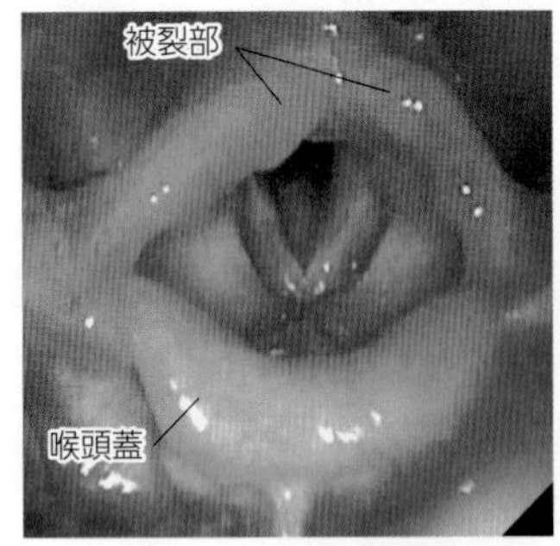

正常喉頭（生後2カ月）

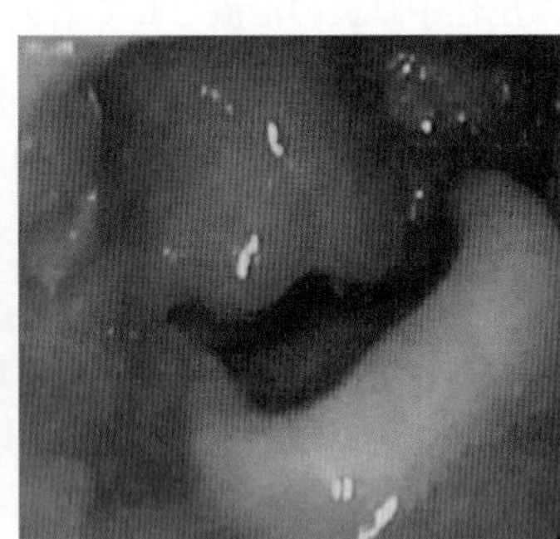
a．披裂部型

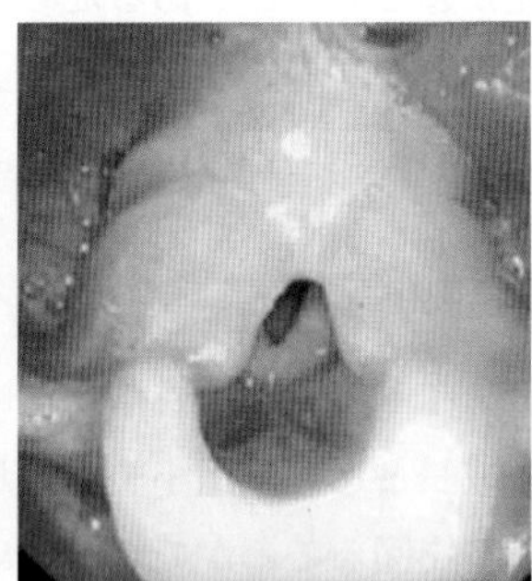
b．披裂喉頭蓋ひだ型

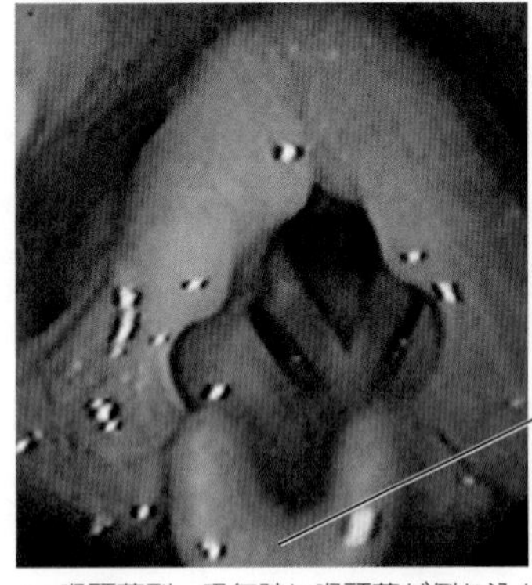
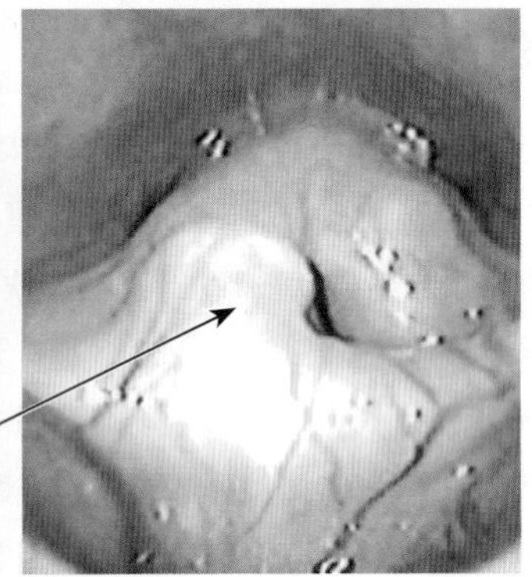
c．喉頭蓋型　吸気時に喉頭蓋が倒れ込んでしまう．

図18-14　喉頭軟化症

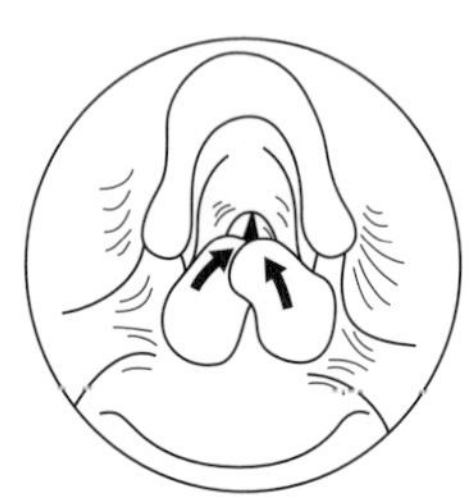
Type1
披裂部型

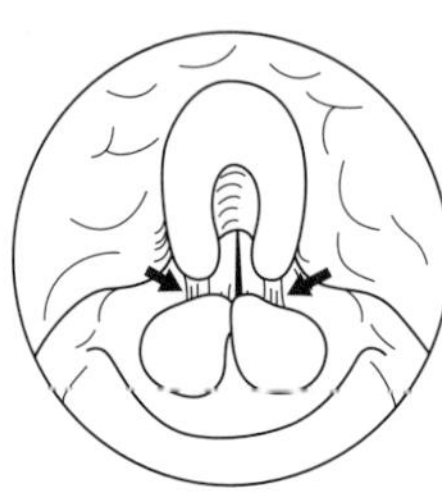
Type2
披裂喉頭蓋ひだ型

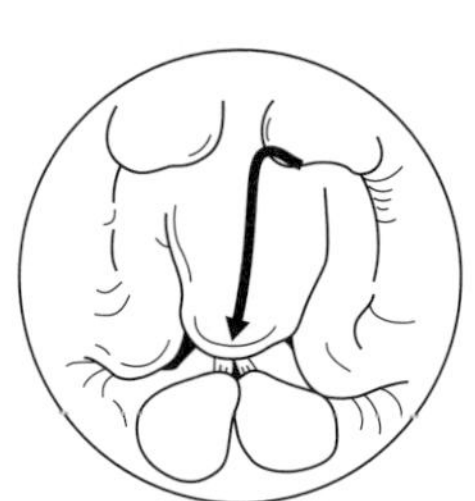
Type3
喉頭蓋型

Olney, D.R. et al. Laryngomalacia and its treatment. Laryngoscope. 1999, 109, p.1770-1775.

図18-15　喉頭軟化症の分類（Olney分類）

5 経過・予後

軽症から中等症では，成長に伴って自然軽快し予後は良好であることが多い．しかし，上気道感染などの感染に伴い増悪することがあるため慎重に経過観察する必要がある．重症例では，ほかの咽喉頭疾患や神経筋疾患，染色体異常などを合併している例が多く，合併疾患により治療方針や予後が左右される場合がある．

6 ナーシングチェックポイント

哺乳時や啼泣時，仰臥位で増悪する喘鳴や陥没呼吸があるときは，喉頭軟化症を疑う．軽症であれば，ほとんどが経過観察のみで２歳ごろまでに自然軽快するが，気道感染時には症状が増悪し，入院加療や緊急気道確保が必要になることがあるため，感冒症状が出現したときは早めの対応が必要である．

4 声帯結節

声帯結節は声帯膜様部に生じる隆起性病変である．声帯結節の発症は幼児期から学童期までさまざまであるが，５～７歳の就学前後が最も多く，小学校高学年になると急速に減少するといわれている[8]．男児が女児の２～４倍多く，スポーツをしている学童が多い[9]．

1 原因・症候

学童期にみられる**嗄声**（声がれ）であり，嗄声が改善しない場合や健診などで指摘され受診する．主な原因は，声の乱用や不適切な発声による機械的な刺激，急性喉頭炎などの炎症，アレルギー反応や胃酸逆流などである．声帯の中央部付近の粘膜に炎症性の隆起性病変が形成され，発声時に声帯が閉じないことにより嗄声が発生する．

2 診断

喉頭疾患の診断には喉頭内視鏡検査が必須である（図18-16）．検査の協力が得られにくく，喉頭が小さい小児では，後で繰り返し評価ができるようにビデオで記録しながら検査を行う．鑑別疾患としては，声帯ポリープ，声帯嚢胞，喉頭乳頭腫などがある．声帯結節は通常両側性であるが，声帯ポリープや声帯嚢胞は通常片側に生じ，喉頭乳頭腫はピンク色のカリフラワー状腫瘤で多発することが多いことから，比較的それらの鑑別は容易である．

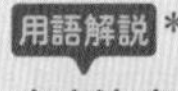

＊

音声治療

発声の悪習慣や声の乱用を避け，生活改善を行うようにする声の衛生指導と，発声様式を改善させる音声訓練を両方を併用する治療を指す．

3 治療・経過

多くは変声期以後に自然治癒するため，適度な声の衛生指導のみ行い経過観察とする．嗄声が高度で学業などに影響がある場合は**音声治療**＊やステロイド吸入，外科的治療などを行う．外科的治療は再発率20％という報告もあり[10]，手術後に声の安静を保てないようなら極力避ける．

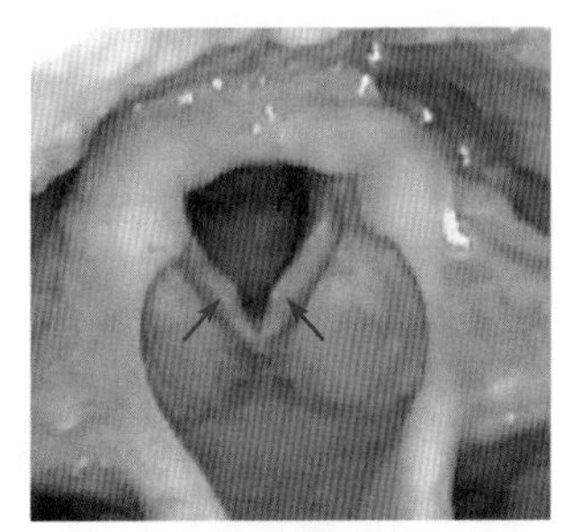

図18-16　声帯結節（８歳）

4 ナーシングチェックポイント

まず嗄声のために患児に心理的な面での問題が生じていないかを把握する．養育者には，自然治癒が期待できるため声の衛生管理を勧めることを理解してもらい，患児が奇声を上げる，力んで発声するなど，不適切な発声をしないよう指導する．過度な注意は小児の精神衛生上避けるべきであるが，声が出しにくいときは無理に出さないことなどは患者本人に伝える．

5 気管カニューレ抜去困難症

気管カニューレ抜去困難症とは，気管切開を必要とした原因疾患が治癒したにもかかわらず，気管カニューレを抜去すると呼吸困難を生じカニューレを抜去できない状態のことである．

1 原因・診断

気管切開孔周囲やチューブが接触している付近の声門下や気管内の癒着，瘢痕（はんこん），肉芽などが原因となる（**表18-4**）．定型的な経過といったものはなく，症例ごとに病態を正確に把握することが大切である[11)]．診断には，気管切開孔周囲の診察，覚醒時に喉頭内視鏡を用いて声門および声門下の観察，気管カニューレから内視鏡を挿入し気管内腔を観察する．

2 治療・経過

気管肉芽や気管切開孔の肉芽には保存的治療としてステロイドなどの吸入，軟膏（ステロイド，抗菌薬）の塗布などを行う．保存的治療に抵抗性のある場合は，レーザー焼灼や鉗子による切除を行う．声門下狭窄や気管狭窄などに対しては，外科的手術が必要になる．

気管カニューレが抜去できた場合，気管切開孔は自然に閉鎖することもあるが残存することもあり，その場合は抜去後６カ月から１年くらい経過したところで気管切開孔閉鎖手術を行う．

3 ナーシングチェックポイント

気管切開術を行い生命が維持できたことで安心していた養育者が，その後，気管切開が必要となった疾患が治癒したにもかかわらず気管カニューレの抜去が困難な状況に直面すると，これまでの医療に疑問をもつことがある．手術前にある程度その可能性を説明するとともに定期的な経過観察を行い，信頼関係を築くことが必要である．

表18-4　カニューレ抜去困難症の原因

①気管切開孔の上下で肉芽が発生している場合
②気管切開孔が大きすぎて切開孔を閉鎖すると気管が扁平化する場合
③気管切開時に輪状軟骨を損傷し，声門下腔が狭窄している場合
④気管カニューレのカフ圧の圧排で気管内に不良肉芽が発生し気道狭窄を来す場合
⑤気管挿管のために後天的に声門下狭窄を起こした場合
⑥誤嚥や下気道疾患により気切孔を閉鎖すると痰の排出が不十分になる場合

日本小児耳鼻咽喉科学会．小児耳鼻咽喉科診療指針．金原出版，2009，p.316-318，一部改変．

6 気道・食道異物

気道異物は，咽喉頭異物と気管・気管支異物に大別されるが，いずれも窒息の危険性が伴い瞬時の対応を迫られる．一方，**食道異物**は食道内にさまざまなものが異物として停滞，陥頓（かんとん）した状態をいう．小児はさまざまなものを不用意に口にし，咀嚼・嚥下機能が未発達なことも影響し，気道および食道異物（**消化管異物**）を引き起こしやすく，1～4歳に最も多いとされている[13]．

➡ 気道・食道異物の救急対応については，20章2節1項p.477参照．

1 原因・症候

気道異物　ハイハイができるようになる生後8カ月ごろからはなんでも口に入れてしまう．口に入れながら話したり，歩き回ったり驚いた拍子に異物を飲み込んでしまう．長引く肺炎，気管・気管支炎などで抗菌薬を中止すると症状が増悪するような状況では気道異物を疑う[14]．小児では異物を飲み込んだことを自ら訴えることは少ないため，呼吸状態，咳，むせ込み，発熱，顔色などから異物症を疑う．

食道異物　硬貨やボタン電池，魚骨やおもちゃなどがある．介在部位としては7～8割が第一狭窄部である食道入口部である．停滞する場所と異物の種類により症状が異なる．嚥下障害や流涎（りゅうぜん），嘔吐，嚥下時痛，時に呼吸困難なども生じるが，明確な訴えがない場合も多い．

2 検査・診断

気管異物　異物を疑ったら聴診で狭窄音を聴取し，胸骨上縁および心窩部の陥没呼吸の有無を確認する．胸部X線で異物確認や**ホルツクネヒトの徴候***を確認する（**図18-17**）．そのほかCT，MRI検査は，異物の診断と同時に異物と気管周囲の様子が把握できる点で有用である．

食道異物　頸部から胸部にかけて異物の存在する可能性のある範囲でのX線検査は必須である．硬貨やボタン電池などのX線非透過性の異物は，容易に

> 用語解説*
> **ホルツクネヒトの徴候**
> 胸部X線検査にて吸気時と呼気時の2枚を撮影し，心臓・縦郭陰影を比較すると吸気時に心臓が患側に移動し，呼気時に健側に戻る現象である．

> plus α
> **食道異物**
> ボタン電池は粘膜に触れると電気化学的な変化で電池が破壊され，強いアルカリ物質が漏れ出し数秒で粘膜を腐食してしまうため，早急な対応が必要である．

吸気

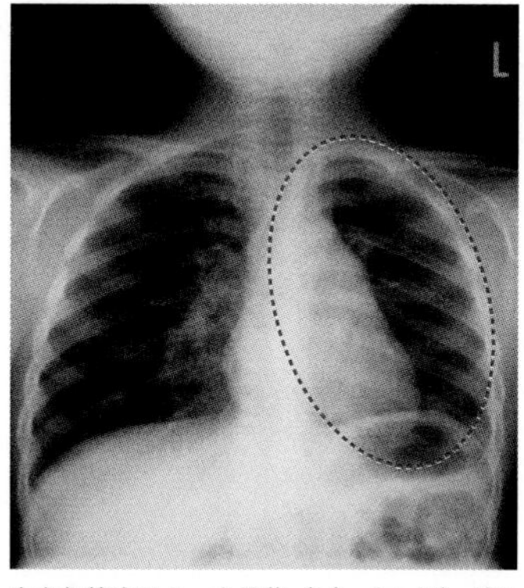

呼気

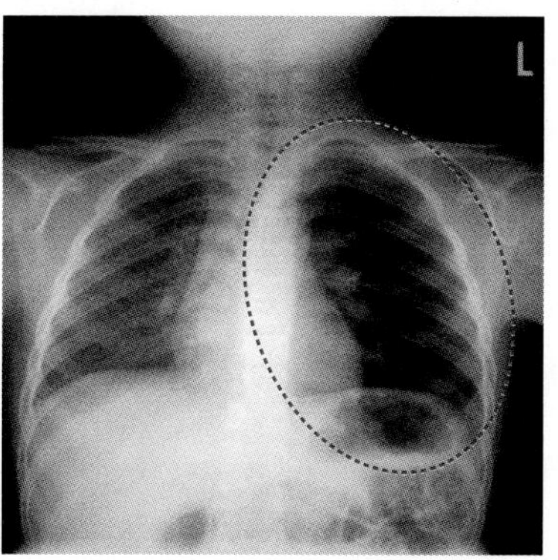

左主気管支に入った異物（ピーナッツ）がチェックバルブとなり左肺が呼気時に過膨張する．
写真提供：高見澤滋先生（長野県立こども病院）

図18-17　ホルツクネヒトの徴候

診断できる．また，摘出治療を前提に全身麻酔下に内視鏡検査を行う（図18-18）．

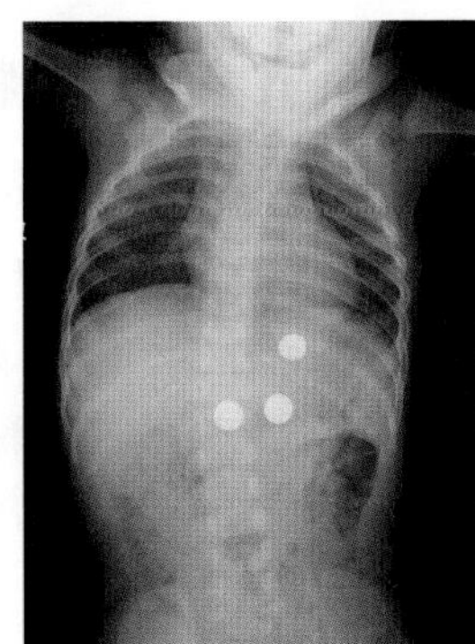

胃内異物 ボタン電池（10カ月）
写真提供：高見澤滋先生（長野県立こども病院）

図18-18 消化管異物（X線像）

3 治療

異物は基本的には摘出の適応となる．咽喉頭異物など声門上部の異物で窒息に至った場合は，その場で背部叩打法や胸骨圧迫法が有用である．口腔内に異物が見えている場合には指やスプーンなどでかき出す．気管・気管支異物で呼吸状態が落ち着いている場合は，全身麻酔下で硬性気管支鏡を用いて摘出する場合が多い．食道異物でも全身麻酔下に内視鏡による摘出が行われる．異物が胃内に移動した場合には，異物の種類によっては摘出が不要になる場合もある．

4 ナーシングチェックポイント

気道・食道異物は予防が最も重要であり，養育者には，乳幼児は身の回りにあるものをすぐに口にもっていくという特徴を十分に理解し，手の届く範囲には食べ物であっても不用意に置かないように気を付けてもらう必要がある．

引用・参考文献

1) 日本小児耳鼻咽喉科学会．小児耳鼻咽喉科．第２版，金原出版，2017.
2) 中田誠一．小児の閉塞性睡眠時無呼吸症候群の診断．耳鼻咽喉展望．2016，59（6），p.282-290. https://www.jstage.jst.go.jp/article/orltokyo/59/6/59_282/_pdf/-char/ja，（参照2023-11-10）.
3) Darien, I.L. The International Classification of Sleep disorders. 3rd ed. American Academy of Sleep Medicine, 2014.
4) 野村恭也監修．新耳鼻咽喉科学．改訂11版，南山堂，2013.
5) 原渕保明．“アデノイド”．今日の扁桃学．金原出版，1999，p.254-268.
6) Holinger, P.H. Clinical aspects of congenital anomalies of the larynx, trachea bronchi and oesophagus. J Laryngol Otol. 1961, 75, p.1-44.
7) Olney, D.R. et al. Laryngomalacia and its treatment. Laryngoscope. 1999, 109（11），p.1770－1775.
8) 早坂修ほか．小児声帯結節の臨床経過．耳鼻咽喉科・頭頸部外科．2005，77（11），p.845-849.
9) 二藤隆春．小児の音声・言語障害の診断と治療．日本耳鼻咽喉科頭頸部外科学会会報．2018，121（11），p.1430-1432. https://www.jstage.jst.go.jp/article/jibiinkoka/121/11/121_1430/_pdf/-char/ja，（参照2023-11-10）.
10) 横山敏行ほか．小児声帯結節に対する外科的治療の適応と実際．JOHNS．2003，19（11），p.1610-1613.
11) 八木千裕ほか．小児気管カニューレ抜去困難症の１例．頭頸部外科．2015，25（3），p.303-309.
12) 日本小児耳鼻咽喉科学会．小児耳鼻咽喉科診療指針．金原出版，2009.
13) 鈴木幹男．小児の気道異物の取り扱い：耳鼻咽喉科の立場から．小児耳鼻咽喉科．2020，41（1），p.22-26. https://www.jstage.jst.go.jp/article/shonijibi/41/1/41_22/_pdf，（参照2023-11-10）.
14) 足立雄一．小児の気道異物の現状と予防．小児耳鼻咽喉科．2018，39（3），p.219-222. https://www.jstage.jst.go.jp/article/shonijibi/39/3/39_219/_pdf，（参照2023-11-10）.

4 耳鼻咽喉疾患をもつ子どもと家族への看護

1 中耳炎

1 急性中耳炎

事例

Aちゃん，3歳4カ月，男児．

現病歴：昨夜より38℃の発熱あり，明け方になって右耳痛を訴え泣き叫んだ．朝になって耳鼻科を受診したところ右急性中耳炎と診断された．抗菌薬を処方され帰宅．夕方になって耳から血液混じりの膿が出てきた．

|1| 家族への説明

急性中耳炎は乳幼児に多い疾患であり，症状としては**発熱**と強い**耳痛**が特徴である．特に夜間に，強い痛みとともに血液混じりの膿汁を**耳漏**として認めると，初めて見る家族はかなり慌ててしまう．そのため，発熱，耳痛を認めた場合は手持ちの解熱鎮痛薬を使ってよいことを説明する．

耳漏が出ている場合は，外耳道から出てきている耳漏のみを拭うように指導する．綿棒を使って外耳道の奥まで清掃すると外耳道を傷つけたり，耳垢を含め耳漏を奥に押し込んでしまったりすることが多く避けたほうがよい．耳漏は鼓膜の自壊による排膿であり，患児の発熱や疼痛は軽減されるため心配ないことを説明する．

小児急性中耳炎診療ガイドラインに基づき抗菌薬が投与された場合には，指示通りに服薬することを説明する．抗菌薬はペニシリン系から処方されることが多い．疼痛や発熱がなくなると抗菌薬の服用を途中で中止することが多いため，最後までしっかり服薬するように指導する．

急性中耳炎は反復することが多いため不安に思う家族は多いが，年齢とともに罹患が少なくなることを説明し不安を取り除く．

2 滲出性中耳炎

事例

Bちゃん，5歳6カ月，男児．アレルギー性鼻炎の既往．

現病歴：急性中耳炎の治療を受けしばらく経過をみていたが，テレビの音が大きいような気がした．普段からアレルギーがあり鼻をぐずぐずさせていることが多いため，耳鼻科を受診したところ，慢性副鼻腔炎を合併する両側滲出性中耳炎と診断された．聴力検査の結果，軽度の伝音難聴であることがわかった．

|1| 家族への説明

急性中耳炎後に**滲出性中耳炎**に移行するケースは多い．疼痛はなく，患児は軽度の**難聴・耳閉感**を自覚するのみである．鼻腔内とアデノイドの環境により有病期間が遷延するため，アレルギー性鼻炎や慢性副鼻腔炎の治療を先行することも多い．抗アレルギー薬の処方や慢性副鼻腔炎用の治療薬投与が行われるが，耳の治療を希望して来院したにもかかわらず鼻疾患の投薬に混乱を来す家族が多いため，十分な説明と指導が必要になる．

治療は２～３カ月の長期にわたることが多いが，しっかり服薬すること，鼻汁が出たときはすすらず静かにかむことが治癒へのポイントとなる．

軽度難聴の場合はそのまま経過観察をすることがガイドラインで推奨されている．アデノイド切除術や鼓膜換気チューブ挿入術の適応については，難聴の程度や鼻疾患の有無で決定するため，そのことを説明する必要がある．

2 副鼻腔炎

1 急性副鼻腔炎

事 例

Cちゃん，２歳２カ月，女児．

現病歴：１週間くらい前から鼻汁あり．２～３日前から鼻汁が黄色になり，鼻汁がにおう気がした．ネットで調べたところ蓄膿症ではないかと疑い，耳鼻科を受診した．軽症の急性鼻副鼻腔炎と診断され，抗菌薬は投与せず経過をみることになった．

|1| 家族への説明

感冒（ウイルス性）に続く**急性副鼻腔炎**は軽症であり，有病期間も１週間程度であることが多い．症状が軽度の場合は抗菌薬を処方せず経過をみることがガイドラインで推奨されている．原因はウイルス性のものがほとんどであり，今時点での抗菌薬の投与はデメリットのほうが大きく，しばらく（５日間ほど）様子をみて増悪傾向がある場合に，抗菌薬投与の判断がなされることを説明する．

鼻症状の持続により急性中耳炎への移行もあり得るため，発熱や耳痛，難聴などが出ていないかを観察しておくことも指導するとよい．

2 慢性副鼻腔炎

事 例

Dちゃん，６歳８カ月，男児．アレルギー性鼻炎の既往．

現病歴：スギ花粉が飛散している時期が特にひどかったが，その時期が終わっても鼻水と鼻づまりが続いている．特に鼻水は黄色から緑で粘りがあり，スギ花粉の時期の水っぽい鼻水から変わってきたため，耳鼻科を受診した．アレルギー性鼻炎を発端とした慢性副鼻腔炎を疑い，副鼻腔X線，鼻汁好酸球検査，採血によるアレルギーの原因検索が行われた．その結果，スギ４＋，ダニ・ハウスダスト３＋の抗原が同定できた．また，副鼻腔X線では，各副鼻腔に陰影を認め慢性副鼻腔炎と診断された．

|1| 家族への説明

有病期間が３～４週を超えるような長期になると，**慢性副鼻腔炎**が疑われる．**副鼻腔X線**で診断することがあるが，３歳未満の乳幼児の場合は副鼻腔がまだ発達しきっていないため，X線を使わずにほかの疾患を検討する．

X線検査や採血など侵襲を伴う検査が行われることがあり，患児および家族には丁寧な説明が必要になる．この症例では，アレルギー性鼻炎による副鼻腔自然口の換気障害が引き金になったことが推測され，アレルギーの検査の結果によっては，アレルギー性鼻炎も同時に治療する必要がある．スギ花粉飛散の時期には，花粉を取り込まない日常生活の注意と，ダニ・ハウスダストに対する家庭内対処を指導する．

慢性副鼻腔炎には，投薬による保存的治療を行う．２～３カ月の長期にわたって服薬する必要があるが，小児の場合は予後良好であることが多いことを説明し，服薬アドヒアランスを良好に保つよう努めてもらう．

また，黄色から緑色の鼻汁が続くが，強く鼻をかんだり，反復する鼻すすりをしたりすることで中耳炎の併発が多くなるため，丁寧に鼻をかむこと，鼻すすりを控えることを指導する．

引用・参考文献

1) 伊藤正人．急性中耳炎との関係を重視した，小児滲出性中耳炎の治療．日本耳鼻咽喉科学会会報．2019，122（３），p.196-201.
2) 宇野芳史．抗菌薬に対する薬剤耐性（AMR）菌時代の小児急性中耳炎の治療と診断．日耳鼻感染症・エアロゾル学会会誌．2020，８（２），p.142-150.
3) 伊藤正人．小児滲出性中耳炎の治療とそのエビデンス．日本耳鼻咽喉科学会会報．2020，123（２），p.123-126.
4) 日本感染症学会気道感染症抗菌薬適正使用委員会．気道感染症の抗菌薬適正使用に関する提言．感染症学雑誌．2021，93（５），p.623-642. https://www.kansensho.or.jp/uploads/files/guidelines/093050623_teigen.pdf，（参照2023-11-10）.
5) 宇野芳史．小児急性鼻副鼻腔炎の治療戦略．小児耳鼻咽喉科．2011，32（３），p.291-296. https://www.jstage.jst.go.jp/article/shonijibi/32/3/32_291/_pdf，（参照2023-11-10）.

臨床場面で考えてみよう

Q1　２歳男児．発熱と膿性鼻汁が２～３日前からみられ，昨夜は夜泣きが激しく寝たり起きたりを繰り返していた．今朝起きたら左耳から膿のような液体が出ているがどうしたらいいかと母親が電話で問い合わせてきた．どのような対応が考えられるか．

Q2　急性中耳炎と診断され毎食後服用の抗菌薬を処方されたが，保育園に通っているため昼の内服ができないが朝晩の２回だけでもよいかと質問された．どのような対応が考えられるか．

Q3　４歳女児．最近聞き返しが多く，テレビの音を大きくしたがる様子がみられるようになり，難聴なのではないかと相談された．鼻水は１年中続いていてアレルギー性鼻炎といわれている．どのような疾患が考えられるか．

Q4　５歳男児．最近鼻出血が日に１～２回あり出血はすぐに止まっていたが，今朝は30分以上止まらなかった．アレルギー性鼻炎で鼻をよくかんでいたという話も聞かれた．どのような対応が考えられるか．

Q5　黄色の鼻汁が出ており病院に連れてきた母親から，抗菌薬が処方されると思ったが薬は必要ないのかと質問された．どのような対応が考えられるか．

考え方の例

1　発熱や鼻汁などに伴って夜間の不機嫌，耳漏から急性中耳炎の可能性が考えられる．耳漏については耳の外に出ている部分を清潔なガーゼなどで拭き取り，耳鼻咽喉科への受診を勧める．

2　急性中耳炎における抗菌薬の第一選択薬はペニシリンであることが多い．ペニシリン系薬剤はMIC（最小発育阻止濃度）を超えている時間に効果を発揮する時間依存性薬剤であるため，時間通りに服薬させる必要がある．朝晩の２回だけでは十分な効果が期待できないばかりか耐性菌の発生も懸念され，指示通りの間隔で内服させる必要性を説明する．病児保育園によっては医師の服薬指示書があれば園で内服させてくれるところもあるため，問い合わせてみるよう勧める．

3　急に出現した難聴疑いと鼻症状があることから，滲出性中耳炎が最も疑われる．それ以外に慢性中耳炎や真珠腫性中耳炎などの可能性も考えられる．また，４歳という年齢だと通常の聴力検査では評価が難しい場合も考えられるが，今後の言語発達に影響が出る年齢であり，耳鼻咽喉科の診断と聴力評価が必要である．

4　鼻出血の好発部位は，鼻中隔前下部のキーゼルバッハ部位であり，小児の場合鼻出血の原因は，感冒症状やアレルギー性鼻炎による外傷性（鼻こすり）が多くみられる．夜間，無意識に鼻をいじっていることもある．通常は鼻に綿栓をする程度で止血されるが，血液疾患や心疾患，薬剤性などの場合には止血が困難となる．そのような場合には，綿栓をした上で指で圧迫止血をする．30分以上経っても止血できない場合は専門の医療機関の受診を考慮する必要がある．

5　急性鼻副鼻腔炎診療のガイドラインでは，軽症とスコアリングされた場合には抗菌薬を投与せず経過観察をすることが推奨されている．急性期のものはほとんどがウイルス性であり，抗菌薬のメリットが少ないことを説明する．数日後の再診時に状態が変化していれば，そのときに薬剤投与について再度検討されることを説明する．

◆ 学習参考文献

❶ 日本耳科学会，日本小児耳鼻咽喉科学会，日本耳鼻咽喉科感染症・エアロゾル学会編．小児急性中耳炎診療ガイドライン2018年版．金原出版，2018．https://www.otology.gr.jp/common/pdf/guideline_otitis2018.pdf，（参照2023-11-10）．

❷ 日本耳科学会，小児滲出性中耳炎診療ガイドライン2022年版．金原出版，2022．https://www.otology.gr.jp/common/pdf/guideline_otitis2022.pdf，（参照2023-11-10）．

❸ 日本鼻科学会急性副鼻腔炎ガイドライン作成委員会．急性副鼻腔炎ガイドライン2010年版．日鼻科会誌．2010，49（2），p.143-198．https://www.jstage.jst.go.jp/article/jjrhi/49/2/49_2_143/_pdf/-char/ja，（参照2023-11-10）．

19 皮膚疾患と看護

学習目標

- 小児の皮膚疾患にはどのようなものがあるかを理解する.
- 各疾患の発症頻度・発症機序・分類・病態変化など，疾病の概念についての知識を得る.
- 各疾患における症状，診断，治療を学ぶことで，疾患の特徴および治療上の注意点を知る.
- 皮膚疾患をもつ患児のアセスメントポイント，また患児とその家族へ看護を展開するにあたって大切な事項を学ぶ.

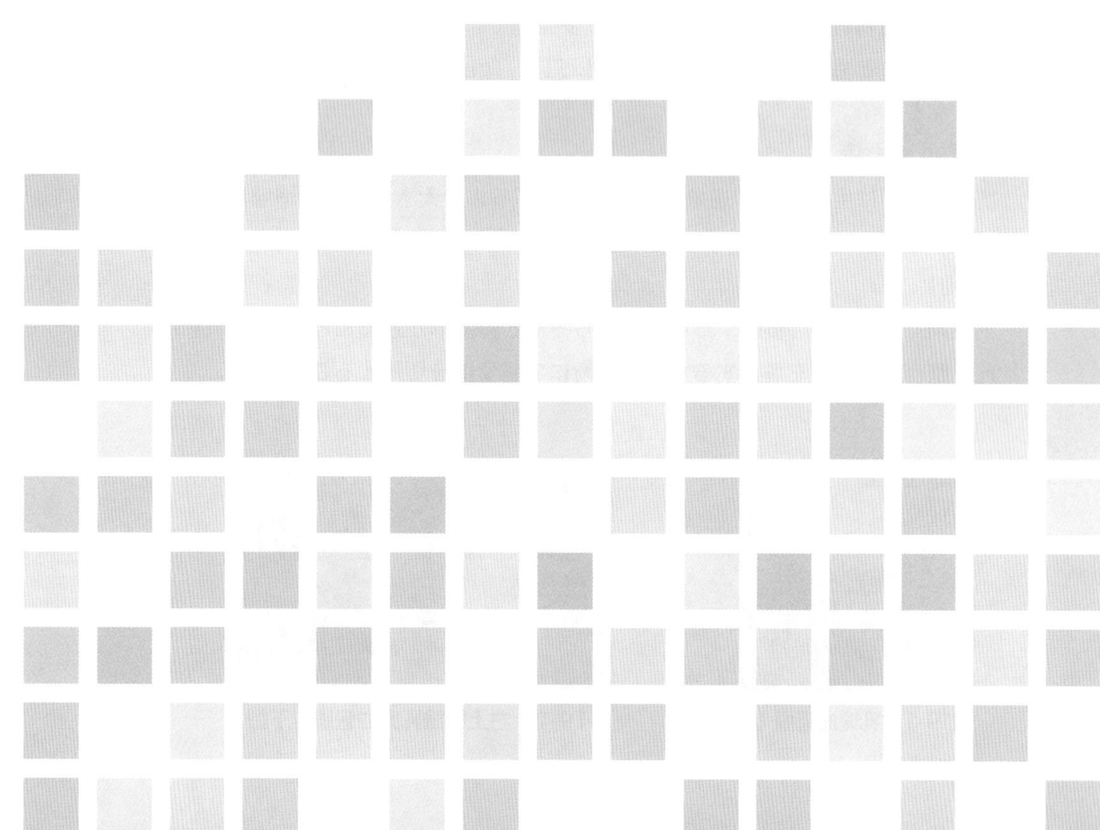

1 母　斑

母斑は，生涯のさまざまな時期に発現し，極めて緩徐に発育し，色調や形態の異常を主体とする限局性の皮膚奇形の総称である．したがって，大きさや色調が変化する場合がある．病変を構成する細胞の種類により，メラノサイト系，表皮系，間葉系，血管系に分類されることがある．

血管系はこれまで血管腫と総称されてきたが，**ISSVA**（The International Society for the Study of Vascular Anomalies）により**血管腫**と**血管奇形**に区別した分類が提唱されている．細胞増殖する血管腫の代表的な疾患としては乳児血管腫が，血管奇形としては毛細血管奇形，静脈奇形（海綿状血管腫），リンパ管奇形（リンパ管腫）などがある．

1 乳児血管腫

乳児血管腫（infantaile hemangioma）は生後１～４週で体表面に出現する鮮紅斑である．以前は**苺状血管腫**と呼ばれていた．日本人の発生頻度は，0.8～1.7％程度といわれている．原因は不明である．

1 症候・分類

血管腫の形態に応じて，局面型（図19-1），隆起型，皮下腫瘤を認めるが紅斑は認められない皮下型（図19-2）に分類される．

2 検査・診断

臨床経過が最も重要であり，その経過と視診で診断することが多い．皮下型や，肝臓内血管腫や心不全の合併がある多発例では超音波検査やMRI検査が必要となることもある．病理検査ではGLUT-1（glucose transporter-1）が陽性となる．

3 経過・治療

乳児血管腫は生後１～４週で出現し，１歳ごろまで大きくなる（増殖期）．その後，数年かけて小さくなり（退縮期），やがて変化が認められなくなる（消失期）．

消失期でも，皮膚の萎縮，たるみ，膨らみなどの変形が残ることがあり，機能的，整容的な問題を解決するために手術にて病変部を切除することがある．

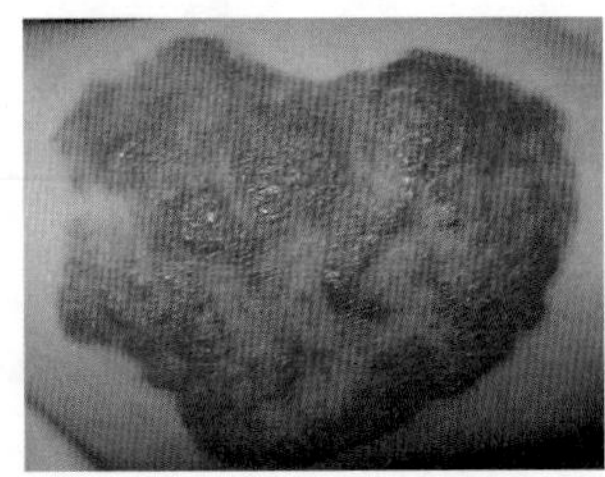

図19-1　乳児血管腫（局面型）

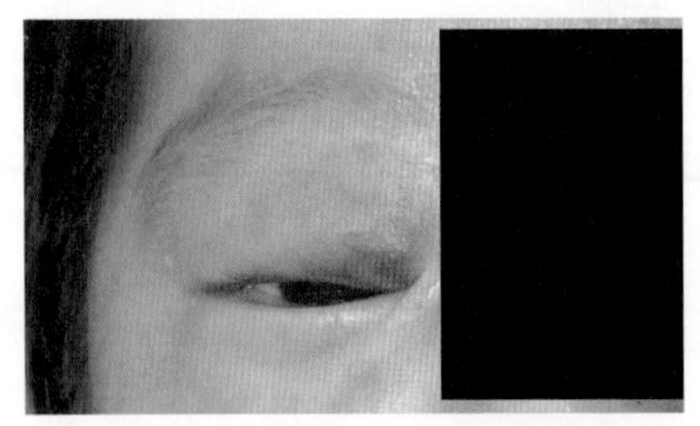

図19-2　右上眼瞼乳児血管腫皮下型

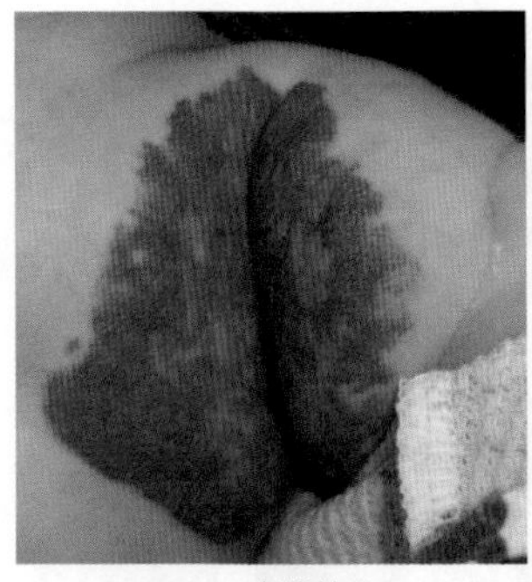
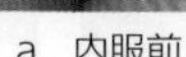
a. 内服前

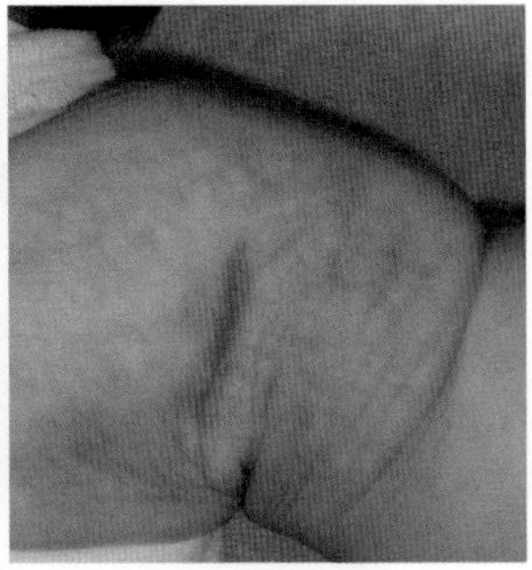
b. 内服終了時

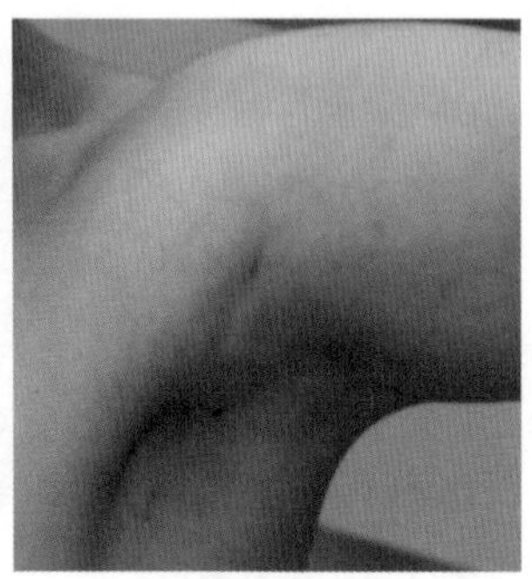
c. 内服終了後４年

図19-3　左腋窩乳児血管腫プロプラノロール内服症例

以前は経過観察が主体であったが，近年，レーザー治療や主にプロプラノロール内服による薬物治療（**図19-3**）が行われるようになっている．

4 予後

乳児血管腫は腫瘤を認めた部位により症状が異なり，生命予後，機能的予後，整容的予後に影響する場合がある．

咽頭・喉頭部に乳児血管腫が生じると，気道の狭窄や閉塞を起こし呼吸状態に影響する．出血や潰瘍形成を認める場合には，その出血量によっては命に関わる．多発する場合には体内（主に頭蓋，肝臓）の有無の精査も必要で，それらの有無により全身状態が大きく左右される．

また，体のさまざまな機能的な予後に影響を及ぼすことがある．例えば，陰部に生じると，尿道口や肛門をふさぎ排尿・排便困難になる．眼周囲に生じて開瞼の障害になると，視力の獲得ができなくなる．四肢での太さの左右差は，特に手指では機能障害を生じる．そのほか，頭部の禿頭，顔面の左右差など，整容的な問題が残る場合もある．

5 ナーシングチェックポイント

出現部位の確認とその症状について予測し，その対応や治療方針を確認することが重要となる．特に生命予後に関わる咽頭・喉頭部の血管腫は，呼吸様式や酸素飽和濃度の観察が必要になる．また，増殖期の中でも特に増殖が著しい期間もあり，日々の観察を怠らないようにする．写真撮影や実際の計測を行うことで変化がわかりやすくなる．

2 毛細血管奇形

出生時より体表皮膚，粘膜に認められる紅斑，いわゆる「赤あざ」のことである（**図19-4**）．現在の正式名称は**毛細血管奇形**（capillary malformation）で，以前は**単純性血管腫**，**ポートワイン母斑**とも呼ばれており，その呼び方がまだ残っている．発生頻度は0.3％前後で性差はないとされる．遺伝子異常が成因の一つとして報告されているが，原因は明らかになっていない．

1 病態・症候

真皮浅層の毛細血管が拡張しているが，増殖はしない．啼泣時や入浴時など血圧の上昇に伴い赤みが増すことがあり，これは毛細血管奇形の特徴の一つである．

2 検査・診断

視診で診断する．毛細血管奇形に静脈奇形，リンパ管奇形を合併しているかどうかを確認するために超音波検査，MRI検査を行うこともある．

3 治療・予後

自然経過で消退することはない．色素レーザーが行われるが，四肢ではその効果が得られにくい．紅斑の隆起が著しい場合には，手術を検討する場合もある．また，カバーメイクも有効なことがある．加齢に伴い色調がやや濃くなり，病巣の肥厚，結節性隆起を認めることもある．

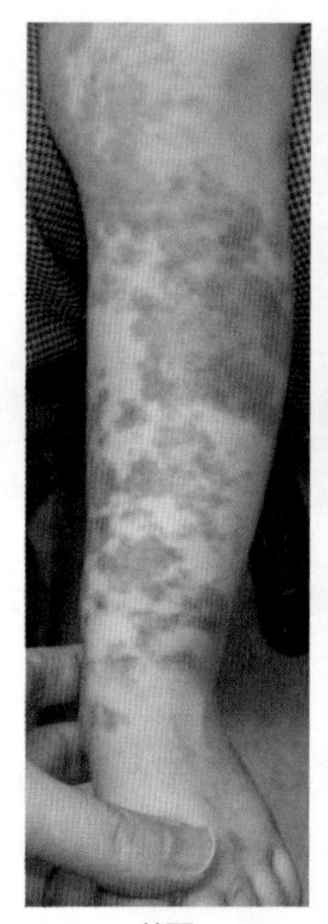
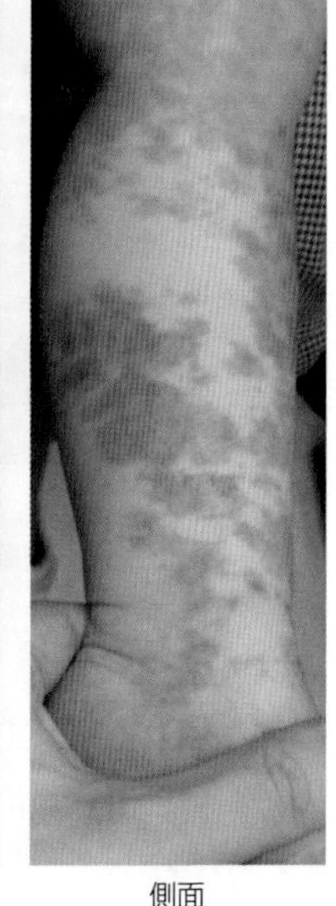

前面　　側面

図19-4　毛細血管奇形

4 ナーシングチェックポイント

出生時の紅斑は乳児血管腫と鑑別できないことがある．日々の観察の中で紅斑が拡大するようなら，乳児血管腫として治療を検討したほうがよい．

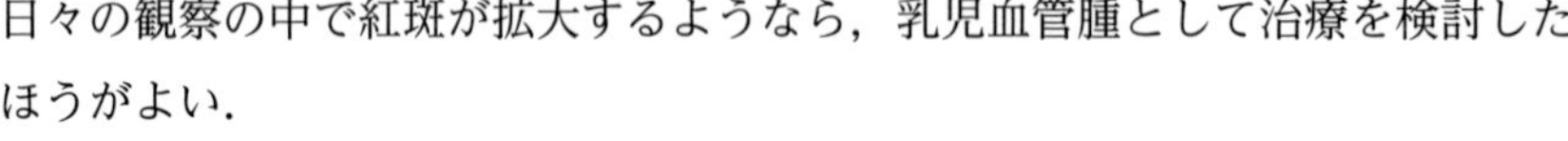

毛細血管奇形は生下時から認め，自然に消退することはなく，広範囲に認めることもあり，紅斑の場所の確認は重要である．顔面などに認めると整容的に問題になる．正中部母斑（次項参照）は色調が消えることがあるため治療を急ぐ疾患ではないが，レーザー治療は1歳までに開始したほうが効果が得られやすいとされており，待ちすぎるのもよくない．

毛細血管奇形の中には，スタージ・ウェーバー症候群*，クリッペル・トレノネー症候群*，パークス・ウェーバー症候群*など，紅斑以外にさまざまな問題が生じるものもあるため，これらの症候群に注意が必要である．

用語解説*

スタージ・ウェーバー症候群

三叉神経分枝領域における顔面毛細血管奇形，脳軟膜，眼の脈絡膜の血管奇形を特徴とする症候群で，指定難病に選定されている．大多数は非遺伝性で，その頻度は23万人に1人とされる．1歳までに約80％がけいれんを生じ，約半数に精神発達遅滞がみられる．顔面に毛細血管奇形を認める場合は一度本疾患を疑い，頭部CTなどの撮影（脳溝に沿った石灰化が有名），眼科受診を検討する．

3 正中部母斑

正中部に認められる淡い紅斑を**正中部母斑**という（図19-5）．顔面の前額部を中心に眉間部，上眼瞼，上口唇にみられるものを**サーモンパッチ**（salmon patch）と呼び，項部にみられるものを**ウンナ母斑**と呼ぶ．新生児の20～30％にみられ，遺伝子異常が成因の一つとして報告されているが，原因は明らかになっていない．

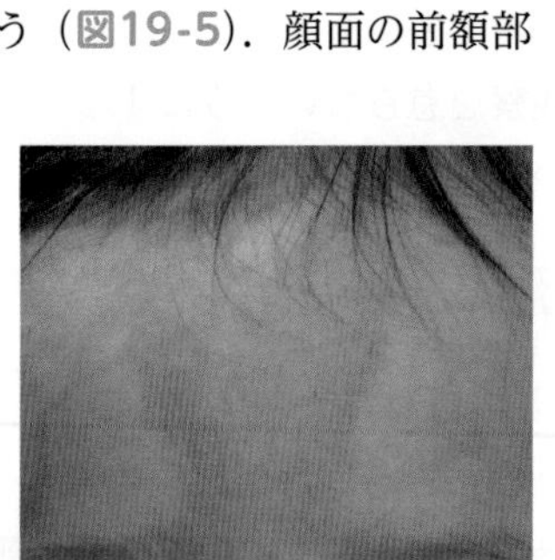

図19-5　正中部母斑（前額部）

1 症候・分類

入浴時，啼泣時に赤みが増す．毛細血管奇形の亜型と考えられているが，消退する点で毛細血管奇形とは異なる．

2 診断・治療・予後

視診で診断する．１歳半ごろまで待機し，消退しない場合に色素レーザーが行われる．正中部母斑は２～５歳までに消退することが多いが，サーモンパッチと比較するとウンナ母斑は消退しにくい．

3 ナーシングチェックポイント

正中部母斑は消退することが多いため，しばらくは経過観察でよい．啼泣時や入浴時に赤みが増し，家族が心配する場合が多いため，まずは経過観察し，色調が消えない場合には毛細血管奇形としてレーザー治療を検討するように伝えるとよい．また，紅斑が拡大する場合には，乳児血管腫の可能性がある（➡p.454参照）．機能的・整容的な問題を生じることがあるため，拡大傾向の有無などの観察が重要である．

用語解説*

クリッペル・トレノネー症候群

患肢の広範囲な毛細血管奇形，先天性静脈瘤・深部静脈形成不全，患肢の骨軟部組織の過成長による肥大が３徴とされ，クリッペル・トレノネー・ウェーバー症候群として指定難病に選定されている．合併症として，深部静脈血栓，肺塞栓，感染・敗血症，凝固異常などがあり，命に関わることもある．四肢に広範囲の毛細血管奇形を認める場合は，四肢の過成長の有無を確認したほうがよい．

用語解説*

パークス・ウェーバー症候群

クリッペル・トレノネー症候群と混同されることが多いが，患肢に動静脈瘻・動静脈シャントを合併している症候群で，クリッペル・トレノネー・ウェーバー症候群として指定難病に選定されている．進行例では，高心拍出性心不全になることもある．本疾患を疑う場合には動静脈瘻・動静脈シャントを確認する目的で，CTやMRIによる血管造影を行うこともある．

4 蒙古斑

蒙古斑（mongolian spot）は，出生時より仙骨部や腰殿部にみられる青色斑で，これ以外の場所に認めるものを**異所性蒙古斑**という（図19-6）．蒙古斑の発生頻度は，黄色人種ではほぼ100%である．

1 病態

原因は不明だが，真皮の中層から下層にかけてメラノサイトが増殖している．

2 診断・治療

視診で診断する．蒙古斑は通常４～10歳前後で消失する．異所性蒙古斑も成長とともに青色が薄くなっていくが，もともと色調が濃いと消えずに残る．気になる場合はQスイッチレーザー（ルビーレーザー，あるいはアレキサンドライトレーザー）治療が行われる（図19-7）．

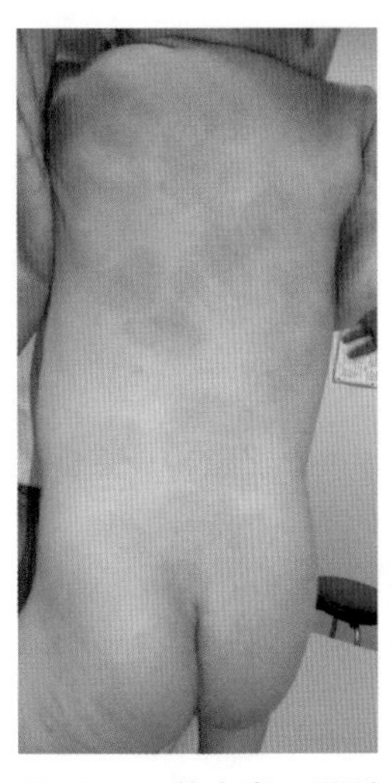

図19-6　蒙古斑・異所性蒙古斑

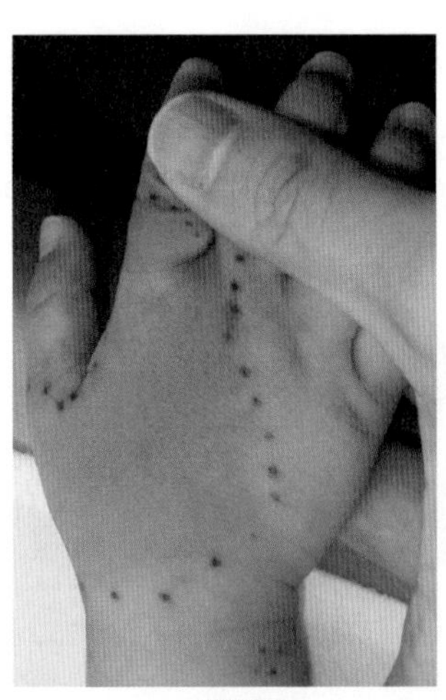

a．照射前

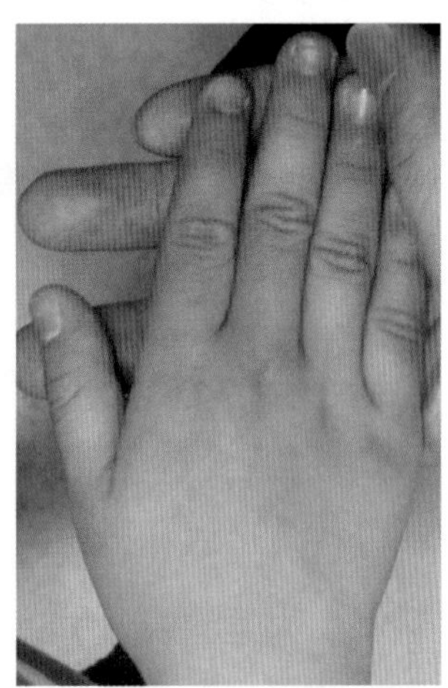

b．２回照射後

図19-7　異所性蒙古斑（レーザー照射）

3 ナーシングチェックポイント

治療を急ぐ疾患ではない．異所性蒙古斑はレーザー治療の効果が比較的得られやすい．家族が異所性蒙古斑で悩んでいるようであれば，一度レーザー治療の説明を受けるように勧めるとよい．

5 扁平母斑

日本では基礎疾患を有しないカフェオレ斑のことを**扁平母斑**（nevus spilus）と称している（**図19-8**）．色調が均一な茶褐色斑のことをカフェオレ斑といい，単発のカフェオレ斑の発生頻度は健常人の約10％といわれている．

1 病態

原因は不明だが，表皮基底層にメラニン顆粒が増殖している．

2 分類

思春期に生じる扁平母斑を**ベッカー母斑**と呼ぶこともある．欧米では，淡い褐色斑上に，小さい母斑細胞母斑（次項参照）が散在しているものを扁平母斑といい，定義が異なるので注意が必要である．本稿では日本での定義に沿って解説する．

3 診断

視診で診断する．出生時より存在し，２～３歳くらいにかけて，色調がはっきりしてくることが多い．自然退縮することはほぼない．カフェオレ斑が多発する場合は（**図19-9**），神経線維腫症１型を疑う．

➡ 神経線維腫症１型については，２章２節３項p.67参照．

4 治療

Qスイッチレーザー（ルビーレーザー）で色調が薄くなるが，再発例や無効例も多い．茶褐色斑が小さい場合には手術で切除することもできる．外用薬の使用やカバーメイクを行うこともある．

5 ナーシングチェックポイント

扁平母斑は全身に出現する可能性がある．治療を急ぐ疾患ではないが，徐々に色調が濃くなる場合もある．また，頭頸部などの目立つ場所に認められる場合や茶褐色斑が巨大な場合には家族の心配や治療希望が強いため治療方法があることを伝えることが大切である．

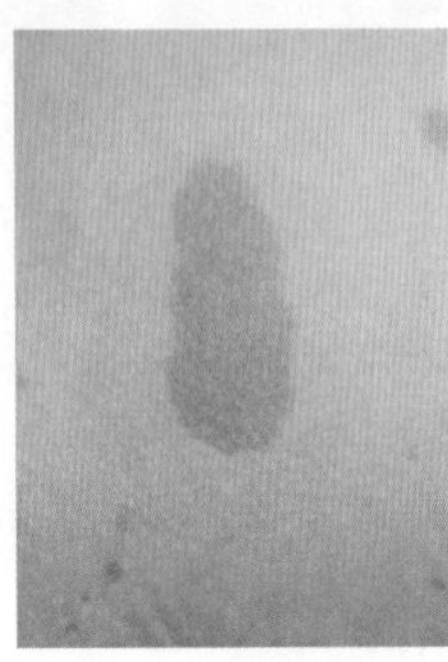

図19-8　扁平母斑

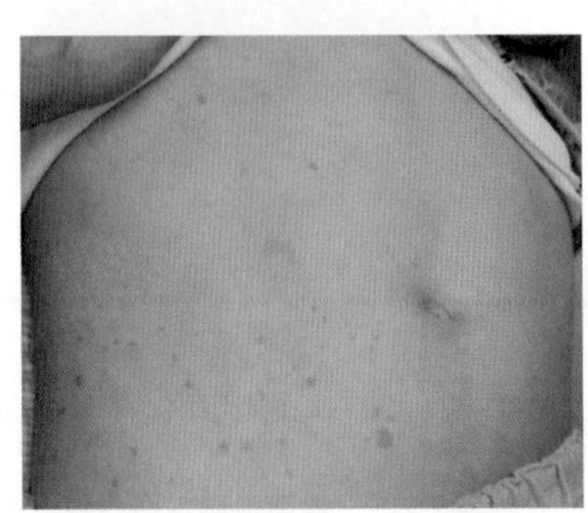

図19-9　多発するカフェオレ斑

6 色素性母斑

色素性母斑（melanocytic nevus）は**母斑細胞母斑**ともいい，小さいものはいわゆる「ほくろ」である．

1 発生機序・原因

胎生期の神経堤が色素細胞とシュワン細胞に分化する過程で，分化しきれなかった細胞を母斑細胞と呼び，それが異常増殖することで発生する．遺伝性はなく，発生頻度や性差は不明である．

2 症候・分類

褐色，黒色，皮膚色など色調や形態もさまざまである．母斑細胞が皮膚のどの深さにあるかで次の三つに分類される．

- **境界母斑**：表皮内から真皮の境界部までに存在
- **複合母斑**：境界母斑と真皮内母斑が混在
- **真皮内母斑**：真皮内に存在

乳児期において頭部では９cm以上，体幹で６cm以上の母斑（成人の体表換算で20cm以上）は，**巨大先天性色素性母斑**といい，剛毛を認める場合には**獣皮様母斑**と呼ばれることもある（図19-10）．

3 検査・診断

肉眼的所見で診断がつくことが多い．しかし，悪性黒色腫との鑑別が重要なため，ダーモスコピーや病理検査で診断する場合もある．

4 治療・予後

良性と考えられる場合は経過観察とする．多くは先天性に存在し，加齢とともに大きくなる場合や色調が薄く変化する場合がある．

巨大先天性色素性母斑の大きさに満たない場合，悪性黒色腫発生リスクはかなり低いとされるが，大きさによらず悪性化の予防や整容的な改善，患者の精神的苦痛の軽減を目的として切除を考慮してもよい．巨大色素性母斑患者の悪性黒色腫発生率は0.7～４％程度とされ切除を検討したほうがよい．

治療は手術により切除や削皮を行う．手術方法には，単純縫縮，分割切除（図19-11），組織拡張器を併用した皮膚縫縮，植皮術，局所皮弁

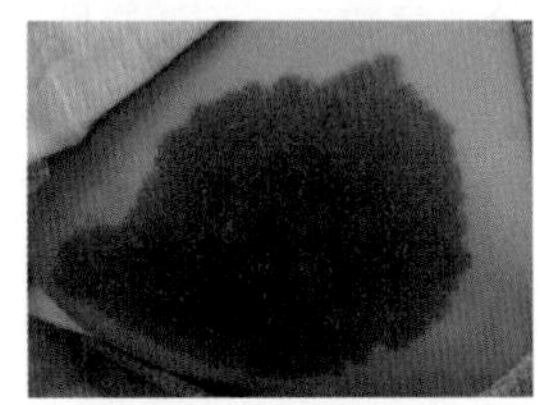

図19-10 獣皮様母斑

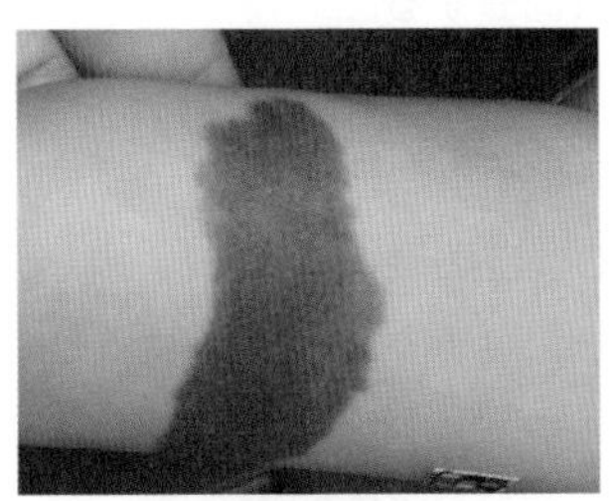

a. 切除前

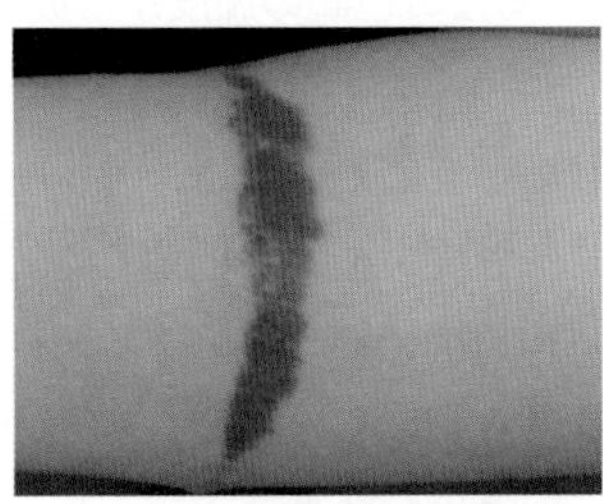

b. 連続切除１回目後

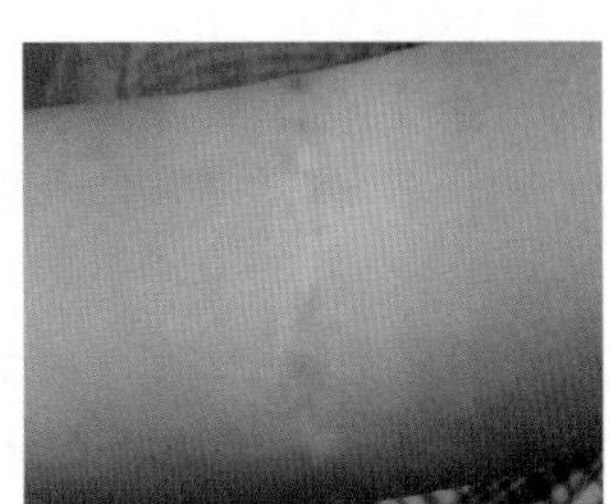

c. 連続切除２回目後（１年）経過

図19-11 色素性母斑（分割切除）

19 皮膚疾患と看護

術などがある．巨大先天性色素性母斑には培養表皮の使用などがあり，色素性母斑の存在する場所，大きさなどによって手術方法が決定される．

5 ナーシングチェックポイント

緊急性のある疾患でないが悪性化の不安，精神的苦痛，整容的な問題など，患者・家族のそれらの改善希望を考慮しつつ，専門施設への受診を勧める．

引用・参考文献

1) 磯貝典孝ほか編．腫瘍・母斑・血管奇形．克誠堂出版，2018，（形成外科治療手技全書，5）．
2) 清水宏．あたらしい皮膚科学．第3版，中山書店，2018．
3) 中村健一．診療所で診る子どもの皮膚疾患．日本医事新報社，2015．
4) 平成26-28年度厚生労働科学研究費補助金難治性疾患等政策研究事業「難治性血管腫・血管奇形・リンパ管腫・リンパ管腫症および関連疾患についての調査研究」班．血管腫・血管奇形・リンパ管奇形診療ガイドライン2017．https://www.marianna-u.ac.jp/va/files/vascular%20anomalies%20practice%20guideline%202017.pdf，（参照2023-11-10）．
5) 鈴木茂彦ほか編．標準形成外科学．第7版，医学書院，2019．
6) 日本形成外科学会，日本創傷外科学会，日本頭蓋顎顔面外科学会．形成外科診療ガイドライン1 2021年版：皮膚疾患／頭頸部・顔面疾患／体幹・四肢疾患．第2版，金原出版，2021．
7) 神経線維腫症1型診療ガイドライン改定委員会．神経線維腫症1型（レックリングハウゼン病）診療ガイドライン2018．日本皮膚科学会雑誌．2018，128（1），p.17-34．https://www.dermatol.or.jp/uploads/uploads/files/NF1_GL.pdf，（参照2023-11-10）．

2 湿疹・皮膚炎

1 乳児脂漏性皮膚炎

脂漏性皮膚炎（seborrheic dermatitis）は乳児型と成人型に分類され，乳児は比較的頻度が高く，脂漏部位である被髪頭部，前額，頰部などにみられる．

1 発症機序・原因

皮脂の構成成分であるトリグリセリドが皮膚の常在菌により分解され，その分解産物である遊離脂肪酸による皮膚への刺激が発症の主体と考えられている．しかし，はっきりした発症機序はよくわかっていない．

増悪因子としては，皮膚の常在真菌であるマラセチア属酵母菌の増殖や，皮脂の成分や分泌の変化，あるいは発汗，ビタミン代謝（ビタミンB_2，B_6など）といった要因が指摘されている．

2 病態・症候

生後2～4週ごろより生じ，重症化すると黄色調の痂皮が形成され固着する．

3 診断・治療・経過

視診のみで診断する．頭皮に固着した痂皮（かひ）に対しては，オリーブオイルや白色ワセリンでふやかした後，シャンプーで洗い流す．治療しなくても自然軽快する疾患であり，おおむね1～数カ月程度で改善する．

4 ナーシングチェックポイント

脂漏性皮膚炎は，浸出液を伴う場合は通常漿液性であるため，むやみに感染を心配することはない．

2 汗　疹

エクリン汗腺から産生された汗の排出経路のどこかに問題があって生じたものを**汗疹**（miliaria）という．

1 病態・症候

皮膚の浅い部分，すなわち角層内や角層直下で生じたものは小水疱を形成し，特に自覚症状は伴わない．一方，表皮内で生じると表皮内汗管の閉塞による炎症から紅色小丘疹となる．このときにかゆみが生じ，発赤と強い瘙痒を伴う．汗をかきやすい頸部，汗のたまりやすい四肢屈側などが好発部位である．

2 診断・治療

視診のみで診断する．入浴により汗を流し，高温多湿の環境を避ける．湿疹化している場合はステロイド外用薬を用いる．

3 ナーシングチェックポイント

皮膚のどの部位で汗の排出が障害されるかで水晶様汗疹，紅色汗疹，深在性汗疹の三つに分類されるが，実臨床ではこの分類にこだわる意義はあまりなく，いわゆる「あせも」の対応をすれば十分である．

3 虫刺症

虫刺症（insect bite）は，虫が人体の皮膚から吸血するか，あるいは針などで攻撃することによる，いわゆる「虫刺され」によって生じる炎症を指す．

1 発症機序・原因

蚊による虫刺症は蚊の唾液成分に対するアレルギー反応であるが，それ以外の昆虫による皮膚の症状は，虫の毒液に対する反応であったり，毒液にヒスタミンなどの血管透過性を高める因子が含まれていたりするため，正確な発症機序が不明なものもある．

2 病態・症候

即時型アレルギーやヒスタミンを混じた毒液であれば，刺されてすぐに瘙痒，紅斑，膨疹などを生じる（図19-12）．それ以外の中毒性あるいは遅延型アレルギーでは数時間後に瘙痒，紅斑，丘疹などを呈することが多い．また，刺した際に虫体の一部が皮膚に残留すると，それに対する炎症が生じることもある．

3 検査・診断

視診のみで診断する．治療はクロタミトンなどの鎮痒外用薬を基本に，症状がひどければステロイド外用薬を用いる．また，あまりにも瘙痒が高度であれば，抗ヒスタミン薬の内服を併用することもある．

4 ナーシングチェックポイント

特にセアカゴケグモやヒアリなどの毒性が強い外来種は集団で棲息しているため，どこで何に刺されたかの問診が，被害を拡大させない点で重要である．

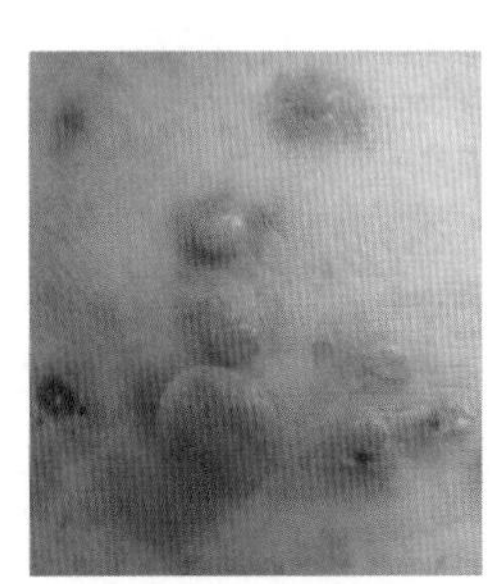

図19-12　虫刺症

3 感染性皮膚疾患

1 尋常性疣贅

尋常性疣贅（verruca vulgaris）は**ヒト乳頭腫ウイルス**（human papilloma virus：HPV）によるウイルス感染症である．

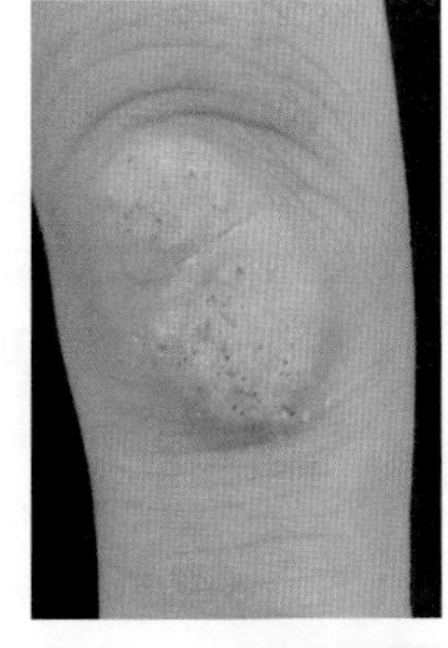
図19-13 尋常性疣贅

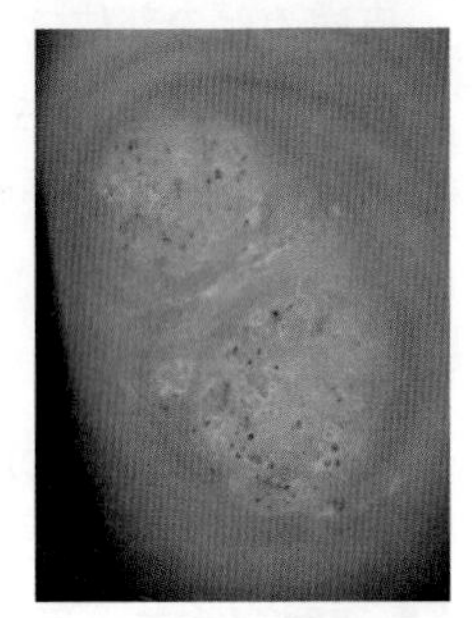
図19-14 尋常性疣贅（ダーモスコピー像）

1 病態・症候

小児では四肢に多く認められ，数mmまでの表面不整な小結節を呈する（図19-13）．角化および真皮乳頭層レベルでの毛細血管の伸長とその閉塞による赤色もしくは黒色点を認める．

2 検査・診断・治療

視診のみで診断することが多いが，ダーモスコピーにおける毛細血管の特徴的な所見は参考になる（図9-14）．

液体窒素による凍結療法とヨクイニンを含む漢方薬の内服が主体である．

3 ナーシングチェックポイント

感染症であり早めに治療することが重要である．ただし，ガーゼや包帯などで密封する必要はない．液体窒素凍結療法で水疱を生じることがあるため，そのような場合は実施医療機関に対応を問い合わせるよう指導する．

2 伝染性軟属腫

伝染性軟属腫（molluscum contagiosum）とはいわゆる「水いぼ」で，伝染性軟属腫ウイルスによる接触感染症である．保育園から小学校低学年にみられ，集団生活（特にプールなど）やきょうだいからの感染が多い．小学校高学年になるとほとんど罹患例はみられない．

1 病態・症候

2～3mm程度のやや光沢のある，正常皮膚色からややピンク色の充実性丘疹が集簇あるいは散在するのが典型例である（図19-15）．中心部が陥凹や硬化を示すこともあり，圧出すると白色の柔らかい内容物が認められる．

2 診断・治療

視診のみで診断する．以前はトラコーマ鑷子で一つ残らず摘出することもあったが，半年程度で自然治癒するため，最近では無治療で経過観察することが多い．

3 ナーシングチェックポイント

感染症ではあるが，ガーゼや包帯などで密封する必要はない．

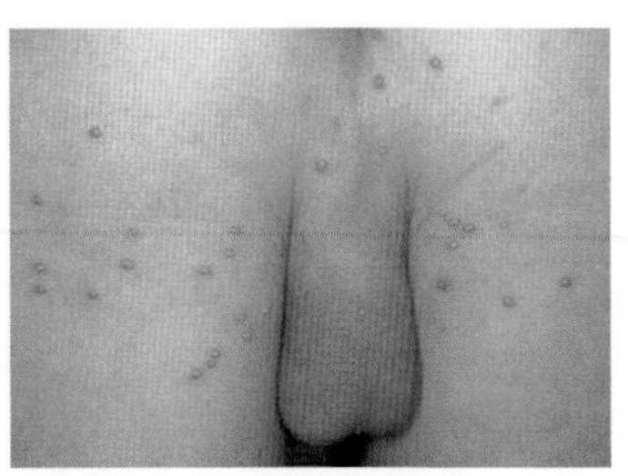
図19-15 伝染性軟属腫

3 伝染性膿痂疹

伝染性膿痂疹（impetigo contagiosa）は表在性の皮膚細菌感染症で，乳幼児から小学校低学年くらいまでにみられるのが**水疱性膿痂疹**で，いわゆる「とびひ」である．高学年になると発症例はごくまれである．

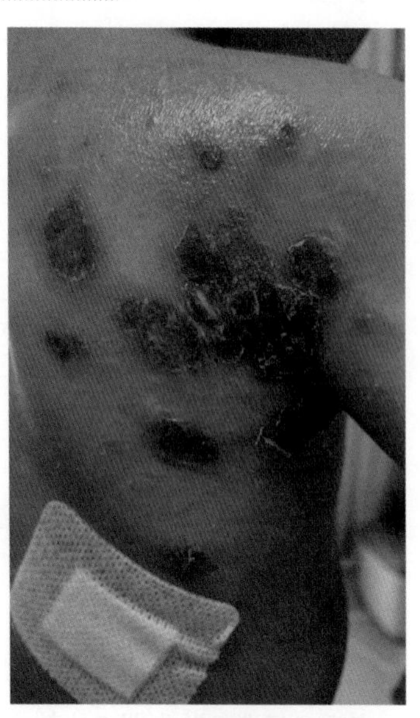

図19-16 伝染性膿痂疹（水疱性膿痂疹）

1 原因・病態・症候

主に黄色ブドウ球菌（➡p.169参照）が原因菌である．多発性弛緩性水疱もしくは膿疱が全身性に認められる（図19-16）．菌の産生する表皮剝奪酵素が表皮細胞間の接着分子であるデスモグレイン1を障害することにより弛緩性水疱を呈する．発熱などの全身症状はほとんどみられない．

2 検査・診断・治療

診断は視診で容易につくが，抗菌薬の感受性も含めて細菌培養検査を行うことが必須である．治療は抗菌薬内服が基本で，補助的治療として外用薬のナジフロキサシン軟膏などが用いられる．

3 ナーシングチェックポイント

保護者からは入浴に関する質問が最も多い．成人に伝染することはほぼないため，罹患しやすい年齢のきょうだいがいる場合では最後に入浴し，シャワーで洗い流したあと，タオルで普通に体を拭けばよい．石けん類がしみるようならお湯だけで洗うようにする．

4 アタマシラミ症

アタマシラミ症（pediculosis capitis）は吸血性昆虫であるアタマジラミが頭髪に寄生する疾患である．保育園から小学校低学年に好発する．成人にも家庭内感染することがある．

1 病態・症候

蚊に刺されたときのような局所的に大きな膨疹を形成することはないが，多少のかゆみは生じる．

2 検査・診断

虫体は素早く移動するため見つけることが困難であるが，毛髪に卵を生みつけるのでそれにより発見されることがほとんどである．フケとは異なり，櫛（くし）ですいても虫卵は毛髪から容易に取れないこと，複数見つかることから診断する．

3 治療

殺虫成分であるフェノトリン含有シャンプーやパウダーなどを用いる．最近，ジメチコンを配合した，虫体や虫卵に対するコーティング効果と水分代謝の抑制により駆除する製剤も登場した．

4 ナーシングチェックポイント

学校保健安全法において，**学校感染症**は第一種から第三種まで分類されており，前述の伝染性膿痂疹，伝染性軟属腫も含めすべて第三種であり，保健所への届出不要，出席停止措置も不要である[1)].

引用・参考文献

1) 日本小児科学会予防接種・感染症対策委員会．学校，幼稚園，認定こども園，保育所において予防すべき感染症の解説（2023年５月改訂版）．日本小児科学会．http://www.jpeds.or.jp/uploads/files/yobo_kansensho_20230531.pdf，（参照2023-11-10）．

4 皮膚疾患をもつ子どもと家族への看護

1 小児の皮膚の特徴（表19-1）

皮膚の構造は胎生期の比較的早い時期に形成され，出生時には成人の構造と似ている．しかし成人に比べると皮膚の厚さは薄く，バリア機能もある程度はあるが，角層の透過性が高く**経表皮水分喪失量**（transepidermal water loss：**TEWL**）が多い．また，皮膚の付属器である皮脂腺や汗腺の機能も未発達で皮膚は乾燥しやすく，一方で汗や皮膚の密着により浸軟も起こしやすい．さらに，真皮を構成し皮膚の張力や水分保持に関与する線維の構造は密でなく，機械的外力に対して脆弱である．学童期になると，皮膚の生理機能は成人とほぼ同等となる．

1 乾燥（ドライスキン）

皮表には，皮脂や汗などが混ざり合った**皮脂膜**（**皮表膜**）が形成される．皮脂膜は皮表を弱酸性に保ち，細菌増殖の抑制や外部からのアレルゲンなどの刺

表19-1　正期産児と早産児の皮膚構造

	正期産児	早期産児	成人（参考）
在胎週数	在胎37～42週	在胎37週未満	－
バリア機能	あり	不十分	十分
角層の浸透性	やや高い	高い	低い
TEWL	やや高値	高値	低値
表皮の厚さ	40 μm (在胎40週)	25 μm (在胎30～32週)	50 μm
角層の厚さ	15層，＞９ μm	５～６層，４～５ μm	15層，＞９ μm
皮膚の厚さ	1.2mm	0.9mm	2.1mm

川上理子．新生児の皮膚病：新生児の皮膚の特色と生理的変化，スキンケア．Visial Dermatology．2017，16（３），p.214-221．

激物の侵入を防御し（**バリア機能**），内部からの水分蒸散を抑え乾燥を防いでいる（**保湿機能**）．

皮脂を分泌する皮脂腺は，母体由来のホルモンにより新生児期には活動しているが，その後急速に活動が低下する．そして，ホルモン分泌が活発になる思春期ごろに発達し皮脂分泌が増加する．したがって，小児期は皮脂腺の活動が乏しく角層内の天然保湿因子も少ないため，皮膚は乾燥しやすい傾向にあり（**ドライスキン**），バリア機能が低下するリスクがある．

2 多汗

汗腺の数は出生時のまま増えないため，体表面積が小さい小児期にはその密度が高い状態にある．アポクリン汗腺は，思春期以降に発達し小児期には小さく無機能である．エクリン汗腺は，生後２年半程度は比較的少ない数の汗腺しか活発に分泌されない．これは乳幼児期の皮膚の神経網が未発達であることが原因と考えられている[2)]．

活発に機能するエクリン汗腺が増える幼児期は，まだ成長前で体幹や四肢の体表面積が小さく**多汗**になりやすい．そのため，汗疹などの皮膚トラブルや浸軟によるバリア機能低下のリスクがある．

2 基本的スキンケア

小児の皮膚は，乾燥や浸軟を起こしやすくバリア機能が低下しやすいことに加えて，構造的に未発達で外力に弱いため，摩擦や圧迫などの機械的刺激を最小限にしたケアを行う必要がある．

小児の皮膚の特徴を踏まえ，**基本的スキンケア**（洗浄・保湿・保護）を愛護的に行い，生理的なバリア機能の維持・改善を図ることが，さまざまな皮膚トラブルや皮膚疾患の予防に重要である．

1 洗浄

皮膚トラブルの要因となる汚れには，目視できる土ぼこりや食べ物などの付着物のほか，皮脂，油性のスキンケア剤や軟膏などが蓄積したものも含まれる．拭き取りや水で洗っただけでは落としにくい場合があり，適切に洗浄剤を用いて汚れを除去するケアを行う．

洗浄剤に含まれる界面活性剤は，泡立てることで汚れと親和（乳化）できる状態となる．よく泡立てた洗浄剤を用い，バリア機能を損なわないよう摩擦を避け，優しく泡をなじませて汚れを浮かせて，汚れと親和（乳化）した泡を流水でよく洗い流す．界面活性剤が角層に吸着し内部に浸透するとドライスキンや皮膚の炎症を引き起こし得るとされており[3)]，洗浄剤を希釈してよく泡立て，よくすすいで成分が残留しないようにする．

成人の健常な皮膚では，皮膚表面は皮脂膜により弱酸性に保たれており，石けん洗浄により皮脂成分が除去されると一過性にアルカリ性に傾くが，すぐにpHが回復する．皮脂分泌が乏しく皮膚が乾燥しやすい小児期には，洗浄力の強いアルカリ性石けんの使用や頻回な洗浄は避け，弱酸性石けんを用いたり，洗浄後速やかに保湿剤を塗布するなど，洗浄に伴うバリア機能の低下を最小限にするよう努める．

2 保湿・保護

保湿剤には，大きく分けてエモリエント効果とモイスチャライザー効果をもつものがある．エモリエント効果は，水分蒸散を防ぎ皮膚を柔軟にする皮膚の生理作用のことであり，皮脂膜を補強する目的で用いるとよい．モイスチャライザー効果は，皮膚に水分を与えることであり，主に角質レベルで水分を与える目的で用いるとよい．

入浴や洗浄直後は角層のバリアが緩んでおり，水分蒸散量が増え乾燥を起こしやすいが，保湿成分が浸透しやすく保湿剤の油性成分で保護できるため，保湿剤は入浴や洗浄後できるだけ早めに塗布するのが効果的とされている．

子どもが動き回ってしまうなど全身に保湿剤を塗布することが容易でない場合には，伸びがよく広範囲に塗りやすいローション剤などや保湿成分の入った入浴剤を使用するなど，継続可能な方法を検討する．

保湿剤による皮膚のバリア機能の補強に加えて，皮膚に障害を起こし得る外部からの刺激がある場合には，それらの刺激から皮膚を保護する必要がある．例えば，日常生活では，外出時は紫外線からの保護として日焼け止めを塗布する．医療現場においては，おむつ装着部，医療用テープなどの粘着剤貼付部，医療機器が持続的に接触する部位など，化学的・機械的刺激が持続的に加わる環境にある場合は，必要に応じてそれらの刺激から皮膚を保護することでトラブルの予防や改善を図る．

3 湿疹・皮膚炎

子どもによくみられる湿疹・皮膚炎には，新生児ざ瘡（にきび），乳児脂漏性皮膚炎，汗疹，接触皮膚炎，アトピー性皮膚炎などがある．炎症が強くかゆみを伴う場合には，不機嫌や不眠，掻破して二次的に感染性の皮膚疾患に移行する可能性もある．皮膚症状と合わせてかゆみの有無や生活への影響などについて子どもと家族からよく話を聴き，情報を収集して必要な治療につなげていく．再燃や悪化，新たなトラブルの予防のためにも，皮膚のバリア機能の維持改善を図るためのスキンケアを行うこと，子どもや家族が行う場合は正しい知識と方法を指導することが重要である．

乳幼児期に起こりやすいおむつ接触部の皮膚炎（皮膚障害）について以下に記載する．

1 おむつ内の皮膚炎（皮膚障害）

乳児から幼児前期はおむつを着用している子どもが多い．排泄物を吸収したおむつの接触や発汗などによりおむつ内は高温多湿環境に傾き，皮膚が浸軟しやすい．一方，排泄物除去のための頻回な洗浄や拭き取り，子どもの動きによるおむつと皮膚の摩擦などの機械的刺激が，皮脂膜を減少させドライスキンとなるリスクもある．浸軟と乾燥両面からバリア機能が低下した状態となり，さらに化学的刺激と機械的刺激が重なることで皮膚障害が発生するとされている（図19-17）．

ドライスキンの予防ケアとして，押さえ拭きなどで拭き取り時の摩擦を避ける，洗浄剤を用いた洗浄は１日１回程度にする，子どもの動きによるおむつと皮膚の摩擦がある場合には，油性軟膏などを塗布して摩擦防止を図る，などを検討する．

排泄物の付着による化学的刺激からの保護には，適切な頻度または排泄後速やかなおむつ交換を基本とし，必要に応じて油性軟膏や撥水性スキンケアクリームなどの使用を検討する．

高温多湿環境のおむつ内で発生する皮膚障害の原因は，汗疹や真菌による皮膚炎である可能性もある．真菌が皮膚炎の原因である場合は，保護を重視して油性軟膏を厚く塗布し続けたり，ステロイド含有軟膏の外用で症状が悪化する可能性があるため，注意が必要である．

おむつ内の皮膚炎の発生には複数の要因が影響していることがあるため，皮膚症状をはじめ，子どもや家族の生活やケア方法をよく観察し，全体像から要因をアセスメントする．特に皮膚の感染症の症状の出現には注意が必要であり，異常の早期発見に努め，診断と治療につなげていくことが重要である．

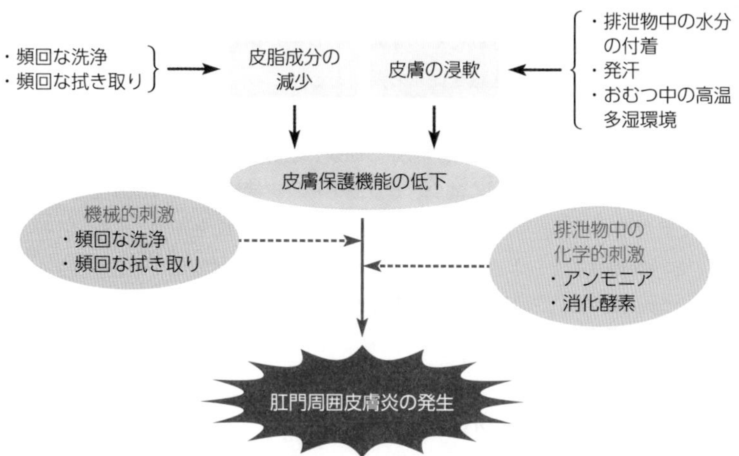

加藤好美．“ストーマの閉鎖後のケア”．小児のストーマ・排泄管理の実際．山崎洋次ほか編．へるす出版，2003，p.137．一部改変．

図19-17　肛門周囲皮膚炎の発症機序

19

皮膚疾患と看護

引用・参考文献

1) 川上理子．新生児の皮膚病：新生児の皮膚の特色と生理的変化，スキンケア．Visual Dermatology．2017，16（3），p.214-221.
2) 菊池克子．子どものスキンケア・ヘアケア・フットケア：幼児・学童期（3歳～12歳）の皮膚の特徴．Visual Dermatology．2020，19（6），p.562-565.
3) 勝田泉．子どものスキンケア・ヘアケア・フットケア：子どもに適した洗浄剤と洗い方．Visual Dermatology．2020，19（6），p.570-574.
4) 安部正敏．“スキンケアの基本的な技術”．スキンケアガイドブック．日本創傷・オストミー・失禁管理学会編．照林社，2017，p23-25.
5) 大谷道輝．子どものスキンケア・ヘアケア・フットケア：子どもに適した外用薬の基剤・剤形．Visual Dermatology．2020，19（6），p.566-569.
6) 奥田裕美．“肛門周囲皮膚炎のケア”．小児創傷・オストミー失禁（WOC）管理の実際．日本小児ストーマ・排泄・創傷管理研究会学術委員会編．改訂版，東京医学社，2019，p119-120.

臨床場面で考えてみよう

Q1 生後６カ月の乳児の母親から，肘の内側にあせもがあると相談された．どのような対応が考えられるか．

Q2 ３歳男児．夏の昼下がりに50cmくらいの雑草が生えている草むらで遊んでいた．帰宅したところ，下半身に５～10mm大の浸潤が強い紅斑が多発していた．非常にかゆがっており，夜も寝付きが悪い．どのような対応が考えられるか．

Q3 ７カ月の児は１カ月前におむつかぶれがひどくなり近医でステロイドと油性軟膏を処方された．おむつ交換ごとにきれいに石けんで洗い薬を塗るとよくなったが，やめるのが心配で洗浄も薬も続けていたら数日前から赤くなり，ぶつぶつが広がってきたと母親から相談を受けた．どういう状態であり，どのような対応が考えられるか．

考え方の例

1 次のようなことを指導する．入浴は刺激の少ないベビーソープを用いてやさしく手で洗う程度にする．あせもに対する外用剤は汗の排出を妨げないことが重要であるため，汗を吸い取るようなパウダーをまず用いる．かゆみや赤みといった炎症を来している場合や掻破痕を認めたときは，皮膚の保護や炎症を抑える目的で短期的に白色ワセリンや弱いステロイドを使用する．肌着は刺激の少ない通気性のよいものを選び，肌に密着しすぎないよう気を付ける．

2 症状からするとノミなどが原因の虫刺症と考えられる．皮疹に対してはステロイド外用薬の使用が望ましいため，皮膚科または小児科受診を勧める．また，野良猫が草むらに居着いていないかを確認し，近所の子どもたちにも注意を促す必要がある．

3 ステロイドを予防的に使用し続けており，真菌による皮膚炎の可能性がある．境界明瞭な紅斑，鱗屑，小丘疹・小膿疱を伴うなどの特徴的な症状の有無を観察し医師に報告する．おむつ交換ごとの石けん洗浄は，皮脂成分を過剰に減少させ皮膚のバリア機能が低下する要因となり得る．１日１回程度の洗浄，拭き取り時の摩擦防止（押さえ拭き）などバリア機能を維持するケア方法を指導する．母親が子どものために行っていたケアや考えを否定することのないよう配慮し，努力を受け止めた上で理解を促す．

◆ 学習参考文献

❶ **清水宏．あたらしい皮膚科学．第３版，中山書店，2018.**
写真が多く，視覚的にわかりやすい．

20 外傷・救急と看護

学習目標

- 子どもにみられる外傷や救急対応にはどのようなものがあるかを理解する.
- 各外傷や救急対応の原因・症状・診断・治療などの知識を得る.
- 各外傷や救急対応における患児のアセスメントのポイント，また患児とその家族へ看護を展開するにあたって大切な事項を学ぶ.

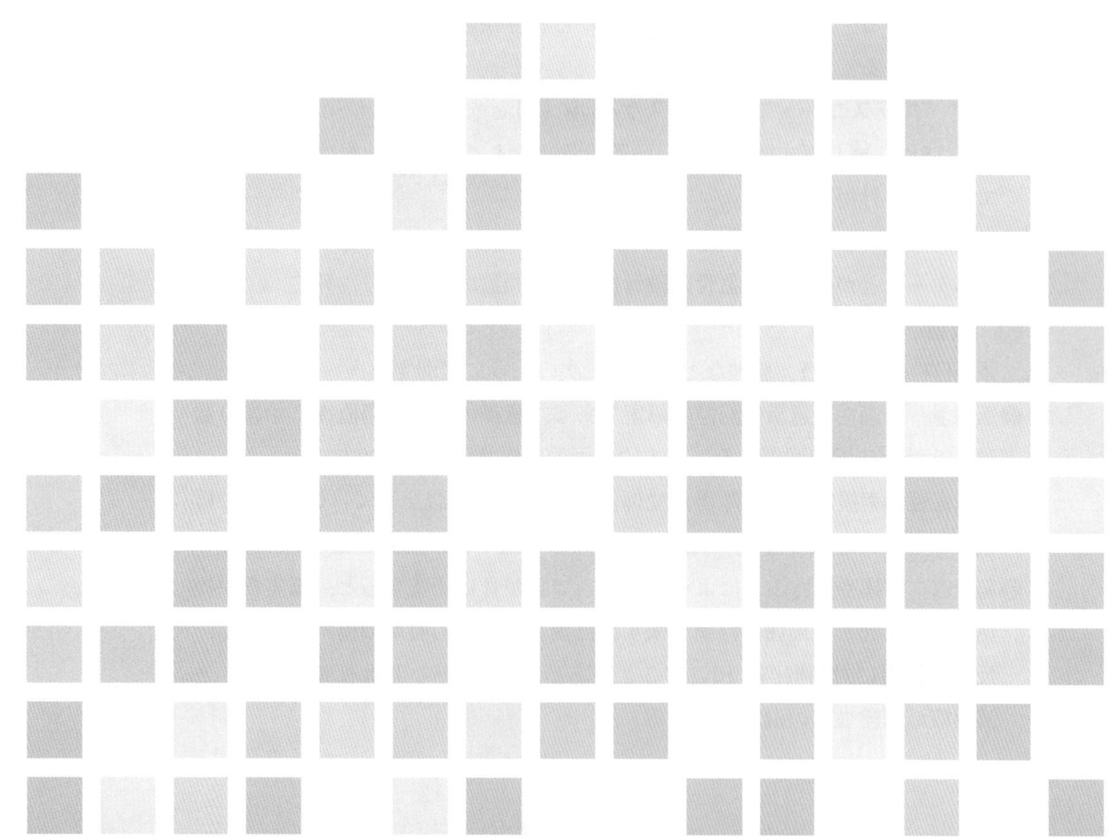

1 外　傷

1 頭部外傷

頭部外傷は医療機関を受診した小児の外傷性疾患のうち最多を占める．事故で救急搬送された小児のうち５～７割が転倒，転落，ぶつかるなどの理由から，頭部外傷を主訴としているためである．頭部外傷の90％以上が軽症で，意識障害やほかの症状を認めない．重症（外科的介入，死亡など）は0.3～0.9％程度である．虐待は２～３歳未満の入院を要する頭部外傷の３～４割を占め，死亡の主要な原因である．

1 発症機序

頭部に外力が加わることにより発症する．乳幼児は頭部の占める割合が多く，防御や回避能力が低いため，転倒・転落時に頭部を打撲しやすい．受傷機転として転倒，転落，交通事故，スポーツが挙げられる．また，虐待は常に鑑別に挙げるべきである．

2 病態・症候

頭部に加わる力の強さや種類（ぶつかったものが鈍的か鋭的か，脳にかかる力が直線性か回転性か）により脳神経細胞，軸索，血管，骨，皮膚などがさまざまに損傷され，病型が決まる．また，頭部外傷による頭蓋内圧亢進や低酸素，低血圧などが二次的に脳損傷を悪化させる場合もある．

主な症状は意識障害，けいれん，嘔吐，頭蓋骨轢音，皮下血腫，髄液鼻漏・耳漏などである．次のように症状の程度から軽症か臨床的に重要な外傷性脳損傷かに分類する．

- 軽症　**グラスゴー・コーマ・スケール**（Glasgow Coma Scale：**GCS**）14～15点．繰り返す嘔吐なし．頭蓋骨骨折なし．ほかの神経症状なし．高エネルギー外傷否定．
- 臨床的に重要な外傷性脳損傷　外科的介入が必要．人工呼吸管理，頭蓋内圧モニターなどが必要．頭蓋骨陥没骨折あり．頭蓋底骨折あり．死亡．

3 検査・診断

頭部CT・MRI検査，脳波などを行い，次のように鑑別する．

❶**脳振盪**（しんとう）　一過性の意識や記憶の障害である．意識障害は受傷直後に始まり数秒～６時間未満で回復する．基本的に画像に異常所見は認めない．

❷**びまん性軸索損傷**　意識障害が受傷直後から６時間以上続く．CT検査では明らかな異常を認めない．MRI検査で点状出血や軸索損傷を認める．

❸**脳挫傷**　打撲や揺さぶりによって頭蓋内で脳が骨に衝突すると，脳実質が挫滅（ざめつ）や出血を起こし周囲に浮腫を来す．打撲した直下の直撃損傷だけでなく，反対側付近に対側損傷を起こすことがある．CT検査で低吸収域（浮腫）と高吸収域（出血）の混在を認める．

❹**急性硬膜下血腫**　脳表付近の出血がくも膜（脳の表面）と硬膜（頭蓋骨の内側）の間に貯留する．血腫のサイズや脳挫傷合併の有無などによって，受傷直後から意識障害や麻痺が出現することもある．CT検査で骨と脳の間に，三日月型の高吸収域を認める．

❺**急性硬膜外血腫**　中硬膜動脈や静脈洞の破綻による出血が硬膜と頭蓋骨の間に貯留する．受傷直後は意識状態が保たれることが多いが，血腫増大により意識障害が増悪し得る．CT検査で骨と脳の間に凸レンズ型の高吸収域を認める．

4 治療

初期治療は，成人と同様に**外傷初期診療ガイドライン**（**JATEC™**）に従い行う．いずれの病態においても最優先されるのは，呼吸不全とショックを認識し治療することである．気道確保（気管挿管など），換気酸素化（酸素吸入・人工呼吸など），循環（細胞外液の輸液など）を維持し，安定化後に中枢神経の異常を評価する．この際，脳ヘルニアなどの切迫する異常を示唆する所見を認めれば直ちに介入する．

軽症や脳振盪，びまん性軸索損傷には特異的な治療はない．脳挫傷や血腫には，頭蓋内圧亢進を避ける呼吸循環管理を行い，必要に応じて減圧開頭術，開頭血腫除去などを実施し，急性症候性発作を予防するため抗てんかん薬を投与する．

また，必ず**マルトリートメント***の有無を多職種で検討し，再発を予防する．

5 経過・予後

軽症は経過観察のみで後遺症は認めない．臨床的に重要な外傷性脳損傷は，意識障害の遷延，麻痺，てんかんなどの後遺症を残し，死亡の可能性もある．

6 ナーシングチェックポイント

グラスゴー・コーマ・スケール（GCS）は開眼機能，言語機能，運動機能の程度を点数化し，意識状態の評価を行うための指標である（表20-1）．正常な意識状態はGCS15点で，意識状態が悪いと合計点数が低くなる．８点以下は重症脳障害を示唆し，３点は昏睡を意味する．ただし小児の場合は，医療者の評価が15点であっても，保護者が違和感を訴えるときは安易に正常と判断すべきではない．

plus α

脳ヘルニアの所見

GCS8点以下，または２点以上の急激な低下，瞳孔不同・散大，対光反射消失，片麻痺など．

用語解説*

マルトリートメント

不適切な関わり（養育）の意味で，児童虐待と同義で用いられることが多い．

plus α

GCSに準じた幼児の言語機能（V）評価

５点：クークー喉を鳴らし，喃語を発する．
４点：易刺激性があり，啼泣している．
３点：痛み刺激で啼泣する．
２点：痛み刺激でうめく．
１点：発語なし．

表20-1　グラスゴー・コーマ・スケール（GCS）

E. **開眼機能**　eyes open
　自発的に（4）
　音声により（3）
　疼痛により（2）
　開眼せず（1）
V. **言語機能**　best verbal response
　指南力良好（5）
　会話混乱（会話内容に間違いあり）（4）
　言語混乱（簡単な単語のみで会話不可）（3）
　理解不明の音声（2）
　発語なし（1）
M. **運動機能**　best motor response
　命令に従う（指示された運動を行う）（6）
　疼痛部認識可能（痛み刺激を払いのけようとする）（5）
　四肢屈曲反応逃避（痛み刺激に対し屈曲し逃れようとする）（4）
　四肢屈曲反応異常（除皮質硬直）（3）
　四肢伸展反応（除脳硬直）（2）
　全く動かない（1）

〔注〕1）E・V・M各項の評価点の総和をもって意識障害の重症度とする．最重症3，最軽症15
　2）V・M項目を繰り返し検査したときは，最良の反応を評価点とする．

Teasdale, G.et al. Assessment of coma and impaired consciousness. A practical scale. The Lancet, 304（7872），1974，p.81-84．Teasdale, G. et al. Assessment and prognosis of coma after head injury. Acta Neurochir（Wien）．1976，34（1-4），p.45-55.

2 腹部外傷

腹部外傷は，医療機関を受診した小児の外傷性疾患のうち７～８％を占める．その90％以上が鈍的外傷である．

1 発症機序

受傷機転の半数以上が交通事故である．ほかに転落，転倒，スポーツなどが挙げられるが，虐待も重要である．小児は筋肉量が少なく腹壁は薄い．胸郭も肋骨は軟らかく横隔膜は水平であるため，肝臓や脾臓などが胸郭の外にある．このため，腹腔内臓器は外力から守られにくく，体表面の外傷は目立たなくても損傷が大きい可能性がある．

2 病態・症候

血管の豊富な肝臓や脾臓などの実質臓器や，大血管が損傷されるとショックを呈する．管腔臓器の損傷により腸内細菌などが腹腔内に播種されると腹膜炎を来す．

持続する腹痛，悪心・嘔吐，顔色不良などから疑う．肉眼的血尿は腎損傷を示唆する．そのほかには体表面の挫傷の特徴からシートベルト外傷やハンドルバー外傷を疑い得る．第三者目撃がない場合や，聴取した受傷機転と実際の症状とに矛盾がある場合は虐待を疑う必要がある．

3 検査

- **単純X線検査**　胸腹部，骨盤を撮影する．気胸，フリーエア*（free air），骨盤骨折などを検索する．
- **超音波検査**　心膜腔，モリソン窩，右胸腔，脾周囲，左胸腔，膀胱直腸窩・ダグラス窩の順に液体貯留の有無を検索する．このことを**FAST***（focused assessment with sonography for trauma）と呼ぶ．
- **造影CT検査**　腹腔や後腹膜の臓器損傷や出血源を検索する．フリーエアや腸管壁の肥厚は消化管損傷や穿孔を示唆する．
- **血液・尿検査**　ASTやALTの上昇，血尿などは肝や尿路の損傷を疑うきっかけになる．

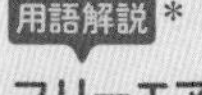

用語解説*
フリーエア
腹腔内の空間に漏れ出たガス（遊離ガス）のこと．

用語解説*
FAST
外傷初期診療における超音波検査のことであり，胸腔内や腹腔内の液体貯留の評価に優れている．

4 診断・治療

診断と治療は，成人と同様に外傷初期診療ガイドライン（JATEC™）に従い行う．ショック時は細胞外液の急速輸液（20mL/kg）を行う．複数回の適切な急速輸液後もショックが持続する場合は，開腹手術を積極的に検討する．開腹手術の適応は，画像検査による各臓器損傷の形態や血液検査の異常などではなく，呼吸不全やショックなどの異常が持続するかどうかで決定する．また，腹膜炎を疑う場合も開腹手術の適応となる．

5 経過・予後

ほかの部位の外傷合併の有無と重症度により，転帰は変わる．死亡率は頭部外傷合併で50%，胸部外傷合併で20%とされる．虐待例は重症度，死亡率とも高くなる．

6 ナーシングチェックポイント

腹腔内大量出血，後腹膜血腫，腸管浮腫などによって腹腔内圧が高くなると，横隔膜の挙上，心臓への血液還流の減少，消化管や腎臓の血流の悪化などが起こる．腹腔内圧が20mmHg以上に上昇した状態が持続すると，換気酸素化の悪化や低血圧，乏尿，腸管虚血などの臓器障害を呈する．これを**腹部コンパートメント症候群**（abdominal compartment syndrome：**ACS**）と呼び，多臓器不全や死亡に直結するため減圧手術などの緊急対応が必要である．

このため，腹部膨満の増悪や腹壁の緊満を認めた際は，医師への注意喚起が必要である．通常，腹腔内圧の測定は膀胱内圧を測定することで代用する．正常は5～7mmHgで，12mmHg以上を腹腔内圧上昇と判断する．

3 熱　傷

熱傷のために医療機関を受診した全年齢患者のうちでは，小児（10歳未満）の患者数が最も多い．重症度は成人に比し低く，死亡率は3～5％である．小児の熱傷のほとんどは家庭内で発生し，さらに2歳以下の熱傷の約20％は虐待によるとの報告もある．

1 発症機序

小児の熱傷は成長発達と密接に関係している．乳幼児の体格は小さく皮膚は薄い．発達に伴い，行動の内容や範囲が広がり多くのことに興味を示すが，知識は乏しく運動能力も未熟であるため，卓上の熱い液体を頭頸部や上半身にかぶる，ストーブなどに触るなどによる熱傷が多い．また，短い接触や低温熱源でも熱傷が深くなりやすい．炊飯器やアイロンからの水蒸気は非常に高温であり，盲点となりやすい．

2 病態・症候

皮膚の損傷による体液喪失や体温低下を来し，重症例ではショックや低体温症，低血糖，播種性血管内凝固，多臓器不全に至る．超急性期を脱したのちは感染症や中毒性ショック症候群に注意を要する．また受傷部が関節を含んでいる場合は瘢痕（はんこん）形成から拘縮を来し得る．

熱傷の重症度は**深達度**（表20-2）と受傷した面積を用いて評価する．**熱傷**

表20-2　熱傷の深達度と特徴

分類	深さ		色調	水疱	疼痛
Ⅰ度	表皮		発赤，紅斑	なし	あり
Ⅱ度	表皮～真皮	浅達性	水疱の底は淡赤色	あり	あり
		深達性	水疱の底は白色	あり	減弱
Ⅲ度	表皮～皮下組織		レザー様（蝋色，褐色），炭化（黒色）	なし	消失

20 外傷・救急と看護

面積は全体表面積（total body surface area：TBSA）に対する熱傷の面積の占める割合（**% TBSA**）で表し，深達度のⅡ度とⅢ度の範囲を計測する．治療の不要なⅠ度は除く．

熱傷面積の算出方法には，次のような方法がある．

- ５の法則　各部位を５％TBSAの倍数として表現する方法．頭頸部は年少児ほど割合が大きいため，幼児で20%，小児で15%，成人で10%とする．
- Lund & Browderの法則　身体模式図上に熱傷部を記入し詳細な面積を算出する方法．頭部，下肢については年齢により補正できるため，小児例でも詳細な面積を算出できる．
- 手掌法　患者の手の平（手掌と開いた指全体）の面積を約１％TBSAとする方法．面積が手掌いくつ分かを合計する．
- ９の法則　成人を対象とし，各部位を９％TBSAの倍数として表現する．患者の頭部や片側上肢などを９％TBSA，片側下肢や体幹前面，後面を18% TBSAとする．

3 検査・診断

血液検査，血液ガス分析（CO-Hb値），尿検査（ミオグロビン尿），X線検査，気管支鏡検査などを行う．

熱傷の診断は容易であり，重症度（**熱傷指数：BI**）や予後（**熱傷予後指数：PBI**）は熱傷面積（% TBSA），気道熱傷合併の有無で推定する．BIが10～15以上を重症，PBIは100以上を予後不良と判断する．気道熱傷は口腔・咽頭内スス付着，嗄声，ラ音聴取や病歴などから疑う．

熱傷指数（burn index：BI）＝Ⅲ度熱傷面積＋Ⅱ度熱傷面積×0.5

熱傷予後指数（prognostic burn index：PBI）＝BI＋年齢

4 治療

一次評価として気道・呼吸・循環の安定を最優先し，次に神経や体温の異常を管理する．このとき，気道熱傷や一酸化炭素中毒が疑われる場合は気管挿管や100%酸素の吸入を検討する．二次評価として熱傷の重症度評価を行い，小児では10% TBSAを超える場合は２時間以内に初期輸液を行う．

創に対しては洗浄，ドレッシングを行う．深いⅡ度以上の創には植皮術を検討する．顔，手指，四肢の瘢痕や拘縮に対してリハビリテーションを行う．

5 経過・予後

Ⅰ度および浅いⅡ度は後遺症なく治癒する．深いⅡ度以上は瘢痕，関節拘縮の可能性がある．マルトリートメント症例では再発やほかの外傷の危険がある．

6 ナーシングチェックポイント

虐待を疑う所見では，保護者への養育支援・環境整備・育児指導等が大切である．

4 虐　待

虐待は重篤な小児の心身の健康障害で，死に至り得る病である．児童相談所の児童虐待相談対応件数は増加の一途を辿っている．2022（令和４）年度は22万件を超え，このうち身体的虐待・ネグレクトが約8.7万件（39.8%）であった．「子ども虐待による死亡事例等の検証結果等について（第19次報告）」によれば，2021（令和３）年４月から2022（令和４）年３月までの死亡数（心中含む）は74人であったが，虐待死の可能性ありとすべき症例は，実際にはこの数倍存在し，毎年350人程度発生していると推測される．

➡ 虐待の種類・発生要因については，16章２節10項p.393参照．

1 病態・症候

虐待を疑う代表的な身体所見，行動の特徴，保護者の特徴を以下に挙げる．

- **身体所見**　体重増加不良，低身長，皮膚の損傷（挫傷，熱傷など新旧混在し多彩），頭蓋内出血，網膜出血，骨折，う歯など
- **行動の特徴**　過度の馴れ馴れしさ，加減のない攻撃性，単独での非行の反復
- **保護者の特徴**　状況説明が一貫せず矛盾する，子どもをよく怒鳴る

2 検査・診断

上記の身体，行動，保護者の所見から虐待を疑う場合は，必要に応じて身体測定，全身骨単純X線検査，頭部CT・MRI検査，眼底検査などの検査を行う．さらに入院の適応を判断する．加療を要する外傷や脱水などを認めるときや性的虐待を疑うときは緊急度・重症度が高い．

3 治療

最大の目標は「死なせない」ことと「虐待の世代間連鎖を断つ」ことである．虐待が否定できない場合には児童相談所へ通告の義務がある．患児の安全が保証されなければ入院させる．

4 経過・予後

虐待は容易に再発し，死亡や重症化が懸念される．また，児童虐待は世代間連鎖する．被虐待児は，自己肯定感の欠如や心的外傷後ストレス障害などから，成長発達障害や学業不振，精神疾患を来し得る．さらに，長期的には犯罪や虐待をする側になる危険性が高い．

5 揺さぶられっ子症候群（SBS）

揺さぶられっ子症候群（shaken baby syndrome：**SBS**）は乳幼児に対する**虐待性頭部外傷**（abusive head trauma：**AHT**）の１病型で，体表に外傷を認めない原因不明，あるいは原因が曖昧な**意識障害**があり，**網膜出血**，**硬膜下血腫**，虚血性脳症，脳浮腫を認める．揺さぶられっこ症候群を含む虐待性頭部外傷の総数は日本では不明だが，米国では年間3,000人の子どもが受傷していると推計される．

眼科的所見としては，両眼性，あるいは片眼性の網膜出血を認める．出血が少量だった場合や長時間経過していると吸収が進み出血を認めないこともあり，入院から72時間以内に検査を行う必要がある．網膜出血と硬膜下血腫は同時に起きたと判断できるケースが多いが，同時でない場合もあり注意が必要となる．

確定診断には，散瞳して眼底検査を行い網膜出血を確認する（図20-1）．可能な限り写真撮影をして画像として残す．新生児網膜出血，血液・凝固系機能異常に伴う網膜出血，プルチェル網膜症，テルソン症候群，不慮の事故に伴う頭部外傷による網膜出血などとの鑑別が必要である．

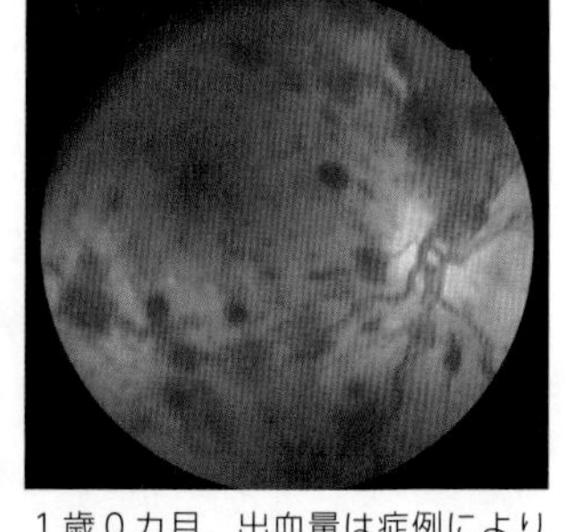

1歳0カ月．出血量は症例によりさまざまである．

図20-1　網膜出血（揺さぶられっこ症候群）

新生児網膜出血は分娩外傷により起こると考えられるが，1カ月程度で吸収し全身状態は良好である．白血病など血液・凝固系疾患は血液検査で異常が認められ，プルチェル網膜症はチャイルドシート固定された交通外傷において認められる．テルソン症候群は外傷性くも膜下出血で起こり，硝子体出血を伴っている．

また，誤嚥などの場合，嘔吐目的で揺さぶることもあり，虐待による揺さぶりかの判定は慎重に行う．

引用・参考文献

1) 政府統計．人口動態統計確定数死亡：不慮の事故による死因（三桁基本分類）別にみた年齢（5歳階級）別死亡数・百分率．e-Stat政府統計の総合窓口．https://www.e-stat.go.jp/dbview?sid=0003411675，（参照2023-11-10）．
2) 日本外傷学会，日本救急医学会監修．外傷初期診療ガイドラインJATEC．改訂第6版，へるす出版，2021．
3) 日本脳神経外科学会，日本脳神経外傷学会監修．頭部外傷治療・管理のガイドライン．第4版，医学書院，2019．
4) 益子邦洋編．実践 小児外傷初療学．永井書店，2008．
5) 市川光太郎ほか編．小児救急治療ガイドライン．改訂第4版，診断と治療社，2019．
6) ATOMAC guideline. https://atomacresearch.org/wp-content/uploads/2023/01/SOI-Algorithm_v12.0-v7.3.pdf，（参照2023-11-10）．
7) 日本救急医学会．医学用語解説集．https://www.jaam.jp/dictionary/dictionary/index.html，（参照2023-11-10）．
8) 日本熱傷学会．熱傷診療ガイドライン〔改訂第3版〕．熱傷．2021，47（Supple），S1-108．
9) 日本皮膚科学会創傷・褥瘡・熱傷ガイドライン策定委員会編．創傷・褥瘡・熱傷ガイドライン2018．第2版，金原出版，2018．
10) 日本熱傷学会用語委員会熱傷用語集改訂検討特別委員会編．熱傷用語集．改訂版，日本熱傷学会．http://www.jsbi-burn.org/members/yougo/pdf/information10.pdf，（参照2023-11-10）．
11) こども家庭庁．児童虐待防止対策．https://www.cfa.go.jp/policies/jidougyakutai/，（参照2023-11-10）．
12) 子ども虐待診療の手引き．第3版，日本小児科学会．2022-03-19．https://www.jpeds.or.jp/uploads/files/20220328_g_tebiki_3.pdf，（参照2023-11-10）．
13) 溝口史剛ほか．パイロット4地域における,2011年の小児死亡登録検証報告-検証から見えてきた,本邦における小児死亡の死因究明における課題．日本小児科学会雑誌．2016，120（3），p.662-672．
14) Mori, K., Kitazawa, N. et al. Characteristics of shaken baby syndrome in a regional Japanese children's hospital. J Ophthalmol. 2013，57，p.568-572．
15) 中山百合．小児虐待とその対応．日本の眼科．2014，85（7），p.901-907．
16) 中山百合．乳幼児，小児の虐待を疑う眼疾患への対応．あたらしい眼科．2020，37（9），p.1101-1105．
17) 北澤憲孝．“揺さぶられっ子症候群”．眼と全身病アトラス．総合医学社，中村誠ほか編．2021，p.16-18，（眼疾患アトラスシリーズ，5）．
18) Bhadwaj, G. et al. A systematic review of the diagnostic accuracy of ocular signs in pediatric abusive hard trauma. Ophthalmology. 2010，117（5），p.983-992．

2 救　急

1 誤飲・誤嚥

誤飲は**消化管異物**を，**誤嚥**は**気道異物**を指す．医療機関を受診する誤飲患者の7～8割は小児が占める．6カ月から3歳，特に1歳半までが多い．誤飲として報告されるものの最多は，たばこである．

➡ 気道・食道異物については，18章3節6項p.447参照．

小児の死因の上位にある「不慮の事故」のうち，誤嚥から窒息し死亡したものは20～40%程度で0～2歳が多く，低年齢ほど誤嚥から死亡しやすい．

1 発症機序

乳幼児期の「なんでも口に入れる」という特徴が誤飲・誤嚥に関連する．直径約4cm以下のものであれば乳幼児の口に入るため，消化管・気道異物となり得る．異物が消化管や気道を閉塞，あるいは組織損傷を起こすことで発症する．

症状と重症度は，異物の大きさ・形態・性質と，消化管・気道のどこにあるかで決まる．以下にそれぞれについての症状を示す．中毒物質によるものについては次項で述べる．

- **大きさ**　消化管狭部，喉頭・気管・気管支の径との関係で部分閉塞から完全閉塞を起こす．
- **形態**　鋭く尖ったものは穿孔の危険性がある．尖ってないもので十二指腸より肛門側にあれば自然排泄される．
- **性質**　組織を融解する物質が溶け出す，磁性体である，水分を吸って膨張する，粘る，滑りやすい・滑りにくい，などの特徴によって穿孔や炎症，閉塞などを起こす．
- 消化管　消化管には3カ所の生理的狭窄部位があり，異物はこれらに留まりやすい．第1狭窄部は食道入口部，第2狭窄部は大動脈弓と気管分岐部の交差する部分，第3狭窄部は食道裂孔部である．異物がこれらの狭窄部を越えて胃内に達すれば自然排泄が期待される．
- 気道　鼻腔・咽頭・喉頭などの上気道と，気管・気管支などの下気道に分けられる．喉頭付近の異物は窒息の危険がある．

2 病態・症候

消化管異物はほとんどは無症候である．一過性に胸骨裏の痛み，チアノーゼ，嚥下障害，流涎（りゅうぜん），嘔吐などがみられることがある．緊急性が高いものを**表20-3**に示す．

気道異物は呼吸不全の程度により緊急度，重症度が決まる．

- 軽症　気道が部分的に閉塞している．会話は可能で咳嗽や吸気性喘鳴を認める．換気酸素化や意識は保たれる．
- 重症　気道がほぼ完全に閉塞するため呼吸や咳嗽，会話などは困難になる．気道閉塞が解除されなければ心停止に至る．

表20-3　緊急性の高い誤飲物質とその病態・症候

誤飲物質	病態・症候
ボタン電池	食道粘膜に付着すると電気分解が起こりアルカリ性の液体が発生する．アルカリ性の液体による化学熱傷から食道粘膜組織が損傷される．30分から２時間程度で穿孔し得る．
鋭利なもの	穿孔を起こす可能性がある．下咽頭に刺さった場合は咽後膿瘍*の原因になり得る．
磁石	強い磁石２個以上の場合，消化管のひだを挟み動かなくなり穿孔させる可能性がある．
高吸水性ポリマー	グミやアメに似た外観であるため誤飲の危険が高い．吸水して膨張し，30〜60倍の体積になるものもあり消化管閉塞の危険が高い．部位によっては肝障害や急性膵炎を起こす．

用語解説*
咽後膿瘍
咽後は咽頭収縮筋と頸椎前筋の間で，そこが細菌感染を起こし腫脹・膿瘍を認める．

3 検査・診断

誤飲，誤嚥のいずれも目撃，あるいは疑われることを契機に画像検査を行い，診断する．画像検査は，主にX線検査，CT検査，MRI検査，消化管造影，内視鏡検査を実施する．

窒息の場合は，声を出せない呼吸困難の患者が自分の喉を両手でつかんだり，掻きむしったりする「**窒息のサイン**」で診断される．

4 治療

誤飲は全身麻酔により内視鏡で，誤嚥は全身麻酔下で気管支鏡により摘出を行う．

窒息時は緊急対応が必要であり，１歳未満の乳児の場合は，乳児を救助者の腕にのせ，背部叩打法と胸部突き上げ法を行う．小児に対しては，ハイムリック法（腹部突き上げ法）を行う．患者の反応がなくなった場合は，心肺蘇生を行う．

5 経過・予後

誤飲の場合は多くは無症状である．異物の性状によっては穿孔や炎症の結果，消化管狭窄を来すことがある．誤嚥は通常，摘出術後は症状は消失するが，残存異物が繰り返す肺炎の原因になり得る．

2 薬物中毒

薬物中毒とは医薬品や家庭用品などを経口，経皮，吸入などにより摂取することで出現する中毒症状をいう．**日本中毒情報センター**の電話相談は毎年３万件前後に上る．このうち約70％が５歳以下の症例であり，そのほとんどが不慮の事故で，家庭内での発生が多い．原因物質として多いものは化粧品，たばこ，洗剤類など家庭用品や医薬品（医療用・一般用）で，これらが約90％を占める．医薬品のうち軟膏類は乳児に多く，錠剤や水薬は１～２歳に多い．

1 発症機序

不慮の事故による薬物などの摂取は，乳幼児の成長発達を反映し５カ月ごろから５歳までの年齢で危険性が高い．摂取のしかたは経口が約９割を占め，残りは経皮や吸入などによる．

また，マルトリートメントの可能性を常に疑う必要がある．複数回の発生，同胞の発症，多剤の中毒，保護者の精神疾患などの場合は注意が必要である．

2 病態・症候

物質により無症状から呼吸・循環・意識に影響するものまであるが，家庭用品の誤飲の場合はいずれの原因物質においても，５歳以下の有症状率は２割未満と高くない．しかし，大人用の錠剤を誤飲した場合，摂取薬剤に比して体格が小さいと容易に中毒量や致死量に達し得る．

3 検査・診断

問診や残った薬包，瓶，ケースなどから摂取した物質と量を特定する．救急隊に現場の様子を確認することも重要である．症状に応じて，血液検査（浸透圧，血中濃度），血液ガス分析（代謝性アシドーシス，低血糖），尿中薬物定性検査，X線検査，心電図を実施する．

4 治療

小児二次救命処置や外傷初期診療ガイドライン（JATEC™）などに従った全身管理が最も大切である．さらに摂取物の特性に応じた①吸収の阻害，②排泄の促進，③拮抗薬の投与などの治療を行う．

中毒物質について日本中毒情報センターなどに問い合わせると症状や対処法について情報が得られる．重症例や解毒剤投与などが必要な際は速やかに対応可能な高次医療機関へ搬送する．

|1| 吸収の阻害

洗剤，洗浄剤などに対し牛乳や水を飲ませて希釈することもある．ただし，たばこや錠剤の場合は，かえって溶出や溶解により吸収を促すため禁忌である．

|2| 排泄の促進

催吐は基本的に行わない．重篤な症状を起こす物質の摂取直後で，ほかに有効な手段がなければ実施を検討する．摂取後90分以上経過している場合は有効性が低い．意識障害がある，摂取した物が腐食性（酸，アルカリ，有機溶剤など）である，などの場合は禁忌とする．

胃洗浄はルーチンに行わない．致死的な物質の摂取後60分以内なら実施を検討する．実施する時は38℃程度に温めた生理食塩液を１回当たり10～20mL/kg程度で注入と回収を繰り返し，総量１～２L程度とする．意識障害がある場合は，誤嚥の危険があるため気管挿管後に行う．腐食性のある物質（酸，アルカリ，有機溶剤）は，喉頭，食道，気管の損傷を来し得るため行わない．

活性炭投与はルーチンに行わない．実施時は摂取後１～２時間以内の投与がよい．１回当たり0.5～１g/kgもしくは10～25gを投与する．投与回数は１回のみ，あるいは24時間まで２～６時間ごとなどがある．有効性が期待される薬物は，カルバマゼピン，フェノバルビタール，テオフィリンなどである．

急性血液浄化療法（血液濾過透析）は中毒物質除去や酸塩基平衡異常の是正などを目的に重症例で実施を検討する．

3 拮抗薬の投与

国際的には40種類以上の拮抗薬が使用されている．これらは緊急性（A：30分以内，B：２時間以内，C：６時間以内）と有効性（１：確かな根拠がある，２：広く使用されている，３：有効性が疑わしい）から分類されている．例えば，アセトアミノフェン過量摂取に対するアセチルシステイン（B1）や有機リン系に対するアトロピン（A1），麻薬中毒に対するナロキソン（A1）などが挙げられる．

5 経過・予後

予後は摂取物により異なる．重症であっても支持療法や治療により急性期を脱すれば後遺症の少ないものから，消化管狭窄や肺線維化，死亡などの重篤な結果に至るものまで多様である．

6 ナーシングチェックポイント

中毒診療では原因物質の特定が重要だが，困難なことも多い．**トキシドローム**（toxidrome＝toxic ＋ syndrome）は，類似した症状やバイタルサインを呈する中毒物質群をグループ化したものである（表20-4）．トキシドロームを用いれば，原因物質が不明なときにバイタルサイン，身体所見・症状，血液検査所見，心電図所見の組み合わせから中毒物質を推定することが可能になる．その際に大切なことは，バイタルサインと身体所見を経時的に正確にチェックすることである．

表20-4　主なトキシドローム（中毒症候群）

分類	症状			原因物質
	意識状態	瞳孔	その他	
交感神経作動性	興奮，幻覚，けいれん，昏睡	散瞳	高血圧，頻脈，頻呼吸，高体温，発汗，振戦	コカイン，アンフェタミン，テオフィリン，エフェドリン
コリン作動性	抑制，昏睡	縮瞳	高血圧または低血圧，徐脈，唾液増加，流涙，気道分泌物増加，消化管運動亢進	ニコチン，有機リン，カーバメイト
抗コリン性	不穏，幻覚，昏睡	散瞳	高血圧，頻脈，頻呼吸，高体温，粘膜・皮膚の乾燥	抗ヒスタミン薬，三環系抗うつ薬，抗パーキンソン薬
鎮静性	抑制，昏睡，混乱	縮瞳	低血圧，徐脈，筋緊張低下，知覚鈍麻	アルコール，ベンゾジアゼピン，バルビツレート
オピオイド	抑制，昏睡	縮瞳	低血圧，徐脈，徐呼吸，筋緊張低下，知覚鈍麻	モルヒネ，ヘロイン

3 溺　水

溺水とは，気道あるいは全身が液体に浸かったり没したりすることにより窒息した状態をいう．溺水により死亡したものを**溺死**という．人口動態統計によると15歳未満の溺水，溺死による死亡数は毎年100～150人程度で推移している．交通事故による死亡に次いで多い．

1 発症機序

5歳未満ではほとんどが自宅内浴槽で発生するのに対して，5歳以上では屋外での発生が多くなる．

2 病態・症候

窒息による低酸素血症が主な病態である．低酸素血症の程度と持続時間が重症度を決める．溺水したとき，意識があれば1分程度は息をこらえられるが，耐えられなくなり呼吸をしようとした結果，気道内に水が流入して急速に低酸素血症が進行し，短時間で意識消失する．

気道は時に喉頭けいれんによる閉塞を起こすことがある．肺に流入した水の量に応じて呼吸障害が生じ，多量の場合は急性呼吸窮迫症候群を起こす．心臓は，数秒から数分の間に頻脈→徐脈→無脈性電気活動→心静止の経過をたどることが多い．脳機能は低酸素血症の程度によって障害の程度が決まる．そのほか血液凝固異常や感染などを合併する．

氷水に浸水した場合など急激に低体温に至った症例では，長時間の溺水であっても，まれに低酸素血症の影響が小さくなることがある．

3 診断・治療

重症度（グレード1～6）によって必要な治療が異なる（図20-2）．溺水後の意識が「反応あり」なら約80～100％の生存率であるが，「反応なし」なら生存率は下がり，特に心停止後は約10％しか救命できない．

グレード1は外来経過観察が可能である．グレード2は入院加療の対象となる．グレード3～6は集中治療室での管理が必要となる．脳障害を認めるときは呼吸循環の管理に加え，脳浮腫に対する血糖や体温の管理などが行われる．いずれのグレードにおいても感染を合併した際は原因病原体に応じた抗菌療法を行う．

4 経過・予後

水没時間は死亡もしくは重症脳障害の発生リスクと関係し，長くなればなるほど生命・脳機能の予後は有意に悪い．5分未満であれば10％，6～10分で56％，11～24分で88％，25分以上であればほぼ100％に死亡・脳障害を来す．年齢，水温，海水・淡水，目撃の有無などは予後に関係しない．

5 ナーシングチェックポイント

反応のない溺水者への対応として，**BLSプロバイダーマニュアル**（AHAガイドライン2020準拠）では，呼吸がない場合は気道を確保し補助呼吸を2回

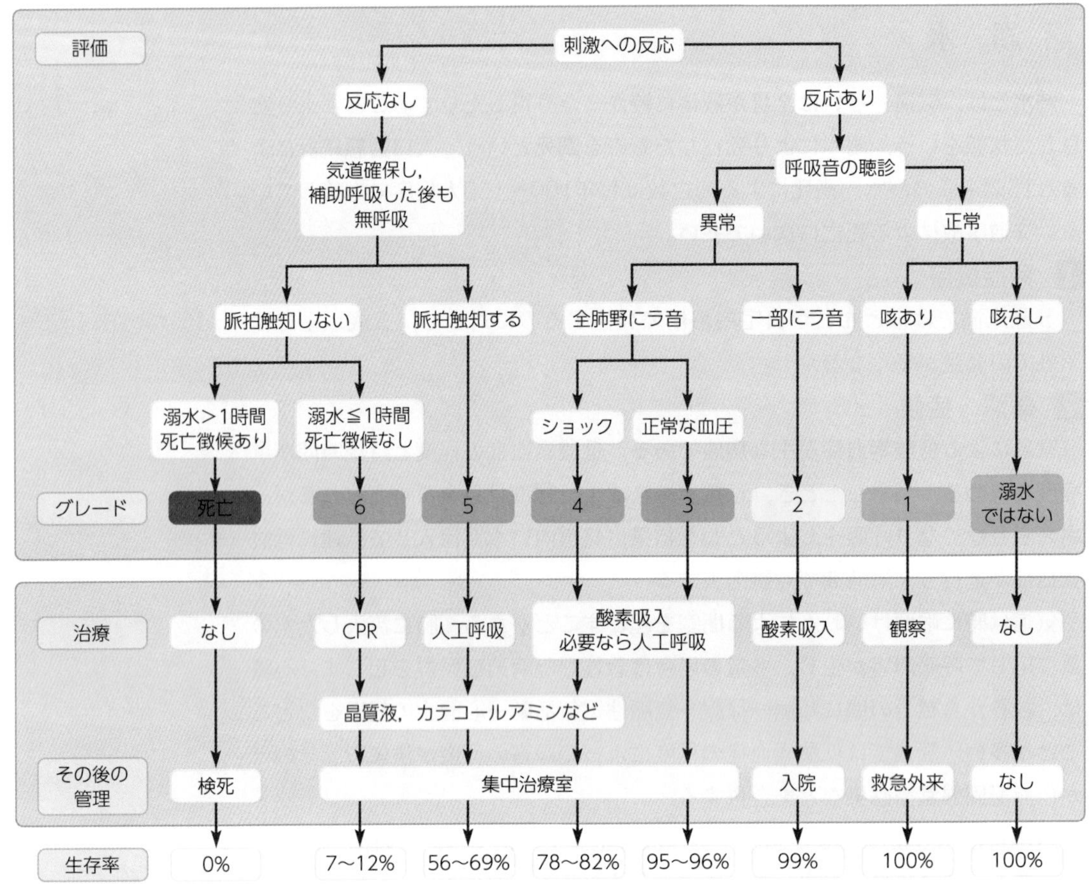

図20-2　溺水重症度（管理と生存率）

行った後に脈の確認をする．さらに，脈が触れない場合，小児では脈が60回/分未満で循環不全の徴候がある場合も，胸骨圧迫から心肺蘇生を開始する．

4 熱中症

熱中症とは，高温の環境下で生体の調節機能が破綻した状態をいう．正確な発生数の把握は難しい．消防庁の資料によると2021（令和３）年度の熱中症による救急搬送人員は約4.8万人であった．年齢区分別では，高齢者（65歳以上）が最も多く約50％を占めた．小児は比較的少なく，７～18歳は10％弱で，生後28日～７歳は１％弱であった．７～18歳は学校での，特に運動中の発生が多かった．

1 発症機序

高温な環境や激しく体を動かすことにより熱の吸収や産生が増加する．また，高湿度な環境や脱水，心不全などにより発汗が減ることで冷却しにくくなる．熱中症は熱の吸収・産生に対して冷却が不足することで起こる．

小児では身体や発達の特徴も発生に関与する．体重当たりの体表面積が広く身長が低いため，気温や地面の照り返しの影響を受けやすい．体表面積当たりに必要な体内水分量の多さ，発汗機能の未熟さ，熱産生量の多さのため，脱水や熱の蓄積が起こりやすい．また，発達の途上にあるため衣服や環境，飲水を自分で調整しにくい．

2 病態・症候

水分とともにナトリウムなどの電解質を喪失することが主な病態である．脱水，電解質異常の進行により症状が現れる．過度の高体温（41℃以上）は体内のタンパク質を変性させ各臓器の障害を起こす．

日本救急医学会は症状の程度により重症度をⅠ，Ⅱ，Ⅲ度に分類した（表20-5）．Ⅰ度は現場で対処可能，Ⅱ度は速やかな医療機関受診が必要，Ⅲ度は生命の危険があり入院や集中治療が必要としているが，しばしば明確な分類が困難であることがある．

熱中症は発症のしかたによっても，**労作性熱中症**，**非労作性熱中症**（古典的）に分けられる．労作性は屋外が多く，健康な若年者が運動や労働により短時間で発症するが，重症は少ない．非労作性は屋内が多い．基礎疾患のある高齢者に日常生活の中で徐々に進行し発症し，重症が多い．

3 検査・診断

特異的な検査はない．Ⅱ度以上では，血液検査で電解質，肝腎機能，血液凝固，横紋筋融解などについて評価する．

暑い環境にいる，あるいはいた後の体調不良はすべて熱中症の可能性がある．ほかの原因疾患が除外されれば熱中症と診断される．熱中症と診断したら労作性か非労作性かの鑑別を行うと，その後の治療方針の決定，合併症管理，予後予想に役立つ．

4 治療

ABCDEアプローチ*を基本に，高体温および脱水・電解質異常の是正を迅速に行う．

Ⅰ度 体表を太い血管が走行する頸・腋窩・鼠径などを氷嚢などで冷却する．経口で水分と電解質，糖を摂取させる．市販の経口補水液が有効である．

用語解説*
ABCDEアプローチ
生理学的徴候を迅速かつ適切に把握するために，A（気道）→B（呼吸）→C（循環）→D（中枢神経）→E（体温）と酸素の流れに沿って系統立てて評価する方法.

表20-5 熱中症の重症度と症状

重症度	症状	意識状態	深部体温
Ⅰ度	めまい，立ちくらみ，大量の発汗，こむらがえり	清明	正常〜38℃程度
Ⅱ度	頭痛，嘔吐，倦怠感，集中力や判断力の低下	普通に起きている．だいたい清明だが，いまひとつはっきりしない.	38〜40℃程度
Ⅲ度	下記の三つのうち一つ以上 • 中枢神経症状（意識障害，小脳症状，けいれん発作） • 肝・腎機能障害 • 播種性血管内凝固	人，場所，時間を正確に言えない．呼び掛けや体を刺激しないと起きない．昏睡	39〜40.5℃以上

日本救急医学会熱中症に関する委員会．熱中症診療ガイドライン2015．日本救急医学会，2015，p.7．一部改変．https://www.jaam.jp/info/2015/pdf/info-20150413.pdf，（参照2023-11-10）．

⁘ Ⅱ度　Ⅰ度と同様に体温管理を行う．水冷式ブランケットなどを用いる．脱水には生理食塩液などで急速輸液を行う．意識障害の出現など，Ⅲ度への増悪に最大限の注意を払う．

⁘ Ⅲ度　直腸温でおおむね38℃を目標に急速冷却を行う．高体温の長期化は臓器障害や死亡に至るリスクを上げる．従来の方法で冷却されないときは，急性血液浄化療法による体内からの冷却や，心停止後の目標体温管理療法と同様の水冷式体表冷却法などを検討する．

plus α

蒸散冷却法

エアロゾルを発生させるため，新型コロナウイルス感染の流行により推奨されなくなった．

5 経過・予後

労作性の重症例は少ない．非労作性は発見や対応が遅れやすく，基礎疾患もあり重症例が多い．小児の多くは軽症であるが，Ⅲ度の場合の死亡率は高く，神経学的後遺症を残すことも少なくない．

6 ナーシングチェックポイント

新型コロナウイルス感染症の流行により，室内換気やマスク装着の励行など「新しい生活様式」が一般的になってきたが，熱中症対策にもこれまでにない配慮が求められる．エアコンの設定は，換気後の室温上昇に対して室温28° C以下，相対湿度70％以下を維持する程度にこまめな調整が望ましい．マスク装着時の長時間（１時間以上）の運動は避ける．これは，心拍数，呼吸数，経皮二酸化炭素分圧，露出部の顔面温度が有意に増加し，間接的に熱中症発症リスクを上げる可能性があるためである．

臨床症状からは熱中症と新型コロナウイルス感染症を見分けられない．どちらの場合も，高体温，意識障害，倦怠感や頭痛，筋肉痛，呼吸困難，胃腸障害，悪心・嘔吐が認められる．常に両者を意識した看護が必要である．

5 乳児突然死症候群（SIDS）

乳児突然死症候群（sudden infant death syndrome：**SIDS**）とは，厚生労働省による定義では「それまでの健康状態および既往歴からその死亡が予測できず，しかも死亡状況調査および解剖検査によってもその原因が同定されない，原則として１歳未満の児に突然の死をもたらした症候群」としている．

近年，日本では減少傾向にあるものの毎年70人前後の発生数で，頻度はおおよそ出生6,000～7,000人に１人と推定される．好発年齢は生後２～６カ月で男児に多い．

1 発症機序・症候

機序は明らかではないものの，呼吸循環機能や神経調節に関連する脳幹に異常や成熟の遅れが関係すると推測されている．これらに呼吸の妨げになる寝具や，周囲に喫煙者がいるなどの環境の要因が加わり発症する．

睡眠中に突然発生した死亡として発見されることが多い．

2 検査・診断

突然死として鑑別を行い，死因を確定する．乳幼児突然死症候群（SIDS）

診断のための問診・チェックリストを活用し，詳細な死亡状況の調査と解剖検査が必須である．主な臨床検査は，血液・尿・髄液，タンデムマス，各種抗体・迅速検査（百日咳，インフルエンザ，RSウイルス，ロタウイルス，ヒトメタニューモウイルスなど），単純X線検査，眼底検査，全身CT検査，心電図，死後の組織検査などがある．また，検体（血液濾紙，血清，尿，髄液，小皮膚片，毛根付毛髪５～６本，爪）を保存する．

突然死をもたらす内因性疾患（先天奇形・感染症・代謝異常など）や外因死（窒息や虐待など）などが直接死因でないことが確認されて初めてSIDSと診断される．調査が不十分な場合や解剖が実施されなかった場合は，死因は「不詳」とする．

3 経過・予後

遺族は健やかに育っていると思っていた児の突然の死に直面し，悲嘆，自責，怒り，自棄などの感情に翻弄されており，グリーフケアや解剖結果などの説明を適切に行う必要がある．

4 ナーシングチェックポイント

SIDSは突然死であるためリスク因子を取り除くほかない．以下にその対応を示す．

- 母親は妊娠中・育児中の喫煙，飲酒を控え，特にたばこの煙はSIDSのリスクを３～4.7倍に増加させるとの報告があり，周りの人も同様の配慮が必要である．
- 児の睡眠時は硬い寝床で仰臥位とし，枕や掛け布団，おもちゃが顔にかからないようにする．
- 児を温め過ぎないようにする．
- なるべく母乳栄養とする．

引用・参考文献

1) 消費者庁．子どもの事故等の防止に関する注意喚起等の公表資料．https://www.caa.go.jp/policies/policy/consumer_safety/child/project_005/，（参照2023-11-10）．
2) 日本救急医学会．医学用語解説集．https://www.jaam.jp/dictionary/dictionary/index.html，（参照2023-11-10）．
3) 日本中毒情報センター．受信報告．https://www.j-poison-ic.jp/jyushin/，（参照2023-11-10）．
4) 杉田学編．中毒．INTENSIVIST．2017，９（３）．
5) 政府統計．人口動態統計確定数死亡：不慮の事故による死因（三桁基本分類）別にみた年齢（５歳階級）別死亡数・百分率．e-Stat政府統計の総合窓口．https://www.e-stat.go.jp/dbview?sid=0003411675，（参照2023-11-10）．
6) David, S. et al. Drowning．N Engl J Med．2012，366，p.2102-2110．
7) アメリカ心臓協会．BLSプロバイダーマニュアル AHAガイドライン2020準拠．シナジー，2021．
8) 政策統括官付参事官付人口動態・保健社会統計室．熱中症による死亡数　人口動態統計（確定数）より．厚生労働省．2021-09-10．https://www.mhlw.go.jp/toukei/saikin/hw/jinkou/tokusyu/necchusho20/，（参照2023-11-10）．
9) 日本救急医学会熱中症に関する委員会．熱中症診療ガイドライン2015．日本救急医学会，2015．https://www.jaam.jp/info/2015/pdf/info-20150413.pdf，（参照2023-11-10）．
10) 日本救急医学会・日本臨床救急医学会・日本感染症学会・日本呼吸器学会．新型コロナウイルス感染症流行下における熱中症対応の手引き（医療従事者向け）．日本救急医学会，2020．https://www.jaam.jp/info/2020/files/info-20200714.pdf，（参照2023-11-10）．
11) 厚生労働省SIDS研究班．乳幼児突然死症候群（SIDS）診断ガイドライン．第２版，厚生労働省．2012．https://www.mhlw.go.jp/bunya/kodomo/pdf/sids_guideline.pdf，（参照2023-11-10）．
12) NPO法人SIDS家族の会．http://www.sids.gr.jp/index.html，（参照2023-11-10）．

3 外傷・救急における看護

1 頭部外傷

事 例

Aちゃん，5歳，男児．

現病歴：幼稚園で足を滑らせて転倒し，右側頭部を強打した．受傷直後は痛がり泣いていたが，会話はできていた．1時間後に家族が迎えに来たときはぐったりして横になっており，その後2回嘔吐したため受診した．外来にてCT撮影を行い画像上は問題なかったが，撮影後も1度嘔吐があり，脳振盪の診断にて経過観察目的で入院となった．

1 外来受診時の看護

小児アセスメントトライアングル*（pediatric assessment triangle：PAT）を用いて迅速評価，ABCDEアプローチを用いて一次評価を行う．

中枢神経症状では頭痛，嘔吐などの頭蓋内圧亢進症状，けいれん，麻痺などの神経症状，AVPU*・小児JCS・小児GCSなどを用いた意識レベルの評価，瞳孔径，対光反射を含む瞳孔の観察を行う．CT撮影時に問題がない場合でも，24時間以内に急性硬膜下血腫や急性硬膜外血腫が生じる可能性があり，中枢神経症状の観察が非常に重要となる．

小児の場合，頭痛の表現が難しいこともあり不眠や機嫌にも注意する．また，不安や人見知りによって難渋する麻痺や瞳孔の観察では，「握手できる？パッと離してみて！」と離握手やじゃんけんをしたり，子どもの目や顔をできるだけ触らないように，眼の外側から内側へ少しずつ光を当てることで観察が可能となる．

子どもの心理面への看護では，バイタルサイン測定や点滴確保，CT撮影や入院することに関して子どもにプレパレーション*を行う．痛みを伴う処置では，子どもの不安が少ない方法を共に検討し，頑張ったことをしっかりと賞賛する．5歳は幼児後期であり，認知発達は直感的思考段階であるため，Aちゃんに「頭を強く打ったから，頭の中の写真を撮って，大丈夫かな？って見るよ」と検査する理由を説明すると理解できる．発達課題は自発性の獲得であり，点滴確保や検査前には説明をするとともに，児の疑問や思いを確認し「どうやったら頑張れるか」と対処方法を一緒に考えること，できたことを承認する関わりが重要となる．家族に対しては，家族の気持ちや不安に共感し，治療や入院に関する情報を提供する．

問診では，いつ，どこで，どのように受傷したかを詳細に聴き取る．受傷機転が不明瞭，頭部だけでなく体にも出血斑や傷がある，子どもの重症度と合致しない受傷機転の場合は，虐待の可能性を考えて対応する必要がある．

用語解説*

小児アセスメントトライアングル（PAT）

道具を使用しない，いわば第一印象で，①外観，②呼吸，③循環（皮膚の色）の順に全身状態を迅速に評価する方法．

用語解説*

AVPU

以下の単語の頭文字を並べたもので，大まかな重症度評価に使われる．

A：alert（意識清明）
V：voice（呼び掛けに反応する）
P：pain（痛み刺激に反応する）
U：unresponsive（どんな刺激にも反応しない）

用語解説*

プレパレーション

治療，検査，手術などの処置を受ける子どもに対して，それらの医療行為について発達段階に応じた説明を行い，子どもがそれらの医療行為を十分理解し，心の準備が出来るように援助すること．

2 病棟入院後の看護

中枢神経症状を含む全身状態の観察を継続する．特に，意識レベルの評価が重要であり，子どもの「いつもの意識レベル」よりも低下している状態が続く場合や，「切迫するD」といわれるGCS8点以下あるいは２点以上の低下，瞳孔不同，麻痺の症状出現時は早期に医師へ報告する．夜間は心拍や酸素飽和度をモニタリングし，入眠できているか，寝返りをうつかを観察する．

子どもの心理面への看護としては，モニターや点滴，アラーム音，病院での宿泊は子どもにとって非日常であり不安が大きいため，環境を調整し，声掛けを行う．

3 軽快退院時の看護

家族に対して，受傷後１週間は，頭痛やめまいなどの脳振盪の症状に注意して安静に過ごし，問題がなければ通常の生活に戻すこと，**セカンドインパクト症候群***（second impact syndrome：**SIS**）についてパンフレットを用いて説明し，１～２カ月間は頭部打撲を予防できるように幼稚園との調整を提案する．

子どもの心理面への看護としては，家でのテレビやゲームは少しにして静かに休んでほしいこと，頭を強く打たないように気を付けること，入院や検査をよく頑張ったことを伝える．

用語解説*

セカンドインパクト症候群（SIS）

スポーツ頭部外傷によって脳振盪を起こした後，その症状が残るうちに二度目の頭部打撲を受けると，たとえ軽微な衝撃であっても致命的な脳腫脹を来し，重篤な状態に陥ってしまう．

2 虐　待

事　例

Bちゃん，３カ月乳児．

現病歴：母親によると，昨日ソファ（高さ30cm）から転落し，直後は泣いたがその後は母乳を飲んで寝たので様子をみた．今朝顔色が悪いことに気付いて救急車を呼んだとのことであった．意識障害のため入院となった．

家族構成：両親とBちゃんの３人暮らし．近くに母方祖父母が暮らしている．

受診時の様子：身長87cm，体重4,100g（出生児体重3,090g）．GCS4·4·5.

入院後の経過：入院後，頭部CT検査を行い頭蓋内出血が確認された．医師から母親に，頭蓋内に出血があるが現時点では手術の必要はなく，症状の悪化，出血の増強があれば手術の可能性もあることが説明された．当日は絶飲食と輸液にて経過観察を行った．翌日の意識レベルはGCS4·５·６と改善を認めた．ミルク哺乳を開始し，嘔吐は認めなかった．翌々日にCTの再検査を行い，頭蓋内出血の増強は認めなかった．けいれんの出現はなく，意識レベルはGCS4·５·６で経過した．

1 虐待に対する看護

虐待を疑う事例では，まずバイタルサインの測定，意識レベルの評価，患児の全身状態の観察を行い，身体計測により月齢相当であるか，増加傾向であるかを評価する．さらに，受傷から受診までに時間を要していないかも確認する．入院時に全身の画像を撮影しておくことが望ましい．**虐待早期発見チェックリスト**などを用いて，気になる症状や所見は記録する．受傷時の状況の確認について，可能な年齢であれば子どもと保護者と別々に事象の問診を行う．また，保護者に対しても両親別々に問診を行う．患児と保護者の関係性を確認し，患児の安全を守るために入院中は保護者からの隔離が必要となる場合がある．

Bちゃんは寝返りのできない月齢での転落であること，体重増加不良を認めていることから**CPTチーム**の介入を行った．患児の状態や発達状況の確認，両親への問診の内容，面会中の様子，家庭環境などの情報を共有し，治療や今後の支援について確認した．患児の治療と家族への支援が必要であることを両親に説明し，児童相談所および地域保健師の介入を行うこととした．

➡ CPTチームについては，16章２節10項p.394参照．

また，育児支援として母方祖父母の援助を依頼した．これらの退院調整を行い入院後10日目に自宅へ退院となった．以後，定期受診時に家庭での様子や哺乳状況などについて外来看護師による観察を継続している．

3 熱中症

事例

C君，13歳，男子．

現病歴：夏休み中のサッカー部の練習中に疲労感を訴えた後，顔面蒼白となり嘔吐したため救急車で運ばれてきた．付き添いの教員に話を聴くと，朝９時から部活動は始まり，10時30分に水分補給の休憩を取った後，12時30分に昼休憩の予定であったが，C君は12時ごろより疲労感を訴えて日陰で休んでいたとのことであった．10時30分の休憩時にはC君は持参した麦茶を飲んでいた．この日は気温が12時には31℃まで上昇していた．

来院時の様子：体温38.0℃，脈拍120回/分，呼吸数24回/分，血圧80/50 mmHg．呼び掛けると反応があり，自分の名前を答えることはできるがすぐに眠ってしまう状況であった．

1 来院直後の急性期の看護

バイタルサインの測定，意識レベルの把握，呼吸状態，排尿の有無，体重，付き添い者から症状発現時の状況や受診経過，基礎疾患の有無や内服歴を聴取する．状況と症状から熱中症と臨床推論することができるが，発熱や嘔吐などの症状から胃腸炎，敗血症，髄膜炎や感染症状などの症状がないか観察をする．

情報から全身のフィジカルアセスメントを行い，重症度の確認を行う．ショック状態を判断するためにバイタルサインは重要であり，呈している症状と併せて熱中症重症度分類による重症度を判断し，医師へ報告する．バイタルサインや意識レベルの評価は発達段階により異なるため，適切な用具や指標を用いる．

2 治療時の看護

クーリングを行う．室温を20℃から22℃程度とし，頸部・腋下・鼠経部など皮膚の表層近くを走る動脈を冷却する．衣類は緩めるか厚着の場合には脱がす．

点滴ライン確保後に輸液を開始し，確実な補液を行う．補液後の排尿の有無や量の確認を行う．

バイタルサインを測定し，特に急激な低体温に注意して体温モニタリングを行う．クーリングによる凍傷予防のための皮膚観察を行う．

引用・参考文献

1) 日本脳神経外科学会，日本脳神経外傷学会．頭部外傷の治療・管理のガイドライン．第４版，医学書院，2020．
2) 及川郁子監修．フィジカルアセスメントと救急対応：小児看護ベストプラクティス．中山書店，2014．
3) 原田香奈ほか．医療を受ける子どもへの上手なかかわり方．日本看護協会出版会，2013．
4) 平本龍吾．"境界・事故関連の傷病：熱中症"．内科医・小児科研修医のための小児救急治療ガイドライン．市川光太郎ほか編．改訂第４版，診断と治療社，2019，p.445-451．
5) 杉浦太一．"救急手技：熱中症（暑熱障害）"．根拠と事故防止からみた小児看護技術．浅野みどり編．第３版，医学書院，2020，p.532-537．

臨床場面で考えてみよう

Q1　７歳の女児が，学校の体育の時間に転倒して頭部を強打した．意識レベルの低下はなく，頭痛と悪心が続いておりCT撮影をすることになったが，「怖い」と言い不安が強い様子がある．どのような対応が考えられるか．

Q2　１歳児がつかまり立ちからひっくり返り，机の角に頭部を打撲した．受傷直後啼泣はあり，その後も嘔吐や意識レベルの低下はない．家族から受診したほうがよいかと電話相談を受けた．どのような対応が考えられるか．

Q3　部活動では１～1.5時間ごとに水分を摂るように休憩を挟み，そのほかは適宜自分で水分を摂るように伝えていたが，生徒（13歳）が熱中症になり，今後，熱中症の予防にはどのような点に注意したらいいかと付き添い教員から質問された．どのような対応が考えられるか．

考え方の例

1　まず，「頭が痛いのと気持ち悪いのが続いているから，頭の中の写真を撮って，大丈夫かな？って調べさせてね」と検査の理由を伝える．次に，「丸いドーナッツみたいなトンネルの中をベッドが動いて通るよ．その間にたくさん写真をとるよ」「動いてしまうときれいな写真が撮れないから，じっとしていてね．ゆっくり20くらい数えていると終わるよ」などと，CT検査の写真を用いて説明する．その後，「なにか心配ことはある？」と対話をしながら疑問を解消したり，どうしたら頑張れそうか対処方法を一緒に考える．

2　触ってわかるへこみ（頭蓋骨骨折）がある，額以外の部分にこぶができている，家族からみていつもと違う様子がある場合は受診を勧める．また，今後24時間，特に最初の６時間は子どもの様子を注意して観察することが必要であり，悪心や嘔吐，けいれん，麻痺，眠れない，機嫌が悪い，意識レベルの低下が出現したときは，受診が必要となることを伝える．

3　水分は20～30分ごとに摂ること，帽子をかぶること，水分も水やお茶だけではなくイオン飲料などで塩分も摂るようにすることを説明する．また13歳では自分で水分必要量を判断することは難しいため，自主的な水分摂取を促すのではなく，定期的な強制摂取が熱中症の予防には必要であることを伝える．

21 地域における医療的ケア児と家族への看護

学習目標

- 医療的ケア児の在宅ケアの現状について知識を得る.
- 医療的ケア児の特徴について学ぶ.
- 在宅ケアを実現するために，その移行過程について理解する.
- 在宅で行われる主な医療的ケアのポイントを学ぶ.

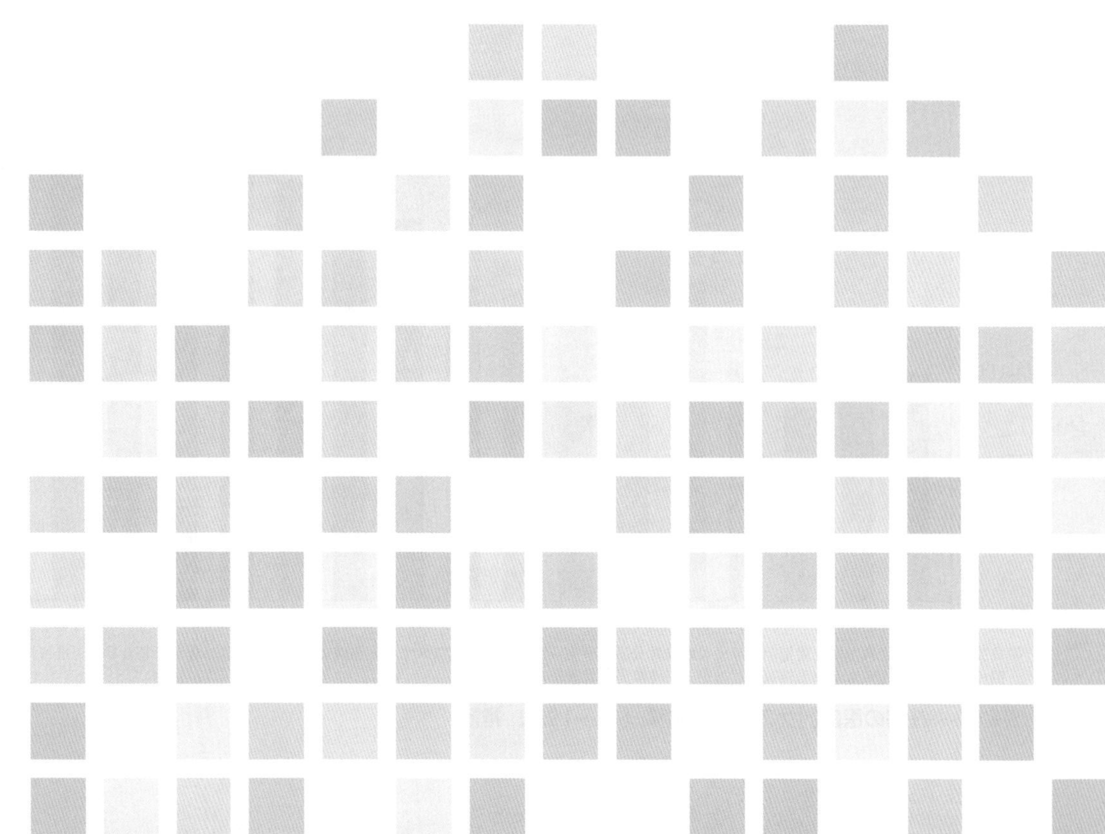

1 在宅への移行準備

1 小児在宅の背景

医学や医療機器，技術の進歩によって新生児期，小児期の多くの重症患者が救命できるようになった．その一方で経管栄養や在宅酸素療法，人工呼吸器療法などのケアを要する状態で退院し，自宅療養する小児（**医療的ケア児**）も近年増加している．厚生労働省の調査によると，在宅の医療的ケア児は2008（平成20）年には全国推計で約１万人だったが，以降増加し続け2019（令和元）年には約２万人と倍増している（**図21-1**）．

自宅で家族と一緒に暮らすことは，医療的ケア児本人にとっても家族にとっても喜ばしいことであり，そもそも子どもは家庭の中で慈しまれながら育つべきである．また，子どもは学び，成長していく存在である．家族だけではなく，学校や地域社会とも徐々に相互関係を結んでいくべきである．

しかし，人工呼吸器などの医療的ケアを要する児の生活は容易ではない．特に主介護者となることの多い母親の負担は非常に大きい．子どもの介護を交代できない，休めない，親族や周囲の人の理解や助力が得られない，孤立，不和，離職，離婚，経済的困難などの問題がしばしば生じている．したがって，医療的ケア児が在宅で継続的に過ごすためには，同時に介護者を支えるシステ

plus α
在宅医療の対象となる子どもの特徴

- 医療依存度が高い（複数の医療デバイスを使用）.
- 成長に併って，病状が変化する.
- 本人とのコミュニケーションが困難で，異常であることの判断が難しい.
- 24時間介助者が必要で独居では生存不可能.
- 成長のための支援が必要.

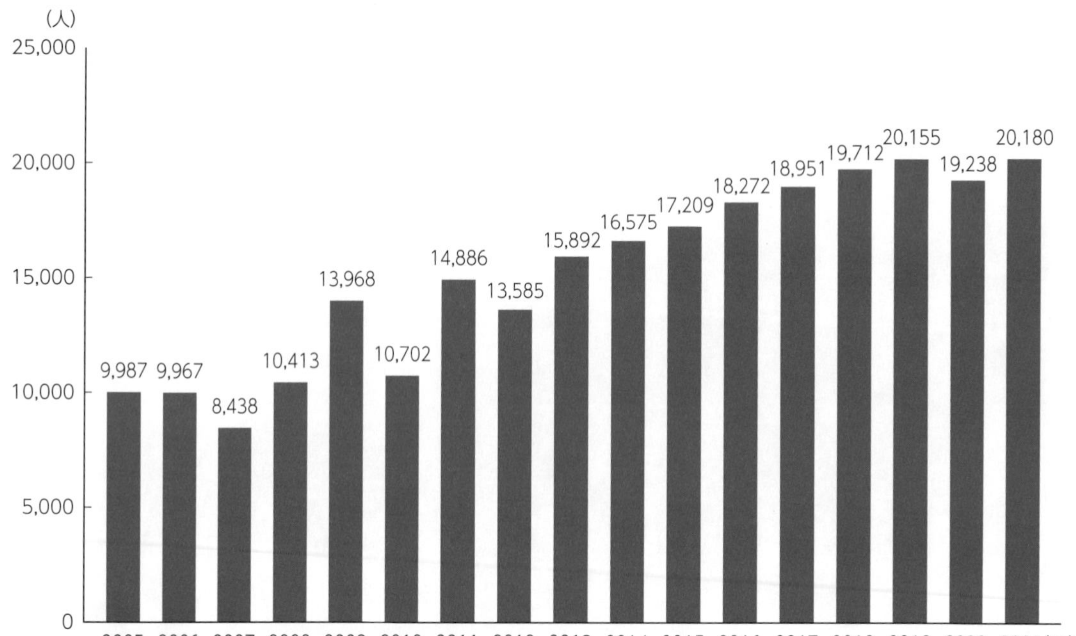

平成30年度厚生労働科学研究費補助金障害者政策総合研究事業「医療的ケア児に対する実態調査と医療・福祉・保健・教育等の連携に関する研究（田村班）」の協力のもと障害福祉課障害児・発達障害者支援室で作成.

図21-1　在宅の医療的ケア児数の推移（０～19歳，推計）

ムが大切である．介護者の負担を減らすという意味で，訪問診療・看護や訪問リハビリの意義は大きい．濃厚な医療的ケアを要する児の場合，医療機関への受診だけで半日～１日かかってしまう．訪問診療や訪問リハビリでは児の移乗や移動などの時間が節約でき，そのための時間や体力を母親は別のことに使うことができる．医療だけでなく行政，学校，福祉とも協力してサポートできるような地域での体制づくりが望ましい．

また，小児をめぐる福祉サービスの制度は複雑である．基本的に**障害者総合支援法**と**児童福祉法**が障害児・障害者の福祉をカバーしている（図21-2）．障害者総合支援法のうち障害福祉サービスは，全国どの地域でも同じ内容のサービスが受けられるが，地域生活支援事業などのサービスは市町村によって内容が異なる．そのため市町村によっては吸引器の給付をしない，未就学児の移動支援を認めない，などの違いが生じている．

さらに，高齢者では介護，医療，福祉等サービス全体の取りまとめ役をケアマネジャーが担うが，小児ではそのような役職が定まっていない．相談支援専門員がその役割を担うことを期待されるが，必ずしも小児の相談支援を専門としていない場合がある．そうした場合，家族が自らサービス利用計画を立てざ

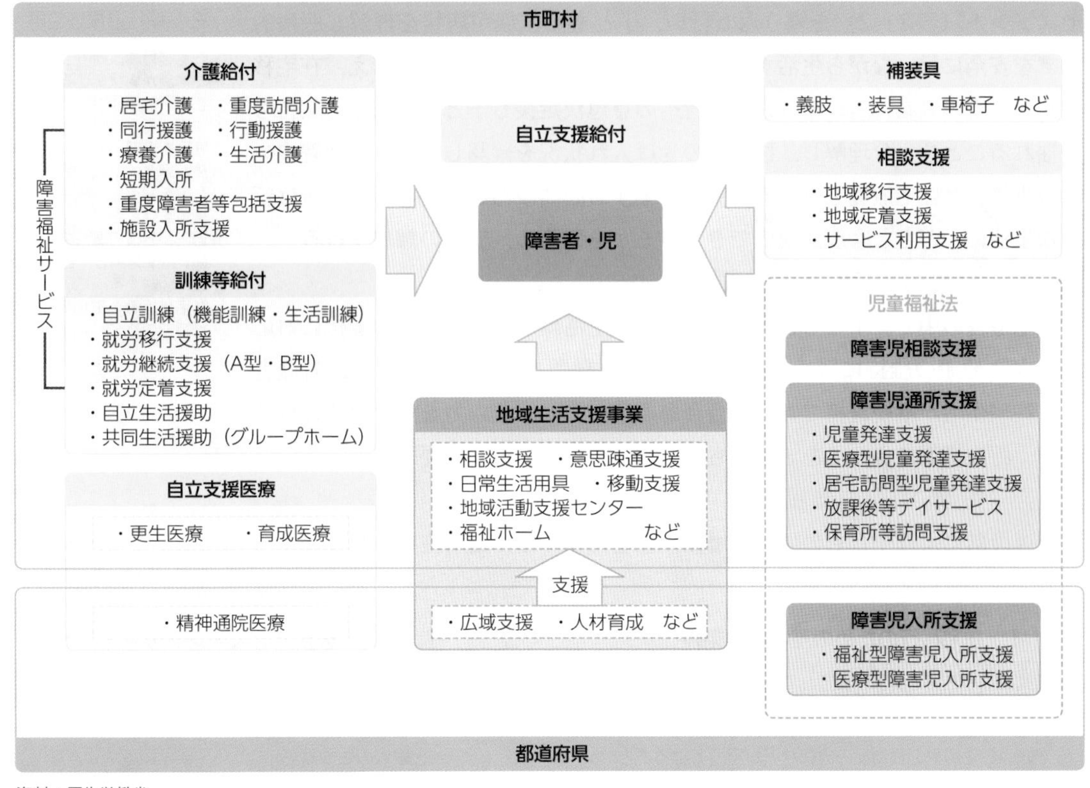

資料：厚生労働省
（点線枠）は児童福祉法に基づくサービス．それ以外は障害者総合支援法に基づく．
内閣府．令和4年版障害者白書．2022，p.93．一部改変．

図21-2　障害者総合支援法・児童福祉法に基づくサービス

るを得ないこともある．

一方で，法的な追い風もある．2021（令和３）年６月に「医療的ケア児及びその家族に対する支援に関する法律」（**医療的ケア児支援法**）が成立し，国や市町村，学校は医療的ケア児と家族の支援を行うことが責務とされた．例えば学校では，医療的ケア児が原則として親の付き添いなしで学校生活を送れるように看護師を配置するなど必要な措置を講じることと定めている．児童福祉法では「地方公共団体は（医療的ケア児が）適切な支援を受けられるよう努めなければならない」という努力規定にとどまっていることを考えると，大きな前進である．現場での整備や調整はこれからだが，今後医療的ケア児が学校にも通いやすくなり，さまざまな機会やサービスから排除されることなく，地域で当たり前に生活していけるような社会を目指したいと筆者は考える．

2 在宅療養の継続のための看護

1 在宅移行における看護

在宅移行を検討する上で，看護者を含め医療者は，治療が中心の病院での生活から治療も含めた暮らしに視点をシフトしていくことが重要である．看護者は，在宅移行過程で在宅移行のための基本的条件（表21-1）の確認と家族アセスメント（表21-2）を繰り返し行い，子どもと家族が病状を理解し医療的ケアを安全に行いながら生活するイメージがもてるよう，一緒に考え，在宅移行への不安の軽減に努める．在宅移行への意思決定後も子どもや家族の気持ちが揺れることを十分理解し，移行への受け入れ状況を確認しながら，病院内や地域支援者と在宅療養を支える体制を構築する必要がある．在宅移行直後は新たな生活に子どもと家族が適応できているかを確認し，支援の調整を行う．

plus α

在宅移行過程の目標

在宅移行導入期：子どもや家族が病状を理解し，在宅療養を検討し，意思決定ができる．
在宅準備期：子どもや家族が安全に行える医療的ケアを習得し，在宅療養環境を整える．
退院から在宅調整期：社会資源を活用し，在宅療養を経験する．
在宅維持期：在宅療養が維持できる．

2 在宅療養の継続における看護

在宅療養の中で，子どもと家族は，病状や生活環境，家族状況の変化に対応しながら健康の維持に努め，それぞれが発達課題を乗り越えている．看護者は，在宅生活が継続維持できるよう今ある子どもと家族の力を引き出すだけでなく，将来獲得できるであろう力も見越した支援と調整が必要である．

1 発達段階に応じた支援

発達段階により子どもの生活の場は，在宅だけでなく通所施設や学校などへ

表21-1　在宅移行のための基本的な条件

①日常的に子どもの病状が安定していること
②家族や子どもが希望していること
③医療的行為について子どもや家族がよく熟知していること
④退院後の住居や必要物品の確保などが整っていること
⑤継続的に医師による指導が受けられること
⑥地域における支援システムが整っていること
⑦緊急時・災害時の連絡体制が整っていること

中野綾美．“在宅における子どもと家族への看護”．小児の発達と看護．中野綾美編．第６版，メディカ出版，2019，p.281．一部改変．

表21-2　家族アセスメントのポイント

- 家族メンバーそれぞれの役割
- 家族メンバーの関係性
- 家族間のコミュニケーション
- 家族のもつ歴史
- 家族の価値観・経済状況
- 支援体制（特に主な介護者への支援）
- 育児経験や在宅生活の経験について把握
- 家族の望む支援

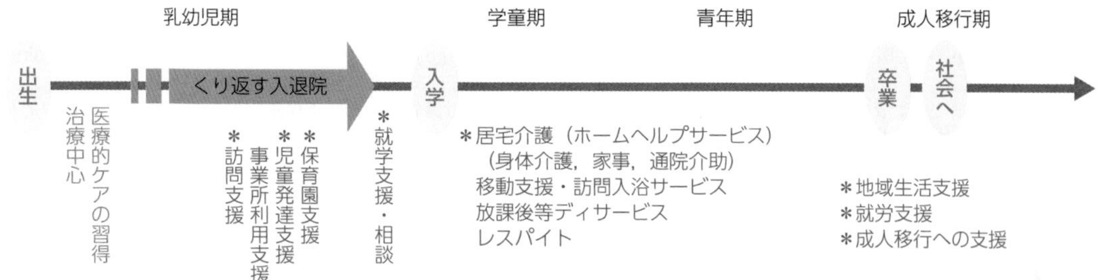

医療（高次機能病院，医療型療育施設，在宅医，訪問看護ステーション，訪問リハビリテーション等）：
状態の安定･成長発達支援･家族支援･身体機能，病状変化に伴う医療的ケアの追加，変更の調整

療育(児童発達支援，保育所等)・**教育**(特別支援学校．小・中・高等学校等)
：遊びや学びを通し発達を促す

福祉・相談支援事業：生活についての相談，サービス調整，計画立案

行政（障害福祉課，保健センター，児童相談所）：福祉サービスの支給決定，制度紹介･手続き，福祉手当支給

地域との情報共有（役割の理解・コーディネーターの確認）
医療・療育・教育・福祉・行政との連携，支援体制の見直しと修正，再構築

図21-3　発達段階に応じた支援

変化していく．それに伴い支援者も医療だけではなく療育，教育，福祉，行政と広がる（**図21-3**）．看護者は多機関，多職種の役割を理解し，どの支援者へつなげる必要があるのかを把握しておく．支援者は，子どもと家族の承諾を得て必要な情報を関係機関と共有し，協働，連携しながら在宅療養を支える．看護者は，子どもの発達段階に応じた療養生活が円滑に進むよう，主体的にコーディネートしていかなければならない．

| 2 | 社会資源情報の把握と活用

地域にはさまざまな社会資源がある．退院調整看護師，訪問看護ステーション看護師，保健師，**医療的ケア児等コーディネーター**＊，相談支援専門員＊は，子どもや家族が活用できる社会資源を把握し，ニーズに合う情報提供をする必要がある．

| 3 | 今後の課題

在宅療養を継続するには，特に親は，常に子どもの体調に気を配り，ケアを継続しなければならない．できるだけ家族の負担を軽減し，ケアだけでなく子育てを実感でき，きょうだいの支援のために緊急時入院の受け入れやレスパイト入院ができる体制整備が重要であり，看護の立場からも協力していく必要がある．

医療的ケア児は，病状や体調の変化，家族状況の変化などに対して迅速な対応が求められる．そのためには，多職種との連携が重要であり，多職種をつなげるコーディネーターの役割を担う看護師の育成は急務である．

用語解説＊
医療的ケア児等コーディネーター
保健，医療，福祉，子育て，教育等の必要なサービスを総合的に調整し，医療的ケア児等とその家族に対しサービスを紹介するとともに，関係機関と医療的ケア児等とその家族をつなぐ役割．

用語解説＊
相談支援専門員
個別支援会議を開催し，福祉サービスの調整をしながら，サービス等利用計画の作成およびモニタリングを行う．

引用・参考文献

1) 田村正徳監ほか．在宅医療が必要な子どものための図解ケアテキストQ&A．メディカ出版，2017．
2) 国立成育医療研究センター．“令和元年度厚生労働省委託事業在宅医療関連講師人材養成事業小児を対象とした在宅医療分野令和元年度小児在宅医療に関する人材養成講習会”．厚生労働省．2020-01-19．https://www.mhlw.go.jp/content/10802000/000764350.pdf，（参照2023-11-10）．
3) 中野綾美．“在宅における子どもと家族への看護”．小児の発達と看護．中野綾美ほか編．第６版，メディカ出版，2019，p.276-287，（ナーシング･グラフィカ小児看護学，１）．
4) 中村知夫．“小児在宅医療”．平成27年度在宅医療関連講師人材養成事業・研修資料．在宅医療助成勇美記念財団編．在宅医療助成勇美記念財団，2015．p.110．https://www.mhlw.go.jp/file/06-Seisakujouhou-10800000-Iseikyoku/0000195881.pdf，（参照2023-11-10）．
5) 厚生労働省社会・援護局障害保健福祉部長．“「医療的ケア児等総合支援事業の実施について」の一部改正について”．厚生労働省．2022-03-25．https://www.mhlw.go.jp/web/t_doc?dataId=00tc6606&dataType=1&pageNo=1，（参照2023-11-10）．
6) 梶原厚子編．子どもが元気になる在宅ケア．南山堂，2017，p.245-248．
7) 大沼仁子．生活モデルを基盤とした在宅移行支援NICUから在宅へ：在宅移行期に必要な親の意思決定．小児看護．2017，40（９），p.1135-1140．
8) 河俣あゆみ．小児の入退院支援：在宅移行する子どもの現状と課題．小児看護．2019，42（８），p.898-903．

2 主な医療的ケアを必要とする子どもと家族への看護

1 吸　引

子どもの鼻腔・咽頭・喉頭などの気道は構造的に狭く，容易に鼻閉や呼吸困難を来しやすい．気道病変や先天異常，感染症などにより，鼻腔内や口の中に痰や鼻汁，唾液などが貯留し，自力では喀出できない場合には，**鼻口腔吸引**により分泌物を除去する必要がある．

吸引のタイミングは，酸素飽和度が低下するなど呼吸が苦しそうなとき，呼吸音がゴロゴロしているとき，胸部に触れると分泌物の振動が感じられるとき，体位変換の前，哺乳の前などに行う．鼻口腔吸引と**気管吸引**の両方が必要な場合は，鼻口腔吸引から先に行う．

1 鼻口腔吸引

|1| 目的

- 気道の確保
- 鼻口腔の清潔

|2| 吸引時のポイント

- 吸引が刺激となり，嘔吐しやすくなるため，食事の後は特に注意する．
- 吸引は児にとって苦しい行為であるため，頑張りを褒めるなど声を掛けながら行う．
- 体が動いてしまい効果的な吸引ができない場合は，バスタオルなどで包んで行う．
- 分泌物の性状，吸引後の児の顔色や呼吸音を観察する．

|3| トラブル時の対応

- 鼻腔からの出血は，鼻粘膜を傷つけた可能性があるため吸引を中止し，吸引が必要な場合は，反対側の鼻腔で行う．

- 痰が硬くて吸引できないときは，水分の調整や部屋の加湿を調整する.
- 痰の色が赤色のときは，鼻腔，口腔，気道のどこかで出血した可能性があるため，少量であれば様子をみるが，大量であれば速やかに受診する.
- 痰の色が黄色のときは，感染の可能性があるため，体温を測り全身状態を観察し，異常があれば受診する.

2 気管吸引

|1| 目的

- 気道の確保
- 感染予防

|2| 吸引時のポイント

- 吸引が刺激となり，嘔吐しやすくなるため，食事の後は特に注意する.
- 吸引は児にとって苦しい行為であるため，頑張りを褒めるなど声を掛けながら行う.
- 蘇生バッグを手元に準備する.
- 吸引チューブの挿入長は，浅すぎると有効な吸引ができない．また深すぎると気管内の損傷や肉芽をつくる誘因となるため，医療機関に指示された長さとする.
- 吸引後は蘇生バッグで加圧し，呼吸を整える.
- 分泌物の性状，吸引後の児の顔色や呼吸音を観察する.

|3| トラブル時の対応

- 何も吸引されないときは，吸引チューブの挿入長が短い可能性があるため，挿入長を確認する．あるいは，分泌物が固くなっている可能性があるため，吸入を行い気道内を加湿してから再度行う.
- 吸引時に血液が混じっているときは，気道粘膜や気管分岐部などをチューブで傷つけた可能性があるため，吸引圧やチューブの挿入長を確認する．止血されない場合は受診する.

2 気管切開部の管理

1 気管切開の目的

気管切開は喉頭より上部の気道や肺になんらかの障害があり呼吸困難が生じる場合に，頸部気管を切開し，人工的に瘻孔をつくり呼吸管理を行う．気管切開の術式には**単純気管切開法***と**喉頭気管分離術***がある.

2 気管切開カニューレの種類

成人に比べ小児は頭が大きく，首も短く，成長・発達段階にあるため形状やサイズの選択が必要である．**気管カニューレ**は大きく分けてカフなしとカフ付きがある．通常，カフなしの気管カニューレを使用するが，喉頭からの垂れ込みが多い場合や陽圧換気のリークを防ぐ場合は，カフ付き気管カニューレを使用する（図21-4）.

用語解説*

単純気管切開法

縦切開により軟骨フレームは残り，気管径が維持される．乳児で多用．後に閉鎖しやすいが，挿入困難の可能性もある.

用語解説*

喉頭気管分離術

Lindeman変法ともいい，気管上端を切開し閉鎖することで，口と気管が分離される．気管口は軟骨輪で確実に開存維持され，永久気管口とも呼ばれる．誤飲の危険は消失する.

3 気管切開部のケア

気管切開は直接生命維持に必要な呼吸を保持するためのケアである．そのため，気管切開部のケアを安全に行うには，緊急時を除き２人で行うことが望ましい．看護者は主に医療的ケアを担う介護者を確認し，主たる介護者以外のケア参加者を検討する必要がある．

また，気管カニューレ交換などの処置は子どもにとって痛みや恐怖を伴う場合もあるため，発達段階に応じて遊びを取り入れたり，声掛けや説明を行って苦痛の緩和に努め，ケアへの協力を働き掛ける．

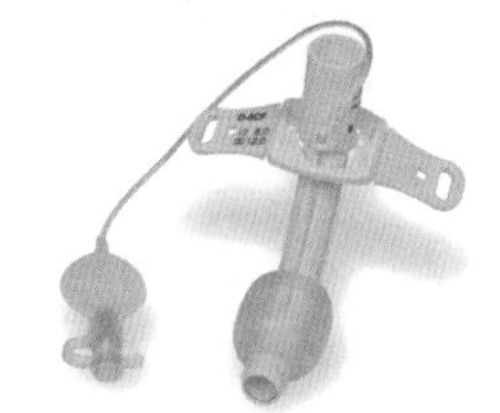
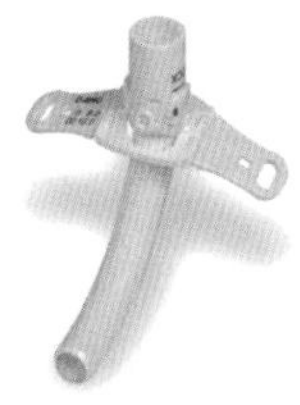
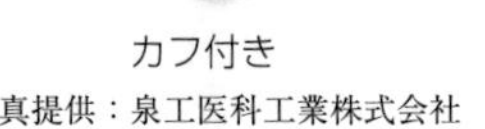

カフ付き　　カフなし

写真提供：泉工医科工業株式会社

図21-4　気管カニューレ

|1| 気管カニューレ交換

気管カニューレの長期使用は分泌物の汚れによる閉塞や感染の原因となるため，定期的な交換が必要である（**表21-3**）．気管切開部も定期的に清拭し，清潔を保つ必要がある．

|2| 気管吸引

前項の気管吸引時のポイント（➡p.497）を参照．

|3| 日常ケアのポイント

❶**Yガーゼ交換**　Yガーゼや固定用のひもは，原則毎日交換し，入浴後に行うとよい．汚れたときや濡れたときなどは適宜交換する．また，小児の皮膚は脆弱なため，分泌物の付着などにより気管切開部周囲の皮膚炎を生じやすい．その場合は，Yガーゼの交換回数を増やすなどして清潔に保つ．

❷**気管切開孔**　入浴や洗髪時は，気管切開孔に水が入らないように注意する．

❸**口腔ケア**　気管切開では空気が鼻や口を通らないため，口腔内は乾燥し，感染しやすい．毎日，歯ブラシやスポンジを使用して口腔ケアを行う．人工唾液や保湿剤を使用する場合もある．

❹**人工鼻**　呼気を再吸入して気道の湿度を維持するために**人工鼻***は常に使用する（**図21-5**）．１日１回交換し，フィルターが汚染した場合は交換する．

❺**その他**　気管切開により声が出ないため，泣き声により異常に気付くことが難しい．子どものそばを離れるときや就寝中など，子どもから目を離すときは，モニターを装着し危険を回避する．

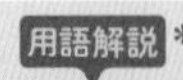

用語解説*

人工鼻

本来，鼻の粘膜が空気を加湿し，異物を取り除いているが，気管切開をしていると気管カニューレが空気の通り道になるため，鼻と同じように加湿と異物除去の役割を果たすもの．

plus α

スピーチバルブ

気管切開をしたままでも発声を行うための特殊な人口鼻．吸気はスピーチバルブを通るが，呼気はスピーチバルブを通らないため加湿効果は期待できない．

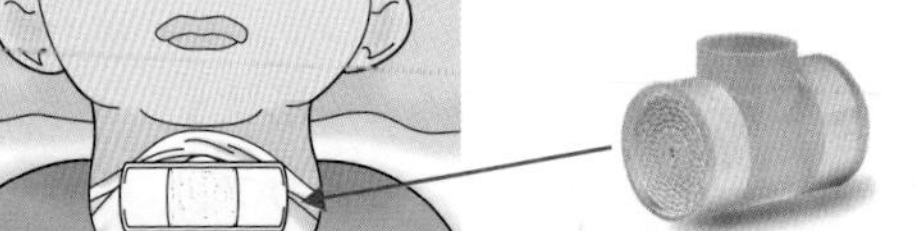

人工鼻（サーモベントT）

写真提供：スミスメディカル・ジャパン株式会社

図21-5　人工鼻の装置

表21-3　気管カニューレ交換

必要物品	新しい気管カニューレ，固定用ひも・首の保護用カバーなど，潤滑剤清拭用のガーゼ・綿花など，Yガーゼ，肩の下に入れる枕，吸引の準備，必要に応じ酸素や蘇生バックの準備，シリンジ（カフ付きのカニューレ使用時）
手順	①手洗いをする． ②分泌物の程度や呼吸状態はどのような様子か観察する． ③物品をすぐ使用できるように準備する． ・カニューレの先端に潤滑剤を塗布する．固定ひもを必要な長さよりやや長めに切り，あらかじめ首の保護用カバーに通す． ・清拭用のタオルを準備する．吸引の準備をする．蘇生バックや必要に応じ酸素の準備をする． ・カフ付きカニューレ使用の場合，準備したカニューレにエアーを入れ，破損がないか確認する．事前にしっかり吸引をし，その後現在挿入されているカニューレのエアーを抜いておく． ④酸素が必要な場合は準備しておく（医師の指示により）．
カニューレ交換の実際（Yガーゼ・固定ひも交換は①，⑤，⑥，⑦参照）	
ポイント	吸引する人，交換する人，体を押さえる人など役割分担をする． 体動が活発な場合はバスタオルなどで上肢を体幹に固定し安全確保をする． 固定終了までは気管カニューレから手を離さない． Yガーゼ・固定紐交換時は予備カニューレや蘇生バックを準備する．

①体位は仰向けにして，首が十分に伸びるように肩枕を入れる．

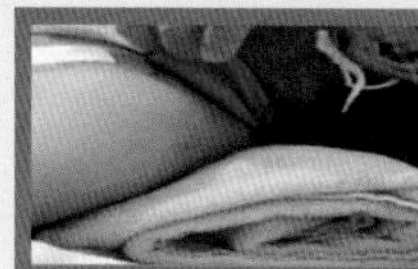

②１人は使用中のカニューレのひもをほどき，Yガーゼを剝がし，ゆっくりカニューレを抜く．気管切開部の皮膚色，皮膚の状態，ただれ，発赤等・肉芽の有無，出血を観察する．

③１人は新しいカニューレを持ち，先端を気管孔に当て，カニューレの弯曲に沿ってしっかりと挿入する．
挿入できたらカニューレの内筒を外す．もう１人は新しいカニューレの翼を持ち，抜けないように押さえる．

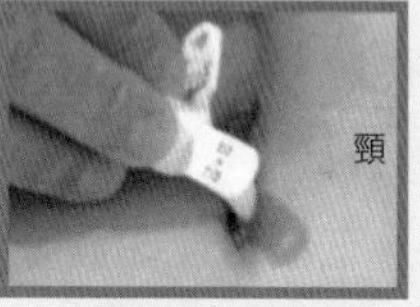

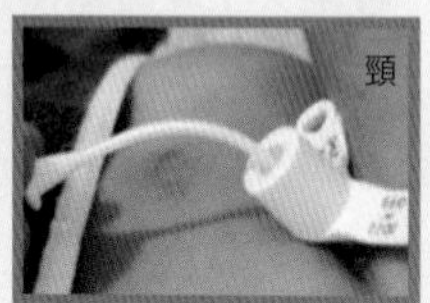

④呼吸器を使用している人は呼吸器回路に接続．新しいカニューレの挿入後は，胸が左右ともしっかり上がっているか確認，気切孔に手を当てて呼吸できているか確かめる．

⑤ひもが輪になっているほうをカニューレの一方の穴に固定する．気切孔近くの皮膚から外側に向かって拭く．Yガーゼ（切り込みガーゼ）を当てて，もう片方のカニューレの穴にひもを１本は下から，もう１本は上から通し，カニューレが抜けない程度に軽めに縛る．１人はカニューレの翼を押さえ事故抜去を防ぐ（仮固定）．この間，必要に応じ吸引をする．

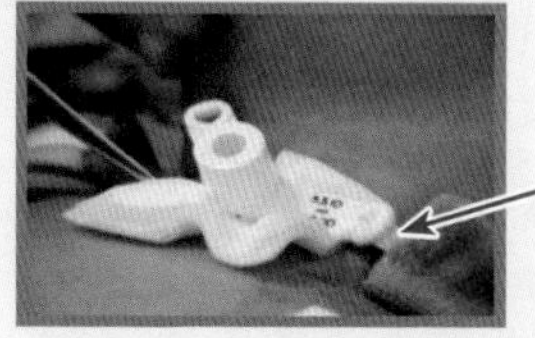

⑥枕を外し，ひもと頸の間に指が１本入る程度で固定用ひもを固結びに結ぶ．肩枕を外すとひもは緩むので注意する．

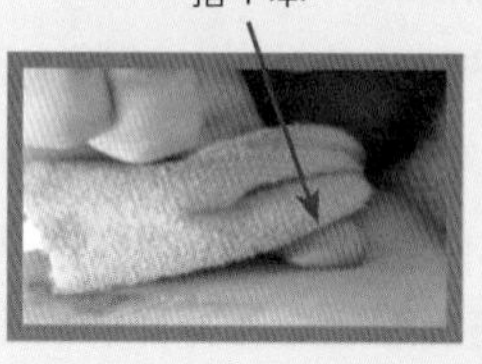

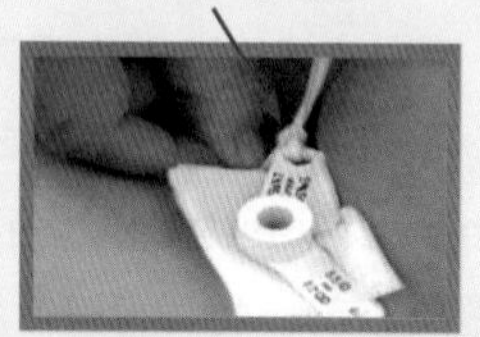

⑦最後に呼吸状態を確認し吸気が左右差なく入っているか確認する．交換が終了したことを伝えねぎらう．

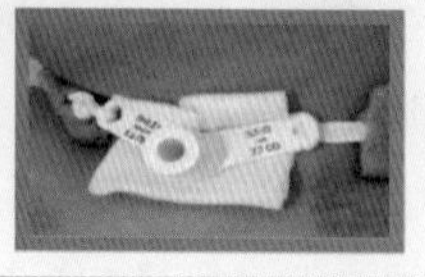

長野県立こども病院．在宅ケアマニュアル（指導用パンフレット）．2019．一部改変．

4　トラブル時の対応

特に緊急時の対応は家族や支援者と情報を共有することが大切である．起こり得るトラブルと対応方法を**表21-4**に示す．また，成長発達に伴う生活場所

表21-4　気管切開で起こり得るトラブルと対応方法

トラブル	対応方法
呼吸が苦しそう 吸引チューブを入れるとき抵抗がある	DOPE（ドープ）で確認する D（displacement）：気管カニューレの位置が不適切←気管にカニューレが入っているか O（obstruction）：カニューレ閉塞←吸引チューブが入るか，蘇生バックの抵抗があるか P（pneumothorax）：気胸←胸郭の動き，呼吸音の聴取，胸の痛みの有無 E（equipment failure）：機器のトラブル←酸素チューブや呼吸器回路が外れていないか
事故抜去	予備の気管カニューレ，ないときは抜去したカニューレを速やかに挿入する． 自発呼吸がない，浅いときは蘇生バックで呼吸を補助する．酸素が準備できる場合は投与する． かかりつけの病院へ連絡する．
気管吸引から血性痰が引けた	分泌物の性状と色を確認する．吸引物が明らかな鮮血の場合は気管腕頭動脈瘻の疑いがあるため早急に受診する．
Yガーゼに血液付着	気管切開孔周囲の肉芽形成が考えられるため，受診時に相談する．

の変化により，新たな医療的ケアの担い手と対応方法を共有し，子どもと家族が安心して暮らせるよう支援する必要がある．

3 在宅人工呼吸器療法（HMV）

在宅人工呼吸器療法（home mechanical ventilation：**HMV**）を要するのは，酸素吸入だけでは不十分であり，陽圧をかけることで呼吸を補助して患児の呼吸努力を軽減しなければならない場合である．神経筋疾患（脊髄性筋萎縮症，先天性ミオパチー，低酸素性虚血性脳症など），呼吸器疾患（慢性肺疾患，気管気管支軟化症など），先天性心疾患などが適応となる．

HMVの種類には，①非侵襲的陽圧換気療法（NPPV），②ネーザルハイフロー（NHF），③気管切開下間欠的陽圧換気療法（TPPV）がある．

1 非侵襲的陽圧換気療法（NPPV）

専用のバンドを用いてマスクを頭部に装着することで，気管挿管することなく吸気・呼気ともに圧をかけることができる方法を，**非侵襲的陽圧換気療法**（non-invasive positive pressure ventilation：**NPPV**）という（図21-6）．特に脊髄性筋萎縮症など神経筋疾患による慢性呼吸不全では第一選択とされる．そのほか閉塞性睡眠時無呼吸，脊柱側弯による胸郭変形なども適応となる．

NPPVの導入により呼吸器症状が軽減される，予定外の入院などを防ぎ医療コストが削減できる，感染症の罹患頻度が減少する，などの効果がある．一方，装着がやや難しい，患児自身の快適性に欠ける（特にフルフェイスマスク），経口摂取ができない，といった欠点がある．小児では，適切なサイズ，形のインターフェイスが見つかりにくいことも問題である．

小児に特有なNPPVの合併症として，上気道の閉塞，胃食道逆流の増悪，顔面・頭蓋の成長障害，啼泣による呼吸障害の増悪などがある．

1 ケアのポイント

マスクの圧迫による皮膚の損傷や変形などを防ぐために，こまめにフィッティングを確認して圧のかかりやすいところに皮膚保護材や絆創膏を貼る，ほかの形・種類のマスクを交代で使用する，など工夫する．

2 ネーザルハイフロー（NHF）

ネーザルハイフロー（nasal high flow：**NHF**）とは，専用の鼻カニュラから加温加湿した高流量の空気を吸入させる機器で，ハイフローセラピー，ハイフローネーザルカニュラなどの呼び方もある．成人では30～60L/分，小児では6～20L/分ほどの流量で用いることが多い．必要に応じて高濃度（～100%）の酸素を吸入することもできる．近年，成人・小児領域ともに活用される場面が増えており，また，在宅用の機器も開発・導入されている（図21-7）．

NHFの利点は，上気道に貯留した炭酸ガス（CO_2）を流し出すこと，上気道の粘膜線毛運動を改善させること，吸気・呼気ともに軽度の陽圧をかけられることである．また，鼻孔に装着するだけで口は覆われないため経口摂取もできる．しかし，装着しやすい分外れやすいという欠点がある．

|1| ケアのポイント

鼻カニュラやストラップの適切なサイズとフィッティングが重要となる．また，NPPV同様，圧迫による皮膚・粘膜損傷に注意する．

在宅用NHFではブレンダーによる吸入酸素濃度（FiO_2）の設定ができないため，本体に酸素を接続して用いるが，NHFの流量によって吸入酸素濃度は違ってくるため，注意を要する．

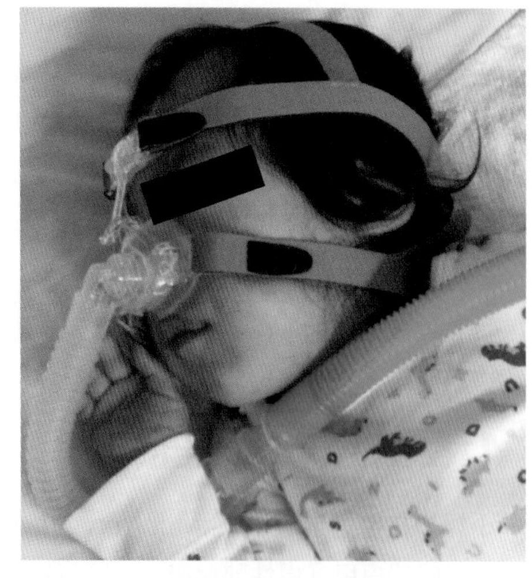

図21-6　非侵襲的陽圧換気療法（鼻マスク装着）

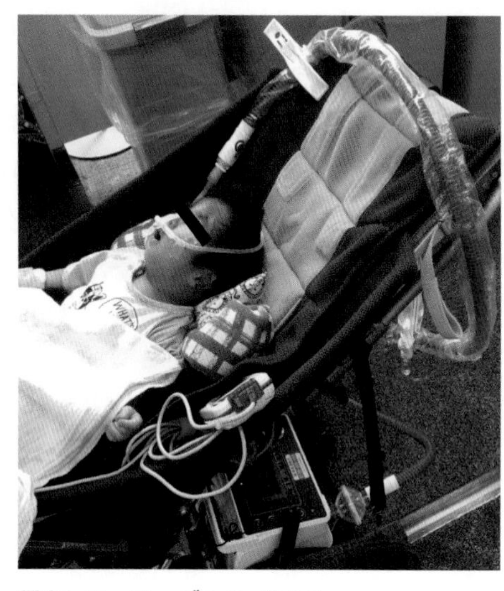

図21-7　ネーザルハイフロー

3 気管切開下間欠的陽圧換気療法（TPPV）

気管切開下間欠的陽圧換気療法（tracheostomy positive pressure ventilation：**TPPV**）の適応となる疾患・病態には，上気道の問題がある場合（後鼻腔閉鎖，声門下狭窄，喉頭軟化症，小顎症など），長期人工呼吸管理の必要な場合（神経疾患，慢性肺疾患，心疾患，染色体異常など）がある．

|1| ケアのポイント

患児の呼吸だけでなく，全身状態や活気，栄養状態などもチェックする．その上で呼吸状態（苦しそうではないか），陥没呼吸など努力呼吸の有無や程度，呼吸数，酸素飽和度（SpO_2），分泌物の性状や量などを評価する．

呼吸器条件は設定通りか，アラームは不必要に鳴ることはないか，加温加湿は十分か，などにも注意する．加湿が不十分だと痰が硬くなりやすく，過剰だと回路内の結露が増え気管内に水が垂れ込む危険が生じる．

医療的ケア児は緩徐であっても成長・発達する．しかし，リハビリテーションやさまざまなケアを施しても徐々に呼吸・身体機能が低下していくこともある．同じ呼吸器条件のままで長期間過ごしていても，それがベストの条件とは限らない．時には呼吸器条件や気管カニューレサイズの再評価が必要となることもある．

また，緊急時の対応や災害時の避難について，地域の市町村やかかりつけの医療機関と，あらかじめ取り決めておくことも重要である．

4 在宅酸素療法（HOT）

小児で**在宅酸素療法**（home oxygen therapy：**HOT**）の適応となる疾患は，呼吸器疾患（慢性肺疾患，気管気管支軟化症など），先天性心疾患（ファロー四徴症など），神経筋疾患（筋ジストロフィー，低酸素性虚血性脳症など）が多い．HOTの目的は，これらの原因疾患自体の治療ではなく，不足している酸素を補うことにより患児の家庭や学校，社会での生活の質（QOL）を維持・向上させ，そして生命予後を改善させることである．

酸素吸入方法には鼻カニュラ，マスクなどのインターフェイスがある．通常HOTでは鼻カニュラを用いることが多いが，インターフェイスによって適切な流量（酸素濃度）が異なるため注意が必要である（**表21-5**）．

日本では設置型の酸素濃縮装置が用いられることが多い．他に設置型の液化酸素装置もある．自宅では設置型，外出時はポータブル型濃縮器や酸素ボンベを用いる．

1 ケアのポイント

患児の呼吸だけでなく，全身状態や活気，栄養状態などもチェックする．その上で呼吸状態（苦しそうではないか），陥没呼吸など努力呼吸の有無や程度，呼吸数，酸素飽和度（SpO_2），分泌物の性状や量を評価する．鼻カニュラやテープによる鼻粘膜や皮膚の損傷に注意する．

酸素濃縮器の酸素流量は指示通りかを確認する．不用意に流量を増やすと

表21-5　酸素療法の比較

	インターフェイス		
	鼻カニュラ	簡易マスク	リザーバー付マスク
適切な酸素流量（/分）	1～6L	5～8L	6～10L
吸入酸素濃度（目安）	24～44%	40～60%	60～90%
注意点	粘膜刺激になるため高流量では使用しない.	マスク内の再呼吸を避けるため低流量では使用しない.	

CO_2ナルコーシスの危険などもあり，勝手に流量を変更しない．

また，火気の扱いには注意する．ストーブ，ガスコンロ，ライターの火などからは2m以上離す．湿気や直射日光も避け，酸素濃縮器は壁から15cm以上離して設置する．

停電や災害時の備えも大切である．外部電源（バッテリー）や緊急用酸素ボンベを準備しておくこと，機器のトラブル時には業者の迅速な対応が非常に重要となるため，定期点検のみでなく，日ごろから機器業者との連絡を密にしておくよう保護者に指導する．

5 経管栄養法

哺乳障害や嚥下障害などの原因のために経口から十分な栄養が摂れないときに，栄養を注入する方法である．大きく経鼻・経口栄養法と胃瘻（ろう）栄養法に分けられる．

1 経鼻・経口栄養法

経鼻・経口栄養法とは胃管チューブを鼻腔または口腔から胃まで挿入し，栄養を注入する方法である．

|1| 胃管チューブ挿入時のポイント

- 胃の中にミルクが残っていると嘔吐する可能性があるため，必ず空腹時に行う．
- 可能であれば前回と異なる鼻腔に挿入する．
- テープで皮膚トラブルを起こしていないか観察する．同じ鼻腔に挿入する場合は，皮膚の状態をみながらテープ固定の位置をずらす．
- チューブ挿入時はやや真下の方向に，唾液を飲み込むタイミングをみてチューブを進める．
- 剣状突起下の胃部の辺りに耳（または聴診器）を当て，注射器で3～5mLの空気を入れて気泡音が聴こえるかを確認する．
- 胃内容物が吸引できれば，チューブの先端が胃内にあることが確認できる．
- 空気が引け続けるとき，むせ込んでいるとき，顔色が悪いときには，気管側に誤挿入されたことが考えられるため，いったんチューブを抜き，児が落ち着いてから再挿入する．

|2| 胃内容物確認時のポイント

- 胃内容量が少量の場合は，戻して予定量を注入する．
- 胃内容量が多量の場合は，戻して吸引した胃内容量分を差し引き注入する．または時間をおいて消化を待ってから注入する．胃内容物が多量の判断基準は医療機関に確認しておく．
- 胃内容物に血液が多量に混じる場合は，医療機関に相談する．

|3| 日常管理のポイント

- 栄養チューブが閉塞しないように，注入・内服後は白湯を流す．水分制限のある児の場合は，医療機関に白湯の量を確認しておく．

- テープが剝がれたり汚染していたら，その都度交換する．交換の際は，テープ固定していた箇所の皮膚を観察し清拭をしてから，テープの位置を変更して固定する．
- １日１回は栄養チューブの挿入長を確認し，印が薄くなっていれば再度印を付ける．
- 「在宅療養指導管理料」として診療報酬に算定できる場合があり，病院から供給できる使用物品もあるため，医療機関に確認する．

2 胃瘻栄養法

胃瘻は，腹壁から胃に開けられた孔に，専用のチューブを挿入し，栄養剤または薬剤を直接胃内に注入する方法である．細い栄養チューブでは注入することができない半固形流動食（ミキサー食など）の注入が可能となる．

|1| 胃瘻チューブ

それぞれの形状や構造により四つのタイプに分けられる（**表21-6**）．

|2| 日常管理のポイント

- 胃瘻チューブを挿入したまま入浴は可能である．入浴時に胃瘻周囲の皮膚を清潔にし，入浴後は必要に応じてYガーゼなどを当てて水分を拭き取り，胃瘻周囲の皮膚をしっかり乾燥させる．
- 胃瘻周囲から栄養剤が漏れる，胃瘻周囲の皮膚に発赤がある，胃瘻孔に肉芽が形成され痛みや出血があるときには，医療機関へ相談する．
- 胃瘻がチューブ型の場合，外に出ているチューブの長さに変化がないか確認する．
- バルーンタイプの胃瘻チューブが抜けてしまった場合は，バルーンから水を

表21-6　胃瘻チューブ

	チューブ型	ボタン型
	利点：管理しやすい 難点：事故（自己）抜去しやすい 汚れやすい 閉塞のリスクが高い	利点：事故（自己）抜去しにくい 汚れにくい 閉塞のリスクが低い 難点：管理が多少難しい
バルーン型 交換時期：１～２カ月ごと 利点：交換しやすい 難点：抜けやすい	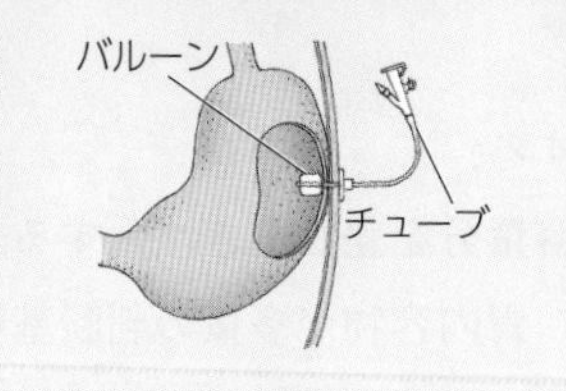 バルーン チューブ	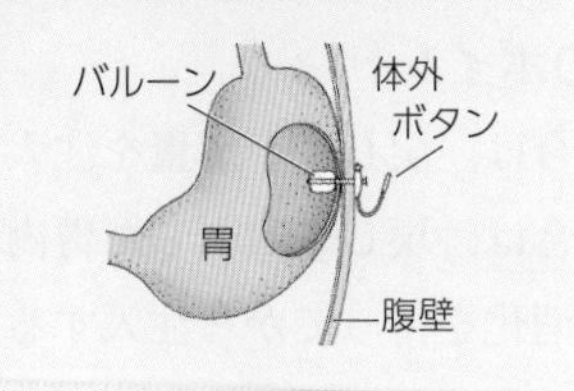 バルーン 体外ボタン 胃 腹壁
バンパー型 交換時期：４～６カ月ごと 利点：抜けにくい 難点：交換が多少難しい	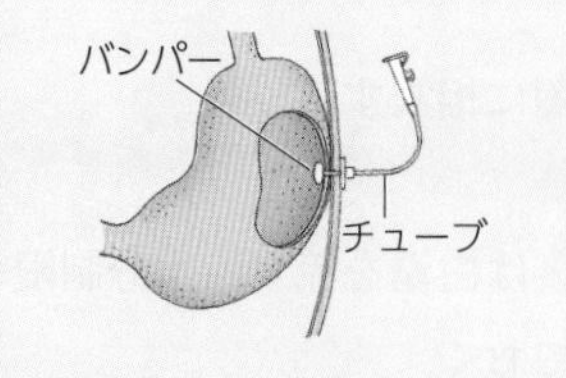 バンパー チューブ	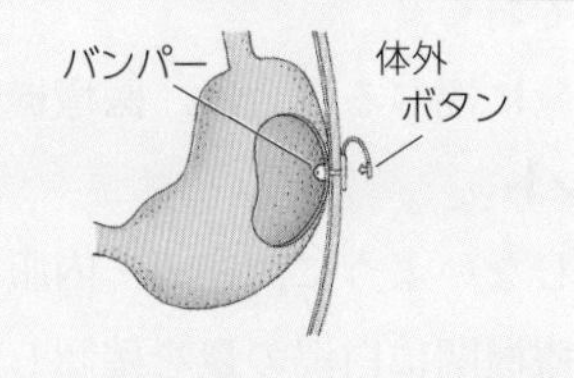 バンパー 体外ボタン

抜き，胃瘻孔が塞がらないように胃瘻ボタンチューブを挿入してテープ固定し，医療機関へ相談する．挿入時に抵抗があれば無理に挿入しない．

6 在宅中心静脈栄養（HPN）

在宅中心静脈栄養法（home parenteral nutrition：**HPN**）は，経口摂取，経腸栄養により十分な栄養を摂ることができない場合に，栄養状態を維持・改善する目的で高カロリー輸液を中心静脈から輸液する方法を家庭で行うことをいう．長期入院から家庭・社会への復帰が可能となり，生活の質（QOL）の向上につながり，小児においては，成長・発達が促進される．

対象は，短腸症候群，ヒルシュスプルング病類縁疾患，壊死性腸炎等腸疾患，悪性腫瘍における支持療法，経腸栄養が不十分な場合などとなる．

plus α

短腸症候群を起こす主な原疾患

腸回転異常症，中腸軸捻転，拘束性イレウス，壊死性腸炎，腹壁破裂など．

1 カテーテルと輸液投与方法

カテーテルは主に体外式と埋め込み式（ポート式）の２種類のタイプが使用される（**表21-7**）．輸液投与方法は24時間持続投与と間欠投与がある．

- **24時間持続投与**　低血糖症状を起こす可能性が低い．携帯用輸液ポンプを使用して自由行動も可能．
- **間欠投与**　カテーテルロック時間中に経口摂取が十分でないと低血糖を起こす可能性がある．ロック中は行動の制限が少ない．

2 合併症

小児の皮膚は脆弱で容易に皮膚感染を起こすため，カテーテル関連血流感染症による敗血症や埋め込み式カテーテル装着部の感染につながる．また，腸疾患患児が腸炎を起こした場合，通常は侵入しない腸管内細菌が腸管壁から血中へ侵入し，全身に感染症を引き起こしその後カテーテル感染が起こることがあるので注意が必要である．

年少児では肝臓機能が未熟なため肝機能障害を受けやすい．そのため，定期的に血液検査などを受け，各種栄養素の過剰および欠乏に注意する．輸液投与

表21-7　中心静脈カテーテルの種類

	体外式	埋め込み式（CVポート）
形態	ブロビアック®カテーテル，ヒックマン®カテーテルなど ブロビアックカテーテル®刺入部	皮下埋め込み型カテーテル刺入部
特徴	・輸液交換，接続時に痛みを伴わない． ・カテーテル挿入部局所の清潔維持が必要． ・入浴時のカテーテル保護や定期的なフィルム材の交換が必要．	・輸液時は穿刺が必要なため痛みを伴う． ・普段は皮膚に埋め込まれているため自己抜去の心配がない． ・入浴時のカテーテル保護や定期的なフィルム材の交換不要．

表21-8　日常管理のポイントと指導

観察項目	観察ポイント	指導内容
状態の観察	• 発熱の有無・機嫌がよいか・活気の有無	
刺入部と周囲の皮膚の確認	• 刺入部の発赤・出血・腫脹・疼痛・浸出液の有無 • 刺入部周囲の状態・瘙痒感の有無 • ドレッシング剤・テープの固定	• 中心静脈カテーテルの刺入部の消毒とカテーテルの固定方法 • 入浴方法
輸液ルートの確認	• 輸液チューブの接続部の外れ • 破損・屈曲・閉塞の有無 • 体への巻きつきの有無 • 作動・設定	• 輸液製剤・ルートの作成方法 • 輸液ルート交換と管理
輸液ポンプの確認	• 輸液残量 • 電池交換・充電	• 輸液量の確認方法 • ポンプ取扱い
輸液，物品管理	• 輸液製剤取扱い・保管場所 • 物品の保管方法・場所	• 輸液製剤，薬剤，物品の管理 • 使用物品の破棄方法

量が適切でない場合は低血糖や高血糖が引き起こされるため，輸液量の確認や輸液ルート・ポンプの取扱いに留意する．

3 日常管理のポイント

在宅中心静脈栄養管理では，子どもの日々の状態の観察と清潔操作によるカテーテル感染防止，カテーテル・輸液薬剤・輸液ポンプの安全な管理を，保護者がきちんとできることが重要である（**表21-8**）．

引用・参考文献

1) 田村正徳監ほか．在宅医療が必要な子どものための図解ケアテキストQ&A．メディカ出版，2017．
2) 国立成育医療研究センター．“平成30年度厚生労働省委託事業在宅医療関連講師人材養成事業小児を対象とした在宅医療分野小児在宅医療に関する人材養成講習会”．厚生労働省．2019-01-27．p.185-189．https://www.mhlw.go.jp/content/10800000/000491021.pdf，（参照2023-11-10）．
3) 本宮めぐみ．小児看護技術の基本：呼吸・循環の調節．小児看護．2016，39（8），p.1015-1019．
4) 前掲書1），p.22-37．
5) 前掲書1），p.46-47．
6) 梶原厚子編．子どもが元気になる在宅ケア．南山堂，2017，p.135-140．
7) 福岡県小児等在宅医療推進事業拠点病院編．福岡県小児等在宅医療推進事業在宅支援マニュアル（福岡県版）．第6版，九州大学病院 医療連携センター福岡県小児等在宅医療連携拠点事業部．2020，p.3-7．https://renkeicenter.hosp.kyushu-u.ac.jp/child/pdf/zaitakushien_manual_v06.pdf，（参照2023-11-10）．
8) 日本呼吸器学会NPPVガイドライン作成委員会．NPPV（非侵襲的陽圧換気療法）ガイドライン．改訂第2版，南江堂，2015．https://www.jrs.or.jp/publication/file/NPPVGL.pdf，（参考2023-11-10）．
9) 鈴木悠．小児ハイフローセラピーの実際．日本重症心身障害学会誌．2018，43（1），p.83-89．https://www.jstage.jst.go.jp/article/jsmid/43/1/43_83/_pdf/-char/ja，（参考2023-11-10）．
10) 国立成育医療研究センター．医療機器が必要な子どものための災害対策マニュアル：電源確保を中心に．2019．https://www.ncchd.go.jp/hospital/about/section/cooperation/shinsai_manual.pdf，（参考2023-11-10）．
11) 長野県立こども病院．在宅医療ケアマニュアルIVH管理．2019．
12) 船戸正久ほか編．小児在宅医療支援マニュアル：医療従事者と家族のための．メディカ出版．2006，p.77-82．
13) 前掲書6），p.190-198．
14) 前田浩利．教えて！小児在宅 知りたいアレコレ，聞きたいポイント：在宅中心静脈栄養の管理．在宅新療0-100，2017，2（7），p.628-631．
15) 曹英樹．静脈栄養の力を，今あらためて考える：小児の栄養管理における静脈栄養の意義と実際．日本静脈経腸栄養学会雑誌．2018，33（3），p.831-834．https://www.jstage.jst.go.jp/article/jspen/33/3/33_831/_pdf，（参照2023-11-10）．
16) 愛知県心身障害者コロニー中央病院．在宅中心静脈栄養法（HPN：Home Parenteral Nutrition）．愛知県．https://www.pref.aichi.jp/addc/eachfacility/tyuuou/library/pdf/2_07_vein.pdf，（参照2023-11-10）．
17) 日本静脈経腸栄養学会編．経腸静脈栄養ガイドライン．第3版，照林社．2013，p.177-219．http://minds.jcqhc.or.jp/docs/minds/PEN/Parenteral_and_Enteral_Nutrition.pdf，（参照2023-11-10）．

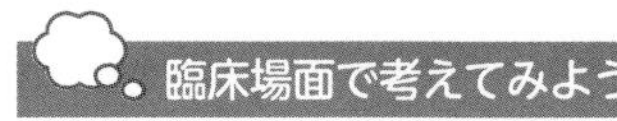

臨床場面で考えてみよう

Q1 Aちゃん，５歳女児．18トリソミー症候群と喉頭軟化症があり，気管切開，人工呼吸器を使用している．母親から現在妊娠４カ月であり，出産の際にAちゃんの育児はどうしたらいいのかと相談された．利用している社会資源は，訪問看護，訪問リハビリ，児童発達支援事業，訪問入浴である．どのような対応が考えられるか．

Q2 Bちゃんは21トリソミーと喉頭軟化症がある．上気道狭窄が強く精査を行ったところ，喉頭軟化症所見があり，日齢125に気管切開術を施行．経口哺乳練習を開始するが，哺乳困難があり，経管栄養となる．気管切開の管理と経管から普通乳100mL×８回（１時，４時，７時，10時，13時，16時，19時，22時）注入の指導を受け，生後７カ月で退院した．２週間後在宅での生活を評価するために入院．母親から「１時と４時の注入は大変でした．これがずっと続くと生活していけるか心配になります」と言動があった．どのような調整が考えられるか．

考え方の例

1 母親からの情報を支援者と共有してよいか承諾を得る．現在利用している社会資源を確認し，出産時にAちゃんの育児を誰が担うことになるのか意向を聴く．また，Aちゃんの父親や祖父母などの家族内での支援体制を確認する．看護者は，出産後も含め今後の支援体制を検討し，Aちゃんが利用しているサービスを調整している相談支援専門員へ連絡してサービス調整を依頼する．その結果を確認する．

2 在宅の評価入院では，Bちゃんの体調，体重，家族成員，特に母親の体調を確認する．睡眠時間やきょうだいの様子，母親以外の医療的ケアの担い手による支援状況を聴き取る．母親が大変と感じている１時と４時の注入時間の調整を行う．再度，家族成員の生活時間を確認する．在宅での希望の注入時間を確認し，例えば，普通乳120mL×７回（５時，９時，12時，15時，19時，23時）を提案し，入院中に変更した注入時間で注入し，体調や体重変化を確認する．

◆ 学習参考文献

❶ **梶原厚子編．子どもが元気になる在宅ケア．南山堂，2017.**

子どもの成長発達段階ごとの具体的な社会資源や制度をわかりやすく学習することができる．

❷ **国立成育医療研究センター．“令和元年度厚生労働省委託事業在宅医療関連講師人材養成事業小児を対象とした在宅医療分野令和元年度小児在宅医療に関する人材養成講習会”．厚生労働省．2020-01-19．https://www.mhlw.go.jp/content/10802000/000764350.pdf，（参照2023-11-10）．**

地域で生活する子どもたちの支援体制やそれぞれの役割を丁寧に提示している．

❸ **田村正徳監ほか．在宅医療が必要な子どものための図解ケアテキストQ&A．メディカ出版，2017.**

在宅で行う医療的ケアの具体的な技術や必要物品，ポイントを，図をふんだんに取り入れわかりやすく説明している．

❹ **海老原宏美ほか．まあ，空気でも吸って．現代書館，2020.**

脊髄性筋萎縮症をもちながら自立して一人暮らしを実現し，とても精力的に活動していたエビちゃんこと海老原さんと母の著書．海老原さんは2021年12月に亡くなった．

❺ **松永正訓．運命の子 トリソミー．小学館，2013.**

元小児がん専門の外科医で，現在は訪問診療をしている松永医師のノンフィクション．地域で医療ケア児とその家族がどのように暮らしているか，その苦労や悩みもリアルに描いている．

❻ **渡辺一史，こんな夜更けにバナナかよ 筋ジス・鹿野靖明とボランティアたち，文春文庫．2013.**

映画にもなった，重度の筋ジストロフィーながら札幌で一人暮らしを強行した鹿野靖明さんとボランティアたちの喜怒哀楽がたっぷり詰まった記録．

22 移行期医療支援

学習目標

- 小児慢性疾患患者が成人期への移行過程で直面する診療科の課題について理解する.
- 移行期支援プログラムについての知識を得る.
- 移行期支援における看護師の役割を学ぶ.

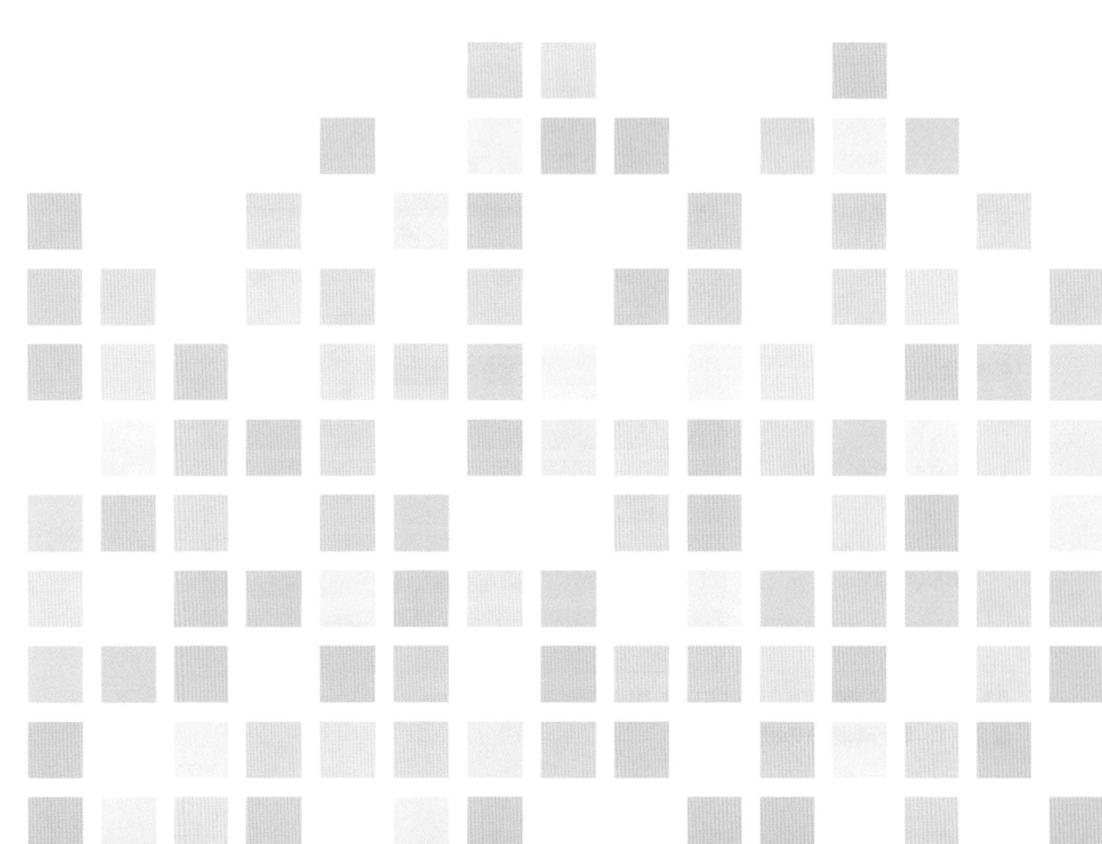

1 小児慢性疾患患者の成人期への移行過程に関する問題と国内の動向

1 疾患・治療の複雑性による問題

周産期医療や小児医療の進歩により，**小児慢性疾患**の子どもの長期生存が可能になった．小児期に発症した慢性疾患を抱えた状態で20歳を超える患者数は年間約1,000人ずつ増加している[2)]．これはとても素晴らしいことであるが，一方で，その半数が病気や合併症，後遺症による障害を抱えたまま成人期を迎えている[2)]．小児診療科と成人診療科では診療における患者対応が異なり，小児慢性疾患患者は，年齢とともに変化する病態や変遷する合併症，あるいは心身の変化に即した医療を受けられていないという問題が生じている．

慢性疾患を抱えて成人期に向かう患者が適切な医療を受けられるためには，個々の患者にふさわしい成人診療科への移り変わり（移行期）が重要な課題となる．移行期における医療（**移行期医療：トランジション**）とその関連支援を「**移行期医療支援（移行期支援）**」と呼んでいる．

小児診療科から成人診療科への移行には，①小児の専門診療科からカウンターパート*に当たる成人の専門診療科への転科，②小児科ならびに成人診療科の両方での併診，③小児科もしくは専門診療科などでの継続診療，の三つのパターンがある（図22-1）．どのパターンを選択するかは，患者が抱える疾患や合併症，後遺症による障害によって異なる．実際にはさまざまな理由から成人診療科への転科が困難な患者が一定数あり，それぞれの小児施設で工夫し対応しているのが現状で，地域・成人医療機関との連携は整備途上である．

> 用語解説 *
> **カウンターパート**
> 対をなすものの片方として，同等の対応相手の意味．ここでは小児の専門診療科に対応する成人の専門診療科を指す．

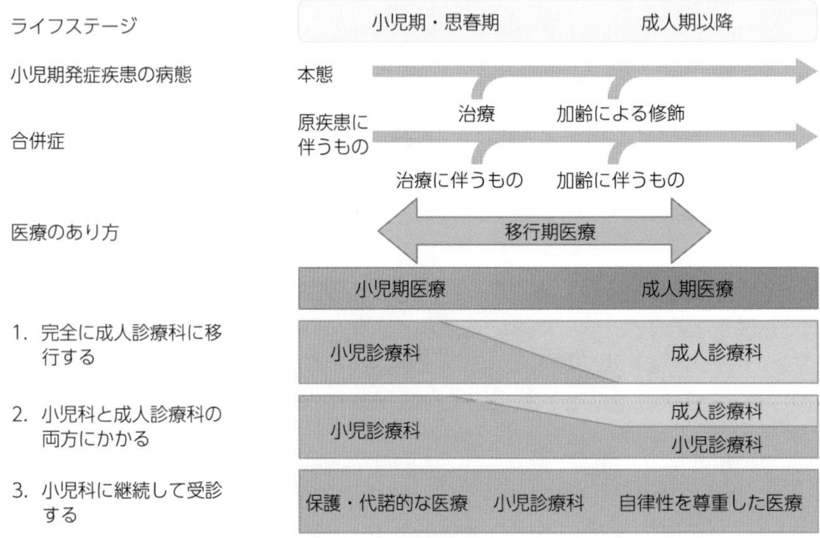

日本小児科学会．小児期発症疾患を有する患者の移行期医療に関する提言．2014.

図22-1　移行期医療の概念図

2 医療体制の問題

移行期にある患者の継続診療において小児科医が苦慮することは，成人期発症の疾患や加齢に伴う症状への対応，妊娠・出産の管理である．一方，成人科医が苦慮することは，患者の精神的未熟さ，治療に対する意欲のなさ，過度の依存性が挙げられる．また，成人科医にとって小児期発症の疾患は専門でないため，積極的に受け入れづらい現状がある．

移行期にある患者が小児診療科と成人診療科とのはざまで取り残されることがないように，前述した三つの移行パターンがシームレスにとれる診療体制の構築が必要であり，受け入れ先の成人診療科の理解と協力を得て，医療機関・診療科が連携し全国どこでも移行支援が受けられる医療体制の整備が期待される．

3 患者・家族の問題と社会・経済的問題

移行期は，思春期・青年期の発達段階にあり，アイデンティティーを確立していく重要な時期である．移行期にある患者は，「からだ」「こころ」「社会とのつながり」の三つの要素がさまざまなバランスで発達・成長し，個別性が高く，不安定感をもっている．そこに，親の過保護や過度の干渉，小児診療科への感情的依存が加わることで，社会性や自律性，医療者とのコミュニケーション能力が育ちにくいという問題が生じている．さらに，疾患や合併症，後遺症による障害に伴う社会生活の制限により，同世代の若年成人と比べて社会経験が乏しく社会適応に困難を生じやすい．そのため，進学や就職，結婚，妊娠，出産を経験する年齢に達したときに悩みや問題を抱えることも少なくない．

小児慢性疾患事業による医療助成は18歳まで（ただし，18歳到達時点において本事業の対象であり，かつ引き続き治療が必要と認められた場合には，20歳まで）で，成人になると医療・治療に伴う経済的負担が増すにもかかわらず，就労や自立をサポートする社会体制が十分に整っていないため，社会・経済的問題にも直面する．就労できなかったり，就労してもさまざまな問題があったり，十分な収入が得られず自立が困難となる例も報告されている．

4 移行期医療支援に関する国内の動向

日本においては，2014（平成26）年２月に日本小児科学会が「小児期発症疾患を有する患者の移行期医療に関する提言」を発表し，2015（平成27）年７月に厚生労働省が「小児慢性特定疾病児童成人移行期医療支援モデル事業」を始めたころから，行政，学会の活動が移行期医療支援体制の構築に向け活性化した．移行期医療支援体制の構築には，患者の自律・自立支援と医療体制の整備があり，これらが両輪として機能することで初めて適切な移行期医療支援が促進される．そのため，厚生労働省は2017（平成29）年10月25日付で「都道府県における小児慢性特定疾病の患者に対する移行期医療支援体制の構築に係るガイド」を通知し，移行期医療の各関係機関の調整や患者の自律・自立支援など，移行期医療を総合的に支援する機能をもつ**移行期医療支援センター**の設置を各都道府県に要請した．2022年２月現在，７カ所に設置されている．

2 移行期医療支援の考え方

1 移行期医療支援の目標

移行期医療支援（移行期支援）は，小児期発症の慢性疾患を抱えて成人期に向かう患者に，①成人になっても良質な医療が継続されるようにすること，②疾患を抱えながらも能力に応じて社会参加することができるように福祉・教育関係者や地域の関連する諸機関と連携し，心理的・社会的な問題，教育や就労など総合的な支援を展開すること，③保護者ではなく患者自身が管理できるようにすること，を目標としてサポートするためのシステムである．移行期医療支援で最も重要なことは**患者の自律・自立支援**であり，小児医療に携わる医療者は，患者が「自分自身の病状に責任をもち，適切に行動できる成人になる」ための支援を惜しまずに診療に当たることが大切である．

2 移行期支援プログラムとは

移行はある一時点で行うものではなく，ある期間の中で計画性をもって段階的に進めていくものであり，患者が自立に向けて成長することをサポートするための移行計画（教育支援）を「**移行期支援プログラム**」という．移行支援プログラムは，①患者が自分の健康状況を説明する（セルフアドボカシー：自己支持），②自ら受診して健康状態について述べる，服薬を自己管理する（自立した医療行動），③疾患による妊娠のへの影響，避妊の方法も含めた性的問題を管理する（性的健康），④さまざまな不安や危惧を周囲の人に伝えサポートを求める（心理的支援），⑤自らの身体能力にあった就業形態を選ぶ（教育的・職業的計画），⑥生活上の制限を守り趣味を楽しむ（健康とライフスタイル），の六つの領域について，日常生活における具体的な行動計画を作成し，患者・家族双方に関わって相互作用を高めていくものである．

看護師は，支援に対する患者の理解・認識を確認するために，質問紙，チェックリストといったツールを活用し，アセスメント・評価しながら次回の計画を行い，一定の知識・行動が整ったと判断されるまで支援を継続する．移行期にある患者が自分の将来を見据えながら病気への理解を深め，健康管理の主体を保護者・医療者から患者自身へと移し，疾患を抱えつつも能力に応じた社会参加ができるように，思春期前から準備を始めて患者・家族と相談しながら移行先を選択していけることが理想である．

3 移行支援プログラムの進行を左右する要因

移行を進める上で患者・家族への動機付けは重要であるが，動機付けを困難にしている要因として，①闘病中の記憶がない，②病気を受け入れていない，③自覚症状がない/困っていない，④親子の密着が強い，⑤認知・社会性の発達に問題を抱えている，⑥支援の開始が早期から行われていない，などが挙げられる．幼少期のころから家族に移行期支援の必要性を説明し，理解と協力が得られるようにしておくこと，また，10歳前後には患者に病気の説明を開始できるよう意識的に関わることが重要である.

医師が患者に病気の説明をする際は，診断名，治療経過，合併症や後遺症，現在服用している薬，日常生活の注意事項などを正確にまとめた医療サマリーを事前に作成し，それをもとに患者の発達段階に応じてわかりやすく説明できるようにしておく．看護師は，説明後に患者の理解状況を確認し補足をする．患者自身が内容を理解し，自分で説明できるようになることが望ましい.

4 移行支援プログラムを実践する際の留意点

移行支援プログラムを実践する際には，患者と家族，医師，看護師，薬剤師，助産師，栄養士，心理士，チャイルド・ライフ・スペシャリスト*，ソーシャルワーカーなど多職種の院内連携が求められる．さらに，発達段階に伴い生活の場は地域社会へ拡大するため，成人期に経験する可能性のあるさまざまな問題を長期的な視点で見越した上で社会参加していけるように，福祉・教育関係者と協働して院外連携できる体制を構築しながら支援を継続していく必要がある．また，患者が成人診療科を受診した後も，紹介先での診療が軌道に乗るまでの間は並行して診療を継続し，経過を見守ることも大切である.

用語解説*

チャイルド・ライフ・スペシャリスト

医療環境にある子どもや家族に寄り添い，心理社会的支援を提供する専門職のこと．子どもや家族の抱える精神的負担を軽減し，主体的に医療に臨めるように支援する.

5 移行期医療支援が患者・家族中心で行われるために

移行期医療支援は，患者・家族にとって有益でなければならない．医療者の理想像が先行することのないように，①患者の尊厳を守り，本人の意思を尊重すること，②患者の望む形での情報共有と意思決定の過程を支援すること，③医療者が患者と協働する姿勢をもつこと，④患者と家族が移行期医療のチームメンバーとして参加すること，が重要となる．患者・家族が主体となれるよう，看護師が調整役となりコーディネートする．小児期から成人期の夢・希望をもてるように関わり，移行支援プログラムの優先順位や内容に患者の希望との齟齬（そご）がないように，個別性に配慮しながら協働しなければならない.

移行期医療支援の例

- 退院の前に，セルフケアや意思決定の主体を家族から患者本人へ移行するための支援計画について家族に説明する.
- 10歳前後から移行の準備を進め，保護者を介さず，自分の病状などについて説明や意思表明ができるように支援する.
- 必要なときに協力が得られるよう，患者は友人・教師などへ病気や治療の説明をする必要がある．そのために，病気や治療についての患者の認識を確認し，補足を行う.
- 中学生から高校生の段階で，一人で予約から診察までを経験する機会を設け，家族には送迎や見守りをしてもらう.
- 治療方針の変更などはまず本人に伝え，保護者には本人の口から間接的に伝えてもらうことで，患者を独立した個人として扱う.

- 進学や就職などで親元を離れる前に，困難を感じることや健康に関するニーズの確認を医師とともに確認する．また，誰に何をどこまで話すか，あるいは話さないかという問題や，体調に見合った将来像や目標，働き方について本人と話し合う．

3 移行期医療支援における看護師の役割

移行期医療支援において看護師は，子どもの発達段階や発達課題を考慮し，子どもが病気を正しく理解し，病気を受容できるように入院中から関わり，退院後は外来看護師が，子どもが将来への視野をもち，親離れができて，進学・就労の目途を立てられるように，継続的な支援を多職種と協働し展開している．このように看護師は，移行支援プログラムを実践しながら患者を見守り，伴走する重要な存在である．また，多職種の専門科と患者・家族をコーディネートする上でも欠くことができない存在といえる．

引用・参考文献

1) 社会保障審議会児童部会小児慢性特定疾患児への支援の在り方に関する専門委員会．“慢性疾患を抱える子どもとその家族への支援の在り方（報告）”．厚生労働省．2013-12-18．https://www.mhlw.go.jp/stf/shingi/0000032555.html，（参照2023-11-10）．
2) 武井修治ほか．小児慢性疾患におけるキャリーオーバー患者の現状と対策．小児保健研究．2007，66（5），p.623-631．
3) 日本小児科学会移行期の患者に関するワーキンググループ．小児期発症疾患を有する患者の移行期医療に関する提言．2014．http://www.jpeds.or.jp/uploads/files/ikouki2013_12.pdf，（参照2023-11-10）．
4) 丸光惠ほか．成人移行期支援看護師・医療スタッフのための移行期支援ガイドブック．第2版，東京医科歯科大学大学院保健衛生学研究科国際看護開発学，2012，p.1-2．
5) 第10回小児慢性特定疾患児への支援の在り方に関する専門委員会．“資料3：小児慢性特定疾患児への成人期に向けた総合的な支援”．厚生労働省．2013-11-01．https://www.mhlw.go.jp/file/05-Shingikai-12601000-Seisakutoukatsukan-Sanjikanshitsu_Shakaihoshoutantou/0000028537.pdf，（参照2023-11-10）．
6) 第49回厚生科学審議会疾病対策部会難病対策委員会・第19回社会保障審議会児童部会小児慢性特定疾患児への支援の在り方に関する専門委員会．“資料2：小児慢性特定疾病児童成人移行期医療支援モデル事業について”．厚生労働省．2017-07-05．https://www.mhlw.go.jp/file/05-Shingikai-10601000-Daijinkanboukouseikagakuka-Kouseikagakuka/0000170347.pdf，（参照2023-11-10）．
7) 本田雅敬．腎疾患と移行期医療：移行期医療に対する学会と行政の役割．日本腎臓学会誌．2018，60（7），p.1003-1008．
8) 厚生労働省健康局難病対策課長．都道府県における小児慢性特定疾病の患者に対する移行期医療支援体制の構築について．2017-10-25．p.142-152．https://www.mhlw.go.jp/file/05-Shingikai-10601000-Daijinkanboukouseikagakuka-Kouseikagakuka/0000191414.pdf，（参照2023-11-10）．
9) 窪田満ほか．成人移行支援コアガイド．Ver1.1，厚生労働科学研究費補助金難治性疾患等政策研究事業小児期発症慢性疾患を持つ移行期患者が疾患の個別性を超えて成人診療へ移行するための診療体制の整備に向けた調査研究．2020，p.2-3．
10) 前掲書9），p.15．

臨床場面で考えてみよう

Q1　Aちゃん（男児）は幼稚園のときに悪性腫瘍と診断され，治療のために入退院を繰り返してきた．Aちゃんは９歳になり，外来受診時に看護師が体調や生活の様子について質問すると，母親が答えて本人はゲームをしている．Aちゃんと母親にどう対応するべきか．

Q2　幼少期から入退院を繰り返してきたAちゃん（女性，15歳）に久しぶりに会った看護師は，「Aちゃん大きくなったね」と母親と一緒に再会を喜び，Aちゃんは将来，県外の学校で勉強し保育士なりたいと思っていることを聞いた．Aちゃんと母親にどう対応するべきか．

考え方の例

1．まず，母親に移行期医療支援について説明し，患児本人への自立支援を進めていくことに同意を得る．そして，学童期から思春期にかけて，親（家族）は子どもを見守りながら徐々に子ども自身でできることを増やしていくような関わりを行う．医療者は，患児に病気についてわかりやすく説明し，患児が適切な病識をもてるようにする．その過程で親を介さずに自分の考えや意見を医師や看護師に伝えていけるよう援助する．医師や看護師も患児に質問することを意識的に行い，親（家族）には上手く答えられないときに手助けしてほしいことを伝える．

2．幼少期から患者に関わってきた医療者は，患者の年齢をあまり意識せずにいつまでも子ども扱いをする傾向にある．青年期から成人期を迎えた患者に対し，外来受診時は意識的に成人としての対応が必要である．これからは「Aさん」と呼ぶこと，一人での受診を始めることを医療者から提案し，移行期医療支援について説明する．進学や就職で転居することになれば生活状況が変わるため，一人暮らしの場面でも不都合のないように医療機関の変更や生活面・セルフケア面において必要なことを確認しながら，Aさんらしい成人期の実現に向け，段階的な自立支援と心理的・物理的準備を進めていく．

◆ 学習参考文献

❶ 丸光恵ほか．成人移行期支援看護師・医療スタッフのための移行期支援ガイドブック．第２版，東京医科歯科大学大学院保健衛生学研究科国際看護開発学，2012.

❷ 石﨑優子編著．小児期発症慢性疾患患者のための移行支援ガイド．水口雅監修．じほう，2018.

❸ 窪田満ほか．成人移行支援コアガイド．Ver1.1，厚生労働科学研究費補助金難治性疾患等政策研究事業小児期発症慢性疾患を持つ移行期患者が疾患の個別性を超えて成人診療へ移行するための診療体制の整備に向けた調査研究．2020.

小児看護学③ 小児の疾患と看護
看護師国家試験出題基準（令和５年版）対照表

※以下に掲載のない出題基準項目は，他巻にて対応しています．

必修問題

目標Ⅱ．看護の対象および看護活動の場と看護の機能について基本的な知識を問う．

大項目	中項目（出題範囲）	小項目（キーワード）	本書該当ページ
7．人間のライフサイクル各期の特徴と生活	A．胎児期	形態的発達と異常	p.62

目標Ⅲ．看護に必要な人体の構造と機能および健康障害と回復について基本的な知識を問う．

大項目	中項目（出題範囲）	小項目（キーワード）	本書該当ページ
11．徴候と疾患	B．主要な疾患による健康障害	小児の疾患	１～19章

疾病の成り立ちと回復の促進

目標Ⅳ．各疾患の病態と診断・治療について基本的な理解を問う．

大項目	中項目（出題範囲）	小項目（キーワード）	本書該当ページ
5．呼吸機能	A．呼吸器系の疾患の病態と診断・治療	炎症性疾患（気管支炎，肺炎，間質性肺炎，胸膜炎）	p.187，188
		気管支喘息	p.125
		肺循環障害（肺高血圧，肺塞栓症）	p.27
		肺結核	p.163
6．循環機能	A．心臓の疾患の病態と診断・治療	先天性心疾患（心房中隔欠損症，心室中隔欠損症，動脈管開存症，Fallot〈ファロー〉四徴症）	p.198，199，201，202，203
		心不全（急性心不全，慢性心不全）	p.206
		炎症性疾患（感染性心内膜炎，心筋炎，収縮性心膜炎）	p.205
7．栄養の摂取・消化・吸収・代謝機能	A．口腔，咽頭の疾患の病態と診断・治療	炎症性疾患（咽頭炎，扁桃炎）	p.184
	B．上部消化管の疾患の病態と診断・治療	炎症性疾患（逆流性食道炎，急性胃炎，慢性胃炎，ヘリコバクターピロリ感染症）	p.221
		潰瘍性疾患（胃潰瘍，十二指腸潰瘍）	p.221
	C．下部消化管の疾患の病態と診断・治療	炎症性疾患（潰瘍性大腸炎，Crohn〈クローン〉病，虫垂炎，痔瘻）	p.232，234，241
		イレウス	p.225
		慢性便秘症	p.235
	D．肝臓・胆・膵臓の疾患の病態と診断・治療	炎症性疾患（肝炎，胆管炎，胆囊炎，膵炎）	p.246，251
	E．腹壁・腹膜・横隔膜の疾患の病態と診断・治療	鼠径ヘルニア	p.254
		横隔膜ヘルニア	p.242

8．内部環境調節機能	A．内分泌系の疾患の病態と診断・治療	間脳・下垂体疾患	p.102，103
		甲状腺疾患（甲状腺機能亢進症，甲状腺機能低下症，甲状腺炎）	p.104，105，106
		副甲状腺〈上皮小体〉疾患	p.107，108
		副腎皮質・髄質疾患	p.109，110
	B．代謝異常の疾患の病態と診断・治療	メタボリックシンドローム，肥満症	p.95
		糖尿病	p.91，93
		脂質異常症	p.90
		ビタミン欠乏症	p.30，107
9．造血機能	A．血液・造血器の疾患の病態と診断・治療	貧血（鉄欠乏性貧血，巨赤芽球性貧血，溶血性貧血，骨髄異形成症候群，二次性貧血）	p.44，294
		白血球減少症	p.299
		出血性疾患（血栓性血小板減少性紫斑病〈TTP〉，免疫性血小板減少性紫斑病〈ITP〉，播種性血管内凝固〈DIC〉）	p.295，297
		腫瘍（白血病，悪性リンパ腫，多発性骨髄腫）	p.300，301
10．全身の感染性疾患	A．感染性疾患の病態と診断・治療	ウイルスによる感染症（インフルエンザ，流行性耳下腺炎〈ムンプス〉，麻疹，風疹，エボラ出血熱，コロナウイルス感染症，ヒト免疫不全ウイルス〈HIV〉感染症）	p.34，148，149，151，152，161
		細菌による感染症（結核，コレラ，破傷風，梅毒）	p.163，166，174
		敗血症	p.32
11．免疫機能	A．自己免疫疾患の病態と診断・治療	全身性エリテマトーデス〈SLE〉	p.137
		関節リウマチ	p.135
		皮膚筋炎，多発性筋炎	p.138
	B．アレルギー性疾患の病態と診断・治療	花粉症（アレルギー性鼻炎）	p.435
		蕁麻疹	p.120
		アナフィラキシーショック	p.123
12．神経機能	A．中枢神経系の疾患の病態と診断・治療	脳血管障害（脳内出血，くも膜下出血，脳梗塞，もやもや病）	p.21，39，40，333
		頭蓋内圧亢進症	p.336
		感染性疾患（脳炎，髄膜炎）	p.326，327
		頭部外傷	p.470
		機能性疾患（てんかん）	p.325
		腫瘍（脳腫瘍）	p.308
	B．末梢神経系の疾患の病態と診断・治療	Guillain-Barré〈ギラン・バレー〉症候群	p.329
	C．感覚器系の疾患の病態と診断・治療	視覚障害（白内障，緑内障，網膜剝離，網膜症）	p.46，415，417
		聴覚障害（難聴，Ménière〈メニエール〉病）	p.428，429，431

13. 皮膚機能	A. 皮膚の疾患の病態と診断・治療	湿疹，皮膚炎（アトピー性皮膚炎，接触性皮膚炎，脂漏性皮膚炎，光線過敏症〈慢性光線性皮膚炎〉）	p.121，460
		感染性疾患（帯状疱疹，蜂窩織炎，白癬，カンジダ症，疥癬）	p.462，463
		腫瘍（色素性母斑，ケロイド，有棘細胞癌，基底細胞癌，悪性黒色腫）	p.459
14. 運動機能	A. 運動器系の疾患の病態と診断・治療	骨折，脱臼，捻挫	p.21，359，366
		腫瘍（骨肉腫，軟部組織腫瘍）	p.314
		炎症性疾患（骨炎，骨髄炎，関節炎）	p.135，367
		筋ジストロフィー	p.342
		重症筋無力症	p.341
15. 排泄機能	A. 泌尿器系の疾患の病態と診断・治療	腎炎，慢性腎臓病	p.264，266，269，270
		腎・尿路結石	p.279
		排尿障害（過活動膀胱，腹圧性尿失禁，夜尿症）	p.279，383
16. 生殖機能	A. 生殖器系の疾患の病態と診断・治療	女性生殖器の疾患（子宮筋腫，子宮内膜症，卵巣囊腫）	p.286
17. 精神機能	A. 精神・心身の疾患の病態と診断・治療	神経症性障害，ストレス関連障害（パニック障害，心的外傷後ストレス障害〈PTSD〉，適応障害）	p.392
		生理的障害・身体的要因に関連した行動症候群（摂食障害，非器質性睡眠障害）	p.387

小児看護学

目標Ⅳ．健康課題をもつ子どもと家族への看護について基本的な理解を問う．

大項目	中項目（出題範囲）	小項目（キーワード）	本書該当ページ
7．急性期にある子どもと家族への看護	B. 救急救命処置が必要な子どもと家族への看護	主な誤飲物質と処置	p.477，478
		子どもの熱傷の特徴・重症度および処置	p.473
		溺水と処置	p.481
	D. 出生直後から集中治療が必要な子どもと家族への看護	ハイリスク新生児の特徴	1章
		集中治療における援助	p.52
		親子・家族関係確立への支援	p.55
8．慢性的な疾患・障害がある子どもと家族への看護	A. 先天性疾患や慢性的な経過をとる疾患をもつ子どもと家族への看護	子どもの疾患に対する家族の受容と援助	p.79
		発達に応じたセルフケア能力の獲得・自立支援	p.97，115，130，142，144，287，291，303，347，353
		セルフケア能力の獲得のための養育と家族への支援	p.97，115，130，142，144，287，291，303，347，353
		成人診療科へのスムーズな転科を見据えた移行支援〈トランジション〉	22章
	B. 心身障害のある子どもと家族への看護	重症心身障害児と家族	p.349
		発達障害児と家族	p.396
	C. 医療的ケアを必要とする子どもと家族への看護	入院生活から在宅への移行に向けた支援	p.494
		多職種との連携と社会資源の活用	p.495

INDEX

小児の疾患と看護

数字，A—Z

あ

い

う

え

お

か

▶き

▶く

▶け

す

せ

そ

た

▶ち

▶つ

▶て

▶と

▶な

▶に

▶ね

▶の

▶は

▶ひ

▶ふ

▶へ

▶ほ

表紙デザイン：株式会社金木犀舎

本文デザイン：クニメディア株式会社

図版：有限会社デザインスタジオEX

イラスト：よしとみあさみ／八代映子

ナーシング・グラフィカの内容に関する「更新情報・正誤表」「看護師国家試験出題基準対照表」は下記のウェブページでご覧いただくことができます.

更新情報・正誤表
https://store.medica.co.jp/n-graphicus.html
教科書のタイトルをクリックするとご覧いただけます.

看護師国家試験出題基準対照表
https://ml.medica.co.jp/rapport/#tests

ナーシング・グラフィカ　小児看護学③
小児の疾患と看護

2015年１月15日発行　第１版第１刷
2017年１月15日発行　第２版第１刷
2022年１月20日発行　第２版第６刷
2023年１月15日発行　第３版第１刷©
2024年１月20日発行　第３版第２刷

編　者　中村 友彦　西沢 博子
発行者　長谷川 翔
発行所　株式会社メディカ出版
〒532-8588
大阪市淀川区宮原３－４－30
ニッセイ新大阪ビル16F
電話　06-6398-5045（編集）
0120-276-115（お客様センター）
https://store.medica.co.jp/n-graphicus.html
印刷･製本　株式会社広済堂ネクスト

落丁・乱丁はお取り替えいたします.
Printed and bound in Japan
ISBN978-4-8404-7844-1